围术期管理策略

Management Strategies of the Perioperative Period

主 编 双卫兵 薛朝霞
主 审 叶铁虎 刘 强

U0224346

中国协和医科大学出版社

图书在版编目（CIP）数据

围术期管理策略 / 双卫兵，薛朝霞主编. —北京：中国协和医科大学出版社，2013.5
ISBN 978-7-81136-847-5

Ⅰ. ①围… Ⅱ. ①双… ②薛… Ⅲ. ①围手术期-卫生管理 Ⅳ. ①R619

中国版本图书馆 CIP 数据核字（2013）第 059531 号

围术期管理策略

主　　编：双卫兵　薛朝霞
责任编辑：韩　鹏　杨小杰

出版发行：**中国协和医科大学出版社**
　　　　　（北京东单三条九号　邮编 100730　电话 65260378）
网　　址：www. pumcp. com
经　　销：新华书店总店北京发行所
印　　刷：北京佳艺恒彩印刷有限公司

开　　本：787×1092　1/16 开
印　　张：53.75
字　　数：1200 千字
版　　次：2013 年 6 月第 1 版　　2013 年 6 月第 1 次印刷
印　　数：1—3000
定　　价：112.00 元

ISBN 978-7-81136-847-5/R·847

编 者

（以姓氏笔画为序）

王　欣	山西中医学院附属医院	王春燕	山西医科大学第一医院
王翔宇	山西医科大学口腔医院	王　睿	山西医科大学第一医院
双卫兵	山西医科大学第一医院	田彦璋	山西大医院
田首元	山西医科大学第一医院	冯瑞铮	山西医科大学第一医院
吕洁萍	山西医科大学第一医院	刘建疆	新疆生产建设兵团农六师医院
刘　静	山西医科大学第一医院	闫子星	山西医科大学第二医院
那　江	山西医科大学第一医院	李春晖	山西医科大学第一医院
连世忠	山西医科大学第一医院	吴　斗	山西大医院
吴　洁	山西医科大学第二医院	汪祖巾	山西医科大学第一医院
张文颉	山西医科大学第一医院	张旭辉	山西省儿童医院
赵　烨	山西医科大学第一医院	皇甫辉	山西医科大学第一医院
聂丽霞	山西医科大学第一医院	原晓斌	山西省中西医结合医院
高　妍	山西省眼科医院	高炳杰	新疆生产建设兵团农六师医院
郭志宏	山西医科大学第一医院	黄　河	山西医科大学第一医院
曹定睿	山西医科大学第一医院	雒　珉	山西大医院
薛朝霞	山西医科大学第一医院		

前　言

　　外科手术作为疾病治疗的一种主要手段广泛应用于临床。如何更好地服务于手术患者？如何保证手术安全、提高手术疗效？如何提高手术患者的满意度和舒适度？这些问题一直是我从事外科工作以来思考的问题。随着工作阅历的积累，我深深认识到使患者安全度过手术、提高手术疗效有赖于合理完善的围术期管理。除了合理的手术方案、手术操作以及适宜的麻醉管理外，完善的手术前准备和及时有效的手术后处理更是必不可少。

　　在临床工作中，我们都对手术进行过程中手术医师和麻醉医师的合作非常重视。但是，就围术期全过程而言，却忽略了很多。术前准备和评估是保证围术期安全的前提和基础，并且影响到术后的恢复。术前准备与评估应该由外科医师和麻醉科医师，甚至相关专科医师来共同参与完成。目前，临床实际工作中术前准备与评估是外科医师与麻醉医师分别在做，由于年轻医师缺乏相关的理念，经常会有麻醉师术前要停手术，要求手术医师继续完善术前准备的情况。至于术后恢复期管理，目前多数外科医师也忽略了麻醉医师的作用，忽略了术后合理镇静、镇痛对减少术后并发症、提高机体抵抗力所发挥的积极作用。

　　围术期需要外科医师和麻醉科医师有效协作，但是由于麻醉医师和手术医师着眼点各不相同，因此会忽略一些相关的问题。多年来，手术前准备与评估的相关知识多数放在麻醉方面的专业书籍中论述，在外科手术治疗学中只有简单的叙述。术后恢复期管理的相关知识分布于外科各分支专业论著中，这种情况也不利于外科医师管理患者时的查阅。从外科医师和麻醉科医师共同参与的角度来编写一本便于大家查阅的书籍显得十分必要。

　　本书分为四篇共四十五章，注重临床经验和学科新进展的介绍。第一篇介绍了手术麻醉前准备及伴随疾病处理常规，第二篇集中论述专科手术围术期管理要点，第三篇着重讲述围术期镇静与镇痛，第四篇对围术期一些急危重并发症进行了概括性的总结。本书在强调理论的同时，更注重其实用性，适合外科、妇产科、耳鼻喉科、口腔科、整形科和麻醉科等手术科室的青年医师、临床实习医师、进修医师，医学研究生对其知识结构的系统和完善，也可供临床高年资医师查阅。

　　本书涉及了所有手术科室的相关内容，尽管我们的编写人员均是有多年临床经验的麻醉医师和各个专科的优秀中青年医师，大家也查阅了大量的资料，但是由于我们自身的局限和相关研究的快速发展，本书难免有疏漏、错误之处，恳请广大读者不吝赐教，以备校正。

　　最后特别感谢各位编写人员的辛勤工作，感谢叶铁虎教授和刘强教授百忙之中审阅书稿。衷心感谢所有关心和支持我们的各位同道，也希望本书的出版能够为医患关系的和谐作出一点贡献。

双卫兵

于援疆楼

2013 年 4 月

目　　录

第一篇　手术麻醉前准备及伴随疾病处理常规

第二篇 专科手术围术期管理要点

第三篇　围术期镇静与镇痛

第四篇　围术期急危重并发症

第　一　篇

手术麻醉前准备及
伴随疾病处理常规

第 一 章

第一章　概　述

薛朝霞

外科临床工作中，手术麻醉前准备是非常重要的，也是必须重视的环节。这一环节直接关系到围术期患者的生命安全和外科手术的成败，与围术期致病率（morbidty）和死亡率（mortality）（简称双 M）直接相关。据调查，20 世纪 80 年代围术期死亡率欧美等发达国家约为 1‰。围术期总危险性是内科危险性、外科危险性和麻醉造成的危险及麻醉内在危险性的总和，只有各个方面危险性都降低了，患者围术期才更安全。

通过 2002 年与 1954 年围术期死亡率的对比，发现内科和外科的危险性在上升，而麻醉的危险性有所下降，但总的围术期危险性并没有明显下降，因此要降低围术期的"双M"，必须降低内科和外科的危险性。这一结果与人口老龄化密切相关。作为外科医生应该重视术期准备和伴随疾病的处理，提高围术期安全。

近 30 年来大家都认为麻醉是安全的，但 Lagasse 在回顾了过去 50 年的文献后指出：美国麻醉协会过高估计了麻醉的安全性。他从文献中分析：①总体围术期死亡率是 1/53 ～1/5 417；②麻醉相关死亡率为 1/1 388 ～ 1/85 708；③完全由麻醉引起的死亡率为 1/6 795 ～1/200 200；④可预防的麻醉死亡率为 1/1 707 ～ 1/48 748。中华医学会麻醉学分会提出了将麻醉死亡率降到 1/200 000 的目标，近年内先控制在 1/10 000 以下。

近年来，国内外都在研究麻醉及围术期死亡率和不良结果的预警因素，由于入选患者个体的差异、外科手术不同、地域不同等，得出的结果很不一致。在全美外科手术质量改进计划（NSQIP）中，列出 49 个术前的和 17 个术中的危险因子与 33 种结果变量进行相关比较，研究认为 NSQIP 资料库可在一些情况下预测手术结果，并能验证美国麻醉医师协会（American Society of Anesthesiologists，ASA）病情分级。因此，术前患者 ASA 分级与手术本身风险分级可作为主要的围术期风险预测指标。

第一节　手术麻醉前准备的目的和事项

一、目　的

手术麻醉对于机体来说均属于侵入性操作，具有创伤性，直接或间接影响患者生理状态的稳定性；加之伴随的内科疾病与本身的外科疾病有各自不同的病理生理改变，所有这些因素都给患者机体内环境稳定造成极大负担。为了减轻这些负担，提高围术期安全性，在手术麻醉前对患者的全身状况及重要脏器功能作出充分估计，治疗和调整伴随疾病，尽可能维护内环境稳定，选择最适合患者个体的手术麻醉方案和时机，是外科治疗学的重要内容，也是外科医师及麻醉科医师共同的责任。

因此，我们需要引入围术期全程评估和管理的理念，在术前、术中、术后对患者进行全方位个体化评估，降低或避免不利因素，协助机体内稳态的建立和维持，促进患者尽早康复。

二、具体准备事项

(一) 外科临床的准备

1. **常规术前检查** 择期手术的住院患者应该进行以下常规术前检查：

(1) 三大常规：血常规包括血细胞计数、血红蛋白、血细胞比容及白细胞分类，尿常规包括尿中葡萄糖、蛋白以及红白细胞，便常规包括潜血。

(2) 凝血系列：血浆凝血酶原时间（PT）及活动度（ACT）、活化部分凝血酶原时间（APTT）、纤维蛋白原（Fbg）、凝血酶时间（TT）、国际标准化比值（IR）、D-二聚体。

(3) 血生化：包括肝功能项目、空腹血糖、肾功能系列。

(4) 肝炎病毒系列：乙肝抗原抗体系统检查，又称"乙肝五项"——即表面抗原（HBsAg）和表面抗体（HBsAb）、e 抗原（HBeAg）和 e 抗体（HBeAb）、核心抗体（HBcAb），丙肝抗体。

(5) 心电图：标准导联 6 道。

(6) 胸透或 X 线胸片：无呼吸系统病史者可做胸透，如胸透可疑或有心肺疾病史者摄 X 线胸片。

(7) 血型：中等以上手术需要查血型，以备交叉配血之用。

2. **外科疾病的确诊** 主要依据症状、体征和辅助检查确诊（详见第二篇专科手术围术期管理相关章节）。

3. **手术方案的选择** 根据外科疾病类型及患者的全身状况，选择适宜的手术方案。原则是：既能达到治疗外科疾病的目的，对患者机体的伤害又最小。

4. **手术体位** 手术时患者需要取一定的体位，主要是为了显露手术野以利于操作，但还应该将手术体位对机体的影响考虑在内。以又能较充分显露术野而又对机体循环和肺通气或通气/血流比影响较少的体位为妥。常用的手术体位有：仰卧位、侧卧位、截石位、俯卧位等。

5. **血液制品的准备** 施行大中手术者、存在血液成分减少者，术前应作好血型和交叉配合实验，备好一定数量的全血或成分血。特殊患者根据需要准备血小板、冷沉淀等。

(二) 术前一般准备

1. **心理准备** 术前患者对手术麻醉存在顾虑，难免有紧张、恐惧及焦虑等情绪。医务人员应该鼓励、关怀患者，用通俗易懂的语言告知施行手术和麻醉的必要性、简要的施行过程、需要患者配合的情况、存在的身体不适等，特别要告知进行此项手术的效果，麻醉减轻痛苦和协助手术成功的情况，使患者树立信心对疾病预后的影响，从而调动患者的生理抵抗力。

2. **生理准备** 主要是调整生理状态，使患者能在较好的生理状态下渡过整个围术期。

(1) 戒除不良嗜好：主要是戒烟酒。一般要求术前 2 周戒烟。研究发现，术前戒烟 8 周可明显减少围术期并发症的发生概率；术前戒烟 2 周可明显减少术后肺部并发症。值得注意的是，麻醉中最大的危险是缺氧、出血和低血压，而术前吸烟会增加这种风险。吸烟后烟草中的尼古丁和一氧化碳在体内需要 12～24 小时代谢，尼古丁会使气道反应性增加并影响纤毛的运动，增加麻醉风险；一氧化碳则增加缺氧的风险。所以术前至少 2 天不吸烟是必须保证的。

（2）适应性锻炼：包括呼吸锻炼、咳痰训练、床上排尿便训练等。这些锻炼能使患者适应手术后的情况，利于术后恢复。

（3）纠正贫血：对于术前贫血的患者，根据实验室结果进行纠正，一般成人血红蛋白须达到 8 g/100 ml 以上，老年人和儿童须达到 10 g/100 ml。

（4）水、电解质及酸碱平衡的调节：术前存在水、电解质及酸碱失衡者，要分析原因并进行调节。

（5）增加机体抵抗力：术前必要时补充热量、蛋白质和维生素，以满足机体应对手术创伤和组织愈合的需要。

（6）其他：对于焦虑者，术前晚可给予镇静剂保证良好睡眠；术前发现与外科疾病无关的发热、上呼吸道感染、妇女月经来潮等应延期手术；患者病情危重或手术创伤大影响术后心肺功能者，应提前预订 ICU。

3. 预防感染 术前采取多种措施提高机体抵抗力，预防感染。有些情况应该预防性使用抗生素，如：①涉及感染病灶或切口接近感染灶的手术；②肠道手术；③长时间、创伤大的手术；④开放性损伤创面严重污染；⑤需要植入人工制品或器官移植手术等。

4. 胃肠道准备 术前 12 小时开始禁食，4 小时禁水。目的是防止术中发生呕吐、反流与误吸。一般性手术，术前 1 日进行肥皂水灌肠；胃肠道手术者，术前 1～2 日开始进流食，禁饮食时间同上。对于幽门梗阻或肠梗阻患者还需要在术前 3～5 天进行胃肠减压或洗胃。直肠及结肠手术者在术前 3 天进流食并口服肠道抑菌药，术前 1 天服用泻药，术前晚清洁灌肠。

对于以下情况还需在术前留置胃管：①胃肠道手术；②特殊疾病，如急性弥漫性腹膜炎、器官移植手术等；③对胃肠道干扰比较大的腹部手术，术后禁食时间可能比较长者。

5. 留置导尿管 估计手术时间较长者，术前留置导尿管。为了患者舒适，也可到手术室后再留置导尿管。

6. 备皮 术前 1 日全身皮肤清洁，并根据手术切口进行消毒范围的皮肤剃毛和肥皂水清洁。

（三）术前特殊准备

除了以上的一般准备外，根据患者个体的情况，进行以下方面的特殊准备。

1. 纠正营养不良 营养不良往往与贫血、低蛋白血症等相关，使耐受麻醉手术的能力减低，并会影响伤口愈合，术后感染的并发症也增加。因此，术前应尽可能予以纠正。正常饮食的患者，术前补充富含蛋白质饮食；如果血浆清蛋白低于 30 g/L，则需要输入血浆或人清蛋白制剂来补充。

2. 伴随疾病的治疗 根据病史、体格检查、辅助检查以及实验室检查的结果，诊断合并疾病的类型，必要时请专科医师会诊共同制订检查治疗方案。

一般来说，治疗慢性伴随疾病的药物在围术期需要持续应用，与专科医师讨论口服药与注射剂的转换，并讨论药物与麻醉药之间的相互作用。例如糖尿病患者将口服降糖药改为标准胰岛素；应用耗竭儿茶酚胺类药治疗高血压者需要调换降压药的种类等。

3. **手术风险评估** 根据患者个体情况，伴随疾病种类及对重要脏器的影响，手术损伤大小，进行围术期风险评估：包括对麻醉手术耐受性的估计、术中术后发生严重并发症的概率，术后恢复情况估计等。此部分在下一节进行讨论，具体合并疾病的情况详见相关章节。

4. **术前用药** 对于焦虑患者和具有较大胃食管反流风险的患者需要术前用药。包括镇静剂，主要是苯二氮䓬类；镇痛药，有非甾体类抗炎药和阿片类，主要用于术前存在疼痛或需进行创伤性操作；促进平滑肌蠕动药，如甲氧氯普胺；提高胃液 pH 的药物，如奥美拉唑或雷尼替丁（表 1-1-1）。

表 1-1-1 常用术前用药的用法及用量

种　类	用　法	用　量
镇静剂	口服制剂：术前晚及术前 1 小时	
苯二氮䓬类		
地西泮	口服	5 ~ 10 mg
氯甲西泮	口服	0.5 ~ 1.5 mg
咪达唑仑	口服	0.2 ~ 0.5 mg/kg
	肌内注射，术前 20 ~ 40 分钟	2 ~ 10 mg
抗癫痫药		
加巴喷丁	口服	300 ~ 400 mg
吩噻嗪类		
异丙嗪	肌内注射，术前 20 ~ 40 分钟	25 mg
镇痛药		
非甾体类	口服制剂：术前 1 小时	
双氯芬酸	口服或直肠	50 ~ 100 mg
酮咯酸	肌内注射，术前 20 ~ 40 分钟	30 ~ 90 mg
帕瑞昔布钠	肌内注射，术前 20 ~ 40 分钟	40 ~ 80 mg
对乙酰氨基酚	口服或直肠	1 g
阿片类		
吗啡	肌内注射或皮下	10 ~ 15 mg
哌替啶	肌内注射	50 ~ 100 mg
促平滑肌蠕动剂		
甲氧氯普胺	口服、静脉注射、肌内注射	10 mg
提高胃液 pH 药	口服，术前晚及术前 2 小时	
奥美拉唑	口服	40 mg
	静脉输注	40 mg 30 min 内输完
雷尼替丁	口服	150 ~ 300 mg

5. 静脉血栓栓塞的预防 由于静脉血栓形成后可存在较高的并发症发生率和死亡率，凡是大手术尤其需要较长时间卧床者、高凝倾向者均应进行预防。

据报道，没有采取预防性治疗的高风险患者中，40%～80%可以检测到深静脉血栓，有的甚至高达10%死于肺栓塞。

围术期发生深静脉血栓的高危因素有：年龄>40岁，肥胖，静脉曲张，吸烟，有血栓形成病史，大手术，长时间全身麻醉和血液性疾病等。

预防措施包括：①避免长时间不活动；②避免发生脱水；③皮下应用肝素，可用小剂量普通肝素或低分子肝素；④应用加压长筒袜或间歇性气压装置，促进下肢静脉回流。

第二节 围术期风险评估及准备

一、围术期风险评估

围术期风险与患者的一般情况、疾病对重要脏器的影响、手术种类等有关。应从以下方面进行评估。

（一）患者一般情况评级

多数依据美国麻醉医师协会（American Society of Anesthesiologists，ASA）的体检分级（ASA分级）进行。即在麻醉前根据患者体质状况和对手术危险性进行分类评级，将患者分为如下五级：

Ⅰ级：体格健康，发育营养良好，各器官功能正常。围术期死亡率0.06%～0.08%。

Ⅱ级：除外科疾病外，有轻度并存疾病，脏器功能代偿健全。围术期死亡率0.27%～0.40%。

Ⅲ级：并存疾病病情严重，体力活动受限，但尚能应付日常活动。围术期死亡率1.82%～4.30%。

Ⅳ级：并存疾病严重，丧失日常活动能力，经常面临生命威胁。围术期死亡率7.80%～23.0%。

Ⅴ级：无论手术与否，生命难以维持24小时的濒死患者。围术期死亡率9.40%～50.7%。

Ⅵ级：确证为脑死亡，其器官拟用于器官移植手术。此类患者不会进行外科疾病手术治疗，故不算在术前评级之内。

Ⅰ、Ⅱ级患者麻醉和手术耐受力良好，麻醉经过平稳。Ⅲ级患者麻醉有一定危险，麻醉前准备要充分，对麻醉期间可能发生的并发症要采取有效措施，积极预防。Ⅳ级患者麻醉危险性极大，即使术前准备充分，围术期死亡率仍很高。Ⅴ级为濒死患者，麻醉和手术都异常危险，不宜行择期手术。

（二）手术种类评级

根据手术创伤大小、手术对脏器功能的影响、是否血管手术进行评级。

各专业手术按创伤大小均分为四级，分级越高风险相对增高。见附件：各专业手术分类目录。

（三）伴随疾病影响评级

伴随疾病对重要脏器功能的影响，以及经过术前调整治疗后再次评级。参考其他章节。

（四）中国医院协会手术风险评估表（试行）

国际医疗质量指标体系中按照美国 GDG《医院感染监测手册》中"手术风险分级标准（national nosocomial infections surveillance，NNIS）"进行手术风险评估。中国医院协会在广泛征求专家意见基础上，得到卫生部医政司的支持，决定在各级医院试推行 NNIS 标准。

手术风险分级标准简介：

手术风险分级标准（NNIS）将手术分为四级，即 NNIS 0 级、NNIS 1 级、NNIS 2 级和 NNIS 3 级，然后分别对各级手术的手术切口感染率进行比较，从而提高了该指标在进行比较时的准确性和可比性。级别越高，手术风险越大。

1. 手术风险标准依据 根据手术切口清洁程度、麻醉分级及手术持续时间这三个关键变量进行计算。定义如下：

（1）手术切口清洁程度：手术风险分级标准中将手术切口按照其清洁程度分为四类：

Ⅰ类手术切口（清洁手术）：手术野无污染；手术切口无炎症；患者没有进行气道、食管和（或）尿道插管；患者没有意识障碍。记 0 分。

Ⅱ类手术切口（相对清洁手术）：上、下呼吸道，上、下消化道，泌尿生殖道或经以上器官的手术；患者进行气道、食管和（或）尿道插管；患者病情稳定；行胆囊、阴道、阑尾、耳鼻手术的患者。记 0 分。

Ⅲ类手术切口（清洁-污染手术）：开放、新鲜且不干净的伤口；前次手术后感染的切口；手术中需采取消毒措施（心内按摩除外）的切口。记 1 分。

Ⅳ类手术切口（污染手术）：严重的外伤，手术切口有炎症、组织坏死，或有内脏引流管。记 1 分。

（2）麻醉分级（ASA 分级）：手术风险分级标准中根据患者的临床症状将麻醉分为 6 级（ASA 分级）。

P1：正常的患者；记 0 分。

P2：患者有轻微的临床症状；记 0 分。

P3：患者有明显的系统临床症状；记 1 分。

P4：患者有明显的系统临床症状，且危及生命；记 1 分。

P5：如果不手术患者将不能存活；记 1 分。

P6：脑死亡的患者；不参与评分。

（3）手术持续时间：手术风险分级标准根据手术的持续时间将患者分为两组：

手术在标准时间内（3 小时内）完成组，记 0 分。

手术超过标准时间（超过 3 小时）完成组，记 1 分。

2. 手术风险分级的计算 手术风险分为四级。具体计算方法是将手术切口清洁程度、麻醉分级和手术持续时间的分值相加，总分 0 分为 NNIS 0 级，1 分为 NNIS 1 级、2 分为 NNIS 2 级，3 分为 NNIS 3 级（表 1-1-2、表 1-1-3）。

表 1-1-2　分值分配

分　值	手术切口	麻醉分级	手术持续时间
0 分	Ⅰ类切口、Ⅱ类切口	P1、P2	未超出 3 小时
1 分	Ⅲ类切口、Ⅳ类切口	P3、P4、P5	超出 3 小时

表 1-1-3　手术风险分级计算举例

项　目	患者甲		患者乙		患者丙	
	类型	评分	类型	评分	类型	评分
麻醉分级	P3	1	P4	1	P1	0
切口清洁度分级	Ⅱ类	0	Ⅲ类	1	Ⅳ类	1
手术时间	否	0	是	1	否	0
手术风险分级		1 级		3 级		1 级

二、伴随疾病术前准备要点及目标

（一）心脑血管系统疾病

此类患者在围术期维持血流动力学平稳非常重要，要防止血压剧烈波动而诱发心力衰竭或脑血管意外。

1. 高血压　根据血压测量情况诊断，其麻醉手术风险取决于是否并存继发性重要脏器的损害及其损害程度，包括大脑、心脏和肾脏。还须分清原发性高血压和继发性高血压。原发性高血压术前口服药物将血压控制平稳，一般收缩压控制在 130 mmHg 以下，舒张压 90 mmHg 以下，或收缩压稳定降低原血压水平 20%。一般服药周期至少 7~10 天，避免用耗竭儿茶酚胺类的药物如利血平等。而继发性高血压须查清病因，择期手术应延期。

2. 心血管病　高血压Ⅲ期继发心肌肥厚劳损、冠状动脉粥样硬化性心脏病均为缺血性心脏病，其围术期危险性在于发生心肌梗死，一旦发生死亡率很高。故对存在心肌缺血者，尤其不稳定性心绞痛，围术期应加强心肌缺血的治疗，择期手术需延期。心肌梗死病史<1 个月者术中风险很大，择期手术可推迟；心力衰竭失代偿者，禁行择期手术。

病史中存在下列情况，要高度怀疑并存缺血性心脏病而进行进一步检查和治疗：①糖尿病；②高血压病；③肥胖、嗜烟、高血脂者；④心电图示左心室肥厚；⑤周围动脉硬化；⑥不明原因的心动过速和疲劳。

合并先天性心脏病者，根据超声心动图检查发现的先心病的种类决定手术是否延期或急诊手术的风险、紧急治疗措施和术中注意事项。合并风湿性心脏病、扩张型心肌病等心脏病者，根据心功能的情况决定手术。一般以狭窄为主的瓣膜病发展较关闭不全者迅速，重度主动脉瓣或二尖瓣狭窄者极易并发严重心肌缺血、心律失常、心房血栓和左心衰竭，手术麻醉风险相当高，应禁止施行择期手术。

临床上可以采用以下方法初步判断心肺功能：①屏气试验；②登楼梯试验。表 1-1-4 列出心脏功能与围术期风险的相关意义。

表 1-1-4　心脏功能分级及其意义

心脏功能	屏气试验	临床表现	临床意义	手术麻醉耐受力
Ⅰ级	30秒以上	普通体力劳动、负重、快走、上下坡，无心悸气短	心功能正常	良好
Ⅱ级	20~30秒	能胜任正常活动，但跑步或较用力工作时有心悸气短	心功能较差	麻醉处理正确恰当，耐受力仍好
Ⅲ级	10~20秒	必须静坐或卧床，轻度体力活动即出现心悸气短	心功能不全	术前充分准备，麻醉中避免增加负担
Ⅳ级	10秒以下	不能平卧，端坐呼吸，肺底啰音，轻微活动即心悸气短	心功能衰竭	麻醉手术耐受力极差，手术必须推迟

心肺功能运动试验在负荷递增的运动中反映人体的心肺功能指标，经过对各项参数的综合分析，了解心脏、肺脏和循环系统之间的相互作用与贮备能力。参数较多，分析相对复杂。平板运动试验可测定缺血性心脏病患者的心功能储备。也可用代谢当量（metabolic equivalent，MET）量化分级，MET 是估计能量消耗的最实用指标，1MET 相当于每分钟每公斤体重 3.5 ml 的摄氧量。人在坐位休息、吃饭和穿衣时为 1MET；洗手洗脸为 2MET；轻微家务劳动或以 3.2~4.8 km/h 速度行走 100 m 是 3MET；攀登一层楼梯算 4MET；6~7MET 相当于短跑的氧消耗。可耐受 4MET 或更高级别活动量的患者，在围术期发病的风险较低。

3. 脑血管病　围术期脑血管意外指脑卒中和脑出血，一般脑卒中的发生概率较低。危险因素包括高龄、高血压有动脉粥样硬化、糖尿病和吸烟等。对于无症状的颈动脉杂音，近期有短暂脑缺血发作的患者，应进一步检查和治疗；近期有脑卒中史者，择期手术应推迟至少 2 周。大量研究显示，术中低血压为合并脑血管疾病患者发生脑卒中的独立危险因素。

术后认知功能障碍（postoperative cognitive dysfunction，POCD）的发生近年呈现增高趋势，术后认知功能障碍的国际调查（ISPOCD）：1218 例全麻下接受非心脏手术的老年患者中，术后 1 周及 3 个月的 POCD 发生率为 25.8% 和 9.9%，显著高于 178 例健康志愿者的 3.4% 和 2.8%。年龄是最重要的危险因素，术后 3 个月 POCD 发生率 60~69 岁为 7%，而 69 岁以上者高达 14%。除年龄外，其他危险因素有麻醉持续时间、呼吸系统并发症、感染并发症，新的手术、受教育水平也是术后 1 周 POCD 的影响因素。令人惊讶的是低氧和低血压事件与 POCD 没有明显相关性。不利的是未发现预防策略。

（二）呼吸系统疾病

合并老年慢性支气管炎、肺气肿、哮喘、肺脓肿等呼吸系统疾患或者预期行肺切除、食管或纵隔肿瘤切除者，术前均应对肺功能进行评估。

1. 肺功能评估　简易方法有：①吹蜡烛试验；②吸气-呼气胸廓周径之差；③登楼梯试验；④屏气试验。如有必要可进行肺功能检查，包括肺通气功能的测定、放射性核素通气扫描或定量 CT 检查。根据肺功能测定结果对术后肺功能不全进行估计（表 1-1-5）。但临床实践证实，这些客观指标仅作为参考，呼吸功能的评估更提倡重视患者的体征——患者自主活动情况以及活动时有无呼吸困难表现。对于慢性肺功能不全，除非需要切除较多肺组织，或存在广泛的肺纤维变，一般均可通过术前细致的治疗和调整获得明显改善，多数不列为手术禁忌。

表 1-1-5　术后肺功能不全的危险指标

肺功能测验项目	正常值	高度危险值
肺活量（VC）	2.44 ~ 3.47 L	<1.0 L
第 1 秒时间肺活量（FEV_1）	2.83 L	<0.5 L
最大通气量（MVV）	82.5 ~ 104 L/min	<50 L/min
最大呼吸流率（MEFR）	336 ~ 288 L/min	<100 L/min
动脉血氧分压（PaO_2）	95 ~ 100 mmHg	<50 mmHg
动脉血二氧化碳分压（$PaCO_2$）	35 ~ 45 mmHg	>45 mmHg

2.　**术前治疗措施**　术前治疗措施主要有：禁烟 2 周以上，进行咳嗽咳痰训练；彻底控制急慢性感染，术前 3 ~ 5 天应用有效抗生素；痰液黏稠者，应用雾化吸入或口服化痰药；对老慢支存在哮鸣音或哮喘患者，应用支气管扩张剂或肾上腺皮质激素，持续低流量吸氧；肺心病右心功能失代偿者除持续低流量吸氧外，应用洋地黄、利尿剂、扩血管药如肼苯哒嗪等治疗。一般经过上述治疗，术中切实管理好呼吸，患者均可较安全地度过手术。

合并呼吸系统疾患，术前存在 II 度以上呼吸困难者，术后 24 ~ 48 小时容易出现肺功能减退、CO_2 蓄积、肺不张、肺炎等严重呼吸系统并发症，术后管理必须到位，加强监测，及时处理。此类患者需在术前预订 ICU。

需要注意的是，急性上呼吸道感染可使气道反应性增高，此类患者麻醉期容易发生支气管痉挛或喉痉挛，择期手术必须推迟，应在治愈后 1 周再行手术；急诊手术在抗感染的同时避免全身麻醉或吸入麻醉剂的应用；儿科手术延期进行。

（三）内分泌系统疾病

并存内分泌疾病者，围术期风险明显增加。术前应认真准备，进行调整。主要的内分泌疾病有糖尿病、甲状腺疾患、肾上腺疾病等。

1.　**糖尿病**　糖尿病与高血压一起并称为心脑血管病的基础病因。研究表明，手术风险与未接受正规胰岛素治疗、血糖未控制或控制不佳相关，伴有未诊断的糖尿病的患者死亡率是非糖尿病患者的 18 倍，是已确诊糖尿病患者的 3 倍。糖尿病的漏诊、漏治将使患者的手术风险大大增加，甚至危及生命。

因此，所有手术患者的完整术前评估均应包括糖代谢水平的检测。而对于已确诊伴随糖尿病的外科患者，除了常规的化验外，还应检查和评估各重要脏器，尤其脑、心、肾的血供与功能。

一般对于 2 型糖尿病患者，术前空腹血糖应控制在 8 mmol/L 以下，餐后 1 小时血糖在

11 mmol/L 以下；1 型糖尿病患者血糖控制在正常值。如果患者术前空腹血糖>10 mmol/L，或随机血糖>13.9 mmol/L，或糖化血红蛋白（HbA1c）水平>9%，则建议推迟非急诊手术。合并有酮症酸中毒或高渗性昏迷的糖尿病患者禁忌手术。

术前应用长效胰岛素或者口服降糖药者，均应改为普通胰岛素，每 4~6 小时 1 次，并查血糖控制满意，术中术后在监测血糖基础上仍然应用普通胰岛素输入葡萄糖液并控制血糖。

糖尿病患者施行有污染的手术，术前常规应用抗生素预防感染。

2. 甲状腺疾患 临床上常见的有甲状腺功能亢进、甲状腺功能低下、甲状旁腺功能亢进。

（1）甲状腺功能亢进（hyperthyroidism）：往往作为外科疾病进行手术治疗，术前准备详见专科手术患者围术期管理。

（2）甲状腺功能低下（thyroid hypofunction）：为外科临床常见的伴随疾病，此类患者应激能力低下，围术期容易发生心血管系统虚脱，术前必须进行激素补充治疗 2 周以上，使 T3 达到正常、促甲状腺素降至正常值。围术期一旦发生心血管虚脱的症状，如血压降低、心率减慢等，可立即静脉应用甲状腺素及糖皮质激素抢救。

病史中存在以下情况怀疑甲状腺功能低下而需行甲状腺功能测定：①颈部粗大或曾有颈部粗大史，合并乏力、怕冷、嗜睡、食欲减退、周身发胀感等非特异性症状；或者合并黏液性水肿，此期往往病程已达 10 年以上；②垂体瘤；③原发性甲状腺功能亢进行 131I 治疗者。

（3）甲状旁腺功能亢进（hyperparathyroidism）：临床并不多见。女性为男性的 2~4 倍，老年人多见。轻者无症状，重者以高血钙如胃肠蠕动减慢、肌张力低下、恶心、呕吐、腹痛及骨骼软化疼痛甚至骨折等为主要表现。

围术期主要防止甲状旁腺危象：由于血钙过高，在受刺激应激后出现乏力、厌食、恶心、呕吐、多尿、脱水、虚脱、嗜睡，甚至昏迷。血钙>4 mmol/L（16 mg/dl），BUN 升高，由于呕吐可伴有低钾低氯性碱中毒、低血镁、心脏传导阻滞等。治疗主要针对高钙血症，给予大量生理盐水 4 000 ml/d，密盖息 50U 每 6 小时 1 次。

3. 肾上腺疾病 肾上腺疾病包括皮质醇增多症、醛固酮增多症、嗜铬细胞瘤等。

临床上发现患者存在皮质醇增多的症状，如满月脸、向心性肥胖等需进一步检查，同时检查皮质醇节律及促肾上腺皮质激素，必要时围术期应用皮质激素；如正常饮食者有顽固性低钾血症，要高度怀疑原发性醛固酮增多症；有发作性高血压伴面色苍白、出冷汗者，注意嗜铬细胞瘤的可能性。漏诊患者围术期风险明显加大，死亡率增高。对于肾上腺皮质功能不全的患者围术期需要应用皮质激素（详见本书第二篇第十章）。

（四）肝脏疾患

肝脏疾患主要为脂肪肝、各种原因的肝炎与肝硬化。

肝脏具有多方面的功能，解毒功能、代谢功能、分泌胆汁、能源储备、凝血功能及免疫防御功能等。

当肝功能轻度不全时，对麻醉手术的耐受力影响不大，但需要注意围术期对肝脏功能的保护。

中度肝功能不全或濒于失代偿时，耐受力显著减退，手术后容易出现腹腔积液、黄疸、出血、无尿甚至昏迷等严重并发症。术前准备时间长，主要是保肝治疗以及对症处理。保肝治疗的主要措施：①高碳水化合物、高蛋白饮食，用于改善全身情况，增加糖原储备，必要时每日静脉滴注极化液（10% 葡萄糖 500 ml 加胰岛素 10U、氯化钾 1g）；②大量维生素 B、维生素 C、维生素 K；③有低蛋白血症，血浆清蛋白低于 30 g/L 者，可间断静脉应用人清蛋白；④贫血及出血倾向者，小量多次输新鲜全血，将凝血酶原时间控制在正常范围内；⑤胸腹腔积液者，限制钠盐摄入，应用利尿剂和抗醛固酮药，注意水电解质平衡；⑥避免肝损害药物的应用，防治缺血、缺氧。

重度肝功能不全比如肝硬化晚期，并存低蛋白血症、大量腹腔积液、脾功能亢进全血细胞减少，进而出现贫血、全身出血或肝性脑病前期肝性脑病等征象，应禁忌施行任何手术。可以参照 Child-Pugh 分级法评估手术风险，共分三级：A 级为 5~6 分，手术危险度小；B 级为 7~9 分，手术危险度中等；C 级为 10~15 分，手术危险度大（表 1-1-6、表 1-1-7）。

表 1-1-6 Child-Pugh 肝脏疾病严重程度记分与分级

指 标	异常程度记分		
	1 分	2 分	3 分
肝性脑病	无	1~2	3~4
腹腔积液	无	轻	中度以上
血清胆红素（μmol/L）	<34.2	34.2~51.3	>51.3
血清清蛋白（g/L）	≥35	28~34	<28
凝血酶原时间（秒）	≤14	15~17	≥18

表 1-1-7 肝脏功能不全评估分级

项 目	肝功能不全		
	轻 度	中 度	重 度
血清胆红素（μmol/L）	<25	25~40	>40
血清清蛋白（g/L）	35	28~35	<28
凝血酶原时间（秒）	1~4	4~6	>6
肝性脑病分级	无	1~2	3~4
每项异常记分	1	2	3
手术危险性估计	小	中	大

急性肝炎患者转氨酶急剧升高，是肝细胞受损的表现，除紧急抢救性手术外，禁行其他任何手术。

慢性肝病患者手术中的最大问题是由于凝血机制异常引发的广泛而难以制止的渗血，与合并胃肠道功能异常，维生素 K 吸收不全，影响肝脏合成凝血因子 V、Ⅶ、Ⅸ、X 有关；与血小板减少也有关系。故此类患者术前准备时必须注意纠正，补充维生素 K 和凝血因子。术前有自发出血倾向者，术中备用新鲜冰冻血浆、集采血小板和凝血酶原复合物。

（五）肾脏疾病

原有肾病以及老年、高血压Ⅲ期、动脉硬化、糖尿病、严重肝病、前列腺肥大等患者，容易并发肾功能不全，此类患者即使尿常规无特殊异常，也需要做肾功能检查，评估其对手术麻醉的耐受性。

临床比较有价值的肾功能测定有：尿液分析、血浆清蛋白、血尿素氮（BUN）、血清肌酐值、内生肌酐清除率、尿浓缩试验、酚红试验等。根据 24 小时内生肌酐清除率和血尿素氮测定值，大致将肾功能损害程度分为轻、中、重度三类（表1-1-8）。

表1-1-8 肾功能损害程度分类

测定项目	正常值	损害程度		
		轻 度	中 度	重 度
24 小时内生肌酐清除率（ml/min）	80～100	51～80	21～50	<20
血尿素氮（mmol/L）	1.79～7.14	7.5～14.3	14.6～25.0	25.3～35.7

一般来讲，对慢性肾衰竭或急性肾病患者，应慎行任何择期手术。术前存在肾功能不全对手术的重要影响是引起水、电解质及酸碱平衡紊乱，凝血功能障碍出血倾向，免疫抑制引起的感染，创口延迟愈合等。对于轻度肾功能不全，无需特殊治疗；中度肾功能不全，术前要补液，防止血容量不足，并避免使用肾毒性药物如氨基糖苷类抗生素、非甾体类抗炎药等；肌酐清除率在 15～30 ml/min 的患者则应结合中心静脉压和尿量行控制性输液；若血尿素氮升高或血钾大于 6.0 mmol/L，术前需做 1～2 次血液透析；长期接受透析治疗的患者，亦需要在术前 1～2 天进行透析治疗，使内环境达到平衡，尤其术前 24 小时施行血液透析，对高钾血症、氮质血症的纠正尤为重要。

伴有慢性肾功能不全的患者进行肝切除等大手术时，术后发生循环功能不全等并发症的概率明显增加，需要预定 ICU 床位。手术操作应当简单、快速、有效，尽量缩小手术范围，缩短手术时间，避免不必要的手术探查。

（六）免疫功能缺陷

此类患者围术期极易发生感染，术前准备措施除了加强营养，纠正贫血和低蛋白血症外，均需要预防性使用抗生素，并根据情况进行免疫补偿治疗。

有可能引起免疫功能缺陷的情况有：各种感染、营养不良、恶性肿瘤、内分泌系统疾病、结缔组织病、衰老、长期肾上腺皮质激素的应用、放疗等，以及先天性或获得性免疫缺陷病。

（七）妊娠

妊娠合并外科疾患时，手术时机选择相当重要，择期手术如能延至妊娠中期比较安全。

如果急诊手术，则需要外科、产科、新生儿科、麻醉科医生共同讨论。围术期密切注意并采取措施防治可能出现的流产或早产；尽量避免对孕妇和胎儿影响较大的药物；需要禁食者从静脉补充营养，以保证胎儿正常发育。有些疾病治疗势必影响胎儿者，则与患者及家属讨论终止妊娠。

（八）老年患者

老年患者由于脏器功能老化，伴随疾病较多，术前需要进行各个脏器功能的系统评估（详见第二篇有关章节）。

三、预订 ICU 的情况

有些患者由于病情危重，手术后需要进入重症监测治疗室（ICU）进行严密观察和治疗。许多危重患者经过 ICU 治疗，往往可以转危为安。所以，掌握进入 ICU 的适应证非常重要。预订 ICU 情况包括：

1. 重大手术者，如器官移植手术、心脏手术、嗜铬细胞瘤切除手术等。
2. 严重创伤或感染性休克者，此类患者围术期容易合并多器官系统功能衰竭，需要提前预订 ICU，手术后进行呼吸、循环的严密监测，必要时进行呼吸支持治疗。
3. 术中发生意外情况，经抢救脱离生命危险，但仍需严密观察治疗者。
4. 合并呼吸系统疾患，术后需要呼吸支持治疗者。
5. 合并严重心律失常，术后需严密监测用药者。

第三节　签署知情同意书

根据我国现行的法律、法规，医疗机构在施行手术麻醉、特殊检查或特殊治疗时，必须征得患者同意，并应当取得其家属或者关系人同意并签字。故手术前，主治医师需要与患者及其家属谈话并签署手术知情同意书；麻醉医师在访视患者后与患者及家属签署麻醉知情同意书。

一、有关法律法规

签署知情同意的法律、法规主要有：

其一，《民法通则》第 98 条明确规定：公民享有生命健康权。包括真实病情了解权、治疗措施知悉权和医疗费用知晓权，所有有自主能力的患者在知悉自己病情和医疗风险的基础上，都有自主选择检查手段、治疗措施、同意或不同意手术、选择麻醉方式等方面的权利。

其二，《执业医师法》第 26 条规定，医师应当如实向患者及其家属介绍病情，但应注意避免对患者产生不利后果。

其三，《医疗机构管理条例》第 33 条规定，医疗机构施行手术、特殊检查或特殊治疗时，必须征得患者同意，并应当取得其家属或者关系人同意并签字；无法取得患者意见时，应当取得家属或者关系人同意并签字；无法取得患者意见又无家属或关系人在场，或者遇到其他特殊情况时，经治医师提出医疗处置方案，在取得医疗机构负责人或者被授权负责人员的批准后实施。

其四,《医疗事故处理条例》第 11 条规定,在医疗活动中,医疗机构及其医务人员应当将患者的病情、医疗措施、医疗风险等如实告知患者,及时解答其咨询;但应当避免对患者产生不利后果。

也就是说对疾病诊治的知情权和选择诊治措施是患者和家属的合法权利,向患者和家属告知疾病的发病机制、诊治原则与方法、可能的预后及风险是医者的责任。因此,医师必须学会和掌握如何来履行告知义务及如何书写知情同意书。简而言之,医务人员有告知的义务,患者有知情的权利和选择的权利。

二、告知的信息

医务人员在履行告知义务时,一定要注意给患者提供足够的信息以便于其作出合理的判断。但要结合具体情况,在详细告知以使患者作出知情同意和因提供过多信息造成患者困惑或不必要的恐惧之间达到平衡。

1. 外科疾病情况　尽量详细说明所患外科疾病的种类、对机体的影响。

2. 描述将要进行的治疗和检查过程。

3. 讨论治疗所患疾病的几种方案即手术方案,每种方案治疗的完善程度、对机体的可能影响;讨论最佳方案与其他备选方案的区别。

4. 麻醉医师告知施行所拟手术需要的麻醉方法,描述麻醉实施过程,期间患者的感觉,需要配合的情况,麻醉的益处以及风险。术后疼痛对机体的影响和镇痛方案选择。

5. 并发症及发生的可能性,重症患者发生危及生命并发症的风险。

6. 根据病情,术后需要入住 ICU 的情况。

三、签署知情同意书

由患者本人或其委托人签署知情同意书。签字人需要申明其已明了知情同意书中所列内容,同意或不同意进行所拟操作。

我国卫生部医政司推荐各级各类医疗机构参考使用北京大学人民医院整理修订的《医疗知情同意书》汇编,认为此汇编着重体现"以患者为中心"理念,重点强调医患沟通,对常见疾病诊疗(手术、操作)知情同意进行规范,使患方能对所患疾病有较全面的科学认识。

故此,患方在签署手术和麻醉知情同意书时,应该对所患疾病情况、手术治疗结果等有比较全面的了解,对施行手术和麻醉所面临的风险也已明了,有正确的心理期望值。必要时也可以与自己的法律代理人讨论。

提醒患方必须在手术前将手术中的花费存入住院押金中。

第四节　延期手术或取消手术

有些患者由于全身状况或合并重要脏器功能障碍,需要推迟手术,或者取消手术。此类患者主治医师需要跟患方充分讨论、交流。

1. 经辅助检查如 CT 扫描或 MRI 成像,肿瘤已广泛转移,失去手术意义者,取消手术。

2. 新发心绞痛或原有心绞痛未得到有效控制，延期手术。危及生命的急诊手术如大出血性疾病需心血管专科医师监测，并与患方沟通所冒风险。

3. 合并高血压、糖尿病、甲状腺功能亢进症等，未能有效控制者，延期手术。具体情况参见本书相关章节。

4. 水电解质紊乱，酸碱平衡失调者，延期手术，进行调整并检查原因。

5. 心、肺、肝、肾功能失代偿者，手术延期。

6. 甲状腺功能低下者手术延期，口服甲状腺片至甲状腺功能正常后安排手术；肾上腺功能低下者手术前后需要进行激素补充治疗。

7. 血细胞减少者，根据具体情况处理，手术前均需达到一定标准。

8. 凝血系列不正常，或术前应用抗凝剂如氯吡咯林等治疗者，根据情况停用抗凝药，并待凝血系列基本正常或国际标准化比率达 1：1.5 及以上时安排手术。手术后应用低分子肝素。

9. ASA 分级 III 级谨慎手术，VI 级以上禁行任何手术。

10. 术前准备不完善，包括医疗措施、人员、器械等，推迟手术。

附 各专业手术分类目录

一、普外手术分类

一类手术：

1. 第一次单纯阑尾手术
2. 第一次单纯疝修补术
3. 体表肿瘤、异物摘除术
4. 痔核、痔瘘手术
5. 体表脓肿切开引流术

二类手术：

1. 肝脓肿切开引流术
2. 肠切除术
3. 胃肠穿孔修补术
4. 胃肠造口术、吻合术
5. 大隐静脉结扎转流术及剥除术
6. 胆囊单纯造口术
7. 乳腺单纯切除术

三类手术：

1. 甲类手术以外的肝、胆、胰的各种手术
2. 胃部及十二指肠手术、胃肠吻合术
3. 肝脾损伤的处理
4. 直肠切除术、回盲部切除术

5. 结肠造口术、各段结肠癌根治术

6. 四类手术以外甲状腺、甲状旁腺各种手术

7. 乳癌根治术（特种手术）

8. 门静脉高压的各类分流术及断流术

9. 各段肠癌根治术

10. 腹部损伤剖腹探查术

四类手术：

1. 全胃切除术、胃癌扩大根治术

2. 左右半肝切除术、肝左外侧叶切除术

3. 胰腺癌根治术、扩大胰头十二指肠切除术

4. 胆道再次手术

5. 腹主动脉瘤切除、移植术

6. 带血管胎儿胰腺移植术

7. 扩大全胰腺切除术

8. 甲状腺癌颈淋巴结清扫术、甲状旁腺切除术

9. 右心耳下腔静脉旁路移植术

10. 腹腔内肿瘤联合 3 种以上脏器切除

11. 新开展的各种手术

12. 诊断不明确的探查术

二、骨科手术分类

一类手术：

1. 四肢骨折内固定取出术

2. 肌腱吻合术

3. 清创缝合术

二类手术：

1. 四肢骨折开放整复+内固定术

2. 关节成形式融合术

3. 周围神经吻合术

三类手术：

1. 胸腰椎骨折、脱位或并截瘫

2. 颈椎骨折、脱位或截瘫，颈椎病、颈椎后纵韧带骨化症

3. 关节置换术

4. 复杂的关节内骨折

5. 骨盆骨折（多处）

6. 游离血管移植术，带骨皮瓣

7. 脊柱结核或并截瘫

8. 先天性髋关节脱位

9. 儿麻后遗症、脑瘫后遗症骨性手术
10. 截肢术（特种手术）

四类手术：

1. 椎管式椎体肿瘤
2. 脊柱侧弯成形术
3. 其他新手术、新技术

三、神经外科手术分类

一类手术：

1. 头皮肿瘤切除术
2. 颅骨骨瘤切除术
3. 帽状腱膜下血肿切开引流术

二类手术：

1. 颅内硬膜外血肿钻孔或开颅术
2. 脑室钻孔伴脑室引流术
3. 脑脓肿穿刺引流术
4. 开颅颅脑损伤清除术
5. 颅骨凹陷骨折复位术
6. 去颅骨骨瓣减压术
7. 颅骨修补术
8. 颅内多发血肿清除术
9. 颅内血肿清除术
10. 侧脑室分流术

三类手术：

1. 幕上浅部病变切除术
2. 经颅脑脊液耳漏修补术
3. 颅内动脉瘤手术
4. 颅内动静脉畸形切除术
5. 颅内外动脉搭桥术
6. 脊髓内病变切除术
7. 脊髓外露修补术
8. 颅神经微血管减压术
9. 开颅颅内减压术
10. 脑脊膜膨出修补术
11. 幕上深部病变切除术
12. 小脑室肿瘤切除术
13. 小脑半球病变手术
14. 桥小脑角肿瘤切除术

15．垂体瘤切除术

四类手术：

1．癫痫病灶切除术

2．脑干肿瘤切除术

3．鞍区占位病变切除术

4．颅底肿瘤切除术

5．颅内巨大动脉瘤手术

6．颅内巨大动静脉畸形栓塞后切除术

四、泌尿外科手术分类

一类手术：

1．膀胱切开取石术

2．膀胱造瘘术

3．嵌顿包茎松解术

4．包皮环切术

5．阴囊肿物切除术

6．睾丸鞘膜翻转术

7．交通性鞘膜积液高位结扎术

8．睾丸切除术

9．尿道扩张术

10．膀胱镜检查术

二类手术：

1．输尿管镜下钬激光碎石术

2．膀胱切开肿瘤烧灼术

3．尿道瘘修补术

4．膀胱破裂修补术

5．经尿道膀胱碎石取出术

6．尿道切开取石术

7．精索静脉曲张高位结扎术

8．阴茎部分切除术

9．隐睾下降固定术

10．尿道成形术

三类手术：

1．肾破裂修补术

2．肾肿瘤剔除术

3．肾切除术（特种手术）

4．肾部分切除术

5．肾切开取石术

6. 肾盂成形肾盂输尿管再吻合术

7. 经皮肾镜或输尿管镜内切开成形术

8. 输尿管切开取石术

9. 尿道下裂Ⅰ期成形术

10. 尿道下裂Ⅱ期成形术

11. 耻骨上前列腺切除术

12. 膀胱部分切除术

13. 回肠膀胱术

14. 经尿道膀胱肿瘤特殊治疗

15. 各种复杂腔镜手术

四类手术：

1. 肾上腺移植术

2. 根治性肾切除术

3. 自体肾移植术

4. 肾肿瘤腔静脉内瘤栓切取术

5. 阴茎再造术

五、烧伤外科手术分类

一类手术：局部皮瓣移植术

二类手术：切（削）痂植皮术、异种皮移植术、特殊部位烧伤晚期功能障碍的功能重建术

三类手术：微粒自体皮、大张异体（种）皮混合移植术

六、整形外科手术分类

一类手术：

1. 皮肤手术

2. 皮下脂肪范围手术

3. 简单外伤美容缝合术

4. 缝线法重睑术

5. 简单隆鼻术

二类手术：

1. 单纯性瘢痕挛缩整形

2. 游离皮片移植术、扩张器植入术、重睑术

3. 内眦赘皮矫治术、眉整形术

4. 眼袋整形术

5. 简单耳畸形矫正术

6. 隆鼻、隆颏术

7. 吸脂术

8. 斜颈矫正术

9. 一般皮瓣转移修复术

10. 外伤后整形美容修复术

三类手术：

1. 隆乳术

2. 除皱术

3. 巨乳缩小整形术

4. 内眦韧带断裂修复术、上睑下垂矫正术、内外眦成形术、睑退缩矫正术、睑内翻矫正术、睑外翻矫正术、全眉缺损再造修复、招风耳畸形矫正术

5. 隐耳畸形矫正术

6. 带蒂复合组织瓣成形术、歪鼻矫正术、复杂鞍鼻矫正术

7. 鼻部分缺损整复术

8. 唇畸形矫正术

9. 扩张器取出皮瓣移植术

10. 阴道缩紧术、外阴整形术

11. 乳头乳晕整形术

12. 下颌角截除术

四类手术：

1. 复合组织游离移植

2. 颅颌面严重畸形矫正术

3. 眼窝再造术、断耳再植术、全耳郭再造术、全鼻再造术

4. 唇缺损修复术

5. 阴茎再造术

6. 阴道再造术

7. 乳房再造、乳头、乳晕再造术

七、胸心外科手术分类

一类手术：

1. 胸膜粘连烙断术

2. 胸膜固定术

3. 纵隔气肿切开减压术

4. 胸腔闭式引流术

5. 脓胸大网膜填充术

6. 胸膜活检术

7. 颈部气管造口再造术

8. 开胸冷冻治疗

9. 脓胸引流清除术

二类手术：

1. 膈肌修补术

2. 胸壁外伤扩创术

3. 开胸探查术

4. 心包开窗引流术

5. 肺大泡切除修补术

6. 肺楔形切除术

三类手术：

1. 纵隔肿物切除术

2. 二尖瓣闭式扩张术

3. 房间隔中缺损修补术

4. 动脉导管闭合术

5. 二尖瓣替换术

6. 主动脉瓣置换术

7. 室间隔缺损修补术

8. 肺癌根治术

9. 肺段切除术

10. 全肺切除术

11. 食管癌根治术

12. 胸腺癌切除术

13. 各种胸腔镜手术

四类手术：

1. 法洛三联症矫治术

2. 冠状动脉搭桥术

3. 完全型心内膜垫缺损矫治术

4. 双瓣置换术

5. 法洛四联症矫治术（大）

6. 复合性先天性心脏畸形矫治术

7. 冠脉搭桥+换瓣术

8. 全腔肺动脉吻合术

9. 右心室双出口矫治术

10. 左心室流出道狭窄疏通术

11. 升主动脉替换加主动脉瓣替换术

12. 自体肺移植

八、妇科手术分类

一类手术：

1. 前庭大腺囊肿切开造口术

2. 宫颈息肉摘除术

3. 黏膜下肌瘤经阴道摘除术

4. 经腹输卵管卵巢切除术

二类手术：

1. 剖宫产术

2. 经腹全子宫或次全子宫切除术（育龄期妇女全子宫及子宫次全切除、特种手术）

3. 筋膜内子宫全切除术

三类手术：

1. 尿瘘修补术

2. 困难经腹全子宫切除术（粘连、宫颈大肌瘤）

3. 显微外科输卵管吻合术或移植术

4. 经阴道全子宫切除术

5. 腹腔镜子宫切除及附件手术

6. 单纯外阴切除术

四类手术：

1. 广泛全子宫切除术加盆腔淋巴结清扫

2. 外阴广泛切除及腹股沟深浅淋巴结清扫术

3. 复杂尿瘘修补术

4. 阴道成形术

九、产科手术分类

一类手术：

1. 计划生育四项手术

2. 中晚期妊娠引产

3. 会阴切开与缝合术

4. 胎头吸引术

5. 产钳术

6. 臀位助产术

7. 人工剥离胎盘术

8. 会阴 I 度裂伤修补术

9. 宫颈裂伤修补术

10. 产后子宫清宫术

11. 宫颈阴道探查术

二类手术：

1. 胎头不正常的低位产钳术

2. 内倒转术

3. 毁胎术

4. 臀位牵引术

5. 剖宫产术

6. 陈旧性会阴 II 度裂伤修补术

7. 会阴血肿切开缝合术

8. 子宫颈管环扎术

9. 阴道壁下 1/3 段血肿切开缝合术

三类手术：

1. 困难产钳术

2. 腹膜外剖宫产术

3. 阴道上 2/3 段血肿切开缝合术

4. 晚期妊娠子宫破裂修补术

5. B-lynch 缝扎术

6. 会阴Ⅲ度裂伤修补术

7. 子宫动脉结扎术

8. 剖宫产术中子宫次全切除术

9. 剖宫产术中全子宫切除术

10. 宫腔纱布填塞术

11. 有严重合并症的中期妊娠引产术

四类手术：剖宫产术中广泛全子宫切除术及盆腔清扫

十、口腔科手术分类

一类手术：

1. 颌骨骨折颌间固定术

2. 皮肤瘘管切除术

3. 颌骨囊肿摘除术

4. 龈瘤切除术

5. 口腔颌面部小肿物切除术

6. 舌下腺囊肿切除术

7. 阻生牙拔除术

8. 牙槽骨修整术

9. 口腔颌面软组织清创术（小）

10. 口腔颌面软组织清创术（中）

二类手术：

1. 颌骨骨折小夹板内固定术

2. 口腔颌面部软组织清创术（大）

3. 下颌骨陈旧性骨折整复术

4. 腮腺肿瘤及浅叶切除术

5. 鳃裂囊肿切除术

6. 舌下腺切除术

7. 颌下腺切除术

8. 腭部良性肿瘤切除术

9. 唇裂修复术

10. 腭裂修复术

三类手术：

1. 下颌骨半切除及植骨修复术

2. 颌骨陈旧性骨折整复术

3. 颧骨颧弓成形术

4. 腮腺全切除术

5. 唇缺损修复术

6. 颈淋巴清扫术

7. 舌部、腭部恶性肿瘤切除术

8. 下颌骨扩大切除术

四类手术：

1. 颊颈舌颌联合颈根治术

2. 口、唇颊缺损整复术

3. 口腔颌面癌瘤根治及游离组织皮瓣或骨即刻整复

4. 颞颌关节镜的检查和治疗

5. 颈动脉源性肿瘤 DSA 下的栓塞

6. 正颌外科治疗骨性牙颌畸形

7. 上颌骨单侧全切术

8. 舌切除术（全切）

9. 颞颌关节成形术

10. 腭裂术后语言训练

十一、眼科手术分类

一类手术：

1. 角膜拆线

2. 麦粒肿切除术

3. 睑内翻矫正术

4. 眼睑结膜裂伤缝合术

5. 翼状胬肉切除术

6. 眼睑肿物切除术

7. 眼球裂伤缝合术

8. 结膜肿物切除术

9. 前房成形术

10. 球结膜瓣覆盖术

二类手术：

1. 眼球摘除术

2. 共同性斜视矫正术

3. 虹膜周边切除术

4. 角膜深层异物取出术

5. 青光眼滤过术

6. 球内磁性异物取出术

7. 泪囊摘除术

8. 泪小管吻合术

9. 角膜移植术

10. 白内障囊外摘除术+人工晶体植入术

11. 鼻腔泪囊吻合术

三类手术：

1. 青光眼硅管植入术

2. 球内非磁性异物取出术

3. 视网膜脱离修复术

4. LASEK（laser-assisted subepithelial keratomileusis，准分子激光上皮下角膜磨镶术）

5. LASIK（laser-in situ keratomileusis，准分子激光原位角膜磨镶术）

6. 玻璃体切除术

7. 白内障超声乳化摘除术+人工晶体植入术

8. 白内障囊外摘除联合青光眼人工晶体植入术

9. 眶内肿物摘除术

10. 球内异物取出术联合晶体玻璃体切除及人工晶体植入术（四联术）

四类手术：

1. 甲状腺突眼矫正术

2. 角膜移植入

3. 眶距增宽症整形术

4. 上颌骨切除合并眶内容物摘除术

十二、耳鼻喉科手术分类

一类手术：

1. 耳道异物取出术

2. 耳前瘘管感染切开引流术

3. 鼓膜切开术

4. 鼻外伤清创缝合术

5. 鼻腔异物取出术

6. 耳鼻前瘘管切除术

7. 鼻骨骨折整合术

8. 下鼻甲部分切除术

9. 中鼻甲部分切除术

10. 鼻前庭囊肿切除术

二类手术：

1. 耳腮裂瘘管切除术
2. 鼻中隔矫正术
3. 鼓膜置管术
4. 鼻息肉摘除术
5. 鼻中隔软骨取骨术
6. 上颌窦根治术
7. 气管切开术
8. 扁桃体切除术
9. 腺样体刮除术
10. 食管异物取出术
11. 支撑喉镜下喉部肿物摘除术

三类手术：

1. 部分断耳再植术
2. 乳突改良根治术
3. 鼻部分缺损修复术
4. 筛前动脉结扎术
5. 经鼻内镜鼻窦手术
6. 喉良性肿瘤切除术
7. 喉裂开声带切除术
8. 气管、支气管异物取出术
9. 鼓室成形术
10. 各种鼻窦内镜手术

四类手术：

1. 鼻内脑膜脑膨出颅底修补术
2. 电子耳蜗植入术
3. 喉全切除术
4. 喉功能重建术
5. 喉次全切除术
6. 3/4 喉切除术及喉功能重建术
7. 垂直半喉切除术及喉功能重建术
8. 声门上水平喉切除术
9. 经鼻内镜眶减压术
10. 鼻咽纤维血管瘤摘除术
11. 鼻侧切开术
12. 颈淋巴结清扫术
13. 听骨链重建术

14. 悬雍垂腭咽成形术

15. 面神经减压术、移植术、吻合术

16. 听神经瘤切除术

17. 下咽癌切除术

18. 上颌骨切除术

19. 中耳癌根治术

20. 喉颈段气管狭窄成形术

21. 鼻内镜下垂体瘤切除术

十三、心内科手术分类

一类手术：

1. 经皮选择性静脉造影术

2. 经皮静脉内溶栓术

3. 经皮选择性动脉造影术（不含脑及冠脉）

4. 经皮选择性动脉置管术（包括各种药物治疗、栓塞）

二类手术：

1. 经皮静脉内滤网植入术

2. 经皮超选择性动脉造影术

3. 心内电生理检查

4. 临时起搏器植入术

三类手术：

1. 经皮静脉内支架植入术

2. 经皮动脉支架植入术（包括肢体动脉、颈动脉、肾动脉）

3. 经皮动脉激光成形+球囊扩张术

4. 经皮球囊瓣膜成形术（包括二尖瓣、三尖瓣、主动脉瓣、肺动脉瓣膜成形术、房间隔穿刺术）

5. 经皮心内膜心肌活检术（不含病理诊断及其他特殊检查）

6. 先天性心脏病介入治疗（包括动脉导管未闭、房间隔缺损）

7. 冠状动脉造影术

8. 经皮冠状动脉内溶栓术

9. 射频消融术（不包括房颤）

10. 永久起搏器植入术（不包括ICD）

四类手术：

1. 经皮大动脉支架植入术（包括腹主动脉、假性动脉瘤）

2. 经皮冠状动脉腔内成形术（PTCA）

3. 经皮冠状动脉内支架植入术（STENT）

4. 经皮冠状动脉腔内激光成形术

5. 冠状动脉内膜旋磨术

6. 定向冠脉内膜旋磨术

7. 冠脉血管内超声检查术（IVUS）

8. 冠脉血管内视镜检查术

9. 先心病室间隔缺损介入封堵术

10. 房颤射频消融术

11. 永久起搏器（ICD）植入术

十四、重要的有创操作目录（纳入手术管理）

神经内科：

　　颅内血肿微创清除术

　　神经介入诊断与治疗

消化内科：

　　内镜治疗（胃镜下治疗、肠镜下治疗）

心血管内科：

　　心血管疾病的介入诊断与治疗

呼吸内科：

　　支气管镜下各种治疗术

外科系统：

　　十二指肠镜、胆道镜、膀胱镜等内镜诊断与治疗

内科：

　　人工肝技术

各科室：

　　深静脉置管术

　　气管切开术

　　大动脉穿刺术

　　血液透析治疗

　　肿瘤患者的放、化疗

　　局麻外的各种麻醉术

第二章　合并心血管疾病的准备

汪祖巾

心脑血管疾病是世界范围内死亡的主要病因，已日益成为严重的健康问题。据估计，有明确的心血管疾病的患者，50% 以上的术后死亡与心血管意外有关。缺血性心脏病患者接受非心脏手术时围术期心肌梗死的发生率为 5.6%。高风险患者实施大血管手术时心脏不良事件发生率高达 10%～18%。近年来，老年手术患者增加，约占手术患者的 30% 左右，冠心病的发病率和手术率也相应增多。因此，麻醉前全面评估和充分准备对减少心脏病患者施行非心脏手术的并发症和死亡率具有重要意义。

第一节　心血管疾病的风险评估与准备

心脏病患者施行非心脏手术，麻醉和手术的并发症及死亡率显著高于无心脏病者。麻醉和手术的危险性及结局不仅取决于心脏病变本身的性质、程度和心功能状态，而且还取决于非心脏病变对呼吸、循环和肝肾功能的影响，还取决于麻醉医生和手术医生的技术水平、术中术后的监测条件以及对出现各种异常情况的及时判断和处理能力。因此，心脏病患者能否承受麻醉与手术和多项因素有关，情况较为复杂，在完成患者的病史、体格检查、实验室检查及必要的特殊检查的基础上，才能作出全面的评估。

一、术前风险评估

依据患者活动能力和耐受性估计心脏病的严重程度，从而预计对麻醉和手术的耐受性。

（一）心脏功能评估

1. 体力活动试验　根据患者在日常活动后的表现，估计心脏功能，目前多采用纽约心脏病协会（New York Heart Association，NYHA）的四级分类法（表 1-2-1）。心功能 Ⅰ～Ⅱ 级的患者进行一般麻醉与手术安全性有保障。Ⅲ级患者经术前准备与积极治疗，可使心功能得到改善，增加安全性。Ⅳ级患者属于高危患者，麻醉和手术的危险性很大，择期手术必须延期，并加强治疗，以期获得心功能的改善。

2. 屏气试验（breath holding test）　患者安静 5～10 分钟后，嘱深吸气后作屏气，计算其最长的屏气时间。超过 30 秒提示心肺功能正常，20 秒以下表示心肺代偿功能低下，对麻醉的耐受力差。

由于临床评估心功能分级的参差太大，量化程度不够，许多相关因素无法概括，因此目前采用多因素分析法作为补充。

表 1-2-1　心脏功能分级及其意义

心功能	临床表现	屏气试验	心功能与耐受力
Ⅰ级	体力活动完全不受限。无症状，日常活动不引起疲乏、心悸和呼吸困难	30 秒以上	心功能正常
Ⅱ级	日常体力活动轻度受限。可出现疲劳、心悸、呼吸困难或心绞痛，休息时无症状	20～30 秒	心功能较差。处理恰当，麻醉耐受力仍好
Ⅲ级	体力活动显著受限。轻度活动即出现临床症状，必须静坐或卧床休息	10～20 秒	心功能不全。麻醉前准备充分，麻醉中避免任何心脏负担增加
Ⅳ级	静坐或卧床时即可出现心功能不全的症状或心绞痛综合征，任何轻微活动都可使症状加重	10 秒以内	心功能衰竭。麻醉耐受力极差，择期手术必须推迟

（二）心脏风险因素评估

1. Goldman 心脏风险指数（Goldman index of cardiac risk）　有代表性的心脏风险指数分级是由 Goldman 等人于 1977 年提出的，把患者各项相关危险因素与手术期间发生心脏合并症及结局相互联系起来，依据各项因素对结局的影响程度的大小分别用数量值表示，从而对心脏病患者施行非心脏手术提供术前评估指标，并可用于预测围术期患者的危险性、心脏并发症和死亡率。表 1-2-2 为 Goldman 提出的多因素心脏风险指数（cardiac risk index，CRI），共计 9 项，累计 53 分。

表 1-2-2　Goldman 心脏风险指数评分

项　目	内　容	记　分
病史	心肌梗死<6 个月	10
	年龄>70 岁	5
体检	第 3 心音、颈静脉怒张等心力衰竭表现	11
	主动脉瓣狭窄	3
心电图	非窦性节律，术前有房性早搏	7
	持续室性早搏>5 次/分	7
一般内科情况差	PaO_2<60 mmHg，$PaCO_2$>50 mmHg，K^+<3.0 mmol/L，BUN>18 mmol/L，Cr>260 mmol/L，SGOT 升高，慢性肝病及非心脏原因卧床	3
腹内、胸外或主动脉手术		3
急诊手术		4
总　计		53

从表 1-2-2 可以看出，在总记分 53 分中有 28 分（第 3、5、6、7 项）通过适当的术前准备或暂缓手术，等待病情获得改善后就可以减少麻醉和手术危险性。Goldman 评分可以与心功能分级配合使用，两者的关系见表 1-2-3。

表 1-2-3 心功能分级与 Goldman 心脏风险指数
对围术期心脏并发症及心因死亡的关系

心功能分级	Goldman 评分	心因死亡（%）	危及生命的并发症*（%）
I	0~5	0.2	0.7
II	6~12	2.0	5.0
III	13~25	2.0	11.0
IV	≥26	56.0	22.0

* 非致命心肌梗死、充血性心力衰竭和室速

2. 美国心脏病学院/美国心脏协会（American College of Cardiology/American Heart Associat，ACC/AHA）指南 2002 年 ACC/AHA 对非心脏手术围术期心血管评估指南进行了更新，有 4 种临床特征可以作为主要的心脏并发症预测指标（表 1-2-4）：不稳定冠状动脉综合征、失代偿性心力衰竭、显著心律失常和严重的心瓣膜病。

表 1-2-4 围术期心血管风险的临床预测指标

高危 （围术期心脏事件发生率 10%~15%，其中心源性死亡>5%）	1）不稳定型冠状动脉综合征：急性（7 天）或近期（1 个月）心肌梗死，不稳定型或严重心绞痛 2）失代偿性心力衰竭 3）严重心律失常：重度房室传导阻滞，伴有心脏病症状的室性心律失常，心室率不能控制的室上性心律失常 4）严重的瓣膜病
中危 （围术期心脏事件发生率 3%~10%，其中心源性死亡<5%）	1）轻中度心绞痛（加拿大分级 1~2） 2）心肌梗死病史或 Q 波异常 3）代偿性心力衰竭或有心力衰竭病史 4）糖尿病（胰岛素依赖型） 5）慢性肾功能不全
低危 （围术期心脏事件发生率<3%，其中心源性死亡<1%）	1）高龄 2）ECG 示左心室肥大、左束支传导阻滞、ST-T 异常 3）非窦性心律（房颤） 4）心脏功能减低（如轻度负重不能上一层楼梯） 5）脑血管意外史 6）未控制的高血压

（三）体能状态的评估

通过对患者日常活动能力的了解，估计患者的最大活动能力。根据 Duke 活动指数（Duke activity status index）和 AHA 运动标准估计不同活动程度的体能状态以代谢当量（metabolic equivalent，MET）为单位（表 1-2-5）。

表 1-2-5 不同活动程度所需代谢能量的估计

1MET	能在室内活动，生活自理，以 3~5 km/h 速度行走 1~2 个街区
4MET*	能在家中干活（清洁工作或洗衣服），平地行走 3~5 km
>4METs	能上 1 层楼或走上小山坡，以 6.4 km/h 速度平地行走
	能短距离跑步或干较重的活（拖地板或搬家具等）
	能参加中等度体育活动（跳舞、打高尔夫球、保龄球、双打网球、打棒球等）
10MET	参加较强运动（如游泳、打网球、打篮球、踢足球或滑雪等）

* 心脏病患者施行非心脏手术<4MET 则患者耐受力差，手术危险性较大。>4METs 临床危险性较少

　　心脏病患者施行非心脏手术，术前风险评估除考虑心脏风险指数外，还必须结合患者全身耐受情况作出综合判断。如果患者日常活动能力<4MET，若同时存在中等的风险因素（表 1-2-4）或将进行高风险的外科手术（表 1-2-6），建议进行非侵袭性检查。

（四）外科手术对心血管风险的影响

1. 手术风险分级　ACC/AHA 将外科手术分为高、中及低风险手术（表 1-2-6）。

表 1-2-6 手术风险分级

风险分级	手术种类	心脏不良事件发生率
高风险手术	急症手术	
	主动脉及大血管手术	
	外周血管手术	>5%
	长时间的手术	
	有大量液体和（或）血液	
	丢失的手术	
中度风险手术	头颈部手术	
	腹腔或胸腔手术	<5%
	矫形外科手术	
	前列腺手术	
低风险手术	内镜手术	
	表浅手术	<1%
	白内障手术	
	乳腺手术	

2. 急诊手术　由于缺乏充分的的术前准备且患者病情一般较重，急诊手术较择期手术能造成更大的风险。

3. 手术种类对心血管风险的影响　外科手术本身的危险性不同必然会造成不同的心血管风险（表 1-2-6），这种情况在 70 岁以上的患者施行手术时尤为突出。

4. 不同术者对心血管风险的影响　经常做特定手术的医师比那些一年只做 1~2 次的医师会大大地降低手术所带来的风险。

（五）心脏病患者实施非心脏手术的术前评估步骤

ACC/AHA 指南根据心脏病患者的心脏危险因素、患者全身耐受情况及手术范围大小提出心脏病患者实施非心脏手术的术前评估的八步骤（图 1-2-1）：

第 1 步：心脏病患者非心脏急诊手术经必要术前准备可立即实施。择期手术应进入第 2 步评估。

第 2 步：在 5 年内施行过 CABG 的患者，应判断其有无心绞痛复发及心肌缺血症状，如果没有则可施行手术，否则进入第 3 步评估。

第 3 步：经最新冠心病病情评估，冠状动脉造影及多巴酚丁胺超声心动图应激试验（DSE）证明无心肌缺血可施行手术。如有心肌缺血或未经上述检查则进入第 4、5 步评估。

第 4 步：高危患者已行冠脉造影及内科治疗，应进一步了解病情轻重程度及治疗情况。如未行造影或内科治疗的患者，应推迟手术，并进一步检查治疗，改善高危患者全身情况。

第 5 步：中危患者进入第 6 步，低危患者进入第 7 步。

第 6 步：中危患者有心绞痛和心肌梗死、心力衰竭病史，糖尿病或肾衰竭病史，则应根据全身耐受情况评定：①体能状态在 4MET 以下，全身情况较差的患者，应进一步检查，如 ECG 运动试验和心肌灌注显影测定，阴性者可施行手术；阳性者行冠状动脉造影和进一步内科治疗。②体能状态在 4MET 以上，全身情况较好的患者，中危和低危患者可施行手术，高危患者应进一步检查、评估和治疗。

第 7 步：全身情况较好或低危患者：①患者体能状态在 4MET 以下拟行高危手术，需进一步检查。无心肌缺血者可施行手术。反之则应作冠状动脉造影和内科治疗。②患者体能状态在 4MET 以上，可以施行手术。

第 8 步：符合条件进入第 8 步，可以施行手术。

二、术前检查项目

ACC/AHA 关于非心脏手术围术期心血管评估指南强调，术前检查仅限于检查结果可能影响治疗和预后的情况下。同时指出，围术期风险评估应综合以下方面：风险的临床判断（患者的合并症）、功能储备（代谢当量或运动时间）、手术特殊风险和应激试验的结果（运动心电图检查、多巴酚丁胺超声心电图负荷试验、双嘧达莫–铊心肌显像）。

（一）心电图检查

心脏活动有两种类型，即电活动和机械活动。心电图（electrocardiography，ECG）主要是用来观察前者，就是心肌缺血以及心肌梗死造成的电活动改变。

1. 常规心电图 在评价心血管风险之中，常规心电图检查往往是作为第一个诊断性检查而进行的，它是可靠的最简便的检查之一。任何异常的发现，如心律失常、Q 波、ST 段改变等，对于高风险的患者都应该特别注意围术期风险的增加。但对低风险患者的正常心电图表现敏感性很低，往往不能确定进一步的危险分层。

2. 动态心电图（dynamic electrocardiography，DCG） 24 小时动态心电图（Holter）检查，可判断是否存在潜在的心肌缺血、心率变化及心律失常。有助于术前心脏风险的评估，该项检查未发现心肌缺血和心律失常，围术期发生心脏并发症的概率不多。

3. 运动试验心电图 运动试验诱导心脏、呼吸系统以及外周血管系统出现应激反应，

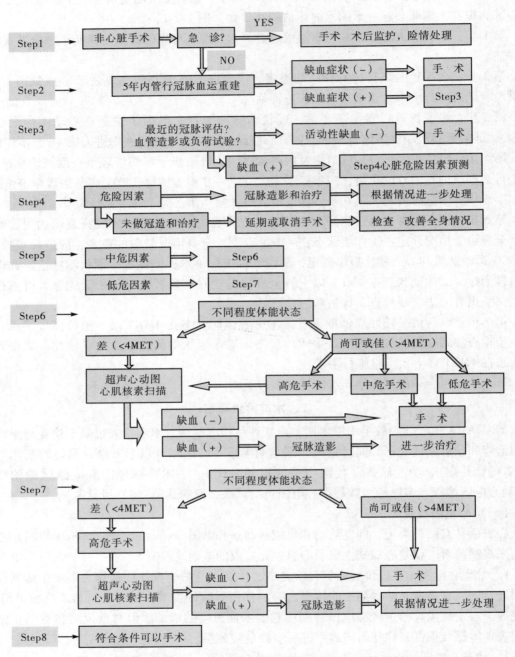

图 1-2-1 决定是否可以手术的八个步骤示意图

以此来确定患者在心率和继发的心肌耗氧量都增加时的耐受情况。一般来说，运动试验是一个安全的过程，但也有过发生心肌梗死甚至死亡的报道，因此，AHA 提出了运动踏板试验的绝对和相对禁忌证（表 1-2-7）。

表 1-2-7　运动踏板试验的绝对和相对禁忌证

绝对禁忌证	急性心肌梗死（2 天以内）
	未通过药物治疗稳定的不稳定型心绞痛
	未被控制的心律失常，引起症状的血流动力学改变
	有症状的严重主动脉瓣狭窄
	未被控制的有症状的心力衰竭
	急性肺栓塞或肺梗死
	急性主动脉夹层
相对禁忌证	冠状动脉左主干狭窄
	中度瓣膜狭窄心脏病
	电解质异常
	严重的高血压
	快速型心律失常或缓慢心律失常
	肥厚性心肌病或其他形式的流出道梗阻
	精神或身体上损伤导致不能足够的运动
	高度房室传导阻滞

怀疑或已知患有冠状动脉疾病的患者、新出现的提示缺血的症状或症状有所改变的患者，应常规进行运动试验来评价未来的心脏事件的风险。一些实验研究表明，阳性的缺血反应和低运动能力可以预示非心脏手术的预后。

（二）超声心动图检查

超声心动图主要用于观察心脏的机械活动，包括室壁的运动等心脏形态结构的变化。

1. 超声心动图（ultrasonic cardiogram，UCG）　对高危患者以及怀疑可能出现心肌缺血，或拟行心脏手术的患者常规行超声心动图检查。它不仅能实时显示心脏和血管的解剖，而且可以直观形象地显示血流动力学改变、心肌缺血引起的室壁运动异常以及左心室射血分数等。如果左心室射血分数小于 35% 常提示心功能差，围术期心肌梗死发生率增高，充血性心力衰竭机会也增多。

2. 多巴酚丁胺超声心动图负荷试验（dobutamine stress echocardiography，DSE）　在进行超声心动图检查时，静脉注射多巴酚丁胺 10 ~ 40 μg/（kg·min），使心脏产生应激，心率增快，心肌耗氧量增加，以观察在静息状态下心室壁是否出现异常或原有室壁活动异常有否加重，从而判断有无心肌缺血及严重程度。心肌缺血时表现为节段性室壁运动异常，ECG 显示 ST-T 改变，并可出现心绞痛。

DSE 检查适用于不能进行运动试验而休息时 ECG 正常的患者，其结果对预示围术期并发症发生有帮助。检查结果心室壁异常活动范围越大，围术期发生心脏并发症的机会越多。

3. 多普勒组织成像（doppler tissue imaging，DTI）　DTI 又称组织多普勒超声心动图，是无创性室壁运动分析技术。它能更精确、直观的定量测量室壁运动速度。DTI 具有以下特点：①可直接从心肌组织提取信号；②不受组织反射回来信号幅度的影响；③不受前方组织声波衰减的影响。

（三）心肌灌注扫描

在需要做进一步术前检查的患者中（如高危患者），对不能进行运动试验的患者，可进行心肌灌注扫描。双嘧达莫–铊扫描可使冠状动脉舒张，并帮助说明重建区域的缺损。

双嘧达莫是血管扩张剂，引起正常冠状动脉、周围血管扩张和血流增加，并反射性引起心动过速；静脉注射放射性物质铊，随血流进入心肌细胞，分布程度与供应心肌细胞的血流成比例。

在心脏铊扫描时，注射放射性物质铊后，正常心肌显示原始图像，而缺血区的心肌血流灌注不足将表现为放射性物质减少或缺失（充盈缺损）。然后通过灌注双嘧达莫使冠脉血流得以重建，并到达正常冠状动脉的远端区域，使冠状动脉远端的狭窄区域有最小血流。几小时后，再次注射放射性物质，仍旧显示有缺损的区域（即不可逆区域）提示陈旧性心肌梗死，而变成正常的区域（即可逆性缺损）提示有心肌缺血的风险。重建缺损可以定量，大的缺损区域与心脏风险的增加有关。

（四）PET-CT 心肌显像

PET（positron emission computed tomography，PET）的全称为正电子发射计算机断层扫描。它是一种最先进的医学影像技术，PET 技术是目前唯一的用解剖形态方式进行功能、代谢和受体显像的无创伤性技术。PET-CT 将 CT 与 PET 融为一体，由 CT 提供病灶的精确解剖定位，而 PET 提供病灶详尽的功能与代谢等分子信息。PET-CT 能鉴别心肌是否存活，目前是公认的估价心肌活力的"金标准"，是心肌梗死再血管化（血循环重建）等治疗前的必要检查，为是否需要手术提供客观依据。对早期冠心病的诊断也有重要价值。

（五）64 层螺旋 CT

有研究以 ^{18}F-FDG PET 心肌代谢显像为标准，评价 64 层螺旋 CT 心脏延迟增强扫描对心肌存活性的诊断价值后得出结论，认为 64 层螺旋 CT 和 PET-CT 对冠状动脉狭窄诊断有较高的准确性，可作为高危人群普查筛选的首选方法之一。

（六）冠状动脉造影

冠状动脉造影（coronary arteriongraphy）可观察冠状动脉精确的解剖结构，冠状动脉狭窄的部位和程度，同时可进行左心室造影，了解左心室的收缩功能，射血分数和左心室舒张末期压。进行冠状动脉造影的指征：①药物难以控制的心绞痛或休息时也有严重的心绞痛发作；②近期心绞痛症状加重；③运动试验心电图阳性；④双嘧达莫–铊扫描存在可逆性缺损；⑤DSE 提示缺血。

通过冠状动脉造影可判断患者是否需要施行冠脉血循环重建。

三、麻醉前准备

（一）无创检查的选择

常规的胸部 X 线、心电图（包括普通、动态和运动心电图）以及超声心动图仍是心血管疾病患者术前不可或缺的检查。当患者情况不能实施运动心电图检查时，DSE、PET-CT 心肌显影或心肌灌注扫描（双嘧达莫-铊扫描）能够作为较好的候补选择。

（二）冠脉造影及血循环重建

冠脉血循环重建主要包括冠状动脉旁路重建术（coronary artery bypass grafting，CABG）和经皮冠状动脉腔内成形术（percutaneous transluminal coronary angioplasty，PTCA）。对术前是否需要冠脉造影及其后的冠脉血循环重建，一致的看法是：如果非心脏手术的固有死亡率很高（>5%），且术前的冠脉血循环重建能在较低的死亡率（<1%）下完成，那么此时的血循环重建被认为是合适的。相反，如果非心脏手术的固有死亡率较低或一般，而血循环重建手术的死亡率却较高，应优先进行非心脏手术。

ACC/AHA 认为接受 CABG 的患者 5 年内如无症状，则在行危险因素评分时不需要再作其他检查来协助评分。而在非心脏手术前进行的 PTCA 对围术期风险的影响是有时间依赖性的，可能存在一个最大程度降低非心脏手术风险的机会时间窗，其始于 PTCA 后数周，延长至数月。原因是在这段时间内，冠脉已经修复并足以降低痉挛或栓塞概率而又不至于产生再狭窄。有报道，在 PTCA 后 6 周内接受非心脏手术存在较高概率的大出血（与抗血小板有关）和致命的冠脉支架栓塞。

（三）相关学科会诊

心血管病患者接受非心脏手术前，在完成对心血管风险的评估或（和）冠脉血循环重建术（CABG 或 PTCA）后，应了解患者心脏目前是否处于最佳状态，这往往需要相关学科，尤其是心血管内科医师的参与，在获得必要的会诊信息后，麻醉医师才有可能对患者实施适合以及安全的麻醉方式。

（四）术前心血管用药

1. 抗高血压药　包括：①直接作用于心脏降低心排血量，如 β 受体阻滞剂和钙离子通道阻滞剂（CCB）；②降低外周血管阻力，如利尿药、血管紧张素转化酶抑制剂（ACEI）、α 受体阻滞剂、α_2 受体激动剂和扩血管药。

2. β 受体阻滞剂　目前被认为是最有效的预防和治疗围术期心肌缺血的药物，并可减少远期心脏事件的发生率。ACC/AHA 在 2002 年非心脏手术患者围术期心血管评价指南中建议：①以前使用 β 受体阻滞剂的患者术前继续使用；②控制近期发作的心绞痛、症状性心律失常或高血压，需应用 β 受体阻滞剂；③拟行大血管手术的患者，术前发现心肌缺血，且属于高危者，宜用 β 受体阻滞剂。

3. 阿司匹林　围术期的患者处于一种高凝状态，应用抗血小板药物是有益的。阿司匹林是一种常用于预防冠状动脉疾病的药物，被建议用于减少围术期风险。Ferguson 等进行的一项随机试验显示：围术期使用阿司匹林使围术期急性心肌梗死、卒中和死亡率降低 22%，同时还建议阿司匹林的最佳剂量为 325 mg 或更少。应该指出的是，在目前已有的研究中没有一个显示在围术期使用低剂量阿司匹林会增加出血风险。

4. **降血脂药** 最近几年围术期降血脂药的使用受到很大关注，特别是他汀类的药物。一项回顾性研究发现，他汀类药物对进行血管手术的患者在围术期有很明显的保护作用，使用他汀类药物的患者比使用安慰剂的患者围术期死亡率降低了 4 倍。

5. **洋地黄类药** 用于充血性心力衰竭、房颤或房扑等，以改善心功能和控制心室率。洋地黄类药由于治疗窗小，逾量会引起心律失常如室性早搏、不同程度的房室传导阻滞、房性心动过速甚至室颤。术前可按需测定地高辛血药浓度，以便结合临床实际情况调整药量。低血钾会加重洋地黄引起心律失常的作用，因此要注意血钾水平。目前主张在术前 1 天或手术当天停止服用地高辛，然后术中、术后按具体情况经静脉用药。

（五）麻醉前用药

术前紧张通过交感兴奋增加心肌耗氧量。麻醉前用药的主要目的是解除患者对手术的焦虑、紧张情绪。对心功能欠佳的患者麻醉前用药宜减量慎用。

麻醉医师通过与患者融洽的术前交流，解释麻醉过程，解答患者的问题，有助于减轻患者的焦虑。

第二节　高血压病

高血压病（hypertension）是最为常见的心血管疾病之一，与冠心病、脑血管病的发生和发展密切相关。据相关数据显示，目前我国已有高血压患者约 1.76 亿，患病率约为 11.26%，且呈上升趋势；而且随着年龄增长，高血压的发病率也呈上升趋势。围术期高血压占手术的 30%~50%，其中术前占 20%，术后占 15%~30%。因此，评估高血压患者围术期风险因素和程度，妥善处置围术期高血压征象，减少高血压相关并发症，是麻醉医师必须关注的临床问题。

一、诊断和分级

围术期是外科患者在接受手术治疗过程中的一个特殊阶段。临床上所面临的手术患者出现的血压增高，可能是原有高血压病的延续，也可能是疾病或手术刺激引起的暂时性症状，因此，手术前应该区别高血压病和围术期高血压。

2003 年美国高血压全国联合委员会（Joint National Committee，JNC）发表了第七次报告（JNC Ⅶ），修订了高血压防治指南。新标准成人血压分类见表 1-2-8。

高血压病按照靶器官受累程度可分为三期：Ⅰ期：有高血压，但临床上无心、脑、肾损害的表现。Ⅱ期：有高血压，并伴有下列一项：左心室肥厚，眼底动脉狭窄，蛋白尿或血肌酐增高。Ⅲ期：高血压伴有器官损害和功能失代偿，并出现下列一项：脑出血或高血压脑病，心力衰竭，肾衰竭，眼底出血、渗出或视盘水肿。

表 1-2-8　高血压临床分级

	SBP（mmHg）	DBP（mmHg）
理想血压	<120	<80
正常血压	<130	<85
高血压前期	130~139	85~89
轻度高血压	140~159	90~99
中度高血压	160~179	100~109
重度高血压	>180	>110
单纯收缩期高血压	>140	>90
脉压型高血压	脉压>60	

二、对重要脏器功能的影响

（一）对心血管功能的影响

由于血管结构的改变可引起外周阻力的增加、左心室后负荷增加；冠状动脉细小分支管壁增厚、胶原纤维积聚，导致心肌肥厚、冠状动脉血流储备能力降低，进而发生心肌缺血、心绞痛等。有研究表明，长期高血压可导致左心室肥厚，而后者是围术期心脏事件的一个独立的危险因素。

（二）对脑功能的影响

脑血流有自身调节功能。当血压异常升高时，脑血流的调节曲线右移，即上限偏移调节，可防止血压急剧上升造成脑血流突然异常增加；但同时下限右移调节则不利于脑血流的供应，一旦血压下降更容易发生脑缺血。因此，高血压患者的腔隙性脑梗死发生率较高，且在血压突然增高时易发生急性脑水肿。

（三）对肾功能的影响

主要表现为肾小动脉痉挛、硬化、狭窄，导致肾血流减少，肾小球滤过率降低，严重者出现肾功能不全，以及高血压综合征的特征。

三、术前检查与准备

（一）检查项目

1. 心电图（ECG）检查　以判断有无左心室肥厚、左心房负荷过重以及心律失常。ECG 上有左心室肥厚的患者病死率较对照组增高两倍以上；左心室肥厚并伴复极异常图形者心血管病死率和病残率更高。

2. 超声心动图（UCG）检查　能更为可靠地诊断左心室肥厚，其敏感性较 ECG 高 7~10 倍。可评价高血压患者的心脏功能，包括收缩功能、舒张功能和左心室射血分数。

3. X 线及其他检查　以判断有无主动脉扩张、延长或缩窄。心胸比率大于 0.5 提示心脏受累，多由于左心室肥厚和扩大。必要时可行血管造影、CT 检查定位诊断。

4. 尿常规及肾功能检查　检查尿蛋白、尿糖、血肌酐、血尿素氮、血钾、血尿酸水平。

5. 眼底检查   可发现眼底的血管病变和视网膜病变。血管病变包括动脉变细、扭曲、反光增强、交叉压迫以及动静脉比例降低。视网膜病变包括出血、渗出、视盘水肿等。

高血压眼底改变可分为四级：Ⅰ级：视网膜小动脉出现轻度狭窄、硬化、痉挛和变细；Ⅱ级：小动脉呈中度硬化，动脉管径狭窄不均，出现动脉交叉压迫征，视网膜静脉阻塞；Ⅲ级：动脉中度以上狭窄伴局部收缩，视网膜有棉絮状渗出、出血和水肿；Ⅳ级：视盘水肿并有Ⅲ级眼底的各种改变。高血压眼底改变与病情的严重程度和预后相关。有研究提示，Ⅰ至Ⅳ级眼底改变者如不予治疗，5 年生存率分别为 85%、50%、13% 和 0。

6. 血糖、血脂及血钙水平检查。

7. 年轻高血压患者应做肾上腺超声检查。

8. 其他检查   对怀疑为肾血管性高血压的患者应做静脉肾盂造影、肾动脉造影、肾图及肾静脉血肾素水平和活性的测定。血、尿儿茶酚胺及其代谢产物水平的测定对嗜铬细胞瘤的诊断具有重要意义。血、尿皮质醇与醛固酮水平的测定对于鉴别内分泌性高血压也同样具有重要意义。

（二）麻醉前准备

术前收缩压和舒张压的控制标准尚无定论，即使是单纯收缩期高血压严重到何种程度可增加并发症的发病率也无明确标准，但如合并有其他疾病则风险增加。

关于手术前是否应停用抗高血压药的问题，长期以来一直有争议。早在 1956 年就有人报道，接受利血平等抗高血压药治疗的患者，在麻醉期间有 40% 发生严重循环抑制，表现为血压下降和脉搏减慢，因而提出须停药 2 周再施行麻醉和手术，其根据是利血平可使体内儿茶酚胺贮存耗竭，在停药后 7 天体内儿茶酚胺含量才恢复正常，长期应用后则恢复时间延长至 2 周。目前观点抗高血压药一直使用到手术日晨，即不再强调术前必须停药 3 天或更长。但应注意的是，由于抗高血压药物种类繁多，很多药物与麻醉药有协同作用或相加的循环抑制作用，因此术前必须了解患者所服用的抗高血压药物的种类和剂量，在麻醉选择和管理上要谨慎，避免加重循环抑制。对于不同的抗高血压药，还应根据其药理作用特点，予以相应的处理。以便于麻醉中调节麻醉药特别是麻醉诱导药的用量。

虽然目前不再强调术前停用抗高血压药，但临床上考虑到利血平的降压机制，对长期服用利血平及含有利血平的复方降压药的患者，仍需停用 7~10 天，期间更换其他种类的降压药继续降压治疗。

（三）麻醉前用药

高血压患者的麻醉前用药的关键在于明确指征、合理用药，既要达到充分的镇静、抗焦虑，又要避免呼吸、循环的抑制。高血压患者容易激动，术前应充分镇静。术前访视时应做好安慰和解释工作，消除顾虑，有助于防止激动。

四、术前高血压的治疗策略

围术期由于应激反应增强，患者的生理环境发生变化，尽管麻醉消除了疼痛刺激和解除了患者的焦虑，但儿茶酚胺仍然升高。有些患者术前并不知道患有高血压，有些患者术前虽然用药物控制血压，但血压控制效果差别很大，麻醉医师必须对这些情况有所准备，采用安全有效的麻醉方案，同时应对治疗高血压的药物有完全的了解。

高血压病的首选药物为钙离子通道阻滞剂（calcium-channel blocker，CCB），其次为血管紧张素转化酶抑制剂（ACEI）和 β 受体阻滞剂。对 ACEI 不能耐受的患者可用血管紧张素 Ⅱ 抑制药，其在血流动力学上的特性与 ACEI 相似，优点是没有咳嗽等不良反应。

合并有肾脏疾病和糖尿病应尽早治疗，常应用 ACEI，维持收缩压 ≤130 mmHg，舒张压 ≤80 mmHg；血压控制不理想时加用 β 受体阻滞剂或 CCB；或合用上述 3 种药物。

虽然以前认为心力衰竭的患者应避免应用 β 受体阻滞剂，但现在的观点认为应用 ACEI 合用 β 受体阻滞剂对此类患者有益。

<h3 style="text-align:center">五、麻醉前风险评估</h3>

对于高血压患者，麻醉医师面临两种选择——或者按原计划麻醉手术，或者取消或推迟手术，积极控制高血压至理想水平再考虑手术。虽然没有证据表明单纯收缩期高血压可增加麻醉风险，但许多高血压患者常合并有其他疾病。

在麻醉评估时应特别重视脉压型高血压及其围术期的转归。脉压大于 65 mmHg，反映主动脉血管弹性和硬化程度，同时反映心室收缩期能量传递波形的变化。当脉压大于 90 mmHg 时，发生卒中、冠状动脉血管疾病、先兆子痫的风险增加。其他影响血管弹性的因素有年龄、葡萄糖耐量异常、冠状动脉疾病、高脂血症和炎性反应。渐进性血管壁弹性降低是导致多种风险因素的共同途径。脉压升高与术后心脏、肾脏和脑血管不良事件发生的相关性很高，而收缩性高血压或舒张性高血压并无此相关性。

高血压患者的麻醉风险主要与重要器官的损害有关。一般来说，第 Ⅰ 期高血压患者的麻醉风险与一般患者无异，第 Ⅱ 期高血压患者有一定的麻醉风险，而第 Ⅲ 期高血压患者则有较大的麻醉风险，其风险程度与重要器官受损程度直接相关。文献报道，第 Ⅰ 期高血压患者手术中和手术后经过平顺，第 Ⅱ 期高血压未经治疗的患者，手术中发生严重低血压、心力衰竭、脑血管意外等重要并发症者占 14.2%，而第 Ⅲ 期高血压未经治疗者则占 30%。

麻醉医师是否具有处理高血压患者的临床经验是衡量麻醉和手术风险的主要因素。麻醉医师从事过心血管手术的麻醉，则高血压患者的术前血压条件可以放宽。此外，如有多功能的现代监测设备，能进行创伤性血流动力学监测，也可放宽高血压患者的手术条件。在麻醉药物、方法、设备、监测条件以及处理高血压的药物均有重大进展的今天，不宜再根据血压高低来决定手术是否应立即施行还是延期施行。

总之，围术期高血压处理的基本原则在于权衡降压治疗的有效性和安全性。有效强调的是降压和适度，安全强调的是可控和防止低血压。

<h2 style="text-align:center">第三节　缺血性心脏病</h2>

心肌缺血（myocardial ischemia，MI）是指相对于心肌氧需求的氧供下降或不足。心肌缺血可引起心脏功能的明显变化，并诱发一系列严重事件，如心肌梗死、心律失常、心力衰竭等。据调查，非心脏手术人群中，3.9% 患有缺血性心脏病，其中 16.4% 在围术期发生心脏并发症。因此，围术期正确处理冠心病是直接关乎患者预后和生活质量的关键。

一、临床表现和诊断

（一）隐匿型（无症状性）冠心病［occult（asymptomatic）coronary heart disease］

患者有冠状动脉粥样硬化，但病变较轻或虽不轻但有较好的侧支循环或痛阈较高，实验室检查显示心肌缺血。这类患者有可能突然转为心绞痛或心肌梗死。

（二）心绞痛（angina）

可发生于上腹至咽部之间的任何水平，常位于胸骨及其附近；疼痛性质为压榨紧缩的钝痛或胸闷感；时间 1～15 分钟，多数 3～5 分钟，情绪激动或体力劳累为主要诱发因素；应用硝酸甘油常在 1～2 分钟内缓解。

1. 稳定型心绞痛（stable angina）　60 天内发作频率、持续时间、促发因素或缓解过程不变的心绞痛。

2. 不稳定型心绞痛（unstable angina）　疼痛较稳定型更严重、时间更长，诱发胸痛运动量比平时更低，而且不一定总能被硝酸甘油缓解。标志着冠状动脉病变从慢性到急性、从稳定到不稳定过渡的临床状态，介于稳定型心绞痛和心肌梗死之间。

（三）陈旧性心肌梗死（old myocardial infarction，OMI）

心肌梗死的坏死组织 1～2 周后开始吸收，并逐渐纤维化，在 6～8 周后进入慢性期形成瘢痕而愈合。

诊断冠心病根据临床表现及各项实验室检查如静息、动态或负荷试验的 ECG、超声心动图和放射性核素心肌显像等，最肯定的客观依据是发现心肌有缺血的表现，同时证明有冠状动脉粥样硬化性阻塞病变。

二、病理生理改变

心肌缺血对心室顺应性的即刻影响与缺血的病因学有关：氧供下降开始时伴有心室顺应性增加；而氧耗增加则伴有心室顺应性即刻显著下降甚至心室僵硬，心室需要较高的充盈压（左心室舒张末期压，LVEDP）以维持一定的每搏量，此时患者可表现出心室壁运动异常、心律失常和传导阻滞。

当冠状动脉管腔狭窄>50％时，心肌的氧供氧耗平衡受影响，心肌发生缺血，缺血范围的大小取决于病变动脉支的大小和多少，程度取决于管腔狭窄程度及病变发展速度。长期供血不足，则引起心肌萎缩、变性、纤维组织增生，心脏扩大。如果冠脉血流下降80％～90％，则可引起心室收缩无力；冠脉血流下降95％，则出现心室动力障碍。心肌严重缺血时，LVEDP 升高可引起肺水肿。

心肌缺血的时间变化顺序为：灌注异常、代谢异常、舒张功能异常、局部室壁运动异常、ECG 改变、胸痛。

三、术前检查和准备

ECG 检查可提示所需要的进一步检查，但 ECG 正常的意义不大。Holter 监测可以发现静息 ECG 难以发现的心律失常和无症状的心肌缺血。运动 ECG 可提供产生心肌缺血的血流动力学阈值的信息。

超声心电图可评估总体心室功能，观察有无瓣膜功能异常和室壁局部活动异常，并间接测量左心室射血分数（LVEF）。

对不能作运动ECG的患者，双嘧达莫-铊显像检查可确定易发生缺血的心肌部位和范围（检查方法见本章第一节）。

多巴酚丁胺超声心动图负荷试验（dobutamine stress echocardiography，DSE）能区分心肌冬眠（慢性缺血）、心肌顿抑（急性缺血再灌注）以及心肌梗死（检查方法见本章第一节）。检查时对室壁运动采用16分段法，当术前检查发现左心室5个以上室壁节段运动异常时，提示围术期心肌缺血的发生率大大增加；4个以下室壁节段运动异常时，在β受体阻滞剂保护下可以手术。

冠脉造影是冠脉重建术前必需的检查项目。

心率变异性（heart rate variability，HRV）是指逐次心搏之间的微小差异，它产生于自主神经系统对心脏窦房结自律性的调控，是正常心血管系统稳态调节的重要机制。许多研究表明，心肌缺血、心律失常等心脏病理变化过程多伴有HRV的改变。通常认为，HRV增高反映迷走神经活性增强，而HRV降低则反映交感神经活性增强。大量资料已证实，在心肌缺血前以及ECG出现变化之前就有HRV的下降，而且常伴有心率增快。因此，HRV通过反映患者自主神经系统的功能状态，为围术期心肌缺血的评估和预后提供了一个无创和特异性的定量指标。

四、规范的心内科治疗及术前治疗策略

（一）无症状性冠心病

防止动脉粥样硬化加重，争取粥样斑块消退和促进冠状动脉侧支循环的建立；实验室检查已有明显心肌缺血者，参见心绞痛治疗。

（二）心绞痛

改善冠状动脉的供血和减轻心肌的耗氧，同时治疗动脉粥样硬化。药物单用或联用β受体阻滞剂、硝酸酯类制剂和钙离子通道阻滞剂。如果未服用β受体阻滞剂且无禁忌证时，应考虑服用该类药物，尤其是在围术期。

（三）陈旧性心肌梗死

室性心律失常可定期随访，持续性室性心动过速（>30秒）应予治疗；应长期口服阿司匹林和β受体阻滞剂。

（四）心肌缺血的术前治疗策略

用于治疗高血压和冠心病的药物，如β受体阻滞剂、钙离子通道阻滞剂和硝酸酯，应常规服用至手术日晨，以免因突然停药而导致心肌氧供和氧耗失衡。同时应注意到，用β受体阻滞剂的患者对急性失血和低血容量缺乏心率增快的反应。阿司匹林通常不主张在术前停用。手术日晨适当应用麻醉前用药，以消除焦虑，保持镇静，但要避免抑制循环和呼吸功能。

（五）术前安排心血管内科会诊的指征

1．5年内曾行冠脉重建术，但症状和体征复发。

2．临床预测为高度危险因素。

3．临床预测为中度危险因素且运动功量<4MET，准备接受中危手术。

4. 临床预测为中度危险因素或运动功量<4MET，准备接受高危手术。

5. 同时具备两个以上中度危险因素。

6. 临床预测为轻度危险因素但运动功量<4MET，准备接受高危手术。

7. 根据症状体征和既往体检高度怀疑冠心病，但从未获得明确的诊断和接受治疗。

五、围术期风险评估

冠心病患者围术期心脏事件的发生率增加，这些事件包括心肌梗死、不稳定型心绞痛、充血性心力衰竭、严重心律失常及心源性死亡。风险的增加与冠脉狭窄的位置和程度有关：左主干病变或3支及3支以上冠脉狭窄超过70%的患者，术后发生心肌梗死的危险性超过65%，其中尤以左主干狭窄麻醉危险性最大，对麻醉诱导期心动过速和低血压极其敏感，一旦心肌缺血易发生猝死，且复苏困难。如果非心脏手术前接受过CABG或血管成形术（如PTCA），则围术期心肌梗死的发生率可降到1%以下。

麻醉前首先应从病史中明确下列三个问题：①是否存在心绞痛，并对其严重程度做出评估（表1-2-9）；②是否发生过心肌梗死，明确最近一次的发作时间；③目前心脏功能的代偿状况。

表1-2-9 加拿大心血管学会心绞痛分级

分级	表现
Ⅰ级	日常活动不引起心绞痛，心绞痛因高强度、快速或持久的体力活动而诱发
Ⅱ级	日常活动轻度受限，一般体力活动、寒冷或情绪紧张等即引起心绞痛
Ⅲ级	日常活动明显受限，如步行0.5~1km或上2楼即引起心绞痛，休息后症状可缓解
Ⅳ级	轻微体力活动（如室内缓行）即可引起心绞痛，甚至休息时也会发作

不同类型的冠心病应结合具体情况对手术风险作出评估。

（一）稳定型心绞痛

稳定型心绞痛（stable angina）可能是在冠状动脉固定斑块的基础上发生心肌氧需增加，手术风险一般不大，但下列因素增加发生心血管事件的危险性：①心绞痛分级为Ⅱ级以上；②静息ECG持续存在ST段下移和T波改变；③高血压未经系统治疗；④心胸比值>0.55；⑤射血分数<0.4；⑥有频发性室性早搏。

（二）不稳定型心绞痛

不稳定型心绞痛（unstable angina）可能是斑块破裂导致局部栓塞与局部血管反应，结果冠状血管氧供间断性严重降低。此类患者难以接受较大的择期手术，患者围术期急性心肌梗死的发生率上升5倍，而与心脏相关死亡率增加3~4倍。因此，一般手术应推迟施行，并进行内科治疗，待心绞痛稳定后再手术。恶性肿瘤患者如果条件允许，可先行PTCA，再施行手术。

（三）心肌梗死（myocardial infarction）

以往认为发生心肌梗死后3~6个月内为高危险期，有心肌梗死病史者围术期易再发生心肌梗死，尤其是心肌梗死3个月内手术者发生率更高，主张择期手术应推迟至心肌梗死后6个月（至少3个月）后施行。最近的资料却显示这并没有明显的临床意义，心肌梗死后围术期危险性与心肌梗死的时间关系似乎不如与残存心肌数目和左心功能的关系密切。而临床上随着急性心肌梗死溶栓治疗和 PTCA 的开展，上述择期手术的原则已有所改变，对于已行溶栓治疗而获得再通效果的患者，如果心功能恢复良好，可按一般冠心病患者对待，而不必机械地推迟3~6个月。因此，ACC/AHA 推荐，心肌梗死后30天为急性期，其高危状态可能会延长到6~8周，在此后这类患者可列为中度危险人群（表1-2-4）。

（四）陈旧性心肌梗死（old myocardial infarction，OMI）

陈旧性心肌梗死患者具有下列5个危险因素中3个者，围术期容易发生心血管事件。①有心绞痛；②年龄大于70岁；③同时患有糖尿病；④ECG 上有 Q 波；⑤有需要治疗的室性早搏。但最近的研究表明，无 Q 波的陈旧性心肌梗死较有 Q 波者更易发生再次心肌梗死，因为这类非透壁性心肌梗死，其梗死边缘区有较多的存活心肌位于病变血管的灌注区，易于遭受缺血性损害。

冠心病伴有主动脉瓣显著狭窄或心力衰竭者可增加术后并发症的发生率和手术死亡率。

第四节 心力衰竭

心力衰竭（heart failure，HF）是由多种原因引起的心脏泵功能不全的综合征，是所有心脏病的最后共同通路。在围术期，心力衰竭不仅是伴随心脏和非心脏手术的其他心脏并发症的主要危险因素，又是其他过程的并发症，如缺血、低氧和容量负荷过多等。因此，心力衰竭是所有术前心脏风险指数中重要的风险决定因子。

重大非心脏手术后心力衰竭的发生率为1%~6%，如果合并冠心病、心力衰竭前期或心脏瓣膜病等心脏疾病，术后心力衰竭的发生率可上升到6%~25%。围术期心力衰竭的原因包括术后氧需求增加、充血性心力衰竭或心肌梗死，也可以是三种原因并存。所以，术前评估的重点是应激状态下心力衰竭的检测。

一、慢性心力衰竭

慢性心力衰竭（chronic heart failure，CHF）不是原发病，准确地说是一个多阶梯的临床综合征，是结构和功能紊乱导致心肌功能不良的结果。CHF 往往作为某些疾病的并发症而发生，如冠心病、高血压、心脏瓣膜病和心肌病等。

（一）临床表现、诊断和分级

CHF 临床表现最早出现的往往是呼吸系统的复合症状，呼吸困难逐渐进展，并开始在最小活动量甚至静息状态时发生；当情况恶化，阵发性夜间呼吸困难随之发生，甚至出现端坐呼吸。由于心排血量减少和末梢灌注减少，导致患者进行性疲劳和全身虚弱。

体检的发现依赖于心肌功能障碍的阶段和严重性。颈静脉压升高是右心衰竭最敏感的体征之一；肺部听诊最初可闻及双肺底湿啰音，随着病情进展，可出现心源性肺水肿伴粉红色泡沫痰和明显的呼吸窘迫体征；心室奔马律可能会出现并提示预后不良。

诊断基于临床表现和放射学、实验室、非侵入的和侵入的心脏检查。ACC/AHA 于2005年修订了 CHF 的诊断和治疗指南，新的 CHF 分类补充了纽约心脏学会的心功能分级

（表1-2-1），强调导致心力衰竭的危险因素和先决条件，以及在表现出临床症状前早期干预的重要性。ACC/AHA 将 CHF 分为四个阶段：

阶段 A：为前心力衰竭阶段（pre-heart failure）。患者具备心力衰竭的危险因素，但未发展至心脏结构病变，也无临床症状或体征。

阶段 B：属前临床心力衰竭阶段（pre-clinical heart failure）。发展到心脏结构改变（如陈旧性心肌梗死、左心室肥大），但尚无心力衰竭的临床症状或体征。这一阶段相当于无症状性心力衰竭，或 NYHA 心功能Ⅰ级。

阶段 C：为临床心力衰竭阶段（clinical heart failure）。过去或现在有心力衰竭的症状或体征并伴有器质性病变。这一阶段包括 NYHA 心功能Ⅱ、Ⅲ级和部分Ⅳ级患者。

阶段 D：为难治性终末期心力衰竭阶段（refractory end-stage heart failure），需要特殊的治疗措施。包括部分 NYHA 心功能Ⅳ级患者。这一阶段患者预后极差，平均生存时间仅3～4个月。

（二）病理生理改变

心力衰竭（heart failure，HF）是一个复杂的混合概念，是心脏结构、功能和神经内分泌改变及代偿反应导致的心脏异常射血（收缩期功能障碍）或突出的充盈改变（舒张期功能障碍）。当前心力衰竭病理生理学的一个重要概念是在出现临床表现之前，一定会达到以下三个主要情况：

1. 内在的心肌损伤继发于创伤或心脏风险指数事件，如心肌梗死或瓣膜功能障碍所致的容量过荷。

2. 激活代偿机制以试图纠正分子的、结构的和血流动力学的改变。

3. 心肌重塑来改变心室的大小、形态和功能。

当代偿机制失效并发生二级结构和生物化学水平的紊乱，将出现一连串螺旋向下的恶化过程，并最终导致疾病进展及心力衰竭。

（三）术前检查

1. 心电图　CHF 的心电图表现通常是非特异的。包括房室扩大、房室传导阻滞、窦性心动过速。房颤和左束支传导阻滞提示预后不良。

2. X 线胸片　通常发现心脏扩大和肺充血。

3. 超声心电图　不仅可以判断心肌功能障碍的严重性，而且可以确定原因和主要的病理生理机制（收缩期或舒张期功能障碍）。当左心室射血分数（LVEF）<40% 时，提示为不良预后和严重心脏意外的预警。

4. 6 分钟步行试验　此方法安全、简便、易行，不但能评定患者的运动耐力，而且还可预测患者的预后。根据 USCarvedilol 研究设定的标准：6 分钟步行距离小于 150m 为重度心力衰竭，150～450 m 为中重度心力衰竭，>450 m 为轻度心力衰竭，可以作为参考。如果6 分钟步行距离<300 m 提示预后不良。

5. 血浆脑钠肽（BNP）测定　有助于心力衰竭的诊断和预后判断。CHF 包括症状性和无症状性左心室功能障碍的患者血浆 BNP 水平均升高。BNP<100 pg/ml 时不支持 CHF 的诊断；BNP 在 100～400 pg/ml 范围内可能存在 CHF，但还应考虑其他原因，如肺栓塞、慢性

阻塞性肺疾病（COPD）等。BNP>400 pg/ml 对 CHF 的诊断有意义。此外，血浆 BNP 测定可用于鉴别心源性和肺源性呼吸困难。

（四）ACC/AHA 治疗指南

指南包括联合用药和多学科的治疗方式。治疗措施基于 ACC/AHA 的 CHF 阶段指南和各阶段的情况进展。因此，治疗的目标从预防和逆转心肌重塑到低心排血量综合征和心源性休克的处理。

1. 阶段 A 控制危险因素，预防心肌重塑。

（1）治疗诱发心力衰竭的疾病。

（2）降低危险因素：鼓励戒除不良习惯，如吸烟、酗酒和滥用违禁药品；促进规律的锻炼活动；如果体重超重应积极减轻体重。

（3）β 受体阻滞剂和血管紧张素转化酶抑制剂（ACEI）为心力衰竭的标准治疗，特别是在疾病的早期阶段。

2. 阶段 B 延缓和逆转心肌重塑，预防心力衰竭。

（1）β 受体阻滞剂和血管紧张素转化酶抑制剂（ACEI）适用于心肌缺血后或 LVEF 低下者。

（2）血管紧张素 Ⅱ 受体抑制剂（ARB）用于不能耐受 ACEI 者。

（3）外科治疗原发病。

3. 阶段 C 改善心力衰竭的转归。

（1）药物治疗：除 β 受体阻滞剂和 ACEI 外，应用利尿剂、血管紧张素 Ⅱ 抑制剂、醛固酮受体拮抗剂（螺内酯、依普利酮）和强心苷类药物（洋地黄）。

（2）严格限钠饮食。

（3）非药物治疗：应用心室起搏器和心脏再同步治疗（CRT）、内置式自动心复律除颤器（AICD）、血管重建术等。

4. 阶段 D 特殊干预治疗。

应用左心室辅助装置、超滤法或血液透析、正性肌力药物、心脏移植。

（五）麻醉风险评估

对于非心脏手术和心脏手术来说，CHF 都是主要的危险因素。当前普遍的概念认为，失代偿性心力衰竭是主要的临床预警信号，可代偿的心力衰竭是中间阶段。麻醉风险评估详见本章第一节。Hernandez 等的研究显示，CHF 接受非心脏手术的分组与一组冠心病患者和另一组对照组患者的分组相比，前者的围术期死亡率明显增高，3 组死亡率分别是 11.7%、6.6% 和 6.2%，因此认为围术期心力衰竭诊断的重要性值得强调。

二、急性失代偿性心力衰竭

在原有心脏病或慢性心力衰竭（CHF）基础上，如有加重心脏负担的诱因，使心室工作效率快速下降，组织灌注减少和频繁出现充血症状，导致了急性失代偿性心力衰竭（acute decompensated heart failure，ADHF）。

（一）诊断和分级

急性心力衰竭进展迅速，且表现的剧烈程度不同，从活动疲劳到休克症状和体征、发绀、低血压、少尿及死亡。迅速的诊断和充分的治疗措施是减少不良反应和死亡率的关键，并增加良好转归的机会。创伤性血流动力学检查（如肺动脉导管植入术）被用于诊断和监测治疗的效果。

在临床评估和肺动脉导管（Swan-Ganz 导管）提示信息的基础上，对急性心力衰竭的严重程度分级有以下三种方法：Killip 法（表 1-2-11）、Forrester 法（表 1-2-12）和简单易行的临床分级法（表 1-2-13）。Killip 法主要用于急性心肌梗死的患者，根据临床和血流动力学状态来分级；Forrester 法可用于急性心肌梗死和其他原因所致的急性心力衰竭，其分级的依据为血流动力学指标，如 PAWP、CI 以及外周组织的低灌注状态；临床分级法根据 Forrester 法修改而来，各个级别与 Forrester 法一一对应，由此可以推测患者的血流动力学状态。

表 1-2-11　急性心肌梗死的 Killip 分级法

分　级	症状和体征
Ⅰ级	无心力衰竭
Ⅱ级	有心力衰竭，两肺中下部有湿啰音，占肺野下 1/2，可闻及奔马律，X 线胸片有肺淤血
Ⅲ级	严重心力衰竭，有肺水肿，细湿啰音遍布两肺（超过肺野下 1/2）
Ⅳ级	心源性休克，低血压（<90 mmHg）、发绀、出汗、少尿

表 1-2-12　急性心力衰竭的 Forrester 法分级

分　级	PAWP（mmHg）	CI［L/（min·m²）］	组织灌注状态
Ⅰ级	≤18	>2.2	无肺淤血，无组织灌注不良
Ⅱ级	>18	>2.2	有肺淤血，无组织灌注不良
Ⅲ级	<18	≤2.2	无肺淤血，有组织灌注不良
Ⅳ级	>18	≤2.2	有肺淤血，有组织灌注不良

注：PAWP 为肺小动脉楔压；CI 为心脏指数

表 1-2-13　急性心力衰竭的临床分级

分　级	皮　肤	肺部湿啰音	容　量
Ⅰ级	干，暖	无	正常
Ⅱ级	湿，暖	有	肺水肿
Ⅲ级	干，冷	无/有	低血容量性休克
Ⅳ级	湿，冷	有	心源性休克

（二）病理生理特征

Ⅰ级：这类型的特征为具备充足的灌注压和正常的充盈压，心排血量足够且没有室性早搏/肺水肿。

Ⅱ级：表现为急性升高的充盈压，导致室性早搏和肺水肿，但组织灌注正常或仅轻微受损。

Ⅲ级：在没有充盈压升高的情况下，呈现出低心排血量。

Ⅳ级：这一状态的特征表现为组织灌注减少（低心排血量）和肺充血（充盈压升高）。

（三）特殊监测

急性心力衰竭患者应尽快开始监护，监护的类型和水平取决于心脏失代偿的严重程度和对初始治疗的反应。

肺动脉导管（Swan-Ganz 导管）用以测定上腔静脉、右心房、右心室和肺动脉压力，以及心排血量，也能测定混合静脉血氧饱和度（SvO_2）、右心室舒张末期容量和射血分数，这些资料能评估血流动力学变化。目的是保证心室最适宜的液体负荷，指导血管活性药物和正性肌力药物治疗（表1-2-14）。在心源性休克和长时间严重低心排血量综合征，建议从肺动脉导管测定混合静脉血氧饱和度，评估氧的摄取（SaO_2-SvO_2），在 AHF 患者应维持 $SvO_2 > 65\%$。

表 1-2-14 根据有创性血流动力学监测指导 AHF 治疗

血流动力学特征				提示治疗方法	
CI	降低	降低	降低	降低	维持
PAWP	低	高或正常	高	高	高
SBP（mmHg）		>85	<85	>85	
治疗	补液	血管扩张剂	正性肌力药，利尿剂	血管扩张剂和利尿剂，考虑正性肌力药	利尿剂，如血压低用血管收缩正性肌力药

注：低 CI 为<2.2 L/（min·m^2）；低 PCWP 为<14 mmHg；高 PCWP 为>18~20 mmHg

（四）治疗措施

治疗的近期目标是改善症状和体征，稳定血流动力学状况。治疗期间应根据临床表现、有创血流动力学监测数据和超声心电图的结果进行动态评估。

Ⅰ级：保持正常容量状态。一旦条件许可应尽快开始使用 ACEI 和 β 受体阻滞剂。

Ⅱ级：主要治疗目标是减轻肺充血。如果没有禁忌，静脉注射硝酸甘油或奈西立肽以减轻前负荷；使用利尿药消除肺部多余水分；伴有高血压时，降压治疗可以减轻后负荷，改善每搏量，同时降低充盈压；有严重收缩功能障碍（LVEF<30%）者应增加心肌收缩力。

Ⅲ级：对伴有严重收缩功能障碍或低血压的患者，需要正性肌力药来调节适应静脉液体治疗。

Ⅳ级：主要是正性肌力药，通常需要不同作用机制的正性肌力药联合应用。有些患者需要主动脉内球囊反搏术。

（五）麻醉手术风险评估

围术期的急性失代偿性心力衰竭需要迅速诊断和治疗，并且诊断和治疗与非外科条件下相似。ADHF 患者处于高危状态，应避免任何非必须手术。

第五节 心律失常

心律失常（arrhythmia）是最常见的心脏疾病之一。患者多是长期患病，对手术的耐受力减低，术中及术后容易发生并发症。如何对其进行围术期处理，是手术成败的关键。

围术期心律失常的总发生率为 18%～84%。非心脏疾病的患者心律失常的发生率为 16%，需治疗的严重心律失常为 0.7%。而有心脏病史者 32% 发生心律失常，严重心律失常率占 3%。

一、临床表现和诊断

主要依靠心电图做出临床诊断。

（一）室上性心律失常（supraventricular arrhythmias）

1. 窦性心动过速（sinus tachycardia，ST） 成人窦性心律>100 次/分便可诊断为窦性心动过速。

2. 房性早搏（atrial premature beat，APB/premature atrial contraction，PAC） 窦房结以外的心房肌纤维的过早除极化导致房性早搏（房早）。ECG 可见形态变异的 P 波，QRS 波形态与正常 QRS 波相比没有改变，房早经常"重排"窦性心搏的节律，因此房早与正常 P 波之间的代偿间歇缩短（即不完全代偿间歇）。多数情况下房早无明显的临床症状，如果频繁发作，患者可能会感到心悸不适。

3. 阵发性室上性心动过速 起源于希氏束以上的所有快速心律失常都称为室上性心动过速（supraventricular tachycardia）。ECG 表现为波形整齐、狭窄的 QRS 波，心率 160～180 次/分。房室结折返是最常见的原因，其次为预激综合征。临床表现为心悸和呼吸困难，过快的心室率可使心室充盈减少，心排血量减少，严重时血压下降甚至休克、晕厥。

4. 预激综合征（WPW syndrome） 是一种房室传导的异常现象，冲动经附加通道下传，提前兴奋心室的一部分或全部，引起部分心室肌纤维提前激动，又称 WPW（Wolf-Parkinson-White）综合征。ECG 特征：①PR 间期缩短至 0.12 秒以下，大多为 0.10 秒；②QRS延长达 0.11 秒以上；③QRS 波群起始部粗钝，与其余部分形成顿挫，即所谓的预激波或 δ 波；④继发性 ST-T 改变。预激综合征常引起阵发性室上性心动过速。

5. 心房扑动（atrial flutter） 房扑的 ECG 特征是宽的心房除极波（锯齿波）即 F 波，房室传导比例常为 2∶1 或 4∶1，QRS 波群通常规则。

6. 心房纤颤（atrial fibrillation，AF） 简称房颤，是麻醉中最常见到的持续性房性心律失常。房颤时窦房结失去了正常起搏功能，ECG 的特点是紊乱、不规则、形态多样的小纤维状波，即心房除极 f 波，室性节律不规则，QRS 波形通常较窄，但如伴有束支传导阻滞或差异性传导 QRS 波形也可增宽。房颤时心房收缩功能受损，心室率增快、心律不齐使心室充盈下降，导致心排血量下降。心律不齐在降低心排血量的同时还减少冠脉血流，使患者出现呼吸困难和心绞痛。目前，ACC/AHA/ESC 将房颤分为以下四类：

（1）阵发性：突然发作、迅速恢复的房颤。这类房颤通常在 7 日内自愈（多数在 24 小时内），但可能会复发，2 次以上的阵发性房颤发作可以诊断为阵发性心房纤颤。

（2）持续性：发作持续时间超过 7 日的房颤。

（3）永存性：发作持续时间超过 1 年的房颤。

（4）孤立性：60 岁以下房颤患者无临床表现，又无高血压病史，而且超声心电图排除心肺疾病，可诊断为孤立性心房纤颤。

（二）室性心律失常

室性心律失常（ventricular arrhythmias）常见于围术期。按照预后由好到坏排列为：室性早搏、非持续性室性心动过速、持续性室性心动过速、室性纤颤。

1. 室性早搏（ventricular premature beat，VPB/premature ventricualr contraction，PVC）

心室肌纤维自动除极化如果发生于沿浦肯野纤维下传正常除极化信号到达之前就会出现室性早搏（室早，PVC）。ECG 特征为 QRS 波增宽，继发 ST-T 与 QRS 主波方向相反，QRS 波前一般无 P 波。室早通常不影响心房节律，因此室早后出现第一个心房除极化常被阻断，不能下传到心室，表现为室早后出现一个完全性代偿间歇。2 个室早连续出现被称为二联律（bigeminy），连续出现 3 个或 3 个以上室早即为室性心动过速（表 1-2-15）。

表 1-2-15　室性早搏分级

室早分级	临床表现
0	无室早
1	偶发单个
2	频发，>5 个/分，或>30 个/小时
3	多源性或多形性
4A	二/三联律
4B	室性心动过速
5	RonT

2. 室性心动过速（ventricular tachycardia，VT/ventricular tachycardia event，VTE）　室性心动过速（室速）是临床上最常见，可能也是最严重的一种心律失常，从无症状的节律异常到心脏停搏，室速具有多种临床表现。室速可分为持续性室速和非持续性室速，持续时间超过 30 秒或导致血流动力学明显改变需要立即处理的室速为持续性室速；而 30 秒内自行终止的室速则为非持续性室速。

对于无器质性心脏病以外的所有患者，非持续性室速（3 ~ 5 个连续的短阵性室速）及持续 6 ~ 30 秒的非持续性室速都是引发致命性心律失常的（持续性室速）的潜在高危因素。

（三）过缓性心律失常

1. 窦性心动过缓（sinus bradycardia，SB）　指成人窦性心律<60 次/分。

2. 病态窦房结综合征（sick sinus syndrome，SSS）　激动起源或形成出现障碍，常伴有房间及房室传导异常。部分患者有固定或间歇性窦性心动过缓，或窦性心动过缓与正常窦性心率及室上速交替发生，又称快慢综合征。

（四）传导阻滞

1. 房室传导阻滞（atrioventricular block，AVB）　如果 P 波存在但未发生心室激动，就是 AVB。在阻滞程度上可分为Ⅰ、Ⅱ、Ⅲ度 AVB。

Ⅰ度 AVB：心电图以 PR 间期>0.2 秒为特征。

Ⅱ度 AVB：与希氏束浦肯野系统病变有关，按 PR 间期是否延长，分为 Mobitz 1 型（莫氏 1 型）和 Mobitz 2 型（莫氏 2 型）两类。

（1）莫氏 1 型 AVB：心电图以 PR 间期逐渐延长，直至一次 P 波阻滞，其后不出现 QRS 波。

（2）莫氏 2 型 AVB：PR 间期固定，冲动下传突然阻滞。此类 AVB 可能有较严重的房室结、希氏束浦肯野系统病变，通常需要置入起搏器。

Ⅲ度 AVB：又称完全性房室传导阻滞，来源于窦房结的 P 波不能下传到心室，心室激动完全由节性心律和室性自主心律来维持。在 ECG 中 P 波与 QRS 波相分离可确定诊断。

2. 心室内阻滞（intraventricular block）　房室束以下的 3 分支传导阻滞。包括右束支传导阻滞、左前束支阻滞、左主干阻滞。

二、常见心律失常的处理

（一）处理原则

临床上对心律失常治疗决定与否，主要取决于：①该心律失常对血流动力学的扰乱程度；②心律失常的发生和持续时间；③心脏病变的严重程度。需紧急处理的心律失常是那些有严重心血管病变、心功能不全和对血流动力学有严重影响的病变。

1. 室性早搏（ventricular premature beat，VPB/premature ventricualr contraction，PVC）无症状室性早搏（室早）无需特殊治疗；频发室早或成对、多源性、RonT 等或由运动负荷所致频度增加时，有导致室速、室颤的可能，这种心律失常是有危险性的，应积极给予处理，必要时可请专科医师会诊协助处理，术前应进行基础疾病和原因的检查，给予适当的治疗，常用小剂量 β 受体阻滞剂。

2. 阵发性室上性心动过速（paroxysmal supraventricular tachycardia，PST）　治疗方法有：①刺激迷走神经法、颈动脉窦刺激法、压迫眼球法；②药物可选用：维拉帕米、普罗帕酮、ATP 及胺碘酮等；③药物控制不佳，心脏电生理检查确定旁路不应期短或房颤发作时，可用射频或激光消融，或手术切断旁路。

3. 室性心动过速（ventricular tachycardia，VT/ventricular tachycardia event，VTE）　治疗方案根据血流动力学情况是否稳定来决定。常用药物有维拉帕米、腺苷、β 受体阻滞剂和胺碘酮等。情况紧急时应立即行同步电复律或心室超速起搏。

4. 心房纤颤（atrial fibrillation，AF）　治疗原则为控制心率和防止血栓栓塞。治疗时应首先考虑以下 4 点：①血流动力学是否稳定；②房颤持续发作时间是否超过 48 小时；③房颤是否与预激综合征有关；④是否伴有心肌缺血、心肌病或充血性心力衰竭。

对于心率快、血流动力学不稳定的患者，可紧急行电复律治疗。其指征包括：低血压和重要器官血流灌注不足。电复律后患者栓塞的可能性依然很高，至少需要持续抗凝治疗 1 个月以上。

病情稳定的房颤患者，ACC/AHA 治疗指南推荐疗法为控制心率和长期抗凝。如心功能尚可首选使用 β 受体阻滞剂或钙拮抗剂；既往有心力衰竭病史和运动耐量低的老年患者首选地高辛。

抗凝治疗需服用华法林，如华法林有禁忌可用阿司匹林替代，但阿司匹林抗凝效果不如华法林。如已知心房内有血栓存在，必须在充分抗凝治疗 4 周后才能针对房颤行电复律治疗。

5. 心动过缓（bradycardia/bradyarrhythmia） 不伴有因心动过缓所致的头晕、黑蒙、乏力等症状，一般可耐受手术。必要时可用阿托品、654-2 以提高窦性心率。严重的窦性心动过缓或病窦综合征，当停搏期>3.0 秒或基本节律<40 次/分，是安装心脏起搏器的指征。

6. 房室传导阻滞（atrioventricular block，AVB） Ⅰ度房室传导阻滞一般不需处理。Ⅱ度以上的房室传导阻滞，如伴有黑蒙、晕厥等，常需药物治疗或安置心脏起搏器，择期手术经以上治疗后方可决定，急症手术可安置临时心脏起搏器，要了解起搏器的类型和功能，术中使用电刀时，有可能引起起搏器程序改变或起搏失灵，有必要请专业医师术中监护，以监测起搏器功能。

（二）术前安排心血管内科会诊的指征

1. 病理情况下的窦性心动过速。
2. 伴有症状的房性早搏。
3. 伴器质性心脏病和（或）明显症状的室性早搏；单纯室性早搏 3 级以上。
4. 房颤和房扑心室率未控制（高于 90 次/分）。
5. 症状严重或有器质性心脏病或发作频繁的阵发性室上性心动过速。
6. 伴快速房性心律的预激综合征和室性心动过速。
7. 药物治疗无效且有症状的心动过缓、快慢综合征、Ⅱ度 2 型以上的房室传导阻滞、有症状的双束支传导阻滞和三束支传导阻滞，请心内科安装临时起搏器。

三、围术期相关的风险评估

麻醉前的心律失常既见于健康人，亦可见存在有各种病理变化的患者。前者对麻醉的耐受较好，后者因病理改变的不同而不同。心律失常对血流动力学的影响取决于心律失常的类型和严重程度，同时与有无器质性疾病密切相关。在心律失常中，室性心动过速、室扑、室颤及完全性房室传导阻滞被认为是致命性的。快速性房颤、阵发性室上性心动过速、病窦综合征并伴有明显的血流动力学障碍及心功能不全者是手术禁忌。

对室上性心动过速的患者，如果没有器质性心脏病，转复窦性心律后可考虑手术；而有器质性心脏病者应针对病因进行治疗。

虽然既往把频发室早和复杂性室早与演变为致命性室性快速心律失常预测相关联，但现在认为主要取决于有无器质性心脏病和心脏病类型及其程度。在急性心肌梗死、心肌缺血、心肌病、服用洋地黄和抗心律失常药及 QT 间期延长综合征等情况下，演变为室性心动过速和室颤的可能性增大。

对于室速患者，如果没有器质性心脏病者，属低度危险，预后良好，一般可耐受手术；而器质性心脏病者或伴有左心室功能低下的患者多不能耐受手术创伤，需经内科治疗后，方可决定是否手术治疗。如决定手术，术中应加强监护，术前积极治疗及术后妥善处理，否则可发生致命性的心律失常。

心室率<100 次/分的房颤，如心功能正常，一般可耐受手术，否则应行纠正房颤和待心功能恢复后方可手术。房颤患者多予抗凝治疗，需关注所使用的抗凝药物种类及其凝血功能和出血倾向。

病窦综合征及严重的传导阻滞可在麻醉手术中诱发心室停搏。Ⅱ度 1 型房室传导阻滞在手术麻醉中基本不会转变为完全性传导阻滞，而Ⅱ度 2 型却有此可能。双束支传导阻滞在手术麻醉中一般无风险。

第六节　瓣膜性心脏病

瓣膜性心脏病（valvular heart disease，VHD）是由于炎症、黏液样变性、退行性改变、先天性畸形、缺血性坏死、创伤等原因引起的单个或多个瓣膜结构（包括瓣叶、瓣环、腱索或乳头肌）的功能或结构异常，导致瓣口狭窄和（或）关闭不全的一组心脏病。心室或主、肺动脉根部严重扩张亦可致相应的房室瓣或半月瓣发生继发性关闭不全而引起瓣膜功能改变。病变最多的为二尖瓣，其次为主动脉瓣，三尖瓣病变较少，肺动脉瓣病变罕见。

瓣膜性心脏病患者行非心脏手术时，麻醉和手术的危险性取决于充血性心力衰竭、肺动脉高压、瓣膜病变的性质和程度，以及有无心律失常和风湿活动。

超声心动图是最准确的无创检测瓣膜性心脏病的诊断方法。

一、病理生理改变

（一）二尖瓣狭窄（mitral stenosis）

由于二尖瓣功能异常所致的左心房至左心室间的血流梗阻障碍，狭窄的瓣膜两侧出现压力阶差，升高的左房压力和容量逆向反射到肺静脉和毛细血管，进而扩张和淤血，长期肺血容量超负荷又引起肺动脉的增生和肥厚，最终导致肺动脉高压和右心室功能障碍。

（二）二尖瓣关闭不全（mitral incompetence）

由于异常的二尖瓣结构导致的血流由左心室向左心房异常反流，左心房负荷的加重使肺静脉和毛细血管压力升高，进而扩张和淤血；左心室的舒张期容量包括右心室的搏出量和前一次心搏反流入左心房的血量，左心室靠扩张（同时伴有肥厚）对慢性容量超负荷作出反应，进而在晚期引起左心室功能障碍。

（三）主动脉瓣狭窄（aortic stenosis）

左心室至主动脉的血流受阻，阻塞可以是局部瓣膜性阻塞，也可以是瓣膜上或下的阻塞，血流流出受阻使左心室压力超负荷，引起室壁代偿性增厚肥大，向心性肥大早期保留收缩功能但使舒张期顺应性降低，病情发展最终将致左心室收缩力下降及左心室扩张。在重度狭窄时，由于心肌氧供需失衡出现心绞痛。特征性的三联征是心绞痛、晕厥和心力衰竭。

（四）主动脉瓣关闭不全（aortic incompetence）

主动脉血流经关闭不全的主动脉瓣于舒张期逆流入左心室，左心室容量负荷增加是基本的血流动力学改变。慢性主动脉瓣反流可引起左心室向心性肥厚，伴左心室容积增加和压力轻度增加。严重关闭不全导致大量反流，造成左心室收缩力和顺应性的下降。

二、麻醉前准备

详尽地了解病史和体格检查是麻醉医师对瓣膜性心脏病患者术前评估的重要环节，可根据美国纽约心脏病协会（New York Heart Association，NYHA）的心功能分级法（表 1-2-1）询问活动能力及其耐受力，从而评估心脏病的严重程度和对麻醉手术的耐受情况。应重点注意以下几个方面：

1. 合并心力衰竭 瓣膜性心脏病患者既可合并左心功能衰竭，又可合并右心功能衰竭。当出现心力衰竭征象时，原则上应推迟手术，首先治疗心力衰竭，待心功能恢复后再考虑手术（详细内容请参照本章第四节）。

2. 引起各种心律失常 有左心房肥大的二尖瓣病变最常见的心律失常是房颤。当瓣膜病合并房颤时，心室率很重要，当心室率超过 100 次/分时，对心功能的影响较大。因此，一般对合并房颤的患者应于术前控制心室率在 90 次/分左右，活动时维持在 100 次/分左右比较安全。

3. 瓣膜性心脏病患者即使不合并冠状血管疾病，也可出现心绞痛。此时的冠状动脉血液供应虽然正常，但由于心肌的肥厚和扩张，使心肌的氧需求增加，超过了正常的冠状动脉血供，而发生供不应求的矛盾。有时瓣膜性心脏病与冠心病共存，此时除应用血管扩张药外，控制心室率十分重要。

4. 瓣膜性心脏病常用的治疗药物

（1）洋地黄：是最常应用的增加心肌收缩力和减慢心室率的药物，对心室率充分控制的标准是：休息时心室率低于 80 次/分，轻微活动时心室率增加不超过 95 次/分。由于洋地黄的治疗剂量和中毒剂量极为接近，所以术前应用洋地黄的患者必须仔细复习其 ECG，了解有无洋地黄中毒的表现。洋地黄与利尿药同时应用时，若发生低钾血症，则更容易发生洋地黄中毒。

（2）利尿药：应用利尿药的患者术前常有血容量不足，麻醉诱导时易发生严重的低血压，应引起高度重视。此外，利尿药可引起电解质紊乱，尤其是低钾血症，术前要注意纠正。

（3）抗凝药：瓣膜置换术后的患者需要终身服用抗凝药，术前应了解抗凝药的种类和剂量，以及对凝血功能的影响。

三、围术期的相关风险

（一）术前心血管内科会诊的指征

1. 狭窄性瓣膜疾病患者有阳性症状或超声显示主动脉瓣严重狭窄。

2. 瓣膜关闭不全程度达重度。

3. 心功能Ⅲ级以上。

4. 严重心律失常未能有效控制。

5. 正在服用抗凝药物。

（二）风险评估

1. 参考围术期心血管危险性增加的临床预测因素（表1-2-4）。

2. 有症状的瓣膜狭窄与围术期心力衰竭或休克相关。

（1）严重二尖瓣狭窄：患者往往心功能差，大多伴有房颤，在情绪紧张、手术刺激强烈及麻醉深度不恰当时可以引起心动过速、外周血管收缩和静脉回流增加，极易发生肺水肿。这类患者在未作二尖瓣扩张术或二尖瓣置换术前，一般不宜施行择期手术。

（2）主动脉瓣狭窄：是唯一与围术期心肌缺血、心肌梗死和病死率增加直接相关的瓣膜病。麻醉手术期间一旦发生室性心律失常往往难以救治。因此，麻醉期间应尽量保持窦性节律和正常血容量。

3. 有症状的反流性瓣膜疾病一般耐受手术相对较好，但既存在严重反流又有左心室功能低下者风险增加。麻醉手术期间应避免心率缓慢，以免反流量增加，宜控制心率80～100次/分。

第七节 先天性心脏病

据统计活产婴儿中患先天性畸形者为7‰～10‰，而先天性心脏病则占该总数的30%。在临床上先天性心脏病患者施行非心脏手术治疗并不少见。

超声心动图（ultrasonic cardiogram，UCG）是最准确的无创检测先天性心脏病的诊断方法。

先天性心脏病患者若已经进行手术纠正治疗，术后心功能良好，则与常人无异。对于临床症状较轻和心功能良好的患者，手术能顺利进行，但应重视肺动脉高压、严重的主动脉瓣或瓣下狭窄及未根治的法洛四联症；应注意近期有无充血性心力衰竭、心律失常、晕厥和运动量减少等。

动脉导管未闭曾接受手术结扎者，围术期无风险。未接受手术者，需术前请心血管内科会诊。房、室间隔缺损术前需要心血管内科会诊的指征：①发绀和（或）肺动脉高压者；②曾接受修补术，但仍有肺动脉高压和CHF者；③伴心律失常者请会诊指征见本章第五节；④心功能Ⅲ级以上。其他先天性心脏病包括法洛四联症、埃布斯坦畸形、艾森曼格综合征、肺动脉瓣狭窄和主动脉缩窄等，均需术前请心血管内科会诊。

先天性心脏病非心脏手术的麻醉处理需了解心肺功能受损而有较大危险性的临界指标，并对先天性心脏病患者的心肺功能进行评估。心肺受损有较大危险性的临界指标包括：①慢性缺氧（$SaO_2 < 75\%$）；②肺循环/体循环血流比>2.0；③左或右流出道压力差>50 mmHg；④重度肺动脉高压；⑤红细胞增多，Hct>60%。

第八节 扩张性心肌病

扩张性心肌病（dilated cardiomyopathy，DCM）是一种以心腔［左心室和（或）右心室］扩大、心肌收缩功能障碍为主要特征的原因的不明的心肌疾病，也是除冠心病和高血压以外导致心力衰竭的主要病因之一。其临床表现以进行性心力衰竭、心律失常、血栓栓塞甚或猝死为基本特征，可见于病程中任何阶段，至今尚无特异性治疗方法，预后极差，5年生存率不及 50%。

一、诊断参考标准

1. 临床表现为心脏扩大、心室收缩功能减低伴或不伴有充血性心力衰竭和心律失常，可发生栓塞的猝死等并发症。

2. 心脏扩大　X 线检查心胸比>0.5，超声心动图示全心扩大，尤以左心室扩大为显著，左心室舒张期末内径≥2.7 cm/m，心脏可呈球形。

3. 心室收缩功能减低　超声心动图检测室壁运动弥漫性减弱，左心室射血分数小于正常值。

4. 必须排除其他特异（继发性）心肌病和地方性心肌病（如克山病）方可做出本病的诊断。

一般认为，DCM 的诊断缺乏特异性症状、体征和实验室检查，尤其 DCM 早期临床表现隐匿或不典型，以致临床上早期诊断困难。

二、病理生理改变

心脏病理变化及程度决定患者的临床症状，主要表现为舒张期功能障碍和肺淤血，晚期引起二尖瓣反流和影响右心功能。左心室流出道阻塞常为动力性，若左心室舒张末容积降低、动脉血压下降、内源性（伤害性刺激）或外源性（洋地黄或儿茶酚胺）刺激作用引起左心室收缩性增加，均可加重左心室流出道的阻塞。

三、治疗措施

目前对 DCM 尚缺乏有效而特异的治疗手段，因而临床上对其治疗的主要目标即在于改善症状、预防并发症和阻止或延缓病情进展、提高生存率，包括抗心力衰竭、抗心律失常及预防血栓栓塞的抗凝治疗等并发症的治疗，以及对内科治疗无效者的外科治疗，如心脏移植、左心室成形术等。

（一）内科常规治疗

心力衰竭是 DCM 的主要症状，其基本治疗原则与其他原因导致的充血性心力衰竭的治疗相仿。除常规的抗心力衰竭治疗外，对各种心律失常与循环栓塞合并症的防治也很重要。其中，严重室性心律失常与 DCM 预后密切相关，应视其对血流动力学的影响而不同对待（请参见本章第五节）。在 DCM 合并房颤或房扑、心腔扩大等情况时易形成心腔内附壁血栓而发生栓塞，在无禁忌时应给予抗凝治疗。

（二）心脏起搏治疗

对少数伴有缓慢心律失常的 DCM 患者，尤其合并恶性心律失常而药物干预无效者，安置心脏起搏器是必要的。但起搏治疗只是 DCM 心力衰竭内科治疗的辅助疗法而非替代疗法，其长期疗效更有待进一步观察。

（三）外科治疗

外科治疗措施包括心脏移植、动力性心肌成形术、部分左心室切除术、二尖瓣成形术和左心室辅助装置等，适用内科各种治疗无效的晚期 DCM 患者。

四、麻醉风险评估

重症患者由于左心室明显肥厚、坚硬，一旦麻醉期间丧失窦性节律或发生灾难性的意外。麻醉期间必须维持心室充盈压高于正常范围，并避免用正性肌力药，可分次小量应用 β 受体阻滞剂和（或）去氧肾上腺素增加动脉血压，达到预防和治疗左心室流出道阻塞的目的。

第九节　慢性心包炎

慢性心包炎（chronic pericarditis）是导致心包腔内积液或心包膜增厚的一种炎症，常常缓慢起病且病程持续时间长。

1. 慢性渗出性心包炎（chronic effusive pericarditis）　液体在心包腔内缓慢地积聚，原因常不清楚。可能的原因有肿瘤、结核、甲状腺功能低下。如病因清楚，可针对病因治疗。如果心脏功能正常，可暂时不予治疗，继续观察。

2. 慢性缩窄性心包炎（chronic constrictive pericarditis）　通常是心脏周围纤维（瘢痕）组织形成引起。数年后，由于纤维组织收缩，压迫心脏并使其变小。这种压迫使回心静脉的压力增高，液体回流受阻、渗出并积聚在皮下、腹部和胸腔。

一、临床表现和诊断

慢性心包炎的症状包括呼吸困难、咳嗽（由于肺静脉高压导致液体渗出到肺泡）、疲乏（由于心排血量降低），没有疼痛。常见腹部和下肢液体潴留水肿。

在慢性心包炎的诊断中症状能提供相当重要的线索，尤其是在没有任何其他原因（如高血压、冠心病和心脏瓣膜病等）可解释心功能下降时。慢性缩窄性心包炎患者，X 线下的心影不大，约半数的缩窄性心包炎患者，心包膜上常有钙沉着。

两种特殊的方法可以用来确定诊断。心导管检查能测定心腔和大血管内的压力；MRI 或 CT 可用来测定心包膜的厚度。正常情况下，心包膜的厚度小于 3 mm，而慢性缩窄性心包炎患者的心包膜厚度常达到或超过 6 mm。

二、治疗

利尿剂可以缓解症状，但手术切除心包是唯一可能治愈的方法。疑有结核者，术前抗结核治疗 4 周，术后用药 1 年。大约 85% 经过手术治疗的患者可以有明显的疗效。然而，手术的死亡率高达 5%~15%，因此大多数患者都不选择手术治疗，除非患者的日常活动已经受到限制。

三、麻醉前风险评估

慢性缩窄性心包炎心脏活动受限，心排血量降低，血压偏低，脉压小，常有呼吸困难，静脉压升高、肝大、胸腹腔积液等。病情严重者应先行心包剥脱术后才能进行常规择期手术。

第十节 周围血管性疾病

周围动脉疾病（peripheral arterial disease，PAD）包括主动脉和肢体供血动脉的狭窄和阻塞性病变。这些病变主要与动脉硬化有关，炎症性、遗传性发育不良和创伤性周围动脉疾病仅占所有 PAD 病例的 5%～10%。有症状的动脉硬化对上肢和手的血供影响较下肢少。

非侵袭性检查手段显示无症状的 PAD 发病率比有症状者高 3 倍。有症状的 PAD 患者占 55～74 岁年龄段人群的 4.5%，大约 20% 的老年人患有有症状或无症状的 PAD。

高危因素：动脉硬化相关的 PAD 的发展与性别（男性）、年龄、糖尿病、吸烟、高血压、高胆固醇血症、高纤维蛋白原血症和高半胱氨酸血症呈正相关。其中，吸烟为最重要的单一高危因素，吸烟者发生 PAD 的概率较非吸烟者高 3 倍，多个危险因素并存会增加 PAD 的发病率。

死亡率：PAD 患者的 5 年累计死亡率介于 5%～17%，较同年龄非 PAD 对照组明显升高，男性 PAD 患者的预期寿命要短 10 年。主要死亡原因是冠心病（PAD 患者 55%，非 PAD 患者 36%）、脑血管事件（11% 和 4%）和其他引起死亡的血管事件（10% 和 10%）。因此，周围动脉疾病可作为判断患者是否具有全身性动脉硬化损害的标志性疾病。

一、诊断

（一）初步诊断

临床上根据病史和体格检查可以在很大程度上对绝大部分的 PAD 患者进行诊断或者排除：

1. 如果临床上 PAD 可以明确排除，则不需要进一步的血管学检查。

2. 如果可以确诊是 PAD，则需要进一步的检查：①确定 PAD 的准确范围和严重程度；②确定高危因素；③确定其他部位的动脉硬化情况，特别是冠状动脉、颈动脉和腹主动脉。

3. 少数通过病史和体格检查未能明确诊断的 PAD，基本上可以通过特殊的非侵袭性器械检查获得诊断。

（二）分期

由 Fontaine 提出的临床分期对确立治疗方案有重要意义：Ⅰ 期：缺乏症状，但可客观上诊断的 PAD；Ⅱ 期：间歇性跛行；Ⅲ 期：静息痛；Ⅳ 期：坏疽。

Ⅱ 期常常被划分为 Ⅱa 期（绝对跛行距离>200 m）和 Ⅱb 期（绝对跛行距离≤200 m）。Ⅲ 期和Ⅳ期（严重肢体缺血）是以静息痛持续至少 2 周和（或）出现自发性坏疽为特征，伴随有收缩期外周动脉压<50 mmHg。平卧患者的肢体灌注压降至 50 mmHg 以下可在数小时后引起血管阻塞远端的缺血性疼痛（Ⅲ期）。踝压长期低于 50 mmHg 能自然导致溃疡和坏疽，小伤口不能愈合，进一步也可发展成为溃疡和坏疽（Ⅳ期）。

PAD 通常是阻塞性动脉硬化的一个临床表现，也是其他血管系统动脉硬化性改变的指示性疾病。因此，对于一个动脉循环障碍的患者，询问病史和体格检查时应注意冠心病和对脑部供血的颅外动脉狭窄病变，注意动脉硬化其他重要临床表现，例如内脏动脉狭窄和动脉瘤。

二、常规检查和特殊检查

（一）跛行试验/踏车运动试验（bicycle ergometer test/treadmill exercise test）

当具体行走距离不清楚，或者怀疑有伴随疾病使运动受限时，应进行跛行试验以客观了解行走距离受限的情况。试验的标准步骤：在踏车上设定 3.0 km/h 或 3.2 km/h 的速度，梯度 12%；或让患者在平地上以每秒两步的速度行走（相当于 5 km/h）。记录最初一次和绝对跛行距离、疼痛部位、停止行走的原因和其他在行走试验中出现的症状。

（二）多普勒超声扫描血压检测

休息 15 分钟后患者平卧位，测量并比较双侧上臂（直接将血压测量仪夹置于手腕处）、双侧胫后动脉、双侧足背动脉收缩压。踝、肱动脉压比值（多普勒指数）减少至 0.9 以下是 PAD 的确凿证据，两侧肢体差别大于 10 mmHg 也提示存在 PAD。这个结果可以表达为健侧和患侧肢体血压之间的绝对差异，或者患腿和健臂的血压比值。

正常收缩压并不能临床排除 PAD。如果有典型的跛行病史但静息血压正常，则需要测量运动后血压。

（三）运动后多普勒超声扫描血压检测

可采用踏车或平地的跛行试验，或者通过血压测量仪夹给大腿以大于收缩压的压力产生 3 ~ 5 分钟的缺血的方法。在运动结束后 30 ~ 60 秒，患者平卧位接受测量。在患者进行了足够的运动后，静息时未能发现的主要动脉狭窄，可因运动后血压降低而被发现。

（四）方向性多普勒超声扫描

分析多普勒流速波形图（血流描记图）可以判定血流近端以及远端一定程度的狭窄。然而，这种方法并不能很可靠地记录轻度到中、重度的改变（低敏感性）。如果测量的血流正好直接通过狭窄处，其程度则能够得到相当准确的评估。

（五）双向多普勒超声扫描

双向多普勒超声能够准确地定位，并对臂丛、盆腔和肢体的血管阻塞定性，检查过程没有特殊困难，但非常耗时，因此并不作为 PAD 的常规检查方法，而应作为血管重建前的常规项目。

在进行介入治疗前，双向多普勒超声能够为制订最佳方案提供指导，如在股总动脉狭窄时更适宜采用 cross-over 技术。

（六）血管造影

血管造影不应该在首次诊断 PAD 时使用，而是在计划血管重建之前。甚至在进行血管重建前，也常常可通过双向多普勒超声来减少血管造影的指征。血管造影可以采用传统方法或数字减影血管造影（DSA）进行。

三、治疗策略

主要治疗目标是解除缺血症状，控制下肢动脉硬化闭塞的病情进展，特别是降低其合并症发病率和死亡率。

治疗 PAD 主要有两方面内容：第一，PAD 的症状（间歇性跛行、静息痛和溃疡）必须得到解决；第二，对重要血管发生动脉粥样硬化栓塞的一级和二级预防。

症状相关治疗的目标对于 I 期患者是防止疾病的发展，II 期是增加行走距离，III、IV

期是保存肢体。

（一）高危因素的处理

早期处理存在的高危因素是非常重要的。

1. 戒烟。

2. 控制糖尿病　推荐空腹血糖水平应控制在 80～120 mg/dl（餐后血糖<180 mg/dl），HbA1c 值应低于 7%。

3. 降血脂、降血压。

4. 抗血小板药物　PAD 患者每天服用 75～325 mg 阿司匹林可防止其他部位的血管病变。

5. 抗凝药物　PAD 患者可进行抗凝治疗，以防止溶栓过程中出现心脏栓子复发，动脉阻塞栓子含有大量血栓成分时，也可使用抗凝药物。为了防止旁路手术后的血管栓塞，可同时使用抗血小板药物和抗凝药物。肝素主要运用于紧急情况、短期使用和不能服用口服抗凝药的患者。

（二）Ⅱ期的支架植入和手术治疗

Ⅱ期的初期推荐行走训练和保守治疗，但如果跛行已严重影响了患者的生活质量，阻塞血管有重建的指征，可进行手术。对于单个的、短距离的髂股段狭窄可考虑血管成形术（PTA），有困难的、多发的狭窄和阻塞则可选择加长的介入治疗（支架植入）和血管外科手术。伴有近端大量血栓形成的末端动脉狭窄是局部溶栓的适应证，可同时进行血栓取出术及 PTA。

最可靠的术后防止再狭窄治疗是使用抗血小板药物阿司匹林 100～300 mg。扩张加支架置入术可考虑额外每天 75 mg 氯吡格雷，治疗 4 周。氯吡格雷也可以作为阿司匹林的替代治疗。

（三）Ⅲ、Ⅳ期的治疗

50% Ⅲ、Ⅳ期患者可先接受血管重建手术，25% 只用药物治疗，另外 25% 不得不进行截肢。这些患者多种疾病的发病率都较高，1 年后 25% 患者死亡，30% 病情好转，25% 截肢，另外 20% 处于严重肢体缺血期。在 2 年的观察期中，只有 40% 截肢患者可恢复到最大的活动能力。

尽管Ⅲ、Ⅳ期患者需优先进行紧急治疗，但相关的高危因素也应该得到很好的控制。Ⅲ、Ⅳ期 PAD 的治疗重点在于止痛、处理并发感染、心功能代偿和肺功能重建。感染性坏疽的存在常常需要紧急行截肢术，在截肢前，必须通过血管造影和（或）增强 MRA 检查以了解有无血管重建的可能性。

特殊的药物治疗适用于所有不能行血管重建的患者，可在创伤性手段之前、当中、之后给予辅助治疗。

四、麻醉风险评估

接受血管外科手术的患者发生心、肺、肾不良并发症的危险性很高。冠心病、慢性阻塞性肺疾病、高血压、肾功能不全和糖尿病以及吸烟等常见于这些患者，其中冠心病的发病率可高达 25%。有研究表明，血管外科手术患者围术期心肌梗死的发病率可高达 13%。AHA/ACC 在非心脏手术评估指南中，血管外科手术被列为高危因素（表 1-2-6）。

第三章　合并呼吸系统疾病的准备

曹定睿

　　围术期患者术后肺部并发症、肺功能障碍和相关的死亡率仅次于心血管系统居第二位。危险因素包括慢性阻塞性肺部疾病、吸烟、年老、肥胖、急性呼吸系统感染等呼吸系统疾病。术前肺功能障碍与术中肺功能的改变及术后肺部并发症有密切的关系，术前合并呼吸系统疾病的患者应进行肺功能及风险的评估和预测。充分的术前检查有助于手术、麻醉的选择，积极的术前准备有利于手术的顺利进行和术后康复。

第一节　合并呼吸系统疾病的围术期风险评估和准备

　　常见的急、慢性呼吸系统疾病主要包括阻塞性和限制性两大类。阻塞性呼吸系统疾病（chronic obstructive pulmonary disease，COPD）包括慢性支气管炎、慢性阻塞性肺气肿、支气管扩张及支气管哮喘等。COPD病程一般较长，且经常并发感染致急性发作。其共同的病理生理特点是具有特征性的气道高反应性，表现为气道非特异性慢性炎症，气道平滑肌肥厚与增生，呼吸道阻力增加。限制性呼吸疾病包括各种病因所致的肺纤维化、炎性实变、胸膜炎、胸膜纤维化、气胸、肋骨骨折、胸廓成形术后、脊柱及胸廓畸形、神经肌肉疾病和过度肥胖等。其主要病理生理特点是胸廓或肺组织扩张受限，胸肺顺应性降低，肺总容量减少，出现限制性通气障碍。

　　急、慢性呼吸系统疾病或呼吸功能减退的患者并发外科疾病需要手术时，麻醉和手术的创伤均可能引起呼吸功能进一步受损，故在围术期呼吸系统并发症相应增多，该类患者的麻醉处理具有一定的特殊性。呼吸系统并发症包括肺不张、肺炎、支气管炎、支气管痉挛及呼吸衰竭等。影响并发症的因素包括术前并存的呼吸系统疾病、吸烟、肥胖、手术类型（手术部位、体位）、术后疼痛的影响、麻醉药物、麻醉持续时间、术后镇痛的应用等。

一、术前风险评估

　　合并呼吸系统疾病的患者往往心肺代偿功能不足，围术期发生并发症的概率可高达30%～49%，明显高于常人。术前呼吸功能评估的目的是预测术中、术后肺部并发症的风险性。麻醉前对患者呼吸系统和其他脏器功能进行客观风险评估，对完善麻醉前的各项准备工作有一定的指导意义，对提高围术期治疗的安全性至关重要。

　　（一）麻醉前呼吸系统疾病病情评估

　　1. 术前应全面细致地复习病史，了解疾病的诊治过程。

　　（1）患者是否长期咳嗽，了解其性质及昼夜变化规律。

　　（2）是否有咳痰，了解痰量的多少、颜色、黏稠度、是否易咳出，改变体位与排痰的难易、多少有无关系；痰中是否带血，若有咯血应了解咯血量的多少及持续时间。

（3）了解患者是否有呼吸困难，呼吸困难的性质（吸气性、呼气性、混合性），呼吸困难与体力劳动的关系，静息时有无发生。静息时发生呼吸困难提示心肺代偿功能差，对麻醉、手术耐受均不佳，风险较大。

（4）对于吸烟者，应了解每日的吸烟量，烟龄，术前停止吸烟的时间。每日吸烟量>10 支者，术后肺部并发症的发生率将增加 3 ~ 6 倍。吸烟者 FEV_1 的年下降速度明显高于不吸烟者。长期吸烟使气道纤毛运动减弱，肺泡巨噬细胞功能异常，分泌黏液腺体增生。吸烟者部分血红蛋白变成碳氧血红蛋白，氧合血红蛋白相对减少，血液携氧能力降低，氧离解曲线左移，导致组织供氧减少，并可引起红细胞增多症和血液黏度增高。气道高反应者长期吸烟，上述损害程度更为严重。术前停止吸烟不足 8 周者，术后肺部并发症发生率高。

（5）如为哮喘患者，应认真复习病史，了解发现气道症状的年龄、最初发病的情况、自觉症状与季节的关系、是否有特异性致敏原、睡眠与自觉症状发生的关系。

（6）合并有呼吸系统疾病的患者还应了解其治疗史，包括抗生素、支气管扩张剂及糖皮质激素的应用，详细到具体用药、患者对药物的反应以及因该类疾病就诊治疗的次数。

2. 给患者体检，进一步了解疾病情况。

（1）体形及外貌：肥胖、脊柱侧弯或胸廓畸形可引起肺容积（功能残气量、肺总量）减少和肺顺应性下降，易出现肺不张和低氧血症。营养不良、恶病质的患者呼吸肌力量弱，免疫力下降，易合并感染。注意观察口唇、甲床、皮肤黏膜有无发绀或苍白。COPD 患者可表现为桶状胸；如果胸廓不对称可能有气胸、胸腔积液或肺实变。是否有气管移位或受压，要寻找原因，估计是否会妨碍使用麻醉面罩，是否存在气管插管困难。

（2）呼吸情况：成年人呼吸频率超过 25 次/分是呼吸衰竭的早期表现。呼吸费力常提示有呼吸道梗阻；注意辅助呼吸肌是否参与呼吸活动。观察患者呼吸时的胸、腹动作：在吸气相时，胸、腹壁应同时上举，若仅胸壁抬高，腹部反而下陷，常提示存在膈肌麻痹或严重功能障碍。胸部疾患往往迫使患者采取腹式呼吸以减少胸廓动作。注意是否存在呼吸困难，活动后呼吸困难（气短）是衡量肺功能不全的主要临床指标，据此可作出估计（表1-3-1）。

表 1-3-1 呼吸困难*评级

0 级	无呼吸困难症状
Ⅰ级	能较长距离缓慢平道走动，但懒于步行
Ⅱ级	步行距离有限制，走 1 条或 2 条街后需要停步休息
Ⅲ级	短距离走动即出现呼吸困难
Ⅳ级	静息时也出现呼吸困难

* 指呼吸系疾病引起的呼吸困难。根据正常步速、平道步行结束后观察

（3）胸部听诊：具有重要意义。阻塞性肺疾病患者呼气相延长，呼吸音低；痰液潴留时可闻及粗糙的湿性啰音，位置不固定，可在咳痰后消失。若啰音固定则可能为支气管扩

张症或肺脓肿。有小气道痉挛者可闻及高调哮鸣音，见于哮喘或慢性喘息性支气管炎患者。呼吸音不对称，提示一侧肺不张、炎症或气胸，对于插管通气的患者还特别提示导管位置可能过深并进入了一侧主支气管（通常为右侧）。

（4）胸部叩诊：肺气肿患者肺部叩诊过清音，叩诊呈浊音提示有肺实变。

（5）其他体征：合并肺动脉高压、肺心病、右心功能不全可有颈静脉怒张，肝颈静脉回流征阳性，心脏听诊可闻及第二心音分裂。

（二）合并呼吸系统疾病麻醉手术的危险因素

合并呼吸系统疾病的患者进行手术和麻醉的危险因素有：

1. 年龄 年龄越大，肺泡总面积越小，闭合气量增加，肺顺应性下降，并发症越多。

2. 吸烟 吸烟者即使没有肺部疾病史，术后并发症也明显升高。

3. 一般情况差。

4. 肥胖 体重超过标准体重 30% 以上者，易并存慢性肺功能减退，术后呼吸系统并发症可增高两倍。

5. 肺部疾病史 如 COPD、哮喘、阻塞性睡眠呼吸暂停综合征病史。COPD 病史是最重要的危险因素，尤其是严重 COPD 者，术后并发症发生率明显升高。

6. 手术部位和时间 部位越接近膈肌，手术时间越长，并发症越多。

7. 麻醉方式 与椎管内麻醉、区域阻滞相比，全身麻醉更容易出现各种并发症。

二、术前检查项目

（一）肺功能评估

肺功能检查有助于了解肺部疾患的性质、严重程度以及病变是否可逆。年龄>60 岁，有肺部疾患、吸烟史以及拟行肺叶切除的患者，需要行常规肺功能检查。

1. 简易的肺功能试验

（1）测胸腔周径法：测量深吸气与深呼气时胸腔周径的差别，超过 4cm 以上者提示没有严重的肺部疾患和肺功能不全。

（2）屏气试验（breath holding test）：正常人的屏气试验可持续 30 秒以上；持续 20 秒以上者一般麻醉危险性小；如果时间低于 10 秒，则提示患者的心肺储备功能很差，常不能耐受手术与麻醉。

（3）吹火柴试验：患者安静后深吸气，然后张口快速呼气，能将置于 15cm 远的火柴吹熄者，提示肺储备功能良好，否则提示储备下降。

（4）吹气试验（blow test）：嘱患者尽力吸气后呼气，能在 3 秒内全部呼出者，表示用力肺活量基本正常；需要 5 秒以上才能完成全部呼气者，提示有阻塞性通气障碍。

2. 肺功能测定 肺功能测定有助于诊断肺部疾病的类型、确定病变的范围和严重程度、判断治疗效果、监测疾病进展情况，并可区别限制性或阻塞性肺功能障碍。

肺功能测验需要通过肺量计来进行。先让患者吸足空气，然后将吸入的空气用力快速呼入肺量计直至残气位。从时间-容量曲线可以得出用力肺活量（FVC）、残气量（RV）、最大呼气中期流速（MMFR）、最大分钟通气量（MMV）等重要指标。

阻塞性肺功能障碍时呼气流速减慢，导致 FEV_1、$FEV_1/FVC\%$ 和 MMFR 下降，而肺总容量（TLC）增加。限制性肺功能障碍患者 FEV_1、FVC 降低，FEV_1/FVC% 近乎正常，而肺总容量降低。一般认为大手术患者术前 FVC 小于预计值的 50%、FEV_1 小于 2L 或 FEV_1/FVC% 小于 50%、MVV 小于 50 L/min 或小于预计值的 50%、RV/TLC 大于 50% 为高危患者，术后可能需长时间呼吸支持或难以脱离呼吸机。

凡呼吸困难程度已超过 II 级，或具备前述病史和体检项目明显异常者，尤其对活动后明显气短、慢性咳嗽痰多、肺听诊有干湿啰音或哮鸣音、长期大量吸烟、老年性慢性支气管炎及阻塞性、限制性肺功能障碍等患者，胸腔或腹腔大手术后，几乎无例外地有暂时性肺功能减退，术前也有必要做呼吸功能测验。测验结果预示高度危险的指标见表 1-3-2。

表 1-3-2 估计手术后并发肺功能不全的高危性指标

肺功能测验项目	正常值	高危值
肺活量（VC）	2.44~3.47 L	< 1.0 L
第 1 秒时间肺活量（FEV_1）	2.83 L	< 0.5 L
最大呼气流率（MEFR）	336~288 L/min	< 100 L/min
最大通气量（MVV）	82.5~104 L/min	< 50 L/min

必须强调这些数据需结合临床表现去综合判断，才有实际意义。近年来，对于慢性肺功能不全，除非需要切除较多的肺组织，或已有广泛的肺纤维性实变，一般均可通过术前细致的治疗而获明显改善，故已很少被列为手术禁忌证。

3. 睡眠呼吸监测 中枢性和阻塞性睡眠呼吸暂停可以通过睡眠呼吸监测来区别。用脉搏血氧计监测血氧饱和度，在一鼻孔内置一导管以测量潮气末 CO_2 分压（$P_{ET}CO_2$）和监测气流，胸壁运动通过张力计或阻抗电极监测。在阻塞性睡眠呼吸暂停中，尽管有持续胸壁运动，但鼻孔内气流停止，血氧饱和度下降，$P_{ET}CO_2$ 上升；在中枢性呼吸暂停中，胸部运动和气流同时停止。

4. 放射性核素定量肺显像 ^{99m}Tc 肺灌注显像可预测肺切除后肺功能，即 FEV_1 的术后预计值（PPO-FEV_1）。PPO-FEV_1 小于 1L 术后肺并发症明显升高。对于术前有肺疾患的肺叶切除患者，PPO-FEV_1 比单纯的 FEV_1 要敏感。

（二）其他实验室检查

1. 血常规 慢性呼吸系统疾病的患者血红蛋白大于 160 g/L，血细胞比容大于 60%，往往提示有慢性缺氧，白细胞计数及分类增加可提示有无感染。

2. 胸部正侧位 X 线检查 血常规检查中白细胞及中性粒细胞增加可能提示肺部感染，患者都应该做胸部正侧位 X 线检查，确认有无气管偏移或狭窄、气道阻塞等；肺实质改变者可能存在通气与灌注比例失调及肺内分流；慢性肺疾患者，如 COPD 患者，肺血管也发生病变，可引起肺血管阻力增高与肺间质破坏和纤维增生，导致右心室肥厚与扩张。这类患者麻醉期及术后低氧血症或呼吸衰竭发生率增高。

3. 心电图 合并有肺源性心脏病和肺动脉高压的患者心电图可发生改变，如心电轴右偏、肺型 P 波、右心室肥厚及右束支传导阻滞，应行超声心动图检查进一步了解心脏功能。

4. 动脉血气分析（arterial blood gas analysis，ABG）　ABG 是评估肺功能的最容易获得和最有效的定量指标。通过血气分析可了解患者术前通气状况、酸碱平衡、氧合状况及血红蛋白浓度，还可了解患者的肺疾患严重程度、病程的急慢性和患者肺功能的基础水平。正常 $PaCO_2$ 维持在 $35 \sim 45$ mmHg，PaO_2 维持在 $80 \sim 100$ mmHg。肺功能试验异常的哮喘患者可见到高碳酸血症和（或）低氧血症。一般认为大手术患者术前 $PaCO_2$ 大于 45 mmHg，PaO_2 小于 50 mmHg 为高危患者，术后常需较长时间的呼吸支持，尤其是胸部与上腹部手术者。

三、麻醉前准备

麻醉前准备的目的在于改善呼吸功能，提高心肺代偿能力，增加患者对手术和麻醉的耐受。进行麻醉前的准备应区分病变是否可逆，对于可逆病变要尽可能纠正。可逆病变包括支气管痉挛、呼吸道感染、痰液潴留、心源性肺水肿、胸腔积液、肥胖和腹壁损伤等。而诸如肺气肿，肿瘤所致的局限性肺不张、脊柱侧弯、脊柱损伤和肺间质纤维化等则属于不可逆性病变。准备的要点是控制呼吸道感染，解除支气管痉挛，并施行呼吸锻炼，但一般应在肺部疾病缓解期进行。

（一）常规准备

1. 戒烟　对于长期吸烟者，术前应尽可能戒烟，越早越好（表 1-3-3）。术前戒烟 6 ~ 12 周较为理想。临床上戒烟十分困难，但术前至少应戒烟 2 周，才能减少气道分泌物和改善通气。

2. 指导患者进行呼吸锻炼，在胸式呼吸不能有效增加通气量时，应练习深而慢的腹式呼吸。进行呼吸锻炼，自主深呼吸、咳嗽等有助于分泌物排出及增加肺容量，降低术后肺部并发症的发生率。合并有胸腔积液者，积液量较大并影响到 FRC 时，可行胸穿放液或放置引流装置。张力性气胸者应放置胸腔闭式引流，行全身麻醉前 24 小时不能拔出引流管。

表 1-3-3　戒烟时间和戒烟益处的关系

戒烟时间	益　处
12 ~ 24 小时	血中一氧化碳和尼古丁水平降低
48 ~ 72 小时	碳氧血红蛋白可降至正常水平，纤毛功能改善
1 ~ 2 周	痰量减少
4 ~ 6 周	肺功能改善
6 ~ 8 周	机体免疫功能和代谢功能改善
8 ~ 12 周	术后并发症减少

（二）控制呼吸道感染、祛痰

对于急性呼吸道感染患者择期手术应在积极治疗感染好转后实施。近期急性呼吸道感染的患者易诱发支气管痉挛，尤其是有哮喘史者，应经治疗待症状消失后 2 ~ 3 周方宜进行择期手术。慢性呼吸道疾病患者，为防止肺部感染，术前 3 天常规应用抗生素。肺部感染病原微生物包括细菌和病毒，合理应用抗生素治疗是关键，痰或气道分泌物的致病菌培养和药敏试验有助于抗生素的选择。在致病菌未能确定前，常根据经验用药，对于病情较重的宜选用广谱抗生素静脉给药；抗感染同时要清除气道分泌物，通过体位引流、胸背部拍击、定期雾化吸入、胸部物理治疗、鼓励咳嗽等措施促进气道分泌物排出，也可合并使用祛痰药，否则痰液潴留易致感染不愈，而且在停药后常使细菌成为耐药菌株，造成治疗困难。

（三）解除支气管痉挛

支气管痉挛是围术期最常见的可逆性肺部疾患，可见于哮喘和慢性支气管炎等气道高反应性疾病。在支气管痉挛未消除时，任何择期手术都应延迟。临床常用的支气管扩张剂包括：β_2 受体激动剂、抗胆碱能药物以及甲基黄嘌呤类（茶碱）类药物。药物剂型和给药途径多样。对于部分急重症患者，选用 β_2 受体激动剂或抗胆碱能药物雾化吸入，因其剂量大，使用方便，效果较好。术前接受此类治疗的患者应坚持用药至手术当日。糖皮质激素通常用于支气管扩张剂疗效不佳的患者，其临床效应需几小时才能产生。糖皮质激素能够减少气道炎症反应、水肿、黏液分泌。COPD 患者应用糖皮质激素应采取谨慎态度。在 COPD 急性加重期，当可能合并支气管哮喘或对 β_2 受体激动剂有肯定效果时，可考虑口服或静脉滴注糖皮质激素，但要尽量避免大剂量长期使用。

（四）麻醉前用药

谨慎使用阿片类镇痛药和苯二氮䓬类镇静药，因其能显著抑制呼吸中枢。对于麻醉前情绪紧张的患者，如果肺功能损害不严重可以应用，严重呼吸功能不全的患者应避免用药。抗胆碱能药物的应用可解除迷走神经反射，减少气道分泌物，减轻插管反射，但是会增加痰液黏稠度，不利于痰液的排出，而且有研究认为常规剂量不足以抵消插管时的反应，可根据患者的具体情况应用。常用药物有阿托品、东莨菪碱。因能诱发支气管痉挛，H_2 受体拮抗剂不宜使用。术前应用支气管扩张剂者，应持续用药至麻醉诱导前。

（五）麻醉方式及药物的选择

麻醉选择应结合患者的具体情况而定，理想的麻醉方法和药物选择原则是：①呼吸循环干扰小；②镇静、镇痛和肌松作用效果好；③手术不良反射阻断满意；④术后苏醒恢复快；⑤并发症少。

1. 麻醉方式的选择　局麻和神经阻滞对呼吸功能的影响很小，它能保留自主呼吸和正常的咳嗽反射，用于合并呼吸系统疾患的患者较为安全，但在使用上有一定的局限性。神经阻滞只适用于颈部和四肢手术。

椎管内麻醉的镇痛和肌松效果好，适用于下腹部、下肢手术。蛛网膜下腔阻滞对血流动力学干扰较大，麻醉平面较难控制。在严重 COPD 的患者依靠辅助呼吸肌参与呼吸时，如果出现运动阻滞可降低 FRC，使患者咳嗽及清除分泌物的能力下降，导致呼吸功能不全甚至呼吸衰竭，因此较少选用。硬膜外阻滞范围与麻醉药种类、浓度、剂量都有关系。麻醉平面不宜高于 T_6 水平，否则一方面影响呼吸肌功能，另一方面阻滞肺交感神经丛，易诱发哮喘。

全身麻醉适用于病情重、已有呼吸功能储备下降的患者，也适用于手术复杂、时间较长的患者。气管内插管便于术中管理，既可保证术中充分的氧供，减少呼吸道无效腔，还可按需随时清除呼吸道分泌物。缺点是：①长期吸入干燥气体，可致呼吸道分泌物黏稠而不易吸出；②气管导管对呼吸道有一定的刺激，易诱发支气管痉挛及分泌物增加；③吸入麻醉药除刺激呼吸道外，还抑制气管上皮细胞纤毛活动而影响排痰，易致小气道闭塞和肺泡萎陷；④气管内插管使功能残气量减少，肺泡无效腔增加，影响肺内气体的分布和交换，因而 A-aDO$_2$ 增加。另外，选择气管内插管全麻时要防止麻醉装置加大气道阻力和无效腔；选用粗细合适的气管导管，最好选用低压充气套囊，防止黏膜受压，影响纤毛功能。

2．麻醉药物的选择

（1）吸入麻醉药（inhalation anesthetic）：氟烷麻醉效能强，诱导及苏醒迅速，对呼吸道无刺激，可直接松弛支气管平滑肌，适用于慢性支气管炎及哮喘患者。但氟烷可使心肌对儿茶酚胺的敏感性增加，有诱发心律失常的顾虑。恩氟烷、异氟烷、七氟烷对气道无刺激，不增加气道分泌物，有扩张支气管平滑肌的作用（七氟烷 1.1MAC 时作用最强）。氧化亚氮对呼吸道没有刺激性，不引起呼吸抑制，但麻醉效能低，需和其他吸入药联合应用。

（2）静脉麻醉药（intravenous anesthetic）：硫喷妥钠有组胺释放作用，应禁用于哮喘患者。异丙酚有扩张支气管的作用，适用于呼吸系统疾病的患者，尤其是患有阻塞性肺疾病者。氯胺酮增加内源性儿茶酚胺，通过兴奋 β$_2$ 受体可使支气管扩张，适用于支气管哮喘患者。但可使呼吸频率减慢，通气量降低，若与芬太尼或哌替啶合用可引起严重的呼吸抑制，慎用于呼吸功能不全患者。氯胺酮增加肺血管阻力，使肺动脉压升高，故禁用于慢性支气管炎继发肺动脉高压者。吗啡由于释放组胺和对平滑肌的直接作用而引起支气管收缩，可诱发哮喘发作，而且吗啡有抑制小支气管的纤毛运动的作用，应避免用于支气管痉挛的患者。芬太尼有抗组胺的作用，可以缓解支气管痉挛，可在术中应用。

（3）肌肉松弛药（muscle relaxant）：组胺释放较强的药物应避免用于慢性喘息性支气管炎或哮喘的患者。如琥珀酰胆碱、筒箭毒碱、阿曲库铵、米库氯铵、维库溴铵、泮库溴铵和哌库溴铵及顺式阿曲库铵等无组胺释放作用均可应用。

第二节　围术期各类呼吸系统疾病的肺功能变化特征

一、支气管哮喘

支气管哮喘（bronchial asthma）简称哮喘，是由肥大细胞、嗜酸性粒细胞和 T 淋巴细胞等多种细胞参与的慢性气道炎症；在易感者中此种炎症可引起反复发作的喘息、气促、胸闷和（或）咳嗽等症状，多在夜间或凌晨发生；此类症状常伴有广泛而多变的呼气流速受限，但可部分地自然缓解或经治疗缓解；此种症状还伴有气道对多种刺激因子反应性增高。

（一）病理生理

疾病早期，肉眼观解剖学上很少有器质性改变。随疾病发展病理学变化逐渐明显，肉眼可见肺过度充气及肺气肿，肺柔软疏松，可合并有肺大泡。支气管及细支气管内含有黏稠痰液及黏液栓。支气管壁增厚、黏膜肿胀充血形成皱襞，黏液栓塞局部可发现肺不张。显微镜下的改变比较明显，即使在轻症的哮喘患者，可见气道上皮下有肥大细胞、肺泡巨噬细胞、嗜酸粒细胞、淋巴细胞与嗜中性粒细胞浸润。哮喘发作期，气道黏膜下组织水肿，微血管通透性增加，支气管内分泌物潴留，支气道平滑肌痉挛，纤毛上皮剥离，基底膜露出，杯状细胞增殖及支气管分泌物增加等病理改变。若哮喘长期反复发作，表现为支气管平滑肌的肌层肥厚，气道上皮细胞下的纤维化等致气道重构和周围肺组织对气道的支持作用消失。

（二）临床表现

1. 症状　与哮喘相关的症状有咳嗽、喘息、呼吸困难、胸闷、咳痰等。典型的表现是发作性伴有哮鸣音的呼气性呼吸困难。严重者可被迫采取坐位或呈端坐呼吸，干咳或咳大量白色泡沫痰，甚至出现发绀等。哮喘症状可在数分钟内发作，经数小时至数天，用支气管扩张药或自行缓解。早期或轻症的患者多数以发作性咳嗽和胸闷为主要表现。这些表现缺乏特征性。哮喘的发病特征是：①发作性：当遇到诱发因素时呈发作性加重；②时间节律性：常在夜间及凌晨发作或加重；③季节性：常在秋冬季节发作或加重；④可逆性：平喘药通常能够缓解症状，可有明显的缓解期。

2. 体征　缓解期可无异常体征。发作期胸廓膨隆，叩诊呈过清音，多数有广泛的呼气相为主的哮鸣音，呼气延长。严重哮喘发作时常有呼吸费力、大汗淋漓、发绀、胸腹反常运动、心率增快、奇脉等体征。

（三）麻醉用药禁忌

硫喷妥钠麻醉对交感神经的抑制明显，副交感神经占优势，可诱发喉痉挛和支气管痉挛，支气管哮喘患者不宜应用。H_2受体阻断剂也可能诱发支气管痉挛。对于有慢性喘息性支气管炎或哮喘的患者，肌松药选择应避免组胺释放较强的药物，如琥珀酰胆碱、筒箭毒碱、阿曲库铵、米库氯铵。其他可诱发组胺释放的药物（如吗啡、哌替啶）应尽量避免使用或者缓慢给予。

二、慢性阻塞性肺部疾病

慢性阻塞性肺部疾病（chronic obstructive pulmonary disease，COPD），简称慢阻肺，是一种具有气流受限特征的肺部疾病，气流受限不完全可逆，呈进行性发展。

COPD与慢性支气管炎和肺气肿密切相关。慢性支气管炎是指支气管壁的慢性、非特异性炎症。如患者每年咳嗽、咳痰达3个月以上，连续2年或更长，并可排除其他已知原因的慢性咳嗽，可以诊断为慢性支气管炎。肺气肿则指肺部终末细支气管远端气腔出现异常持久的扩张，并伴有肺泡壁和细支气管的破坏而无明显的肺纤维化。当慢性支气管炎和（或）肺气肿患者肺功能检查出现气流受限并且不能完全可逆时，则可诊断COPD。

（一）病理生理

气道阻塞和气流受限是COPD最重要的病理生理改变，引起阻塞性通气功能障碍。患者还有肺总量、残气容积、功能残气量增多等肺气肿的病理生理改变。大量肺泡壁的断裂导致肺泡毛细血管破坏，剩余的毛细血管受肺泡膨胀的挤压而退化，致使肺毛细血管大量减少，此时部分肺区虽有通气，但肺泡壁无血液灌流，导致生理无效腔气量增大；也有部分肺区虽有血液灌流，但肺泡通气不足，不能参与气体交换，导致血液分流，这些改变导致通气/血流比例失调，肺内气体交换效率明显下降。加之肺泡及毛细血管大量丧失，弥散面积减少，进一步使换气功能发生障碍。通气和换气功能障碍可引起缺氧和二氧化碳潴留，发生不同程度的低氧血症和高碳酸血症，最终出现呼吸衰竭，并继发慢性肺源性心脏病。

（二）临床表现

1. 慢性咳嗽　通常为首发症状，初起咳嗽呈间歇性，早晨较重，以后早晚或整日均有咳嗽，但夜间咳嗽并不显著。少数病例咳嗽不伴咳痰，也有部分病例有各种明显气流受限但无咳嗽症状。

2. 咳痰　咳嗽后通常咳少量黏液性痰，部分患者在清晨较多。合并感染时痰量增多，并可有脓性痰。

3. 气短或呼吸困难　这是慢阻肺的标志性症状，是使患者焦虑不安的主要原因。早期仅于劳动时出现，后逐渐加重以致日常活动甚至休息时也感气短。

4. 喘息和胸闷　不是慢阻肺的特异症状，部分患者特别是重度患者有喘息；胸部有紧闷感通常于劳力后发生，与呼吸费力、肋间肌等容性收缩有关。

5. 全身性症状　在疾病的临床过程中，特别是在较重患者，可能会发生全身性症状，如体重下降、食欲减退、外周肌肉萎缩和功能障碍、精神抑郁和（或）焦虑等；合并感染时可出现咳血痰或咯血等症状。

（三）诊断

COPD 的诊断依赖于肺功能检查证实有不完全可逆的气道阻塞和气流受限，这是诊断该病的必备条件。同时要排除已知其他病因或具有特征病理表现的气流受限疾病。$FEV_1\%$ 预计值和 FEV_1/FVC 是反映气道阻力和呼气流速变化的良好指标。吸入支气管扩张药后 $FEV_1/FVC<70\%$，同时 $FEV_1<80\%$ 预计值，可确定为不完全可逆性气流受限，明确诊断为 COPD；对于 $FEV_1/FVC<70\%$，而 $FEV_1\geqslant80\%$ 预计值者，可诊断为轻度 COPD。少数患者无临床症状，仅在肺功能检查时发现 $FEV_1/FVC<70\%$，而 $FEV_1\%$ 预计值低于正常值下限，在除外其他疾病后，亦可诊断为 COPD。

（四）慢性肺源性心脏病

慢性肺源性心脏病（Chronic cor pulmonale）简称慢性肺心病，是由于慢性支气管肺部疾病、胸廓疾病或肺血管疾病引起肺循环阻力增加、肺动脉高压，进而引起右心室肥厚、扩大，甚至发生右心衰竭的心脏病。

1. 肺、心功能代偿期

（1）症状：表现肺胸基础疾病的症状，如 COPD 患者可有咳嗽、咳痰、气促，活动后可有心悸、呼吸困难、乏力和劳动耐力下降。急性感染可使上述症状加重。

（2）体征：除可见肺胸疾病的体征外，尚可见肺动脉高压和右心室扩大的体征，如 $P_2>A_2$，三尖瓣区出现收缩期杂音，剑突下心脏搏动。部分患者因肺气肿使胸内压升高，阻碍腔静脉回流，可有颈静脉充盈，呼气期尤为明显，吸气期充盈减轻；此期肝下界下移是由膈肌下降所致，不要误认为是右心衰竭的表现。

2. 肺、心功能失代偿期

（1）呼吸衰竭

1）症状：呼吸困难加重，夜间为甚，常有头痛、失眠、食欲下降，但白天嗜睡，甚至出现表情淡漠、神志恍惚、谵妄等肺性脑病的表现。

2）体征：明显发绀，球结膜充血、水肿，严重时可有视网膜血管扩张、视乳头水肿等颅内高压的表现。腱反射减弱或消失，出现病理反射。高碳酸血症可出现周围血管扩张的表现，如皮肤潮红、多汗。

（2）右心功能衰竭

1）症状：除肺胸疾患的症状更明显外，尚可见心悸、食欲不振、腹胀、恶心等右心衰竭的表现。

2）体征：发绀更明显，颈静脉怒张，心率增快，可出现心律失常，剑突下可闻及收缩期杂音，甚至出现舒张期杂音。肝大且有压痛，肝颈静脉回流征阳性，下肢水肿，患者可有腹腔积液。

三、睡眠呼吸暂停综合征

睡眠呼吸暂停（sleep apnea）是指睡眠中口和鼻气流均停止 10 秒以上；低通气是指睡眠中呼吸气流幅度较基础水平降低 50% 以上并伴有 4% 以上的血氧饱和度下降。

睡眠呼吸暂停综合征（sleep apnea syndrome）是指 7 小时睡眠中呼吸暂停及低通气反复发作在 30 次以上；或呼吸紊乱指数（apnea-hypopnea index，AHI）即睡眠呼吸暂停低通气指数（sleep apnea hypopnea index），平均每小时睡眠中的呼吸暂停+低通气次数 ≥ 5 次/小时。

睡眠呼吸暂停综合征分型：

1. 阻塞性睡眠呼吸暂停低通气综合征（obstructive sleep apnea hypopnea syndrome，OSAHS）　睡眠时口和鼻气流停止或减低，但胸、腹式呼吸仍存在。

2. 中枢性睡眠呼吸暂停综合征（central sleep apnea syndrome，CSAS）　睡眠时口鼻气流和胸腹式呼吸运动同时停止，膈肌和肋间肌也都停止活动。

3. 混合型　指一次呼吸暂停过程中开始时出现中枢型呼吸暂停，继之出现阻塞型呼吸暂停。

阻塞性睡眠呼吸暂停综合征临床中最常见，本病主要为男性，肥胖者较多，随年龄增长其发病率也增高。部分患者存在上气道解剖异常，在体格检查时应以重视，如鼻腔阻塞、扁桃体肥大、软腭松弛、悬雍垂过长、舌体肥大、下颌后缩、小颌畸形等。几乎所有的患者均有不同程度的打鼾，并多有睡眠中憋醒的经历，多因此而就诊。由于睡眠质量差，醒来自觉头痛、疲乏，并出现明显的白天嗜睡。可有记忆力减退、注意力不集中等智力方面的障碍。有的患者还可能出现性功能减退、遗尿等临床表现。

OSAHS 患者长时间的梗阻可引起慢性缺氧和二氧化碳蓄积等肺功能障碍，最终导致高血压、冠心病、肺心病、糖尿病、继发性红细胞增多症等并发症。

四、支气管扩张症

支气管扩张（bronchiectasis）是指直径大于 2mm 的近端支气管由于管壁的肌肉和弹性组织破坏引起的异常扩张。

其典型症状为慢性咳嗽伴大量脓痰和反复咯血。

慢性咳嗽伴大量脓性痰，痰量与体位改变有关，如晨起或入夜卧床时咳嗽痰量增多，呼吸道感染急性发作时黄绿色脓痰明显增加，一日数百毫升，若有厌氧菌混合感染则有臭味。

可反复发生程度不等的咯血，从小量痰血至大量咯血，咯血量与病情严重程度有时不一致，支气管扩张咯血后一般无明显中毒症状。

若反复继发感染支气管引流不畅，痰不易咳出，可感到胸闷不适。炎症扩展到病变周围的肺组织，出现高热、食欲减退、盗汗、消瘦、贫血等症状。

慢性重症支气管扩张的肺功能严重障碍时，劳动力明显减退，稍活动即有气急、发绀伴有杵状指（趾）。

五、弥漫性间质性肺部疾病

弥漫性间质性肺部疾病（diffuse interstitial lung disease，DILD）是以肺泡壁为主并包括肺泡周围组织及其相邻支撑结构病变的一组疾病。病变可波及细支气管，由于细支气管领域和肺泡壁纤维化使肺顺应性降低，导致肺容量减少和限制性通气障碍。此外细支气管炎症改变以及肺小血管闭塞引起通气/血流比例失调和弥散能力降低，最终发生低氧血症和呼吸衰竭。

本组疾病有以下临床特点：①运动后呼吸困难；②X 线胸片可见双肺弥漫性阴影；③肺功能表现为限制性通气功能障碍、弥散功能降低和肺泡动脉血氧分压差（$P_{A-a}O_2$）增大；④组织学显示不同程度的纤维化和炎症改变伴或不伴肺实质肉芽肿或继发性血管病变。

六、胸壁疾病

胸壁由骨骼（胸椎、胸骨及肋骨）及软组织（皮肤、皮下组织、胸大小肌、肋间肌、背阔肌、胸膜等）所构成。胸壁的疾病大致有以下几类：

1. 畸形 可为先天性或获得性，如脊柱后侧凸、肋骨畸形、鸡胸、漏斗胸等。

2. 炎症 病原可为细菌、病毒等，如脊柱或肋骨结核、肋骨化脓性骨髓炎、肋软骨炎、胸壁梅毒等。

3. 外伤 由于钝伤、挤压伤等所引起，最常见为肋骨骨折和脊椎骨折等。

4. 肿瘤 良性肿瘤有囊肿、脂肪瘤、血管瘤、骨软骨瘤等。恶性肿瘤有肋软骨瘤、Ewing 肿瘤、骨肉瘤、多发性骨髓瘤、转移性癌等。原发性肋骨肿瘤仅占所有骨瘤的5%~10%。

（一）脊柱侧突

常见的胸廓畸形，可分为两类：

1. 功能性脊柱侧突 脊柱向一侧弯曲，但不扭转，见于两下肢不等长、髋关节病变、坐骨神经病变及长期坐立姿势不正确等。

2. 器质性脊柱侧突 除脊柱侧弯外，椎体向脊柱弯曲的凸侧扭转。病因不明者最多（占70%~80%），女性较多，常发生于10~13岁，青春发育期迅速加剧。主要病因有：①严重胸膜增厚、脓胸和胸廓改形术等；②神经肌病，如脊髓灰质炎、中枢神经性瘫痪、肌营养不良症；③外伤、结核或肿瘤引起不对称的椎体破坏；④先天性半椎体畸形。

脊柱弯曲的凸侧，肋间增宽，胸廓隆起；凹侧的肋间狭窄，胸廓下陷。胸廓畸形引起胸腔容积减小，肺脏发育不良，部分肺脏受压迫，产生局限性肺不张；另一部分肺脏产生代偿性肺气肿。由于肺容量减少，肺血管扩张度受限制，易引起肺动脉高压及右心室肥大。呼吸功能改变呈限制性通气障碍，肺活量及肺总量减低，残气正常或稍减低。由于肺总量的减低，故残气占肺总量百分比相对增大。最大通气量减低，1秒钟用力肺活量减低，$FEV_1\%$ 可正常或超过正常。随着病变进展，呼吸功能进一步损害。肺的防御功能减低，极易引起呼吸道感染、慢性支气管炎，并发生阻塞性的通气功能障碍。

儿童大多无症状，多数在青春期畸形严重时出现进行性呼吸困难，活动时更显著。呼吸功能严重障碍可出现发绀，呼吸道感染可诱发呼吸衰竭和右心衰竭。

（二）肋软骨炎

肋软骨炎（costal chondritis）又称Tietze综合征（Tietze disease），为一种自限性、非化脓性的软骨病。各年龄均可发病，以20~40岁多见。男女无差别。病因未明，多发生于上胸部肋软骨连结处，以第2肋骨常见，有时累及胸骨柄或胸锁乳突关节。外形呈梭形肿胀，皮肤可移动，无炎症表现，但有疼痛和压痛。疼痛可放射到肩；手臂活动、咳嗽或深呼吸时疼痛加剧，肺功能改变呈限制性通气障碍。

X线检查和组织学切片大多阴性，偶见骨周反应，肋软骨前端增宽、增厚。疼痛剧烈者可用氢化可的松封闭治疗。

（三）肋骨转移性癌

多为肺、乳腺、胸腺、前列腺等癌肿的血行转移。常见于老年。骨组织可完全被肿瘤溶骨性破坏，病理性骨折常见。临床症状以局部疼痛最突出，但有时在骨折后才发现。X线表现有骨质虫蚀状、圆形或不规则透明区域，周围无反应。放射性核素骨扫描较X线发现得早。前列腺癌转移时，血酸性磷酸酶增加。支气管癌及乳癌有广泛骨转移时常伴有高血钙症，甚至高血钙危象。疼痛症状严重时肺功能可发生限制性通气障碍，放射治疗常能缓解疼痛。

第三节 术前调整治疗策略

一、支气管哮喘

治疗哮喘的药物包括β受体激动剂、甲基黄嘌呤、糖皮质激素、抗胆碱药物、白三烯受体阻滞剂、肥大细胞稳定剂，除了最后一种药物，其他药物都可用于急性哮喘。色甘酸钠和萘多罗米钠对于预防外源性哮喘和部分内源性哮喘有效。这两种药虽没有支气管扩张作用，但可阻止肥大细胞脱颗粒。

拟交感物质是最有效最常用的药物，它们通过激动 β_2 受体引起支气管扩张。支气管平滑肌 β_2 受体激活，引起腺苷酸环化酶激活，使细胞内 c AMP 生成增多。这些药物通过雾化吸入，选择性激动 β_2 受体，如特布他林并可减少 β_1 受体激动引起的心脏不良反应。但在大剂量使用时，则特异性变弱。

甲基黄嘌呤通过促使儿茶酚胺释放，阻断组胺释放及刺激膈肌等多重作用引起支气管扩张。氨茶碱是唯一一种可以静脉输注的茶碱药物。

糖皮质激素的作用是抗炎和膜稳定作用，可用于急性发作及维持治疗。倍氯米松、曲安西龙、氟替卡松、布地奈德是合成的激素，通过雾化吸入进行维持治疗。虽然这些药有一定的不良反应，但治疗剂量不会引起肾上腺抑制。静脉注射氢化可的松或甲泼尼龙主要用于急性重度哮喘，接着给予口服泼尼松。糖皮质激素起效时间是数小时。

胆碱能药物通过抗毒蕈碱样作用，阻断支气管收缩反射，异丙托溴铵是阿托品的同类药物，具有中度支气管扩张作用，可通过雾化吸收，没有全身抗胆碱作用。

二、慢性阻塞性肺部疾病

COPD 的治疗以支持治疗为主。首先是戒烟，有可逆的气道梗阻的患者（使用支气管扩张剂后，FEV_1 改善>15%）应长期使用支气管扩张剂。吸入 β_2 受体激动剂、糖皮质激素、异丙托溴铵都有治疗作用。尽管使用支气管扩张剂后，肺功能没有改善，但临床术后转归改善。病情加重通常是支气管炎发作，痰性质改变，这时需要使用广谱抗生素，随后根据药敏实验选用敏感抗生素。

存在低氧血症时应谨慎吸氧。存在慢性低氧血症的患者（$PaO_2<55$ mmHg）和肺动脉高压的患者需要低流量吸氧治疗（$1\sim2$ L/min）。氧疗可能引起 CO_2 潴留，PaO_2 升高超过 60 mmHg 可能诱发呼吸衰竭，主要原因是低氧引起的呼吸兴奋消失；缺氧性肺血管收缩解除，导致通气/血流灌注失调进一步加重。存在肺心病时，使用利尿剂减轻肺水肿，地高辛与血管扩张剂的治疗效果不可靠，理疗并不改善肺功能但可缓解临床症状。

三、阻塞性睡眠呼吸暂停低通气综合征

阻塞性睡眠呼吸暂停低通气综合征（obstructive sleep apnea hypopnea syndrome，OSAHS）的病因较为复杂，其中上呼吸道结构狭窄是最重要的病因。有些患者可因口底或舌根肿瘤侵犯、下颌骨退缩、颞下颌关节强直等而引发 OSAHS。还有些患者可因肥胖造成咽周围脂肪沉积增加而引发 OSAHS，据统计，OSAHS 患者中约有 70% 是肥胖患者。但临床发现，更多的 OSAHS 患者并未见明显的病理损害，仅表现为正常人群中的颅面比例不协调。常有 OSAHS 患者为解除上呼吸道阻塞而施行手术。对于这类患者的气道高危性和可能伴有的复杂病症，应有充分的认识。

对 OSAHS 患者，麻醉前应注意从病史、症状、体征上给予判断，明确引起上呼吸道阻塞的病因，评估其上呼吸道阻塞程度和肺通气功能状况，检查有无低氧血症和高碳酸血症以及心肺并发症等。遇肥胖患者，麻醉前还应了解其肥胖的严重程度以及在心血管、呼吸和代谢等方面可能出现的异常变化，以能采取合理的麻醉处理手段，尽可能提高整个围术期的安全性。

对原已有高血压、冠心病、肺心病、糖尿病、继发性红细胞增多症等内科合并症的患者，需着重了解其脏器功能损害的严重程度，与内科医师共同制订术前治疗方案，包括控制高血压、改善呼吸功能、治疗心律失常、安置临时起搏器及纠正水电酸碱平衡紊乱和营养不良等，以提高这类患者的手术麻醉耐受力。

第四节 麻醉手术前准备

麻醉前准备的目的在于改善呼吸功能，提高心肺代偿能力，增加患者对手术和麻醉的耐受。进行麻醉前准备时应区分病变是否可逆，对于可逆病变要尽可能纠正。经过充分的术前准备，可减少术中、术后并发症，减少 ICU 的住院天数。

一、常规准备

对于长期吸烟者，术前应尽可能戒烟，6～12 周较为理想。临床戒烟十分困难，但术前至少应戒烟两周，才能减少气道分泌物和改善通气。

指导患者进行呼吸锻炼，自主深呼吸有助于分泌物的排出及增加肺容量，降低术后肺部并发症的发生率。合并胸腔积液者，积液量较大并影响到 FRC 时可行胸腔放液或放置引流装置。张力性气胸者应放置胸腔闭式引流，行全身麻醉前 24 小时不能拔出引流管。

二、解除气道痉挛

支气管哮喘和慢性支气管炎可出现支气管痉挛，是围术期常见的可逆性阻塞性病变，在痉挛未消除时任何择期手术都应推迟。临床常用的支气管扩张剂包括 β_2 受体激动剂、抗胆碱能药物以及甲基黄嘌呤（茶碱）药物。术前接受此类治疗的患者应坚持用药至手术当日。

1. 抗胆碱能药物　异丙托溴铵起效时间比 β_2 受体激动剂慢，但作用时间长：30～90 分钟达峰效应，持续 4～6 小时。剂量为 40～80 μg（每喷 20 μg），每天 3～4 次，不良反应小，可以长期应用，少有耐药。与 β_2 受体激动剂联合应用产生相加效应，较单独用药效果好。

2. β_2 受体激动剂　主要有沙丁胺醇、特布他林等制剂。雾化吸入，数分钟开始起效，15～30 分钟达最大效应，持续作用 4～5 小时。剂量为 100～200 μg（每喷 100 μg），每 24 h 不超过 8～12 喷。主要用于缓解症状。其长效缓释制剂口服对于夜间与清晨的症状缓解有利。与支气管哮喘者相比，COPD 应用 β_2 受体激动剂的治疗效果稍差。

3. 茶碱类药物　在 COPD 患者中应用比较广泛。缓释型茶碱 1～2 次/天，即可达到稳定的血药浓度，对于夜间发作的支气管痉挛有较好的疗效。但在应用茶碱时应监测血药浓度，血中茶碱浓度 5 $\mu g/ml$ 即有治疗效果，>15 $\mu g/ml$ 时即可产生不良反应。茶碱与沙丁胺醇或异丙托溴铵共用，可达到最大程度的解痉作用。

4. 糖皮质激素　通常用于支气管扩张剂疗效不佳的患者，其临床效应需几个小时才能产生。糖皮质激素能够减少气道炎症反应、水肿、黏液分泌。常用药物如氢化可的松，100 mg 静脉给药，每 8 小时 1 次。COPD 患者应用糖皮质激素应采取谨慎态度。在急性加重期，当可能合并支气管哮喘或对 β_2 受体激动剂有肯定效果时，可考虑口服或静脉滴注糖皮质激素，但要尽量避免大剂量长期应用。

三、抗感染治疗

对于急性上呼吸道感染患者择期手术应在治疗好转后施行。伴有大量痰液者，应于痰液减少后2周再行手术。慢性呼吸道疾病患者，为防止肺部感染，术前三天应常规应用抗生素。肺部感染患者，在致病菌未能确定时，常根据经验用药，病情严重者宜静脉给予广谱抗生素。抗感染同时还要清除气道分泌物，否则痰液潴留导致感染不愈，而且在停药后常使细菌成为耐药菌株，造成治疗困难。

四、祛痰

目前祛痰药主要有两类：黏液分泌促进药，代表药物有氯化铵，但药物疗效难以肯定，特别在痰液黏稠时几乎无效；溴己新是黏液溶解物的代表，氨溴索（沐舒坦）是溴己新在体内的有效代谢产物，可促进痰液的溶解，降低痰液与纤毛的黏着力，增加痰液的排出。除了应用祛痰药物外，输液、雾化吸入湿化气道、体位引流、胸背部拍击均有利于痰液的排出。

经术前处理后，患者的呼气流速及$PaCO_2$恢复正常，痰液减少，胸部听诊哮鸣音减少或消失提示治疗反应良好。

五、麻醉前用药

阿片类药物具有镇静镇痛作用，苯二氮䓬类药物是有效的抗焦虑药物，但是两者都能显著抑制呼吸中枢，作为麻醉前用药应该谨慎。对于情绪紧张的患者，如果肺功能损害不严重可以应用，严重呼吸功能不全的患者应避免用药。

应用抗胆碱能药物可解除迷走神经反射，减少气道分泌物，减轻插管反应，但是会增加痰液黏稠度，不利于痰液排出，而且有研究认为常规剂量尚不足以抵消插管时的反应，可根据具体情况应用。常用药物阿托品、东莨菪碱。H_2受体拮抗剂不宜应用，因其能诱发支气管痉挛。术前应用支气管扩张剂者应持续用药至麻醉诱导前。

第五节　风险评估

一、呼吸系统功能与麻醉手术关系的评估

麻醉药物对呼吸的抑制作用早已被人们所了解，同时还认识到呼吸的深度、特征和频率可以作为评估麻醉深度的重要临床指标。

（一）麻醉与手术对呼吸系统功能影响的机制

1. 呼吸中枢的抑制　吸入麻醉药和静脉麻醉药及阿片类药物都能抑制呼吸，并且抑制二氧化碳引起的通气效应。阿片类药物的特点是降低呼吸频率，而有些吸入麻醉药如三氯乙烯可增加呼吸频率。低氧对呼吸的刺激作用，也可被低浓度吸入麻醉药所抑制。其他的气道反应如对气道梗阻和咳嗽的敏感性在麻醉期间均有降低。

2. 呼吸动力的抑制　麻醉诱导时能使FRC降低约0.5 L，此与膈肌向头侧的移位有关。这种效应在神经肌肉阻滞后更为明显。在麻醉期间虽有自主呼吸，但肋间肌对呼吸发挥的作用削弱，而呼气性腹部肌肉活动增加。高位硬膜外麻醉阻滞肋间神经或膈神经，抑制了辅助呼吸机的驱动，降低了通气量。全脊髓麻醉时可出现呼吸停止。

3. 通气血流灌注比例的失调　麻醉诱导时通常不影响血流分配，除非因机械通气增加

胸腔内压力而降低心排出量，且使肺泡压增高导致肺泡压大于肺动脉压的区域增加，这时无效腔量增加。在全麻自主呼吸情况下，气体分布即被损害；在机械通气伴局部肺组织通气减少的情况下，气体的分布进一步恶化。在这些肺组织内，出现肺膨胀不全，同时缺氧性肺血管收缩（HPV）的代偿又被低浓度的吸入麻醉药所抑制，从而使麻醉的患者无效腔量和肺内分流都有所增加，导致动脉血二氧化碳分压增加和氧分压降低。全身麻醉使肺容量进一步降低，使肺通气/血流比例失调，且吸入麻醉药、巴比妥类药及阿片类药也减弱了患者对高二氧化碳和低氧的通气反应，导致术后发生肺不张和低氧血症。正压通气使上部肺通气充分，而血流量因重力作用使下胸部血流增加，导致生理无效腔量增加，通气/血流比例失调加重。

4. 气体交换和运输障碍　由于上述原因，麻醉期间气体交换受到损坏；氧运输也可因心排出量下降而受损，但氧供的降低可因代谢率下降而被补偿。过度通气使 $PaCO_2$ 降低致氧离曲线左移，并可引起组织血管收缩，进一步减少组织供氧。术后阶段常出现寒战，引起氧耗显著增加，加重了低氧血症。

（二）麻醉与手术对呼吸系统功能影响的因素

1. 手术性质及部位　急诊手术患者较择期手术术后肺部并发症明显增加；上腹部及开胸手术患者术后肺部并发症发生率与病死率较高。上腹部手术术后肺活量降低，主要是膈肌功能下降，其次是腹肌功能下降；腹部与胸部手术术后咳嗽能力减弱，并与咳嗽引起的疼痛有关。这些均导致肺不张和低氧血症。俯卧位低头可使肺胸顺应性降低 35%，而截石位时可增加 8%。手术操作对顺应性影响更大，开腹时用拉钩压迫肝区，使肺胸顺应性降低 18%，开胸手术压迫肺脏或放置胸廓开张器，可不同程度减少肺胸顺应性，且术终较术前减少 14% 左右。

2. 麻醉前的准备与处理　麻醉前的准备与处理的好坏是麻醉、手术对呼吸系统功能影响的重要因素。尤其对术前有急慢性呼吸系统疾病或呼吸功能已有减退的患者，术前正确的呼吸功能评估和麻醉前准备是降低术中术后肺部并发症风险的关键因素。麻醉手术前积极抗感染、吸氧、呼吸训练、呼吸治疗、治疗原发病等可以明显改善肺功能，增加呼吸系统功能储备，减少术中术后肺部并发症的发生。

3. 麻醉方式及时间长短　全麻与仰卧位可改变胸壁和膈肌的形状和活动而影响气体交换，膈肌向头侧移动可引起功能残气量减少。膈肌和胸廓肌肉紧张度丧失是肺不张发展的主要原因。麻醉时间大于 3 小时者术后肺部并发症显著增加。神经阻滞麻醉由于辅助药物的应用也可影响呼吸功能。选用局部麻醉或区域阻滞和术后良好镇痛可显著降低术后肺部并发症。

4. 麻醉手术中使用的药物　几乎所有的麻醉药物对呼吸均有抑制作用。吸入麻醉药、静脉麻醉药、阿片类药物及少数镇静药物都能通过对呼吸中枢的抑制而明显抑制呼吸运动，某些药物可以通过中枢作用抑制二氧化碳引起的通气增强反应。肌松药物和区域阻滞药物可以完全或部分地阻断呼吸肌的运动，从而影响呼吸功能。

二、手术麻醉前呼吸系统功能异常的评估

手术前如能充分评估，适当给予药物治疗及胸部理疗，有利于麻醉中呼吸管理，降低

围术期呼吸并发症的发生率和病死率。

（一）呼吸系统功能的评估应考虑的病理因素

1. 呼吸困难　活动后呼吸困难（气短）是衡量肺功能不全的主要临床指标，据此可对肺功能作出估计，呼吸困难评级见表 1-3-1。

2. 慢性咳嗽、多痰　患者在 1 年中有持续 3 个月时间慢性咳嗽、咳痰，并已连续 2 年以上者，即可诊断为慢性支气管炎。其为一种慢性阻塞性肺疾病，手术后极易并发弥漫性肺泡通气不足或肺泡不张，术前应做痰细菌培养，并应用相应的抗生素控制感染。

3. 感冒　为病毒性呼吸道感染，可显著削弱呼吸功能，呼吸道阻力增高，同时对细菌感染的抵抗力显著减弱，从而容易使呼吸道继发急性化脓性感染，或使原有呼吸系统疾病加重。

4. 哮喘　提示小气道明显阻塞，肺通气功能严重减退，但一般均可用支气管扩张剂或肾上腺皮质激素治疗而获得缓解。

5. 咯血　急性大量咯血有可能导致急性呼吸道阻塞和低血容量，甚至出现休克。

6. 吸烟　每日吸烟超过 10 支，即使年轻人，肺功能也开始出现变化；凡每日吸烟 20 支以上，并超过 10 年者，即可认为已并存慢性支气管炎，平时容易继发细菌感染而经常咳嗽、吐痰，麻醉后则容易并发呼吸系统严重并发症，发生率远高于吸烟者。

7. 长期接触化学性挥发气体　为引起慢性支气管炎的主要诱因之一，同时伴有全身毒性反应。

8. 高龄　老年人易并发慢性肺疾病，尤以慢性阻塞性肺疾病和肺实质性疾病为多见，并由此继发肺动脉高压和肺心病，这是高龄老人麻醉危险的主要原因之一。

9. 胸廓与呼吸的改变　观察呼吸频率、呼吸类型和呼吸时比；有无发绀；有无膈肌和辅助呼吸肌异常活动（三凹征）；有无胸壁异常活动（反常呼吸）、胸壁塌陷等，胸廓成桶状者，提示阻塞性肺疾病已达晚期；脊柱呈后侧凸变形者，提示存在限制性肺部病。

10. 呼吸音的改变　有无啰音、支气管哮鸣音、呼吸音减弱或消失等。

11. 气管移位或受压　要寻找原因，估计是否会妨碍使用麻醉面罩，是否存在气管插管困难。

12. 过度肥胖　体重超过标准 30% 以上者，易并存慢性肺功能减退，术后呼吸系统并发症可增高 2 倍。

凡呼吸困难程度已超过 Ⅱ 级，或具备前述病史和体检项目明显异常者，尤其对活动后明显气短、慢性咳嗽痰多、肺听诊有干湿啰音或哮鸣音、长期大量吸烟、老年慢性支气管炎及阻塞性、限制性肺功能障碍等患者，术前还需做详细的胸部 X 线检查和专门的肺功能检测。

胸腔或腹腔大手术后，几乎无例外地有暂时性肺功能减退，术前也有必要做呼吸功能检测。近年来，对于慢性肺功能不全，除非需要切除较多的肺组织，或已有广泛的肺纤维性实变，一般均可通过术前细致的治疗而获得明显改善，故已很少被列为手术禁忌证。

肺部听诊可发现有关疾病，也可发现某些无症状的疾病，以指导进一步检查。哮喘患者术前仍伴有支气管痉挛性哮鸣音，提示术前对患者尚未能做到最佳状态的准备。充血性心力衰竭患者如果还能听到啰音或哮鸣音，提示患者还可能存在亚临床性充血性心力衰竭。如果患者计划实施肌间沟臂丛神经阻滞，应检查膈肌活动度，此类阻滞常会引起同侧膈神经阻滞。

三、气道高反应状态

气道受到某种刺激而发生缩窄，如果这种刺激在正常人呈无反应或反应程度较轻，而在某些人却引起了明显的支气管狭窄，称为气道高反应性（airway hyper reactivity，AHR）。

AHR 是支气管哮喘的主要特征和诊断依据，可直接反应支气管哮喘严重程度。当气道中炎性细胞增多时，气道高反应性也随之出现，因而呈现间歇性可逆性的气流受限。然而，出现 AHR 者并非都是支气管哮喘，长期吸烟、接触臭氧、病毒性上呼吸道感染、COPD 等也可以出现 AHR。

四、全身炎症反应综合征

全身炎症反应综合征（systemic inflammatory response syndrome，SIRS）是因感染或非感染病因作用于机体而引起的机体失控的自我持续放大和自我破坏的全身性炎症反应。它是机体修复和生存出现过度应激反应的一种临床过程。当机体受到外源性损伤或感染毒性物质的打击时，可促发初期炎症反应，同时机体产生的内源性免疫炎性因子而形成"瀑布效应"。危重患者因机体代偿性抗炎反应能力降低以及代谢功能紊乱，最易引发 SIRS。严重者可导致多器官功能障碍综合征（MODS）。

有下列临床表现中两项以上者即可诊断 SIRS：

1. 体温>38℃或<36℃。
2. 心率>90 次/分。
3. 呼吸频率>20 次/分或过度通气，$PaCO_2$<32 mmHg。
4. WBC>$12×10^9$/L 或<$4×10^9$/L 或幼粒细胞>10%。

第四章 合并内分泌与代谢疾病的准备

吴 洁 薛朝霞

第一节 概 述

内分泌系统（endocrine system）是全身活动的重要调控系统，它通过与神经系统、免疫系统的相互调节以及其自身的反馈调节来完成其系统功能的调节，并通过相同的肽类激素和共有的受体相互作用，形成一个完整的调节环路，每一系统的功能都服从于机体整体功能的需要而影响全身各系统功能。

内分泌系统的疾病是由于其功能状况的变化，激素分泌过多或过少导致功能亢进或减退而引起疾病。因此，手术前应根据临床表现和有关的实验室检查确定是否有内分泌功能紊乱存在；确定是属于原发性还是继发性或激素敏感性缺陷；确定病理诊断和病因诊断。从而对内分泌功能紊乱做出调整并针对病因进行治疗，消除诱因，积极治疗各种并发症，尽可能使机体恢复到接近生理状态，以保证手术麻醉的安全顺利进行。

一、正常内分泌功能的调控

（一）神经系统对内分泌系统的影响

1. 中枢神经系统对内分泌功能的影响 高级神经及自主神经活动均可影响内分泌系统的功能，而内分泌功能正常与否也能影响神经系统的功能。

2. 神经递质对内分泌功能的影响 中枢神经递质如多巴胺、去甲肾上腺素、乙酰胆碱、5-羟色胺等均参与调节下丘脑及腺垂体激素的释放或抑制。

（二）下丘脑垂体内分泌腺的反馈性调节

下丘脑、垂体激素兴奋靶腺的分泌，当血中靶腺激素增多时，反过来抑制下丘脑、垂体激素的分泌。这种相互关系称为负反馈作用。主要见于下丘脑-垂体-甲状腺轴、下丘脑-垂体-肾上腺轴、下丘脑-垂体-性腺轴及垂体前叶激素与相应的下丘脑释放激素之间的调节。恰当的调节可以以最佳状态满足机体对激素的需要。

（三）内分泌腺体及激素之间的相互影响

1. 腺体内及腺体之间的互相影响 甲状腺内调节同样是重要的，有机碘在腺体内含量的改变可影响甲状腺素的合成与分泌。胰岛内分泌的胰岛素和胰高血糖素可相互影响、相互制约。嗜铬细胞瘤分泌大量儿茶酚胺可抑制胰岛 B 细胞的分泌功能，患者表现为血糖升高或糖尿病。

2. 相关激素之间的相互影响 TSH、促甲状腺素释放激素（TRH）的分泌还受其他因素的影响，如生长抑素及多巴胺对 TRH 的分泌有抑制作用，糖皮质激素对此是抑制作用。

生长激素有抗胰岛素作用，肢端肥大患者可有血糖升高的表现；可直接影响醛固酮的合成与分泌。

（四）体液因素对内分泌功能的影响

1. 钙、磷代谢与甲状旁腺素（parathyroid hormone，PTH）及降钙素之间的相互作用　血清钙离子浓度增高时，PTH 的分泌受到抑制，降钙素分泌增多；血清钙离子浓度降低时，兴奋甲状旁腺分泌，同时抑制降钙素的分泌。

2. 血糖与胰岛素及胰高血糖素之间的相互作用　当血糖升高时，刺激胰岛细胞分泌胰岛素，同时抑制胰岛细胞分泌胰高血糖素；血糖降低时，刺激胰岛细胞及肾上腺髓质，胰高血糖素和肾上腺素分泌增加，胰岛素的分泌受到抑制。

3. 水及电解质与抗利尿激素及醛固酮之间的相互作用　当有效血容量减少、血压下降时，抗利尿激素分泌增加，同时肾素血管紧张素系统兴奋，刺激醛固酮分泌。高血钾也刺激醛固酮的分泌，而低血钾则抑制醛固酮的分泌。

二、内分泌系统功能与麻醉关系的评估

（一）麻醉药物对内分泌系统功能的影响

大多数麻醉药能够抑制机体对手术刺激等应激的内分泌反应。

1. 麻醉性镇痛药（narcotic analgesic）　吗啡可抑制下丘脑促肾上腺皮质激素释放激素，从而影响垂体及肾上腺皮质激素的分泌，促进抗利尿激素分泌。吗啡也能刺激肾上腺髓质释放儿茶酚胺。哌替啶可抑制垂体分泌。

2. 静脉麻醉药（intravenous anesthetic）　巴比妥类药可抑制下丘脑-垂体-肾上腺轴的肾上腺皮质激素的释放，抑制甲状腺摄碘和释放碘的作用，刺激抗利尿激素的分泌。吩噻嗪类药可增加胰高血糖素的分泌。氯胺酮和羟丁酸钠促使分泌和肾上腺皮质激素分泌。

3. 吸入麻醉药（inhalation anesthetic）　乙醚明显增加内分泌系统的活性，抗利尿激素、生长激素、甲状腺素及儿茶酚胺均升高。氟烷增加抗利尿激素、生长激素、甲状腺素、醛固酮、肾上腺皮质激素的分泌。甲氧氟烷可促进抗利尿激素、生长激素分泌。恩氟烷、异氟烷对内分泌影响较小，生长激素及泌乳素变化不大。

4. 肌松剂　目前所知，肌松药对内分泌系统活性无明显影响。

（二）麻醉方法对内分泌系统功能的影响

1. 椎管内阻滞麻醉　椎管内阻滞麻醉对内分泌的影响轻微。由于阻滞了交感神经，能抑制机体对手术等刺激的反应，肾上腺皮质激素、甲状腺素、儿茶酚胺等分泌均减少。

2. 全麻　全麻对内分泌的影响较椎管内阻滞麻醉显著，现代全麻药对内分泌的影响明显小于手术刺激的影响。

（三）手术对内分泌系统功能的影响

1. 患者精神紧张、手术等应激反应、正压通气等均可促进抗利尿激素的释放。低血糖、麻醉和手术等刺激均可引起泌乳素分泌增加。手术及创伤使交感神经兴奋和肾上腺皮质激素分泌增加，甲状腺素、胰高血糖素分泌增高，胰岛素分泌减少。所有应激性刺激使胰岛素拮抗激素（糖皮质激素、GH、CA、胰高血糖素等）分泌增加，胰岛素分泌障碍，胰岛素抵抗加重，胰岛素需要量增加。而肾上腺素抑制胰岛素释放，但其清除加速，因此

应激状态下可加重糖尿病并使病情恶化。

2. 低温可抑制内分泌反应，使肾上腺皮质激素、甲状腺素、胰岛素、儿茶酚胺分泌减少。

3. 缺氧及二氧化碳蓄积可促进垂体的分泌，刺激儿茶酚胺的释放。

4. 循环容量不足时，抗利尿激素、肾上腺皮质激素、生长激素、胰岛素分泌增加，儿茶酚胺释放增多。

第二节 合并糖尿病患者的准备

糖尿病（diabetes）是一种常见的内分泌代谢病，是由于胰岛素分泌和作用缺陷引起的一组以慢性血糖（葡萄糖）水平增高为特征的代谢疾病群。糖尿病患者占总体人群的 $2\% \sim 5\%$，其中约 50% 的糖尿病患者需要经历手术及麻醉。由于围术期血糖控制情况直接关系手术、麻醉风险及患者预后，因而围术期高血糖症作为一个独立的危险因素日益受到重视。

一、概　述

（一）诊　断

分原发性和继发性两类。其诊断标准是血糖和临床症状。以下诊断标准为《中国 2 型糖尿病防治指南》2007 版所推荐（表 1-4-1）。糖尿病、糖耐量受损、空腹血糖受损诊断标准（血糖浓度单位：mmol/L）。

若餐后血糖<7.8 mmol/L 及空腹血糖<5.6 mmol/L 可以排除糖尿病。

（二）临床阳性表现

临床上早期无症状，至症状期才有多食、多饮、多尿、烦渴、善饥、消瘦或肥胖、疲乏无力等症候群，久病者常伴发心脑血管、肾、眼及神经等病变。严重病例或应激时可发生酮症酸中毒、高渗性昏迷、乳酸性酸中毒而危及生命，常易并发化脓性感染、尿路感染、肺结核等。

表 1-4-1 《中国 2 型糖尿病防治指南》诊断标准　　　　　　单位：mmol/L

诊　断	条　件	静脉（全血）	毛细血管	静脉（血浆）
糖尿病	空腹	≥6.1	≥6.1	≥7.0
	服糖后 2 小时	≥10.0	≥11.1	≥11.1
糖耐量受损	空腹	<6.1	<6.1	<7.0
	服糖后 2 小时	6.7 ~ 10.0	7.8 ~ 11.1	7.8 ~ 11.1
空腹血糖受损	空腹	5.6 ~ 6.1	5.6 ~ 6.1	6.1 ~ 7.0
	服糖后 2 小时	<6.7	<7.8	<7.8

二、糖尿病对重要脏器系统功能的影响

（一）对神经系统的影响

糖尿病性神经病变是糖尿病在神经系统发生的多种病变的总称。它包括自主神经系统、中枢神经系统、运动神经系统、周围神经系统等。

1. 糖尿病性周围神经病变　是糖尿病最常见合并症。突出表现为双下肢麻木、胀痛、伴有针刺样、烧灼样异常感，难以忍受。有的患者可出现自发性疼痛、闪电样痛或刀割样痛。

2. 对脑组织的影响　糖尿病昏迷死亡者脑水肿常见，神经节细胞多水肿变性。缺血脑组织乳酸酸中毒是脑细胞死亡的重要因素。此外高血糖还可损伤脑血管内皮、降低脑血流、破坏血脑屏障、使严重低灌注斑影区快速复极化及神经组织中超氧化物水平升高。

高血糖是许多急性脑损伤的促发因素，它在导致脑缺血的同时还可继发神经元的损伤、增加脑中风的概率。

（二）高血糖对免疫系统的影响

高血糖可使吞噬细胞的功能降低，并影响中性粒细胞和单核细胞的黏附、趋化、吞噬和杀菌等作用。因此糖尿病患者易发生感染。

（三）高血糖对血液系统的影响

高血糖在增加血纤溶酶原激活物抑制剂 1（PAI-1）活性的同时，还可以降低血纤维蛋白及组织纤溶酶原激活物的活性。高血糖可使低密度脂蛋白生成增加，使促凝因子激活，并使血小板激活增加。高血糖对血液系统的上述诸多影响使糖尿病患者血液处于高凝状态，住院期间经常出现血栓形成事件。

（四）高血糖对心血管系统的影响

糖尿病患者常常伴有高血脂、高血压、血管粥样硬化，极易患心脑血管病。糖尿病性心脏病通常是指糖尿病患者并发或伴发的冠状动脉粥样硬化性心脏病、糖尿病性心肌病，以及微血管病变、自主神经功能紊乱所致的心律及心功能失常。其中以冠状动脉粥样硬化最多见。

糖尿病性心脏病临床表现不典型，约 1/3 患者发生无痛性心肌梗死，因此糖尿病患者进行手术前，均应视为有冠心病可能，进行相关检查。由于高血糖对心肌的毒性作用，糖尿病患者还能发展为心肌病，并无明显冠状血管病时，即可发生充血性心力衰竭。因此术前评估时，必须特别注意查询早期充血性心力衰竭的可能性、可疑症状，因为这将直接改变处理的方法。

（五）糖尿病对肾脏的影响

糖尿病性肾病（diabetic nephropathy，DN）是对糖尿病患者危害极为严重的一种病症。病变可累及肾血管、肾小球、肾小管和间质。常见的肾脏损害是糖尿病性肾小球硬化症，小动脉性肾硬化、肾盂肾炎、肾乳头坏死、蛋白尿等。其中糖尿病性肾小球硬化症是糖尿病特有的肾脏并发症，临床上通常称其为糖尿病性肾病。糖尿病性肾病是导致糖尿病患者死亡的一个重要原因。常常与糖尿病性视网膜病变相关，发病率占糖尿病患者 25%～44%，尤其常见于 1 型糖尿病。此外，肾盂肾炎和肾小动脉硬化也很常见。而死于糖尿病昏迷的

患者可发生急性肾衰竭伴肾小管坏死。

（六）糖尿病所致的眼部疾病

常见的糖尿病眼部疾病有七种：糖尿病性视网膜病变、糖尿病性色素膜病变、糖尿病性白内障、糖尿病性视神经改变、糖尿病性视网膜脂血症、糖尿病性青光眼、糖尿病性屈光改变。其中最常见的是糖尿病性视网膜病变，它是糖尿病致盲的重要原因，其次是糖尿病性白内障，也是糖尿病破坏视力最常见的合并症。

（七）糖尿病所致的自主神经系统疾病

约 50% 糖尿病患者并发有自主神经系统病变，增加了术中血压波动、心肌缺血、心律失常、胃食管反流和低体温的风险。

（八）高血糖对呼吸系统的影响

糖尿病患者易发生胸部感染，特别是肥胖和吸烟患者。

三、术前检查与风险评估

（一）术前检查项目及意义

1. 血糖、尿糖和糖化血红蛋白

（1）术前定时监测血糖：胰岛素依赖型糖尿病（1 型）人每 4 小时测血糖 1 次，而非胰岛素依赖型每 8 小时测 1 次。入手术室前 1 小时再次测血糖 1 次。根据监测调整降糖药物或胰岛素的用量。维持血糖在 $6 \sim 10$ mmol/L 范围内。

（2）测尿糖和尿酮体：一般尿糖阳性说明血糖高，糖尿病控制不理想。尿中出现酮体大多是由于体内胰岛素严重缺乏引起，尤其是 1 型糖尿病患者，此时血糖也明显升高（大于 13 mmol/L）。需要补充一定量的额外胰岛素，然后大量补水，以便补充人体内缺乏的水分，加快酮体等有害物质的排泄，防止酮症酸中毒的发生。

注意排除其他影响尿糖的因素如妊娠糖尿、一过性糖尿等；尿酮体检查是筛查试验，其结果阳性也可能是由于不能进食、呕吐造成的，可靠的试验是血中 β-羟丁酸的含量，超过 0.5 mmol/L，就提示有糖尿病酮症。

（3）糖化血红蛋白：糖化血红蛋白能够反映过去 $2 \sim 3$ 个月血糖控制的平均水平，正常小于 6.5%。若 >9% 则提示血糖控制不佳。

2. 尿蛋白及肾功能检查 尿蛋白定性、定量检查和血肌酐检查。

尿微量蛋白（MALB）测定：尿清蛋白排泄率是诊断早期糖尿病肾病的重要指标，对于已经有肾病的患者常规尿蛋白检查，观察糖尿病肾病的发展情况。

3. 眼底 注意视网膜病变、眼底动脉硬化和白内障。

4. 血脂系列 糖尿病患者血脂增高者，动脉硬化及粥样斑块形成概率大，注意心血管合并症。

（二）围术期风险评估

1. 心脑血管 如前所述，糖尿病患者尤其 1 型者合并心脑血管病的概率较高，心血管并发症是糖尿病患者的第一位死因。应对其进行仔细评估。无症状性心肌缺血、脑供血减少和潜在的肾脏损害增加了围术期并发症的发生率和死亡率。

（1）心电图：糖尿病患者可以有心血管并发症而无症状，检查心电图就显得更为必要。

（2）超声心动图：以往有过心肌梗死；最近频发心前区不适、闷胀疼痛；心律不齐，有时会停跳者，都需及时检查心电图，并加做超声心动图检查，判断心脏功能。

（3）颈部血管超声：糖尿病患者有周围血管病变、心肌梗死史、脑梗史或者 TIA 者，术前行颈部血管超声检查。颈动脉斑块与心脑血管事件相关。

2. 肾脏 约40%的糖尿病患者会出现微量白蛋白尿。微量白蛋白尿代表了肾脏的损伤和储备能力下降，与高血压、缺血性心脏病相关。

3. 呼吸系统 胸部 X 线检查，排除胸部感染。

4. 自主神经系统 约半数糖尿病患者存在自主神经疾病，而这增加了术中血压波动、心肌缺血、心律失常、低体温和反流的风险。

5. 胃肠道 胃排空延迟多见，容易发生反流。必要时应用制酸剂。

6. 颈部及气道软组织检查 因糖尿病患者软组织，尤其关节周围韧带发生糖基化而增厚，出现关节硬化综合征。注意气管插管可能受限的情况。

7. 糖尿病酮症酸中毒、高渗性昏迷、低血糖休克 术中糖尿病患者意识障碍或昏迷时应注意鉴别。

（1）糖尿病酮症酸中毒（diabetic ketoacidosis，DKA）：糖尿病患者在感染、创伤、紧张等各种诱因存在时体内胰岛素严重不足而引起的急性代谢性并发症，表现为口渴、多尿、烦躁，呼吸急促，倦怠无力甚至昏迷，血糖极度升高，尿酮体阳性。术中全麻者表现为意识恢复延迟。近年来随着血糖自我检测的普及，围术期对糖尿病管理水平的提高，此并发症大大减少。

（2）糖尿病高渗性昏迷（diabetic hyperosmolar coma）：是一种常发生在老年 2 型糖尿病患者的急性并发症。临床表现与酮酸中毒类似，但尿中一般没有酮体，也很少酸中毒。一旦发生死亡率高于酮酸中毒。

（3）低血糖休克（hypoglycemic shock）：是血糖浓度持续降低而出现交感神经兴奋性增高和脑功能障碍症候群而导致的综合征。临床表现如头晕、心慌、脉速、出冷汗、血压降低、肢体及口周麻木，情绪激动、烦躁、抽搐甚至昏迷。全血血糖浓度<2.8 mmol/L。围术期发生与禁食、降糖药物尤其胰岛素用量过多有关。

四、术前调整治疗策略和准备

（一）糖尿病治疗

1. 围术期血糖控制目标 6～10 mmol/L，避免过低（可引起不可逆脑损伤）和过高（高渗性昏迷）。若糖化血红蛋白>9 mmol/L，说明血糖控制不佳。

2. 二甲双胍应在大手术前 2 天停药，因可造成乳酸酸中毒；氯磺丙脲时效较长，应在手术前 3 天停药；长效胰岛素最好在术前几日改为中效或短效。

其他口服降糖药或中短效胰岛素可以用至手术当日。

3. 防止酮症酸中毒，注意水、电解质失衡。

4. 术前 1h 再次测血糖。当空腹血糖>11 mmol/L 或出现尿酮体时应注射胰岛素。

5. 尽量安排在第一台手术，减少禁食时间。

（二）心血管并发症治疗策略

除严格控制糖尿病外，应及早处理各种心血管问题。

1. 高血压 糖尿病患者高血压的患病率明显高于非糖尿病患者，此类患者心脑血管风险加大。控制好血糖的同时降压治疗非常关键。采用药物时应注意有否影响糖、脂肪、钾、钙、钠等代谢。

(1) 血管紧张素转化酶抑制剂（angiotensin converting enzyme inhibitor，ACEI）及血管紧张素Ⅱ受体抑制剂［angiotensin Ⅱ receptor antagonist，又称血管紧张素受体阻滞剂（ARB）］：可作为糖尿病伴高血压治疗的首选药物，在有效降低血压的同时，对胰岛素、血糖及血脂均无明显不良反应。且对早期糖尿病合并肾病患者可明显降低微量蛋白尿，具有保肾功能。ACEI应用时可能有干咳等不良反应，ARB则无此不良反应。但ACEI可抑制醛固酮分泌而使排钾减少，在肾功能不全伴高血压者易发生血钾过高而影响心功能，需要注意。

(2) 钙离子通道阻滞剂（calcium-channel blocker，CCB）：对糖代谢无不良影响，除降压外，有缓解心绞痛的作用。适应于糖尿病合并高血压的治疗。第二代钙离子通道阻滞剂效果更好。

(3) β肾上腺素能受体阻滞剂：是糖尿病合并高血压的一线降压药物。对心率快而心功能正常的年轻患者效果较好，也可用于心绞痛的治疗。美托洛尔较为常用。但不论选择性或非选择性者均可抑制低血糖症状、提高血中甘油三酯，非选择性者还可延迟低血糖症恢复，对于血糖控制不稳定者应引起注意。

2. 降低血液高凝状态 可应用阿司匹林。合并血脂高者可应用他汀类降脂药。

3. 糖尿病性心脏病 β肾上腺素能受体阻滞剂和硝酸酯类药。控制血压和血糖是关键。请专科会诊制订方案。

（三）肾脏病治疗

对于肾脏病变早期阶段，微量清蛋白尿期，不论有无高血压、使用血管紧张素转换酶抑制剂（ACEI）第一代或第二代药物均可使尿白蛋白排泄量减少，根据血压，卡托普利（captopril）12.5～25 mg，2～3次/天或依那普利（enalapril）5 mg，1～2次/天不等。除尿清蛋白外，尿转铁蛋白和尿内皮素排泄量均有明显降低，这主要由于ACEI对肾小单位的循环有独特的作用，扩张出球小动脉甚于入球小动脉，以致减低小球内压力，减少蛋白滤出。目前ACEI已广泛应用于早期甚而肾功能正常的大量清蛋白尿的糖尿病肾脏病变的患者，尤其在前者获得满意的效果。必须同时严格控制高血压也有利于控制肾病。此类用药至术晨，不应停用。

（四）神经病变治疗

早期控制糖尿病运动神经传导速度减慢者可逆转恢复正常，但感觉神经疗效较差。以往试用维生素B族，维生素B_{12}、维生素B_6、维生素B_1、维生素B_2及NAA等疗效可疑。有神经痛者试用卡马西平（carbamazepine/tegratol）每片0.2 g，3次/天，可暂时镇痛。也可用阿米替林（amitriptyline）每晚30～50 mg可有效，氟奋乃静（fluphenazine）0.5～2.0 mg，2～3次/天，可与阿米替林合用。此类药物可于术前停用。

（五）足溃疡

主要由下肢神经病变和血管病变加以局部受压甚而损伤所致。必要时采用抗生素、扩血管药和活血化瘀等疗法。注意术前抗凝药物的停用。

五、需要专科医师会诊的情况

1. **血糖控制不佳**　如空腹血糖持续>11 mmol/L，或糖化血红蛋白>11%，均应在术前控制血糖；发生糖尿病酮症酸中毒或昏迷。

2. **合并有心血管疾病**　根据心电图、心脏超声检查等会诊评估心脏功能，调整抗高血压药物种类、剂量。

3. **合并有肝脏、肾脏疾病**　根据实验室检查结果，请求内科会诊，评估肝、肾功能。

六、术后糖尿病治疗

1. **非胰岛素依赖型糖尿病**　进行0.5～1小时完成的小型手术（如活组织检查、体表手术、血管造影或介入等），局部麻醉，不需禁食。空腹血糖控制在10 mmol/L以下，分别于术前1小时，术中至少1次测血糖，术后每2小时测血糖1次至开始进食，之后每8小时测血糖1次。

2. **胰岛素依赖型糖尿病**　实施小手术时，如血糖<7 mmol/L，停用皮下注射胰岛素，如>7 mmol/L给予正常剂量胰岛素一半。术中至少监测1次，术后每2小时测1次，直至开始进食，并从第一餐开始使用正常剂量皮下注射胰岛素。

3. 施行大于1小时的中、大型手术前监测血糖、血钾水平，停用口服和皮下注射胰岛素，改用静脉胰岛素。术中至少1次，每2小时测1次，大型手术每1小时测1次。术后4小时内每小时1次，此后每2小时测1次，如输注胰岛素，每2小时测1次血糖水平。术后即停止输注胰岛素，非胰岛素依赖型糖尿病患者至第一餐开始重新服用降糖药，胰岛素依赖型糖尿病患者将每日所需胰岛素剂量，分3～4次皮下注射，调整剂量直至血糖平稳。

第三节　合并肢端肥大症患者的准备

肢端肥大症（acromegaly）是脑下垂体因增生或肿瘤而引起生长激素分泌过多引起的皮肤及骨骼异常增生性疾病。由于是生长激素（GH）分泌过多，在骨骺闭合之后导致的疾病。临床呈慢性进展，主要表现为软弱乏力，通常是由于GH分泌性垂体细胞腺瘤所致。如果GH的过度生成发生在青春期之前，会导致巨人症，若发生在青春期之后，则疾病表现得较为隐匿。易见的疾病特征性表现为渐进性的骨骼生长、手足增大、皮肤增厚、颜面粗糙。而如心脏肥大、高血压、恶性睡眠呼吸暂停等这些威胁患者生命的情况则相对不易观察到。

一、病因及临床表现

（一）病因

肢端肥大症病因为生长激素分泌过多，原因主要有垂体性和垂体外性：

1. **垂体性**　多见于发生在垂体部位的GH细胞腺瘤或增生，也可见于GH和PRL混合腺瘤、促催乳生长激素细胞腺瘤、嗜酸干细胞腺瘤、多激素分泌细胞腺瘤等。

2. **垂体外性**　异位GH分泌瘤（如胰腺癌、肺癌）、GHRH分泌瘤（下丘脑错构瘤、胰岛细胞瘤、支气管和肠道类癌等）。

（二）临床表现

1. 特殊面容　下颌增大，眉弓及颧骨突出，唇厚，鼻大，舌大，面貌粗陋，脸皮变粗厚。

2. 手足肢端肥大　手指、足趾尖增大，成鼓槌状。

3. 神经系统症状　垂体腺瘤较大，对视神经和正常脑产生压迫，可表现为头痛，视力减退，视野缺损。

4. 内分泌系统　常合并其他内分泌障碍，如色素增加，妇女月经紊乱、溢乳、不育。甲状腺功能亢进，糖代谢紊乱，表现为胰岛素抵抗，糖耐量减低甚至糖尿病。瘤体增大后因甲状腺刺激素和促肾上腺皮质激素分泌的降低，可出现甲状腺功能减退和肾上腺功能减退。

5. 呼吸系统　表现为肺功能异常，肺活量降低，上呼吸道和小气道狭窄，易出现呼吸道感染、喘鸣和呼吸困难；由于舌体大后垂、吸气性咽下部塌陷，可有严重的睡眠呼吸停顿综合征。

6. 心血管系统　表现为心肌肥大、间质纤维化、心脏扩大、左心室功能减退、心力衰竭、冠心病和动脉粥样硬化。高血压与钠潴留、细胞外容量增加、肾素-血管紧张素-醛固酮系统活性降低、交感神经系统兴奋性增加。

7. 其他　肠道钙吸收增加和高尿钙尿、结石增加。高磷血症与肾小管磷再吸收增加有关。此外，骨转换增加，有助于骨质疏松的发生。

二、术前需要完善的检查项目

1. 生长激素测定　基础值>15 μg/L，活动期高达100 μg/L以上（正常<5 μg/L）。

2. 血糖、糖耐量测定　血糖增高，糖耐量减低。

3. 钙、磷测定　少数血清钙、磷增高，尿钙增高，尿磷降低。

4. 甲状腺功能及肾上腺皮质功能测定。

5. 存在心电图异常或者心脏杂音者，应该进行详细的临床检查和超声心动图检查。

6. X线检查　头颅增大，颅骨板增厚；多数蝶鞍扩大、前后床突破坏；鼻窦增大，枕骨粗隆明显突出；四肢长骨末端骨质增生，指骨顶部呈丛毛状增生。CT扫描有助于发现微腺瘤患者。有条件者术前应行颈部X线片检查，了解喉部有无钙化，声门有无狭窄。

三、术前调整治疗策略

（一）治疗措施

1. 药物治疗　常用的药物包括：

（1）多巴胺能激动药：如溴隐亭、培高利特、利舒脲和卡麦角林等。用药后血生长激素水平下降至5 μg/L者，约占20%，垂体瘤缩小者仅占10%～15%。

（2）生长抑素及其类似物：如奥曲肽、生长抑素。但不宜长期应用。

2. 控制血糖、纠正酮血症　当血糖控制不佳时应请内分泌科专科医师会诊，协助调整血糖。

3. 纠正钙磷代谢紊乱　对有较严重的骨质疏松与骨痛患者应给予钙剂及维生素D制剂，或降钙素治疗，以减轻骨痛症状。

4. 对症治疗　对肢端肥大可给予非甾体抗炎药对症治疗，如合并肾上腺皮质功能低下，术前 3 天应补充地塞米松 5 mg，1 日 2 次（或 1 日 3 次），术中地塞米松 5 mg 或氢化可的松 100 mg；合并甲状腺功能减退者术前 10 天开始补充左旋甲状腺片。

（二）麻醉前特殊用药

1. 了解合并症的治疗情况，恰当评估，备妥治疗药物。如伴高血糖者应备胰岛素。甲状腺功能低下者补充治疗持续到手术日。

2. 麻醉前用药　一般对麻醉前用药无特殊要求，但尽可能选用不增加循环负担的药物，用药量多数偏小；但如合并甲状腺功能亢进症状未能很好控制，麻醉诱导及手术强刺激易引起循环系统激惹，麻醉用药量偏大。

四、围术期风险评估

（一）困难气道

合并肢端肥大症患者由于其特殊的面部体征和呼吸道症状，易发生呼吸道梗阻，由于呼吸睡眠暂停综合征而发生缺氧；麻醉时存在面罩通气困难和气管插管困难。

如诱导中易发生严重呼吸道梗阻、通气障碍、$PaCO_2$ 升高，应选用大号面罩、口咽通气管和喉镜，偶尔仍嫌其长度不够而遇到声门显露困难。建议采用下列插管方法之一：①施行清醒气管插管；②清醒镇静下，施行咽喉、气管表面麻醉，完成插管；③对估计插管困难病例，采用纤维光导喉镜或气管镜完成插管；④由于声门及声门下可能存在肥厚狭窄，气管导管应选稍小一号尺寸，以防损伤声门、气管壁。

术后可考虑进入 ICU 或 HDU。

（二）心血管、呼吸风险

术前检查合并心血管疾患尤其高血压、缺血性心脏病、心肌病患者，有发生心力衰竭的危险。

加之可能存在甲状腺功能减退和肾上腺皮质功能减退，对麻醉性镇痛药和镇静药敏感，围术期缺氧、疼痛等应激可导致心血管虚脱，发生血压降低、心率减慢、呼吸抑制，严重时心跳呼吸停止。应严密监测心电图、血压、呼吸、体温、尿量及血气。

术中常规机械通气，通气量 10 ml/（kg·min）。患者由于结缔组织增生，全身内脏增大增厚，肺容量增大，血管壁增厚，可能存在通气/血流比例失调。术中都应动态监测血气分析，随时调整控制呼吸条件，以尽量符合生理状态。术中无论是经额开颅（因额窦开放）还是经蝶手术，均可能有血水流入口腔，故应选用带套囊的气管导管。

术后伤口渗液也可能流入口腔，因此术毕拔管指征：通气量接近术前水平，$P_{ET}CO_2 <35$ mmHg，$SpO_2 >95\%$，肌力恢复，完全清醒，不存在呼吸道梗阻隐患，吞咽反射良好。

（三）术中或术后可出现"尿崩"

对于术中尿量突然增加者应密切监测尿量、Hct、电解质，并及时补充丢失的体液及电解质。

（四）合并糖代谢紊乱

血糖和尿糖均增高，但术后可下降，术中除减少糖输入量外，应动态监测血糖和尿糖变化，血糖过高可适量注射胰岛素。

（五）甲状腺功能减退或肾上腺皮质功能减退

参见本章第四节和第五节的相关内容。

第四节　合并甲状腺疾病患者的准备

甲状腺疾病是常见的外科疾病，以甲状腺瘤、结节性甲状腺肿最为常见，外科处理一般无困难。甲状腺功能亢进（hyperthyroidism）主要有高代谢症候群、心脏损害、甲状腺危象、巨大甲状腺压迫气道、肾上腺皮质功能减退、甲状腺肌病、低血钾、合并其他自身免疫性疾病、突眼及眼球保护等。而甲状腺功能减退则主要与机体代谢功能降低、各主要脏器功能减退、甲状腺功能减退性心脏病有关，常合并肥胖、高脂血症、高血压、冠心病、呼吸功能受损、缺氧，可能存在气管插管困难及甲状腺功能减退性昏迷等。另外，甲状旁腺功能亢进主要有高钙血症、骨质疏松与骨软化、骨骼畸形、病理性骨折，可能合并肾脏与心血管损害，胃排空减慢、胃酸增多，反流、误吸，可能合并其他内分泌腺异常，肌松剂作用延长，甲状旁腺功能亢进危象及手术后低钙等。麻醉前准备的重点是评价呼吸道通畅，客观地分析全身状况与局部状况的关系，以及对麻醉手术的影响，并进行合理的决策和准备。

一、甲状腺功能亢进症患者的准备

甲状腺功能亢进，简称甲亢。是由于多种原因引起血中甲状腺激素浓度过高，致机体出现高代谢综合征，其特征有甲状腺肿大，基础代谢增高和自主神经系统失调。根据引起甲状腺功能亢进的原因可分为原发性、继发性、高功能腺瘤三类。原发性甲状腺功能亢进症最常见，其发病机制目前认为可能是一种自身免疫性疾病。患者年龄多在 20 ~ 40 岁，甲状腺弥漫性肿大，两侧对称，且常伴有眼球突出。

（一）临床表现

1. 性情急躁，容易激动，失眠，双手平行伸出时出现震颤。

2. 食欲亢进，但却体重减轻、怕热、多汗、皮肤潮湿。

3. 脉搏快而有力（休息及睡眠时仍快）、脉压增大、病程长者可出现甲亢性心脏病，严重病例可出现心房颤动，甚至充血性心力衰竭。

4. 突眼症常发生于原发性甲状腺功能亢进症患者，双侧眼球突出、眼裂开大，上下眼睑不能完全闭合，以致角膜受损，严重者可发生溃疡甚至失明。

5. 甲状腺弥漫性对称性肿大，严重者可压迫气管等，但较少见，可扪及震颤，并闻及血管杂音。

6. 内分泌紊乱，无力、易疲劳等。

（二）甲状腺功能亢进对重要脏器系统功能的影响

1. 高代谢症候群

（1）基础代谢率增高，耗氧量增加。表现为烦渴、多汗，神经精神亢奋，易激动。静息时心动过速，心搏出量增加，脉压增大，易饥饿，肠蠕动增快，常伴有恶心、呕吐及腹泻，严重者可引起脱水与电解质紊乱。

（2）能量代谢与糖、蛋白质、脂肪代谢异常，以及盐代谢与维生素代谢紊乱。临床表现为消瘦、乏力，易疲劳，皮下脂肪消失，血糖升高，常伴糖尿病。此外，由于甲状腺素有促进利尿、排钾与排镁作用，易发生低钾性周期性瘫痪与低镁血症。钙与磷的运转加速，常有高钙血症、高磷尿，久之可能出现病理性骨折。

2. **甲状腺肿大**　巨大的甲状腺可能压迫气管造成气管的移位，气管软骨及气管壁软化，如甲状腺本身的手术，可能造成术后气管塌陷。

3. **突眼症（exophthalmos）**　甲状腺特征性眼征。分为两类：一类是良性突眼，患者眼球突出，眼睛凝视或呈现惊恐眼神；另一类是恶性浸润性突眼，可以由良性突眼转变而成，恶性突眼患者常有怕光、流泪、复视、视力减退、眼部肿痛、刺痛、有异物感等，由于眼球高度突出，使眼睛不能闭合，结膜、角膜外露而引起充血、水肿、角膜溃烂等，甚至失明。

4. **肌肉代谢异常**　表现为四肢近端肌受累、周期性瘫痪、假性球麻痹、重症肌无力及眼肌病变等。

5. **淡漠型甲亢**　机体衰弱、严重消耗者，患者可表现为无兴奋症状，嗜睡。此类患者易发生甲亢危象，在病情评估中应引起重视。

6. **甲亢性心脏病**　由于甲状腺激素过量或自身免疫所引起，当甲亢患者出现心脏增大、心律失常、心力衰竭、心绞痛及心肌梗死等，且可排除其他心脏病者，应考虑合并甲亢性心脏病。应对相应系统功能进行评估。

（三）术前需要完善的检查项目

1. **基础代谢率（basal metabolic rate，BMR）测定**　根据脉压和脉率计算，常用计算公式为：基础代谢率＝（脉率＋脉压）－111。测定基础代谢率要在完全安静、空腹时进行。正常值为±10%；增高至20%～30%为轻度甲亢，30%～60%为中度，60%以上为重度。

2. **甲状腺摄^{131}I率测定**　正常甲状腺24小时内摄取^{131}I量为人体总量的30%～40%，如果2小时内甲状腺摄取^{131}I量超过人体总量的25%，或24小时超过人体总量的50%，且吸^{131}I高峰提前出现，均可诊断甲亢。

3. **甲状腺功能试验（thyroid fumction tests）**

（1）血总甲状腺素（总T_4测定）：在估计患者甲状腺激素结合球蛋白（TBG）正常的情况下，T_4增高超过120 ng/L提示甲亢。

（2）血总T_3：正常值1000～1500 mg/L，甲亢时，血清T_3可高于正常4倍左右。

（3）rT_3测定：血rT_3正常均值为50 ng/dl，甲亢时明显增高。

（4）游离T_4（FT_4）和游离T_3（FT_3）：不受TBG的影响，且较总T_4和总T_3的结果更能正确地反映甲状腺功能状态。正常值：FT_4为10.3～25.7 pmol/L，FT_3为2.2～6.8 pmol/L。甲状腺功能亢进症患者结果明显高于正常上限。

（5）促甲状腺激素释放（TRH）兴奋试验：如TSH接近于零，或用灵敏度较高的免疫测量分析，结果TSH低于正常，且不受TRH兴奋，可提示甲亢。

4. **相关器官系统功能检查**

（1）气管软化试验：利用X线瓦氏试验法和米勒试验法拍片，判断气管是否受压移位，气管软骨是否发生软化。

（2）评估相关器官的合并症：糖尿病、心脏病、肌肉病变及恶性贫血、肾小球肾炎、红斑狼疮等其他自身免疫疾病。本病患者还常合并不同程度的肾上腺皮质功能不全。

（四）术前调整治疗策略

1. 术前常规内科治疗

（1）消除精神紧张等对本病不利的因素。

（2）药物治疗：是术前降低基础代谢率的重要措施。硫氧嘧啶类药和碘剂（详见第二篇相关章节）。

碘剂可以抑制蛋白水解酶，减少甲状腺球蛋白的分解，从而抑制甲状腺素的释放，减少甲状腺的血流量。但停用碘剂后甲状腺功能亢进症状可重新出现，甚至比原来更加严重，因此，凡不准备实施手术者，禁用碘剂。

上述两种药物准备无效者或不能耐受患者，可加用 β 受体阻滞剂，如普萘洛尔。由于普萘洛尔在体内的有效半衰期不足 8 小时，所以最后 1 次口服应在术前 1~2 小时，手术后继续服用 1 周左右。但患哮喘、慢性气管炎等患者忌用。

2. 术前安排内科门诊或会诊的指征

（1）甲亢症状未得到控制，T_3、T_4 未恢复正常，应请内分泌医师会诊治疗。

（2）甲亢合并心、肝、肺、肾等重要脏器功能障碍，应请相关专业医师会诊。

（3）甲亢合并浸润性突眼。目前建议行核素^{99m}Tc-亚甲基二膦酸盐（MDP）治疗。

3. 甲亢患者术前治疗必须达到的目标为：①基础代谢率小于+20%；②脉率小于 90 次/分，脉压减小；③患者情绪稳定，睡眠良好，体重增加。

（五）麻醉前特殊用药

手术前，抗甲状腺药物和 β 受体阻滞剂应使用至手术日晨。根据甲状腺功能亢进症状控制的情况和将采用的麻醉方法综合考虑，一般来说，镇静药用量较其他病种要大。可选用巴比妥类或苯二氮䓬类药物，如咪达唑仑 0.07~0.15 mg/kg。对某些精神高度紧张拟选择气管内麻醉的患者，可加用芬太尼 0.1 mg、氟哌利多 5 mg 肌内注射，具有增强镇静、镇痛、镇吐的作用。有甲亢性心脏病的患者可用吗啡。为了减少呼吸道分泌物，可以选用 M 受体阻滞剂，一般选用东莨菪碱或戊乙奎醚，而不用阿托品。应该强调的是，对于有呼吸道压迫或梗阻症状的患者，麻醉前镇静或镇痛药应减少用量或避免使用。

（六）风险评估

1. 甲状腺危象（thyroid crisis）　甲状腺危象是甲状腺功能亢进最严重的并发症，多发生在甲亢未治疗或控制不良患者，在感染、手术创伤等应激情况下出现以高热、大汗、心动过速、心律失常、严重的呕吐与腹泻、意识障碍等为特征的临床综合征。

甲状腺危象可发生在围术期的任何时候，但多出现在术中和术后第 1 天。

2. 呼吸困难和窒息　是甲状腺手术最危急的并发症。常见原因是：①手术切口内出血或敷料包扎过紧而压迫气管；②喉头水肿，可能是手术创伤或气管插管引起；③气管塌陷，由于气管壁长期受肿大甲状腺压迫而发生软化，切除大部分甲状腺后，软化之气管壁失去支撑所致；④喉痉挛、呼吸道分泌物等；⑤双侧喉返神经损伤；⑥颈丛阻滞时阻滞了双侧膈神经。临床表现为进行性呼吸困难、发绀甚至窒息。对疑有气管壁软化的患者，手术结束后一定待患者完全清醒，先将气管导管退至声门下，观察数分钟，如果没有呼吸道梗阻出现，方可拔管气管导管。如果双侧喉返神经损伤所致呼吸道梗阻，则应行紧急气管插管或造口术。此外在手术间或病房均应备有紧急气管插管或气管造口的急救器械，一旦发生呼吸道梗阻甚至窒息，可以及时采取措施以确保呼吸道通畅。

3. 手足抽搐 因手术操作误伤甲状旁腺或使其血液供给受累所致，血钙浓度下降至2.0 mmol/L 以下，导致神经肌肉的应激性增高而在术中或术后发生手足抽搐，严重者可发生喉和膈肌痉挛，引起窒息甚至死亡。发生手足抽搐后，应立即静脉注射 10% 葡萄糖酸钙10～20 ml，严重者需行异体甲状旁腺移植。

出现以上情况需进入 ICU 观察和治疗。

（七）放弃手术的情况

麻醉前或术中如遇到下列情况可考虑放弃手术：①出现甲状腺危象；②甲亢症状没有得到有效控制；③全身麻醉时出现未预料的困难气道，多次尝试后未能建立人工气道，应唤醒患者，放弃手术。

二、甲状旁腺功能亢进症患者的准备

本病是由于甲状旁腺素（PTH）或 PTH 类似多肽分泌过多引起的，以钙、磷代谢障碍为主要临床表现的全身性疾病。

（一）临床表现与诊断要点

1. 高血钙低血磷症

（1）消化系统：可有食欲减退、便秘、腹胀、恶心、呕吐等症状。

（2）肌肉四肢：肌肉松弛，张力减退，患者易于疲乏软弱。

（3）泌尿系统：表现为多尿、口渴、多饮，尿结石发生率高，反复发作后可引起肾功能损害甚至可导致肾衰竭。PTH 还可抑制肾小管重吸收碳酸氢盐，引起高氯性代谢性酸中毒。

2. 骨骼系症状 初期有骨痛并伴有压痛。下肢不能支持重量，行走困难，久病后渐现骨骼畸形。身长缩短，可有病理性骨折，甚而卧床不起。X 线检查骨骼脱钙情况，可有骨质疏松。

3. 其他症群 少数患者可出现精神症状如幻觉、偏执病，见于多发性内分泌腺瘤 I 型（促胃液瘤、垂体瘤，伴甲状旁腺腺瘤有时伴胃肠类癌瘤，称 Wermer 综合征）Wermer 综合征或 II 型（Sipple 综合征：嗜铬细胞瘤、甲状腺髓样癌伴甲状旁腺功能亢进症）。

4. 实验室检查 ①血钙反复多次超过 2.7 mmol/L（10.8 mg/dl），应视为疑似病例，超过 2.8 mmol/L（11.0 mg/dl）意义更大；②血磷多数低于 1.0 mmol/L（3.0 mg/dl），但诊断意义不如钙增高；③iPTH 增高，正常值为 15～88 pg/ml。

（二）对重要脏器系统功能的影响

本病常累及全身重要脏器，术前应对患者全进行全面检查与评估，积极治疗合并症，尤其要注意是否合并其他内分泌腺异常。

1. 心脏 心动过缓，有时心律紊乱，心电图示 QT 间期缩短。钙盐沉积致心肌收缩无力。

2. 肾脏　泌尿系结石及钙盐在肾组织沉积，可引起肾损害。

3. 肺脏　此类患者还常合并限制性肺通气障碍，肺泡壁钙沉积可引起肺血管通透性增高，术后可引起严重的肺水肿。

（三）围术期风险评估

1. 对心、肾、肺的影响　经过相关检查，评价脏器功能受损伤的程度。主要是对肾功能的影响，围术期避免肾毒性药物。

2. 甲状旁腺功能亢进危象（parathyroid function hyperfunction crisis）　重症甲状旁腺功能亢进的患者受到疼痛、缺氧、感染等应激后，血钙显著增高（血钙常高于 3.5 mmol/L），出现肌肉松弛无力，恶心、呕吐、脱水、酸中毒，心律失常、心力衰竭，意识改变、神志淡漠，甚至昏迷等临床危象。若不及时治疗，病死率高达 100%。甲状旁腺功能亢进患者手术时，若患者出现不明原因的血流动力学改变或精神意识改变，要考虑甲状旁腺功能危象，立即测定血钙。甲状旁腺功能亢进危象主要急救措施包括：

（1）迅速降低血钙：大量输注不含钙晶体液，稀释血钙，充分补充血容量；要注意避免大量输入生理盐水，以免引起或加重高氯性酸中毒。常用大剂量襻利尿剂呋塞米促进尿钙排泄；可用降钙素及二膦酸盐抑制骨质吸收；紧急情况下或合并肾功能不全的患者可行血液透析。

（2）快速切除增生的甲状旁腺瘤。

（3）加强全身管理，维持呼吸循环稳定，纠正水、电解质平衡，及时补钾、补镁，纠正酸中毒。可适当应用皮质激素。

3. 低钙抽搐　血中甲状旁腺素急剧降低而使血钙骤降，可引起手足抽搐、甚至喉痉挛等发生。必要时可静脉注射葡萄糖酸钙。

4. 麻醉管理

（1）本病无特殊禁忌的麻醉药，但肾功能不全的患者，麻醉中应避免主要经肾排泄或可能损害肾功能的麻醉药物。

（2）由于高钙血症时易发生洋地黄中毒，应慎用洋地黄制剂。应结合手术方式及患者状态选择合适的麻醉方法。

（3）高钙血症对琥珀胆碱及维库溴铵的肌松有拮抗作用，另一方面，肾功能不全及甲状旁腺切除术后低钙血症可使非去极化肌松剂作用时间延长。

（4）高钙血症使神经肌肉兴奋性下降、胃肠平滑肌蠕动减弱，加之高钙血症可刺激促胃液素分泌，胃酸增多，易引起反流、误吸。本病患者的麻醉应按"饱胃"处理。术前给予 H_2 受体阻断剂西咪替丁，能提高胃液 pH、减少胃液分泌量，还可抑制甲状旁腺激素的释放，降低血钙。同时应适当延长禁食时间，选择采用快诱导插管或清醒气管插管。

（5）全身钙盐沉着：颈椎与下颌关节等部位钙盐沉着，可引起下颌与颈椎活动度下降，加之甲状旁腺癌瘤等使气管受压、移位，可致气管插管困难。另一方面，颈椎骨质疏松，在气管插管时切忌粗暴用力。此类患者术前应对颈椎情况及气管插管难度进行仔细检查与评估，异常者应选择采用清醒纤维支气管镜引导下插管。

（四）术前需要完善的检查项目

1. X 线检查 骨骼脱钙情况，表现为骨膜下骨质吸收、骨囊肿形成、颅骨斑点状脱钙。如有骨质疏松，应嘱患者卧床休息，避免发生病理骨折。

2. 血钙、血磷、尿钙含量测定及血中碱性磷酸酶含量测定

（1）血钙大多增高：血钙如反复多次超过 2.7 mmol/L（10.8 mg/dl），应视为疑似病例，超过 2.8 mmol/L（11.0 mg/dl）意义更大。

（2）血磷多数低于 1.0 mmol/L（3.0 mg/dl），但诊断意义不如钙增高，特别在晚期病例肾功能减退时，磷排泄困难，血磷可被提高。

（3）尿钙、磷：在普通饮食下进行，24 小时尿钙常超过 250 mg。

（4）碱性磷酸酶：此时，碱性磷酸酶升高。

3. 泌尿系结石及肾功能检查。

4. 做超声检查、CT 检查，必要时做上纵隔充气造影或锁骨下动脉造影，以确定肿瘤位置。

（五）术前调整治疗策略

1. 降低血钙治疗

（1）磷酸盐口服，常用 $Na_2HPO_4 \cdot NaH_2PO_4$ 的溶液，10 毫升/次，1 日 3 次。可增加骨钙结合、提高血磷、降低血钙、阻止肾结石发展。但须严防高血磷及肾功能损害。

（2）必要时加用抑制骨吸收的药物，如普卡霉素。

（3）西咪替丁：可阻抑甲状旁腺激素的合成和（或）分泌，但停药后可反跳。

（4）普萘洛尔：可能抑制 PTH 分泌，但确切机制未明，疗效不肯定。

2. 合并肾功能不全 必要时进行透析治疗。

3. 脱水 补充血容量。

4. 一旦确诊合并甲状旁腺功能亢进症，需手术切除。权衡外科疾病与甲状旁腺功能亢进对机体的影响，决定手术前后次序。

三、甲状腺功能减退症患者的准备

甲状腺功能减退症是由于各种原因致甲状腺激素合成或分泌不足、机体代谢功能降低的临床综合征。在成年人称黏液水肿。主要病理改变为黏液水肿，各组织间隙内（如皮肤、心肌、脑组织、骨骼肌等）含有大量的黏液性物质，可引起器官、组织受损与功能障碍。胚胎期起病者称克汀病或呆小病。

（一）临床表现及对机体重要脏器系统功能的影响

1. 一般状况及头面部 易疲劳，怕冷，体温偏低，表情淡漠，面色苍白，颜面虚肿，皮肤干燥而增厚，毛发稀少。舌大、声门水肿。

2. 神经系统 记忆减退，嗜睡，反应迟钝，后期可有痴呆、幻觉、木僵，甚至昏睡。四肢感觉异常，腱反射迟钝。

3. 心血管系统 心动过缓，心排出量降低，心包积液，心脏增大，心音减弱。心电图示传导异常及肢体导联低电压。此类患者常合并高脂血症、高血压、冠心病。

4. 消化系统 便秘、腹胀、厌食，严重时出现麻痹性肠梗阻。因胃酸缺乏，维生素

B_{12}吸收失常，导致恶性贫血、缺铁性贫血。

5. 呼吸系统　肺泡通气减少，呼吸肌功能障碍，肺毛细血管基底膜增厚，影响气体交换，缺氧。黏液水肿使上呼吸道（鼻、咽、喉头）及口、舌水肿。

6. 肾脏　肾小球与肾小管基底膜增厚，肾小球滤过率降低，肾血流量减少，水钠潴留，低钠、低张尿。

7. 运动系统　肌痛，肌张力减弱，肌肉松弛，关节强直，骨质疏松。

另外，患者常合并不同程度的睡眠呼吸暂停综合征（SAS）、胃排空障碍、麻痹性肠梗阻、胸腔积液、肺部感染等。

（二）诊断标准

1. 有甲状腺功能减退临床症状和体征，实验室检查符合甲状腺功能减退诊断。

2. 心电图　70%～80%甲状腺功能减退患者具有的改变，包括心动过缓、肢体导联低电压、P-R间期延长、T波平坦或倒置等。

3. X线示心脏有不同程度的扩大。这可能是心肌黏液性水肿和（或）心包积液所致。

4. 超声心动图检出心包积液。

（三）术前需要完善的检查项目

1. 实验室检查

（1）血清甲状腺素（T_4）水平<52 μmol/L（4 μg/dl）。

（2）T_3摄取试验降低。

（3）FT_4减低。

（4）血清三碘甲腺原氨酸（T_3）及rT_3均减少。

（5）血 TSH>5.0 U/L。

（6）甲状腺摄^{131}I率减低。

2. 其他辅助检查

（1）心电图示心动过缓及肢体导联低电压。

（2）超声心动图检查可提示有心包积液。

（四）术前调整治疗策略

1. 术前应明确甲状腺功能减退原因　原因不同，麻醉处理也不同。如桥本甲状腺炎是甲状腺功能减退的主要原因，要注意是否合并其他自身免疫性疾病。对下丘脑及垂体病变者，要注意是否合并肾上腺皮质功能不全。

2. 积极纠正贫血，控制感染，纠正低血糖、电解质紊乱和酸碱失衡等。

3. 麻醉前甲状腺制剂及服药过程、用量　麻醉前应了解治疗过程及对疗效进行评估，同时应测定血 T_3、T_4 及 TSH 浓度。

（1）轻度甲状腺功能减退、无症状者，不至于引起严重的麻醉问题；中至重度患者，若未进行系统的甲状腺素替代治疗，围术期易发生甲状腺功能减退性昏迷。选用左旋甲状腺素（L-T_4）25～50 μg/d，一次顿服，服用2～3个月，后根据甲状腺功能测定调整用量。

（2）甲状腺素制剂应用至手术当日早晨，由于麻醉手术应激反应等因素，术前可根据手术创伤大小适当增加用量（常增加全天量的一半剂量）。

（3）急诊手术且术前未系统治疗者，可于术前口服或经胃管注入三碘甲状腺原氨酸（L-T$_3$），它较 L-T$_4$ 起效快，作用时间短。

（4）由于过量服用甲状腺制剂可引起心肌缺血、高血压等异常反应，尤其是长期甲状腺功能低下者对甲状腺素的敏感性增加，术前应根据患者情况选择适当用量，切忌盲目增加用量。

4. 本病患者常合并不同程度的肾上腺皮质功能不全，围术期应适当补充肾上腺皮质激素。常在术前 1 天和麻醉开始后静脉注射氢化可的松 100～200 mg。此外，下丘脑垂体性甲状腺功能减退者应先补充肾上腺皮质激素 3～5 天后方可给予甲状腺素替代治疗，否则可诱发肾上腺皮质危象。

5. 择期手术原则上应待甲状腺功能减退症状消失后，血 T$_3$、T$_4$ 及 TSH 浓度恢复正常后方可施行。

（五）风险评估

1. 本病无特殊禁忌的麻醉药，但由于患者全身组织器官功能减退，小剂量麻醉药即可引起严重的呼吸循环抑制，故应适当减少麻醉药用量。同样道理，术前应慎用镇静药或仅用抗胆碱药。

2. 由于心排出量、循环血容量减少，压力感受器反射受损，β 受体敏感性下降及受体数量减少等，在麻醉期间可出现严重的循环抑制。高血压和冠心病，用 L-T$_3$ 治疗时易诱发高血压与心绞痛，应改用作用较为温和的 L-T$_4$。术前有心绞痛者及高血压者，可用硝酸甘油、长效硝酸酯及 β 受体阻滞剂等积极治疗，改善后方可行择期手术。心包积液伴心包填塞者，术前应行心包穿刺或先行心包部分切除术。

3. 甲状腺功能减退性昏迷　它是甲状腺功能减退的晚期表现，是最危急情况，多见于老年女性，一旦发生，病死率高达 50%。常见诱因术前准备不足，甲状腺素制剂用量不足或突然停用，临床表现为嗜睡，逐渐发展至昏迷，低体温，严重者体温可低至 27℃，无寒战。常合并呼吸抑制、心动过缓、血压下降，甚至休克及低血糖、低血钠、酸中毒。患者最后因呼吸循环衰竭而死亡。治疗重点是迅速提高血中甲状腺素水平，控制危及生命的合并症。包括补充甲状腺激素，补充肾上腺皮质激素，纠正低体温，维持循环功能稳定，改善肺通气与换气，纠正低血糖和低血钠、酸中毒及控制感染。

第五节　合并肾上腺疾病患者的准备

肾上腺疾病主要有原发性和继发性的肾上腺皮质功能减退症、皮质醇增多症和醛固酮增多症、嗜铬细胞瘤等。前两者主要与肾上腺皮质功能有关，其术前评估的重点与分泌激素的作用特点有关，表现为以水、电解质代谢失衡及应激反应状态改变为主；后者主要与肾上腺髓质功能有关，评估的重点在儿茶酚胺的作用上，以循环动力学的剧烈改变为主。

一、肾上腺皮质功能减退症患者的准备

肾上腺皮质功能减退症（adrenocortical insufficiency）按病因可分为原发性和继发性，按病程可分为急性和慢性。原发性肾上腺皮质功能减退症中最常见的是艾迪生病（Addison disease），其常见病因为肾上腺结核或自身免疫性肾上腺炎；少见的病因包括深部真菌感染、免疫缺陷、病毒感染、恶性肿瘤、肾上腺广泛出血、手术切除肾上腺等。继发性肾上腺皮质功能减退症最常见于长期应用超生理剂量的糖皮质激素，也可继发于下丘脑–垂体疾病，如鞍区肿瘤、自身免疫性垂体炎外伤、手术切除、产后大出血引起垂体大面积梗死坏死，即希恩综合征（Sheehan syndrome，旧译席汉综合征）等。

（一）临床表现

1. 发病缓慢，可能在多年后才引起注意。偶有部分病例，因感染、外伤、手术等应激而诱发肾上腺危象才被临床发现。

2. 色素沉着 皮肤和黏膜色素沉着，多呈弥漫性，以暴露部、经常摩擦部位和指（趾）甲根部、瘢痕、乳晕、外生殖器、肛门周围、牙龈、口腔黏膜、结膜为明显。继发性肾上腺皮质功能减退症患者无色素沉着现象。

3. 乏力 程度与病情轻重程度相平行，轻者仅劳动耐量差，重者卧床不起。系电解质紊乱，脱水，蛋白质和糖代谢紊乱所致。

4. 胃肠道症状 食欲减退、恶心、呕吐、上腹、右下腹或无定位腹痛，有时有腹泻或便秘。经常伴有消瘦。消化道症状多见于病程久，病情严重者。

5. 心血管症状 由于缺钠、脱水和皮质激素不足，患者多有低血压（收缩压及舒张压均下降）和直立性低血压。心脏较小，心率减慢，心音低钝。

6. 低血糖 表现由于体内胰岛素拮抗物质缺乏和胃肠功能紊乱，患者血糖经常偏低，但因病情发展缓慢，多能耐受，症状不明显。仅有饥饿感、出汗、头痛、软弱、不安。本病对胰岛素特别敏感，即使注射很小剂量也可以引起严重的低血糖反应。

7. 精神症状 精神不振、表情淡漠、记忆力减退、头昏、嗜睡。部分患者有失眠，烦躁，甚至谵妄和精神失常。

8. 急性肾上腺皮质功能减退性危象 任何应激性负荷如感染、外伤、手术、麻醉等均可诱发急性肾上腺皮质功能减退性危象。

（二）术前需要完善的检查项目

1. 一般检查 有低血钠、高血钾。少数患者可有轻中度高血钙，如有低血钙和低血磷则提示合并有甲状旁腺功能减退症。常有正细胞性、正色性贫血，少数患者合并有恶性贫血。

2. 血糖和糖耐量试验 可有空腹低血糖，口服糖耐量试验显示低平曲线。

3. 激素测定

（1）血浆皮质醇：血浆总皮质醇基础值≤3 μg/dl 可确诊为肾上腺皮质减退症，≥20 μg/dl 可排除本症。但对于急性危重患者，基础血浆总皮质醇在正常范围则不能排除肾上腺皮质功能减退。

（2）血浆 ACTH：常升高，血浆 ACTH≥100 pg/ml。

（3）血或尿醛固酮：原发性为降低或正常低限，而血浆肾素活性（PRA）活性或浓度则升高；而在继发性则血或尿醛固酮水平正常。

（4）尿游离皮质醇：通常低于正常。

（5）尿 17-OHCS 和 17-KS：一般多低于正常，少数患者可在正常范围。

4. ACTH 兴奋试验（ACTH stimulation test）

（1）ACTH 兴奋试验：也称为 ACTH 刺激试验，促肾上腺皮质激素试验，促肾上腺皮质激素刺激试验，促肾上腺皮质激素兴奋试验（adrenocorticotropic hormone stimulation test）。本试验是引入外源性 ACTH，然后测定血或尿 17-OHCS、17-KS 或血中嗜酸性粒细胞，通过试验前后的对照来判断肾上腺皮质功能状态，以鉴别肾上腺皮质功能异常是原发性还是继发性。

（2）小剂量快速 ACTH 兴奋试验：正常人的基础或兴奋后血浆皮质醇 ≥18 μg/dl（496.8 nmol/L）；继发性肾上腺皮质功能减退症者血浆皮质醇不上升。

（3）连续性 ACTH 兴奋试验：采用 ACTH 静脉注射法，即每天静脉点滴 ACTH 25 μg 加入 5% 的葡萄糖液 500 ml，均匀维持 8 小时，共 3～5 天；静脉连续滴注 ACTH 48 小时，测定对照日及刺激日的 24 小时尿游离皮质醇或 17-OHCS。如连续刺激 3～5 天后尿游离皮质醇或 17-OHCS 反应低下，分别 <200 μg/24h（0.55 μmol/24h）或 <10 mg/24h（27.6 μmol/24h），则支持原发性慢性肾上腺皮质功能减退症；而继发性肾上腺皮质功能减退症尿游离皮质醇或 17-OHCS 呈低反应或延迟反应。

（4）ACTH 诊断治疗试验：此试验用于病情严重且高度疑诊本病者。同时经予地塞米松（静脉注射或静脉滴注）和 ACTH，在用药前、后测血浆皮质醇，既有治疗作用又可作为诊断手段。

5. 其他辅助检查

（1）心电图：可示低电压，T 波低平或倒置，P-R 间期与 Q-T 时间可延长。

（2）影像学检查：X 线胸片检查可示心脏缩小（垂直），肾上腺区摄片及 CT 检查于结核病患者可示肾上腺增大及钙化阴影。其他感染、出血、转移性病变在 CT 扫描时也示肾上腺增大（肾上腺增大，一般病程多在 2 年以内）。自身免疫病因所致者肾上腺不增大。针对下丘脑和垂体占位病变，可做蝶鞍 CT 和 MRI。B 超或 CT 引导下肾上腺细针穿刺活检有助于肾上腺病因诊断。

（三）术前调整治疗措施

术前合并有肾上腺皮质功能减退症的患者的治疗主要包括：激素替代治疗、应激下状态皮质醇激素保护治疗、肾上腺皮质危象的治疗及病因治疗。

1. 激素替代治疗（hormone replacement therapy，HRT）　原发性肾上腺皮质功能低减症首选氢化可的松，早上 20 mg，下午 5～6 点 10 mg，肝功能佳者也可用可的松，早上 25 mg，下午 5～6 点 12.5 mg，明显低血压者最好加用盐皮质激素 9α-氟氢可的松 0.05～0.2 mg/d，适当增加 NaCl 的摄入；继发性肾上腺皮质功能减退症的激素替代治疗为泼尼松早上 5 mg，下午 5～6 点 2.5 mg，治疗时应注意剂量个别化。

2. 应激下状态皮质醇激素保护治疗　对肾上腺皮质功能减退患者，在实施应激皮质醇激素保护治疗的过程中，必须要考虑到手术创伤应激的大小决定用量，避免皮质醇激素过量或不足。一般小手术（如疝修补术、阑尾切除术等）术后次日恢复常用量；中等手术（如胆囊切除术、子宫切除术）手术前及当天 50～75 mg/d，术后第 1 日 60 mg，术后第 2

日恢复至常用量；大手术（如胃全切除术、体外循环心脏手术）手术前 1 日、手术当天及术后 2~3 日 100~150 mg/d，术后 48 小时内 25 mg，每 8 小时 1 次；合并发热、低血压应在此基础上适当增加。

3. 某些合并症时激素用法　合并有甲状腺功能减退症时，先补充糖皮质激素，2 周后再开始甲状腺激素；用利福平类抗结核药时，糖皮质激素剂量适当加大；在合并糖尿病、糖皮质激素替代不充分时，易出现低血糖。

4. 肾上腺皮质危象的治疗

（1）静脉给予大剂量糖皮质激素：常用氢化可的松 200 mg 静脉注射，在以后的 48 小时内每 6 小时再给予氢化可的松 100 mg。

（2）适当应用血管活性药物及正性肌力药物，维持血流动力学与内环境的稳定，纠正低血容量与低钠、低氯、低血糖及高血钾等。

（3）消除疼痛、缺氧及二氧化碳蓄积等诱因。

（四）麻醉前特殊用药

皮质醇是对激惹最敏感的激素，即使术前的不安和焦虑均会引起皮质醇分泌变化。对于合并肾上腺皮质功能不全的患者，麻醉前应纠正水、电解质紊乱，补充皮质激素；常用静脉麻醉药，如氟哌利多、芬太尼、安泰酮对肾上腺皮质功能影响不大，但使用剂量应适当减小；氯胺酮、γ 羟丁酸钠可使血浆内皮质醇分泌增高。围术期间应加强监测，注意保暖，避免低体温；术中、术后应酌情补充皮质激素。

（五）风险评估

1. 漏诊的风险　与甲状腺功能减退一样，外科疾病患者如合并有肾上腺皮质减退症而被漏诊，围术期则极可能发生严重并发症。术前评估时，除长期应用肾上腺皮质激素者外，以下情况应特别注意是否合并肾上腺皮质功能减退：

（1）结核：是原发性肾上腺皮质功能减退的重要原因。

（2）自身免疫性肾上腺炎（autoimmune adrenalitis）：亦为肾上腺皮质功能减退的重要原因，它常为自身免疫多腺体综合征（PGA）的一部分。在对其他自身免疫性疾病患者进行评估时应注意是否合并肾上腺皮质功能减退，而对肾上腺皮质功能减退的患者也应注意是否合并重症肌无力、恶性贫血等自身免疫性疾病。

（3）不明原因的腹痛、腹泻、恶心、呕吐等急腹症表现，而无引起急腹症的外科病因。

2. 激素替代不足　导致心血管虚脱，严重时发生肾上腺皮质危象。对正在进行激素替代治疗的患者，应了解其用量和疗效。目前激素替代治疗疗效的评估主要根据患者自觉症状是否改善，同时保持正常体重、血压和电解质水平。继发性肾上腺皮质功能减退患者常不需补充盐皮质激素。

3. 麻醉方法的选择无特殊，但此类患者全身状态差，应适当减少麻醉药用量。临床常用的麻醉药物对肾上腺皮质功能影响小，但应提出的是依托咪酯，它是一种强力的皮质类固醇合成抑制剂。研究证明，依托咪酯麻醉后患者血浆皮质醇与醛固酮浓度显著下降。因此，肾上腺皮质功能减退者禁用。

二、原发性醛固酮增多症患者的准备

原发性醛固酮增多症（primary aldosteronism，PA），简称原醛症。是由于肾上腺的皮质肿瘤或增生，醛固酮分泌增多所致。原醛症是一种继发性高血压症，占高血压症中 0.4%~2%。发病年龄高峰为 30~50 岁，女性较男性多见。引起本病最常见的原因为醛固酮瘤，大多数为单个腺瘤，左侧多见。其次有双侧肾上腺皮质增生，又称为特发性醛固酮增多症（idiopathic aldosteronism）。

（一）病理生理

本症主要由于醛固酮分泌过多，导致潴钠、排钾异常增加。钠潴留引起高血压。大量醛固酮引起失钾，出现一系列神经肌肉症状和心肾功能障碍。

（二）临床表现

1. 高血压　是本病的早期症状，多为进展缓慢的良性高血压。血压水平一般在 170~180/100~110 mmHg，常规降压药疗效不佳，但眼底变化发展缓慢，病程长者可出现肾、心及脑部并发症。

2. 低血钾　大量的醛固酮促进尿钾排泄过多所致，患者出现神经肌肉兴奋性降低的表现：肌肉无力、周期性麻痹、软瘫，甚至吞咽和呼吸困难等。长期低血钾可造成肾远曲小管空泡变性，肾脏浓缩功能下降，患者出现口渴、多尿、夜尿增多和低比重尿等表现。如心肌受累，则可能有期前收缩、心动过速等心律、心率的异常表现。

3. 碱中毒　细胞内大量钾离子丢失，细胞外钠和氢离子内入而致，表现为血游离钙水平下降，患者出现肢端麻木和手足抽搐等症状，尿液呈中性或碱性。

4. 其他　由于低血钾可抑制胰岛素分泌，约半数患者有糖耐量低减，儿童可因低血钾而生长发育迟缓。

（三）术前需要完善的检查项目

1. 血、尿生化检查

（1）低血钾：多数为持续性低血钾，血钾在 2~3 mmol/L。

（2）高血钠：血钠一般正常高限或略高于正常。

（3）碱血症：血 pH 和 CO_2CP 为正常高限或略高于正常。

（4）尿液：pH 为中性或偏碱性；尿比重降低（1.010~1.018）。

（5）尿钾：在普通饮食时虽有低血钾，但尿钾仍较多，超过 30 mmol/24 h，是本病之特征。

2. 醛固酮测定　正常人尿醛固酮排出量：6.4~86 nmol/24 h；卧位血浆醛固酮：50~250 pmol/L；立位血浆醛固酮：80~970 pmol/L，本病患者明显升高。

3. 糖耐量试验　由于失钾，抑制了胰岛素的分泌，口服葡萄糖耐量试验可呈糖耐量减低。

4. 螺内酯治疗试验　此药可拮抗醛固酮在肾小管中对电解质的作用而改善症状，但尿醛固酮排量仍显著增高。方法是每日分 3~4 次口服螺内酯 300~400 mg，连续 1~2 周以上。患者服药后血钾升高恢复正常，血压下降至正常。

5. 血浆肾素活性测定　正常人血浆肾素活性为（3.2±0.5）ng/ml，每日钠摄入量为10 mmol，站立 3 小时则为（17.6±0.9）ng/ml。原醛症时无论在高钠还是低钠条件下，均有明显降低。而继发性醛固酮增多症者则均明显增高。故可依此来进行鉴别原醛症和继发性醛固酮增多症。

6. 心电图　QT 延长，T 波增宽、减低、倒置，U 波上升。

（四）术前调整治疗策略

1. 治疗措施　治疗的主要目的是纠正电解质紊乱，并适当控制高血压。

（1）补钾：常用抗醛固酮制剂螺内酯治疗，用法：120～240 mg/24h，血钾于 1～2 周、血压于 4～8 周内恢复正常。

（2）对于严重高血压合并有高钠的患者或合并高血压者应给以低盐饮食，降血压可复合使用 α、β 受体阻滞剂、钙离子通道阻滞剂、利尿剂。

2. 血糖增高或糖尿病者，应请内分泌科专科医师会诊，通过恰当的饮食治疗即可控制，必要时可使用胰岛素；病情严重伴有负氮平衡者，可用丙酸睾酮促进蛋白质合成。

3. 有感染者，应积极抗感染，但应注意此类患者感染后炎症反应常不明显，多无明显的发热及血象异常，易漏诊。术前应仔细检查，尤其要注意是否合并肺部感染，应常规摄胸部 X 线片。

4. 调整治疗必须达到的标准　经治疗，血压稳定于 170～150/100～60 mmHg，血 K^+ 维持正常 3.5～4.5 mmol/L，全身软弱症状有所好转，血糖正常。

（五）风险评估

1. 低血钾　出现周期性麻痹的症状，严重时会引起呼吸困难、心律失常。如果此类患者的低血钾、碱中毒术前不能得以纠正，在术中会遇到很多问题，特别是循环系统的变化，尤其对那些术前已有心律失常或心电图已表现出低钾的患者，术中或术后出现严重心律失常的可能性非常高。

2. 高血压也常是此类患者的合并症，术前应用保钾利尿剂，多能控制。如果合并有原发性高血压，则围术期有必要进行降压治疗。

三、皮质醇增多症患者的准备

皮质醇增多症（hypercortisolism），又称库欣综合征（Cushing syndrome），系由于各种原因所致的皮质醇增多，引起体内蛋白质分解向糖原转化的代谢过程加快而产生的一系列临床症状。如下视丘及垂体病变，肾上腺皮质增生、腺瘤及皮质癌，异位产生的 ACTH 肿瘤如支气管燕麦细胞瘤、肠道类癌等均是皮质醇增多症的病因。还有长期大量应用皮质激素如类风湿关节炎、支气管哮喘等患者也可产生医源性皮质醇增多症，停药后症状可逐渐消退。本病多见于 20～50 岁，女性多于男性。

（一）病理生理

按其病因和垂体、肾上腺的病理改变不同可分成下列三种：

1. 医源性皮质醇增多症（iatrogenic hypercortisolism）　长期大量使用糖皮质激素治疗某些疾病可出现皮质醇增多症的临床表现，这是由外源性激素造成的，停药后可逐渐复原。但长期大量应用糖皮质激素可反馈抑制垂体分泌 ACTH，造成肾上腺皮质萎缩，一旦急骤停药，可导致一系列皮质功能不足的表现，甚至发生危象，应予注意。

2. 垂体性双侧肾上腺皮质增生　双侧肾上腺皮质增生是由于垂体分泌 ACTH 过多引起。其原因：①垂体肿瘤；②垂体无明显肿瘤，但分泌 ACTH 增多。一般认为是由于下丘脑分泌过量促肾上腺皮质激素释放因子（CRF）所致；③垂体外病变也可引起的双侧肾上腺皮质增生如支气管肺癌（尤其是燕麦细胞癌）、甲状腺癌、胸腺癌、鼻咽癌及起源于神经嵴组织的肿瘤有时可分泌一种类似 ACTH 的物质，具有类似 ACTH 的生物效应，从而引起双侧肾上腺皮质增生，故称为异源性 ACTH 综合征。这类患者还常有明显的肌萎缩和低血钾症。病灶分泌 ACTH 类物质是自主的，口服大剂量地塞米松无抑制作用。病灶切除或治愈后，病症即渐消退。

3. 肾上腺皮质肿瘤　大多为良性的肾上腺皮质腺瘤，少数为恶性的腺癌。肿瘤的生长和分泌肾上腺皮质激素是自主性的，不受 ACTH 的控制。由于肿瘤分泌了大量的皮质激素，反馈抑制了垂体的分泌功能，使血浆 ACTH 浓度降低，从而使非肿瘤部分的正常肾上腺皮质明显萎缩。此类患者无论是给予 ACTH 兴奋或大剂量地塞米松抑制，皮质醇的分泌量不会改变。肾上腺皮质肿瘤尤其是恶性肿瘤时，尿 17-酮类固醇常有显著增高。

（二）临床表现

向心性肥胖，全身乏力，皮肤有紫纹，多毛，痤疮。腰背疼痛，甚至发生病理性骨折。女性可出现月经减少，甚至出现男性化征。男性则有性欲减退，阳痿及睾丸萎缩等。

高血压者占90%，表现为头昏、头痛、心肌缺血、心功能不全、心力衰竭、脑供血不足及视网膜病变等。

葡萄糖耐量减低。白细胞计数偏高，血钠正常或偏高，血钾可偏低。

（三）术前需要完善的检查项目

1. 激素定量检查　血内皮质醇含量增高，皮质醇节律异常，24 小时尿 17-羟类固醇含量增高。

2. 白细胞计数偏高，主要为多核细胞增加，淋巴及嗜酸细胞减少。

3. 糖耐量曲线不正常。

4. X 线检查　颅骨平片检查蝶鞍列为常规，脊柱、肋骨、骨盆及四肢各长骨有明显骨质脱钙、疏松，甚至病理骨折。

5. 地塞米松抑制试验　在确诊为皮质醇增多症后，本试验对鉴别病因为皮质增生或者为皮质腺瘤时有帮助。如为增生，应用地塞米松后，血中皮质醇明显下降，如为皮质腺瘤则无影响。

6. ACTH 兴奋试验（ACTH stimulation test）　肾上腺皮质增生者对 ACTH 的刺激仍有明显反应。其方法同小剂量地塞米松试验，但在第 3~4 天每天由静脉滴注 ACTH 20 U（加入5% 葡萄糖液 500~1000 ml 内，8 小时滴完）。肾上腺皮质增生时，注射 ACTH 后 2 天的 24 小时尿 17-羟皮质类固醇的排出量比注射前增高50%以上，血中嗜伊红细胞计数常同时下降80%~90%。肾上腺皮质增生伴有小腺瘤或结节状皮质增生时，ACTH 抑制试验的反应和增生相似，但有时较弱或不明显。肾上腺皮质肿瘤时，因正常肾上腺皮质处于萎缩状态，故不起反应或反应很弱。异源性 ACTH 分泌肿瘤因肿瘤大量分泌 ACTH，肾上腺皮质已处于持久的高兴奋状态，故对此试验也不起反应。

（四）术前调整治疗策略

肾上腺皮质醇增多症患者由于代谢及电解质紊乱，对手术耐受性差。首先需纠正体的代谢紊乱，治疗合并症。

1. 低血钾除加重患者的肌肉软瘫外，还可引起心律失常，应适当补充钾，必要时可使用螺内酯。

2. 血糖增高或已有糖尿病者应予相应处理，如饮食控制或口服药物等，必要时应请内分泌专科医师会诊，采用胰岛素治疗，并严密监测血糖浓度的变化。

3. 病情严重者，呈现负氮平衡，常表现有严重的肌肉无力、骨质疏松，可考虑给予丙酸睾酮或苯丙酸诺龙以促进体内蛋白质的合成。

4. 合并有高血压者，应给予降压药，控制血压在相对正常、稳定的水平。

5. 有感染者，应积极治疗。

6. 在治疗本病的常用药物中，除赛庚啶外，密妥坦、氨鲁米特、甲吡酮、酮康唑均可抑制肾上腺皮质，可出现程度不同的皮质功能不全，术前应停药，并增加肾上腺皮质激素用量。

（五）风险评估

1. 困难气道 皮质醇增多症患者面颊肥胖、颈部短粗，可能发生插管困难，导致局部损伤。麻醉恢复期拔管时因肥胖和肌力减弱，易出现呼吸道梗阻、缺氧发绀，因此，麻醉前应对气道进行充分评估。

2. 肾上腺皮质功能低下或危象 这类患者体内皮质醇浓度在手术前后将从高至低有较大变化，如不及时补充，会发生皮质功能低下或危象，因此，在术前、术中、术后均应适当补充肾上腺皮质激素。手术前 3～4 天及手术当天早晨肌内注射醋酸可的松 100 mg 或静脉滴注氢化可的松 100 mg。

3. 对麻醉药物及镇静镇痛药耐受性差，围术期应用时注意减量使用。

四、嗜铬细胞瘤患者的准备

嗜铬细胞瘤（pheochromocytoma）由嗜铬细胞形成，主要见于肾上腺髓质，其他含有嗜铬细胞的组织如交感神经节均有可能发生，异位的嗜铬细胞瘤还可能出现在肠系膜下静脉、膀胱等部位。

手术中的精神紧张、创伤刺激、肿瘤部位的挤压等均可诱发儿茶酚胺的释放，出现严重高血压危象，甚或心力衰竭、脑出血等，而一旦肿瘤血流完全阻断后又会出现完全相反的结果，这是由于儿茶酚胺急剧下降的原因，表现为严重低血压等循环紊乱。循环功能表现的这种急剧变化是麻醉与手术危险性的根本原因，如处理不当，患者经常由此而死亡。近来由于人们提高了对其病理生理变化的认识，注重术前准备、术中管理、术后监护治疗各环节的技术质量问题，已使患者获得相当良好的手术治疗效果。

（一）临床表现

1. 心血管系统 内源性儿茶酚胺分泌过多是嗜铬细胞瘤的基本病理生理变化，由此可产生与此有关的一系列临床症状，多以阵发性高血压为特点，病程较长者也可呈现持续性高血压，伴有阵发性加剧。长期恶性高血压可继发心肌劳损、冠状血管供血不足、肾功能障碍、视网膜炎、糖尿病等。

高血压发作时可伴有心悸、气短、胸部压抑、头痛、面色苍白、大量出汗、视物模糊等，严重者可出现脑出血或肺水肿等高血压危象。

少数患者可出现发作性低血压、休克等表现。这可能与肿瘤坏死、瘤内出血使儿茶酚胺释放骤停或发生严重心脏意外等有关。出现这种情况预后常较恶劣。

2. 代谢紊乱 儿茶酚胺刺激胰岛 α 受体，使胰岛素分泌下降，出现血糖升高或糖耐量下降。儿茶酚胺还能促进垂体 TSH 及 ACTH 的分泌增加，使甲状腺素及肾上腺皮质激素的分泌增加，导致基础代谢增高，血糖升高，脂肪分解加速，引起消瘦。少数患者可出现低血钾。

3. 其他表现 儿茶酚胺可松弛胃肠平滑肌，使胃肠蠕动减弱，故可引起便秘，有时甚为顽固。胃肠小动脉的严重收缩痉挛，可使胃肠黏膜缺血，偶有坏死穿孔等症状。

（二）术前需要完善的检查项目

1. 血、尿儿茶酚胺及其代谢产物的测定 血及尿儿茶酚胺在阵发时及持续性时均增高，其尿中的儿茶酚胺及其代谢产物香草基杏仁酸（VMA）水平增高，常在正常上限的两倍以上。

2. 血糖及葡萄糖耐量试验。

3. 药理试验 胰高糖素激发试验。

4. 影像学检查 超声、CT、MRI 检查以作定位诊断，此外，可用核素标记的间碘苄胍作闪烁肾上腺等部位扫描。

（三）术前调整治疗策略

目的是控制高血压、纠正低血容量及合并症的治疗。

1. 控制血压 术前适当的抗高血压治疗，可减少术中血流动力学波动，提高麻醉手术的安全性。但手术前过度降血压，在肿瘤切除后相反可引起严重的低血压，故并不要求血压降低至正常水平，而应较正常偏高。具体要求：持续性高血压者，血压控制在 130 ~ 150/80 ~ 90 mmHg；阵发性高血压者，血压基本控制，发作频率减少及程度减轻；无心动过速及心律失常；高代谢率症状改善，体重增加，出汗减少，血容量恢复，无直立性低血压，并维持 1 ~ 2 周。常用药物：

（1）肾上腺素能 α 受体阻滞剂：可阻断儿茶酚胺对 α_1 受体的激动作用，使血管扩张，降低血压，是首选药物。临床可供选用的 α 受体阻滞剂有酚苄明、酚妥拉明及哌唑嗪。其中酚苄明起效慢，作用温和，但半衰期为 24 小时，作用持续时间长。术前 2 ~ 3 周开始口服，每次 10 mg，每日 2 次，逐渐加量至高血压得以控制，大部分患者每日剂量 80 ~ 200 mg/24 h。哌唑嗪半衰期 2 ~ 3 小时，作用持续时间 6 ~ 10 小时，因其作用时间较酚苄明短，肿瘤切除后不易引起低血压，近年来多主张用于术前血压管理，初始量 1 mg，逐渐增量至 2 ~ 5 mg，每日 2 ~ 3 次口服。

（2）β 受体阻滞剂：适用于合并心动过速或应用 α 受体阻滞剂后出现心动过速或室上性快速心律失常者。但要注意，未使用 α 受体阻滞剂之前不能单独使用 β 受体阻滞剂，否则会因 α 受体兴奋性相对增高、血压升高，而心脏收缩性下降造成高血压危象甚至左心衰竭。

常用 β 受体阻滞剂有普萘洛尔、阿替洛尔、柳胺苄心定。

2. 补充血容量   嗜铬细胞瘤患者循环血容量减少，严重者循环血容量甚至可减少20%~30%。其原因是儿茶酚胺引起血管收缩、血管床减少，它是肿瘤切除后引起严重低血压的重要因素。在用 α 受体阻滞剂进行扩张血管、降压的同时，应适当扩容、补充血容量。除静脉补液外，可进食高钠饮食，必要时还应补充胶体液。

血容量充足的指标是：降血压治疗的同时无直立性低血压。此外，亦可行中心静脉压监测及测定血细胞比容，此类患者通常血细胞比容偏高，应动态观察，通过补液后血细胞比容下降。但应注意的是，58%的嗜铬细胞瘤患者合并有心肌病变，应避免过度补液使心脏负荷过重。

3. 术前 α 受体阻滞剂、β 受体阻滞剂等降血压药物服用至手术当日早晨。手术开始前给予应激量肾上腺皮质激素。

4. 麻醉前特殊用药   术前应给予足量镇静药。术前 2 小时口服地西泮或咪达唑仑，或术前半小时肌内注射氟哌利多、芬太尼合剂 2~4 ml。因吗啡能释放组胺，诱发儿茶酚胺释放，禁用于此类患者。

（四）风险评估

1. 高血压危象（hypertensive crisis）   是指收缩压高于约 250 mmHg，持续 1 分钟以上的高血压状况，往往同时合并心律失常甚至室颤，是导致患者围术期死亡的主要原因。多数在麻醉诱导期、术中分离肿瘤时发生。处理：

（1）进行有创血流动力学监测，密切观察血压、脉搏、心电图的变化。

（2）酚妥拉明（phentolamine）：一旦血压升高超过原水平的 1/3 或达到 180 mmHg 时，除分析与排除诱发原因外，立即用静脉注射 1~5 mg 或配成 0.01% 的溶液静脉滴注以控制血压。也可用硝普钠或硝酸甘油、压宁定等。

（3）艾司洛尔（esmolol）：控制快速性心律失常，协助降血压。室颤时应用利多卡因或胺碘酮。

（4）加深麻醉，避免缺氧和二氧化碳蓄积。

2. 严重低血压   术中供应肿瘤的血管切断及肿瘤切除后，患者血压急骤下降至休克程度。主要原因是儿茶酚胺的分泌随肿瘤切除迅速降低，引起外周血管扩张，再加上血容量不足，导致低血压甚至休克。另外，麻醉药及硬膜外阻滞的影响、心脏代偿功能不全、肾上腺素能阻滞药的作用等均可诱发及加重低血压是肿瘤切除后严重并发症，可导致患者死亡。

术前充分的降压扩容治疗（7~10d），术中有意识的预防性扩容均可以降低低血压发生率与程度。对嗜铬细胞手术的患者不应循规蹈矩地去遵守量出而入的原则，在监测心功能的情况下尽量在肿瘤切除前均匀"逾量"补充，一般可多于丢失量的 500~1000 ml。

处理：①甲肾上腺素 0.1~0.2 mg 静脉注射或将 1 mg 去甲肾上腺素溶于 5% 的葡萄糖溶液 250 ml 中静脉持续滴注，并根据血压水平调整滴速；②补充液体。

3. 低血糖症（hypoglycemia）   嗜铬细胞瘤由于分泌大量儿茶酚胺可引起糖原分解，并抑制胰岛 B 细胞分泌胰岛素导致血糖升高。因此，嗜铬细胞瘤患者通常合并有高血糖表现，不应就此诊断为糖尿病。即使有明确糖尿病病史的患者在术前或术中使用胰岛素也应慎重，以免使嗜铬细胞瘤切除后的低血糖情况复杂化。一方面由于肿瘤切除后儿茶酚胺分泌量急剧减少，糖原和脂肪的分解随之下降，另一方面胰岛素分泌升高，常可导致严重的低血糖性休克，多发生在术后数小时内。如患者清醒，临床上可见到患者大汗、心悸、低血压等，如患者仍处于全麻恢复期，则主观症状较少，多表现为循环抑制，且对一般处理反应迟钝，一经输入含糖溶液，症状立即改善。对这类患者围术期管理中，凡怀疑有低血糖发生时应立即行快速血糖测定。对已确定合并有糖尿病的嗜铬细胞瘤患者，必需使用胰岛素时，在围术期的用量应减半，并同时加强血糖监测。许多患者需要专门为此制订治疗方案，以维持体内糖代谢的相对稳定。

嗜铬细胞瘤虽属少见病，但麻醉风险很大，围术期是否安全主要取决于麻醉医师与手术医师对其病理生理改变的认识程度。尤其是麻醉医师要熟知各种麻醉药及相关血管活性药物的性能特点，根据病情合理、准确、灵活的运用，具体的麻醉方式并非重要影响因素。目前，麻醉科、内科医师参与对这类患者术前的治疗及准备工作，已使他们的生命安全得到更好的保护。尽管如此，仍有不少隐匿患者在行其他手术时出现意外，死亡率高达50%以上。根据统计，70%的嗜铬细胞瘤生前并无症状，而在尸检时才发现。所以对临床麻醉而言，对此不能忽视。隐匿患者如被意外激发，发病过程通常也有一定规律，列述如下：①体温突然升高，可达40℃以上；②原因不明的高血压，常合并有心律紊乱，如室上性心动过速等；③当处理不及时则出现外周循环衰竭表现，皮肤冷汗、发绀等，预示着后果严重；④死亡前多表现为低血压。

（五）术后处理

嗜铬细胞瘤患者在术后仍可能发生复杂的病情变化，出现各种严重症状，如高血压、心律失常、心功能不全、代谢异常等。因此，在术后仍应密切观察循环动力学的变化，如血压、心律、心率、中心静脉压等。最好的方式是将患者自手术室直接转运至ICU由专人监测、治疗。及时采取有效措施，维持循环动力学稳定，直至患者完全恢复正常。

第五章 合并肾脏疾病的准备

吕洁萍

第一节 临床常见的肾脏疾病

一、肾脏本身疾病

（一）急性肾小球肾炎

急性肾小球肾炎（acute glomerulonephritis），简称急性肾炎（acute nephritis），为急性起病，以血尿、蛋白尿、高血压、水肿、肾小球滤过率降低为特点的肾小球疾病。大多数为急性球菌感染 1~3 周后，因变态反应而引起双侧肾弥漫性的肾小球损害。

1. 临床阳性表现

（1）水肿：约70%病例有水肿，系因肾小球滤过率减低、水钠潴留所致。

（2）高血压：大多数患者有高血压，除水肿外，高血压是最主要的临床表现，为水钠潴留、血容量扩大所致。

（3）血尿、蛋白尿：约半数患者有肉眼血尿，同时伴有程度不同的蛋白尿，但多数尿蛋白每日<3.0 g。

2. 实验室检查

（1）尿常规：肉眼血尿或镜下血尿；尿蛋白定量通常为 1~3 g/d，尿渗透压大于 350 mmol/L*。

（2）血肌酐、尿素氮：正常或增高。

（3）内生肌酐清除率（Ccr）：可降低（详见本章第二节）。

（4）急性肾炎病程早期有血总补体及 C3 的明显下降，可降至正常50%以下，其后逐渐恢复，6~8 周时恢复正常，此种动态变化在急性链球菌感染后肾炎表现典型，可视为急性肾炎病情活动的指标。

（二）肾病综合征（nephrotic syndrome）

1. 临床表现 典型表现为大量蛋白尿、低蛋白血症、高脂血症及水肿。大量蛋白尿及其导致的低蛋白血症是诊断肾病综合征的必备条件，肾病综合征是持续性大量蛋白尿的后果，其他表现都是在持续大量蛋白尿的基础上发生的。

2. 病因 凡能引起肾小球毛细血管滤过膜损伤的各种疾病，均可发生肾病综合征。

肾病综合征不是一组独立的疾病，而是许多疾病过程中损伤了肾小球毛细血管滤过膜

注：* 尿渗透压单位原用 mOsm/kg·H_2O，1mOsm/kg·H_2O=1 mmol/L

的通透性而发生的一个综合症状。可分为原发性肾病综合征和继发性肾病综合征。

原发性肾病综合征是原始病变发生在肾小球的疾病,急性肾小球肾炎、急进性肾小球肾炎、慢性肾小球肾炎及肾小球肾病都可在疾病过程中出现肾病综合征。

继发性肾病综合征在我国以系统性红斑狼疮、糖尿病、过敏性紫癜最为常见。

(三) 肾盂肾炎

肾盂肾炎(pyelonephritis)多由细菌感染引起,一般伴有下尿路感染。根据临床病程,肾盂肾炎可分为急性及慢性两期,慢性肾盂肾炎是导致慢性肾功能不全的重要原因。

1. 临床表现 主要为尿路刺激症状,可有低热或不发热、乏力、食欲减退、腰背痛等不典型症状。

2. 实验室检查

(1) 尿液检查:少量蛋白尿,尿沉渣可有少量红、白细胞或大量白细胞、脓细胞。

(2) 肾小管功能减退,可有尿浓缩功能减退,酚红排泄率降低等。

3. X 线造影 可见肾盂肾盏变形,阴影不规则甚至缩小。

二、引发肾功能改变的全身疾病

肾脏重量仅占全身体重的 0.5%,但肾血流量是心排血量的 20%,当肾动脉压在 80 ~ 160 mmHg 范围内波动时肾脏虽有自身调节功能以维持肾血流量恒定,但外源性影响如交感缩血管作用、肾素-血管紧张素系统仍可引起肾血流的变化,因此,一些全身性疾病及围术期应激反应可能导致肾功能受损,甚至导致急性肾衰竭。

老年或并存高血压、动脉硬化、严重肝病、糖尿病、前列腺肥大等患者,容易并发肾功能不全,应进行尿常规及肾功能检查,以评估肾功能储备情况,对麻醉和手术的耐受能力。

三、急性肾衰竭

任何原因引起的急性肾功能损害,使肾单位丧失调节功能,不能维持体内电解质平衡和排泄代谢产物,导致高血钾、代谢性酸中毒及急性尿毒症(指血尿素氮、血肌酐及其他代谢产物迅速增高,并出现一系列症状和体征)的患者,统称为急性肾衰竭(acute renal failure,ARF)。进行性血尿素氮和血肌酐的升高(通常每日血肌酐可增加 88.4 ~ 176.8 μmol/L,尿素氮升高 3.6 ~ 10.7 mmol/L)是诊断急性肾衰竭的可靠依据。急性肾衰竭多数是可逆的。

ARF 的病因分为肾前、肾性和肾后性。肾前性氮质血症占 ARF 病因的 50% ~ 80%,肾灌注不足的原因多为细胞外液丢失(如休克)或心血管疾病;急性肾小球血管性和小管间质性肾病的肾性病因,如恶性高血压、肾小球肾炎、血管炎、细菌感染、药物反应及代谢疾患(如高钙血症、高尿酸血症)等;肾后性氮质血症占 5% ~ 10%,其原因主要是泌尿系统的各种梗阻。很多 ARF 患者可发现有不只一个病因。引发 ARF 与维持 ARF 的因素可能不同(详细情况可参见第四篇第四章)。

四、慢性肾衰竭

慢性肾衰竭(chronic renal failure,CRF)是在各种慢性肾脏病(chronic kidney disease,

CKD）基础上，由于肾单位逐渐受损，缓慢出现的肾功能减退以致不可逆转的肾衰竭。CKD 是指肾脏结构和功能受损并持续 3 个月及以上，在此基础上血、尿成分异常，肾功能各项典型试验异常或者肾小球滤过率<60 ml/min 并持续 3 个月以上，就可认为进入肾功能减退（不良）。

（一）临床表现

主要表现为肾功能减退，代谢废物潴留，水、电解质和酸碱平衡失调，以至于不能维持机体内环境的稳定。慢性肾衰竭较常见，预后不佳。它不是独立疾病，而是一个临床综合征。慢性肾衰竭的病因很广，各种肾脏疾病的晚期都可以出现慢性肾衰竭，慢性肾小球肾炎是最常见的一种。

肾功能减退可分为以下四个阶段：

1. 肾贮备能力丧失期 正常肾小球滤过率（GFR）约为 120 ml/min，此期的 GFR 减少至 30 ~ 60 ml/min。此时，肾贮备能力虽已丧失，但肾排泄代谢废物、调节水电解质和酸碱平衡的能力仍能维持机体内环境的稳定，因而临床上并无症状。血生化检查正常，血肌酐和尿素氮通常比正常范围轻微升高。

2. 氮质血症期 是慢性肾衰竭的序幕。此期 GFR 减少至 25 ml/min 左右，肾维持机体内环境稳定的能力有一定程度障碍。常有氮质血症（azotemia）——血肌酐和尿素氮常升高，血肌酐>177 μmol/L，血尿素氮>7.0 mmol/L，肾浓缩功能有轻度损害（夜尿和多尿），轻度贫血。

3. 肾衰竭期 当 GFR 在 10 ~ 25 ml/min 时，肾功能已严重受损，不能维持机体内环境的稳定，出现明显的氮质血症（血肌酐、尿素氮明显升高，血肌酐>442 μmol/L，尿素氮>17.9 mmol/L），肾浓缩和稀释功能显著障碍。水、电解质和酸碱平衡失调，表现为轻或中度代谢性酸中毒，水、钠潴留，低钙血症和高磷血症等。由于肾排钾的能力可勉强维持平衡，故此期可不出现高钾血症，有较明显的贫血。

4. 尿毒症期 GFR<10 ml/min，就进入慢性肾衰竭晚期，即尿毒症期。血肌酐、尿素氮显著升高，水、电解质失调严重，常有明显的代谢性酸中毒、低钠血症和高钾血症，血钙明显降低，血磷升高。体内多个系统均受累而出现相应的症状，尤其是胃肠道、心血管和中枢神经系统症状更明显，甚至昏迷。

（二）病因

慢性肾衰竭是所有进展性肾疾病的最终结局，因此慢性肾衰竭的病因多种多样，其常见的病因主要有：

1. 慢性肾小球肾炎 如 IgA 肾病、膜增殖性肾小球肾炎；局灶节段性硬化性肾小球肾炎和系膜增殖性肾小球肾炎等。

2. 代谢异常所致的肾脏损害 如糖尿病肾病、痛风性肾病及淀粉样变性肾病等。

3. 血管性肾病变 如高血压病、肾血管性高血压、肾小动脉硬化症等。

4. 遗传性肾病 如多囊肾、Alport 综合征等。

5. 感染性肾病 如慢性肾盂肾炎、肾结核等。

6. 全身系统性疾病 如狼疮性肾炎、血管炎肾脏损害、多发性骨髓瘤等。

7. 中毒性肾病　如镇痛剂性肾病、重金属中毒性肾病等。

8. 梗阻性肾病　如输尿管梗阻、反流性肾病、尿路结石等。

第二节　肾脏功能的判断

肾功能储备轻度或中度下降的患者，常没有明显的临床迹象，但麻醉和手术导致急性肾衰竭的危险性明显增加。肾功能障碍一般涉及肾小球与肾小管功能异常两个方面。绝大多数功能不全均同时有肾小球和肾小管功能异常，但程度不一。通常在以肾小管损害为主的慢性病例，早期往往仅有肾小管功能异常而没有肾小球功能异常，但在后期则可继发肾小球功能不全。

一、肾小球滤过功能的评估

肾小球功能异常主要表现为肾小球滤过率（glomerular filtration rate，GFR）降低和肾小球滤过膜通透性改变。肾小球滤过率是指单位时间内双肾生成滤液的量，正常成人为125 ml/min 左右。

（一）常用的检测指标

肾小球滤过率是反映肾小球滤过功能的客观指标，在临床上常被用于评价肾功能的损害程度。由于肾脏有较强大的储备能力，目前临床上常用的方法其敏感程度有所不同，各有优劣。

1. 菊糖清除率（inulin clearance）　菊糖可完全透过肾小球，且不被肾小管所分泌或重吸收，适合用来测定肾小球滤过率。动态观察也证实该值相当稳定，即使在活动或摄入液体情况时，也都基本不变。

2. 内生肌酐清除率（creatinine clearance rate，Ccr）　是推测肾储备功能的最佳指标，正常值为80～120 ml/min。可用血肌酐值计算，公式如下：Ccr＝（140−年龄）×体重（kg）/72×Scr(mg/dl) 或 Ccr＝[（140−年龄）×体重（kg）]/[0.818×Scr(μmol/L)]；女性计算结果乘以0.85。其中Scr代表血肌酐值。在严格控制饮食和不剧烈运动3天的情况下，可用Ccr代表GFR。但如存在严重肾功能不全时上述公式不适用。

注意：血肌酐在低水平（正常值范围）的小幅波动既可提示GFR有较大变化；实验研究证明只有当GFR下降到正常人的1/3时，血肌酐才会明显上升；血肌酐超过正常水平时，GFR实际已经降低了约50%。

3. 血中含氮代谢物的测定　血中含氮代谢物测定指的是尿素氮、血清肌酐、血清尿酸等的测定。血肌酐（serum creatinine，SCr）是反映肾功能的主要初始指标，肌酐升高说明肾功能恶化。注意排除肌酐水平受机体肌肉容积的影响。

血尿素氮（blood urea nitrogen，BUN）对围术期肾功能的判断帮助不大，因为如果存在脱水、脓毒血症、应用利尿剂、胃肠道出血时，即使肾功能正常尿素氮也会升高。

实际应用时应注意：①需要患者合作，严格按规定的时间留尿；②单次测定的数据不能取代连续性对比；③先后几次测定的结果对照观察，更确切可靠。

4. 碘海醇清除率（iohexol clearance rate）　准确性与核素无异，是目前较为理想的方法。Torsten 报道，碘海醇在体内与蛋白质结合率非常低（<2%），不被任何器官吸收，也无任何代谢产物，在 24 小时内近乎 100% 从尿中以原状排出，而且只经肾小球滤过，不被肾小管重吸收及分泌，非常适合作为 GFR 测定的标志物。碘海醇作为非离子碘，所引起的不良反应，其严重性及频度上均显著低于目前常用的离子造影剂。Stephen 等的研究显示较大剂量的碘海醇不会造成肾功能的损伤。因此应用碘海醇的安全性较好。

碘海醇清除率采用静脉一次注入法，一般为一次注射 3~6 g；目前发现小剂量仍能达到满意的结果，在 GFR<30 ml/min 时，可使用更小剂量（3 g）。碘海醇清除率测定方法简便，结果准确，无须接触核素，无放射性，对医护人员及受检者均较安全，是测 GFR 的理想方法。但由于需要收集 24 小时尿，围术期使用不多。

（二）导致肾小球滤过率降低的主要原因

1. 肾血流量减少　有效循环血量减少、心排血量降低以致肾血管收缩导致肾血流量减少。

2. 有效滤过压降低　失血、失液时肾毛细血管压随全身血压下降而降低；尿路梗阻、管型阻塞或间质水肿压迫肾小管引起肾小球囊内压升高，致使肾小球有效滤过压降低。

3. 肾小球滤过面积减少　见于慢性肾炎、慢性肾盂肾炎等引起肾小球广泛损坏，肾小球滤过面积极度减少。

肾小球滤过功能是临床上了解肾功能的重要指标之一。肾小球滤过与许多代谢产物排泄有重要关系，肾脏疾病过程中，或多或少都会影响肾小球的形态或功能，从而导致代谢产物滤过减少并在血中潴留，严重时可产生许多临床症状。临床上可检查肾小球滤过情况判定肾小球是否有病变及其程度，同时还通过系列性的动态检查，判定疾病的发展过程和对治疗等的反应，以及作为估计预后的重要依据。肾小球滤过功能广义上也包括其对各种不同直径蛋白质滤过的限制等情况，即出现选择性蛋白尿等情况，但本节不拟讨论。肾血流量的多少，会影响肾小球的滤过情况，同时可影响滤过分数转而改变肾小管周毛细血管的胶体渗透压、静水压等。许多病理改变时也可影响肾血流量，间接影响肾小管的功能。

二、肾小管功能的评估

肾小管功能异常可由于缺血、缺氧及肾毒物等的作用而引起上皮细胞变性坏死、功能异常，也可由于醛固酮和抗利尿激素等体被调节因素的变动而导致功能改变。肾小管各段的结构与功能各异，受损时出现的功能异常也不同。主要有以下四个方面：

（一）近端肾小管功能测定

1. 肾小管葡萄糖最大重吸收量（tubular maximal glucose reabsorptive capacity，TMG）正常血糖经过血液循环从肾小球全部滤过后，在近端小管被全部重吸收，所以用 TMG 代表肾小管的最大重吸收功能。正常人 TMG 为（340±18）mg/min。当肾小球滤过的葡萄糖量超过近端小管的最大重吸收能力时，尿中即有葡萄糖排出。当血糖大于 8.9 mmol/L 时，尿中葡萄糖即呈阳性，该数值称为肾糖阈（renal glucose threshold）。当血糖低于肾糖阈而尿糖呈阳性时，表示近端小管重吸收葡萄糖的能力下降，称为肾性糖尿（renal glucosuria）。

2. 肾小管对氨马尿酸最大排泌量　血液中的对氨马尿酸（para-aminohippuric acid，PHA/PAHA）经肾小球滤过并由肾小管排泄，当血中 PAHA 达到一定浓度时，肾小管排泄

PAHA 的能力达最大值，该值称为肾小管 PAHA 最大排泄量，正常成人该值为 60 ~ 90 mg/min。

3. 尿氨基酸和溶菌酶测定　肾小球滤过的氨基酸绝大多数被近端小管重吸收，通过对尿中氨基酸谱的测定可大体了解近曲小管的重吸收功能。溶菌酶相对分子质量为 14 000 ~ 17 000，由于其相对分子质量小，经肾小球滤过的该物质可在近曲小管重吸收。正常人尿溶菌酶含量<3 pg/ml，如血中含量正常而尿中含量增高，说明近端小管的重吸收能力障碍。

4. 酚磺酞排泄试验等。

（二）远端肾小管功能测定

远端肾小管在神经体液的调节下，对维持内环境的稳定及终尿的质与量具有非常重要的意义，其检测指标主要关于尿浓缩与稀释试验。其结果是根据尿液渗透浓度和血浆渗透浓度相比较而确定的。如尿液渗透浓度高于血浆渗透浓度则为高渗尿，表示尿液浓缩；如尿液渗透浓度低于血浆渗透浓度则为低渗尿，表示尿液稀释；如两者相近或相等，则为等渗尿（isosthenuria）。

1. 尿浓缩能力测定　正常人 24 小时尿比重为 1.015 ~ 1.030，如每次尿比重均固定于 1.010，说明肾小管浓缩功能差。尿比重<1.010，尿渗透压<350 mmol/L，尿渗透压/血浆渗透压<1.1，自由水清除值>−1 ml/min，被认为是肾小管功能的敏感指标。自由水清除值升高而接近 0，是一个较肌酐清除率和尿钠排泄分数异常更早出现的指标，不过单独测定自由水清除值无多大意义，自由水清除值增高接近 0，而肌酐清除率急剧降低才提示急性肾衰竭。

2. 浓缩、稀释试验　其做法为晚 6 时后禁水，次晨 6、7、8 时各留尿 1 次，此 3 次尿中至少 1 次尿比重大于 1.026，如小于 1.020 提示肾小管浓缩功能下降。

3. 尿渗透压测定　尿渗透压反映尿液中物质的克分子浓度，单位为 mmol/L，常用冰点法或蒸汽压渗透压法测定。正常人每日从尿中排出 600 ~ 700 mmol/L 的溶质，如禁水 8 小时后晨尿的渗透压<700 ~ 800 mmol/L，说明肾脏浓缩功能下降，较尿比重测定对了解肾脏浓缩功能更具准确性。

（三）肾小管酸化功能测定

1. 碳酸氢根、可滴定酸及尿氨测定　肾脏为排出氢离子的主要场所，肾小球滤过的氢离子量等于 GFR 与血浆 HCO_3^- 浓度之乘积，如成年人 GFR 为 180 L/d，血浆 HCO_3^- 浓度为 24 mmol/L，则肾小球每日将滤过 4 320 mmol 的 HCO_3^-。如此巨大的 HCO_3^- 量对维持体内酸碱平衡至关重要。可滴定酸及尿氨测定可直接了解远端小管泌氢产氨的功能。正常人每日饮食约产生 70 mmol 的酸性物质，均可通过尿排出体外，当肾小管发生病变时，尿中可滴定酸（UTA）及尿酸（Ud）排出减少，而尿 HCO_3^-（$UHCO_3^-$）排出增多，可产生酸中毒。

2. 氯化铵负荷试验（ammonium chloride loading test）　也称酸负荷试验，该试验主要用于远端肾小管泌氢、产氨能力的测定，但有明显酸中毒的患者不宜进行该试验。具体方法为：①1 次口服氯化铵 0.1 g/kg，然后收集每小时尿，共 3 ~ 8 次，如尿 pH 不低于 5.5，可诊断为远端肾小管性酸中毒；②每日服用氯化铵量如上法，共 3 日，分别收集 3 日尿，结果判断如上法。

3. 碳酸氢根负荷试验（bicarbonate loading test） 正常肾脏滤过氢离子的 $80\% \sim 85\%$ 被近端小管重吸收，$10\% \sim 15\%$ 由远端小管重吸收，尿中几乎无 HCO_3^- 排出。具体做法为根据患者酸中毒的情况口服或滴注碳酸氢钠直至酸中毒被纠正，计算如下：

尿中排出的 HCO_3^- 量（%）= 尿每分钟排出的 HCO_3^- 量×血肌酐/尿每分钟排出的肌酐×血 HCO_3^- 量

正常时该值为 0；当 Ⅰ 型肾小管性酸中毒时，该值 $<5\%$ ；Ⅱ 型肾小管性酸中毒时 $>15\%$ 。

三、肾血流量测定

（一）肾血流量

肾血流量（renal blood flow，RPF）包括肾血流量及肾血浆流量。临床上一般不作为常规检查要求，但也是肾功能的一个重要指标，特别是通过 RPF 与 GFR 测定，可以计算出滤过分数（filtration fraction，FF），这对了解许多生理和病理生理情况有重要意义。

通常采用对氨马尿酸（para-aminohippuric acid，PAHA）测定 RPF。PAHA 可从肾小球滤过，从出球小动脉出来的 PAHA 可大量被近曲小管摄取而后几乎迅速完全地被分泌入肾小管管腔内，当选择较大剂量 PAHA 时，一次通过肾即可完全排出，因此 PAHA 是个理想的测定 RPF 的物质。

（二）滤过分数

滤过分数（filtration fraction，FF）是指肾小球滤过率与肾血浆流量的比值，通常该值用百分比（%）来表示。正常人滤过分数值男性为 19.2 ± 3.5 ，女性为 19.4 ± 3.9 。滤过分数与有效滤过压及肾小球毛细血管对水的通透性有关。

第三节 围术期管理与风险评估

一、术前调整治疗策略

（一）明确诊断，积极治疗

1. 尿常规检查发现异常者，如血尿、蛋白尿或脓尿者，应进一步追问病史并检查。如有无多尿、烦渴或尿少、水肿等。必要时请专科医师会诊，协助诊治，改善肾功能。术前需进一步检查的项目有：

（1）血肌酐、尿素氮。

（2）GFR 及滤过分数：需要收集 24 小时尿，围术期应用存在实际困难。

（3）尿肌酐/血肌酐比值，反映肾小管重吸收从肾小球滤过水分的能力。因为肌酐不会被肾小管重吸收，故尿肌酐浓度愈低，则肾小管吸收水分的能力愈差。

（4）腹部超声：简便易行，可以鉴别尿路梗阻或者双肾慢性病变，评估肾灌注情况。

（5）动态肾扫描：了解肾灌注和排泄。

2. 肾脏疾病急性期的患者除非急症手术，择期手术应延期。如此类患者行急诊手术，需注意保护肾功能，防止肾功能恶化而发生急性肾衰竭。

3. 急性肾小球肾炎的病程经过及预后较好。经过系统内科治疗和休息后，绝大多数患者 6 个月至 1 年内临床症状消失，实验室检查指标恢复正常，可行择期手术。

4. 肾病综合征病程较长，治疗比较复杂。主要有糖皮质激素治疗，当无效时可应用细胞毒性药物或环孢霉素 A（CyA）。其他的对症治疗为纠正低蛋白血症，消除水肿，降血脂以及防治高凝状态。注意此类患者长期激素治疗的不良反应：导致蛋白质高分解状态而加重氮质血症；促使血尿酸增高，诱发痛风和加剧肾功能减退；大剂量应用有时可加剧高血压、促发心力衰竭；感染症状被遮盖，容易延误诊断使感染扩散；激素长期应用可加剧肾病综合征的骨病，甚至产生无菌性股骨颈缺血性坏死。

5. 治疗感染性肾脏疾病，了解其病程、肾脏结构及功能的改变。

6. 其他重要脏器功能的检查和评估。

7. 纠正贫血和低蛋白血症。慢性肾脏疾病时由于红细胞生成素减少及红细胞寿命缩短导致慢性贫血，术前应用红细胞生成素治疗；由于蛋白由尿丢失，患者发生低蛋白血症，见于肾病综合征、肝-肾综合征患者。

8. 确诊慢性肾衰竭患者，术前数小时前进行一次血液透析，调整水电解质、酸碱平衡；术后推迟 1～2 天再行透析治疗，防止肝素引起创面出血。

（二）围术期的肾保护

1. 维持足够的肾灌注 避免肾脏低灌注，任何心肌抑制和（或）血管扩张而致低血压时，均将导致肾灌注下降，血管升压素上升，肾小球滤过率下降；低氧、二氧化碳蓄积或呕吐，有使肾灌注下降至无法恢复的可能，应注意避免；对低血容量和心力衰竭要通过及时的监测加以防止。小剂量多巴胺的肾保护作用近来引起了争议，维持血压的重点应放在血容量的维持上。

术前补液对预防 ARF 非常重要，严重脱水患者在术前应该足量补液，使 CVP 达到 10～15 cmH$_2$O，平均动脉压>70 mmHg（高血压者 85 mmHg）。补液种类为生理盐水和明胶。

2. 维持足够的尿量 尿量维持在 1～2 ml/（kg·h）为佳。在补液充分体循环血压足够稳定而少尿时，可以谨慎使用呋塞米或甘露醇。

呋塞米首剂量 20～40 mg 静脉注射，如少尿伴有血肌酐升高可在 1 小时内静脉输注 250 mg；甘露醇可按 0.5～1 g/kg 静脉输注。

但甘露醇禁用于肾衰竭无尿的患者，否则易致血容量骤增和心脏超负荷而发作心力衰竭。

3. 输液过量是肾衰竭患者的大忌，易诱发 ARDS 甚至多脏器功能衰竭。在维持灌注的前提下施行欠量补充则较适宜，但要防止欠量过度，因灌注不足和低氧极易诱发肾小管坏死。液体的选择应个体化，根据病情做出个别调整，忌固定程式输液。

4. 围术期良好的镇痛是肾保护至关重要的措施，可较安全用于肾功能不良的镇痛药有对乙酰氨基酚、可待因、阿芬太尼和瑞芬太尼。

5. 慎用或禁用肾毒性药物

（1）抗生素：氨基糖苷类、两性霉素 B、万古霉素。

（2）镇痛药：阿司匹林、非甾体类抗炎药。

（3）ACE 拮抗剂。

（4）抗肿瘤药：甲氨蝶呤、顺铂。

（5）精神类药：锂剂。

二、风险评估

（一）急性肾脏疾病

肾脏疾病病情急性期时，若是择期手术最好不要施行，以免引发急性肾衰竭。

（二）围术期急性肾衰竭的危险因素

1. 术前存在肾功能不全，围术期肌酐持续升高。

2. 糖尿病患者术前存在糖尿病性肾病。通常半数左右的 1 型糖尿病患者患有肾病，表现为蛋白尿并在数十年内发生进行性肾功能减退。积极控制血糖和血压可阻止肾病进展。

3. 充血性心力衰竭、重度妊娠期高血压疾病患者。

4. 存在肾脏长时间灌注不足的因素，如休克、脱水、脓毒血症、肾病综合征、肝硬化等。

5. 高危手术，如体外循环心脏瓣膜置换、胸腹动脉瘤等。

6. 高龄患者术前有肾脏储备功能下降。

7. 肾毒素因素，如肌红蛋白血症（挤压综合征）和肌红蛋白尿如长时间心肺转流、肾毒性药物。

（三）低蛋白血症

低蛋白血症时，药物游离型浓度增加，可使药效增加，作用时间延长。

（四）高凝状态

肾病综合征患者存在高凝状态。原因在于：

1. 凝血因子增多，抗凝因子减少　由于血浆中的一些凝血因子和纤维蛋白原、因子 V、Ⅶ、Ⅷ和Ⅹ等的相对分子量都较大，不能从肾小球滤过，而体内合成又相对增加，故血浆中浓度常明显增高；而抗凝血酶Ⅲ作为血浆中主要的抗凝因子，相对分子量和白蛋白相近，可从肾病综合征患者尿中大量丢失而严重减少。这是高凝状态的重要原因。

2. 血小板集聚力增高　加重高凝状态。

3. 高脂血症　是肾病综合征的主要临床表现之一。特点为血浆中几乎各种脂蛋白成分均增加，除数量改变外，脂质的质量也发生改变，各种脂蛋白中胆固醇/磷脂及胆固醇/甘油三酯的比例均升高。

由于高胆固醇血症及高纤维蛋白原血症的联合影响，血浆黏稠度多增加。总的来说，血液中促凝的各种因子增强，而抗凝集及纤维蛋白溶解（简称纤溶）作用的机制受损。当血管内皮受损或血液淤积时，易于产生自发性血栓。

（五）慢性肾功能不全

1. 由于高血容量和高血压，有时可导致充血性心力衰竭和肺水肿。

2. 尿毒症性心包炎和心包积液，引起心脏压塞。

3. 高钾血症，可引发心律失常。

4. 胃液量、胃酸产生增加，胃排空延迟，容易导致恶心、呕吐，围术期要防止反流和误吸。

5. 感染的风险较大。

6. 尿毒症性脑病。

三、麻醉管理与用药

（一）肾脏疾病急性期

如确需急症手术，也应综合患者肾脏受损的程度选择适宜的手术方式。麻醉管理应重点关注肾功能的保护，包括：

1. 选择适当的麻醉方法，尽量避免对肾功能过多的干扰。宜采用局部麻醉或低位硬膜外麻醉，务必求其完善。局麻药中禁用肾上腺素，以防吸收而诱发肾血流减少。硬膜外麻醉平面不应超过 T_5，以控制在 T_{10} 以下为妥。全身麻醉下施行机械通气，可因回心血量减少而致肾灌注下降，肾小球滤过率减低和水钠潴留。尽管如此，全麻的可控性仍优于高平面硬膜外阻滞。

2. 加强监测，防止肾功能恶化。

3. 选择合适的麻醉药物，尽量应用不依赖于肾脏排泄的药物。由于低蛋白血症和贫血，特别同时并存其他脏器功能不全的危重患者，对麻醉药的耐受性极差；血浆蛋白结合率高的药物，其游离成分将增高，容易用药逾量，出现毒性反应。因此，选用麻醉药应以对循环、代谢影响最小，时效短、可控性最佳的药物为原则。围术期选择药物还要全面考虑重要脏器的个别影响与彼此之间的功能维护。

4. 维持血流动力学的稳定，慎重应用血管收缩药，保证肾脏的血液灌注。

5. 维持内环境的稳定，选择合适的液体，注意输液量及速度。

（二）慢性肾功能不全

如病程已进入尿毒症期，则围术期必须继续进行血液透析。术前应加强营养治疗，透析患者易发生出血倾向，应予重视。麻醉管理以保证最大限度肾脏血液灌注为原则。麻醉方法选择同肾脏疾病急性期。

多数慢性肾衰竭患者有上肢动静脉瘘，以方便做血液透析，要注意保护。

第四节　慢性肾衰竭围术期管理

慢性肾衰竭（chronic renal failure，CRF）早期症状并不明显，只有当肾脏代偿能力严重下降不足以维持人体所需时才会出现尿毒症的表现。尿毒症可牵连到多个器官、系统，呼吸系统、心血管系统、神经系统、胃肠道等都可受累，而且症状也比较复杂。尿毒症患者最早感觉的不适是食欲减退、恶心、呕吐、甚至出现消化道大出血。逐渐出现明显的贫血。晚期患者还会出现嗜睡、烦躁、抽搐、昏迷等神经系统症状。尿毒症的患者抵抗力降低，极易发生感染，尤其以肺部、泌尿道的感染最为多见，而感染可进一步加重病情，形成恶性循环。

一、慢性肾衰竭的术前准备

（一）营养支持

胃肠道功能基本正常的肾功能障碍的患者，应尽早进行胃肠营养支持。实施过程中应注意营养液的热量及容量、非蛋白热量、氮的供应以及微量元素和维生素的补充。尤为重要的是维持水、电解质及酸碱平衡的治疗。

（二）药物支持

有研究认为低剂量多巴胺可以增加尿量，改善肾功能，但其对已经确诊的急性肾衰竭的作用有限。使用心房利钠肽可以抑制水盐重吸收，扩张入球小动脉，收缩出球小动脉，增加肾小球滤过率而不影响肾血流，从而改善肾功能。

有多种生长因子在受损肾小管细胞的再生修复中起重要作用，如表皮生长因子、转化生长因子、胰岛素样生长因子和肝细胞生长因子等，这些物质可以促进肾小管功能的恢复。

（三）肾脏替代治疗（renal replacement therapy，RRT）

透析治疗的目的：①纠正尿毒症及水电解质、酸碱平衡失调；②保证足够的营养支持以防营养不良的损害。

1. 血液透析对肾功能的影响　回顾性研究比较血液透析治疗与非透析治疗，结果显示透析治疗可改善患者预后。但是，血液透析导致患者血容量和渗透压的剧烈改变，常常导致低血压和心律失常等并发症，可能引起肾脏缺血加重，在血液透析期间应密切观察。另外，血液透析对血管内皮细胞的损害，导致血管内皮对缩血管物质的敏感性增加，而舒血管物质释放减少，破坏肾脏血管的自身调节作用，导致肾血管痉挛，亦加重肾脏缺血。因此，血液透析有可能加重肾脏缺血、延缓肾脏功能的恢复。在血液透析期间，避免低血压是防止肾脏损害恶化的重要手段。

2. 肾脏替代治疗的时机　近年来，肾脏替代治疗的时机倾向于提前，即在急性肾衰竭早期实施肾脏替代治疗。尤其是急性肾衰竭患者出现液体过负荷或高钾血症时，或患者出现明显的尿毒症症状和并发症时，早期积极的肾脏替代治疗显然是必要的。

3. 肾脏替代治疗的方法选择　美国肾脏病学会的调查显示急性肾衰竭患者依次采用间歇性血液透析、持续肾脏替代治疗（CRRT）和腹膜透析（CAPD）实施肾脏替代治疗。近年来，碳酸盐透析的出现，使血流动力学不甚稳定的 ICU 急性肾衰竭患者也可较安全地接受血液透析治疗。

4. 肾脏替代治疗的充分性　肾脏替代治疗的充分性反映了替代治疗对代谢产物的清除效率和血浆中代谢产物降低的程度。美国透析研究协作组（NCDS）提出将尿素氮作为衡量透析充分与否的小分子溶质清除指标。

（四）生物人工肾小管装置

对于急慢性肾衰竭患者，尽管采用血液透析、透析滤过及 CAPD 治疗已经显著延缓了疾病的进展，但临床死亡率仍较高，因为这些方法主要提供了肾脏对小分子溶质的清除和滤过功能，而不能替代肾小管的重吸收、平衡代谢和内分泌等重要功能。20 世纪 80 年代末开始研制的生物人工肾小管辅助装置（bioartificial renal tubule assist device，RAD）应用于临床后，已经显示出细胞治疗技术和组织工程学技术的完美结合在急慢性肾衰竭治疗中的有效前景。

二、麻醉用药对肾功能的影响

（一）基础用药

常用术前药阿托品和东莨菪碱很少影响肾功能。阿托品有部分以原形经肾排除；而东莨菪碱则更少，仅有1%，因此更适用于重危肾病者。

安定类药物主要由肝脏降解，部分代谢产物经肾脏排除，治疗量对循环和肾功能影响轻微。

（二）静脉麻醉药（intravenous anesthetic）

静脉麻醉药中，巴比妥类明显减少肾小球滤过率（20%～30%）和尿量（20%～50%），常用的硫喷妥钠以剂量相关方式使肾小球滤过减少，肾血流灌注降低，重症肾衰竭患者诱导剂量可较正常减少75%，并随尿毒症严重程度而药效延长。神经安定镇痛剂使肾小球滤过及肾血流灌注轻度受抑制而下降约12%，仍能保留清除过量水负荷的能力。氯胺酮2 mg/kg并不增加肾素活性，但增加心脏负荷，对伴有高血压、心脏病的肾病患者慎用。麻醉性镇痛药基本上由肝脏代谢，其代谢产物大部分经肾由尿排泄。由于有10%随胆汁进入肠道，代谢产物被肠内的酶水解转为母体，又被吸收再进入血循环，此谓肝-肠循环（hepato-enteric circulation/enterohepatic circulation）。吗啡减少肾血流9%，降低肾小球滤过17%；哌替啶类似吗啡，减少肾血流25%～50%，降低肾小球滤过21%～45%。

新型静脉麻醉药丙泊酚的代谢主要是在肝内，一小部分在肝外。给药后30分钟代谢物即占81%，其中的88%经肾脏排出，对肾功能的影响取决于对心血管系统的干扰程度。有研究报道丙泊酚在麻醉期间可使尿酸分泌增加，临床尚未见严重后果的报道。

（三）吸入麻醉药（inhalation anesthetic）

吸入麻醉药影响肾功能多为肾外因素，如降低心排血量、低血压等。目前常用的恩氟烷、异氟烷、七氟烷以及地氟烷对循环的抑制程度，多呈剂量相关。恩氟烷、异氟烷可使肾小球滤过率下降和肾血流减少1/5至1/2不等，通常在停药后能较快恢复。但如发生休克或缺氧，会加重抑制而导致恢复延迟。

以前认为无机氟代谢物浓度的肾毒阈值是50 μmol/L，现知肾毒性发生与无机氟峰值和持续高浓度时间两者相关。若血浆内无机氟的高浓度持续时间很短，瞬间一过性明显超阈值，尚不致产生不可逆的肾功能损害。

（四）神经肌肉松弛剂（neuromuscular relaxants，NMRs）

去极化肌松药琥珀胆碱1 mg/kg可使正常人血钾上升0.5～0.7 mmol/L，事先预注非去极化肌松药也不能预防之。非去极化肌松剂其血浆蛋白结合率在肾衰竭与无肾衰竭患者之间没有明显差异。戈拉碘铵全部经肾脏排除不宜用于肾病患者。阿曲库铵的排泄不经肾脏，为肾功能障碍患者首选。

总之，麻醉用药对肾功能的影响不但要考虑其是否对肾脏有毒性和主要的代谢排泄途径，同时更应注意避免对循环和呼吸的过度抑制，以免对肾血供和氧供产生严重影响。

第六章 合并肝脏疾病的准备

吕洁萍

第一节 肝脏的功能

肝脏为人体最大实质性器官，有很大的贮备力和再生能力。成人肝脏重 1.2 ~ 1.5 kg。肝小叶为肝脏结构和功能的基本单位。肝脏有如下功能：

（一）营养和代谢功能

1. 蛋白质代谢 肝脏是蛋白质合成和分解的主要器官，也是血浆蛋白、各种生物酶的重要来源。

2. 糖类代谢 肝脏是维持血糖浓度稳定的重要器官。空腹时，血糖主要来源于肝糖原。

3. 脂类代谢 肝脏是脂类代谢的中心，可合成和储存各种脂类，供肝脏和全身各器官使用。脂类包括脂肪和类脂。

（二）胆汁的形成和分泌

胆汁由肝细胞分泌，每天 600 ~ 1 000 ml。胆汁主要含有胆盐和胆色素，其次是卵磷脂、胆固醇、蛋白质、酶（如碱性磷酸酶）和一些离子（Na^+、K^+、Ca^{2+}等）。

（三）激素灭活功能

肝脏具有激素灭活功能，对激素作用时间的长短及强度起有调控作用。

（四）解毒、破坏和排泄功能

肝脏的解毒方式有氧化、还原、结合，水解和脱氨等五种，以前三者最为重要。某些体外物质只通过一种方式即可解毒，而另一些则须通过一种以上的方式才能解毒。外源性化学物质包括毒物及药物以及代谢过程中产生的毒性物质，均在肝内转变为无毒或低度毒性而溶解度大的物质，随胆汁排入肠道或经肾脏排出。多数的药物是直接通过与葡萄糖醛酸结合，或氧化后再与葡萄糖醛酸、硫酸盐及甲基化物结合而排出体外。

（五）凝血因子的合成

许多凝血因子（blood coagulation factor）在肝脏内合成，如纤维蛋白原，凝血因子Ⅱ（凝血酶原）、Ⅴ、Ⅶ、Ⅸ和Ⅹ因子。其中Ⅱ、Ⅶ、Ⅸ、Ⅹ因子的合成需维生素 K 的参与。机体内抗凝血与凝血系统处于动态平衡，使血液维持在液体状态。肝脏除了合成多种凝血因子外，亦具有清除血浆抑制因子和消化纤溶系统的作用，从而使出血和凝血均能适时制止。

（六）吞噬和免疫功能

肝血窦内的库普弗细胞与肝脏的免疫功能有关，它具有很强的吞噬功能，可吞噬胶体颗粒，衰老或破坏的红细胞和白细胞，微生物及抗原抗体复合物。血液中未被中性粒细胞吞噬的细菌进入肝脏亦可被库普弗细胞吞噬。库普弗细胞还具有特异性免疫应答和免疫调节作用。

第二节　临床常见的肝脏疾病

常见的肝病有实质性肝脏疾病如肝炎、肝硬化、肝血管瘤、原发性肝癌等和胆汁阻塞性肝病如胆囊炎、胆石症。两类疾病均可导致急性或慢性肝细胞损害。急性广泛性肝细胞损害可引发急性肝功能衰竭，既往健康而发生急性肝衰竭的患者接受手术的情况很少见，临床常见的情况是慢性肝脏病变因代偿不全而诱发。

肝炎主要以慢性肝炎为主，按病因学分为慢性病毒性肝炎、自身免疫性肝炎、中毒性肝炎、遗传性疾病以及其他原因不明的慢性肝炎。而病毒性肝炎以乙型肝炎最为常见。

肝硬化（hepatocirrhosis）是各种原因所致的肝脏慢性、进行性的弥漫性改变。其特点是一种病因或数种病因反复、长期损伤肝细胞，导致肝细胞变性和坏死。广泛的肝细胞变性坏死后，肝内结缔组织再生，出现纤维组织弥漫性增生。同时肝内肝细胞再生，形成再生结节，正常肝小叶结构和血管形成遭到破坏，形成假小叶。经过一个相当长的时期（数年甚至数十年），肝脏逐渐发生变形，质地变硬，临床上称这一生理病理改变为肝硬化。

肝癌转化过程大致为：乙型肝炎→慢性肝炎→肝硬化→肝癌。

肝脏功能对麻醉有重要意义。首先，麻醉的平稳恢复依赖于正常的肝脏功能；其次，围术期很多因素都会导致肝脏缺血，对于那些有肝脏基础疾患的患者来说，术后肝功能可能进一步恶化甚至导致肝衰竭，因此，术中恰当的肝脏保护至关重要。

一、梗阻性黄疸

因肝内、外胆管梗阻，胆汁不能顺利排泄，结合型胆红素直接入血，出现全身皮肤黏膜黄疸，称为梗阻性黄疸（obstructive jaundice，OJ）。与肝细胞性黄疸不同，这种黄疸常需外科手术治疗。高胆红素血症可引起多脏器功能损害，使患者手术耐受性下降，手术风险性增加。

（一）病因

梗阻性黄疸原因较复杂，任何造成肝内、外胆管梗阻的因素均可导致黄疸。常见的原因有：①胆管结石；②肿瘤：胆管癌和壶腹癌均可造成胆管腔阻塞；③炎症：急性胆管炎、管壁水肿充血可引起胆管不全梗阻，胆道出血亦可阻塞胆管；④寄生虫；⑤肝外胆管受压；⑥胆管狭窄；⑦先天性胆道发育异常；⑧原发性硬化性胆管炎。

（二）临床表现及需完善的检查项目

1. 影像学检查　包括超声、CT、MRI（磁共振显像）、MRCP（磁共振胰胆管造影）、ERCP（内镜逆行胰胆管造影）、PTC（经皮经肝穿刺胆道造影）等，可帮助了解胆道系统是否扩张及扩张部位，诊断梗阻性黄疸及判断梗阻水平，还能比较准确地发现导致梗阻的病变。内镜检查更可直接观察病变部位，并取病理活检，判断病变性质。

2. 辅助检查　包括对肝脏功能及黄疸性质及程度的评估，有无其他脏器并发症出现，并进行相应的检查。

（三）术前调整治疗策略

原则上非手术不能解除的黄疸应尽早手术治疗，而不必进行长时间的内科治疗以求更好的检查结果。但必要的术前准备仍是必需的，如凝血功能的调整、维持较为稳定的水电酸碱环境、保护其他器官的功能等。

（四）梗阻性黄疸的风险评估

梗阻性黄疸对机体生理功能的影响是多方面的。对肝、肾功能及消化道、凝血功能、内环境等产生严重影响，易于诱发急性肾衰竭、心脏功能损害及凝血功能障碍，甚至可出现多器官系统功能衰竭。

1. 对肝脏功能的影响　梗阻性黄疸常导致肝脏功能不全、内毒素血症、肝硬化及门脉高压症。

2. 对肾功能的影响　梗阻性黄疸患者，60%~70% 的患者术后出现肾小球滤过率下降，9% 的患者发生急性肾衰竭。高胆红素血症尤其是酯型胆红素、内毒素血症及肾脏血流动力学的改变均损害肾脏功能。

3. 对机体免疫功能的影响　梗阻性黄疸时，肝脏网状内皮系统和单核巨噬细胞系统的吞噬功能受抑制，肠道免疫功能障碍，细胞因子 IL-1、IL-2 等产生减少，T 淋巴细胞和 B 淋巴细胞功能受抑制，导致患者免疫功能低下。

4. 对凝血功能的影响　梗阻性黄疸时，脂溶性维生素吸收障碍，维生素 K 缺乏，凝血酶原和凝血因子Ⅶ、Ⅸ、Ⅹ 等谷氨酸残基羧基化障碍，肝脏合成维生素 K 依赖性凝血因子减少，因而出血时间延长，常发生皮下、肌肉及胃肠道出血。

5. 自主神经功能失调　梗阻性黄疸和胆管内高压可导致自主神经功能失调，表现为迷走神经张力增高，心动过缓。

（五）麻醉管理要点

梗阻性黄疸可对多个器官系统产生影响，引起一系列的病理生理改变，并可导致围术期心律失常、顽固性低血压、肝肾综合征、苏醒延迟等多种并发症。梗阻性黄疸患者围术期极易发生胆心反射，使血压降低，心率减慢，因此对麻醉的合理性要求很高。麻醉处理既要保证充分的镇痛、镇静及肌松，又要尽量减少达到这些效果所带来的不良反应，同时尽可能保证内环境的稳定和维持心、脑氧供需平衡。应根据手术方式及患者情况采取适宜的麻醉方法。手术中常见的并发症包括：

1. 低血压（hypotension）　主要表现为周围血管阻力降低，血压下降，对外源性或内源性血管加压反应不敏感。对麻黄碱的升压效果差，且易产生快速耐受。硬膜外麻醉的患者，术中易出现低血压，故近年来已不主张梗阻性黄疸患者采用单纯硬膜外麻醉，而是采用静吸复合麻醉或全麻复合硬膜外麻醉，以减少术中低血压的发生率。术中除给予补充血容量以外，可应用多巴胺升压。

2. 心律失常（arrhythmia）　梗阻性黄疸可致心肌收缩无力、心输出量减少，引起心律失常甚至心搏骤停。术前应给予足量阿托品，术中严密监测血压和心电图变化，及时处理。

3. 肾功能损害　急性肾衰竭（ARF）是阻塞性黄疸患者术后的主要并发症之一，其发生率约 9%，但其死亡率可高达 76%。术中应补足血容量，维持血流动力学稳定，保证肾灌注。

4. 水电解质紊乱（fluid and electrolyte imbalance） 术前要尽量纠正水电解质失衡，术中严密监测水电解质变化，及时调整，以防止由此引发的心律失常等的发生。

5. 凝血功能障碍（coagulation disorders） 梗阻性黄疸患者肠内缺少胆汁，维生素 K 无法吸收，肝内无法合成凝血因子 Ⅱ、Ⅶ、Ⅸ、Ⅹ，常存在凝血酶原时间延长。其次，原发性或继发性肝细胞性疾病可导致多种凝血因子缺乏，凝血和抗凝系统失衡，造成出血倾向。维生素 K 治疗可每日注射 10~20 mg，共 3 天，一般可使凝血酶原时间恢复正常。如仍比对照值延长 4 秒以上，就可能同时存在肝细胞性疾病，可以输给新鲜冷冻血浆补充凝血因子，以使凝血酶原时间恢复正常。术中要加强凝血功能检测，及时予以纠正。

6. 苏醒延迟（delayed recovery） 术中应酌情减少麻醉药用量，延长给药时间间隔，或尽量选用不经肝肾代谢和清除的药物。术中应监测体温，注意保暖，避免室温过低、输入冷库血、冷水腹腔冲洗。此外，缺氧、水电解质紊乱、代谢性酸中毒、感染等也可导致患者苏醒延迟，应及时诊断，及早予以纠正。

二、门脉高压症

（一）门静脉高压症概念

门静脉高压症（portal hypertension）是指由各种原因导致的门静脉系统压力升高所引起的一组临床综合征，其最常见病因为各种原因所致的肝硬化，我国 90% 以上的门脉高压症患者是肝炎后肝硬化，门静脉主干先天性畸形（肝前型）及 Budd-Chiari 综合征（肝后型）较少见。

门静脉高压症的基本病理生理特征是门静脉系统血流受阻和（或）血流量增加、门静脉及其属支血管内静力压升高并伴侧支循环形成。

（二）门静脉高压的临床表现

主要表现为肝大、脾功能亢进、腹腔积液、肝性脑病、食管胃底静脉曲张出血等。

（三）门静脉高压术前调整治疗策略

1. 改善凝血功能 可根据患者情况补充维生素 K_1、新鲜血浆、凝血酶原复合物等以改善凝血功能。因巨脾引起的血小板减少除特殊情况外，一般不需在切脾术前补充血小板。

2. 纠正低蛋白血症。

3. 纠正贫血 可适当输入新鲜血。

4. 有大量腹腔积液者应适当治疗以减少腹腔积液。

（四）门静脉高压症患者的风险评估

门静脉高压患者应根据肝功能损害程度、腹腔积液程度、食管胃底静脉曲张及有无出血或出血倾向来综合评价，做好围术期准备和估计。

1. 肝脏功能的评估 肝硬化门静脉高压症患者的肝脏储备功能极其重要，根据肝功能状况可估计患者对手术的耐受性及术后过程。评估肝脏储备功能的方法主要有 Child-Pugh 分级、肝脏体积测定和吲哚氰绿（ICG）排泄试验等。

（1）Child-Pugh 分级（Child-Pugh grading）：是国内行传统手术治疗时评估肝脏储备功

能最常用的方法。肝功能 A 级者，对手术的耐受性好；肝功能 B 级者，手术风险较大；肝功能 C 级者，原则上不能行传统手术，而是肝移植的候选者（表 1-6-1）。

表 1-6-1　Child-Pugh 分级标准

	1 分	2 分	3 分
肝性脑病（级）	无	1～2	3～4
腹腔积液	无	轻度	中、重度
总胆红素（μmol/L）	<34	34～51	>51
清蛋白（g/L）	>35	28～35	<28
凝血酶原时间延长（s）	<4	4～6	>6

注：A 级为 5～6 分；B 级为 7～9 分；C 级为>10 分（包括 10 分）

（2）常用的肝脏体积测量方法：包括 B 型超声、单光子发射计算机断层成像术（SPECT）、CT 和 MRI。目前，肝脏螺旋 CT 扫描已成为国内外临床测量肝脏体积最常用的方法，其准确性也被广泛公认，甚至被认为是测量肝脏体积的金标准。肝脏体积在评估肝储备功能中具有十分重要的意义，肝脏缩小不明显，即使肝功能较差，但对手术的耐受性仍较好；相反，如肝脏体积明显缩小者，即使肝功能较好，但术后发生肝功能恶化、衰竭的机会仍较大，手术风险极大。

（3）ICG 排泄试验：基本原理是将 ICG 静脉注入人体后，肝脏特异地摄取 ICG，经过生物转化后全部被排泄进入胆汁，且不参与肝肠循环。通过测定 ICG 15 分钟滞留率（ICGR15）及血浆清除率（K 值）两个指标来判断肝脏储备功能：当 ICGR15 值一般<10%，当在 40% 以下时对手术的耐受性较好，术后发生肝功能不全的概率较低；ICGR15 值在 40%～50% 时手术有一定的危险性，暂时不宜手术，应先加强术前治疗，处理重点是促进肝糖原合成，维护肝脏功能，纠正贫血和低蛋白血症，恰当地利尿等；当 ICGR15 值高于 50% 以上时手术的危险性明显增加；ICGR15 值大于 55% 以上，一般不宜行传统手术治疗。

如果将 Child-Pugh 分级、肝体积测定和 ICG 排泄试验相结合考虑，则能更准确地评估肝硬化门静脉高压症患者的肝脏储备功能，更正确地判断患者对手术的耐受性。

（4）乙肝病毒活动度：我国的门静脉高压症大多由乙型肝炎肝硬化所致，除非急诊手术，否则应常规将 HBV-DNA 值控制在 10^3 拷贝/毫升以下时再手术，这大致需要抗病毒治疗2～4 周，否则麻醉、手术创伤使患者的抵抗力降低，肝炎病毒活动性增加，容易导致肝功能恶化甚至衰竭。

2. 根据患者的临床表现如腹腔积液程度、有无其他脏器并发症（如肾功能状态等）、有无食管静脉曲张及凝血功能异常程度等进行综合评价。

3. 门静脉高压症的风险预测　有人提出麻醉手术危险性界限：黄疸指数>40 U，血清胆红素>20.5 μmol/L，血浆总蛋白<50 g/L，清蛋白<25 g/L，A/G<0.8，GPT 和 GOT>100 U，吲哚菁绿（ICG）消失率<0.08。糖耐量试验时如果 40～100 分钟血糖值高于 60 分钟血

糖值，提示肝细胞储备能力明显下降，手术死亡率极高。

（五）门静脉高压麻醉管理要点

1. 门脉高压的患者多伴有贫血和低蛋白血症，对麻醉的耐受性降低，因此，应注意麻醉药物的种类、用量及用药时机的选择并适当输入新鲜全血。

2. 患者多伴有水电解质紊乱、酸碱平衡失调及肾功能的异常，围术期应注意监测，维持内环境的稳定及适宜的肾脏灌注。

3. 有严重腹腔积液的患者应适当限制盐水输入，如影响膈肌运动，应术前48小时内放腹腔积液。

4. 有凝血异常的患者应适当补充凝血因子和维生素 K_1，酌情补充纤维蛋白原制剂。

三、部分肝叶切除术

部分肝叶切除术是肝脏外科常见的手术方式，主要适用于原发性肝癌、转移性肝癌、肝脏良性肿瘤等疾病的手术治疗。原发性肝癌是肝叶切除术的主要适应证。但是我国原发性肝癌患者常合并有肝炎、肝硬化，肝叶切除患者的围术期评估与治疗显得非常必要。

（一）肝叶切除术患者的术前调整治疗策略

肝叶切除术患者术前常合并有肝硬化等其他并发症，术前应检查心、肝、肺、肾功能，判断全身情况能否耐受手术，尤其是肝脏储备功能。积极的术前准备可大大减少肝叶切除术并发症，提高手术成功率。

1. 纠正贫血和低蛋白血症　对于合并贫血及低蛋白血症的患者，术前应输浓缩红细胞、新鲜冷冻血浆或清蛋白，纠正贫血，维持清蛋白不低于30 g/L，血细胞比容维持0.36以上。

2. 纠正出血倾向　肝叶切除术患者术前可因血小板减少、凝血因子合成减少及纤溶活性增强等导致出血倾向。术前1周开始肌内注射维生素K，术前适当输注冷沉淀或新鲜冷冻血浆纠正凝血功能障碍。

3. 加强营养　患者应给予高碳水化合物、高蛋白、低脂肪和维生素丰富的饮食。高糖可增加肝糖原的合成，减少蛋白质分解。维生素C、维生素E可增强肝细胞的抗氧化能力，维生素B族对糖、脂肪和蛋白质代谢有重要作用。

4. 纠正水、电解质紊乱　肝硬化患者常合并有水钠潴留、低血钾等水、电解质紊乱，术前应使用利尿剂、输清蛋白等提高胶体渗透压，补钾等措施纠正水、电解质紊乱。

5. 预防性应用抗生素　术前1天应用抗生素以减少肠道细菌。手术当天全身预防性应用抗生素。

（二）肝叶切除术麻醉管理要点

1. 术中出血较多，术前应备好监测，保证监测数据及时准确。充分做好大量输液输血准备。输液时应注意液体及血制品加温，避免体温过低。因为可能伤及下腔静脉，故液路尽量选择躯体上部的静脉。

2. 大量输血输液后应注意凝血功能的保护，可按比例输入新鲜血浆、凝血酶原复合物、纤维蛋白原及血小板，防止稀释性凝血功能障碍。输血应输入新鲜血制品。

3. 可进行控制性降压以减少术野出血。

4. 肝静脉或下腔静脉破裂后，不但可致大出血，还可能导致气体栓塞，应提高警惕，加强监测，做好抢救准备。

5. 长时间手术可导致体温过低，应加强体温监测，注意保温。

第三节　肝功能的评估

术前充分了解肝的储备功能，可借以判断患者能否耐受手术，并预估术后并发症的发生率。根据病史、体检以及生化检验等加以综合考虑，可作出初步结论。

一、肝脏合成功能

肝脏是人体新陈代谢最重要的脏器，它几乎参与各方面的蛋白质代谢，肝能合成大部分血浆蛋白、酶蛋白及凝血因子，血浆蛋白与肝内蛋白经常处于动态平衡状态，检测血浆蛋白可以评价肝功能。

1. 血浆清蛋白　血浆清蛋白（Alb）半衰期较长，约20天，故血浆清蛋白并不是反映急性肝损伤的敏感指标，对于慢性肝病和严重的肝损害患者而言，则有助于估计肝损害程度及其预后。

2. 血清快速转化蛋白　血清快速转化蛋白主要在肝脏合成，且半衰期短，故血清快速转化蛋白是反映肝脏蛋白合成能力的敏感指标，是术前评价肝脏储备功能很有价值的指标。

3. 脂质和脂蛋白　脂质和脂蛋白不是肝脏损害的敏感指标，但是在肝细胞损害时，血清胆固醇酯水平降低，而且与肝脏的损害程度呈正比。慢性肝脏疾病时，脂蛋白降低，而且其水平与转氨酶、胆红素呈负相关。

4. 血浆凝血因子及凝血酶原时间的测定　凝血因子Ⅰ、Ⅱ、Ⅴ、Ⅶ、Ⅸ和Ⅹ因子均在肝内合成，其中Ⅱ、Ⅲ、Ⅳ、Ⅹ因子的合成常需维生素K参与，当肝脏病变肝功能受损时，上述凝血因子合成减少，且其生理活性也有不同程度的减低，临床上可出现出血倾向。

二、胆色素代谢功能测定

1. 血清胆红素测定　血清总胆红素由结合胆红素和非结合胆红素组成，正常值<1 mg/dl（<17 nmol/L），其中结合胆红素为0.1~0.8 mg/dl（<3.4 nmol/L）。总胆红素>3 mg/dl（>51.3 nmol/L）时，临床上出现黄疸，提示肝功能障碍。

2. 尿液尿胆原及胆红素检测　正常人尿液中胆红素为阴性，肝细胞病变及胆道受阻时，尿胆红素试验可呈阳性反应。有时尿胆红素出现较黄疸早，是肝胆疾病早期诊断方法之一。正常尿液中尿胆原含量甚微，24小时尿含1~4 mg，定性呈弱阳性反应。溶血性黄疸及肝细胞病变时，尿胆原含量增加，可呈现阳性或强阳性反应，胆道受阻出现梗阻性黄疸时，尿胆原减少甚至消失，尿胆原呈阴性反应。肝功损害程度的估计见表1-6-2。

表 1-6-2　肝损害程度的估计

	轻度损害	中度损害	重度损害
血清胆红素	<34.2 μmol/L	34.2~51.3 μmol/L	>51.3 μmol/L
人血清蛋白	>35 g/L	30~35 g/L	<30 g/L
腹腔积液	无	易控制	不易控制
神经症状	无	轻度	昏迷前期
营养状态	好	尚好	差，消瘦
手术危险性	小	中	大

三、血清酶学检测

当肝细胞受损时，因细胞膜通透性增加，使细胞内各种酶释放入血，血清中某些酶活性增高；但由于肝细胞受损，其合成能力降低，有些酶活性可降低，如肝炎时胆碱酯酶合成减少，血清中胆碱酯酶活性降低。

1. 转氨酶（aminotransferase）　肝脏内含有 20 多种转氨酶，常规检测的有血清丙氨酸氨基转移酶（ALT，旧称谷丙转氨酶，SGPT）和门冬氨酸氨基转移酶（AST，旧称谷草转氨酶，SGOT），其正常值因检测方法的不同而各不相同。这些酶亦存在于心脏、骨骼肌和肾脏等组织中，AST 在心脏中含量最多，其次为肝脏，而 ALT 以肝脏中含量最多，肝细胞及上述其他组织细胞受损时，其活性均可升高。血清转氨酶活性的升高，可在一定程度上反映出肝细胞受损及坏死程度。

2. 乳酸脱氢酶（lactate dehydrogenase，LDH）　LDH 广泛存在于肝脏、骨骼肌、心肌和红细胞内，不是肝细胞损伤的特异指标，其同工酶 LDH5 仅存在于肝脏，是肝细胞损害的特异指标，骨骼肌及心肌损害时，血清 LDH5 不发生变化。

3. 血清碱性磷酸酶（alkaline phosphatase，AKP）　AKP 广泛存在于体内，主要来自肝脏、骨骼、小肠、胎盘和肾脏，血清和血细胞等也均含有。生理情况下，AKP 经胆道排入小肠，在肝细胞受损、产生过多、排出受阻时，血清中 AKP 均可升高，因此，在梗阻性黄疸或肝细胞受损、肝癌时均可显著升高，但各种骨骼病变时，亦可明显升高。

4. 血清 γ-谷氨酰转肽酶（γ-glutamyltranspetidase，γ-GT）　γ-GT 广泛存在于体内，含量最多的为肾脏，但血清中 γ-GT 主要来自肝脏。原发性肝癌或肝转移癌，阻塞性黄疸时明显升高。急性肝炎、慢性肝炎非活动型、肝硬化代偿期可正常，慢性活动性肝炎、肝硬化失代偿期或伴有炎症和进行性纤维化时，可显著升高。

测定肝脏储备功能的方法很多，许多方法也具有极高的敏感程度。由于一种试验只能反映其功能的某一个侧面，具有一定的限度和局限性，而影响肝功能的因素是多方面的，必须用多项指标进行综合判断。

第四节　肝脏功能不全

　　肝脏的主要功能是参与物质代谢、生物转化（解毒与灭活）、凝血物质的生成和消除、胆汁的生成与排泄。肝脏有丰富的单核吞噬细胞，在特异和非特异免疫中具有重要的作用。当肝脏受到某些致病因素的损害，可以引起肝脏形态结构的破坏（变性、坏死、肝硬化）和肝功能的异常。但由于肝脏具有巨大的贮备能力和再生能力，比较轻度的损害，通过肝脏的代偿功能，一般不会发生明显的功能异常。如果损害比较严重而且广泛（一次或长期反复损害），引起明显的物质代谢障碍、解毒功能降低、胆汁的形成和排泄障碍及出血倾向等肝功能异常改变，称为肝功能不全（hepatic insufficiency）。严重肝功能损害，不能消除血液中有毒的代谢产物，或物质代谢平衡失调，引起其他脏器功能不全，称为肝衰竭（hepatic failure，HF）。

一、引起肝功能不全的原因

　　1. 感染　寄生虫（血吸虫、华支睾吸虫、阿米巴）、钩端螺旋体、细菌、病毒均可造成肝脏损害；其中尤以病毒最常见。

　　2. 化学药品中毒　如四氯化碳、氯仿、磷、锑、砷剂等，往往可破坏肝细胞的酶系统，引起代谢障碍，或使氧化磷酸化过程受到抑制，ATP 生成减少，导致肝细胞变性坏死；有些药物，如氯丙嗪、对氨柳酸、异烟肼、某些磺胺药物和抗生素（如四环素），即使治疗剂量就可以引起少数人的肝脏损害，这可能与过敏有关。

　　3. 免疫功能异常　肝病可以引起免疫反应异常，免疫反应异常又是引起肝脏损害的重要原因之一。

　　4. 营养不足　缺乏胆碱、甲硫氨酸时，可以引起肝脂肪性变。这是因为肝内脂肪的运输须先转变为磷脂（主要为卵磷脂），而胆碱是卵磷脂的必需组成部分。甲硫氨酸供给合成胆碱的甲基。当这些物质缺乏时，脂肪从肝中移除受阻，造成肝的脂肪性变。

　　5. 胆道阻塞　胆道阻塞（如结石、肿瘤、蛔虫等）使胆汁淤积，如时间过长，可因滞留的胆汁对肝细胞的损害作用和肝内扩张的胆管对血窦压迫造成肝缺血，而引起肝细胞变性和坏死。

　　6. 血液循环障碍　如慢性心力衰竭时，引起肝淤血和缺氧。

　　7. 肿瘤　如肝癌对肝组织的破坏。

　　8. 遗传缺陷　有些肝病是由于遗传缺陷而引起的遗传性疾病。例如，由于肝脏不能合成铜蓝蛋白，使铜代谢发生障碍，而引起肝豆状核变性；肝细胞内缺少 1-磷酸葡萄糖半乳糖尿苷酸转移酶，1-磷酸半乳糖不能转变为 1-磷酸葡萄糖而发生蓄积，损害肝细胞，引起肝硬化。

二、肝功能不全时需完善的辅助检查

　　肝功能不全时，代谢的变化是多方面的，包括蛋白质、脂质、糖、维生素等，而且能反映在血液内血浆蛋白、胆固醇和血糖含量的变化。

（一）蛋白质代谢变化

主要表现为血浆蛋白的含量改变。

血浆蛋白主要有清蛋白、球蛋白、纤维蛋白原，以及微量的酶及酶原（如凝血酶原）等。正常人血浆蛋白总量为 $6 \sim 7.5$ g%，其中清蛋白 $3.8 \sim 4.8$ g%，球蛋白（α_1、α_2、β、γ）$2 \sim 3$ g%，纤维蛋白原 $0.2 \sim 0.4$ g%，清蛋白/球蛋白的比值为 $1.5 \sim 2.5$。

1. 血浆清蛋白减少　血浆清蛋白由肝细胞合成，肝细胞损害时，血浆清蛋白降低。血浆清蛋白减少（低于 2.0 g%），血浆胶体渗透压降低，是产生腹腔积液或全身性水肿的重要原因之一。

2. 纤维蛋白原和凝血酶原等凝血物质减少　纤维蛋白原、凝血酶原及凝血因子 V、Ⅶ、Ⅷ、Ⅸ、Ⅹ，均在肝细胞内合成。肝细胞严重损害，凝血因子（Ⅰ、Ⅱ、V、Ⅶ、Ⅷ、Ⅸ、Ⅹ）生成减少，血液凝固性降低，是肝病患者出血倾向的重要原因。

3. 球蛋白增多　主要是 γ 球蛋白增多。γ 球蛋白是由浆细胞产生的。肝脏疾患时，由于抗原的刺激，γ 球蛋白产生增多。β 球蛋白是由肝细胞、浆细胞、淋巴细胞合成的，其主要成分是 β 脂蛋白。肝脏疾患时，β 球蛋白常常也是增多，特别是在胆汁淤滞时，如阻塞性黄疸患者，血中 β 球蛋白明显升高，这可能与脂类代谢障碍有一定关系。

肝脏疾患时，由于白蛋白合成减少，球蛋白增多。因此，虽然血浆总蛋白可以没有明显改变，但是白蛋白/球蛋白的比值降低，可以小于 $1.5 \sim 1$，甚至倒置（球蛋白多于清蛋白）。

（二）血浆胆固醇含量变化

正常血浆胆固醇总量为 $150 \sim 250$ mg%。胆固醇一部分由肝脏经胆道系统直接排入肠内，绝大部分（约80%）在肝内先转变为胆酸和脱氧胆酸，以胆盐的形式经胆道系统排入肠内。肝功能不全时，胆固醇的形成、酯化、排泄发生障碍，引起血浆胆固醇含量的变化。

（三）血糖的变化

肝脏在糖代谢中具有合成、贮藏及分解糖原的作用，使肝糖原与血糖之间保持动态平衡，维持血糖浓度在一定水平。低血糖性昏迷常见于急性重型肝炎、肝硬化及肝癌的晚期。另外，由于肝细胞损害，不能及时把摄入的葡萄糖合成肝糖原，食多量糖后，亦可发生持续时间较长的血糖升高。

（四）血清酶的改变

肝脏是物质代谢最活跃的器官，酶的含量极为丰富。肝细胞受损或肝功能障碍时，也可反映到血清中某些酶的改变。临床上常利用血清中某些酶的变动来衡量肝脏功能，了解肝细胞的损害程度或胆道系统的阻塞情况。

1. 在肝细胞内合成并在肝细胞内参与代谢的酶，例如转氨酶（谷丙转氨酶、谷草转氨酶）、乳酸脱氢酶，由于肝细胞受损害（变性、坏死、细胞膜通透性升高）而释放入血，使这些酶在血清中升高。在肝细胞中谷丙转氨酶活力比较高，因此当肝细胞损害时，血清谷丙转氨酶升高比较明显。测定血清谷丙转氨酶有助于判断病情的变化。

2. 从胆道排出的酶，因排泄障碍或生成增多，而在血清内增多，例如碱性磷酸酶、γ 谷氨酰转肽酶。

3. 在肝细胞内合成并不断释放入血的酶，例如血清胆碱酯酶（或称假性胆碱酯酶），因肝细胞受损害，合成减少，血清胆碱酯酶降低。

（五）对激素的灭活作用低

当肝功能障碍时，由于激素灭活能力下降，机体可出现一系列的病理生理改变，T_4 转化为 T_3 减少，可出现甲状腺功能减退；雌激素灭活减弱，可出现男性女性化，女性月经失调，小动脉扩张；胰岛素灭活减少，可出现高胰岛素血症，出现低血糖。血浆氨基酸失衡，出现肝性脑病。皮质激素灭活减退，垂体-肾上腺活动下降，可出现肾上腺皮质功能低下；醛固酮、抗利尿激素灭活减弱时，可出现腹腔积液。另外，肝功能与电解质代谢也密切相关，肝功能不全时，可出现低钾血症，后者可引起代碱，低钾代碱可诱发肝性脑病及肝肾综合征。

（六）排泄功能降低

肝脏有一定的排泄功能，如胆色素、胆盐、胆固醇、碱性磷酸酶以及 Ca^{2+}、Fe^{3+} 等，可随胆汁排出。解毒作用后的产物除一部分由血液运到肾脏随尿排出外，也有一部分从胆汁排出；As^{3+}、Hg^{2+} 及某些药物和色素在某种情况下进入机体后，也是胆道排出。肝脏对一些内源性或外源性有毒物质的排泄，必须经过肝细胞的摄取、生物转化、输送及排出等一系列过程。肝脏排泄功能降低时，由于肝道排泄的药物或毒物在体内蓄积，导致机体中毒。

三、肝性脑病

肝性脑病（hepatic encephalopathy），也称为肝性昏迷（hepatic coma），是继发于严重肝脏疾患的中枢神经系统功能障碍所呈现的精神、神经综合病症。它包括从轻度的精神、神经症状、到陷入深度昏迷的整个过程。早期有性格改变（欣快或沉默少言，烦躁或淡漠）；进一步发展，可发生精神错乱、行动异常、定向障碍（什么时候、地点、是谁分辨不清）、两手有扑翼样震颤（让患者平举两上肢，两手呈扑翼样抖动）；严重时发展为嗜睡、昏迷。

四、麻醉和手术对肝脏的影响

根据临床和实验室检查结果，可以将肝功受损程度大致分级（见前述）。绝大多数全麻及局麻药对肝脏均有暂时影响，手术创伤、失血、低血压、低氧血症或长时间使用血管收缩药等可导致肝血流减少和供氧不足，严重时可引起肝细胞损害。肝功能极其多样复杂，但对于麻醉学来说则以凝血机制和解毒功能最为重要。

1. 轻度肝功能不全患者（A 级），对麻醉和手术的耐受力影响不大。

2. 中度肝功能不全或濒于失代偿患者，麻醉耐受力显着减退，需经较长时间的严格准备，方可施行择期手术。

3. 急性肝炎患者，术中、术后易发凝血机制障碍、休克等并发症，预后极为不良，除紧急抢救性手术外，一律禁忌手术。

第五节　麻醉药物对肝功能的影响

一、吸入麻醉药的肝毒性作用

临床上可以粗略地把氟烷肝毒性分成两型。一种是Ⅰ型氟烷性肝炎，氟烷麻醉后，约20%的患者引起轻度的肝功能紊乱，临床上以 AST、ALT、GST 等肝酶增高为主要表现，可能与氟烷的还原代谢，以及产生自由基和脂质过氧化作用有关。另一种为Ⅱ型氟烷性肝炎，较Ⅰ型其更严重，通常有 1/35 000～1/40 000 例氟烷麻醉患者术后会引起暴发性肝坏死，临床上表现为高热、黄疸和严重的转氨酶升高，即可能与氟烷的氧化代谢和自身免疫反应有关，约75%的病例无法控制病情而死亡。氟烷性肝炎的免疫学机制主要认为氟烷在氧充足的前提下在肝脏内经 P450 2E1 酶氧化代谢生成，在这反应过程中形成的卤化中间产物能结合肝细胞内某些蛋白的赖氨酸残基，形成 TFA 蛋白复合物，这些内源性肝蛋白由"自我"改变为"非我"肝细胞，最终导致肝坏死。

现广泛使用的恩氟烷、异氟烷等其他卤族吸入麻醉药与氟烷相比，虽然肝毒性的发生率有明显下降，但并未完全根除，而且这类药物与氟烷有相似的发病机制。

恩氟烷、异氟烷和地氟烷等卤族吸入麻醉药，与氟烷有相似的结构，其肝毒性虽然减少，但仍不能排除。吸入这些麻醉药引起肝毒性的患者以前不少都接受过氟烷，因此两者可能有非常密切的联系。免疫学实验证实了恩氟烷、异氟烷代谢过程中都能产生与 TFA 蛋白类似的化合物，这些化合物能被氟烷性肝炎患者的血浆识别，因此可以提出这样一个解释：个体吸入氟烷诱导免疫应答，再次吸入其他卤族吸入麻醉药后产生了交叉致敏（crossed sensitization）现象，即以前形成的抗体能够与现在生成的"非我"物质发生免疫反应，最终引起肝损害。单独吸入恩氟烷、异氟烷等不易引起肝毒性。

氟烷性肝炎（halothane hepatitis，HH）患者大多数发生于再次接受氟烷麻醉术后，甚至有多年以后再次使用氟烷麻醉，术后死于急性肝衰竭。而其他的卤族吸入麻醉药引起的肝毒性以前也吸入过氟烷。TFA 蛋白在诱导机体免疫应答过程中生成了一部分的记忆淋巴细胞，即形成了免疫记忆。这种免疫记忆长期存在，这些记忆细胞下次接触特异性抗原后就能迅速增殖分化，发挥免疫效应。因此，虽然儿科患者氟烷麻醉后肝损害的发生率比成人少 20 倍，但是仍有专家建议儿童手术时尽量避免使用氟烷麻醉，以减少以后再使用卤族吸入麻醉药时可能引起的肝毒性作用。

七氟烷的代谢产物为六氟异丙醇，其在人体内生成率极低，且与葡萄糖醛酸结合后失活，生成的葡萄糖醛酸化合物-六氟异丙醇几乎无毒性。七氟烷的代谢产物没有 TFA 生成，因此，七氟烷几乎没有肝毒性。

二、静脉麻醉药与肝功能

静脉麻醉药以及麻醉性镇痛药对肝脏的作用还未被深入研究。在动物实验中发现，依托咪酯静脉持续点滴可发生时间依赖性肝动脉血流下降。但是，这些变化可能继发于其对全身血流动力学的影响，依托咪酯及安泰酮可剂量依赖性地降低心排量及平均动脉压。但也有报道认为依托咪酯及安泰酮在不影响心排量及平均动脉压的剂量范围即有降低肝动脉血流量的作用。

　　在应用依托咪酯、丙泊酚、硫喷妥钠、咪达唑仑及安泰酮麻醉下进行小手术后未发现有肝功能试验的异常，而氯胺酮麻醉时则发现血清中肝酶升高。而在同样上述药物麻醉下行大手术后则可发现血浆中肝酶的明显升高。

　　麻醉镇痛药均能使 Oddi 括约肌痉挛而使胆道内压升高及剧烈腹痛，而在术中胆道造影中未能证实这一结果。一般认为应用麻醉镇痛药发生 Oddi 括约肌痉挛的发生率将近 3%。在等效剂量下，芬太尼及吗啡增加胆管内压的作用最强，而盐酸哌替啶及喷他佐辛则此作用较弱。

　　有关进行性肝病患者应用咪达唑仑的药代动力学研究各家研究报道结果各异。有研究证明，在肝硬化患者该药的清除半衰期是降低的，而另一研究则证明影响较小。单次剂量芬太尼及丙泊酚在肝病患者与正常肝功能患者之间其药代动力学无差异，仅清除半衰期略有差异。这一结果提示在进行性肝病患者重复多次应用该类药物后，因其药物清除速率减慢，有增加药理作用之虑。此外，由于与蛋白结合比例减少特别是在内源性结合抑制剂胆红素蓄积时，由于游离药物增加，而使药理作用增强。在进展期的肝病患者应用咪达唑仑时药理作用增强就属这样的情况。

　　硫喷妥钠清除不依赖于肝脏的血流。硫喷妥钠在肝硬化患者得总血浆清除率及表观分布容积不变，所以其清除半衰期不延长。但是，由于非结合游离药物浓度增加，所以单次剂量应用该药显示较强的药理作用。

　　有关肝病患者吗啡的药代动力学研究多有矛盾。有研究发现肝病患者与健康志愿者之间吗啡药代动力学无甚差异，但也有报道肝病患者与健康志愿者相比，吗啡及其代谢产物的清除半衰期是延长的。

三、肌松药对肝功能的影响

　　肝病患者对肌松药常有异常反应，主要是对肌松药的拮抗性增强和肌松作用延长。肝脏疾患时，泮库溴铵的消除相分布容积增大，消除半衰期延长，作用时效因而延长。维库溴铵为肝脏大量摄取并排泄，肝硬化时其作用时效延长。黄疸患者应用这两种甾类肌松药时效也有延长，可能与胆酸盐蓄积有关。阿曲库铵和琥珀胆碱经肝代谢而降解失活。

　　其他一些因素也会使代谢减慢，使其作用时效延长。如低温之于阿曲库铵，假性胆碱酯酶活性降低或遗传异常之于琥珀胆碱。

第七章　合并血液系统疾病的准备

聂丽霞　薛朝霞

第一节　概　述

人体血液系统担负着循环输送物质、内环境缓冲、抵抗感染以及止血等多项功能。血液病可以概括为三类：红细胞系疾病、白细胞系疾病以及出凝血疾病。除了贫血外，外科患者合并血液系统疾病的概率并不高。反而是由于抗凝治疗在临床的应用日益增多，以及围术期血液高凝状态的存在，增加了围术期并发症的发病率，给围术期管理带来了挑战。

一、临床常见血液病

（一）红细胞系疾病

分为红细胞减少性疾病、红细胞增多性疾病。

1. 红细胞减少性疾病　即贫血，包括各种原因造成的急慢性贫血。主要有以下疾病：营养性贫血或称缺铁性贫血、再生障碍性贫血、溶血性贫血。失血性贫血一般不包括在内。

2. 红细胞增多性疾病　真性红细胞增多症。高原性红细胞增多症对血液流变学会产生较大影响。

（二）白细胞系疾病

有急慢性白血病、粒细胞病、淋巴瘤、骨髓瘤等。主要对机体免疫产生影响。当然恶性白细胞疾病也可同时存在贫血和出凝血障碍。

（三）出凝血疾病

血小板数量或功能异常所致的疾病如血小板减少性紫癜、原发性血小板增多症，凝血因子异常性疾病如血友病、血管性假血友病、弥散性血管内凝血（DIC）等。

二、术前风险评估

根据血液有形成分异常的严重程度、对脏器功能的影响评估围术期发生并发症或严重并发症甚至致死、致残的危险。

（一）围术期缺氧

中重度贫血的患者，使用镇静剂或同时存在呼吸功能抑制，容易发生缺氧，严重时危及生命。

（二）感染

合并再生障碍性贫血、白血病、粒细胞减少症等血液疾病时，围术期感染的机会增加。除了治疗原发病，应考虑预防性使用抗生素或免疫球蛋白制剂。

（三）出血

多数血液病均导致机体凝血功能异常，容易使术中出血增加；而大量输血也会使凝血恶化，如果再合并其他疾病如高血压、严重创伤，会引发渗血不止。

（四）重要器官功能评估

慢性中重度贫血者，术前应对心脏、肾脏功能进行评估；凝血功能障碍者了解肝脏、胃肠功能，检查有无脾大。

三、术前检查项目和准备

（一）常规实验室检查

（详见本篇第一章）。

（二）特殊检查

1. 专科医师会诊　常规实验室检查存在血细胞数异常、出凝血系列异常者，重新复查相关检查，并请专科医师会诊。

2. 骨髓细胞学检查　也称骨髓象。不明原因贫血，白细胞数异常、反复感染，异常淋巴结肿大、脾大者，进行骨髓象检查，确定疾病类型并进行必要的治疗。

3. 血液流变学　包括血浆、血细胞流变性、血黏度、血黏弹性等指标。

4. 凝血障碍归类试验

（1）阿司匹林耐量试验（aspirin tolerance test，ATT）：比服药前延长 2 分钟为阳性，用于诊断假性血友病。

（2）血小板黏附试验（platelet adhesion test，PAdT）和血小板聚集试验（platelet agglutination test，PAgT）：鉴别血小板功能减低还是凝血因子缺乏。

（3）凝血酶原时间（prothrombin time，PT）：正常大于 20 秒。PT 缩短见于血小板减少或功能低下、血友病。

（4）束臂试验（cuff butter）：也称毛细血管阻力试验（capillary resistance butter）或毛细血管脆性试验（capillary fragility butter），正常受压范围内 5 cm 皮肤出血点数男性<5，女性<10。超过为阳性，见于：①血管壁结构和（或）功能缺陷，如遗传性出血性毛细血管扩张症、过敏性紫癜、单纯性紫癜及其他血管性紫癜；②血小板的量和（或）质异常，如原发性和继发性血小板减少症、血小板增多症、先天性（遗传性）和获得性血小板功能缺陷症；③血管性血友病（VWD）。

5. DIC 确诊试验　临床发生广泛渗血的患者，如果 PT 延长、血小板计数和纤维蛋白原均减少，除了结合临床情况进行鉴别诊断，还可以进行以下试验，确定是 DIC 出血还是纤溶亢进。

（1）血小板计数：动态减少多见于 DIC。

（2）凝血酶时间（thrombin time，TT）：DIC 时 TT 延长。

（3）鱼精蛋白副凝实验（plasma protamine paracoagulation test）：也称 3P 实验。DIC 时可阳性。

（4）优球蛋白溶解时间：正常大于 2 小时，纤溶酶活力增强时缩短。

6. 术前成分输血和术中备用　根据术前检查、术中麻醉和手术需要，结合专科会诊意见，可以选择术前血制品成分输注及术中备用，详见以下内容。

第二节 贫 血

据世界卫生组织统计：全球约有 30 亿人不同程度贫血，每年因患贫血引致各类疾病而死亡的人数上千万。中国患贫血的人口概率高于西方国家，在患贫血的人群中，女性明显高于男性，老人和儿童高于中青年，这应引起我们的重视。贫血易至组织缺血缺氧、粒细胞数量和功能障碍易于感染，增加手术患者的病死率，影响患者康复。术前积极治疗纠正贫血可以减少术中失血，减少术后贫血，并尽量避免输血，促进患者早日恢复健康。

一、概 述

（一）定义

贫血（anemia）是指单位体积循环血液内的血红蛋白量、红细胞数和血细胞比容低于正常的病理状态。贫血不是一种疾病，而是许多疾病（如血液病、出血性疾病）的临床表现。

（二）诊断标准

在临床工作中，通常把外周血中单位体积的血红蛋白（Hb）数、红细胞（RBC）数及（或）血细胞比容（Hct）低于相同年龄、性别和地区的正常标准定义为贫血。

1. 正常值 平原地区的标准为：成年男性 Hb 120～160 g/L，RBC $(4.0～5.5)×10^{12}$/L，Hct 0.380～0.500；成年女性 Hb 110～150 g/L，RBC $(3.5～5.0)×10^{12}$/L，Hct 0.350～0.450。

2. 诊断标准 当男性 Hb < 120 g/L，RBC < $4.0×10^{12}$/L 和（或）Hct < 0.38；女性 Hb < 110 g/L，RBC < $3.5×10^{12}$/L 和（或）Hct < 0.35 即可诊断为贫血。

其中以 Hb 低于正常最为重要。在临床实践中，还存在许多因素影响诊断，医生还应具体情况具体分析，注意以下问题：①患者血容量：是否存在水钠潴留或脱水；②年龄：新生儿的血红蛋白、红细胞数和血细胞比容均较高，出生后 3 个月的婴儿至 15 岁前儿童血红蛋白等数值常比成人低 10%～20%；③居住地的海拔高度；④不同种族间血细胞比容正常值也不相同；⑤正常人与贫血人群的血红蛋白各地之间有重叠，诊断需个体化。

（三）分类

依发病原因同，可分为：

1. 红细胞生成减少性贫血 再障碍性贫血、维生素 B_{12}、叶酸缺乏所致的贫血。

2. 红细胞破坏过多性贫血 遗传性红细胞酶缺乏及脾功能亢进等获得性溶血性贫血。

3. 失血性贫血。

外科手术患者中常遇到的贫血：急慢性出血性贫血、再生障碍性贫血、溶血性贫血等。

（四）对机体影响

1. 呼吸增强。

2. 体内 2,3-二磷酸甘油酸（2,3-dpg）增加，使氧离曲线右移，以增加组织的摄氧能力。

3. 因红细胞减少血液黏滞性减低，可使血流加速。

4. 代偿性心率增加使心输出量增加，以增加氧输送。

5. 贫血患者携氧能力降低。正常 1 g Hb 携氧 1.36 ml。贫血时较少出现发绀，SpO_2也可正常。影响对患者缺氧的判断。慢性贫血伴有心脏扩大、心力衰竭患者，不能耐受快速输血。

6. 麻醉术中低血压、心动过速、苏醒延迟等。

二、术前需要完善的检查项目

（一）实验室检查

实验室检查是确定贫血的存在及其程度，明确贫血性质与病因的重要方法。

除红细胞计数外，最基本的血液学检查还包括：红细胞平均体积（MCV）、红细胞平均血红蛋白量（MCH）和红细胞平均血红蛋白浓度（MCHC）的测定，网织红细胞计数，外周血涂片仔细观察红细胞、白细胞、血小板的数量及形态方面的改变，注意有无异常细胞。

一般根据病史、查体和实验室检查失血性贫血基本可以诊断。如病史、体征、检查等不相符或疑为其他类型的贫血时，必要时可做骨髓检查及其他检查如血清铁蛋白浓度测定等，并请血液科协助诊断治疗。

（二）器官系统功能检查

主要用于寻求贫血的病因或继发性症状性贫血的原发疾病。如内镜检查及胃肠造影检查诊断消化道肿瘤或其他一些消化道出血的原因。骨骼 X 线片辅助诊断多发性骨髓瘤及骨转移癌。CT、超声等检查多脏器、多部位淋巴结病变等。

三、术前调整治疗策略

（一）治疗措施

1. 术前应尽可能明确贫血的原因，并治疗原发疾病。

2. 纠正贫血

（1）轻度贫血：有研究表明 Hb 在 100 g/L 时携氧能力最强，仅口服铁剂即可刺激红细胞增生。

（2）中重度贫血：可根据不同临床表现、失血速度等给予重组人促红细胞生成素（recombinant human erythropoietin，rHuEPO）或输血等治疗。

输血指征：Hb>100 g/L 不必输血，Hb<70 g/L 应考虑输注浓缩红细胞，Hb 在 70～100 g/L 之间根据患者代偿能力，一般情况和其他脏器器质性病变决定，急性大出血量>30% 血容量时，可输入全血。

3. 慢性失血性贫血伴低蛋白血症者（清蛋白低于 30 g/L），术前需补充清蛋白以提高胶体渗透压。

4. 再生障碍性贫血患者，术前请专科医师会诊，根据情况进行成分输血。择期手术者应用药物调整各种血细胞水平至最佳。

（二）合并贫血术前调整治疗必须达到的标准

对于非急症，Hb≥80 g/L；急症患者则无此限制，可以边手术边纠正贫血。

四、麻醉前特殊用药

对经全面治疗全身情况改善的患者，可按常规给药。长期严重贫血患者，围术期容易出现肾上腺皮质功能不全，麻醉前充分补充肾上腺皮质激素可增加麻醉的耐受性及安全性。

五、风险评估

（一）贫血患者携氧能力降低，贫血患者血氧时较少发生紫绀，常影响对患者缺氧的判断。

（二）贫血患者对麻醉的耐受降低，易引起循环抑制，对麻醉药需要量减少。

1. 椎管内阻滞要避免阻滞平面过高、过广，并常规吸氧，一般 Hb<70 g/L 禁用椎管内麻醉。

2. 全麻应避免麻醉过深，巨幼红细胞贫血患者禁用 N_2O。

3. 再生障碍性贫血如术前长期用糖皮质激素患者，可能存在肾上腺功能减退，术中如出现不可解释的血压下降，要及时补充糖皮质激素。

（三）避免术中氧离解曲线左移而减少组织氧释放，如避免过度通气导致呼吸性碱中毒、体温降低。

（四）严重贫血患者常可引起贫血性心脏病，血浆蛋白降低，毛细血管通透性增加，易造成组织水肿。术中应避免输液速渡过快而加重心脏负担，避免晶体液过量而引起或加重组织水肿。

（五）由于巨幼红细胞贫血患者的神经系统病变致肌张力减退和腱反射减弱等，肌肉松弛药用量明显减少。再生障碍性贫血患者常全血减少，免疫力下降，易发生感染，需严格无菌操作并预防性应用抗生素。

（六）术中及时输入全血或红细胞，以补充失血。

（七）术后应防止寒战或体温升高，避免机体对氧需要量增加。

第三节　围术期凝血障碍

体内的凝血过程是多种生物成分参与的相互作用过程，包括血管壁的完整性和血管内皮细胞的功能、血小板的数量和功能、凝血因子的参与等。正常的凝血过程分为相互制约和平衡的两个方面：凝血和纤溶。两方面相互平衡的结果是保证和维持循环血流通畅的重要因素。出血的情况下，在破损的血管处凝血是主要的。正常凝血途径有内源性和外源性两条，均经过激活凝血因子 X 完成凝血反应过程。

一、概　述

（一）定义

凝血功能障碍（coagulation disorders）是指先天性或获得性凝血因子缺乏、血管壁受损、血小板功能不良等一种或多种的凝血环节异常，抗凝物质增多，纤溶系统过度激活等导致的临床出血症状。

围术期任何妨碍凝血过程和促进抗凝血系统的因素，都可引起凝血障碍或异常出血。

（二）临床分类

分为遗传性和获得性两大类。

1. **遗传性凝血功能障碍**　一般是单一凝血因子缺乏，多在婴幼儿期即有出血症状，常有家族史，如血友病，实验室检查可见凝血酶原时间（prothrombin time，PT）正常，而激活部分凝血活酶时间（actived partial thromboplastin time，APTT）延长。

2. 获得性凝血功能障碍　较为常见，患者往往有多种凝血因子缺乏，多发生在成年，临床上除出血外尚伴有原发病的症状及体征，如肝功能障碍、血液病导致的凝血障碍等。

二、术前需要完善的检查项目

（一）常规实验室检查

外科患者术前常规实验室检查见本篇第一章。常规实验室检查可作为筛查检查，如有异常或患者有血液系统疾病史者，根据具体情况进行下述的特殊检查。

（二）特殊检查项目及意义

1. 毛细血管脆性试验（capillary fragility butter）　又称毛细血管抵抗力试验或束臂试验。正常时出血点<10，出血点多表示毛细血管脆性增加，见于血管壁异常、血小板数量或功能异常。

2. 血小板功能试验

（1）血小板计数：低于 $50×10^9/L$ 时，即可有出血倾向；低于 $20×10^9/L$，可发生自发性出血；血小板计数动态减少多见于 DIC。

（2）出血时间（bleeding time，BT）：正常值为 3～8 分钟，反映血小板与血管内皮之间形成血块的相互作用，出血时间的异常通常反映血管壁的严重缺陷和（或）血小板功能的异常或数量的减少。近年来发现其在预测出血方面并无效果，故不推荐作为围术期凝血状态的评估。

但如 PT 正常而 BT 延长，对确定血小板的功能异常有意义。临床上可见于抗血小板药物治疗时。

（3）血块收缩试验（clot retraction test，CRT）：正常情况下，体温为 37℃ 时血块收缩时间为 2～4 小时。当血小板功能异常时，此时间延长。

（4）血小板黏附试验（platelet adhesion test，PAdT）：正常值 45%～80%。

（5）血小板聚集试验（platelet agglutination test，PAgT）：正常值 10～15 秒。

3. 凝血机制的试验

（1）凝血酶原时间（prothrombin time，PT）：检查外源性凝血系统是否正常。正常值 11～15 秒，或需与正常人对照，较正常者高出 30% 即为异常。PT 延长见于肝功能损害、DIC、维生素 K 缺乏及抗凝药物治疗。

（2）国际标准化比值（international normalized ratio，INR）：INR＝（患者 PT/正常对照 PT）。采用 INR 使不同实验室和不同试剂测定的 PT 具有可比性，参考范围 0.8～1.2。

（3）活动凝血时间（activated coagulation time，ACT）：正常值为 90～120 秒，常以此估计内源性凝血系统的异常。以肝素治疗者，均应监测之。

（4）部分凝血活酶时间（partial thromboplastin time，PTT）：正常值小于 35 秒，常用来估计内源性凝血系统是否异常。除凝血因子Ⅶ、Ⅷ外，其他凝血因子低于正常 25% 时，PTT 即可明显延长。

PT 和 PTT 同时延长见于因子Ⅴ、Ⅹ，凝血酶原，纤维蛋白原减少及有抗凝物质存在。

（5）凝血酶时间（thrombin time，TT）：正常值为 16～18 秒，超过正常对照 3 秒以上为异常。当使用肝素治疗时或血浆纤维蛋白原浓度低于 0.9 g/L 时，此时间即可延长。

4．纤维蛋白溶解试验

（1）血块溶解试验（clot lysis test）：在体温 37℃时，血块需 48 小时以上方可溶解。时间缩短时代表纤溶亢进。若凝块在 24 小时内尤其 2 小时内完全溶解见于先天性ⅩⅢ缺乏症，一般较少见；获得性因子ⅩⅢ缺乏常继发于肝病、结缔组织病、淋巴瘤、DIC 等。

（2）纤维蛋白裂解产物（fibrin split production）：由纤维蛋白、纤维蛋白原等裂解产生，当发生 DIC 时明显增高。

三、术前评估及调整治疗策略

经过全面了解病情、详细的全身物理检查及实验室检查，了解患者凝血障碍的性质、程度，凝血因子缺乏的种类，既往异常出血情况与治疗等，做好充分的术前准备。对于术前存在凝血功能异常者进行病因治疗及全身支持疗法、对症成分补充输注及术中输注准备。

（一）血小板减少或功能不全

血小板由骨髓造血组织中的巨核细胞产生，寿命 7～10 天，每天约更新总量的 1/10。临床上血小板小于 $50×10^9$/L，手术中可出现创面渗血增加，应视为手术禁忌。血小板小于 $20×10^9$/L，可导致自发性出血，特别是颅内出血。

1．引起血小板减少的因素　主要见于骨髓生成减少、组织损伤或被激活消耗过多、血液稀释、免疫破坏等。药物对骨髓功能的抑制、脾功能亢进及药物过敏等因素均可使血小板生成减少或破坏增加；患者长期服用阿司匹林、苯海拉明等药物可抑制血小板环氧化酶的活性从而抑制血栓素 A2（TXA2）生成，致血小板功能异常。血小板无力症、血小板第三因子缺乏症等也影响血小板的功能。

2．血小板输注适应证　用于防止和治疗血小板减少和功能失调引起的出血及出血倾向。

（1）手术前预防出血：一般要求血小板在 $50×10^9$/L 以上，特殊部位如颅内手术、眼科手术，要求血小板计数≥$100×10^9$/L。

择期手术预防性输注血小板前，需调整和治疗以下情况：

1）停用抗血小板的药物，如阿司匹林、非甾体类抗炎药、β 内酰胺类抗生素、低分子右旋糖酐等。

2）术中使用氨甲环酸（tranexamic acid）。

3）治疗伴发的其他凝血障碍。如补充维生素 K_1；尿毒症患者纠正贫血，使 Hct≥30；合并免疫性血小板减少症者使用甲泼尼龙等。其他辅助治疗、肌苷、辅酶 A、叶酸等以提高骨髓造血功能。

（2）合并再障者，要求血小板在 $50×10^9$/L 以上，大手术则要在 $70×10^9$/L 以上，如有活动性出血，血小板计数 $(6～10)×10^9$/L 是输注指征。

（3）白血病患者，血小板<$10×10^9$/L 输新鲜血。

（4）围术期急性大量失血：当大量输血至循环血容量两倍时，应保持血小板≥$50×10^9$/L，否则输注血小板。

（5）特发性血小板减少性紫癜：血小板计数<20×10^9/L 输注指征。

（6）手术中备用：术前存在血小板数量减少和功能障碍性疾病，进行大手术者，术中备血小板。

3. 输注量　一般成人每输注 1 U 采集血小板可提高体内血小板 20×10^9/L。也可根据公式计算输注量：Dose = P1×BV×0.67^{-1}，其中 P1 为需要的血小板增加量，BV 为血容量。

（二）肝功能不全

肝脏是合成几乎所有凝血物质的场所，同时也合成抗凝物质、纤溶酶原。另外肝脏也负责清除激活的凝血因子、纤溶酶原激活物及纤维蛋白降解产物。因此严重的肝病患者可出现凝血障碍：维生素 K 吸收减少，凝血因子Ⅱ、Ⅶ、Ⅸ、Ⅹ的合成减少；纤维蛋白原缺乏；异常纤维蛋白原血症；纤溶亢进；血液中出现抗凝物质；门脉高压和脾功能亢进。

对于肝功能障碍的患者需准备新鲜血或新鲜冰冻血浆，补充维生素 K，必要时应用抗纤溶药物如氨基己酸、抑肽酶等或补充纤维蛋白原。

严重肝功能不全或进行肝移植者，还需要准备集采血小板、凝血酶原复合物及冷沉淀。

（三）麻醉对凝血功能的影响

吸入麻醉对血小板凝集及血小板、血栓素 A2 受体配对亲和力有影响。气管插管应激反应引起儿茶酚胺增加，因此促进血小板的凝集，促进血液凝固，对高凝患者是不利的。有研究表明，局部麻醉后深静脉栓塞的发生率降低。

（四）血液稀释和大量输血对凝血功能的影响

可能的机制包括凝血因子和血小板的丢失和稀释；休克对肝脏和骨髓的影响，凝血因子合成减少，释放的血小板缺乏凝血功能；库存血中凝血因子和血小板少；发生 DIC 和纤溶亢进；抗凝血酶Ⅲ、纤溶酶和蛋白 C 抑制物等调节物质不足；枸橼酸中毒；库存血中 2,3-二磷酸甘油酸减少、高钾、低钙、pH 下降、低温等，均可造成凝血障碍。

（五）人工胶体对凝血功能的影响

血液稀释达 40% 以上时，血浆代用品特别是右旋糖酐对凝血功能影响较大。

（六）手术因素对凝血功能的影响

1. 体外循环　低温、肝素化等人为因素会使患者出现暂时性凝血功能障碍；血液稀释、体外循环过程中可使凝血因子和血小板减少、纤维蛋白原功能失常或纤溶亢进。

2. 肝移植术　接受肝移植的患者术前凝血功能障碍；手术中大量失血而输血补液导致稀释性凝血功能障碍；无肝期凝血因子合成减少、组织纤溶酶原激活物的清除率下降致纤溶亢进；新肝期释放内源性肝素样物质、组织纤溶酶原激活物、低温、低钙等。

3. 弥散性血管内凝血（DIC）　常见于感染性休克、妊娠期高血压疾病、严重的创伤等。

4. 原发性纤溶亢进　多见于严重创伤和外科手术时，尤其见于胸腔、胰腺、子宫、前列腺手术中；亦可见于肝硬化、门脉高压和病理产科（羊水栓塞、胎盘早剥、流产）。因大量的组织纤溶酶原激活物进入血液，使纤维蛋白酶原激活发生纤溶。与 DIC 的区别在于该类患者血小板计数正常。

四、麻醉前特殊用药及麻醉方法选择

（一）麻醉前用药

1. 术前经过血液病治疗，一般情况尚佳的患者麻醉前可按常规用药。

2. 有脑出血征，全身情况衰竭或出血严重者，宜免用吗啡类麻醉性镇痛药物，可口服地西泮 10~15 mg 或苯巴比妥钠 0.1~0.2 g 麻醉前 30 分钟给药。

麻醉前用药尽量采用口服或静脉注射，避免肌内或皮下注射，以防皮下血肿，对血友病患者尤需注意。

（二）麻醉方法选择

存在凝血障碍者，选择椎管内麻醉时需要谨慎，一般血小板计数 $<50 \times 10^9$/L 不选择椎管内麻醉（具体参考本章第四节）。

第四节 围术期抗凝治疗

随着老年化社会的到来及对血栓栓塞性疾病的深入认识和新型抗栓药物的不断出现，越来越多的患者在围术期可能会接受抗凝治疗。围术期抗凝治疗可能的出血风险给围术期的管理带来巨大的挑战，如何调整抗凝治疗患者围术期用药，从而达到降低出血与栓塞的风险，是围术期管理的重点之一。

临床上预防性使用抗凝药物见于以下情况：冠心病、颈动脉粥样硬化、脑梗史、人工瓣膜置换术后、人工血管植入物、长期房颤史、骨科手术后、高凝倾向、血栓史等。

一、围术期常用抗凝药

（一）阿司匹林（aspirin）

不可逆地抑制血小板膜上的环氧化酶，使血小板中 TXA_2 的合成和释放减少，抑制了 TXA_2 诱发的血小板积聚。虽然阿司匹林的半衰期仅 20 分钟，但每天服用 30~50 mg，连续 7 天后，即可完全抑制机体中的血小板环氧化酶的活性，直至有新产生的血小板，才能够恢复环氧化酶的功能。

（二）氯吡格雷（clopidogrel）/波立维（plavix）

氯吡格雷是一种血小板聚集抑制剂。氯吡格雷选择性抑制二磷酸腺苷（ADP）与它的血小板受体的结合及继发的 ADP 介导的糖蛋白 GPⅢb/Ⅲa 复合物的活化，因此可抑制血小板聚集，氯吡格雷必须经生物转化才能抑制血小板的聚集，但是还没有分离出产生这种作用的活性代谢产物。除 ADP 外，氯吡格雷还能通过阻断由释放的 ADP 引起的血小板活化的扩增，抑制其他激动剂诱导的血小板聚集。氯吡格雷不能抑制磷酸二酯酶的活性。氯吡格雷通过不可逆地修饰血小板 ADP 受体起作用。暴露于氯吡格雷的血小板的寿命受到影响。从第 1 天起，每天重复给氯吡格雷 75 mg，抑制 ADP 诱导血小板聚集，抑制作用在 3~7 天达到稳态。在稳态，每天服用氯吡格雷 75 mg 平均抑制水平维持在 40%~60%，在治疗中止后约 5 天血小板聚集和出血时间逐渐回到基线。

（三）肝素

1. 普通肝素（unfractionated heparin，UFH） 是高度硫酸化的葡糖胺聚糖，临床使用

的肝素是相对分子质量不等的成分组成的未分组肝素（unfractionated heparin，UFH），相对分子质量介于 3 000 ~ 30 000 D，平均相对分子质量 12 000 ~ 15 000 D。肝素通过分子中特异的戊聚糖与抗凝血酶Ⅲ分子中赖氨酸残基特异性结合，形成肝素-抗凝血酶Ⅲ复合物，使抗凝血酶Ⅲ的构型发生改变，暴露出它的活性中心。抗凝血酶Ⅲ是丝氨酸蛋白酶抑制剂，其活性中心与活化的具有丝氨酸蛋白酶活性的凝血因子Ⅸa、Ⅹa、Ⅺa 和Ⅻa 作用，加速灭活血浆中这些活化的凝血因子，并且肝素抗凝血酶Ⅲ复合物形成后，使抗凝血酶Ⅲ更易与凝血酶的活性中心结合成稳定的凝血酶-抗凝血酶复合物，从而灭活凝血酶，抑制纤维蛋白原转变成纤维蛋白，产生抗凝作用。肝素还能够阻抑血小板的黏附和聚集，防止血小板崩解而释放血小板第三因子及 5-羟色胺。肝素皮下或静脉注射吸收良好，皮下注射后 20 ~ 60 分钟内起效，静脉注射后立即起效。约 50% 给予的肝素原型经肾脏排除，剩余的药物在肝脏内经肝酶代谢为尿肝素随尿排出。肝素半衰期因剂量而异，注射 25 U/kg，半衰期为 30 分钟，剂量达 400 U/kg 时，半衰期为 150 分钟。

2. 低分子量肝素（low molecular weight heparin，LMWH） 低分子量肝素是普通肝素酶解或化学降解的产物，相对分子质量介于 4 000 ~ 6 000 D，也是依赖抗凝血酶（AT）的凝血酶抑制剂，通过分子中特异的戊聚糖序列与抗凝血酶分子中赖氨酸残基结合，加速抗凝血酶灭活凝血因子而产生抗凝作用。其药理作用与普通肝素相似，抗活化的凝血因子Ⅹa 增强，抗活化的凝血因子Ⅱa 作用弱，对血小板集聚功能等影响较普通肝素为小，出血合并症减少。采用皮下注射，吸收较完全，其半衰期 2 ~ 6 小时，使用方便，生物利用度高，在体内不易被清除，作用时间长，对血小板功能和数量影响少，很少引起血小板减少症，目前应用较为广泛。

（四）华法林（warfarin）

华法林属香豆素类口服抗凝血药，其化学结构与维生素 K 相似。在肝脏与维生素 K 竞争性抑制凝血酶原和依赖于维生素 K 的凝血因子Ⅱ、Ⅶ、Ⅸ和Ⅹ的合成，作用机制在于阻断维生素 K 环氧化物还原成维生素 K 及还原型维生素 K（KH2），即干扰维生素 K 的再生，使凝血因子不能合成，从而抑制凝血过程。由于需体内已合成的凝血酶原和凝血因子相对耗竭后才能发挥抗凝血作用，故起效较慢。停药后凝血酶原和上述凝血因子的合成需要一定时间，因此作用持久。对已形成的凝血酶原和凝血因子没有拮抗作用，所以体外无效。口服后吸收迅速、完全，吸收后迅速与血浆清蛋白高度结合。口服后 12 ~ 18 小时起效，36 ~ 48 小时达抗凝高峰，作用持续 3 ~ 5 日。在肝脏代谢，代谢产物经肾脏排除。

（五）纤维蛋白溶解药（fibrinolytic drugs）

血中形成的纤维蛋白，可经纤溶酶作用从精氨酸-赖氨酸键上分解成可溶性产物，使血栓溶解。纤维蛋白溶解药激活纤溶酶而促进纤溶，也称溶栓药（thrombolytic drugs），用于治疗急性血栓栓塞性疾病。对形成已久并已机化的血栓难以发挥作用。目前应用的纤溶药主要缺点是对纤维蛋白无特异性，诱发血栓溶解同时伴有严重出血。较新纤溶药组织型纤溶酶原激活剂（t-PA）、单链尿激酶纤溶酶原激活剂（scu-PA）有一定程度的特异性，但人体应用仍有出血并发症，半衰期又短。为加强特异性以减少出血并发症，并延长半衰期，采用生物工程学方法研制开发高效而特异的新纤溶药的工作正在进行。

二、围术期抗凝药物的调整

1. 阿司匹林（aspirin）　有认为阿司匹林可以增加出血量，但不会影响围术期并发症发生率和死亡率。

术前服用阿司匹林，但无出血倾向，不必在术前停药，但前提是非眼科和神经外科手术、不同时合并使用其他抗凝药物、患者不存在其他引起硬膜外血肿的危险因素。术前服用其他非甾体类抗炎药（NSAID）一般不必停药。

对于一些特殊手术（如眼科、神经外科手术），由于血小板半衰期为 7 ~ 10 天，必须停药 7 ~ 10 天，以允许有正常环氧酶的新血小板进入血循环。据报道，口服阿司匹林的心脏手术患者出血及需要输血的危险增加，但存在争议。

2. 氯吡格雷（clopidogrel）/波立维（plavix）　处理此类患者应该谨慎，建议术前 5 ~ 7 天停药。

3. 肝素（heparin）　应用肝素抗凝时，静脉注射 5 000 U（相当 50 mg），可使全血凝固时间延长 2 倍，维持 3 ~ 4 小时后，逐渐自动恢复正常。于此期间，如果需施行急症手术，术前需采用鱼精蛋白终止抗凝，具体方法为：①刚静脉注射肝素不久者，鱼精蛋白的剂量（mg）相当于末次肝素剂量（单位）的 1/100；②静脉注射肝素已隔 30 分钟以上者，由于肝素的生物半衰期短于 1 小时，用鱼精蛋白的拮抗剂量只需上述剂量的 1/2；③注射肝素已隔 4 ~ 6 小时者，一般已无需再用鱼精蛋白拮抗；④皮下注射肝素的吸收缓慢，鱼精蛋白剂量只需静脉注射肝素（mg）量的 50% ~ 75%，但由于肝素仍在不断被吸收，故需重复注射鱼精蛋白。鱼精蛋白的静脉注射速度必须缓慢，若注速过快则可引起血小板减少；注药过量则鱼精蛋白本身可转为弱抗凝药，同时可能严重抑制循环，导致血压骤降而不易回升的后果。

4. 华法林（warfarin）　术前口服华法林治疗超过 36 小时者，应每日监测 PT 和 INR。长期口服华法林的患者停药后 3 ~ 5 天，PT 和 INR 方可恢复正常；术前 36 小时内开始华法林治疗者，不影响患者的凝血状态。

术前停用 2 ~ 4 天，保证 INR 小于 1.5，如果存在需要抗凝的高危因素（如患者术前一月内有急性栓塞史），暂用静脉注射肝素替代，但在术前 6 小时停用肝素，术后 12 ~ 24 小时根据情况恢复静脉注射肝素，一旦恢复进食，恢复口服华法林。

需施行急症手术，如果应用双香豆素或其衍生物抗凝者，因凝血酶原时间仅延长 25% 左右，故较肝素容易掌握，若需终止其作用，只需在术前静脉注射维生素 K_1 5 mg，即可使凝血酶原时间恢复至安全水平的 40% 以上，维持 4 小时，但完全恢复正常水平则需 24 ~ 48 小时，且对今后再使用双香豆素抗凝，可产生抗药作用达 1 周以上。因此，如果手术仅需数小时的暂时终止抗凝，可不必用维生素 K_1，只需静脉滴注血浆 250 ~ 500 ml 即可。因双香豆素的作用仅是降低凝血 II、VII、IX 和 X 因子，而储存于血浆中的这些凝血因子仍很充足，故可达到暂时恢复凝血酶原时间的目的。

三、围术期抗凝治疗与椎管内麻醉

（一）阿司匹林

单独应用阿司匹林（aspirin）或非甾体抗炎药（NSAIDs）不增加椎管内阻滞血肿发生

的风险，但阿司匹林或非甾体抗炎药与其他抗凝药物（如肝素、低分子量肝素、口服抗凝剂）联合应用则增加出血并发症的风险。

（二）氯吡格雷（clopidogrel）/波立维（plavix）

术前 5～7 天停用。

（三）肝素（heparin）

1. 普通肝素

（1）静脉注射肝素：至少停药 4 小时、凝血指标恢复正常之后，方可行椎管内穿刺、置管或拔管；椎管内穿刺、置管或拔管 1 小时后方可静脉应用肝素；抗凝治疗的延长，特别是与其他的抗凝剂和溶栓剂联合应用，会增加椎管内血肿形成的风险。

（2）皮下注射肝素：每日小于 10 000 单位的小剂量肝素，椎管内阻滞无禁忌，但在衰弱的患者，应特别加以注意；每日大于 10 000 单位则处理同静脉应用肝素；皮下应用肝素 5 天以上应于椎管内阻滞和导管拔除之前进行血小板测定，保证血小板计数正常。

2. 低分子量肝素（low molecular weight heparin，LMWH）

（1）低分子量肝素与抗血小板药物或口服抗凝剂联合应用增加椎管内血肿的风险。

（2）术前应用低分子量肝素的患者，施行单次脊麻是最安全的椎管内阻滞方法。至少在血栓预防剂量低分子量肝素给药后 12 小时或治疗剂量低分子量肝素给药后 24 小时，方可施行椎管内阻滞（穿刺、置管或拔管）。术前 2 小时应用低分子量肝素的患者抗凝活性正值高峰，应避免施行椎管内阻滞。

（3）术后需用低分子量肝素预防血栓形成的患者，应于椎管内穿刺 24 小时以后，且导管拔除 2 小时以上，方可开始应用低分子量肝素。

（四）华法林（warfarin）

长期使用华法林的患者术前 4～5 天应停止服用华法林，并注意监测 PT 和 INR。PT 正常，INR<1.5 时施行椎管内阻滞是安全的。

术前 1 天必须复查凝血功能，如果 INR>1.8，皮下注射维生素 K_1 10 mg。拔除椎管内留置导管时机为 INR<1.5。

（五）溶栓药和纤维蛋白溶解药

溶栓药的消除半衰期仅数小时，但其溶栓作用则可持续数日。除特殊情况外，应用溶栓药和纤溶药的患者尽量避免施行椎管内阻滞。一般认为溶栓治疗 10 日内椎管内阻滞应视为禁忌，在椎管内阻滞后 10 日内应避免应用该类药物。对已施行椎管内阻滞者，应至少每隔 2 小时进行神经功能评估；如应用连续硬膜外腔阻滞，应使做到最小有效的感觉和运动阻滞，以利于神经功能的评估；何时拔出椎管内留置导管可参考纤维蛋白原的测定结果。

（六）中草药

一些中草药，如大蒜、银杏、人参等，不会增加椎管内阻滞引起血肿发生的风险；但这些中草药与其他抗凝血药物联合应用，如口服抗凝剂或肝素，会增加出血并发症的风险。

接受抗凝治疗的患者是否选择椎管内穿刺置管取决于引起椎管内血肿的风险、患者是否能从椎管内穿刺置管中获得很大的好处。麻醉科医师在为曾经或将要使用抗凝药物的患者进行椎管内阻滞和镇痛时，应该在完成手术椎管内阻滞作用消退后，使用低浓度、低剂量局麻药和麻醉性镇痛药行术后镇痛，必须定期监测患者神经系统的功能。

第五节 血液高凝状态的围术期准备

所谓高凝状态（hypercoagulability）实际上是血栓形成和血栓溶解之间不平衡的结果，血栓形成的倾向大于溶解。既可能是凝血物质数量或活性的增加，也可能是抗凝活性减弱的结果；既可能是纤溶活性降低，也可能是抗纤溶增强的结果。

不同血浆成分的改变均可造成血液高凝状态，各种大型手术是造成血液高凝状态最常见原因（血液黏滞、免疫因素、血管内皮损伤启动凝血），妊娠期由于凝血因子增多、抗凝物辅助蛋白 S 浓度降低、纤维蛋白溶解减少而使机体处于高凝状态。因此，围术期高凝状态往往是多因素综合作用的结果，常见原因为血小板数量过多和功能亢进，凝血因子增多、活性增强，抗凝物质减少或异常，纤溶活性过低。原发性血液高凝综合征（primary hypercoagulable syndrome）是一种先天性染色体显性遗传病，或称遗传性血栓综合征（hereditary thrombosis syndrome），也是血液高凝状态的先天性原因。近年来，心脏及血管外科应用替代品日益增多，血小板与人造瓣膜或人工血管表面接触能被激活并释放出聚积和凝集因子，而使血液处于在高凝状态。血液高凝状态在血栓形成中的作用，日益受到重视，因血液高凝状态的发展可以促进或引起血栓形成。

一、血液高凝常见疾病

（一）红细胞增多症

红细胞增多症（polycythemia）是一组症状，是单位体积的外周血中红细胞数量、血红蛋白（Hb）和血细胞比容（Hct）均高于正常者。

1. 分类　根据红细胞容量大小，红细胞增多症分为相对红细胞增多症和绝对红细胞增多症。绝对红细胞增多症又分为原发性和继发性两种。

（1）相对红细胞增多症：是因为血浆容量减少，而红细胞容量相对增加。因此，全身红细胞总容量无改变，而单位体积的红细胞数增多。多见于多次呕吐、腹泻、出汗过多、烧伤、休克等情况。另外情绪激动、肥胖、高血压、吸烟饮酒等引起相对性血细胞增多，血浆容量减少，称为应激性红细胞增多症（stress polycythemia）。

（2）绝对红细胞增多症

1）原发性红细胞增多症：包括真性红细胞增多症和纯红细胞增多症。

2）继发性红细胞增多症：包括生理适应性和生理非适应性继发性红细胞增多症。继发性的主要是由组织缺氧所引起的。

2. 临床表现和实验室特点　红细胞增多症的临床表现和实验室特点取决于原发病的病因和发病机制。其共同的临床表现为头晕、耳鸣、头胀、头痛、出血或血栓倾向。许多症状和体征是由于血液黏度和血容量增加，血流速度和氧的传递减慢所致。

3. 治疗　多种原因可以导致红细胞增多症。首先要明确红细胞增多症的病因，治疗原发病是根本。

（二）原发性血小板增多症

原发性血小板增多症（primarythrobocythemia）是骨髓增生性疾病，其特征为出血倾向及血栓形成，外周血血小板持续明显增多，功能也不正常，骨髓巨核细胞过度增殖。由于本病常有反复出血，故也名为出血性血小板增多症，发病率不高，多见 40 岁以上者。

1. 病因及发病机制　本病也是多能干细胞的克隆性疾病。其出血机制是由于血小板量虽多，但有功能缺陷，如血小板黏附及聚集功能减退、释放功能异常、血小板第Ⅲ因子降低、5-羟色胺减少等；部分患者有凝血功能的异常，如纤维蛋白原、凝血酶原、因子Ⅴ、因子Ⅷ的减少，可能是由于凝血因子消耗过多引起。由于本病大部分发生在老年患者，可能合并血管退行性改变，易形成血栓，造成血管远端梗塞，梗塞区破溃出血。

因血小板过多，活化的血小板产生血栓素，引起血小板强烈的聚集及释放反应，形成微血管栓塞，进一步发展为血栓。

晚期原发性血小板增多症，可有肝脏和其他脏器的髓外造血。

2. 临床表现

（1）一般症状：起病隐匿，表现多不一致。轻者除疲劳、乏力外，无其他症状。很多情况下时因为偶尔发现血小板增多或脾大而被确诊的。

（2）出血：本病大多因出血倾向就诊而被发现。以牙龈出血、鼻出血、皮肤紫癜、消化道出血常见。少数因创伤和手术中止血困难得以发现。出血常呈现发作性、间歇期较长。出血原因是由于血小板功能缺陷。此外，微循环中的小血栓形成及继发的纤溶亢进亦可增加出血。

（3）血栓和栓塞：本病由于血小板极度增多，部分患者血小板黏附性增高可致动脉或静脉内血栓形成。好发于脾、肝、肠系膜静脉和下肢静脉、腋动脉、颅内及肢端动脉，常引起相应症状，下肢静脉血栓脱落可并发致死性肺梗死。

（4）脾大：50%～80% 患者有脾大，多为中度，巨脾少见。约半数患者肝轻度肿大，一般无淋巴结肿大。20% 可有无症状脾梗死，导致脾萎缩。本病禁忌行脾切除手术，因手术后血小板进一步显著增加可导致血栓栓塞性并发症，危及生命。此外，一般手术亦可刺激血小板升高，亦应慎重考虑。

3. 实验室检查

（1）血常规检查：血小板计数多在（1 000～3 000）×10⁹/L，最高可达 20 000×10⁹/L。血小板形态一般正常，但也有巨大型、小型及畸形，常聚集成堆，偶尔见到巨核细胞碎片及裸核。白细胞计数可正常或增高，多在（10～30）×10⁹/L，偶尔可达到（40～50）×10⁹/L，一般不超过 50×10⁹/L，分类以中性分叶核粒细胞增多。因失血少数患者可致低色素性贫血。

（2）骨髓细胞学检查：也就是骨髓象检查，检查可发现有核细胞增生活跃或明显活跃，巨核细胞增生尤为显著，原始及幼稚巨核增多，有大量血小板聚集成堆。

（3）出、凝血系列试验：出血时间延长，凝血酶原消耗时间缩短，血块收缩不良。血小板黏附功能及肾上腺素和 ADP 诱导的聚集功能均降低，但对胶原聚集反应一般正常。凝血酶原时间正常或延长，白陶土部分凝血活酶时间延长。

（4）血尿酸、乳酸脱氢酶、血清酸性磷酸酶均增高，中性粒细胞碱性磷酸酶活性也增高。部分患者因血小板破坏，大量钾离子释放到血中，引起假性高钾血症

（pseudohyperkalemia）。

（5）其他：染色体检查部分患者有 21 号染色体长臂缺失（21q-），也有报道 21 号染色体长臂大小不一的变异。骨髓祖细胞培养有自发的巨核细胞或红细胞克隆形成。

4. 治疗

（1）骨髓抑制药：血小板在 1000×10^9/L 以上应用。

（2）干扰素 α：对原发性血小板增多症有效，但停药后会复发好转。

（3）血小板单采术：可迅速减少血小板量，改善症状。常用于急性胃肠道出血的老年患者，孕妇分娩前，手术前准备。

（4）抗凝和溶栓治疗：若已有血栓形成，可用纤溶激活剂。阿司匹林等有对抗血小板自发凝集化验作用，可用以防止血栓形成。

二、围术期血液高凝状态风险评估

（一）围术期导致高凝状态的因素

1. 术前合并疾病　患者术前合并以下疾病者，其血液处于高凝状态：

（1）遗传性红细胞增多症或血小板增多症。

（2）妊娠。

（3）哮喘。

（4）高血压、糖尿病。

（5）恶性肿瘤。

2. 高龄　随着年龄增加，血液中凝血因子增多、血管内皮损伤等因素，使得血液凝固性增高。

3. 术前准备及手术的影响

（1）外科疾病及术前准备：由于进食不足或胃肠道丢失，卧床等；有效循环血容量不足，组织低灌注，血流缓慢，致血液流变学改变，血液凝固性增高。

（2）手术影响：手术创伤血管破损出血后，机体将动员一切凝血机制以阻止机体失血；手术时病理组织和正常组织均可遭到侵袭，破坏的组织和渗出液是促凝活性很强的组织凝血活酶，组织凝血活酶进入血流，组织因子释放，激活外源性凝血途径；手术损伤血管内皮，使内皮下胶原和纤维暴露，可激活内源性凝血途径；全麻手术因应激反应强，激活凝血因子，纤维蛋白原激活物增加；手术期间血小板受到许多刺激（凝血酶、腺苷、肾上腺素和胶原等）而发生积聚，组织损伤可以增加血小板的黏附性和积聚性，大手术后 1～10 天，约 50% 患者血小板数逐渐升高，可增至术前的 2～4 倍，这些增加的血小板体积增大，黏附性和积聚性增高；大手术后抗凝血酶Ⅲ、蛋白质 C 和纤溶酶原的血浆浓度减低。

（二）高凝状态对机体的影响

研究已经证实，血液高凝状态是深静脉血栓形成过程中的一个重要原因。而深静脉血栓又与血栓栓塞性疾病密切相关。围术期脑卒中、急性心肌梗死、急性肺梗死等危急并发症的预防，需要以治疗血液高凝状态为基本。

三、高凝患者围术期预防血栓形成的措施

患者术前高凝状态，围术期应采取必要的措施预防静脉血栓形成。包括避免和纠正器

官灌注、尽量缩短手术时间、不采用腹腔镜等增加血栓形成倾向的手术方式、尽可能不使用止血药、患者尽早下床活动等，必要时还应给予抗凝治疗。

（一）治疗相关疾病

术前检查存在前述引起血液高凝状态疾病者，请专科医师会诊，制订治疗方案，择期手术应在纠正高凝状态后进行；急诊手术则预防性使用低分子肝素。

（二）围术期管理

1. 监测出凝血系列。

2. 维持循环稳定，保证组织灌注，避免缺氧。

3. 围术期完善镇痛。

4. 鼓励尽早活动，应用加压长筒袜。

5. 抗凝治疗　对于并存深静脉血栓、肺栓塞或体循环栓塞病史、右心房附壁血栓的患者，术前已经进行抗凝治疗者，围术期应权衡终止抗凝与继续抗凝的风险，结合实验室检查结果，制订个性化治疗方案。对于某些大手术、骨科手术，术后进行预防深静脉血栓的抗凝治疗。

（三）抗凝治疗选择

1. 深静脉血栓形成（deep venous thrombosis，DVT）和肺动脉栓塞（pulmonary embolism，PE）　深静脉血栓形成过程主要为血小板参与下的凝血酶形成，血小板不是血栓主要成分，相应的药物预防也应以使用抗凝血酶的药物为主。有条件者置入下肢静脉滤网。

DVT/PE 发生 1 个月以内，再栓塞的概率高达 50%，应尽量避免或推迟手术。如必须手术者，则停用口服抗凝药（华法林），待 INR≤2 时改用静脉泵注肝素替代抗凝，术前 6 小时停用肝素，术后 12 小时根据情况重新开始应用肝素，可以进食时加用华法林。

DVT/PE 1～2 月，停用口服抗凝药，皮下注射肝素替代；2 个月以上，停用口服抗凝药，待 INR≤2 时皮下注射低分子量肝素（LMWH），术前 12～24 小时停用，术后 24～48 小时根据情况应用 LMWH，并用华法林。

2. 心房血栓和（或）体循环栓塞　1 个月内，尽量避免手术，必须手术时处理同 DVT/PE；1 个月以上者，预防性抗凝治疗的围术期处理为停用口服药物，待 INR≤2 时皮下注射 LMWH。

3. 术后需要抗凝治疗者　美国胸科医师协会制订的 ACCP-8 指南建议，普外科大手术、癌症根治手术、术后卧床时间较长的手术尤其髋关节置换术、全膝置换术、髋关节骨折手术，术后均需要用 LMWH 和华法林进行抗凝治疗。抗凝治疗需达到的指标为 INR 2.0～3.0，目标 2.5。

（四）围术期常用抗凝药物

1. 肝素（heparin）　半衰期 3～4 小时，预防围术期深静脉血栓形成通常是给予低剂量肝素，5 000 U（50 mg）皮下注射，每天 2 次。

2. 低分子量肝素（low molecular weight heparin，LMWH）　平均分子量为 4 000～6 000 D，维持时间长，皮下注射后 2～3 小时抗凝作用达高峰，作用时间长达 20 小时，常用药物，如伊诺肝素，只需 1 mg/kg，1 次/天。

3. 华法林（warfarin）　正常肝脏在合成凝血因子 Ⅱ、Ⅶ、Ⅸ 和 Ⅹ 过程中，需要维生素 K，各凝血因子的前体需经过羧基化才能够转变成具有正常生物活性的凝血因子，完成羧基化过程需要有氢醌型维生素 K。华法林结构上类似维生素 K，能够拮抗维生素 K 的作用。华法林口服吸收完全，吸收后与血浆清蛋白结合，蛋白结合率为 97%，半衰期 44 小时。第 1 天 2 mg，一日两次，以后每天 1 次 2 mg。用药后 12~18 小时开始生效，36~48 小时达峰效应，作用可维持 5~6 天。

抗凝药物能够有效防止深静脉血栓形成，但是，对抗凝药物的反应，个体间差异较大，如果剂量不够，仍会有相当比例的患者术后出现深静脉血栓形成。使用剂量过大，会引起术后出血的不良反应，应用过程中需常规检测 PT 及 INR；老年患者应注意肾功能。

第八章　合并骨、关节及结缔组织病的准备

那　江

　　了解合并疾病的病理生理特点以及相应的药物治疗特点对于个案患者的围术期管理至关重要。许多情况下，合并疾病的特点比外科手术本身对围术期管理的影响更大。各种各样的骨、关节及结缔组织病都可以影响围术期疾病的转归与治疗。

第一节　类风湿性关节炎

一、概　述

　　类风湿性关节炎（rheumatoid arthritis，RA）是一种非特异性炎症，表现为多发性和对称性慢性关节炎，其特点是关节痛和肿胀反复发作，逐渐导致关节破坏、强直和畸形，是全身结缔组织疾病的局部表现。手和腕部首先受累，下肢膝关节受累最常见。变形的膝关节压迫下肢周围神经可引起遍及小腿的轻瘫和感觉丧失。近80%的类风湿性关节炎患者可能累及颈椎上段。

（一）类风湿性关节炎的诊断标准

目前常用的是美国风湿病协会1987年的诊断标准：

1. 晨僵持续至1小时（每天），病程至少6周。

2. 有3个或3个以上的关节肿大，至少6周。

3. 腕、掌指、近指关节肿大，至少6周。

4. 对称性关节肿大，至少6周。

5. 有皮下结节。

6. 手X线片改变（至少有骨质疏松和关节间隙的狭窄）。

7. 类风湿因子阳性（滴度>1：20）。

凡符合上述7项者为典型的类风湿性关节炎；符合上述4项者为肯定的类风湿性关节炎；符合上述3项者为可能的类风湿性关节炎；符合上述标准不足2项而具备下列标准2项以上者（①晨僵；②持续的或反复的关节压痛或活动时疼痛至少6周；③现在或过去曾发生关节肿大；④皮下结节；⑤红细胞沉降率增快或C反应蛋白阳性；⑥虹膜炎）为可疑的类风湿性关节炎。晚期类风湿病患者，因已出现多关节病变及典型畸形，所以诊断多无困难。但本病早期及少数关节受累病例，诊断时常有困难。

（二）类风湿性关节炎的并发症

1. 肺炎　由于免疫能力下降，遭受细菌感染，患者常合并肺炎。

2. 泌尿系统感染　风湿性关节炎患者若日常生活不注意，或者患感冒后，常容易发生

泌尿系感染。

3. 库欣综合征（Cushing syndrome）　又称皮质醇增多症（hypercortisolism），旧译柯兴综合征，主要因为患者长期应用外源性肾上腺糖皮质激素所致。常见症状主要有满月脸、水牛背、体重增加等。

4. 口腔溃疡　风湿性关节炎患者在服用免疫抑制剂之后常出现口腔溃疡，此外还可出现恶心、呕吐、厌食、皮疹、味觉消失等不良反应。

5. 传染病　患者由于患此病的时间太久，自身免疫功能下降，当社会上流行某些传染病时，比正常人更易受到传染。

6. 病情严重者，可出现畸形位骨性强直，甚至关节脱位。

（三）治疗

治疗类风湿性关节炎的目的在于：①控制关节及其他组织的炎症，缓解症状；②保持关节功能和防止畸形；③修复受损关节以减轻疼痛和恢复功能。治疗类风湿关节炎有许多药物，非甾体类抗炎药、金制剂、免疫抑制剂及肾上腺皮质激素等为常用药物。

二、围术期风险评估

（一）脊髓损伤

RA 累及颈椎时，术中体位与麻醉操作易引发颈髓损伤，导致截瘫及生命危险。

1. 颈椎 X 线片　可显示骨改变如寰枢椎半脱位和牙样骨折。

2. 颈部 MRI　当 X 线片有骨改变时进一步行颈椎 MRI。可清晰显示脊髓的损害。脊髓的受压程度与患者的症状关系不大，无症状患者可能有明显的椎管狭窄。有喉镜检查和气管插管后脊髓受损的报道，也有类风湿小结引起硬膜内脊髓受压的报道。

（二）困难气道

类风湿关节炎常侵袭喉关节，引起声带运动受限及喉部黏膜扩散性红斑和水肿，术后易发生气道梗阻。除颈椎和喉病变外，颞颌关节也可发生关节炎改变。所有这些病变均使麻醉时放置喉镜和气管插管变得复杂化。

（三）重要脏器功能损伤

类风湿性关节炎的关节外和全身表现多种多样（表1-8-1）。可引起心、肾等重要脏器损害。

1. 心血管系统　近1/3 的类风湿性关节炎的患者发生心包炎，并引起慢性缩窄性心

表 1-8-1　类风湿性关节炎关节以外的表现

皮　肤	雷诺现象
肢体及血管	指/趾坏死
	坏死性脉管炎
眼	巩膜炎
	角膜溃疡
胸肺	胸腔积液
	肺纤维化
心脏	心包炎
	心包填塞
	冠状动脉炎
	主动脉瓣关闭不全
血液系统	贫血
	白细胞减少
肾脏	间质纤维化
	淀粉样沉积
	肾小球肾炎
周围神经系统	受压综合征
	单神经炎
中枢神经系统	硬脑膜小结

包炎或心脏压塞。少见的还有心肌炎和冠状动脉炎，可产生心室功能障碍；心脏传导系统发生类风湿小结的心律失常；主动脉炎造成的主动脉根部扩张和主动脉关闭不全。

2. 肺部病变　肺部病变也很常见，包括胸腔积液、肺小结、间质性肺疾病、阻塞性肺疾病和限制性肺疾病。几种抗风湿药也引起肺功能障碍，如甲氨蝶呤可能引起肺纤维化。

3. 肾功能障碍　是类风湿性关节炎患者死亡的常见原因。肾功能障碍可继发于脉管炎、淀粉样变性或用于治疗疾病的药物，如镇痛药和环孢霉素。

（四）长期免疫抑制剂与皮质激素治疗的风险

主要是免疫力低下，围术期感染的风险增加，包括呼吸系统、泌尿系统、口腔等；如果长期应用皮质激素者，围术期注意肾上腺皮质功能危象。

三、术前需要完善的检查项目

因为类风湿性关节炎是一种多系统疾病，临床表现多种多样，因此对可能受累的系统进行个体化术前评估非常重要。除常规检查外进行以下检查。

（一）关节受累程度检查

1. 病史及体检　有无颈椎强直、张口受限等。

2. 影像学检查

（1）X线片：颈腰椎正侧位片、高颈椎张口前后位；存在颈肩疼痛或神经症状的患者拍颈椎屈伸位片。

（2）颈椎 MRI：X 线检查存在寰枢椎半脱位者行此项检查，排除颈髓损伤。

3. 纤维喉镜检查　有声音嘶哑或呼吸道梗阻症状者请耳鼻喉会诊检查。

（二）心肺受累程度检查

了解日常运动情况。因 RA 患者多数有膝关节受累，影响运动。因此怀疑合并心肺损伤时，可进行超声心动图、肺功能检查、动脉血气分析。

类风湿过程所致心肺受累的程度影响麻醉方式的选择。如果临床病史提示有功能障碍，有必要评估心肺功能。

（三）药物影响检查

主要包括免疫功能、肾上腺皮质功能、凝血系列。

四、围术期管理

（一）术前准备

1. 完善相关检查，确定类风湿病情是否稳定，决定围术期是否继续使用缓解类风湿病情的药物如 NSAID、金制剂、青霉胺和免疫抑制剂。一般此类药术前继续服用，术后停药1～2 天。阿司匹林术前需停药 10 天。

2. 必要时请风湿科会诊。

3. 皮质激素补充参考有关章节。

4. 纠正贫血及白细胞减少，预防感染。

（二）麻醉管理注意事项

1. 镇静类药耐量小，麻醉前用药剂量宜减小。

2. 髋膝部手术，如患者无腰椎强直，可选用连续硬膜外阻滞；硬膜外阻滞平面勿超

过 T_{10}。

3. 若合并强直，须选用气管内全麻。颞颌关节、环杓关节和颈椎的关节炎性改变，能使放置喉镜及气管插管非常困难，需采用表麻清醒经鼻插管，并用手法将颈椎固定为一直线。

4. 全麻忌过深，因类风湿患者对麻醉耐量低，用药量因较一般患者减少。颈椎强直者术后须待完全清醒再拔管。

5. 注意手术台上体位的摆放，防止周围神经损伤。

（三）术后管理

1. 如存在寰枢椎脱位等，给患者佩戴颈部固定护具。

2. 充分镇痛，早期活动，防止深静脉血栓。

3. 保证入量充分，保护肾功能。

第二节　强直性脊柱炎

一、概　述

强直性脊柱炎（ankylosing spondylitis，AS）是脊椎的慢性进行性炎症，侵及骶髂关节、关节突、附近韧带和近躯干的大关节，导致纤维性或骨性强直和畸形。血清类风湿因子阴性，90% 病例与人类白细胞抗原 B_{27} 有关，以此可与类风湿性关节炎相鉴别。本病的基本病理为原发性、慢性、血管翳破坏性炎症，韧带骨化属继发性修复性病变。

（一）诊断标准

常用 1984 年修订的纽约分类标准

1. **临床标准**　①腰痛、晨僵 3 个月以上，活动改善，休息无改善；②腰椎额状面和矢状面活动受限；③胸廓活动度低于相应年龄、性别的正常人。

2. **影像学诊断**　骶髂关节 X 线表现分级：0 级为正常；I 级为可疑；II 级为轻度异常，可见局限性侵蚀、硬化，但关节间隙正常；III 级为明显异常，存在侵蚀、硬化、关节间隙增宽或狭窄、部分强直等 1 项或 1 项以上改变；IV 级为严重异常，表现为完全性关节强直。

3. **诊断**　①肯定强直性脊柱炎：符合影像学标准和 1 项（及以上）临床标准者；②可能强直性脊柱炎：符合 3 项临床标准，或符合影像学标准而不伴任何临床标准者。

（二）临床表现

AS 常见于 16~30 岁青年人，男性多见，40 岁以后首次发病者少见，约占 3.3%。本病起病隐匿，进展缓慢，全身症状较轻。早期常有下背部疼痛和晨起僵硬，活动后可减轻，并可伴有低热、乏力、食欲减退、消瘦等症状。开始时疼痛为间歇性，数月数年后发展为持续性，以后炎性疼痛消失，脊柱由下而上部分或全部强直，出现驼背畸形。女性患者周围关节受侵犯较常见，进展较缓慢，脊柱畸形较轻。

血小板计数升高、贫血、红细胞沉降率增快和 C 反应蛋白升高都可能是 AS 病情活动导致。

二、术前需完善的检查项目

1. **脊椎活动度的检查**　随着病情进展，整个脊柱可自下而上发生强直。先是腰椎前凸消失，进而呈驼背畸形，颈椎活动受限。胸肋连接融合，胸廓硬变，呼吸靠膈肌运动。

2. 呼吸贮备功能检查　AS 累及胸廓者，行肺功能测定，评估呼吸贮备减退情况。另外，此病也可能伴有肺泡纤维化。

3. 心血管系统检查　关节外症状可累及升主动脉根和主动脉瓣以及心传导系统等。术前应行超声心动图检查。

4. 肾功能　可能伴有肾脏受累，如 IgA 肾病和淀粉样变性。

5. 治疗药物影响检查　主要包括免疫功能、肾上腺皮质功能、凝血系列等。

三、风险评估

主要是评估心肺功能情况。如果 AS 病变未累及心血管系统，仅仅是呼吸功能受限，围术期风险相对要小一些。严重脊柱后突畸形者，存在气管插管及气管切开困难。

四、麻醉管理

麻醉管理的要点是对气道的管理，注意因胸段脊柱屈曲及肋软骨僵硬所引起的呼吸模式的改变及心功能是否受到影响等。对气管插管困难者，可在清醒状态下，采用纤维喉镜行气管插管。气管插管期间应避免用力粗暴，以免损伤脊髓。因该类患者胸壁僵硬及腹式呼吸特点，采用全身麻醉时术中应控制呼吸。会阴区和下肢手术可采用椎管内麻醉，但可能穿刺困难。合并有主动脉反流的患者，对外周血管阻力突然降低的耐受性较差。

第三节　系统性红斑狼疮

一、概　述

系统性红斑狼疮（systemic lupus erythematosus，SLE）是一种自身免疫性疾病，与遗传因素、药物及病毒感染等有关。其发病机制尚不完全清楚。引起 SLE 的药物有：肼屈嗪、普鲁卡因胺、左旋多巴、普萘洛尔、利血平、苯妥英钠、青霉素、磺胺药、氯丙嗪等。SLE 的临床表现非常多样化，最常出现的特征是多关节炎和皮炎。关节炎以小关节和游走性为特征。只有 1/3 的患者有典型的面部蝶形红斑。肾脏疾病是 SLE 发病和死亡的常见原因。

（一）诊断标准

1. 蝶形红斑或盘状红斑。

2. 光敏感。

3. 口腔黏膜溃疡。

4. 非畸形性关节炎或多关节痛。

5. 胸膜炎或心包炎。

6. 癫痫或精神症状。

7. 蛋白尿、管型尿或血尿。

8. 白细胞少于 $4 \times 10^9/L$ 或血小板少于 $100 \times 10^9/L$ 或溶血性贫血。

9. 免疫荧光抗核抗体阳性。

10. 抗双链 DNA 抗体阳性或狼疮细胞现象。

11. 抗 Sm 抗体阳性。

12. C_3 降低。

13. 皮肤狼疮带试验（非皮损部位）阳性或肾活检阳性。

符合上述 13 项中任何 4 项或 4 项以上者，可诊断为系统性红斑狼疮。

（二）临床表现

本病是一种全身性疾病，可累及全身各重要器官。

1. 皮肤黏膜　皮肤特征性表现为面部蝶形红斑。此外，还有手足皮疹，四肢真皮与皮下组织小动脉坏死性血管炎致皮下结节、紫癜、溃疡，皮肤网状或树枝状青斑，慢性荨麻疹，脱发。部分患者有黏膜损害，如牙龈、口腔、鼻咽部红肿、糜烂溃疡。

2. 肾脏损害　狼疮性肾病的发生率达 50% 以上，表现为肾炎或肾病综合征，出现蛋白尿、低蛋白血症、全身水肿，晚期出现尿毒症和高血压，常死于肾衰竭。

3. 循环系统损害　约 1/3 的患者合并，表现为心包炎、心包积液、心肌炎、心内膜炎，可累及瓣膜。个别患者有冠状动脉炎。

4. 神经系统　中枢神经系统受累可出现精神障碍及癫痫样发作，脑神经损害可导致失明。还有舞蹈病、小脑共济失调、偏瘫、脑膜炎、脊髓炎表现等。

5. 其他　肺部表现胸膜炎、血管炎、肺部间质炎等。部分患者合并有卟啉病。

二、术前需完善的检查项目及风险评估

因为疾病的全身作用多种多样，有必要对系统性红斑狼疮患者进行仔细的术前检查。

1. 心肺功能检查　如果临床病史提示有功能障碍，有必要术前进行 X 线胸片、超声心电图或肺功能检查。

2. 肾功能检查　因为系统性红斑狼疮患者肾功能受累常见，如果近期有肾功能改变的任何迹象，术前应做肾功能的定量检测。围术期注意保护肾功能。

3. 肝功能检测　虽然许多 SLE 患者存在肝功能的轻微异常，但通常意义不大。但是少数 SLE 患者可发生致命的类狼疮肝炎，特征为迁延性黄疸、高球蛋白血症和肝脾肿大，有必要进行相应的检查。

4. 血液系统　患者可能合并贫血，凝血障碍和高凝状态均有可能存在。进行凝血系列检测小心鉴别。

5. SLE 活动检测　抗核抗体（ANA）在病情活动时几乎 100% 阳性；全血细胞减少，网织红细胞 >5%；红细胞沉降率增快等。活动期原则上不进行手术。

三、麻醉管理

本病可累及全身各重要器官，术前应重点对肾脏、心血管、神经系统的功能进行详细的评估，并采取相应措施。肾上腺皮质激素治疗者要注意其不良反应，并增加用量。未用肾上腺皮质激素治疗者，围术期可预防性应用。低蛋白血症者术前应尽量纠正。除急救手术外，择期手术应选疾病的缓解期。

围术期避免用上述可引起 SLE 的药物。因部分患者可合并卟啉病，麻醉前用药及麻醉诱导时应避免用巴比妥类药物。

使用肾上腺激素、免疫抑制剂等治疗 SLE 时，易合并感染，在进行各种麻醉操作时要

注意无菌原则。

麻醉管理的重点是保护肾脏功能，避免其进一步受损，加强围术期肾功能的保护。但围术期的保护肾脏功能的最重要措施是保证良好的麻醉效果，防止应激反应致肾血流量减少及维持血流动力学及内环境的稳定。

第四节 脊柱侧凸畸形

一、概 述

脊柱矢状面有 4 个生理弯曲，额状面不应有任何弧度，一旦向两侧出现弧度，则称为脊柱侧凸（scoliosis）。它导致脊柱侧弯和脊柱旋转及胸腔畸形。脊柱侧凸是由多种病因所致，可概括为两大类，即功能性脊柱侧凸及结构性脊柱侧凸。脊柱侧凸对患者的呼吸和心血管系统有很大的影响，患者的脊柱侧凸如不处理，通常在 45 岁以前发生呼吸衰竭并死亡。患者基本的气体交换改变是通气血流比例失调，低氧血症。因代偿机制失效，高碳酸血症随年龄增加而加重。长期的低氧血症、高碳酸血症和肺血管收缩，使患者肺血管发生不可逆的病理改变并出现肺动脉高压。

二、术前检查与评估

1. X 线摄片 了解侧凸、后凸程度，胸廓是否变形。
2. 侧突>65°的重症患者，要进行规范的肺功能检查，包括吸入空气时的通气与氧合功能；并进行超声心动图等，检查有无肺高压和右心衰竭；还须了解是否合并其他疾病，如 Marfan 综合征。
3. 评估日常生活的耐受程度，了解是否经常呼吸道感染。若经常呼吸道感染且不能耐受长时间活动，提示心肺功能明显减退。
4. 神经检查 以证明术前存在的神经缺陷。
5. 检查患者颈部活动度和上呼吸道解剖，以确定气道或摆放体位有无困难。

三、麻醉管理

手术须在气管内插管全麻下进行，亦可用浅全麻结合硬膜外阻滞术。一般患者可在静脉快速诱导下插管；若患者已睡石膏床而限制头颈活动时，应在表面麻醉下清醒插管，并可用吸入或静吸复合麻醉维持。硬膜外阻滞时，应选用低浓度局麻药，以只阻滞感觉神经而保留运动功能最为理想。

术中失血较多，必须及时输血，以防低血压或休克。为减少失血，可用肾上腺素盐水分层注入切口部；一般不宜施行控制性降压麻醉，因手术多取俯卧位使静脉回流障碍，不仅不宜收到预期效果，反而因出血增多而徒增危险。大量出血时，应考虑输新鲜血；因心肺功能减退，切记逾量输液。术中有可能损伤胸膜而造成气胸；多个肋骨切除后，可出现反常呼吸，尤以胸廓变形者多见，因此，术中、术后须做好呼吸管理，须用循环、呼吸各种监测，以确保患者安全。

第九章　合并神经肌肉疾病的准备

锥　珉　薛朝霞

神经肌肉疾病包括神经外科、神经内科、骨科和精神科等一些相关性疾病，对此类患者围术期处理有一定的特殊性和复杂性。相关外科医师和麻醉科医师术前充分了解神经肌肉系统疾病的临床知识，可显著降低并发症的发生率。为了力求患者安全渡过围术期，邀请相关专科医师会诊也十分必要。

第一节　合并神经肌肉疾病的围术期风险评估和准备

一、术前风险评估

合并有神经肌肉疾病的患者往往合并有其他主要脏器功能不足，术前应全面了解其他器官功能。同时神经肌肉疾病症状纷繁复杂，首先要详细了解中枢神经系统病史，行神经系统和肌肉系统体格检查。麻醉前对患者神经肌肉系统和其他相关脏器功能进行客观风险评估，对完善麻醉前的各项准备工作有一定的指导意义，对提高围术期治疗的安全性至关重要。

（一）肌无力引发的问题

1. 呼吸功能减弱　存在神经肌肉疾病，如肌营养失调症、重症肌无力、多发性神经炎、肌萎缩性侧索硬化症等，以及脊髓损伤早期患者，围术期随时存在呼吸功能不全或衰竭引发的危险。

2. 延髓性麻痹（球麻痹）　误吸风险及气道反射减弱引起窒息和呼吸系统炎症。

3. 呼吸机治疗引发的并发症。

（二）低血压

多数神经肌肉疾患的患者存在直立性低血压，当容量不足时低血压程度更为严重。因自主神经功能失调所致。此类患者在术中改变体位时应格外注意。

1. 帕金森病　此类患者如果发生直立性低血压则意味着存在自主神经功能失调。

2. 多发性硬化、萎缩性肌强直　自主神经功能不稳定导致患者对低血容量和麻醉药物敏感性增加，容易发生严重的低血压。

3. 肌萎缩侧索硬化症、吉兰-巴雷综合征（Guillain-Barré syndrome）　其自主神经功能障碍会导致在正压通气开始时及整个麻醉期间包括诱导期、维持期及恢复期，因体位改变而发生严重低血压。

4. 脊髓损伤休克期　持续 3 天~8 周。因为交感神经活性丧失所致，常见于高位（T_7以上）脊髓损伤的患者。同时合并有心动过缓，刺激易导致心搏骤停。

（三）高血压

1. 脊髓损伤后期自主神经调节功能紊乱，外周刺激使交感反射活动紊乱、大量儿茶酚胺类物质释放，高血压成为常见症状。

2. 帕金森病患者应用多巴胺药物治疗时，可能因为与其他药物的相互作用而发生血压升高。

（四）电解质紊乱

尤其高血钾，可发生在脊髓损伤、肌萎缩性侧索硬化症、吉兰-巴雷综合征患者。严重时会导致心脏骤停。

（五）心脏

检查有无合并心肌病或传导系统障碍，严重者发生心力衰竭。见于肌营养不良、萎缩性肌强直病。

（六）围术期脑卒中

合并缺血性脑血管病的患者或者有一过性脑缺血发作（TIA）者，围术期发生脑卒中风险增加。如果患者存在高龄、糖尿病、高血压等情况，术前应进一步做 CT、MRI 检查。

（七）围术期用药风险

内科治疗用药与一些麻醉用药合用时可能发生致命危险。

二、术前进一步检查与准备

术前除完成常规的实验室检查，对已明确诊断神经肌肉系统疾病的患者，应掌握具体疾病的情况，进行针对性的术前检查。

如与以往的诊断不符，则需进一步深入研究，同时邀请相关专科医师会诊。

1. 仔细的病史询问和体格检查，评估病情的严重程度及分期。

2. 脑功能磁共振成像。

3. 脑电图。

4. 肌电图检查，听觉诱发电位。

5. 横纹肌活检。

第二节　脊　髓　损　伤

一、概　述

脊髓损伤（spinal cord injury，SCI）是指由于直接或间接因素导致脊髓受损，出现各种运动、感觉和括约肌功能障碍，肌张力异常及病理反射。

脊髓损伤可分为原发性脊髓损伤与继发性脊髓损伤。前者是指外力直接或间接作用于脊髓所造成的损伤。后者是指外力所造成的脊髓水肿、椎管内小血管出血形成血肿、压缩性骨折以及破碎的椎间盘组织等形成脊髓压迫所造成的进一步损害。

（一）病理生理学

脊髓损伤的水平不同，病理生理变化亦不同，损伤部位越高，对患者病理生理干扰越大。各种较重的脊髓损伤均可立即发生损伤平面以下弛缓性瘫痪，这是失去高级中枢控制的一种病理现象，称之为脊髓休克。2~4 周后可根据脊髓损害程度的不同，而发生损伤平面以下不同程度的痉挛性瘫痪。

1. 脊髓震荡（spinal cord concussion，SCC）　是最轻微的脊髓损伤，无病理学变化，只出现暂时性功能抑制，症状可在数分钟或数小时后完全消失。

2. 脊髓挫伤（contusion of spinal cord）　与脊髓出血（haematomyelia）为脊髓的实质性破坏，外观虽完整，但脊髓内部可有出血、水肿、神经细胞坏死和神经纤维束中断。

3. 脊髓断裂（rupture of spinal cord）　脊髓的连续性中断，可为完全性或不完全性，不完全性常伴有脊髓挫伤，脊髓断裂后恢复无望，预后很差。

4. 脊髓受压（spinal compression）　脊椎骨折移位，碎骨片、破碎的椎间盘挤入椎管内直接压迫脊髓，而皱褶的黄韧带与急速形成的血肿亦可压迫脊髓，及时去除压迫，相关功能可望部分或全部恢复；压迫时间过久，脊髓软化、萎缩或瘢痕形成，则瘫痪难以恢复。

5. 马尾神经损伤（cauda equina injury）　第 2 腰椎以下骨折、脱位可产生马尾神经损伤，表现为受伤平面以下弛缓性瘫痪。

（二）临床表现

1. 脊髓震荡（spinal cord concussion，SCC）

（1）短暂的脊髓神经传导功能中断，表现为损伤平面以下感觉、运动、各种反射和括约肌功能的丧失，数小时或数天后完全恢复。

（2）严重的系统性低血压：由于交感神经兴奋性丧失，血管张力降低，前负荷减小所导致；窦房结迷走神经兴奋性相对亢进，导致心动过缓，甚至出现窦性停搏或病窦综合征。

2. 脊髓损伤（spinal cord injury，SCI）

（1）脊髓震荡期：表现同上。

（2）自主神经反射亢进期：发生于脊髓损伤后期，即脊髓反射恢复时期，多见于 T_4 ~ T_8 节段（内脏神经低级中枢）或其以上脊髓节段损伤。

表现为阵发性高血压、心动过缓和肌痉挛等。由于高位中枢下行抑制作用受损而脊髓交感低级中枢及副交感神经兴奋所致（即自主神经反射失调）。任何刺激均可诱发，越靠近脊髓尾侧的外周刺激（如肛门直肠区，S_2 ~ S_4 节段）产生的交感神经性反应越强。

二、围术期风险评估与准备

（一）低血压与心动过缓

脊髓损伤休克期（3 天 ~ 8 周），由于交感活性的丧失，相对血容量不足（减少约 20%）及心肌收缩乏力，以及副交感张力的持续存在，可表现为低血压和心动过缓。

1. 及时补充血容量，应用皮质激素早期及时纠正脊髓神经源性休克，必要时给予血管活性药物以纠正心动过缓和低血压。补液时注意交感神经对心肌收缩力的影响减弱，应防止后负荷增加导致的心排血量降低，引发左心力衰竭和肺水肿。

2. 注意体位改变对血压的影响。

3. 防止心搏骤停　由于脊髓损伤患者存在气道反射减弱、呼吸功能减退等情况，在行吸痰和气管插管时需注意引起严重的迷走神经反射亢进。

（二）阵发性高血压和循环衰竭

脊髓损伤 3 周 ~9 个月，注意反射性自主神经功能紊乱。严重的高血压会导致出血性脑血管意外、视网膜出血、癫痫发作、休克，甚至死亡；全身性外周血管阻力增加，可能造成左心室衰竭、心肌缺血、肺水肿；反射性副交感兴奋可致心动过缓甚至心搏骤停。

如有外周刺激存在时，注意进行循环监测，必要时使用硝苯地平或酚妥拉明降压，可乐定对高血压合并肌痉挛有效。

（三）呼吸功能减退

确定损伤节段，通过肺功能监护、血气分析和 X 线胸片检查进行肺功能评估。

1. 呼吸困难与脊髓损伤平面　C_3 平面以上脊髓损伤，膈神经受损可导致膈肌失神经支配，出现呼吸衰竭；$C_3 \sim C_5$ 脊髓节段损伤可能导致膈神经部分麻痹，需辅助呼吸；C_5 平面以下颈段损伤，可致肋间神经麻痹，不能咳嗽，反常呼吸，需辅助呼吸机参与呼吸；$T_1 \sim T_7$ 脊髓节段损伤会影响胸壁运动，咳嗽无力。

2. 呼吸支持　通常脊髓受损 4 天内肺功能损伤逐渐加重；四肢瘫痪患者的肺活量减少 36% ~ 91%，极易并发肺部感染；脊髓损伤患者可伴有呼吸频率增加、低氧和高二氧化碳血症，术前应充分供氧减少进一步损伤。可根据情况面罩吸氧、无创呼吸或气管插管机械通气。进行操作时可应用药物降低迷走反射。

（四）误吸与窒息

由于脊髓损伤可出现肠麻痹、胃扩张和咳嗽反射减弱，术前应常规胃肠减压。

（五）体温降低

体温调节能力差可致低体温，注意保温。

（六）感染

长期卧床，咳嗽无力等均使感染的风险增加。

三、麻醉前准备

1. 术前访视　应注意有无并发其他损伤，如头部损伤、肋骨骨折、血气胸。

2. 呼吸循环功能评估　了解脊髓损伤阶段与程度，评价呼吸循环状态，选择合理的术中管理方案和术后呼吸支持。

3. 其他脏器功能状况　脊髓损伤进入慢性期，术前除应注意自主神经反射亢进的表现外，是否伴有呼吸道感染、尿路感染和压疮、深静脉血栓、电解质紊乱、贫血等，也要注意并纠正。

四、麻醉方法的选择

由于脊髓损伤后期自主神经系统障碍，椎管内阻滞（蛛网膜下腔阻滞）能阻断传入神经兴奋，能预防或减轻自主神经反射亢进的发生。但因穿刺及维持麻醉平面有一定困难，并存在呼吸功能受限，椎管内麻醉受到限制。而全麻有利于对呼吸和血液循环系统的调控，对脊髓损伤的患者更为适合。

五、麻醉用药及麻醉管理

（一）可选用的药物

阿片类药物、安定类药物、依托咪酯、氯胺酮和丙泊酚。

1. 氯胺酮可增加颅压和脑血流量，怀疑合并闭合性脑外伤者禁用。

2. 丙泊酚对循环系统影响较大，应缓慢推注。

3. 吸入性麻醉剂和静脉麻醉剂可在术中维持使用，但要减量，以防由于心血管抑制作用而加重脊髓损伤。

（二）肌松剂选择

脊髓损伤 2 天以上禁用琥珀胆碱，可使用非去极化肌松剂，防止高血钾。

由于急性脊髓损伤后 48～72 小时，失神经支配的肌肉产生外周乙酰胆碱受体。琥珀胆碱不仅作用于神经肌接头，还作用于接头以外的受体，2 周内琥珀胆碱的钾释放作用最强，可持续 3～8 个月，大量释放的钾可导致室颤和心脏骤停。

（三）术中特殊监测

1. 有创血流动力学监测 CVP、肺动脉漂浮导管和经食管超声多普勒有益于术中心血管功能的监测。

2. 体温监测 由于脊髓损伤后血管张力低，容易散热，而正常体温能有益于保持正常凝血功能和心血管稳定性，应避免高温并注意人工调节体温。

（四）呼吸循环管理

1. 颈髓和高位胸髓损伤，收缩压一般维持在 90～100 mmHg 自主神经反射亢进患者出现高血压危象时，应加深麻醉，及时选用扩血管药物治疗。为防止心动过缓，应备好阿托品或格隆溴铵。适当扩容，维持尿量每小时 0.5 ml/kg 以上；尤其避免输入含糖液体，高血糖会加重神经损伤。

2. 术中注意避免过度通气，维持适当的二氧化碳分压（35～40 mmHg），过低有可能造成血管痉挛，影响脊髓和心脏灌注。同时关注气道阻力变化及避免过量液体（脊髓损伤后耐受能力差）补充，防止肺水肿出现。

第三节 重症肌无力

重症肌无力（myasthenia gravis，MG）为神经肌肉障碍疾病，发病率 1/（1.5～3）万，女性多于男性（1.5：1），20～40 岁多见。本病缘于自身免疫系统紊乱，有遗传易感性，由于神经突触后膜乙酰胆碱受体的正常代谢失平衡，产生抗乙酰胆碱受体抗体，在补体介导下与突触后膜乙酰胆碱受体结合形成复合物，引起突触后膜溶解破坏。

一、病理生理学

重症肌无力早期在肌纤维间和小血管周围有淋巴细胞浸润，肌纤维有凝固性坏死，伴有中性粒细胞的巨噬细胞的渗出；晚期肌纤维可有不同程度的失神经性改变，肌纤维细小。主要病理改变位于神经肌肉接头，表现为突触后膜皱褶消失、平坦，甚至断裂。

此外，本病具有明显的胸腺因素，80% 有胸腺慢性病毒感染、胸腺腺组织增生或淋巴小结增生，也可能合并胸腺瘤。

二、临床表现

主要表现为骨骼肌的无力和易疲劳。常呈现晨轻暮重、重复活动后加重的临床特征。以眼外肌为首发症状，表现为眼睑下垂、复视、斜视；继而出现咀嚼肌、面肌受累，之后出现四肢肌受累。如累及呼吸肌，表现活动后气短、发绀甚至呼吸麻痹。偶有影响心肌，可引起猝死。

三、围术期风险评估

重点在于维护残存的肌力，避免各种可能诱发或加重肌无力及抑制呼吸功能的因素，防止肌无力危象和呼吸衰竭的产生。

重症肌无力危象指急骤发生的呼吸肌严重无力，出现呼吸麻痹，不能维持正常的通气和换气，并可危及患者生命，是该病死亡的常见原因。可分为：

1. 肌无力危象（myasthenic crisis） 多由感染、漏服或停用抗胆碱酯酶药物、月经、分娩、应用呼吸抑制剂、情绪抑郁等诱因引起。遇有肌无力危象应立即停用有关药物，给予人工呼吸和静脉补液，稳定生命体征，保持水电解质平衡。2~3 天后，重新确立抗胆碱酯酶药物。

2. 胆碱能危象（cholinergic crisis） 由于抗胆碱酯酶药物过量引起，多在 1 小时内有应用抗胆碱酯酶药物史，除肌无力症状外，尚有胆碱能中毒症状，表现为瞳孔缩小、出汗、唾液增多、肌颤等，给予阿托品静脉注射，症状好转。

3. 反拗危象（brittle crisis） 见于严重全身型患者，多由于胸腺手术后感染、电解质紊乱或其他原因引起。表现为药物剂量未变，但突然失效。确诊后立即给予静脉注射新斯的明，好转后改口服适当剂量。同时治疗肺部感染等并发症。

四、麻醉管理主要事项

（一）术前评估与用药

1. 麻醉前应注意患者是否发生过肌无力危象，是否合并心肌病变、胸腺瘤以及其他自身免疫性疾病，评估呼吸功能，是否合并肺部感染，根据情况决定术后是否需要呼吸机治疗。应全面掌握患者治疗经过和用药情况。了解四肢肌力，以便与术后对照。

2. 术前用药 术前应减少镇静药用量，避免使用麻醉性镇痛药。常规应用阿托品，以对抗新斯的明的毒蕈碱样作用；使用最小有效剂量的抗胆碱酯酶药以维持足够的通气功能和吞咽、咳嗽能力。

（二）麻醉用药

1. 肌肉松弛药（muscle relaxant）的使用 本病对去极化肌肉松弛药有抵抗作用，肌松效果减弱或易于双相阻滞。同时对非去极化肌肉松弛药的敏感性高，小剂量即可引起严重的、长时间的肌松作用，应在严密肌松监测下小剂量应用或不用。麻醉诱导与气管插管时应采用最小剂量的麻醉药物，尽量避免用肌肉松弛药，必要时亦可用 4% 利多卡因咽喉部局麻。

2. 麻醉用药 吸入性麻醉药可增加肌松作用，静脉麻醉药与麻醉性镇痛药常不表现肌松作用，但应注意此类药物均有不同程度的呼吸抑制作用。异丙酚可在麻醉诱导时有效抑制咽喉与气道反射，有利于气管插管，且苏醒迅速，药物残留少。

虽然局麻药可抑制神经肌肉传导，增加非去极化肌肉松弛药的效果，但临床上不致引起严重问题。硬膜外阻滞有利于术后镇痛，防止术后疼痛引起排痰障碍与呼吸抑制。对下腹部以下的短小的手术，可采用椎管内麻醉，但应注意阻滞平面不可过高，以防导致呼吸抑制。

术中使用具有神经肌肉阻滞作用的药物应谨慎：①抗心律失常药如奎尼丁，可抑制纤维冲动，普鲁卡因胺减少节后神经末梢乙酰胆碱的释放；②抗生素类如链霉素、新霉素、庆大霉素、肠黏菌素阻碍乙酰胆碱的释放加重肌无力；③降压药如胍乙啶、六羟季铵、单胺氧化酶抑制剂可增强非去极化肌松剂的作用；④利尿药如噻嗪类和呋塞米可导致低血钾而加重症状；⑤术后肾上腺皮质激素和甲状腺素可使病情恶化，应慎用；⑥吗啡和镇静剂对呼吸有抑制作用，应慎用，但地西泮相对安全。

3. 行剖宫产产妇合并肌无力，婴儿可从胎盘获取 AchR 抗体而出现暂时重症肌无力症状，必须配备专门的新生儿医生抢救。

第四节 萎缩性肌强直

萎缩性肌强直（myotonia atrophica）又名强直性肌营养不良（myotonic dystrophy），是一种家族常染色体显性遗传病，患病率为 3～5 人/10 万，男性多于女性。通常在 15～25 岁发病，子代起病年龄有早于父代的倾向。发病与暴饮暴食、肠道感染有关。临床呈肌强直和进行性肌肉萎缩，寒冷使症状加重。

一、病理生理学

萎缩性肌强直（myotonia atrophica）基本特征是肌肉主动收缩后出现肌肉强直性痉挛，放松困难，原因在于刺激停止后细胞质钙离子不能顺利返回肌质网，与末梢神经、神经肌肉接头病变不同，其病变位于肌细胞膜，用肌松药后、神经阻滞或神经切断后肌强直不消失。新近研究认为，本病是由于肌细胞膜对氯离子通透性异常所引起，可能是细胞膜氯离子通道的基因突变所致。由于肌细胞膜对氯离子的通透性下降，其去极化延迟，反复产生活动电位而使肌肉持续收缩。

二、临床表现

表现为受累骨骼肌强直而不易放松，并呈进行性肌肉萎缩，尤以上面部肌、颞肌和胸锁乳突肌最为突出。肢体僵硬、动作笨拙，静止休息后或寒冷环境中症状加重。常可合并有白内障、糖尿病、心律失常、巨结肠、胆石症等。约半数患者伴有智力低下。部分因肌萎缩及心、肺等并发症死亡。

叩击鱼际肌、腓肠肌、舌肌时可诱发肌强直。

三、围术期管理与风险评估

此类患者风险在于肌强直发作，严重者影响呼吸运动而导致缺氧。围术期应避免可诱发肌紧张与肌强直的因素。

1. 虽然大部分患者的肌强直与钾离子无关，但某些亚型病例补钾后却有可能诱发肌紧张与肌强直，应避免各种引起血钾升高的因素。

2. 应避免各种可能引起患者精神紧张的因素，和患者交流沟通，消除紧张情绪，应给予足量镇静剂。避免低体温。

3. 尽量不使用有创操作，避免注射用药。必须进行者，可使用局部麻醉贴剂。

4. 术前治疗用药

术前正服用三环类抗抑郁药、普鲁卡因胺、苯妥英钠及奎尼丁等肌细胞膜稳定剂的患者，可继续服用至术前，但要注意它们的不良反应。

四、麻醉管理注意事项

本病患者应在手术前或穿刺前用普鲁卡因对穿刺点或手术切口充分进行浸润局麻。

为避免麻醉穿刺等有创性刺激及清醒状态下患者精神紧张而发生肌强直，且本病为肌肉本身性病变，阻滞麻醉无助于肌强直的缓解，故均应选择全身麻醉，而不应采用椎管内阻滞。但目前已有不少下腹部以下手术采用蛛网膜下腔阻滞麻醉的报道。临床应根据患者情况选用，椎管内麻醉对应加大镇静药的用量，保证良好的镇静与镇痛效果。

在肌松剂应用方面，禁用琥珀胆碱。因为本病患者对去极化肌松剂呈异常反应，骨骼肌持续收缩，典型表现为用药后颈肌、胸肌和腹肌强直，重者呈角弓反张，无法行气管插管，严重者可致死亡。

给予非去极化肌松剂和加深麻醉都不能使之缓解，可静脉注射奎尼丁或加温，有助于缓解肌强直。有文献报道，本病患者对非去极化肌松药呈正常反应，但必须加强肌松监测。

值得注意的是，新斯的明本身并不诱发肌强直，但本病患者在应用非去极化肌松剂后，新斯的明拮抗时可出现肌强直，术后禁止用新斯的明类药物拮抗肌松，应等待肌松的自然恢复。有学者将本病划归易感恶性高热类，临床上有发生恶性高热的报道。应加强体温监测，避免用可能诱发恶性高热的药物。

术后为避免患者苏醒期兴奋，对无气管插管困难的患者可采用深麻醉下拔除气管导管，并加强镇痛、镇静，减少不良刺激。

第五节　多发性硬化

多发性硬化（multiple sclerosis）是一种中枢神经系统脱髓鞘疾病，病因尚不清楚，可能与病毒感染或自身免疫有关。

一、病理生理学

病理变化主要为炎症反应，神经纤维的髓鞘呈节段性坏死、脱落。由于神经纤维脱髓鞘后轴突裸露，不能有效地传导神经信号，神经信号的传导比正常时要慢得多。当炎症消退时，修复机制开始发挥作用，有时导致髓鞘再生。在中枢神经系统中，这种神经的损伤和修复一次次地循环。当炎症发展到较大的范围时，会形成瘢痕斑块。如果神经损毁在同一个位置反复出现，再生过程跟不上修复过程，从而对这些神经纤维造成永久性伤害。

病变以脑的白质破坏最严重。病变灶多位于脑室周围，特别是在室管膜下静脉走行处（主要靠近侧脑室体部和角部）。其他易受侵犯的结构为视神经和视交叉、脊髓的软膜静脉与脊髓白质相邻处。

二、临床表现

多为急性或亚急性发病。

视神经损害可出现复视、视力减退或视野缺损。脑干受损可出现多发性脑神经麻痹、三叉神经痛、交叉性瘫痪，以及失调步态、意向性震颤及共济失调等小脑受损的体征。脊髓损害可引起强直性肌痉挛、截瘫、感觉障碍及排便功能障碍。影像学检查 MRI 比 CT 更为敏感地显示大脑、脑干、视神经和脊髓的无症状性多发性硬化斑。

三、麻醉管理与风险评估

（一）手术时机

由于麻醉、手术、感染及体温升高均可使多发性硬化症的病情加重，择期手术应选择在疾病的缓解期进行。

（二）术前神经系统评估

术前应对患者神经功能进行详细检查与评估，向患者及其家属交代麻醉及手术后有可能使病情复发或加重。

（三）呼吸系统并发症

由于常合并呼吸肌力下降、脊柱侧弯，肺部感染概率高，应加强呼吸管理及循环功能监护。

（四）麻醉方法选择

局麻药物可使已脱髓鞘的脊神经发生永久性阻断性损害，并可能引起新的神经病灶，故禁用椎管内麻醉，避免神经干阻滞麻醉；由于血脑屏障受损，应禁用静脉内麻醉。

浸润性局部麻醉对本病患者是安全的，临床报道 98 例患者共实施 1000 余次局部浸润性麻醉，仅 4 例术后症状恶化，与自然复发率相近。

术中应维持适当的麻醉深度，常规行体温监测，避免体温升高。术后加强镇痛。部分患者可出现血小板凝聚功能增加，围术期应预防深静脉血栓的形成。

（五）麻醉药物的选用

1. 目前临床所用的吸入麻醉剂对本病患者是安全的，其选择与其他中枢神经系统疾病相似。

2. 由于琥珀胆碱不仅可使失神经支配的肌肉释放钾而引起高血钾，还可引起体温升高，本病患者禁用。

3. 由于多发性硬化症患者血脑屏障受损，患者非去极化类肌松剂可进入脑脊液中引起中枢神经系统症状，在使用非去极化肌松剂时应特别慎重。

4. 抗胆碱类药物可引起体温升高，还可通过血脑屏障进入中枢神经系统，出现中枢性抗胆碱作用，引起兴奋、谵妄等，多发性硬化症患者应禁用。术后可应用新斯的明拮抗残余肌松作用，亦不主张使用阿托品。

第六节　肌萎缩侧索硬化症

肌萎缩侧索硬化症（amyotrophic lateral sclerosis，ALS）又称卢伽雷病（Lou Gehrig 病），发病率为 5/10 万，男女之比 3∶1，多发于 30～50 岁，约 10% 有家族遗传史。

一、临床表现

肌萎缩侧索硬化症累及上位运动神经元（大脑、脑干、脊髓）或下位运动神经元（脑神经核、脊髓前角细胞），以上、下位运动神经元混合性、对称性损害为特点，受累部位肌肉瘫痪、萎缩。通常上肢多以手的大、小鱼际肌和骨间肌瘫痪、萎缩，同时伴有震颤。双下肢呈痉挛性瘫痪，肌张力增高，腱反射亢进，病理反射阳性。

本病缓慢起病，呈进行性发展，多无感觉障碍。身体如同被逐渐冻住一样，俗称渐冻人。病程晚期出现脑干运动神经核团麻痹（brainstem motor nuclei of paralysis），俗称球麻痹（bulbar paralysis），表现为舌肌萎缩、震颤，出现构音不清、吞咽困难、饮水呛咳等症状。常因呼吸困难、肺部感染、全身衰竭而死亡。血清磷酸肌酸激酶及乙酰胆碱酯酶增高。肌电图检查可见纤颤电位，巨大电位，运动神经传导速度多正常。MRI 可见与临床受损肌肉相应部位的脊髓萎缩变性。

二、病理生理学

肌萎缩侧索硬化症为运动神经元疾病，病因不明，可能与中枢神经系统谷氨酸受体活动过度以及谷氨酸转运障碍有关。主要病理改变是选择性脊髓前角细胞、脑桥与延髓的运动性神经核团细胞以及皮质脊髓束、皮质脑干束萎缩、变性，数量减少甚至消失，伴有胶质细胞增生。

三、麻醉管理与风险评估

（一）术前评估

疾病波及的范围和程度，呼吸、吞咽受影响的情况。对呼吸功能全面评估，行肌电图检查和肺功能检测，了解呼吸肌受累情况；判定是否存在"球麻痹"，若出现应行气管切开，鼻饲流汁或静脉补液。

（二）支持治疗

加强全身营养支持，积极治疗与预防肺部感染。应用预防 DVE 措施，防止栓塞性疾病。

（三）麻醉方法选择

1. 椎管内麻醉　不主张采用，有可能加重神经损伤，且不能排除术后患者神经学症状恶化与麻醉操作的关系。尤其是蛛网膜下腔阻滞禁用。硬膜外阻滞麻醉并非是绝对禁忌证。临床应用时应权衡利弊，慎重用于下腹部、下肢手术，同时应加强呼吸与循环系统功能的监测。

2. 全麻　应用全身麻醉有利于呼吸管理，可避免椎管阻滞加重神经学损伤，但缺点是全麻醉药与肌松药有可能引起严重的呼吸抑制，严重者术后需长时间呼吸机支持治疗，故麻醉药物的选择极为重要。

异丙酚起效与苏醒迅速，是较常用于本病的麻醉药物。肌松药中，琥珀酰胆碱可使钾离子由肌纤维膜内向膜外转移致血钾升高，应禁用；此类患者对肌松剂十分敏感，小剂量应用即可引起长时间、严重的呼吸抑制，其原因可能与运动神经变性后产生了新的对非去极化肌松剂敏感的运动终板，或与脊髓前角细胞变性后乙酰胆碱产生量减少有关，故术中肌松药应减量或不用。

第七节　癫　痫

癫痫（epilepsy）是以反复发作的脑部神经元异常放电，导致暂时性脑功能失调为特征的临床综合征，表现为运动、感觉、意识、自主神经系统等不同的障碍及精神异常。

一、病理生理学

本病分为特发性癫痫及症状性（继发性）癫痫两类。

1. 特发性癫痫　特发性癫痫（idiopathic epilepsy）指无脑部器质性或代谢性疾病，致病原因尚不明确的一类癫痫，又称真性癫痫、原发性癫痫或隐匿性癫痫。可能和遗传因素有关。

2. 症状性（继发性）癫痫　可见于以下情况：

（1）先天性畸形。

（2）高热惊厥后遗症。

（3）颅脑损伤：脑血肿、脑挫裂伤、颅脑复合伤后遗癫痫者，常伴有凹陷性骨折、硬脑膜撕裂。

（4）颅内肿瘤：可见于原发性或转移性颅内肿瘤。

（5）感染：好发于细菌性脑膜炎、脑脓肿、肉芽肿、病毒性脑炎，以及颅内寄生虫病。

（6）中毒：由于铅、汞、一氧化碳、乙醇、番木鳖、有机磷、异烟肼中毒，以及全身性疾病如妊娠期高血压疾病、尿毒症等。

（7）脑血管疾病：除脑血管畸形和蛛网膜下腔出血产生癫痫较年轻外，卒中后癫痫多见于中老年人。高血压脑病、阿-斯综合征、二尖瓣脱垂也常伴有癫痫。

（8）全身性营养、代谢性疾病：可见于儿童佝偻病、胰岛细胞瘤性低血糖、糖尿病、甲状腺功能亢进、甲状旁腺功能减退、维生素 B_6 缺乏症、某些血液系统疾病等。

（9）神经变性疾病：见于多发性硬化、早老性痴呆（Alzheimer 病）。

二、临床表现

临床最常见全身性强直阵挛发作。发作时意识突然丧失，全身痉挛性抽搐，多持续数分钟，可间歇数周或数月 1 次，也可以 1 周数次。

失神发作多见于儿童，另外还有局部性阵挛发作、复杂部分性发作、感觉性发作等。

癫痫持续状态：包括强直阵挛持续状态、部分性运动发作持续状态和非惊厥持续状态。以强直阵挛持续状态危害大。

强直阵挛持续状态：指强直阵挛多次发作，两次发作间意识障碍不恢复超过 30 分钟，或发作持续 30 分钟以上。发生率占癫痫的 2%～6%，占癫痫持续状态的 85%，死亡率高达 10%～20%。

反复惊厥可以导致神经元过度兴奋，代谢率增加，发生脑缺氧，使相关神经元发生不可逆损害。对全身也产生许多负面影响，如呼吸道梗阻及通气量不足，机体耗氧量增加出现低氧血症、酸中毒，以及高钾血症、心律失常等。

三、术前特殊检查与用药

（一）术前检查

1. 复查脑电图、脑电地形图。

2. 动态脑电图监测，可见明确病理波、棘波、尖波、棘-慢波或尖-慢波。

3. 影像学检查　如为继发性癫痫应进一步行头颅 CT、头颅 MRI、MRA、DSA 等检查可发现相应的病灶。癫痫短时间内频繁发作或者近期有癫痫持续状态者，可行脑功能磁共振成像或请神经内科会诊，评价中枢神经受损情况。

4. 脑脊液常规　实施腰穿脑脊液检查，可发现有病理学改变。有助于癫痫病因诊断。

（二）术前特殊用药和管理

1. 抗癫痫药物　原则上抗癫痫药物应服用至手术当天早晨，以维持有效血药浓度，尤其是强直阵挛性大发作术前应予控制。但癫痫病灶切除术等需术中监测脑电者，术前可不用抗癫痫药。

2. 婴儿痉挛症及 LeMox 综合征等全身性综合征者常用 ACTH 及肾上腺皮质激素治疗，应注意它们的不良反应并给予应激保护剂量。

3. 近期有过大发作或发生过癫痫持续状态者，择期手术应延期，在改善全身状况及进行系统、有效抗癫痫治疗后方可考虑择期手术。且麻醉前用药的镇静药剂量宜适当加大，但要避免过量中毒。地西泮或丙嗪类药有预防癫痫发作的功效，可以选用。呼吸道分泌物较多者，可加用阿托品或东莨菪碱。

4. 如果手术当天有癫痫发作，手术应延期。

四、麻醉管理与风险

（一）麻醉方法的选择

为预防术中癫痫发作，原则上均应首选全身麻醉。但下腹部与四肢等部位的小手术亦可采用椎管内阻滞麻醉和神经阻滞麻醉，给予足量的镇静药及抗癫痫药物辅助。术中应避免缺氧与过度通气。

在癫痫病灶切除术与阻断癫痫放电灶的扩散径路手术中，为了准确切除病灶、防止意外损伤，术中需进行脑电图标记及神经功能评估，多在清醒状态下行开颅术或麻醉中唤醒。清醒下开颅术常用麻醉方法为芬太尼、咪达唑仑镇静，并加用局部麻醉。麻醉多采用氧化亚氮、芬太尼加低浓度的七氟烷或地氟烷气管插管下麻醉。无论采用何种方式的麻醉，均应加强呼吸与循环监测，随时做好气管插管的准备。

（二）麻醉药物选择

1. 多数抗癫痫药有中枢神经系统抑制作用，可增加麻醉药效果，注意术中用量。但苯巴比妥类有肝药酶诱导作用，苯妥英钠及卡马西平可降低非去极化肌松剂维库溴铵及麻醉性镇痛药芬太尼的效果，应增加用量。

2. 氯胺酮及可能诱发癫痫发作的吸入麻醉药恩氟烷应避免使用。

（三）围术期风险　癫痫持续状态是围术期最大的风险。

1. 术中发生癫痫持续状态时，首先应保持呼吸道通畅，同时静脉注射地西泮、咪达唑仑、硫喷妥钠、异丙酚、苯妥英钠等迅速制止发作，必要时可用肌松剂气管插管全麻。

2. 手术结束时常规使用抗癫痫药，以防发生惊厥。

第八节　脑血管意外

脑血管意外（cerebrovascular accident）主要指缺血性脑血管疾病及高血压脑出血。急性期患者往往伴有不同程度的颅压升高、昏迷或偏瘫，除脑血管紧急手术外，不宜施行其他手术。当急性疾病威胁患者生命时，即使并存高血压、动脉硬化性心脏病、肝肾功能减退，亦应克服麻醉的种种困难，采取果断的手术治疗。

一、围术期的风险评估

（一）颅压增高、脑疝

无论脑卒中或高血压脑出血，均可导致颅压增高，短期内颅压明显增高可发生脑疝，呼吸心脏骤停。及时甘露醇脱水、维持呼吸循环功能至关重要。

（二）反流与误吸

昏迷的患者，常常会有呕吐，由于咽喉部反射减弱，存在误吸与窒息的危险。发现患者已经存在误吸时，及时吸引，清除气道异物，条件允许可进行气道灌洗，并应用药物治疗，防治肺损伤及肺炎。

（三）多系统器官功能障碍

长时间昏迷患者，或本身已并存肾功能损害，发病后有误吸等情况时，极易发生多系统器官功能障碍综合征。一旦发生则死亡率极高。

二、缺血性脑血管病的麻醉管理要点

在脑血管疾患中，缺血性疾病最为常见，好发于动脉粥样硬化的患者。大部分脑血管疾病伴有高血压和心肌缺血，除按高血压病患者处理外，对伴有心肌疾病或心肌梗死病史而长期服用洋地黄、利尿药、抗心律失常药、抗凝药、激素等多种药物的患者，更应估计到其心功能的代偿情况及各种药物相互间的影响及不良反应等，术前要认真准备。

应针对脑血管病变的特殊性，采取镇静、镇痛、降低颅压等相应措施，以维护脑功能。麻醉期间力求用药适当，操作合理，勿使血压剧烈波动。对伴有脑、心、肾功能障碍者，更宜慎重处理。手术具有半急症性质，由于一过性脑缺血发作频繁，脑组织可能肿胀和颅压增高。麻醉时应保持头位略高，适当应用脱水利尿剂减轻脑水肿。但是，过度换气可加重脑缺血，因此不宜采用。如患者合作，宜选择局麻、安定镇痛麻醉，对患者的呼吸、循环干扰较小。

进行血管吻合时需较长时间阻断大脑中动脉的分支，应使用降低脑代谢率、扩张脑血管的麻醉剂如硫喷妥钠、地西泮、异氟烷等。全身麻醉也应维持浅麻醉，必要时加肌松药，进行人工呼吸管理。

对于患有脑缺血性疾病实施其他部位手术的患者，同样参考以上原则。以区域神经阻滞或神经安定镇痛麻醉为首选。

三、高血压脑出血病的麻醉要点

高血压动脉硬化是脑出血最常见的病因，男性发病率稍高，多见于 50～60 岁的患者。

临床表现为：剧烈活动或情绪激动常为发病的诱因，起病急剧，突然剧烈头痛、呕吐，偶有癫痫发作。常有不同程度的意识障碍，如迫入脑室的大量出血或侵入脑干的出血，患者很快即进入深昏迷，表现四肢瘫痪，眼球固定，针尖样瞳孔，高热，病情迅速恶化，几小时内死亡。

临床诊断除上述症状外，脑 CT 检查可准确定位。

手术的目的在于清除血肿、降低颅压和解除脑疝，因此适应证的选择很严格。出血不多、病情不重者不需手术。起病急剧且伴有深昏迷者，手术无价值。起病时意识障碍不重，经内科治疗后有加重的趋势，年纪较轻，无严重心、肺、肾病变者，应力争尽快手术。

如意识障碍不严重，患者尚能合作，可考虑局麻加安定镇痛麻醉。这对正在出血的患者有益处，可避免全麻诱导插管血流动力学波动而加重出血。

但是对于不能合作的患者，选用全身麻醉。此类患者多为急诊入院手术，麻醉前准备不充分，过去病史往往不能全面了解。应着重了解主要脏器的功能及服药史，若时间及病情允许，应立即检查患者心、肺功能。对 45 岁以上的患者要急查心电图。由于多数患者有高血压病史，并长期服用降压药物，麻醉诱导应慎重用药。为了减少药物对心血管功能的抑制及喉镜刺激引起的颅压升高和心血管反应，宜选用快速静脉诱导。对术前已昏迷且饱食的患者，宜在保留自主呼吸状态下行气管内插管。

第十章 重大手术史再次手术的术前准备

薛朝霞

随着医疗技术的不断发展，人口老龄化的进程，一些曾经进行过重大手术如器官移植、心脏大血管、甲状腺或肾上腺切除等手术的患者，有可能因为其他的外科疾病而再次进行手术治疗。此类患者多数长期服用激素或免疫抑制剂、抗凝剂等，再次行外科手术前需要进行详细严密的评估与准备。

第一节 器官移植术患者再次手术的术前准备

据统计，我国自1972年成功进行第1例器官移植——肾移植以来，截至2006年已经完成了85 000多例移植手术，其中最多的是肾移植，累计74 000例，存活时间最长达28年；肝移植已超过10 000例，存活时间最长的达12年；心脏移植手术400多例，存活时间最长14年。并且器官移植每年以5 000余例的速度增加。移植患者1年有功能存活率：肾移植95%、心脏移植79%、肝移植85%。5年存活率可达到60%~90%，一般超过5年的器官移植患者多数可以长期存活，并且可以正常工作和生活。但是，多数器官移植者必须终身服用抗排异的药物。

一、术前风险评估

曾进行过器官移植术的患者，可能由于各种原因需要进行外科手术治疗（包括再移植手术和非移植器官外科手术）。实践证明，这些患者可以进行外科手术治疗，甚至有报道，1例病患在12年内连续进行了心、肝、肾、肺四大器官的移植手术，仍然健康存活，正常生活和工作。

但是此类患者需要在术前进行移植器官功能的评估和其他重要脏器功能的检测与评估，并在术前对相关用药进行调整；通过评价手术、麻醉对移植器官的影响，并制订影响最轻微的方案，做到保护机体器官，顺利渡过手术。

（一）移植器官功能评估

移植器官功能评估需针对移植器官的不同来进行。移植器官功能的检查资料可从病史记录中获得，根据情况进行进一步的实验室检查。

肝移植者需查转氨酶、血清胆红素（TBIL）、血小板计数、凝血系列；肾移植者可化验血系列、血肌酐/尿素氮，然后计算肾小球率过滤，红细胞计数恢复表明肾功能恢复；心脏移植者通过心电图检查、超声心动图及活动耐力评价其功能；肺移植或心肺联合移植患者需同时测定心脏功能及肺功能各项指标和运动耐力。

（二）免疫抑制治疗的影响

1. 对机体免疫力的影响 长期多联的免疫抑制剂应用，使得机体的抗感染能力低下，使各种感染包括机会性感染的风险大大增加。要注意区别感染与移植排斥反应。

2. 对心脑血管系统的影响 免疫抑制剂损伤血管内皮，器官移植术后发生高血压或血管闭塞的概率较高。评估血管系统的改变对重要脏器功能的影响很重要。此种风险多发生在移植后 6 ~ 12 个月以上。50% 肾移植患者会继发高血压，心血管系统疾病是此类患者死亡的主要原因。

3. 其他重要脏器功能的评估 免疫抑制剂会影响肝、肾功能。

4. 免疫抑制剂与麻醉药物相互作用的可能性 例如氯胺酮一般慎用。

（三）移植排斥反应（graft-rejection）和感染

虽然器官移植术后长期服用免疫抑制剂治疗，仍有患者因为各种应激原因或漏服药物引致移植排斥反应。急性移植排斥反应时所移植器官的各种指标急剧恶化，同时可有发热或低体温；慢性移植排斥反应则器官功能呈现进行性减退，往往是急性移植排斥反应的累积；而患者也可能因免疫功能低下并发感染。临床上需进行鉴别。

活体器官移植者术后免疫抑制剂使用时间相对较短，3 年以后可以逐步减量，因此此类患者风险低于尸体器官移植者。

（四）伴随疾病的风险评估

移植术后的患者，其伴随内科疾病的处理和围术期风险与一般患者相类似，只是要注意调整治疗药物与免疫抑制剂之间的相互作用。

（五）手术本身的风险评估

评价需要外科治疗的器官与移植器官的关系，功能影响有无叠加。

二、术前准备措施及术中管理要点

（一）肝移植手术史

肝移植术后长期应用免疫抑制剂治疗。目前普乐可复（FK506）已成为临床肝移植术后首选的免疫抑制治疗药物。术后患者全部采用"三联"免疫抑制方案，即普乐可复+糖皮质激素+霉酚酸酯。普乐可复的不良反应与环孢素 A 相比明显降低，但仍较多见。最常见的有震颤、思维紊乱、失眠、恶心、呕吐等，其次为高血糖、高血压和感觉异常等。另外，由免疫抑制治疗及病毒的免疫调节作用引起机会性感染的可能性增加，即免疫抑制程度已足以使原本无致病能力的病原体发生机会性感染。术前伴发乙型肝炎、丙型肝炎、巨细胞病毒（CMV）或 HIV 等慢性病毒感染，若未予有效的抗病毒治疗，则会导致移植器官毁坏，故对于此类肝移植患者术后均常规使用抗病毒制剂和免疫球蛋白预防病毒感染。

肝移植早期外科手术常与移植外科有关，如胆汁淤积、腹腔脓肿。此时术前评估排除移植排斥反应非常重要；必须进行凝血功能检查，若血小板计数小于 2×10^4/L，则必须输注机采血小板，可减少自发性出血尤其脑出血的发生。

肝移植术后如因外科疾病需要手术治疗时，术前准备应遵循以下原则：

1. 肝移植术后多长时间再进行外科手术风险较低，目前尚无定论。权衡外科手术的必要性与移植时间间隔，尽量在移植 3 个月后进行手术。

2. 围术期继续应用免疫抑制剂治疗，选择围术期用药应考虑其与抗排异药物之间的相互影响，对肝脏功能的影响。

3. 术前检查肝功能及其他脏器功能，讨论手术、麻醉对肝肾功能及机体各系统的影响，尽量避免应用有肝毒性和肾毒性的药物。普萘洛尔、西咪啶等可降低肝血流，也应避免使用。

4. 检查中枢神经系统功能，预测术后发生认知功能障碍的可能性。

5. 进行实验室常规检查，血糖高者围术期使用胰岛素。围术期监测凝血功能、肝功能。

6. 连续监测血压　移植术后高血压患者的心脑血管疾病发生危险高于普通人群。因此对于移植术后并发高血压的患者要进行心脑血管风险评估。移植术后高血压的一线治疗应通过测定环孢素 A 或 FK506 血药浓度将其维持在合适的水平；抗高血压药物通常选用 β 受体阻滞剂、α 受体阻滞剂，以不干扰环孢素 A 或 FK506 的代谢和不损伤肝功能为原则。

7. 通常随移植术后生存时间延长，肾功能不全的发病率增加。此类患者围术期除了避免肾毒性药物外，还应注意内环境稳定的维持，适宜的血管内容量以及维持足够的心排量。

8. 麻醉方式尽量选择部位麻醉，或部位麻醉复合全身麻醉，目的是减少肝肾负担。

9. 围术期需要使用广谱抗生素预防感染。如果手术需要放置内引流管、合成材料或者外伤有开放性伤口时，可酌情延长抗生素使用时间。

（二）肾移植手术史

肾移植是治疗终末期肾病的最有效的方法之一。20 世纪 80 年代，肾移植技术已经成熟，随着新免疫抑制剂不断用于临床，肾移植成功率有了很大的提高，肾移植作为挽救慢性肾衰竭的有效手段在全国各地广泛开展，移植者长期存活率大大提高。临床上经常遇到肾移植手术史的患者需要进行其他外科手术的情况。

相对于肝脏、心脏移植而言，肾移植术后容易发生急性或慢性排斥，因此肾移植患者免疫抑制剂会选择更为强效的（长期用三联免疫抑制方案），使用的量亦较大，必然其不良反应也大。

如前所述，移植后免疫抑制剂应用的远期并发症有感染、高血压及周围血管病、代谢障碍如糖尿病和高脂血症、神经毒性以及肝毒性等；并且肾移植术后患者的肾功能都有一定程度的损伤，尿的浓缩与稀释能力有所下降。因此，肾移植患者再次进行与移植无关的外科手术，如冠脉搭桥、胆囊切除术或膝髋关节置换术等时，术前除了需要进行心、脑、肺、肝、肾等器官功能的评估，围术期准备与注意事项同肝移植史者外，还需要有以下的保护性措施：

1. 维持机体水化作用，减缓围术期患者的肾功能下降。

2. 预防性应用无肾毒性的抗生素，严格的无菌操作。

3. 如果术后患者在 24 小时以上不能口服免疫抑制剂，则应静脉给予 1/3 口服剂量的环孢霉素，每天滴注 4~8 小时以上。

4. 对于接受三联免疫抑制治疗的患者，硫唑嘌呤和吗替麦考酚酯（骁悉）可以安全的停用 2~3 天。术后应每 8 小时给予氢化可的松 100 mg 直至能口服常规剂量的泼尼松。但要预防性使用抗生素。

5. 麻醉方面　通过肾排泄的药物属绝对禁忌；由于心血管系统并发症，氯胺酮会引起血流动力学波动；吗啡通过肾脏排泄，体内蓄积易产生延迟性呼吸抑制；注意血小板计数及凝血功能，防止椎管内出血。

6. 密切监测并调节血钾、血钠浓度及酸碱平衡。

7. 择期外科手术最好在肾移植 1 年之后进行。因为移植后头几个月急性移植排斥反应多见，并且多数的研究者或临床工作者将移植术后 12 个月定义为移植术后远期。此时免疫抑制药物已经减量并且剂量调整稳定。

8. 注意手术体位，防止移植肾损伤。如俯卧位时要防止支撑垫损伤移植肾。

（三）心脏移植或心肺移植史

在我国，目前进行心脏或心肺移植患者数量较少。仅仅几百例而已。2005 年国际心肺移植注册协会报告 70 201 例心脏移植患者，1 年存活率 79%，以后每年以 4% 死亡率递减，最长存活病例已超过 30 年。心脏移植后长期存活者可正常生活和工作，可以耐受妊娠与分娩。但是心脏移植后的人，仍有别于健康人群，需长期服药，定期接受检查，接受治疗。

手术后 6 个月内感染和移植排斥反应是导致心脏移植或心肺移植者死亡的主要原因，增加死亡率的其他相关因素为机械呼吸依赖、再次心脏移植、手术前应用心室辅助装置或球囊反搏、受体年龄>65 岁、供体年龄>50 岁、受体或供体为女性等。但超过 6 个月的心脏移植患者多数能长期存活。

心脏移植患者术后远期问题是长期免疫抑制剂导致的患者血管狭窄、心肌供血不足等冠状动脉血管增殖性改变，这些改变也是其导致死亡的重要原因。此种风险与肝肾移植后是相同的。根据国际多中心研究结果显示心脏移植后死亡原因 22% 为急性心力衰竭，22% 为感染，15% 为移植排斥反应，随着移植时间延长冠状动脉病变和恶性肿瘤等也是主要死亡原因。因此，移植术后 6 个月以上可行择期手术，但术前需要对心、肺、肝、肾功能进行评估，无脏器损害者风险不大；存在血管狭窄，脏器供血不良者，术中危险性与未行心脏移植的同类患者相同，而术后感染及急性移植排斥反应的风险增加，死亡率进而增加。

移植免疫学研究的结果显示：大型器官移植后的移植排斥反应弱于小型器官或细胞。举例说，骨髓移植排斥最强，需要应用更强、更大量的免疫抑制剂，因而在术后急性排斥期发生感染的概率更大，需要严格的无菌病房。而心脏移植后免疫抑制剂应用相对等级低一些，感染的风险也相对要小。

心肺联合移植手术是一种世界医学界公认的高风险手术，开展较心脏移植术晚，手术与术后处理都较心脏移植难度大。主要难点在于人体对外来器官的移植排斥反应。由于人体的两大重要器官心脏和肺的移植排斥反应可能不同步发生，因此监测和对症治疗难度很大。尤其是肺部，术后十分容易发生感染。心肺联合移植术后的早期（30 天内）死亡率，随着经验的积累已从 26.2% 下降至 10%~20%。国际心肺移植注册协会报告术后 1 年生存率已提高至 72%，5 年生存率为 49%，10 年生存率为 31%，15 年生存率为 22%。心肺移植后死亡原因随手术后时间推移有所不同，早期死亡（30 天以内）原因多为多器官衰竭、感染、出血、移植器官保存不良或移植排斥反应所致的器官衰竭等。远期死亡原因最常见的为闭塞性细支气管炎，其他还有感染、恶性肿瘤和冠心病。

目前国内尚未见有心肺联合移植手术史的人进行其他外科手术的报道。国外 1997 年心胸外科杂志有文献报道，肺移植后 1 个月内施行较大的非肺手术死亡率高达 50%，肺移植后施行大的非肺急诊手术围术期死亡率达 35.7%，而择期手术则无围术期死亡。另外国外最近几年有文献报道肝、肺以及心肺移植后再次移植的报道，1 年存活率在 70%~80%。

因此，心肺移植后再次手术前的准备，主要是手术时机选择、免疫抑制方面的管理、心脏移植患者病生理的改变与药物选择。

1. 手术时机选择　除非必要，尽量将手术往后延期，移植术后 6 个月行择期手术，按常规进行术前检查以及器官功能评估，围术期采用激素冲击治疗，降低合用的其他免疫抑制剂，一般可顺利渡过手术。

2. 免疫抑制　抗感染以及激素替代治疗同前。

3. 移植后病理生理改变情况

1）移植心脏去神经支配，使得患者静息心率增加，心舒张功能降低，导致对突发的低血容量耐受性变差；使用血管活性药物时需要直接作用于受体的药物如肾上腺素、去甲肾上腺素、异丙肾上腺素及 β 受体阻滞剂。

2）心脏移植后患者肺部淋巴回流遭到破坏，容易发生肺水肿。因此，容量管理至关重要。

3）心肺联合移植患者可能有气管吻合口狭窄，气管插管时要注意。

4）注意再次开放中心或周围动静脉通路的困难，提前做好准备。

4. 虽然没有证据表明哪种麻醉方法更好，但对血流动力学干扰小的方法无疑更为适宜。

第二节　内分泌腺体手术史患者再次手术的术前准备

此类患者再次手术的风险主要是评估内分泌腺的功能，检查有无功能低下，如果存在腺体功能低下，则需在术前补充相应激素。如因急诊手术不清楚有无内分泌功能低下，或者术前来不及替代治疗者，围术期风险加大，此时围术期管理就显得尤为重要。具体做法是：术前尽量详细了解病史、症状，术前、术中、术后预防性应用肾上腺皮质激素，尽量选择创伤小、时间短的手术方式，严密观察及时处理各种不良反应等。

一、甲状腺切除手术史或甲状腺功能亢进核素治疗史

此类患者再次进行其他手术时，术前检查了解原手术切除甲状腺的范围，患者有无乏力、怕冷，甚至黏液性水肿的症状，须测定甲状腺功能。

当发现甲状腺功能低下时，口服甲状腺素片剂 10~14 天，并复查甲状腺功能，T_3、T_4 及 TSH 正常后方可进行择期手术。

对于急诊手术，在手术前后需使用甲状腺素针剂，无法获得甲状腺针剂时，在术前、术中及术后预防性使用肾上腺皮质激素，术后尽早服用甲状腺素片。

进行双侧甲状腺次全切除或一侧全切另一侧大部切除患者，或进行过两次核素治疗的患者，多数合并甲状腺功能低下，需要定期测定甲状腺功能。此类患者一般已经根据甲状腺素水平应用了甲状腺素片，可以按期手术。

二、肾上腺切除手术史

肾上腺的肿瘤包括肾上腺皮质增生症、醛固醇增多症、肾上腺腺瘤、嗜铬细胞瘤等疾病。此类患者术后主要并发症为肾上腺功能低下，需要适当补充皮质激素。当遇到再次手术等应激情况时，要加大皮质激素的用量。

（一）肾上腺皮质功能亢进（hyperadrenocorticism）

肾上腺皮质分泌糖皮质激素、盐皮质激素以及性激素。不同肾上腺皮质激素分泌过多将会产生不同的临床综合征。如因为糖皮质激素分泌过多时为库欣综合征，过度醛固酮产生导致醛固酮增多症等。肾上腺功能亢进可以是代偿性，如先天性肾上腺皮质增生；或者是获得性增生如腺瘤或肾上腺癌。当肾上腺皮质功能亢进到一定程度时，需行外科手术，切除单侧或双侧肾上腺。

肾上腺皮质腺癌者由于肿瘤以外的正常肾上腺呈萎缩状态，故术前、术后均应补充皮质激素。术后还需要肌内注射促肾上腺皮质激素（ACTH），以促进萎缩的皮质功能恢复。在等待皮质功能恢复期间，口服维持剂量的皮质激素，一般约需 3 个月以上，然后再逐步减量至停服。

先天性肾上腺皮质增生症顺序切除两侧的肾上腺，患者需终生服用肾上腺皮质激素。腺瘤患者一般术后需维持 3～6 个月后停药。

因此，有以上手术史者，术后 6 个月以内再次手术时，术前、术中及术后进行激素补充治疗，可静脉输注氢化可的松 100～200 mg/d，术后逐步减量至口服维持。6 个月后行择期手术，术前测定皮质醇节律，正常时按常规行术前准备；如皮质醇节律不正常（降低），则围术期补充皮质激素。

（二）醛固酮增多症手术史

醛固酮增多症（hyperadrenocortism）属于肾上腺皮质的肿瘤，绝大多数是单侧腺瘤病变，切除肿瘤可望完全康复。极少数由双侧肾上腺增生引起，则需作肾上腺次全切除或者一侧全切除，另一侧大部分切除；也可先切除一侧肾上腺，如术后仍不恢复，再做对侧大部切除。

醛固酮增多症临床表现为水钠潴留、高血压，顽固性低血钾。术前口服螺内酯 200～400 mg/d 至少 2 周以上，并口服补钾，达到控制高血压和低血钾后再行手术。

如前所述，行一侧肾上腺切除者，再次手术时术前准备无特殊；如果行双侧肾上腺切除，则再次手术前测定皮质醇节律，正常时按常规行术前准备；如皮质醇节律不正常（降低），则围术期补充皮质激素。

三、垂体瘤切除手术史

脑垂体瘤（pituitary adenoma）属于常见的良性腺瘤。手术治疗是将垂体完全切除。脑垂体是内分泌腺体，可分泌多种内分泌激素，参与机体内分泌、水电解质等多方面的调节。

（一）术前风险评估

1. 水、电解质平衡 垂体瘤术后水电解质代谢紊乱发生率很高，主要是由于切除肿瘤过程中对正常垂体柄及下丘脑等重要神经内分泌调节中枢的损伤所致。

2. 内分泌功能水平 垂体瘤术后可能出现垂体功能低下从而引起肾上腺皮质功能减

退、甲状腺功能低下和性腺功能低下。要定期复查垂体功能，并进行补充治疗。一般术后1个月查垂体功能，以后每3个月检查1次，至少持续1年。垂体瘤术后垂体前叶功能减退症引起多种垂体激素不足，最有效的治疗法是补充激素。原则上是缺什么补什么，缺多少补多少，长期服用。

（1）肾上腺皮质激素：氢化可的松，每天12.5～25 mg或泼尼松每天2.5～5 mg。如有高热、感染等应激情况时，需增加剂量，在并发症缓解后逐步减至原来剂量。

（2）甲状腺激素：甲状腺片，每天10～20 mg，逐步增加到每天40～80 mg。因单用甲状腺激素可加重肾上腺皮质功能不足，故在用甲状腺激素之前或至少同时合用肾上腺皮质激素。

（3）性激素：男性患者，可选用下列药物中一种：丙酸睾酮，肌内注射，每周2次，每次50 mg；庚酸睾酮，肌内注射，每2周1次，每次200 mg；十一烷酸睾酮，口服，每天2次，每次80 mg。女性患者，应作人工周期治疗，口服乙菧酚，每天0.25～0.5 mg，连续24天，第15～24天，每天加用甲羟孕酮6～10 mg，口服。

（二）术前调整治疗

1. 水、电解质平衡的检查和调整　术前行血生化检查及观察尿量，纠正失衡情况。

2. 复查和调整内分泌功能　有垂体瘤手术史者再次手术时主要注意检查和纠正肾上腺皮质功能低下和甲状腺功能低下。检查甲状腺功能、肾上腺皮质功能系列。

择期手术患者根据所查内分泌功能状况，术前进行补充调整，达到正常水平安排手术；如为急诊手术，则需要在静脉应用激素的情况下严密监测，防止心血管虚脱。

一般再次手术时，在术前、术中、术后静脉输注氢化可的松100～200 mg/d，术后3天改为口服相等剂量，1个月后逐步减量至以上维持剂量。特别要注意的是肾上腺皮质激素不可随便停用，停用有可能诱发危象，出现生命危险。

第三节　心脏大血管手术史

一、手术前风险评估

心脏大血管手术包括心脏瓣膜置换手术、冠状动脉旁路移植手术、严重先天性心脏缺陷矫正手术及其他血管搭桥手术。经历过此类手术的患者，术后较长时间或者终身服用抗凝药物，多数合并有重要脏器功能不良，需要借助药物、时间等完成心脏结构重塑。因此，围术期风险主要是心脏结构重塑及其功能的恢复情况；血管手术后原来受影响的器官功能；围术期抗凝药物的管理等。

1. 多数情况下，进行过心脏大血管矫正手术的患者其心血管功能会有较大提高，手术风险低于原手术。

2. 机械心脏瓣膜置换术或成人房间隔缺损修补术的患者，需评估心脏结构重塑效果及心功能分级。如果心功能在Ⅲ级以下或者心脏结构重塑不理想，则风险较大，术前需要时间进行调整治疗。

3. 机械心脏瓣膜置换术或冠心病PCI患者，需评估围术期大出血风险与血栓栓塞风险。根据手术种类决定抗凝治疗管理策略。

二、术前准备措施

（一）凝血系列检查和抗凝药物调整

应用三联或二联药物抗凝/抗血小板治疗的患者，需化验凝血系列。围术期抗凝治疗管理，根据手术种类分为两种策略：保守策略和积极策略。

1. 估计术中出血概率很小的外科手术，如牙科小手术、白内障摘除术或内镜检查等，可以继续抗凝药物治疗。

2. 估计不会发生大出血的外科手术，可采取积极策略，即术前停用香豆素类抗凝药3~5天，围术期代之以肝素治疗。目标是凝血酶原时间接近正常，或 INR≤1.5。

3. 估计术中出血风险较大的手术，也可采取保守策略，即术前停用抗凝药物，待 INR≤1.5 进行手术，术后 12 小时后恢复抗凝治疗。但对于机械心脏瓣膜置换术后的患者或者心房纤颤者，停用华法林导致的栓塞风险很大，择期手术应推迟进行。或者采用积极策略，围术期用肝素替代使 INR>2。

4. 如果术前来不及停用华法林，可皮下注射维生素 K_1 1~10 mg 拮抗其抗凝作用。

（二）术前心血管功能状态检查

1. 超声心动图 了解各心室腔的大小、瓣膜活动度等。评价心脏结构重塑情况。

2. 大血管超声。

3. 24 小时动态心电图。

（三）其他重要脏器功能评估

如肺脏、肾脏、肝脏功能评估，脑功能评估等。

第 二 篇

专科手术围术期管理要点

第一章 术后常规管理要点

薛朝霞

术后处理是围术期管理的重要组成部分，直接关系到手术的恢复。在本书第一篇中我们注重介绍了术前的准备工作，本章将主要简述手术后的常规管理。

第一节 术后处理常规

在外科手段治疗疾病的过程中，要始终注意机体整体内稳态的维持。各器官系统是共同运转的有机体中的一个环节，其中一个系统的功能失调会影响到其他系统并进而波及全身。

手术结束后将返回病房进行进一步的治疗与恢复。在此期间，首先面临的是麻醉恢复和内环境稳态的重建。外科主管医师除了应该掌握本专业疾病的转归与处理，还需要了解各种麻醉恢复期可能发生的并发症，以及与伴随的内科疾病之间的相互影响等。手术后与各相关科室、专业之间的沟通和合作也非常重要。

一、术后医嘱

1. 术后医嘱是术后医疗管理的依据，同时作为医疗文书保存。

2. 术后医嘱包括：术后诊断、施行的手术与麻醉方式、术后监测项目以及治疗措施等，例如术后镇痛治疗、抗生素的使用、静脉补液、中等以上手术后常规吸氧等。

3. 术后卧床时间较长及有形成深静脉血栓倾向者，应常规抗血栓治疗，包括弹力袜、主动和被动肌肉活动以及应用低分子肝素等。

4. 不同外科专科手术后根据病情需要尚有专科医嘱，如普通外科的胃肠减压、骨科的渐进性功能锻炼等。

二、术后生命体征的监护

1. 多数患者术后返回原病房接受进一步的治疗；重症及特殊患者送至重症监测治疗室（intensive care unit，ICU），进行严密观察与治疗。

2. 手术后常规的监测项目包括体温、脉搏、血压、呼吸频率等生命体征，出入量以及疼痛评分（VAS）值等。脉搏血氧饱和度（SpO_2）通常也作为术后常规监测项目。

根据生命体征的变化结合尿量和液体出入量，可以判断体液等内环境平衡状态；根据疼痛评分决定镇痛治疗措施。根据 SpO_2 情况大致判断氧供应情况，进而推测呼吸功能、心脏功能等。

三、术后体位

1. 手术后体位根据手术部位、麻醉方式及全身状况等选择。以舒适、便于活动及不影响生命体征为要。一般为平卧位。

2. 全身麻醉尚未完全苏醒者，去枕平卧，头侧向一边，使口腔内分泌物或呕吐物易于流出，避免误吸入气管。

3. 蛛网膜下腔阻滞者一般亦取平卧位，以防止因脑脊液外渗致低颅压性头痛。

4. 各外科专业特殊手术后，有一些特殊的体位，可参阅专科手术围术期管理的相关章节。

四、管道及引流物管理

手术后会放置引流及留置各种管道，术后需要根据用途认真管理。

1. 管道一般置于空腔器官内有胃肠减压管、胃肠营养管、胸腔引流管、尿管等，术后需要呼吸治疗者尚有气管插管等。胃肠减压管一般在肠道功能恢复、肛门排气后即可拔除；胃肠营养管则根据情况而定，多数放置时间较长。非泌尿科手术者尿管待膀胱排尿功能恢复后即可拔除，一些小手术并不常规留置尿管。

2. 引流物种类较多，如放置于切口、体腔以引流血液、脓液或体腔渗液。要经常检查引流管有无阻塞，换药时注意妥善固定防止脱落，观察并记录引流物的量与颜色。待引流量减少后可拔除引流物。一般乳胶片在术后 1~2 日拔除，卷烟式引流多在 72 小时内拔除；用于渗液较多的引流管视具体情况决定拔除时间。

3. 特殊管路需根据情况进行管理。如气管内插管行呼吸治疗者，应妥善固定气管导管，注意插管深度，管腔是否通畅，及时吸痰，观察自主呼吸恢复情况，定期行动脉血气分析等；深静脉留置导管者，注意定期消毒护理防止感染。

五、饮食管理

手术后何时开始进饮食，主要与麻醉种类及手术是否涉及胃肠道有关。通常根据是否为腹部手术分为以下两种方式管理：

1. 非腹部手术 视手术大小、麻醉方法及反应决定进饮食时间。

（1）局麻及部位麻醉、神经丛阻滞麻醉，体表或肢体手术，全身反应较轻者，术后即可进饮食；手术范围大，全身反应明显者，2~3 日后进饮食。

（2）椎管内麻醉者，术后 6 小时以后，胃肠功能恢复，肛门排气后即可开始进饮食。

（3）全身麻醉者，需待完全清醒，恶心呕吐反应消失后方可进饮食。一般开始先进流质食物，待无不适后再进固体食物。

2. 腹部手术

（1）择期胃肠道手术，一般在 2~3 日以后，待肠道蠕动恢复，开始饮水，进少量流质饮食，无腹胀、恶心等不适后逐步增加到全量流质饮食、半流质，第 7~9 日恢复普通饮食。

（2）目前多用液状肠内营养制剂从胃肠营养管注入替代普通的流质饮食。

（3）禁食以及进少量流质饮食期间，应静脉输液供给水、电解质和营养物质。如果禁食时间较长，则需要通过静脉提供肠外营养，以避免内源性能量和蛋白质的过度消耗。

临床工作中能够开始进食重要而实用的一点，就是肠蠕动的恢复。促进肠蠕动恢复最简单的方法是腹部按摩和热敷（非腹部手术），最简单的治疗进饮食后恶心呕吐的方法是按压足三里穴。

六、活　动

1. 手术后，原则上应该早期床上活动，短期内起床活动。

2. 早期活动有利于增加肺活量，减少肺部并发症，改善全身血液循环，促进切口愈合，减少深静脉血栓的发生率进而降低心脑血管并发症；早期活动尚有利于肠道蠕动和膀胱收缩功能的恢复，从而减少腹胀和尿潴留的发生。

3. 早期活动量，应该根据其耐受程度逐步增加。术后待清醒，麻醉作用消退后，就鼓励其在床上活动，如进行深呼吸，四肢主动运动及辅助下翻身等。痰多者，要定时咳嗽排痰，可坐在床沿上，用手按压在切口部位，做深呼吸和咳嗽。

4. 对于危重有休克、心力衰竭、严重感染、出血、极度衰弱等情况，或施行特殊手术需术后固定者，不宜早期活动。骨科术后固定的早期活动仅限于肌肉等长收缩。

5. 早期活动有赖于良好而舒适的术后镇痛。

七、缝线拆除

1. 多数手术切口缝合用的缝线需要在术后伤口愈合后拆除。拆线时间根据切口部位、局部血液供应及年龄来定，一般主要与切口部位相关。

（1）头面部、颈部切口术后 5 日拆线。

（2）下腹部、会阴部术后 6~7 日拆线。

（3）胸部、上腹部、背部、臀部等处于术后 7~9 日拆线。

（4）四肢术后 10~12 日拆线。

（5）减张缝合的切口于手术 14 日后拆线。

（6）老年人及营养状况差者适当延长拆线时间，而青少年人可适当缩短。部分伤口也可采取间隔拆线的方法。

2. 拆线时观察切口愈合情况并记录。

（1）切口分为三类：①Ⅰ类切口（清洁切口），指如甲状腺、乳腺等无菌切口；②Ⅱ类切口（可能污染切口），指手术时可能带有污染的切口或皮肤不容易彻底消毒的部位或 6 小时内经过清创缝合的外伤创口，新缝合的切口再度裂开者也属于此类，如胃肠手术；③Ⅲ类切口（污染切口），指邻近感染区或组织直接暴露于污染或感染物的切口，如阑尾穿孔切口。

（2）切口愈合情况也分为三级：①甲级愈合，指愈合优良，无红肿、渗出等不良反应，记录时用甲字代表；②乙级愈合，指切口基本愈合但愈合处有炎症反应，主要是红肿、硬结、血肿或积液等，无化脓，用乙字代表；③丙级愈合，指切口化脓，需要作切开引流二期缝合，用丙字代表。

应用以上所述分类方法，将切口愈合情况记录于术后病程中，并体现在出院总结中。如记以"Ⅰ/甲"则代表Ⅰ类切口/甲级愈合，甲状腺手术切口应属于和达到此类愈合。

第二节 术后监测及意义

术后需要对进行严密监测，以利于调整机体内环境，防止和减少并发症的发生，促进早日恢复。

一、意识状态

1. 绝大多数术后意识正常。

2. 全身麻醉术后尚未完全清醒者、危重病患者、重大手术者、各种休克或颅脑手术者，术后存在一定意识障碍，需要持续监测至意识完全恢复。此类可根据情况送到 ICU 或在术后麻醉恢复室进行观察和监测，待意识恢复、完全清醒，呼吸、循环功能稳定后，转回原病房继续治疗和康复。

3. 意识恢复的最早表现是听觉恢复。

4. 意识障碍分为四类：①意识模糊；②嗜睡；③昏睡；④昏迷（包括浅昏迷、中度昏迷、重度昏迷）。

术后意识障碍主要是前三类，很少有昏迷。术后昏迷者往往手术前即存在意识障碍，如颅脑外伤与高血压脑出血、各类休克等；或者颅脑手术、术中发生严重并发症或意外情况。此类术后应送至 ICU 进行监测和治疗。

5. 术后已经清醒的再发生意识障碍，往往提示有严重并发症出现，要及时查明原因进行有效处理。此种情况在神经外科相对多见，与脑水肿、颅内出血相关。有关内容可参阅神经外科围术期管理的相关章节。

6. 全麻苏醒期，在意识未完全恢复时有可能发生躁动。部分老年人术后早期可能发生认知功能障碍，此两种情况虽然均属于意识状态监测的范畴。但由于其特殊性，将在第四篇第十一章中进行介绍。

二、呼吸功能监测

术后监测呼吸功能，目的是评价肺部氧气与二氧化碳的交换功能，通气是否充分，氧合是否有效，对防止由呼吸系统原因引起的术后并发症很有帮助。

呼吸功能的一般监测包括呼吸运动的观察（频率、幅度、类型，有无呼吸困难或窘迫）和皮肤黏膜色泽的观察。特殊监测有动态观察通气功能、换气效率和呼吸力学的变化。临床通过无创性呼吸功能监测技术进行监测，主要是脉搏血氧饱和度（SpO_2）、呼气末二氧化碳（$ETCO_2$），必要时可以结合动脉血气分析判断呼吸功能能否满足机体的氧供应。

（一）呼吸运动的观察

呼吸频率、幅度与呼吸类型的观察，可以通过胸廓起伏直接观察呼吸运动情况，大致判断肺通气是否足够；通过观察椎管内麻醉术后呼吸运动的类型（胸式或腹式呼吸）判断麻醉平面消退情况。

注意询问主诉。自主呼吸的同时注意有无呼吸困难的表现，如口唇发绀、三凹征、大汗等。机械通气者往往按体重设定潮气量，以胸廓微微起伏、气道压力 $10 \sim 15 cmH_2O$ 微调呼吸机参数。

（二）呼吸音的监听

通过听诊呼吸音来发现支气管痉挛，呼吸道分泌物积聚，肺炎、肺不张、胸腔积气积液等。通过呼吸音的监听，注意防止呼吸道梗阻和呼吸抑制。

1. 呼吸道梗阻常见于镇静过度引起的下颌肌肉松弛、呼吸道分泌物堵塞、咳痰不力等情况。

2. 术后早期呼吸抑制见于全身麻醉后肌松剂或麻醉性镇痛药残余，椎管内麻醉平面过高以及胸腹带过紧所致；后期呼吸抑制见于颅脑手术后水肿呼吸中枢受压，肺不张、肺炎，术后镇痛药过量等。

（三）肺通气与肺换气功能监测

围术期判断呼吸能否满足机体氧供，简单方便的方法是监测脉搏氧饱和度（SpO_2）、呼气末二氧化碳（$ETCO_2$），必要时进行动脉血气分析。

1. 脉搏血氧饱和度（SpO_2）　通过动脉脉搏波动的分析，测出血液在一定的氧分压下，氧合血红蛋白（HbO_2）占全部血红蛋白（Hb）的百分比值。吸空气［吸入氧浓度（FiO_2）= 0.21］状态下，成人 SpO_2 正常值 ≥95%，新生儿第 1 天不低于 91%，2~7 天为 92%~94%。当成人 SpO_2 为 90%~94% 时为血氧亚饱和状态（blood oxygen desaturation），<90% 为低氧血症（hypoxemia）。围术期监测 SpO_2 可以及时有效地评价血氧饱和或亚饱和状态，了解机体的氧合功能能否满足氧供，为早期发现低氧血症提供有价值的信息。

SpO_2 临床应用广泛。麻醉手术期间作为常规监测手段，用于判断麻醉期间通气情况以及全麻气管导管拔除指征；还可用于机械通气参数调节；并可作为自手术室转运至麻醉后监测治疗室（postanesthesia care unit，PACU）的监测以及 PACU 中连续监测。

需要注意的是，SpO_2 监测有生物学局限性。脉搏血氧饱和度仪只能测定 HbO_2 和 Hb。在病理情况下高铁血红蛋白（MetHb）和碳氧血红蛋白（COHb）浓度异常增加会引起 SpO_2 读数错误，尤其有高浓度 MetHb 和 COHb 存在时，脉搏血氧饱和度仪测定的 SpO_2 出现固定于 85% 的假象。此外，存在于搏动性血液中任何可吸收 660mm 和 940mm 光波的物质（如静脉内注射亚甲蓝及靛胭脂等）都会影响 SpO_2 测定的准确性。遇到此类情况时需抽取动脉血测定动脉血氧饱和度并与 SpO_2 进行对比，分析缺氧原因。

2. 呼气末二氧化碳（$P_{ET}CO_2$/$ETCO_2$）　指呼气终末期呼出的混合肺泡气中含有的二氧化碳分压。正常值 35~45 mmHg。$P_{ET}CO_2$ 监测可用来评价整个气道及呼吸回路的通畅情况，肺泡通气功能，循环功能以及肺血流情况。

临床上 $P_{ET}CO_2$ 监测可用于以下方面：①确定气管导管的位置；②机械通气时判断肺通气是否适当，调节呼吸机参数和指导呼吸机的撤除，并能及时发现呼吸机的机械故障，如接头脱落、导管扭曲、气道阻塞、活瓣失灵等；③监测通气功能，对于无明显心肺疾病的，一定程度上 $P_{ET}CO_2$ 可反映动脉血二氧化碳分压（partial pressure of carbon dioxide in artery，$PaCO_2$）；④监测体内 CO_2 产量的变化，例如恶性高热，CO_2 产量增多，$P_{ET}CO_2$ 增加；⑤监测循环功能，当休克、心脏骤停及肺梗死时，肺血流减少或停止，$P_{ET}CO_2$ 迅速降低，波形消失；⑥了解肺泡无效腔量及肺血流量的变化，$PaCO_2$ 为有血液灌注的肺泡 $PaCO_2$，$P_{ET}CO_2$ 为有通气的 $PaCO_2$，若 $P_{ET}CO_2$ 低于 $PaCO_2$，说明肺泡无效腔量增加及肺血流减少。

目前 $P_{ET}CO_2$ 监测未作为术后的常规监测，只在术后恢复室（PACU）或 ICU 中使用。一般来讲，$P_{ET}CO_2$ 监测也只对存在通气功能异常及机械通气的应用的意义较大。

3. 血气分析　血气分析（blood gas analysis）可以对呼吸功能和酸碱状态做出全面精确地判断，目前已成为手术期及 ICU 中危重监测与调控必不可少的依据。

微量动脉血或混合静脉血注入血气分析仪，借 pH、CO_2 和 O_2 三个电极系统测定出 pH、PCO_2 和 PO_2，再通过电子计算机显示其他血气和酸碱平衡参数。

在海平面呼吸空气［吸入氧浓度（FiO_2）＝21％］时，血气分析各参数的正常值如下：PaO_2　10.67～11.6kPa（80～97 mmHg）；混合静脉血氧分压 PvO_2 5.33～8.0 kPa（40～60 mmHg）；$PaCO_2$ 4.7～6.0 kPa（35～45 mmHg）；SaO_2 92%～98%；SvO_2 64%～70%。

（四）呼吸力学连续气道监测

呼吸力学连续气道监测（CAM）能连续测定通气压力、容量、流率、顺应性和阻力等指标，且以顺应性环（pressure-volume，PV 环）和（或）阻力环（flow-volume，FV 环）为主的综合性分析方法。是在最接近气管导管和（或）面罩外口处采用的一种技术。临床用于人工通气时异常通气的检测；判断气管导管的位置；监测气道力学的变化指导临床诊断和治疗。

三、循环功能的监测

术后循环功能的监测非常重要，有助于判断心功能、血管内容量等。循环功能的监测分为无创性和创伤性两大类。其常用的指标包括动脉压和中心静脉压等；通常有选择性地监测指标有肺动脉压、心排出量、体循环或肺循环血管阻力等。

（一）动脉压

血压是血液在血管内流动时对血管壁所施加的压力。血压分为动脉压和静脉压，我们平时所说的血压指的是动脉压（arterial blood pressure，ABP）。动脉压是临床监测中判断循环功能的基本和重要指标之一，可反映后负荷、心肌氧耗与作功以及周围组织血流灌注情况。

多数血压的监测为无创性，包括人工测量和电子血压计测量。创伤性血压测定用于以下情况：①各类休克；②严重心肌梗死和心力衰竭；③体外循环心内直视手术；④血压有可能剧烈波动者；⑤外伤无法进行无创血压测定；⑥呼吸衰竭需反复进行动脉血气分析。

动脉血压的组成成分：①收缩压（systolic pressure，SBP）主要代表心肌收缩力和心排量，当 SBP<90 mmHg 时为低血压，<70 mmHg 时脏器血供减少；②舒张压（diastolic pressure，DBP）主要反映血管顺应性，冠脉供血与其有关，冠状动脉灌注压（CPP）＝舒张压（DBP）−肺小动脉压（PCWP）；③脉压是 SBP 与 DBP 之差，代表每搏量和血容量；④平均动脉压（MAP）＝DPB+1/3（SBP−DBP），是心动周期的平均血压。

一般随着年龄增大，血压可能增高，而且收缩压（SBP）近心端低于远心端，舒张压（DBP）近心端则高于远心端，因此不同个体之间比较时应用平均动脉压（MAP）比较准确。

各年龄组血压的正常值见表 2-1-1。

表 2-1-1　各年龄组血压的正常值

年龄（岁）	血压（mmHg）	
	SBP	DBP
新生儿	70 ~ 80	40 ~ 50
<10	110	60 ~ 80
<50	130	60 ~ 90
<70	140	80 ~ 90

小儿血压的计算公式：SBP=80+年龄×2，DBP 为 SBP 的 1/3 ~ 1/2；<1 岁：SBP=68+（月龄×2）（公式单位 mmHg）

（二）中心静脉压

经皮穿刺经颈内静脉或锁骨下静脉置管至上腔静脉，或者经股静脉置管至下腔静脉，测定上下腔静脉接近右心房的压力，称中心静脉压（central venous pressure，CVP）测定。属于创伤性循环功能监测项目，但临床应用较为广泛。适应于各类大手术，各类休克，大量输血以及心力衰竭。

CVP 正常值为 5 ~ 12 cmH_2O。由于 CVP 代表的是右心对回心血量的排出能力，因此对 CVP 变化原因分析需要结合动脉血压。一般讲 CVP<2.5 cmH_2O 表示心脏充盈欠佳或血容量不足，>15 ~ 20 cmH_2O 提示右心功能不全，但 CVP 不能反映左心功能。

表 2-1-2 表示动脉压与 CVP 相关变化的意义，临床广泛应用，指导进行血流动力学管理。

表 2-1-2　中心静脉压与动脉血压相关变化及其临床意义

中心静脉压	动脉压	原　因	处　理
低	低	血容量不足	补充血容量
低	正常	心功能良好，血容量轻度不足	适当补充血容量
高	低	心功能差，心脏排血量减少	强心、利尿、供氧、纠酸，适当控制入液量或谨慎选用血管扩张剂
高	正常	容量血管过度收缩，肺循环阻力增高	控制补液，应用血管扩张剂
正常	低	心脏排血功能降低，容量血管过度收缩，血容量不足或足够	强心，补液试验；血容量不足时适当补充

（三）肺小动脉压（或肺毛细血管楔压）及心排血量监测

将特制的漂浮导管经中心静脉置管通路插入到达右心房后，给导管前端小囊充气，顺血流将导管通过右心房、右心室、肺动脉主干、肺动脉左或右分支，直至肺小动脉。可测得中心静脉压（CVP）、右房压（RAP）、右心室压（RVP）、肺动脉收缩压（PASP）、肺动脉舒张压（PADP）、肺动脉平均压（PAP）及肺小动脉压（pulmonary arterial wedge pressure，PAWP）。通过导管前部的热敏电阻丝感应可测得心排血量（cardiac output，CO）。

应用肺动脉插管监测可精确评估左、右心室功能，PAWP可反映左心室前负荷和右心室后负荷；用于鉴别心源性肺水肿和非心源性肺水肿，指导容量管理。在ICU中应用时可以通过测定混合静脉血氧饱和度，计算氧供和氧耗。但此项监测操作复杂，仅仅适用于危重以及施行循环变化剧烈的各类大手术者。

近年来无创或微创性的心排量监测方法日益完善，如动脉脉搏波形法（APCO），脉搏轮廓分析法（pulse-indused contour cardiac output，PiCCO），经食管超声法（TEE），经胸电阻抗法（TEB），部分CO_2重吸收法（$NICO_2$）等。相信很快还会出现更加成熟的方法，医师能更容易和准确地评估循环功能。

（四）微循环监测

通过监测微循环可推测机体器官血液供应和氧供，及时有效地调整治疗方案，有利于术后恢复。

微循环状态的判断主要通过观察体温、尿量、口周及肢端末梢如甲床的色泽、充盈时间等进行判断。有条件时可以测定胃黏膜表面pH值来确定。

微循环状态与以下因素有关：①平均动脉压；②代谢性因素；③自主神经平衡性；④周围血管阻力及顺应性等。

四、心电图监测

心电图（electrocardiography，ECG）是手术麻醉期间、ICU中以及术后早期的常规与常用监测项目。ECG用来监测心率与心律，发现和诊断心肌缺血、心律失常。

（一）心肌缺血

因为心电监护时使用的为监测导联而非标准导联，所以监测心肌缺血的特异性和敏感性不高。只有在连续动态监测时，出现S-T段及T波的变化，才可疑为心肌缺血。

围术期发生心肌缺血，应该及时处理。对心肌缺血未能及时诊断和正确处理是围术期因心力衰竭引发死亡的常见原因。

心肌缺血的原因归根结底是由于冠脉血流不能满足心肌代谢的氧需求，即心肌氧耗增加或者氧供减少。主要与以下因素有关：①精神紧张或者疼痛，内源性儿茶酚胺释放增多，血压高心率快，致心肌耗氧量增加；②失血、失液未能及时补充，血压过低或者血流缓慢，心肌氧供减少；③围术期高血压或各种原因导致的快速性心律失常；④呼吸系统严重并发症造成的缺氧；⑤严重贫血，血细胞比容低于20%，此种情况下即使心肺功能正常，全身氧供及心肌氧供均减少。

（二）心律失常

围术期监测心电图有一重要目的，就是及时发现和处理严重性心律失常。心律失常分为快速性心律失常和缓慢性心律失常。严重性心律失常，主要看其对血流动力学的影响。一般来讲，偶发性房室早搏以及Ⅰ度房室传导阻滞不会引起血流动力学波动，无需处理，可以密切观察。清醒出现心血管综合征，或者因为心律失常而无法维持正常血压时，就需要立即处理。

1. 频发房性早搏或早搏联发　静脉缓慢注射2%利多卡因50mg，无效时可重复注射或改用胺碘酮注射液 75～150 mg。必要时静脉点滴 1∶1 利多卡因与生理盐水，或者 2∶1 胺碘酮与生理盐水，调整滴数保持心律控制在最佳效果。

2. 室上性心动过速（supraventricular tachycardia，SVT） 偶尔可致严重的循环不稳定，需要紧急处理。可进行电除颤。按摩颈动脉窦能减慢心率并显示心搏的节律，有助于区别房扑和快速房颤。

（1）房扑以及阵发性房速对同步直流电复律很敏感，成功率可达 100%，应作为首选治疗方法。

（2）房颤是麻醉中最常见的心律失常之一，如果没有药物控制或无减慢心率的并发症，心室率通常会很快。房颤显著降低了心排血量，快速性房颤往往预示心力衰竭和心肌缺血，并且使栓塞的发生率加大。

术中及术后对房颤的处置关键看房颤是突发的还是持续的，治疗目标则是尽可能地恢复窦性心律。急性或突发房颤恢复为窦性心律概率很大；而长期房颤者往往很难恢复窦性心律，其治疗重点应该放在控制心室率上。术前即应使用适当的药物将心室率控制在 100 次/分以下。

具体处理措施如下：①尽可能纠正诱因，如电解质紊乱、缺血等；②同步直流电复律，200 J，无效加大至 360 J；③氟卡尼 50～100 mg 缓慢静脉注射是恢复窦性心律的最佳方法，但左心室功能失代偿者慎用；④对于血钾正常者可以使用地高辛降低心室率，将 0.5 mg 地高辛溶于 100 ml 生理盐水中静脉输注（20 分钟输完），必要时 4～8 小时重复给药。曾经口服地高辛则禁用此方法；⑤维拉帕米 5～10 mg 2 分钟以上静脉注射能控制心室率而不损害左心室功能，可用于冠心病，避免与 β 受体阻滞剂同时使用；⑥β 受体阻滞剂如普萘洛尔或艾司洛尔也可用于控制心室率；⑦当房颤持续 24 小时以上时，在直流电复律之前需给予抗凝剂预防栓塞。

3. 室性心动过速（ventricular tachycardia，VT/ventricular tachycardia event，VTE） 室性心动过速（室速）是严重威胁生命的心律失常之一。术后发生室性心动过速往往与心肌缺血缺氧或电解质紊乱有关。室速的处理首选同步直流电复律（200 J/360 J），当室率非常快无法触及脉搏时也可以直接除颤。如果除颤后又出现室速，可以再次除颤，并用利多卡因或胺碘酮维持。有证据表明索他洛尔 100 mg，5 分钟内缓慢静脉注射效果好于利多卡因。

室颤是最严重的心律失常，等同于心搏停止。处理是立即直流电除颤，并行心肺复苏。详见有关章节。

4. 窦性心动过缓（sinus bradycardia，SB） 窦性心动过缓（窦缓）指成人心率少于 60 次/分。一般来讲除非心率低于 50 次/分并影响了血流动力学稳定，否则不予干涉。治疗窦缓的常用药物为阿托品，顽固的窦缓还可用异丙肾上腺素，0.2 mg 稀释至 500 ml 生理盐水中，静脉点滴（0.5～10 μg/min）至起效为止。

病态窦房结综合征（sick sinus syndrome，SSS）又称快慢综合征，指自发的、经常反复的窦房结抑制。临床表现心悸，眩晕甚至心力衰竭。此类术前需放置临时起搏器，手术后等病情稳定后请心血管医师会诊，可以放置永久性心脏起搏器。

Ⅱ度房室传导阻滞，如果心室率在 60 次/分以上，血流动力学稳定则无需处理，当心室率过慢或无法维持血压时，处理同窦缓。Ⅲ度房室传导阻滞是安装心脏起搏器的绝对适应证。

五、肝肾功能监测

围术期由于创伤、应激以及多种药物的使用，机体内环境和器官功能均受到极大挑战，因此有必要对肝肾功能进行监测。

术前即存在肝肾功能异常者，围术期尽量避免肝毒性与肾毒性药物的应用，并定期复查肝肾功能。对于大失血、脱水或者心功能不全，可能导致肾血流灌注不足者，除积极补充血容量、纠正心力衰竭等措施，还应该使用血管活性药物。预防性使用 20% 甘露醇，可以保持尿量，并且有保护肾功能的作用。

六、水、电解质和酸碱平衡监测

由于禁饮食、外科疾病引起的体液丢失等原因，手术后容易发生水、电解质和酸碱平衡紊乱。其中又以低血钾及代谢性酸中毒多见。

术后根据情况计算补液量，并在禁食期间静脉补钾 3～4 g/d，每日检测血电解质，发现低血钾应及时调整。严重的低血钾除了引起乏力、腹胀外，极易导致心律失常甚至室颤。静脉补钾时遵循"四不宜"原则：①浓度不宜过大，一般为 3‰，重度低钾可达 6‰；②速度不宜过快，一般每分钟 15～20 滴；③不宜推注，过快可导致心脏骤停；④无尿不宜补钾。除此之外，禁止肌内注射。一旦能进食时，可改为口服补钾。

需要注意，如果有持续低血压、低氧血症或者血色素低于 7 g/L 等乏氧代谢的情况，则应进行动脉血气分析或者 HCO_3^- 检测，判断体液酸碱状态。如果脱水纠正后 pH 仍低于 7.30 或 HCO_3^- 低于 20mmol/L，即应用碱性溶液纠正酸中毒，而且在纠正酸中毒的同时注意补钾。

碱性药物（HCO_3^-）用量（mmol）＝ BE×0.25×体重（kg）。而每克碳酸氢钠中含 HCO_3^- 约 12 mmol，每克乳酸钠约相当于含有 HCO_3^- 9 mmol。一般先将计算出的碱性药物的 1/2～1/3 量输入，1 小时后根据复查的 BE 值再决定输入量。这是因为碱性药物输入过量或短时间内输入过快，易导致碱血症、低钾血症、高渗状态、氧离曲线左移以及脑血流减少等不良后果。

第三节　术后容量管理

围术期由于禁饮食以及手术期间失血、失液等原因，容量管理对机体康复起到不可替代的作用。围术期输液的目的是补充容量丢失，维持体液及酸碱平衡，进而维持内环境稳定；另一重要目的是作为药物的载体。

围术期容量管理有其特殊性。手术前由于紧张、恐惧、疼痛、创伤等刺激，可出现以交感神经兴奋和垂体-肾上腺皮质分泌增多为主的多个系统参与的非特异性全身反应，导致创伤及手术早期体液排出减少，而创伤后期则会表现出体液分布异常。因此围术期需要输入液体和钠盐要根据具体情况。

一、围术期常用的液体及血制品

临床上常用的输液制剂和血制品种类很多，包括晶体液、胶体液、红细胞悬液、血浆等。不同制剂的用法和用量要根据失血、失液的种类和量来具体计算。

（一）晶体液

晶体液指溶质为低分子量的液体。临床常用的有5%葡萄糖注射液、5%葡萄糖氯化钠注射液、10%葡萄糖注射液、乳酸林格液、0.9%氯化钠注射液、复方氯化钠溶液等，这些晶体液主要作为维持性和补充性输液剂。另外还有一些特殊要求的晶体液，如5%碳酸氢钠注射液、11.2%乳酸钠注射液、10%或15%的氯化钾注射液、10%葡萄糖酸钙、5%或7.5%氯化钠注射液、20%甘露醇注射液等，这些晶体液作为治疗性输液剂，用于纠正电解质或酸碱平衡紊乱，或用于脱水治疗等。等张晶体液是临床液体治疗最常用的液体，其主要功能是恢复细胞外液容量和维持电解质平衡。

表2-1-3为围术期常用晶体液的成分及功用。

表2-1-3　围术期常用晶体液及功用

名　称	成　分		功　用
	葡萄糖（g/L）	电解质（mmol）	
生理盐水	—	Na^+ 154，Cl^- 154	供给 Na^+、Cl^-，补充细胞外液
林格液	—	Na^+ 145，Cl^- 154，K^+ 4，Ca^{2+} 1.5	供给 Na^+、Cl^-、Ca^{2+}，补充细胞外液
5%葡萄糖注射液	50	—	供给水分及能量，维持液体
4%葡萄糖乳酸林格液	40	Na^+ 30，Cl^- 20，乳酸盐离子 10	补充水分，新生儿维持输液
5%葡萄糖氯化钠注射液	25	Na^+ 77，Cl^- 77	维持输液
乳酸钠–林格液	—	Na^+ 130，Cl^- 109，K^+ 4，乳酸盐离子 20，Ca^{2+} 1.5	补充细胞外液
5%氯化钠注射液	—	Na^+ 850，Cl^- 850	补充 Na^+、Cl^-
3%氯化钠注射液	—	Na^+ 510，Cl^- 510	补充 Na^+、Cl^-
5%碳酸氢钠注射液	—	Na^+ 595，HCO_3^- 595	纠正酸中毒
10%氯化钾注射液	—	K^+ 1 333，Cl^- 1 333	纠正低血钾
10%葡萄糖酸钙注射液	—	Ca^{2+} 225，葡酸根 225	纠正低血钙
5%氯化钙注射液	—	Ca^{2+} 450，Cl^- 900	纠正低血钙
25%硫酸镁注射液	—	Mg^{2+} 1 037，SO_4^{2-} 1 037	纠正低血镁，降低血压，尤其适用于妊高征

（二）胶体液

溶质分子或离子>1 nm 而<100 nm 的高分子溶液，当一束光通过时可发生光反射现象，这样的溶液即为胶体液（colloidal solution），又称血浆代用品（plasma substitute）。在毛细血管壁通透性正常时胶体液能较长时间存留于血管内，提高血浆胶体渗透压（colloid-osmotic pressure，COP），将组织间液中的水吸入血管内，使血容量增加。因此胶体液具有扩容作用，用于迅速补充血容量，防止组织水肿。

理想的血浆代用品应具备下列条件：①无毒性，无抗原性，无致热原；②能在血管内存留而产生暂时替代血容量的作用；③较易排出或被机体代谢，不蓄积；④在一定剂量范围内，不干扰血液有形成分和凝血系统，不损害脏器功能，不影响机体内环境稳定；⑤性质稳定，允许较长期保存。目前尚无完全符合上述条件的制剂。胶体液按其来源分为天然胶体和人工胶体。常用的胶体液有清蛋白、右旋糖酐、羟乙基淀粉、明胶等。

1. 清蛋白（albumin）　天然胶体主要指的就是清蛋白。它是血浆中产生胶体渗透压的主要物质。临床常用的清蛋白制剂有 5%、20%、25% 三种浓度，5% 为等渗液，其余两种为高渗液。由于清蛋白属于血制品，因此存在发生血源性传染病的可能；过敏反应发生率较高；价格昂贵。因此，目前临床上清蛋白不作为液体治疗的常用措施。

主要适应证：纠正低蛋白血症；扩容治疗时其他胶体液已经用至最大量或无可供选择的胶体液。

2. 右旋糖酐（dextran，D）　又称葡聚糖（glucan）。是将六碳糖的 α-1，6 结合形成网状的多糖类高分子聚合物，在体内不被分解，易贮留于血管内。根据分子量不同，分为中分子右旋糖酐和低分子右旋糖酐。

（1）中分子右旋糖酐（dextran 70/macrodex）：平均分子量为 70 kD，简称 D70，分子量接近血浆蛋白的重量。临床常用的制剂为 6% 中分子右旋糖酐含 0.9% 氯化钠制剂，COP 峰值 60 mmHg，每克可结合水 27 ml。500 ml 可增加血浆容量 450～500 ml，其扩容作用可持续 4 小时。其主要适应证是补充血容量。但 D70 可损害血小板功能，降低血浆中Ⅷ因子含量，促进纤维蛋白溶解，从而产生出血倾向；还可干扰配血；过敏反应发生率高且程度重。临床应用剂量限制在 1 L 或 20 ml/kg。

（2）低分子右旋糖酐（dextran 40）：平均分子量为 40 kD，简称 D40。临床常用 10% 低分子右旋糖酐溶于生理盐水或 5% 葡萄糖注射液，COP 峰值 70 mmHg，扩容作用强，1g 右旋糖酐-40 能结合 40 ml 水。但血管内半衰期仅 2 小时，扩容作用维持较短 1.5 小时。临床上主要利用其抗凝集特性，防止血细胞凝集、降低血小板黏附性和降低血液黏滞性等作用，以产生改善微循环、增加组织脏器血液灌注、预防血管内微血栓形成以及改善心肌微循环等功效。D40 的每日使用量与 D70 一样，不超过 1 L 或 20 ml/kg。

3. 羟乙基淀粉（hydroxyethyl starch，HES）　一种环保型血浆代用品，由玉米淀粉改造而成，其结构与糖原相似，过敏反应发生率较低，无生物制品的传染病威胁；许多研究已经证实 HES 扩容效果好，且可提高氧供指数，能显著改善内脏灌注，阻止胃黏膜 pH 下降。是清蛋白较适合和经济的代用品，日益受到临床欢迎。目前临床上有：6% HES 450/0.7/3.2、10% HES 200/0.5/4.6 和 6% HES 130/0.4/11.2。

羟乙基淀粉的生物学特性取决于平均分子量、取代级（氯醛糖位点被羟乙基团取代的比例）。一般而言，其扩容强度与平均分子量大小有关，在体内停留的时间则与取代级有关。低分子量羟乙基淀粉扩容强度小，而高取代级则因体内停留时间过长可能发生凝血机制受损和体内蓄积。因此，为达到有效性和安全性的统一，羟乙基淀粉临床应用趋向于中分子量、中低取代级品种。

HES 进入体内后，由血清 α 淀粉酶不断降解，平均分子量不断下降，当一些颗粒的分子量<70kD 时，很快由肾小球滤过排除。

HES 除了不同取代级对凝血和排除有影响外，随剂量增加对机体凝血功能的影响相应增加。另外 HES 稀释剂的选择也值得关注，美国及我国生产的 HES 一般溶解在生理盐水中，当大剂量使用时可能发生高氯血症性酸中毒和血液低凝状态。推荐 HES 每日输注量不要超过 36ml/kg。据报道以平衡盐液为溶剂的羟乙基淀粉（hextend），不良反应及对凝血功能影响较小。

4. 明胶（gelatin） 是从哺乳类动物来源的大分子蛋白，在体内可被酶裂解。新一代明胶液有尿联明胶、琥珀明胶和聚明胶肽。

（1）尿联明胶（urea-linked gelatin）：平均分子量 35 kD，其扩容效能与白蛋白类似，但溶液中钙浓度达 6.26 mmol/L，应用时需注意剂量。

（2）琥珀明胶（succinylated）：为改良明胶，是由牛胶原琥珀化而成的胶体液。平均分子量与尿联明胶类似。血管内消除半衰期 4 小时，无蓄积作用，多数 24 小时完全排出体外。

（3）聚明胶肽（Polygeline）：其注射液是明胶多肽溶液，是从健康牛四肢骨（有些同类产品用全骨）提取的优质明胶水解制成的灭菌水溶液，平均分子量为 27.5~39.5 kD，其渗透压与血浆相等，可保持血管内液与组织间液的平衡，不引起组织脱水及肺水肿，具有维持血容量和提升血压作用。输注本品可稀释血液，降低血液黏度，从而改善微循环。

明胶的最大优点是其黏稠度与血浆相似，不引起血小板聚集，不影响交叉配血。半衰期短，体内无蓄积，肾衰竭者也可应用。但由于其动物源性，存在过敏和动物源性传染病的可能。

不同类型的静脉输液制剂其扩容效果也不相同（表2-1-4）。

表2-1-4 输注不同类型液体的扩容效果

液体种类	增加血容量（ml）	输注量（ml）	增加组织间液量（ml）	增加细胞内液量（ml）
5% 清蛋白	1 000	1 000		
25% 清蛋白	1 000	250	-750	
5% 葡萄糖	1 000	14 000	3 700	9 300
林格液	1 000	4 700	3 700	
6% HES 200/0.5	1 000	1 000		
4% 佳乐施	1 000	1 000		
10% 右旋糖酐-40	1 000	500~600	—	400~500

（三）血液及血液制品

1. 全血（wholeblood） 含有血浆及所有的血液有形成分。大量失血输注后，既可扩充血容量，又可提供输氧载体——红细胞，同时还可提供营养帮助伤口愈合。此外新鲜全血可提供血小板及补充部分凝血因子。外科大失血以新鲜全血最适用。短时间失血达有效血容量25%者可考虑输血；只有当失血量达总血容量的30%时，才需要输全血。但临床很少有新鲜全血，为了防止血源性传染病及节约用血，提倡成分输血。

2. 浓缩红细胞（concentrated red blood cells，CRBC） 全血离心后去除血浆便成为浓缩红细胞，血细胞比容0.6～0.7，仍含有少量白细胞和血小板。中度失血者可选择输注，大量输注易发生凝血障碍。

3. 洗涤红细胞（washed red blood cell，WRC） 将浓缩红细胞用生理盐水洗涤离心3次，去除全部血浆和大部分非红细胞成分。适用于多次输血有严重输血反应、溶血性贫血、脏器移植等。术中自体血回收红细胞归于此类。需要注意的是洗涤红细胞必须在处理后12小时内用完。

4. 浓缩血小板（platelets concentrate） 通常采集到的血小板制剂中，血小板含量（5.5～10）×10^9/L，用50 ml血浆溶解。贮存时间不得超过72小时（冷冻）。为了更好地发挥治疗效果，应在采集后6小时内输入。适用于出血性疾病或肝硬化手术中。

5. 血浆（blood plasma） 有库血浆和新鲜冰冻血浆。库血浆中凝血因子显著减少，主要用于补充血容量，目前临床应用逐渐减少。新鲜冰冻血浆（FFP）为取血6小时内从抗凝全血中分离并立即-30℃冷冻储存。FFP中包含了所有正常浓度的凝血因子。主要用于凝血障碍。

6. 冷沉淀物（cryoprecipitate） 还有多种凝血因子，主要用于凝血障碍、肝脏移植等。

二、围术期液体需要量

（一）手术创伤对机体体液分布的影响

手术创伤等应激情况影响垂体肾上腺皮质轴，使得抗利尿激素及醛固酮分泌增加，机体保钠贮水，排钾增多；加之儿茶酚胺释放增加有利于减少创面出血。因此，创伤早期反应有助于体液的保存。

但创伤后期机体的体液分布可发生异常。主要表现为第三间隙体液潴留、非功能性细胞外液增多以及液体伴随大分子物质向组织间隙转移。这种细胞外液的移位就是第三间隙效应（the third space effect）或液体扣押（sequestration）。第三间隙中扣押的液体均为功能性细胞外液，失去了与组织间液及循环血液进行交换的能力，需要用平衡液补充，且需要输入的液体量较多。

因此围术期只有充分补充血容量，维持液体正平衡，才能维持有效循环血容量。

（二）围术期输液量计算

择期手术传统补液方案的输液量主要根据术前禁食、禁饮的生理需要量，胃肠道准备的丢失量以及术中出血、蒸发量等计算而得，主要以维持围术期血压、心率以及尿量等的稳定为目的。具体计算方案如下：

1. 维持性输液量 指因禁食禁饮而导致的液体丢失，也就是我们常说的生理需要量

（physiological requirement），包括显性失水和隐性失水两部分。

（1）隐性失水（unvisible dehydration）：是通过皮肤蒸发和呼吸丢失的水分，一般机体能量消耗的25%所需水分属于隐性失水，1 kcal能量消耗需水0.5 ml。机体每日能量消耗的估计可按体重或体表面积，按体重计算方法为：0 ~ 10 kg为100 kcal/（kg·d）；11 ~ 20 kg为50 kcal/（kg·d）；20 kg以上为20 kcal/（kg·d）。那么，体重为60 kg的每日能量消耗大致为10×100+10×50+40×20 = 2 300（kcal/d），则其隐性失水为2 300×0.5 = 1 150（ml）。

（2）显性失水（visible dehydration）：主要是通过尿液丢失的水分。据测算，每1 kcal的能量消耗约失水0.65 ml，因此60 kg的每日显性失水为：0.65×2 300 = 1 495（ml）。

（3）机体每消耗1 kcal能量产生0.15 ml的内生水，60 kg的每日内生水为0.15×2300 = 345（ml）。

故每日维持性液体需要量（以60 kg为例）：1 150+1 495−345 = 2 300（ml），即相当于1 ml/（kg·d）。因此按照体重计算即可。

2. 补充性输液量 指由于疾病、出血、呕吐、麻醉及手术等原因导致的液体损失量。按以下方面考虑计算：

（1）术前液体损失量（禁饮食所致），体重0 ~ 10 kg按4 ml/（kg·h），11 ~ 20 kg按2 ml/（kg·h），21 kg以上按1 ml/（kg·h）。因此体重60 kg的其禁饮食损失量估计为：10×4+10×2+40×1 = 100 ml/h；特殊再加上呕吐或腹泻丢失量、引流量等。

（2）麻醉和手术丢失量，小手术4 ml/（kg·h），中等手术6 ml/（kg·h），大手术8 ml/（kg·h）。

（3）额外丢失量，主要为术中出血量。

3. 围术期输液量估算 按照上面的计算方法，体重60 kg的，经过术前10小时禁饮食，接受3小时中等大小手术，其围术期输液量为：（2 300×10/24）+（100×10）+（6×60×3）+术中出血量 = 2 939+术中出血量（ml）

应该注意，上述围术期输液量的计算属于理论值，其补液量多为预先确定量，未考虑手术的个体差异，如性别、年龄、并发疾病及循环功能状态等，只能作为参考。另外，血压、心率以及尿量等由于受麻醉、手术应激等众多因素影响，不能反映围术期轻度的容量不足或过量，因此传统的补液方案往往不能使机体达到理想的容量状态。

近年提出将目标导向治疗（goal-directed therapy，GDT）用于围术期液体管理，认为以血流动力学指标，如每搏量（stroke volume，SV）的最大化为补液目标，可能能够防止围术期潜在的不易识别的血容量不足或过量，进一步改善术后转归。

随着临床监测水平的不断提高和完善，可通过监测机体的中心静脉压（central venous pressure，CVP）、平均动脉压（mean arterial pressure，MAP）、尿量和中心静脉血氧饱和度（central venous oxygen saturation，$ScvO_2$）等来达到并维持机体处于超常状态。在危重维持超常状态的主要目标包括：使CVP保持在8 ~ 12 cmH_2O；MAP达到65 ~ 90 mmHg；$ScvO_2$>70%。临床具体治疗方案包括：以每半小时500 ml的速度输入晶体，直到CVP达到8 ~ 12 cmH_2O；如果MAP仍<65 mmHg或>90 mmHg，则使用血管活性药物，使MAP维持在65 ~

90 mm Hg；如果 $ScvO_2 < 70\%$，则输入红细胞以维持血细胞比容 >30%；如果 $ScvO_2$ 仍 <70%，则使用多巴酚丁胺 $2.5 \sim 20$ μg/（kg·min）。目前 EGDT 方案的应用已逐渐推广到 ICU、急诊科、大型手术围术期以及严重感染的治疗等领域，取得了良好的效果。

第四节 术后并发症及其防治措施

手术后并发症包括早期并发症与晚期并发症。早期并发症主要是与麻醉相关的并发症，晚期则以外科手术所引起的并发症为主。与外科手术有关的并发症详见本篇相关章节。本节主要介绍一些外科手术常见的一般并发症与麻醉相关的并发症。麻醉后恢复室（PACU）可在从麻醉状态到完全苏醒，以及最后被送回普通病房之前提供良好的密切监测和处理，对减少与麻醉相关的并发症发挥了重要的作用。

一、一般并发症

对于本身不存在严重伴随疾病的，并发症发生率较低且相差不大，主要为术后出血、发热或寒战、术后感染、切口裂开等问题。国外有研究表明，存在轻中度伴随疾病的，术后早期并发症发生率约为 5%。国内尚缺乏大样本的有关麻醉苏醒期并发症发病率调查。有限的几篇文章报道，PACU 中所有类型并发症在 25% 左右，其中包括原先即合并严重系统性疾病的。

1. 术后出血 术后 48 小时内，严密观察病患一般状况及伤口敷料，防止伤口渗血或内出血。

2. 体温 术后发热是常见症状，一般术后 $1 \sim 2$ 天出现体温在 $37 \sim 38\,^\circ\!C$ 之间，多为非感染性发热，可不予处理；当发生高热或寒战发热伴全身不适，则多为感染引起，需要分析感染源，及时处理。

3. 切口裂开 常在术后 1 周内发生。与营养状况、缝合不佳或腹压突然增高等有关。因此，除了提高外科缝合技术，对于高龄、营养不良，腹部切口需减张缝合；术后及时雾化吸入，祛痰止咳，通便和处理腹胀。

二、循环系统并发症

在国外的一项大样本调查中发现，术后早期循环系统并发症的发生率为 1.2%。其中低血压、心律失常、心肌缺血和肺水肿是最常见的并发症。

（一）低血压

麻醉恢复期发生的低血压，主要是心脏前负荷减少（容量不足），全身血管阻力（SVR）降低以及心肌收缩力减弱。迅速诊断和对症处理非常重要，否则低血压会导致重要脏器灌注量减少，进而继发缺血损害。

麻醉恢复期低血压标准：低于术前基础血压的 25%。

了解既往史及术中管理情况，有助于分析低血压原因并做出相应处理。遵循以下程序有助于低血压的鉴别诊断。

1. 低血容量 低血容量是 PACU 低血压最常见的原因。引起 PACU 中低血容量常见原因有：①进行性出血；②补液量不足；③渗透性利尿；④液体在体内转移（肠梗阻、腹腔积液）等。可快速输注足量 1 : 1 晶胶液体（500～1 000 ml）。如果血容量补足后低血压依然存在，则留置尿管，并施行有创监测进一步评估心功能和血管张力。

2. **周围血管扩张** 椎管内麻醉、全身麻醉药物残留、输液反应或药物过敏、低体温复温、肾上腺功能不全或甲状腺功能低下、使用血管扩张药、全身感染及败血症等，均可导致血管张力减低。低血容量加重血管扩张引起的低血压，应该在补充血容量的基础上应用血管活性药物如麻黄碱、去氧肾上腺素等，同时严密监测血流动力学指标。

3. **静脉回流受阻** 正压通气时胸内压增高，可导致回心血量减少。引起胸内压过度增高的原因包括肺动力性过度膨胀、气胸、心包填塞。静脉回流受阻除有低血容量的症状外，同时存在颈静脉怒张、中心静脉压升高以及呼吸音减弱。消除原因是根本的治疗措施。

4. **心输出量下降** 心输出量下降多系心功能不全引起。围术期发生心功能不全的原因有严重心律失常、心肌梗死、心力衰竭、负性肌力药（麻醉药、β 受体阻滞剂、抗心律失常药、钙离子通道阻滞剂）、甲状腺功能低下、脓毒血症和恶性高热。

除了低血压外，还可出现呼吸困难、颈静脉怒张、肺底湿啰音、发绀、少尿等典型临床表现。处理措施为强心、利尿、扩血管。

（二）高血压

术前有高血压病史的术后半数以上会出现高血压，特别是术前未经过系统药物治疗者多数会出现术后高血压。其余则由于疼痛、高碳酸血症、缺氧、膀胱膨胀、颅内压增高、低体温以及容量过多等诱因而导致术后高血压。这种情况多发生在手术后 30 分钟之内。

1. **麻醉恢复期发生的高血压标准** 血压超过术前基础血压的 30%，或舒张压 > 100 mmHg。

2. 发现高血压后，首先要核对血压测定的准确性，并查阅病史及手术过程，排除可以纠正的原因（诱发因素主要是疼痛、高碳酸血症、低氧血症）。术后高血压的处理应致力于维持血压接近正常范围。

3. 术后高血压通常不需要长效降压药物，但原有高血压的可以进食后要口服给药控制血压。不主张舌下含服硝苯地平，以免血压显著下降而引起心肌缺血。术后高血压可静脉使用的短效降压药有：

（1）β 受体阻滞剂：艾司洛尔 10～100 mg 静脉注射或 25～300 μg/（kg·min）泵入；普萘洛尔 0.5～1 mg 静脉注射；拉贝洛尔（α 和 β 受体阻滞剂）5～20 mg 静脉注射或 2 mg/h 泵入。

（2）硝酸盐 硝酸甘油 250 微克/次或 25 μg/min 静脉注射，主要扩张静脉，尤其适应于伴有心肌缺血者；硝普钠 0.5～1 μg/（kg·min）静脉注射，其主要作用为扩张小动脉，应用时需要严密监测血压。

（3）钙离子通道阻滞剂：尼卡地平先以 5～15 mg/h 静脉注射，待血压下降后以 0.5～2.2 mg/h 维持；维拉帕米 2.5～5 mg 静脉注射。

（三）心律失常

围术期发生心律失常的主要原因有术前心律失常、交感神经兴奋、心肌缺血、缺氧或二氧化碳蓄积、电解质紊乱等。根据心律失常对血流动力学的影响决定是否进行治疗，分析引起心律失常的原因进行处理（相关内容可参考本章第二节）。

1. 窦性心动过速或过缓 ①心动过速与高血压同时出现常为缺氧或二氧化碳蓄积的表现。疼痛也可引起心动过速。低血容量、贫血、缺氧以及代谢率增高（如甲状腺功能亢进、恶性高热）时，心率增可增快，查明原因后可针对病因进行治疗；②阿片类药物残余、椎管内麻醉平面过高、迷走神经兴奋、颅内压增高均可引起窦性心动过缓。可应用阿托品对症处理，消除病因。

2. 期前收缩 偶发房性或室性期前收缩、非持续性室性心动过速通常不需要治疗，但应消除造成上述现象的可逆原因如低氧血症、心肌缺血、水电酸碱紊乱等。对严重影响血流动力学稳定的期前收缩需要及时处理。

具体措施有：

（1）首先应明确其性质，并观察其对血流动力学的影响。

（2）如因疼痛或 CO_2 蓄积所致的室性早搏，于排出 CO_2 后及给予镇痛药多可缓解，必要时可静脉注射利多卡因 $1 \sim 1.5$ mg/kg。

（3）避免过度通气，因发生碱中毒时，钾及镁离子进入细胞内，使心室肌的应激性增加。

（4）稳定持续的室性心动过速应该用直流电复律或药物治疗；如果发生多源频发或出现"RonT"现象的室性心动过速或短阵室速，则必须治疗。可供选择的药物有：①利多卡因 1.5 mg/kg 静脉注射，然后以 $1:1$ 浓度按 $1 \sim 4$ mg/min 静点；②β 受体阻滞剂艾司洛尔 $10 \sim 100$ mg 静脉注射；③胺碘酮 150 mg 10 分钟内缓慢静脉注射，继之 $2:1$ 浓度 6 小时内 1 mg/min 静点，6 小时后 0.5 mg/min 静点。

（5）阵发性室上性心动过速包括阵发性房性心动过速、多源性房性心动过速、结性心动过速、心房扑动和心房颤动，可导致明显的低血压，需要及时处理。此类心律失常在年龄>70 岁，术前存在房性期前收缩或心肌缺血的中发生率较高。处理措施包括同步电复律或选择以下药物治疗：腺苷、胺碘酮、β 受体阻滞剂、维拉帕米、地高辛、利多卡因等。

（四）心肌缺血和梗死

一般来讲，ST 段抬高或压低是心肌缺血和心肌梗死的特异性表现，手术后心肌梗死的心电图多数表现为不带 Q 波的 ST 段压低。

1. 心肌缺血者围术期心肌梗死的发生率及死亡率均高，麻醉处理的重点是维持心肌氧供-氧耗平衡。

2. 要加强对 ECG 及血流动力的监测，做到及时发现问题及时处理。

3. 有心肌缺血表现者，除吸氧外，还应静脉滴注硝酸甘油 $0.5 \sim 2$ μg/（kg·min）或艾司洛尔 $0.5 \sim 1$ mg/kg，可有效控制心动过速和高血压；适当血液稀释可增加氧供，维持 HCT 在 30% 左右为宜。

循证医学研究证实，患有缺血性心脏病、脑血管病、肾功能不全、糖尿病，以及施行胸科或周围血管手术者，使用 β 受体阻滞剂可以降低心血管事件的发生率。

三、呼吸系统并发症

术后早期并发症中，呼吸系统并发症的发生率约为 2.2%，高于循环系统并发症。术后呼吸系统并发症主要包括呼吸道梗阻、低氧血症、通气不足、喉痉挛及误吸。

（一）术后困难气道

多数术前存在困难气道者，全麻苏醒期拔出气管导管后可能再次发生气道梗阻。另外口腔颌面及咽部手术如鼾症矫治术，术后手术部位组织肿胀会影响气道通畅度，进而出现苏醒期通气困难。处理措施有：

1. 手术前与患者合理沟通，详细讲解术后可能出现的情况，准备采取的措施，并告知麻醉清醒后会感到的不适，应如何配合等。

2. 全身麻醉后苏醒应达到以下标准才可拔管：呼吸频率及潮气量正常、停止吸氧后 $SpO_2 \geqslant 93\%$，能按指令抬头、握拳。若不达上述标准应继续监测和机械辅助呼吸。

3. 拔管后立即面罩吸氧，如果无呼吸道阻塞症状，可过渡到鼻导管吸氧；当 $SpO_2 \geqslant 95\%$ 时，则停止吸氧，并观察血氧饱和度是否可满足机体需要。拔管后若出现呼吸道阻塞，呼吸困难，SpO_2 下降，则立即放置口咽或鼻咽通气道面罩加压给氧；并应用药物如地塞米松对症处理。如存在全麻药物或肌松药物残余，应该继续面罩辅助通气，必要时可再次气管插管或放置喉罩辅助呼吸。

4. 麻醉结束前评估，术后短期内难以保持呼吸道通畅的，则应保留气管内插管，送回 ICU 进行监护和治疗。

（二）呼吸道梗阻

1. 上呼吸道梗阻　梗阻部位在喉头以上，可分为机械性及功能性。机械性梗阻的原因有舌后坠、口腔内分泌物及异物阻塞、喉头水肿等。功功能性原因有喉痉挛。预防及处理措施为：

（1）因为术后可能有麻醉药物残余，下颌肌肉松弛，需要做好麻醉恢复期的护理。

（2）发生舌后坠时可将头后仰、托起下颌或置入口咽通气道。

（3）吸除口咽部的分泌物，将头转向一侧，有利于分泌物的流出。

（4）喉头水肿多发生于婴幼儿及气管导管插入困难者，遇此情况，可预防性静脉注射氢化可的松 $0.5 \sim 1.0$ mg/kg；术后发生喉头水肿者除吸氧、激素治疗外，严重者尚需行气管切开。

（5）轻度喉痉挛者可加压给氧，严重者可经环甲膜穿刺置入粗针头行加压给氧，多数均可缓解。上述处理无效时，应给予阿托品 $0.3 \sim 0.5$ mg，预防喉头副交感神经张力增高。必要时应用肌肉松弛剂气管插管。

2. 下呼吸道梗阻　梗阻部位在喉头以下者。主要为支气管痉挛，少数见于呕吐物误吸。发生支气管痉挛者多数属于高危气道（上呼吸道感染、吸烟史、哮喘、老年慢性支气管炎）。术前准备非常重要。

顽固性支气管痉挛时则为哮喘持续状态，属于临床急症，需要紧急处理。其临床表现为呼吸困难、发绀，气道压增高、呼气相哮鸣音。处理措施有：

（1）吸纯氧。

（2）应用 β_2 受体激动剂，如沙丁胺醇 2.5 mg 气道喷雾或 250 μg 静脉注射。

（3）氨茶碱 250 mg 稀释于 10% 葡萄糖缓慢静脉推注，注意心率快者不适用。

（4）肾上腺皮质激素，氢化可的松 200 mg 稀释于 250 ml 生理盐水或 5% 葡萄糖中静点；或地塞米松 10~20 mg 静脉注射。

（5）查动脉血气和电解质。

（6）转入 ICU 继续治疗和观察。

（三）通气量不足

麻醉恢复期发生通气不足，除二氧化碳潴留外，还可发生低氧血症，而后者的威胁尤甚。

1. PACU 中发生通气不足的原因有：①吸入麻醉药残存；②麻醉恢复期肌松药残存；③术中所用麻醉性镇痛药抑制呼吸，尤其是高龄、肥胖者。

2. 预防及处理 ①辅助呼吸或控制呼吸应适当，避免通气不足或长时间过度通气；②加强围术期的呼吸功能监测，尤其对高龄、肥胖等"高危"患者；③严格掌握拔除气管导管的指征。

（四）低氧血症

吸空气时 $PaO_2 < 60$ mmHg 或吸纯氧时 $PaO_2 < 90$ mmHg 即为低氧血症（hypoxemia）。全身麻醉时可抑制缺氧性和高二氧化碳性呼吸驱动，减少功能残气量（FRC），并一直持续到术后一段时间。这样也容易导致通气不足和低氧血症。

低氧血症的临床表现有呼吸困难、发绀、意识障碍、躁动、心动过速、高血压和心律失常，脉搏氧饱和度低于正常。

1. 原因

（1）麻醉机故障、氧气供应不足等致吸入氧浓度过低。

（2）呼吸道梗阻或通气不足。

（3）全麻下可发生微型肺不张，且可持续到术后。肺不张时肺内分流增加，可导致低氧血症。

（4）上腹部手术较其他部位手术更易出现手术后低氧血症。

（5）高龄、肥胖及吸烟者，因闭合气量增加，术中、术后均易发生低氧血症。

（6）肺水肿，见于心力衰竭或肺毛细血管通透性增加者。

2. 预防及处理

（1）解除发病原因，如呼吸道梗阻等。

（2）持续监测 SpO_2，必要时行血气分析，维持 $SpO_2 \geqslant 94\%$。早期发现和处理低氧血症。

（3）因肺不张、肺容量减少所致的低氧血症，可采用 PEEP（5~10 cmH_2O）治疗。

（4）高危术后应行预防性机械通气，或转入 ICU 进行监测治疗。

四、术后恶心呕吐

术后恶心呕吐（postoperative nausea and vomiting, PONV）在全麻后多见，约占麻醉苏醒恢复期总并发症中的 42%。使用阿片类药物、氧化亚氮、吸入性麻醉药和新斯的明后，女性及曾有 PONV 病史者的发生率高。某些特定手术如腹部手术、耳鼻喉科及神经外科手术、乳腺手术、斜视矫正术或者手术时间长者也会增加发生 PONV 的危险。此类情况应该进行预防性处理。目前认为，若呕吐后不可避免会发生误吸的情况下（例如颌间结扎时），不管是否有发生 PONV 的可能，都应该预防性给予镇吐药物。在术前或术中给予镇吐药，如地塞米松、5-羟色胺 3（5-HT3）受体阻滞药、氟哌啶醇、茶苯海明等。

如果在没有给予预防措施的中发生了 PONV，应该首先使用 5-HT3 受体阻滞药，必要时还应同时使用其他类药。

为将引起 PONV 的危险因素降至最低，对于经评估易发生 PONV 的，可联合使用多种不同种类药物，如在术前使用抗焦虑药、麻醉药物选用丙泊酚等全静脉麻醉等。国外有学者研究发现，综合处理策略可明显降低术后 PONV 发生率，即异丙酚静脉麻醉复合昂丹司琼和氟哌利多。

术后镇痛治疗中阿片类药物仍然为一种主要药物，使用时需要预防性给予抗呕吐药，如 5-HT3 受体拮抗药等。

常用的防治 PONV 药物有：

1. 抗胆碱药 东莨菪碱和阿托品是最古老的抗呕吐药。如果术前 4 小时使用东莨菪碱经皮吸收剂 1.5 mg，对预防 PONV 有良好作用。该类药物较为常见的不良反应是口干、视觉异常，且近年发现此药可增加老年人术后认知功能障碍的发生率。

2. 甲氧氯普胺 甲氧氯普胺同时有中枢性和外周性的镇吐作用。在过去的 30 年内被广泛用于 PONV 的治疗。甲氧氯普胺的半衰期为 3～4 小时，预防性给药应在手术结束时给予。它的主要不良反应是椎体外系反应，常表现为肌张力异常。

3. 地塞米松 麻醉诱导前使用 2～8 mg 静脉注射，可能对 PONV 有预防作用，同时也可作为补救给药。

4. 5-HT$_3$ 受体拮抗药 研究发现，呕吐反射相关区域有很高浓度的 5-HT$_3$ 受体。因此，使用 5-HT$_3$ 受体拮抗剂可起到良好的预防作用，并且补救给药效果也很好。目前，广泛使用的 5-HT$_3$ 受体拮抗剂有昂丹司琼（ondansetron）、托烷司琼、格雷司琼等。

5. 丁酰苯类 该类药物有氟哌利多和氟哌啶醇，具有拮抗多巴胺受体的作用。氟哌利多作为预防性镇吐药并有较好的效果。它的消除半衰期为 2 小时，最佳的给药时机为手术快结束时。但氟哌利多的不良反应发生率较高，如手术后常有昏昏沉沉的感觉、椎体外系反应，以及焦虑好动等。氟哌啶醇 1 mg 静脉注射与使用昂丹司琼 4 mg 效果相当。

6. 吩噻嗪类 吩噻嗪类药物是通过阻滞多巴胺受体而起到抗呕吐作用的。它还有广泛的抗组胺、抗毒蕈碱、外周性的抗 5-羟色胺作用。代表药物为异丙嗪。异丙嗪 25 mg 静脉注射，对治疗麻醉后顽固性呕吐有效，其镇吐作用能持续至少 4 小时。主要的不良反应为椎体外系反应、过度镇静，在低血容量和老年中还易发生低血压和心律失常。

7. 茶苯海明 1～2 mg/kg 静脉注射，有防治 PONV 的作用。常见的不良反应有：迟钝、思睡、注意力不集中、疲乏头晕，也可有胃肠不适。

五、神经系统并发症

（一）术后躁动

术后躁动主要指全身麻醉苏醒期躁动（dysphoria），是全麻苏醒期的一种不恰当行为。表现为兴奋，躁动和定向障碍并存，出现不适当行为，如肢体的无意识动作、语无伦次、无理性言语、哭喊或呻吟、妄想思维等。

目前全麻苏醒期发生躁动的机制仍不完全清楚。可能是全身性麻醉药作用于中枢神经系统所致。不同麻醉药对中枢神经的抑制程度不一，因此，恢复的时间也不同。

麻醉药物中枢性抑制作用消失后，意识虽已恢复，但部分麻醉药物的残余作用致使大脑皮层与上行网状激活系统（觉醒激活系统）高级中枢的功能仍未全部复原，从而影响对感觉的反应和处理。这种功能完整性的缺失可表现为多种形式，如麻醉苏醒后一般多呈安静、嗜睡状态，少部分有轻度的定向障碍，脑功能反应由模糊、迟钝逐渐趋于正常，但其中少数在脑功能反应模糊、迟钝期间，任何不良刺激（疼痛、难受或不适感等）均可引起躁动。

全麻苏醒期躁动不论是对本身以及某些需要术后安静的手术都会造成极大的危害，也对医护人员的人员配置和心理产生了极大的干扰。一些躁动非常严重时会有暴力倾向，例如拔除气管导管、引流管、尿管、胃管；肢体的不自主运动以及抬高身体等。这些反应有可能会造成窒息、手术切口裂开、手术部位出血、伤口缝线断裂、尿潴留。并且在躁动时，交感神经兴奋，循环系统及呼吸系统负荷增加，对心功能较差或合并有其他心脑血管疾病的是极其不利的。对某些要求术后安静的手术，例如脊柱外科的手术、颅脑外科的手术、耳鼻喉科的一些手术，一旦躁动而未得到及时处理或处理不得当，将对手术效果造成极大的影响或引起手术部位出血需要二次手术。因此如何根据高危因素来预测躁动，并进行预防；一旦躁动发生时能进行恰当的处理，是麻醉科和外科医生应该共同面对的问题。

根据一些研究发现，引起全麻苏醒期躁动的主要诱因是疼痛。由于镇静药和镇痛药作用消退的不一致，意识未完全恢复的情况下疼痛刺激传入中枢，致使发生躁动。其他的诱因还有导尿管刺激，呼吸道不通畅，快速苏醒，年龄，手术种类等。术前与进行有效沟通，消除不良心理因素，全麻前留置导尿管，术中合理搭配麻醉药物等，有助于预防躁动。

苏醒期一旦发生躁动，需综合分析原因，及时有效处理。具体措施有：

1. 了解呼吸、循环情况，解除呼吸道梗阻。使血压、心率、SpO_2处于正常范围。

2. 尽量与沟通，评估意识状态，进行疼痛评分。必要时使用以下药物：①长效阿片类药，如哌替啶、芬太尼等；②k受体激动剂，如地佐辛；③非甾体类抗炎药，如帕瑞昔布钠、氟比洛芬酯；④中枢性镇痛药，如曲马多；⑤其他，如可乐定，右旋美托咪啶。文献报道也对苏醒期躁动有效。

3. 加强护理，防止静脉管道及其他引流管脱出，防止意外损伤。

4. 必要时请麻醉医师协同处理。

（二）术后认知功能障碍

术后认知功能障碍（postoperative cognitive dysfunction，POCD）是指术前无精神异常的受围术期各种因素的影响，出现术后脑功能紊乱，导致焦虑、认知、行为、意识的改变及记忆受损。大量研究发现POCD在老年（>65岁）多见，且好发于心脏等大手术以后。术后认知功能障碍可导致康复延迟、住院天数延长和医疗费用增加，严重时甚至影响出院后的生活质量。有研究报道，POCD术后3月发生率很低。说明多数POCD是可逆的。

术后出现认知功能障碍的影响因素很多，年龄、麻醉时间、低血压、低氧血症、术后感染是发生 POCD 的危险因素。围术期应尽力维持血流动力学的平稳，避免长时间手术，避免缺氧，完善的镇痛、抗焦虑均是有益的。但是诱发认知功能障碍的影响因素临床上一般难以准确预测和诊断，这种情况无疑使得 POCD 的预防和治疗比较困难。

目前诊断 POCD 的通用工具是简易智能测试量表（MMSE）。有些患者的临床症状并不明显，但使用 MMSE 后 POCD 的诊断率明显提高，进而可以促使医务人员提早重视，尽早干预，避免术后远期 POCD 的发生。

术后认知功能障碍（POCD）的程度不同，需要的干预治疗就不同。严重的认知功能障碍为术后谵妄。

术后谵妄是全麻苏醒期发生的一种严重的急性并发症，其特点为兴奋与嗜睡交替，定向力障碍和不协调行为。发作时可出现缺氧、高血压、心律失常、呕吐等。其精神运动性行为障碍常导致输液通道脱出，当需要及时给药而无法通过静脉这一最佳用药途径抢救，可能导致严重后果，死亡率 4% ~ 30%。

谵妄可发生于全麻，也可发生于非全麻。老年、脑萎缩或痴呆、有药物依赖史、有精神疾病者术后更易发生。目前发现围术期应用的许多药物可诱发谵妄，如抗胆碱药、苯二氮䓬类药、氯胺酮、大剂量甲氧氯普胺、阿片类药等；谵妄也可能是一些疾病的症状，如低氧血症、低钠血症、低血糖、严重疼痛、颅内损伤（放射性脑病）、酒精戒断症等。

治疗主要以对症和支持为主。给予吸氧、调整水电解质平衡、纠正低血糖、合理镇痛、使用神经营养剂，同时保护重要脏器功能，防止发生肺部感染和压疮。如果躁动严重，可酌情选用苯二氮䓬类药。

（三）苏醒延迟

手术结束停用全身麻醉药 2 小时后意识仍未恢复，为苏醒延迟（delayed recovery）。

常见原因有：吸入麻醉药洗出不彻底；长效阿片类药应用过量或排除时间延长；术中缺氧或二氧化碳蓄积；低体温，体内药物代谢与排除缓慢。有关苏醒延迟的内容可参阅本书第四篇的相关内容。

（四）神经损伤

可发生于手术直接损伤、麻醉操作中误伤、局部麻醉药物毒性以及术中体位不当。是术后要求责任赔偿的主要原因。体形消瘦、吸烟、糖尿病、广泛外周神经病或局部缺血都是发生神经损伤的危险因素。另外，全身性的危险因素，如低血压、低体温、缺氧和电解质紊乱，尿毒症以及维生素 B_{12} 和叶酸缺乏等，也容易发生神经损伤。还有许多围术期神经损伤的病例找不到明确的原因。

根据英国索赔数据库资料，脊髓损伤索赔病例中 48% 都可找到原因，其中 68% 曾接受过局部麻醉药。提示麻醉医师进行穿刺操作时，遇到感觉异常应该停止操作。避免将含防腐剂的局麻药应用到蛛网膜下腔和硬膜外腔。

手术中体位不当会使神经受压变形，从而导致脱髓鞘；再次形成新的髓鞘需 6 ~ 8 周或更长时间。肌电图和磁共振检查，通常可诊断出特定的坏死部位，可据此推断损伤原因和医疗责任。

一旦发现神经损伤，及时请神经内外科会诊，这对诊断、治疗和完全恢复至关重要。

六、肾脏并发症

术后急性肾衰竭增加了术后死亡率。有关急性肾衰竭的病理生理、诊断治疗详见第四篇第四章。PACU 中肾脏方面的并发症主要有以下情况。

（一）少尿

尿量少于 400 ml/d，或者少于 0.5 ml/（kg·h）称为少尿（oliguria）。低血容量是术后少尿最常见的原因。无论何种原因，均可先快速输注晶体液 250～500 ml，如果无效，进一步查血尿电解质和进行有创监测。利尿药只有当存在心力衰竭和慢性肾衰竭时才可使用，否则可能加重已经存在的肾灌注不足，使肾功能进一步恶化。分析肾功能不良的原因有助于术后少尿的诊治。

1. 肾前性少尿　肾灌注压降低引起少尿。包括低血容量、心输出量减少、腹腔内压力增高等情况。化验检查血钠正常而尿钠浓度降低（<10 mmol/L）提示肾前性少尿。

2. 肾性少尿　各种原因引起的急性肾小管坏死，如肾脏较长时间低灌注（低血压、低血容量、脓毒血症）、肾毒性因素（肾毒性药物、肌红蛋白尿）以及创伤。尿常规化验出现颗粒管型尿。

3. 肾后性少尿　包括导尿管堵塞、尿道损伤等。

（二）多尿

尿量不成比例地多于液体入量，临床较少见。对症治疗包括补充液体维持血流动力学平稳和液体平衡，维持电解质及酸碱平衡。多尿需要鉴别的情况有：输液过多、药物性利尿、垂体瘤术后尿崩症、非少尿性肾衰竭、渗透性利尿以及阻塞后利尿等。

（三）电解质紊乱

少尿可导致高钾血症和酸中毒；多尿导致脱水、低钾血症和碱中毒。

第五节　伴随疾病的继续治疗

手术前伴随有内科疾病，经调整治疗，多数可以顺利渡过手术。但是术后仍然要密切监测和继续治疗所伴随的疾病，以利于顺利康复。

术后伴随疾病的治疗一般仍延续原术前治疗。本节仅对一些严重的系统性疾病和特殊情况进行论述。

一、呼吸功能不全

呼吸功能不全（respiratory insufficiency）又称呼吸衰竭（respiratory failure），是由于外呼吸功能严重障碍，导致动脉血氧分压低于正常范围，伴或不伴有二氧化碳分压增高的病理过程。

围术期死亡原因中肺部并发症仅次于心血管系统而居于第二位。术后肺部并发症严重时会引发呼吸功能不全，增加了围术期死亡率。而肺部并发症往往与术前并存的呼吸系统疾病相关；另外，个体情况、手术部位及持续时间、手术范围与大小也是术后肺部并发症的相关因素。

（一）呼吸功能不全的病生理

1. 通气障碍（dysfunction of ventilation） 包括：①肺通气中枢调控异常，如双侧颈动脉手术后外周化学感受器异常导致失去对低氧的通气反应，吸入麻醉药及其他全身麻醉药体内残留或蓄积抑制了中枢的低氧通气调控；②通气负荷增加，主要是气道阻力增加和胸肺的顺应性降低。术后由于气道内大量分泌物积聚、支气管痉挛、气道受压或狭窄使得气道阻力增加，肺水肿、肺炎、胸腔积液或气胸、腹内压增加等，通气负荷增加，呼吸肌做工增加极易疲劳，时间稍长影响通气效率；③神经肌肉功能障碍，由于手术或创伤导致支配呼吸肌的脊神经和膈神经受损，疾病或药物导致呼吸肌神经肌接头功能障碍。

2. 肺弥散功能障碍 一些疾病导致肺弥散功能损害，如矽肺、弥漫性肺间质纤维化、肺泡细胞癌等；严重感染或创伤、坏死性胰腺炎等引发的系统性全身炎性反应综合征。

3. 通气-血流比例（V/Q）失调 是急性呼吸衰竭导致低氧血症的最常见原因。气体交换依赖于肺泡通气与肺血流灌注相匹配。成人静息分钟通气量 4~5 L/min，心排血量 5 L/min，V/Q 约 0.8。当病理情况下，出现无效腔增加和静脉分流增加，从而导致低氧血症和高碳酸血症。

4. 机体氧供不足 由于心输出量降低或高代谢状态耗氧量增加，对于合并心肺疾病的患者，可使机体负荷增加，发生失代偿而导致低氧血症。

（二）呼吸功能不全的诊断

1. 临床表现 呼吸困难、发绀、呼吸急促或呼吸节律改变，严重时反应迟钝。

2. 辅助检查检查

（1）SpO_2 下降。

（2）动脉血气分析：PaO_2 <60mmHg，$PaCO_2$ 可以正常或者>50 mmHg 或 $PaCO_2$ 急性升高，pH<7.35 则为呼吸衰竭；呼吸衰竭指数 $RFI = PaO_2/FiO_2$，当在海平面水平吸入空气时，若氧浓度不足 20%，RFI ≤ 300 可诊断为呼吸衰竭。

（3）X 线胸片：可出现肺水肿、肺炎、肺不张、胸膜增厚或气胸等影像表现。

（三）治疗

呼吸功能不全导致的低氧血症危及生命，应紧急治疗。

1. 吸氧 根据情况选择不同吸氧方式。目前认为以低流量持续给氧效果为佳。氧浓度一般为 30%~50%，流量为每分钟 2~3 L。鼻导管给氧时，氧流量与吸氧浓度大致呈如下关系：吸入氧浓度（%）= 21+4×氧流量（L/min）。中度缺氧，氧浓度为 30%~40%；重度缺氧浓度为 50%~60%，但吸入 60% 的氧不应超过 24 小时。在抢救时，如供给 60% 氧仍不能改善发绀，可用 100% 纯氧，但使用时间以不超过 6 小时为宜。以后即改用<60% 浓度的氧。定期抽查动脉血作血气分析，一般要求 PaO_2 维持在 65~85 mmHg，不宜长期吸入高浓度氧，以防止氧中毒造成危害。

2. 清除呼吸道分泌物 吸入气体加湿，必要时加温；及时吸引呼吸道分泌物，必要时使用纤维支气管镜；咳痰拍背、呼吸道雾化治疗或胸部理疗。

3. 对症治疗 如使用药物拮抗全身麻醉药残余、进行肌松拮抗，使用沙丁胺醇气雾剂扩张支气管，治疗原来伴随的内科疾病，镇痛等。

4. 机械通气 是呼吸功能不全的必要和主要治疗手段。通过提高吸入氧浓度（FiO_2）和正压通气或加呼气末正压膨胀肺泡改善低氧血症，通过提高分钟通气量降低 $PaCO_2$。

（1）机械通气方式：分为无创持续正压通气和气管内插管正压通气。无创持续正压通气可用于术后短暂低氧血症以及心肺功能不良和通气不足导致的急性二氧化碳蓄积。但是无创通气有其局限性，并不能降低气管拔管失败后的再次插管率。而气管内插管正压通气是呼吸衰竭时最常用的机械通气方式，具有效果好、不良反应少、通气模式选择多样的优点。

（2）机械通气模式：临床常用的模式有间歇正压通气、辅助-控制通气、压力支持通气等。

（四）脱离机械通气

一旦导致呼吸功能不良的伴随病或并发症得到成功治疗，多数能迅速脱离机械通气。脱机过程中要避免引起痛苦和血流动力学波动。脱机指征为：

1. 原发病治愈，并存内科疾病稳定，气体交换充足；各项保护性反射良好。

2. 主观症状改善，如呼吸困难、疲劳等。

3. 血流动力学指标稳定并能满足机体需要，达到拔出气管导管的指征。

二、围术期心功能不全

术前伴随有各种心血管病，由于手术创伤和麻醉药物的影响，心脏舒缩功能降低，使心排血量在循环血量与血管舒缩功能正常时不能满足全身代谢对血流的需要，而出现的伴有活动能力降低的心室功能障碍综合征叫心功能不全（cardiac functional insufficiency）或心力衰竭（heart failure）。

影响心排血量的五个决定因素为：①心脏的前负荷；②后负荷；③心肌收缩力；④心率；⑤心肌收缩的协调。上述诸因素中单个或多个的改变均可影响心脏功能，甚至发生心力衰竭。

（一）基本病因

1. 前负荷（容量负荷）过重 心室舒张回流的血量过多，如主动脉瓣或二尖瓣关闭不全，室间隔缺损，动脉导管未闭等左向右分流均可使左心室舒张期负荷过重，导致左心衰竭；先天性房间隔缺损可使右心室舒张期负荷过重，导致右心衰竭。贫血、甲状腺功能亢进等高心排血量疾病，由于回心血量增多，加重左、右心室的舒张期负荷，导致全心力衰竭。围术期过快过量输液，也会使原有心脏伴随症的心肌不能耐受容量负荷而导致心排血量下降。

2. 后负荷（压力负荷）过重 如高血压、主动脉瓣狭窄或左心室流出道梗阻，使左心室收缩期负荷加重，可导致左心衰竭。肺动脉高压，右心室流出道梗阻，使右心室收缩期负荷加重，可导致右心衰竭。围术期高血压是压力负荷过重的主要原因。

3. 心肌收缩力减弱 常见的如由于冠状动脉粥样硬化所引起的心肌缺血或坏死，各种原因的心肌炎（病毒性、免疫性、中毒性、细菌性），原因不明的心肌病，严重的贫血性心脏病及甲状腺功能亢进性心脏病等，心肌收缩力均可有明显减弱，心排血量不足导致心力衰竭。

（二）诱发因素

1．感染　肺部感染是诱发心力衰竭的常见诱因，感染除可直接损害心肌外，发热使心率增快也加重心脏的负荷。

2．疼痛或情绪激动，呼吸系统合并症。

3．心律失常　尤其是快速性心律失常，如阵发性心动过速、心房颤动等，均可使心脏负荷增加，心排血量减低，而导致心力衰竭。

4．输液（或输血）过快或过量　液体或钠的输入量过多，血容量突然增加，心脏负荷过重而诱发心力衰竭。

5．严重贫血或大出血　使心肌缺血缺氧，心率增快，心脏负荷加重。

（三）临床表现

心力衰竭的临床表现与左/右心室或心房受累有密切关系。左心衰竭的临床特点主要是由于左心房和（或）右心室衰竭引起肺淤血、肺水肿；而右心衰竭的临床特点是由于右心房和（或）右心室衰竭引起体循环静脉淤血和水钠潴留。在发生左心衰竭后，右心也常相继发生功能损害，最终导致全心力衰竭。出现右心衰竭时，左心衰竭症状可有所减轻。

1．左心衰竭（left heart failure）

（1）呼吸困难：是左心衰竭最早和最常见的症状。主要是急性或慢性肺淤血和肺活量减低所引起。轻度体力活动即感呼吸困难，严重者休息时也感呼吸困难，以致被迫采取半卧位或坐位，称为端坐呼吸。

阵发性夜间呼吸困难是左心衰竭的一种表现，常在熟睡中憋醒，有窒息感，被迫坐起，咳嗽频繁，出现严重的呼吸困难。轻者坐起后数分钟，症状即消失，重者发作时可出现紫绀、冷汗、肺部可听到哮鸣音，称心源性哮喘。严重时可发展成肺水肿，咳大量泡沫状血痰，两肺满布湿啰音，血压可下降，甚至休克。

（2）咳嗽和咯血：是左心衰竭的常见症状。由于肺泡和支气管黏膜淤血所引起，多与呼吸困难并存，咳血色泡沫样或血样痰。

（3）其他：可有疲乏无力、失眠、心悸等。严重脑缺氧时可出现潮式呼吸，又称陈-施呼吸（Cheyne-Stoke breathing），嗜睡、眩晕，意识丧失，抽搐等。

（4）体征：除原有心脏病体征外，心尖区可有舒张期奔马律，肺动脉瓣听诊区第2心音亢进，两肺底部可听到散在湿性啰音，重症者两肺满布湿啰音并伴有哮鸣音，常出现交替脉。

2．右心衰竭（right heart failure）

（1）上腹部胀满：是右心衰竭较早的症状。常伴有食欲减退、恶心、呕吐及上腹部胀痛，此多由于肝、脾及胃肠道充血所引起。肝脏充血、肿大并有压痛，急性右心衰竭、肝脏急性淤血肿大者，上腹胀痛急剧，可被误诊为急腹症。

（2）颈静脉怒张：是右心衰竭的一个较明显征象。其出现常较皮下水肿或肝大早，同时可见舌下、手臂等浅表静脉异常充盈，压迫充血肿大的肝脏时，颈静脉怒张更加明显，此称肝-颈静脉回流征阳性。

（3）水肿：右心衰竭早期，由于体内先有钠、水潴留，故在水肿出现前先有体重的增加，体液潴留达5 kg以上时才出现水肿。心力衰竭性水肿多先见于下肢，卧床常有腰、背及骶部等低垂部位明显，呈凹陷性水肿，重症者可波及全身，下肢水肿多于傍晚出现或加重，休息一夜后可减轻或消失，常伴有夜间尿量的增加，此因夜间休息时的回心血量较白天活动时为少，心脏尚能泵出静脉回流的血量，心室收缩末期残留血量明显减少，静脉和毛细血管压力的增高均有所减轻，因而水肿减轻或消退。

少数可有胸腔积液和腹腔积液。胸腔积液可同时见于左、右两侧胸腔，但以右侧较多，其原因不明。由于壁层胸膜静脉回流至腔静脉，脏层胸膜静脉回流至肺静脉，因而胸腔积液多见于全心力衰竭者。腹腔积液大多发生于晚期，多由于心源性肝硬化所引起。

（4）发绀：右心衰竭者多有不同程度的发绀，最早见于指端、口唇和耳郭，较左心衰竭者为明显。其原因除血液中血红蛋白在肺部氧合不全外，常因血流缓慢、组织从毛细血管中摄取较多的氧而使血液中还原血红蛋白增加（周围型发绀），对于严重贫血者发绀可不明显。

（5）神经系统症状：可有神经过敏，失眠，嗜睡等症状。重者可发生精神错乱，此可能由于脑淤血，缺氧或电解质紊乱等原因引起。

（6）心脏体征：主要为原有心脏病表现，由于右心衰竭常继发于左心衰竭，因而左、右心均可扩大。右心室扩大引起三尖瓣关闭不全时，在三尖瓣听诊可听到吹风样收缩期杂音。由左心衰竭引起的肺淤血症状和肺动脉瓣区第2心音亢进，可因右心衰竭的出现而减轻。

3. 全心力衰竭 可同时存在左、右心衰竭的临床表现，也可以是左或右心衰竭的临床表现为主。

（四）诊断检查

典型的心力衰竭诊断并不困难。要注重围术期心力衰竭的早期诊断。只有早发现才能早处理。

左心衰竭的诊断依据为原有心脏病的体征和肺循环充血的表现。右心衰竭的诊断依据为原有心脏病的体征和体循环淤血的表现，且大多有左心衰竭的病史。围术期右心衰竭时主要表现颈静脉怒张，可因长期卧床液体积聚在腰骶部而不发生下肢水肿。

心力衰竭引起的湿啰音大多为两侧对称性的。此外，心力衰竭时常伴心脏扩大，但正常大小的心脏也可发生心力衰竭，如急性心肌梗死。肺气肿时心脏扩大可被掩盖；心脏移位或心包积液又可被误认为心脏扩大。可见，为了正确诊断心力衰竭，避免漏诊和误诊，必须详细询问病史，仔细检查，结合心脏病和心力衰竭的症状和体征，进行综合分析。

（五）治疗措施

1. 心力衰竭的治疗

（1）减轻心脏负荷

1）减轻围术期焦虑和疼痛：保证有充足的睡眠。对有兴奋、烦躁不安的，可酌情给予镇静剂如地西泮等，但老年或重症尤其有肺气肿者应慎用。

2）控制液体入量：量出为入，可减轻心脏的前负荷，是治疗心力衰竭的重要措施。心力衰竭控制后可给予低盐饮食，钠盐摄入量限制在2~3 g（相当食盐5~7 g）。对于大量利尿的，可不必严格限制食盐。

3）应用利尿剂：可使体内潴留过多的液体排出，减轻全身各组织和器官的水肿，使过多的血容量减少，减轻心脏的前负荷。

常用利尿剂：①噻嗪类利尿剂：如氢氯噻嗪等，为口服利尿剂，服后 1 小时出现疗效，长期服用易产生低血钾。故应加服氯化钾或与潴钾利尿剂合用，或间歇用药。剂量为：氢氯噻嗪 25～50 mg，每日 3 次；②袢利尿剂：如呋塞米 20～40 mg 口服，每日 2～3 次，肌内或静脉注射，每日 1～2 次。呋塞米作用快而强，静脉注射可在 5～10 分钟内产生利尿作用，1 小时达高峰，适用于急性左心衰竭或顽固性心力衰竭；③保钾利尿剂：如螺内酯 20～40 mg，每日 3～4 次，常与其他排钾利尿药合用，肾功能不全者慎用。

4）血管扩张剂：通过减轻前和（或）后负荷来改善心脏功能。常用的血管扩张剂种类繁多，根据其主要作用机制可分为：①静脉扩张剂，如硝酸甘油和硝酸盐类等减轻心脏前负荷；②小动脉扩张剂，如肼屈嗪、米诺地尔等；③小动脉和静脉扩张剂，如硝普钠、酚妥拉明、哌唑嗪、卡托普利等动脉扩张剂可减轻后负荷。

（2）加强心肌收缩力

1）应用洋地黄类药物：洋地黄类强心甙如毛花苷 C、地高辛。主要能直接加强心肌收缩力，增加心脏每搏血量，从而使心脏收缩末期残余血量减少，舒张末期压力下降，有利于缓解各器官淤血，增加尿量，减慢心率。洋地黄类制剂能改善心肌的工作能力而不增加心肌耗氧量。

2）其他强心苷类药物：黄夹苷为夹竹桃制剂，片剂与地高辛作用相似，口服有效治疗量为 0.5～1.5 mg，维持量为每日 0.125～0.75 mg。

3）非强心苷类正性肌力药：①多巴胺与多巴酚丁胺：多巴胺开始以每分钟 2～5 μg/kg 滴注为宜，以后根据病情调整；多巴酚丁胺开始以每分钟 2.5 μg/kg，逐渐增量 10 μg/kg 静脉滴注，其正性肌力作用较强，不良反应少，可与洋地黄或血管扩张剂合用；②对羟苯心安：为 β_1 受体兴奋剂，有加强心肌收缩力而无收缩周围血管或导致心律失常的不良反应。用法：一般 30～200 mg/d 口服，必要时可用每分钟 15 μg/kg 静脉滴注，适用于 β 受体阻滞剂、急性心肌梗死所致低排出量性心力衰竭；③吡布特罗：作用于 β 受体（β_1、β_2），使其兴奋，除有增强心肌收缩力外，又有较强的扩张血管及解除气道梗阻作用，常用剂量为 20 mg，3～4 次/日。不良反应偶有恶心和焦虑不安。

2. 其他治疗

（1）有呼吸困难者可给予吸氧。

（2）并发症及其治疗。

心力衰竭时常见的并发症及其治疗如下：

1）呼吸道感染：较常见，由于心力衰竭时肺部淤血，易继发支气管炎和肺炎，可给予广谱抗生素或作药敏实验选择。

2）血栓形成和栓塞：长期卧床可导致下肢静脉血栓形成，脱落后可引起肺栓塞或其他部位栓塞。心力衰竭伴有心房颤动者，易发生心房内血栓，栓子脱落还可引起脑、肾、四肢或肠系膜动脉栓塞。

长期卧床的患者应注意及时翻身，按摩肢体作被动活动，或穿弹力纤维袜，预防血栓形成。对有栓子脱落引起肢体动脉栓塞者，轻症者可用尿激酶或链激酶进行溶血栓治疗，肢体缺血严重者应作外科治疗。

3）电解质紊乱：常发生于心力衰竭治疗过程中，尤其多见于多次或长期应用利尿剂后，其中低血钾和失盐性低钠综合征最为多见。

3. 难治性心力衰竭的治疗　有些严重慢性心力衰竭的，各种治疗措施均不能改善其心力衰竭状态，称为难治性心力衰竭（refractory heart failure，RHF）。对难治性心力衰竭应逐个排除导致难治性心力衰竭的原因。可以从以下方面查找常见病因：

（1）诊断是否正确或有无遗漏，如隐匿型甲状腺功能亢进、贫血等。

（2）有无并发症存在，如肺部感染、亚急性细菌性心内膜炎、电解质紊乱、肺栓塞等。

（3）洋地黄剂量是否适当，是剂量不足还是过量影响了疗效。

（4）所用利尿剂是否恰当。

（5）所用药物中有无负性肌力药物，如普萘洛尔、普罗帕酮等。因该类药物常可使心力衰竭加重。

（6）原有心脏病如慢性瓣膜病、先天性心脏病等是否及时进行了手术治疗。该类情况失去手术时机常可发展为难治性心力衰竭。

三、低蛋白血症

低蛋白血症（hypoproteinemia）不是一个独立的疾病，而是各种原因所致负氮平衡的结果。

血液中的蛋白质主要是血浆蛋白质及红细胞所含的血红蛋白。血浆蛋白质包括血浆清蛋白（albumin，ALB）、各种球蛋白、纤维蛋白原及少量结合蛋白如糖蛋白、脂蛋白等。血浆总蛋白正常值为 $60 \sim 80$ g/L，其中清蛋白 $40 \sim 55$ g/L，球蛋白 $20 \sim 30$ g/L，清/球蛋白 $1.5 \sim 2.5$。若血浆总蛋白质低于 60 g/L 并有相应临床表现，则可诊断为低蛋白血症。对低蛋白血症一般经及时、合理的治疗，均可取得一定疗效。

（一）病因

1. 蛋白摄入不足或吸收不良　围术期因为手术治疗需要，长期禁食同时静脉补充不足。

2. 蛋白质合成障碍　各种原因的肝损害使肝脏蛋白合成能力减低，血浆蛋白质合成减少。

3. 长期大量蛋白质丢失　术前存在消化道溃疡、痔疮、钩虫病、月经过多、肾病综合征、狼疮性肾炎、恶性高血压、糖尿病肾病等并存症，导致大量血浆蛋白质丢失；烧伤或大面积创伤渗液、反复腹腔穿刺放液、终末期肾病腹膜透析，使大量蛋白丢失。

4. 蛋白质分解加速　长期发热、恶性肿瘤、皮质醇增多症、甲状腺功能亢进等，使蛋白质分解超过合成，而导致低蛋白血症。

（二）临床表现

1. 原发疾病的表现。

2. 营养不良的各种表现，如消瘦，严重者呈恶病质状态；胃肠道黏膜萎缩，胃酸分泌减少，消化酶减少，食欲差；疲乏、无力，体力下降；反应迟钝，记忆力衰退；轻、中度贫血，可有体位性低血压和心动过缓。

3. 水肿 血浆清蛋白减少时，有效渗透压减低，使组织间潴留过多的水分，因而出现水肿，水肿严重时可出现胸腔积液及腹腔积液。

4. 机体抵抗力差，容易发生感染；伤口不易愈合。

5. 血浆纤维蛋白原减少者可有出血倾向。

6. 其他 如性功能减退、闭经、骨质疏松等。

（三）治疗

1. 消除病因 首先应治疗引起蛋白质摄入不足、丢失过多、分解亢进的原发疾病。

2. 若原发疾病无禁忌，可给予高蛋白质、高能量的饮食，使每日摄入蛋白质达 60～80 g，保证充足能量供应（2500 kcal/d 以上），并酌情使用促进蛋白质合成的药物。消化功能差者，可予流食或半流食，同时补充足够的维生素，或者输注复方氨基酸。

3. 凡不能或不宜经口摄食超过 5～7 天者，进行胃肠外营养（parenteral nutrition, PN）。一般严重营养不良者术前准备、复杂腹部手术、消化道瘘、急性重症胰腺炎、严重感染与脓毒症、大面积烧伤、肝肾衰竭等，均是胃肠外营养的适应证。

4. 围术期如血浆清蛋白低于 35 g/L，则可输入血浆或清蛋白制剂。

四、肝肾功能不良

围术期创伤以及多种药物的使用，增加了肝肾负担。因为肝脏是药物代谢的重要场所，肾脏是药物或其代谢产物的排泄要道。一旦肝肾功能不良，药物在体内的转化、排泄必然受到影响，药物治疗的效果自然也会受到影响。有不少种类的治疗药物可直接或间接造成肝、肾的损害，因此，在临床治疗中一定要有保护肝、肾功能的意识。

1. 肝功能不良药物的疗效与毒性的关系 肝功能不良时药物的消除率、血浆半衰期延长，如地西泮的正常半衰期为 46.6 小时，肝功能不良者可长达 105.6 小时，药效虽有延长，但毒性反应的发生率亦明显增高。理论上，以一个血浆半衰期为两次给药的间隔，但临床要根据肝功能减退的程度，酌情延长给药的间隔，并密切注意药物的毒性反应。对有不确定因素的肝功能不良者，应做血液药物浓度测定。根据血药浓度来确定给药剂量和间隔时间。

2. 肾功能不良用药调整 肾脏排泄药物主要决定于肾小球的滤、近曲小管的主动分泌和远曲小管的再吸收。因此，凡肾小球或肾小管的病变皆可影响药物的排泄。有一部分药物是以原型排出的，如排出受阻，理论上血浆半衰期延长、药效增强，但临床上药效增强往往不如毒性蓄积明显。另一部分经肝脏代谢后，以代谢物的形式经肾脏排泄的药物，其毒性反应往往增强显著。对肾功不良者，应减少剂量或延长间隔，给药最好做血药浓度测定。

肾功能不良的用药量，可使用"药物剂量调整系数表"进行计算和调整。国内学者研究发现，用血肌酐测定值结合药物原型肾脏排除率可进行药物剂量的调整。如果没有条件，可用下列公式做粗略计算。

药物的剂量=通常的剂量÷血肌酐值

给药的间隔＝通常的间隔×血肌酐值

（其中血肌酐单位 mg/dl）

如果不便测血肌酐值，亦可按临床经验减量用药，如肾功能轻度损害者用正常剂量的 2/3～1/2；中度损害者用 1/2～1/5；重度损害者用 1/5～1/10。在药物应用后应密切观察药物的毒性作用，必要时予以停药。

3. 肝肾功能不良者用药禁忌 慎用肝肾毒性药物（详细见第一篇有关章节）。用药期间嘱多饮水，可联合应用保肝护肾的药物，如维生素 B_6。要定期检查肝肾功能，如发现肝肾功能有进一步损害，应及时停药。

近来有应用胺碘酮致急性肝肾衰竭的报道。所以无论是口服还是静脉使用胺碘酮均应对肝肾功能进行监测，尤其在用药早期。肝肾功能不全的（尤其老年）尽量避免使用胺碘酮。

五、凝血系统的调整和治疗

随着麻醉、外科相关理论与技术的发展，利用手术治疗的疾病范围不断扩大，年龄范围也极大拓展。合并糖尿病、心脑血管、血栓性疾病的外科情况增多，术前行抗凝治疗的增多。使得围术期面临的问题也相应增多。凝血系统异常围术期的处理也是我们必须面对的。本节主要讨论围术期出现凝血不良或血栓性疾病的有关情况与治疗（其他内容可参阅第一篇第七章）。

（一）凝血功能低下

1. 病因

（1）血小板数量减少或功能降低：血小板的功能主要是促进止血和加速凝血，还有营养和支持毛细血管内皮细胞的作用，使毛细血管的脆性减少。因此，当血小板数量减少到一定程度或血小板功能降低时，会发生出血性疾病。如血小板减少性紫癜、脾功能亢进、再生障碍性贫血或白血病、血小板无力症等。长时间服用阿司匹林、双嘧达莫等影响血小板功能。

（2）血管壁异常导致的出血性疾病：过敏性紫癜、遗传性出血性毛细血管扩张症及其他血管性紫癜如老年性紫癜、机械性紫癜、坏血病等。

（3）凝血因子异常：血友病、获得性凝血因子异常（肝功能严重损伤），遗传性Ⅷ因子缺乏症（有临床出血而 APTT、PT 正常时，首先怀疑本症），依赖维生素 K 凝血因子缺乏症，其临床常见的原因有吸收不良综合征、肠道灭菌综合征、新生儿出血症、口服抗凝药等。肝病出血的原因甚为复杂，涉及一期止血、二期止血、纤溶亢进和血小板异常等各个方面，主要与以下几个方面有关：①凝血因子和抗凝蛋白合成减少，导致凝血和抗凝机制发生紊乱；②凝血因子和抗凝蛋白消耗增多；③异常抗凝物和血 FDP 增多；④血小板减少及其功能障碍。

（4）遗传性纤维蛋白原缺陷症。

（5）麻醉因素和手术因素：有些全身麻醉药物可以干扰凝血过程，麻醉使末梢血管扩张，可使出血和渗血增加。手术因素包括器官移植、使用肝素、产科羊水栓塞、休克等也可造成凝血功能低下。

（6）血液稀释：指短时间内输注超过总血容量 50% 或 1 倍的晶胶体液，或使 Hb<50 g/L、Hct<25%，导致稀释性凝血不良。

2. 诊断和治疗　术前常规实验室检查凝血系列，包括血浆凝血酶原时间（PT）及由 PT 计算得到的 PT 活动度、国际标准化比值（INR），纤维蛋白原（FIB），活化部分凝血活酶时间（APTT）和血浆凝血酶时间（TT）。

PT 主要是反映外源性凝血系统功能。PT 延长主要见于先天性凝血因子 Ⅱ、Ⅴ、Ⅶ、Ⅹ 减少及纤维蛋白原缺乏；APTT 是内源性凝血因子缺乏最可靠的筛选试验，APTT 延长主要见于血友病、DIC、肝病、大量输入库存血等；TT 延长见于低或无纤维蛋白原血症和异常纤维蛋白原血症、血中 FDP 增高（DIC）、血中有肝素和类肝素物质存在（如肝素治疗中、SLE、肝脏疾病等）。

发现凝血系列异常时，需请专科医师会诊。一般可确诊凝血障碍的疾病，并进行必要纠正。根据情况，治疗措施包括以下方面：

（1）术前或术中输注血小板。

（2）术前停用抗血小板药物。

（3）术中输注新鲜冷冻血浆。

（4）输注冷沉淀或凝血酶原复合物。

（5）应用不同作用机制的凝血药物。

（二）凝血功能亢进

1. 病因

（1）血栓性疾病：①血管内皮损伤，机械性损伤（如动脉粥样硬化）、化学性损伤（如药物）以及生物性损伤（如免疫血管自身病变）；②血小板数量增加、活性增高，如血小板增多症及各种导致血小板破坏增加因素；③血液凝固性增高，如妊娠、高龄、创伤和感染等；④抗凝活性减低，如抗凝血酶减少或缺乏；⑤纤溶活性降低，如异常纤溶酶原血症；⑥血液流变学异常，如高纤维蛋白原血症、高脂血症、红细胞增多症、脱水等。

（2）弥散性血管内凝血（DIC）：弥散性血管内凝血是一个综合征，不是一个独立的疾病，是在各种致病因素的作用下，在毛细血管、小动脉、小静脉内广泛纤维蛋白沉积和血小板聚集，形成广泛的微血栓。导致循环功能和其他内脏功能障碍，消耗性凝血病，继发性纤维蛋白溶解，产生休克、出血、栓塞、溶血等临床表现。因此，早期为高凝状态，随着凝血因子的大量消耗，出现广泛的出血和渗血。

造成 DIC 的病因很多。根据资料分析，在我国以感染最常见，恶性肿瘤（包括急性白血病）次之，两者占病因的 2/3。国外报告则以恶性肿瘤，尤其是有转移病变的占首位。广泛组织创伤、体外循环及产科羊水栓塞也是 DIC 发病的常见病因。

2. 实验室检查　PT 缩短主要见于先天性凝血因子 Ⅴ 增多、DIC 早期、血栓性疾病、口服避孕药等；监测 PT 可作为临床口服抗凝药物的监护。APTT 缩短主要见于 DIC、血栓前状态及血栓性疾病；APTT 可作为肝素治疗的监护指标。

DIC 的实验室检查项目繁多，但缺乏特异性、敏感性高而又简便、快速的方法。由于 DIC 病情发展快，变化大，化验结果必须及时正确，必要时还要反复检查，做动态观察。

当检验结果与临床表现不一致时，要恰当评价检验结果的意义，有时临床表现可能比阳性的检验结果更为重要。

DIC 的实验室检查主要分以下几种：

（1）消耗性凝血障碍：①血小板减少，95% 的病例都有血小板减少，一般低于 $10^4/mm^3$。如在动态观察中发现血小板持续下降，诊断的意义较大；②凝血酶原时间延长，阳性率可达 90% 以上；③纤维蛋白原减少，约在 70% 的 DIC 病例，纤维蛋白原低于 200 mg/dl。④其他如出血时间延长、凝血时间延长、血块退缩不良、部分凝血时间延长。

（2）纤维蛋白溶解亢进：①凝血酶时间延长，测定的结果可受到肝素治疗的影响，血浆蛇毒致凝时间用从蛇毒中提取的酶（reptilase）代替凝血酶进行凝血酶时间测定，不受肝素干扰；②纤维蛋白降解产物 FDP 明显增多。

3．治疗

（1）血栓性疾病的治疗：血栓性疾病除了控制原发病外，围术期治疗主要在于预防血栓形成和防止血栓延展。

1）静脉系统血栓形成的预防：应着重避免引起血流减慢的因素，如手术尽早离床活动，注意定期活动下肢；大手术或者严重创伤术后使用器械和抗血栓药物等。①抗血栓的主要药物是低分子量肝素、普通肝素和华法林。采用超低剂量肝素预防血栓也是有效的，用量为皮下注射 1U/（kg·h）；②器械方法包括间歇充气压力泵（IPC）和梯度压力弹力袜（GCS），两者可联合应用，具体适应证和用法可参见 2004 年美国胸科医师学会（ACCP）的抗栓指南。

2）深静脉血栓形成（DVT）治疗：目标是防止血栓延展和发生肺栓塞，防止发生血栓后综合征。①抗凝治疗是主线。抗凝是静脉血栓栓塞的基本治疗措施，低分子肝素和华法林同时开始应用，国际标准化比值（INR）达到 2.0 ~ 3.0 之间，连续两天后停用低分子肝素，继续使用华法林。出院后必须定期随访，在监测血液的情况下服用一段时间的华法林，以防止血栓栓塞的复发；②溶栓应仅限于那些巨大的髂股 DVT，有继发于静脉闭塞肢体坏疽风险的；③腔静脉滤器适用于下肢静脉近端血栓、抗凝治疗禁忌或有并发症者，以及经充分抗凝，反复发作肺栓塞，行肺动脉血栓切除术或肺动脉血栓内膜剥脱术；④手术和介入治疗仅限于可能发生静脉性坏疽，为了挽救肢体的情况。

3）术前抗血小板治疗：常用药物有双嘧达莫，400 ~ 600 mg/d，分 3 次口服，或将 100 ~ 200 mg 置于 100 ml 葡萄糖液体中静脉滴注，每 4 ~ 6 小时重复 1 次；阿司匹林 1.2 ~ 1.5 g/d，分 3 次口服。两者合用则需减少剂量。

（2）DIC 的治疗：DIC 病情严重，病势凶险，发展迅速，必须积极抢救，否则病情可发展为不可逆性。由于 DIC 病情复杂，应采用综合措施进行防治。主要原则是恢复体内正常的凝血和抗凝血的平衡，原发病与 DIC 两者互为因果，治疗中必须同时兼顾，严密观察临床表现及实验室化验结果的变化。

1）消除病因及原发病的治疗：治疗原发病是治疗 DIC 的根本措施，控制原发病的不利因素也有重要意义。预防和去除引起 DIC 的原发性疾病，终止促凝物质入血为首要治疗原则。例如积极控制感染、清除子宫内死胎以及抗肿瘤治疗等。

2）改善微循环：及时纠正微循环障碍，改善组织灌流是治疗 DIC 时的第二位的治疗原则，其中包括补充血容量防治休克、改善缺氧及纠正酸中毒、应用血管活性药物、增强心功能。

3）恢复凝血和纤溶的正常动态平衡：临床上 DIC 时凝血和纤溶两个病理过程往往交错在一起，但治疗以抗凝为主，即使在后期以纤溶为主的 DIC 也不主张单独使用抗纤溶药物。

【抗凝治疗】

应用最广的抗凝血药物是肝素，它不仅可以抑制凝血系统的活化，还能促进纤溶、阻碍血小板聚集、保护血管内皮细胞和减轻炎症反应。肝素和血液中的抗凝血酶Ⅲ（AT Ⅲ）形成复合体，加强 AT Ⅲ 对凝血酶及活性凝血因子Ⅸa、Ⅹa、Ⅺa 及Ⅻa 的灭活，发生抗凝作用。故在肝素治疗时，必须考虑到血中的 AT Ⅲ 水平。

肝素应用的指征：①DIC 诊断明确，原发病或病因不能控制或去除时；②已证实发生 DIC 而准备去除病因时，为防止术中或术后促凝物质进入血循环而加重 DIC，也可短期适当使用；③当准备应用纤维蛋白溶解抑制剂或补充凝血物质时，也应先用肝素，后给纤溶抑制剂、输血及纤维蛋白原等；④对急性 DIC，特别是伴有新鲜创口、创面等病情较复杂的病例，肝素的应用要谨慎，有加重出血的危险；对慢性或亚急性 DIC，没有血管损伤及新鲜创面，使用比较安全。

肝素的剂量及用法：一般采用中等剂量，每 4～6 小时静脉注射 50 mg 或连续静脉滴注（每小时滴 10 mg 左右）。24 小时用量为 200～300 mg（每 100 mg = 12 500 U），每次静脉注射前需测凝血时间（试管法），控制在 20～30 分钟之间，适当调整肝素剂量，一直用至 DIC 检查指标恢复正常。肝素小剂量治疗，用肝素 5000 单位/次，每日皮下注射 2～3 次或静脉给药，优点是无出血并发症，无需实验室的监测。

抗凝血药物另一大类为抗血小板药物，常见的有双嘧达莫和（或）阿司匹林，适用于轻型 DIC 或高度怀疑 DIC 而未能肯定诊断者。还可用低分子右旋糖酐 500～1 000 ml 静脉滴注，主要用于早期 DIC，诊断尚未完全肯定者，也可与双嘧达莫合用。

当凝血因子过低时，应用肝素可加重出血。应当输血（最好鲜血）或补充纤维蛋白原，后者每克制剂可提高血浆纤维蛋白原 25 mg/dl，纤维蛋白原浓度超过 100 mg/dl 时才有止血作用。

【抗纤溶治疗】

在 DIC 早期，纤溶本身是一种生理性的保护机制，故一般不主张应用抗纤溶药物。早期使用有使病情恶化可能。但在 DIC 后期继发性纤溶成为出血的主要矛盾时，则可适当应用抗纤溶药物。这类药物应在足量肝素治疗下应用。只有当已无凝血消耗而主要为继发性纤溶继续进行时，方可单独应用抗纤溶药物。

常用的药物包括 6 氨基己酸（6EACA）2～6 g/d，静脉滴注，氨甲苯酸（para-aminomethylbenzoic acid，PAMBA）200～400 mg/d，或氨甲环酸（AMCHA）200～500 mg/d，用葡萄糖液稀释后缓慢静脉滴注或注射。有人主张血中有大量纤溶酶时可采用抑肽酶，试用剂量为 8～10 万单位静脉注射，好转后减量，每 2 小时用 1 万单位。

六、输血治疗

输血作为一种支持性与代偿性的疗法及一项重要的抢救和治疗措施，围术期经常用到。

输血可以针对不同血液成分进行输入，包括了全血（whole blood）、红细胞浓缩液（packed RBC）、洗涤红细胞（washed RBC）、白细胞浓缩液（WBC concentrate）与血小板浓缩液（platelet concentrate）等，视需求做出选择。

正常人的血量相对恒定，占体重的 7%~8%。如果健康人一次失血不超过全血量的10%，所失的血浆和无机盐可以在 1~2 小时内，由组织液渗入血管内而得到补充；血浆蛋白也可以 1 天内得到恢复。但红细胞和血红蛋白恢复较慢，一般需 3~4 周。

如果一次失血超过全血量的 15% 时，机体的代偿功能将不足以维持血压的正常水平，可引起机体活动障碍，此时就需要输血。输血的治疗作用除了用以补充血容量，提高血压抗休克外，还可供给具有携氧能力的红细胞以纠正因红细胞减少或其携氧能力降低所导致的急性缺氧症；补充各种凝血因子以纠正凝血障碍。

因此病因不同，输血治疗的具体目的不同，可采取的输血方式也不同。如急性大失血，引起血压下降时，则应输全血。严重贫血者红细胞数量不足，最好输浓缩红细胞悬液；患大面积烧伤的，主要是血浆减少，最好输血浆或血浆代用品；对某些出血性疾病的，则可输入浓缩的血小板悬液或含有凝血因子的新鲜冰冻血浆以增强凝血能力促进止血。

输血绝非有益无害，严重的输血反应可以致命。故必须严格掌握输血的适应证，无明确适应证者不应滥用输血。

（一）围术期输血及血液成分应遵循的原则

1. 紧急复苏　晶体液 20~30 ml/kg 或胶体液 10~20 ml/kg 加温后 5 分钟内快速输注，根据输液效果决定进一步如何输血。尿量是液体复苏是否有效的指标。在无糖尿和未用利尿剂的情况下，每小时尿排出量 0.5 ml/kg（儿童 1 ml/kg）。

2. 当一次快速失血量超过全身血液总量（BV）的 15% 时，就应输血。可以先输液进行扩容维持血压。补液扩容采取"先晶后胶，晶胶搭配"。晶：胶比通常为 2：1 或 3：1。慢性失血时无心肺合并症的成人可容许 Hct 低至 25%~30%。美国输血指南认为 HB≤6g应该输血，≥10 g 不必输血，在此之间则根据组织器官的氧和情况决定。

3. 术中失血量估计　吸引瓶中的血量、纱布浸血量和手术单上血量的总和。

可通过下面公式估计可容许的失血量（EABL）：

$$EABL = [(Hct_{术前} - Hct_{容许值}) \times BV] / [(Hct_{术前} + Hct_{容许值})/2]$$

4. 手术在血小板 $>50 \times 10^9$/L 时，一般不会发生出血增多。血小板功能低下（如继发于术前阿司匹林治疗）对出血的影响比血小板计数更重要。

5. 只要纤维蛋白原浓度 >0.8 g/L，即使凝血因子只有正常的 30%，凝血功能仍可能维持正常。

（二）输血反应和输血并发症

输血不当有可能发生不良反应和并发症，甚至有致命的危险。主要的反应和并发症有：

1. 因白细胞和血小板抗原（HLA，又称移植抗原）不合而发生的发热反应或过敏反应。

2. 血型不合的溶血反应。

3. 污染血引起的严重反应。

4. 输血量太大或过速以致心脏负荷过重而发生的急性心力衰竭。

5. 大量输血引起的枸橼酸盐中毒、出血倾向及高血钾症。

6. 传染性疾病特别是病毒性肝炎、艾滋病（AIDS，获得性免疫缺乏综合征）、疟疾、梅毒等。

7. 长期输血后发生的含铁血黄素沉着症和继发性血色病。

8. 空气栓塞等。

由此可见，输血并非是没有危险的。在做出输血的决定之前须慎重考虑有无明确的适应证，权衡其利弊。如果认为确需输血，在技术上要重视，并防范可能发生的危险。

第二章   神经外科手术围术期管理要点

连世忠   双卫兵

　　神经外科是以手术为主要治疗手段研究脑脊髓和周围神经系统疾病的一门学科。神经系统是人体内占主导地位的调节系统，由于其功能结构复杂特殊、神经组织质地软嫩、血供丰富、颅腔空间狭小使之手术具有极强的特殊性，手术的难度及风险度极大，手术技术进入微创外科阶段，对专业人员提出了更高的要求，因此讨论神经外科手术围术期的相关问题就尤为重要和突显其意义了。

第一节   神经外科手术围术期常规管理要点

　　神经外科手术对象是脑和脊髓等神经组织，疾病与手术不仅决定了术后神经系统的功能，更会影响到全身多系统的功能，包括消化系统、内分泌系统、呼吸系统、循环系统等，充分的术前准备和精确的术后治疗是疾病恢复的保证和基础。

一、术前常规准备

（一）尽快明确诊断，积极术前准备

　　1. 完善心、肺、肝、肾功能检测，用药调整患者机体到允许手术的状态。各脏器的功能正常是神经外科疾病手术治疗得以完成的平台。

　　2. 控制高血压　术后出血是神经外科手术后第一并发症，甚至会危及患者生命，术前有效地控制好血压，是预防这一并发症的重要步骤。

　　3. 降低颅内压　颅内疾病多半有高颅压症状，病变水肿明显，给手术增加困难，术前给予脱水治疗有利于术中病变的暴露与治疗。

　　4. 营养支持　患者多由于高颅压、功能缺失、意识障碍等原因就诊，入院前就有不同程度的营养缺失，表现为消瘦、水电解质紊乱、贫血等，术前通过 TPN、EN 等补充能量，1 500~2 000cal/d，保持氮平衡，有利于术后恢复。

　　5. 维持水电解质平衡　每日合理补充水、电解质，维持正常血容量，以利术后血压保持正常、肾功能维持良好的状态。

　　6. 颅脑疾病的诊断包括定性和定位诊断　肿瘤的定性诊断对制订治疗方案尤为重要，全面充分的术前检查包括 MRI、CT、脑血管造影、脑电图。功能性疾病需要加做功能磁共振成像（functional magnetic resonance imaging，FMRI）、核素等神经功能方面的检查。尤其是 MRI 不同序列程序的开发为更准确的术前诊断提供了帮助。

　　7. 术前体格检查　无论何种诊断方法，最终是为手术服务的，手术的效果是由患者的功能表现决定的，术前反复、仔细地体检是必不可少的，既能准确地掌握疾病对功能的影

响，又能发现疾病的近期进展，还能对疾病预后进行评估。

（二）手术前评价

患者全身状况可直接影响手术预后。手术前评价患者全身主要器官的功能，是神经外科手术前准备的重要环节，必须认真细致地完成。

患者术前存在合并症会影响神经系统疾病的治疗，反之，神经外科的手术治疗，也会导致既往疾病的加重和发展。因此，术前应对其既往所患疾病，如心肌病、糖尿病、哮喘、肺气肿、高血压、风湿热、过敏史和肝炎等疾病及治疗用药情况有所了解。有些合并症是与脑肿瘤相关的，如垂体瘤合并糖尿病、颅咽管瘤合并尿崩症、脑转移瘤和原发肿瘤等。

1. 神经系统危险因素评价

（1）颅压增高：为颅内占位性病变常见的危险因素，需要予以紧急处理。

（2）昏迷：引起昏迷的神经外科常见疾患有颅内肿瘤、颅内血肿以及各类脑炎（脑脓肿）等。

（3）癫痫：颅内出血、蛛网膜下腔出血、颅脑损伤和各类脑炎等是神经外科造成癫痫的常见病因。

（4）头皮感染：头皮疖肿、毛囊炎、真菌感染以及开放性头皮损伤是颅脑手术的危险因素。

神经系统危险因素及其处理原则见表 2-2-1。

表 2-2-1 神经系统危险因素及其处理原则

神经系统危险因素	降低风险的处理原则
颅压增高	脑室穿刺或腰椎穿刺置管 CSF 引流 激素：地塞米松、泼尼松、氢化可的松 过度通气
昏迷	早期气管插管 颅压：CSF 引流，必要用甘露醇 处理尿潴留：留置导尿
癫痫	控制癫痫：苯妥英钠或苯巴比妥 癫痫持续状态时静脉注射地西泮
感染或开放性伤口	应用抗生素、及时清创和闭合伤口

2. 对患者主要器官功能评价 术前除要了解患者是否具有神经外科的颅内高压的危险因素外，还要对患者的心、肺、肾、代谢及凝血功能进行评价，应与麻醉科医生共同商定，遇有问题时，还应邀请相关科室医师协助处理（表 2-2-2）。

表 2-2-2　手术前全身各系统危险因素及其处理

系　统	危险因素治疗措施
心血管系统	控制高血压、低血压及心律失常
呼吸系统	肺功能试验、胸部 X 线检查
内分泌代谢系统	治疗糖尿病、评价垂体和其他内分泌腺的功能、准备类固醇激素、控制代谢和电解质平衡
血液系统	血小板及凝固功能障碍；贫血评估
消化系统	营养支持利于康复
泌尿生殖系统	治疗泌尿系统感染，尿潴留时置管导尿，肾功能不全需透析
感染	确定感染源，应用抗生素

3. 神经外科疾病对身体其他系统功能的影响　神经外科疾病可引起患者其他系统的生理功能紊乱，在麻醉及手术过程中出现不良反应。

（1）颅脑肿瘤引起颅内压增高，患者常有呕吐症状；降颅内压治疗时使用甘露醇等脱水剂，可造成患者脱水、低血压甚至体内水电解质紊乱；应用激素治疗脑肿瘤引起的脑水肿，不仅使患者体内血容量增加，还可引起高血压和血糖升高。

（2）脑膜瘤手术中，由于脑膜瘤可产生前凝血质，所以发生血管内栓塞的概率较高；变性的正常组织释放出的促凝血酶原将引发高凝状态，深静脉血栓的发生率很高；DIC 及血小板减少症常见于脑转移瘤的患者；对上述患者的凝血功能的检查十分必要。

（3）垂体瘤患者术前存在着内分泌功能障碍，可表现为甲状腺功能低下和皮质醇分泌缺乏。甲状腺功能低下使药物代谢减慢，降低心室对缺氧的耐受力，继而出现水电解质紊乱，如低血钠、低血糖和低体温；糖皮质激素分泌不足可致肌无力、体重下降、恶心、呕吐和低血压，继而发展低血钠、低血钾；垂体腺瘤分泌的促肾上腺皮质激素增多，患者可发生高血压、低血钾、高血糖，骨骼肌无力和血管内容量增加；垂体腺瘤分泌的生长激素增多，生理功能改变，出现高血压，巨人症和肢端肥大等人体形态变化，这些内分泌功能障碍增加麻醉机手术的危险性。

（4）脊髓肿瘤可能造成尿潴留、泌尿系统感染以及皮肤压疮等，以上情况均应给予对症治疗。

4. 术前药物治疗

（1）手术前应停用的药物：①锂制剂在术前 3 周即停止使用，因其可加重患者神经肌肉阻滞，并可引发心律不齐；②单氧化物酶抑制因子也应在术前 3 周停止使用，因其与麻醉剂的相互作用可引起高血压或高血压危象；③口服降糖药或应用长效胰岛素治疗的糖尿病患者，应在术前 24 小时改用短效胰岛素来代替，糖尿病患者在急诊手术中可以使用 5% 葡萄糖加入适量的胰岛素及氯化钾来保持患者血糖和血钾的稳定；④为了保障术中患者的凝血功能，手术前应停止使用抗凝药，如阿司匹林在术前 1~2 周应停用；⑤某些抗生素如新霉素、卡那霉素、链霉素、四环素、多黏菌素 B 也会延长神经阻滞时间，所以术前也应慎用。

（2）某些药物应在监护下使用，如 β 受体阻滞剂可以阻止心室的不稳定反应；地高辛可与麻醉剂发生协同作用，加强对迷走神经的兴奋作用。

（3）除了对患者的合并症进行治疗外，手术前需要针对神经外科手术给予药物治疗（表2-2-3），包括围术期预防感染、类固醇激素和抗惊厥等药物的应用。

5. 对富于血管的肿瘤术前栓塞　颈内动脉被肿瘤包裹狭窄时，颈内动脉闭塞试验可以了解术中这些动脉是否可以夹闭。术前对富于血管的肿瘤（实性血管网织细胞瘤）栓塞可减少肿瘤术中出血。但有些巨大的肿瘤或动静脉畸形，栓塞后可造成病灶内出血和脑水肿，出现急性颅内压增高，有时甚至需急诊手术。

表 2-2-3　药物治疗

药物治疗种类	治疗原则
围术期预防感染	麻醉前应用一个剂量抗生素，整个手术过程维持有效血药浓度直到缝闭合切口（有感染或伤口污染除外）
类固醇激素使用	脊髓损伤、脑肿瘤所致的水肿及颅内压增高有帮助；首次地塞米松 10～20 mg，每6小时4～6 mg维持（成人）
高渗溶液	甘露醇 1 g/kg 治疗颅内高压；3%氯化钠溶液治疗持续性低钠血症
抗高血压药物	预防术后出血及治疗蛛网膜下隙出血
抗惊厥药物	有癫痫史或发生癫痫后给予，保持有效的血药浓度

二、术后常规管理要点

1. 瞳孔、意识，生命体征观测　意识状况是极为敏感的指标，意识的变化直接反映了颅内变化，当意识丧失后，临床只能通过神经体征来判断疾病的进展。严格细致的观察、记录，前后对照，能定位诊断尽量定位，有利于及早发现病情进展，及时处理。

2. 生化检验监测　术后患者在一段时间内自我调节能力差，加之神经外科手术前后多有脱水的治疗过程，水电解质的平衡需要持续观测，避免与原发病的症状混淆。

3. 各脏器功能监测　各脏器功能的健康有序是神经外科疾病得以稳步康复的平台和保证。每个脏器均有最易发生的并发症，如肺部感染的发生，由于患者不会咳嗽排痰，加上长期卧床和呼吸机辅助呼吸等因素，极易出现坠积性肺炎，导致病情加重，有时甚至是病情恶化的直接原因。

第二节　颅内肿瘤围术期管理

颅内肿瘤（intracranial tumor）是指发生在颅腔内的神经系统肿瘤。包括原发性颅内肿瘤、继发性颅内肿瘤以及一些需同神经系统肿瘤进行鉴别的囊肿和类肿瘤病变、归属内分泌系统肿瘤的垂体腺瘤、在颅内延伸生长的脊索瘤等占位病变。颅内肿瘤的症状与体征的出现及进展，与肿瘤所在部位及病理性质有关。生长迅速或位于重要脑功能区以及在脑室系统的肿瘤，常比生长缓慢或位于"沉默区"的肿瘤的症状和体征出现为早。

一、颅内肿瘤围术期管理要点

（一）术前处理

1. 术前诊断要点

（1）病史与体征：颅压增高以头痛、呕吐、视力减退为主要表现，过程可快可慢，根据病变部位的不同，会出现不同的定位体征，这样的体征往往不是单一的，尽量了解症状发展的顺序，特别注意首发症状和体征，以便能够更准确地做出定位诊断。

几种典型部位病变的体征包括：①额叶的精神症状；②额、颞叶的癫痫；③锥体束的肢体运动障碍；④蝶鞍区的视觉障碍、内分泌功能紊乱；⑤下丘脑的尿崩症；⑥松果体区的高颅压、上视障碍、瞳孔对光反应和调节反应障碍；⑦颅后窝的共济失调等。

（2）辅助检查：行头部 CT 或 MRI，通过平扫加增强，甚至包括 FMRI、DTI、MRA、DSA、PET、核素扫描等从不同角度方式发现并确诊疾病性质、部位、质地、血供情况与周围功能结构的相互关系等。

2. 术前准备

（1）完善各方面的化验后，要有针对性地调节身体状况。这样以利于提高手术耐受性并可促进术后的恢复。

（2）术前有内分泌失调的，尤其是甲状腺功能减退、皮质醇水平低下者，应首先补充至正常，方能手术；术前脑水肿严重者，病情允许时，先脱水治疗 5～7 天后，再手术治疗。

（3）术前需对患者及家属介绍疾病的性质、颅内肿瘤的良恶性、肿瘤的部位、术后可能出现的功能缺失等；介绍手术的方法，以利于选择；介绍术后可能出现的状况，使能够配合治疗。

（二）颅内肿瘤手术的适应证和禁忌证

1. 适应证

对于无绝对手术禁忌证者，均应安排手术治疗与放疗，根据病变的早、晚可行不同的术式。恶性肿瘤，手术应尽早安排，早期诊断及早期治疗是提高临床治愈率的关键，因此一旦确诊，应尽早安排手术。颅内肿瘤的手术指征为：

（1）客观阳性体征明确，如颅内高压、局部神经（脑）受压体征。

（2）影像学颅内肿瘤诊断明确。

（3）无严重并发症，肝、肾、骨髓功能无严重障碍者。

2. 禁忌证

（1）患者的全身状况无法耐受手术者。

（2）存在绝对手术禁忌证者。

（3）较晚期的病变，如颅内广泛受侵，颈内动脉受侵、患者一般状况差，无法耐受者。

（三）术中处理

1. 术中监测要点

手术多在全麻下进行，而且手术对全身重要脏器的影响较小，术中监测要点同全麻监测，只是该类手术术中常规需要行控制性低血压，术中对血压的控制，尤其对于老年患者血压控制应调节在一理想范围，不可单纯考虑术区出血情况，还应考虑到低血压状态对心、脑等重要脏器供血的影响，一般而言，低于基础血压 30～40 mmHg 即可，不可过度降低血压。

2. 术中注意事项　手术一定要在熟悉解剖结构的前提下进行，防止盲目操作，导致严重并发症的发生。手术以尽可能切除肿瘤、保护神经功能、保护血管功能、尽量少干扰神经功能为原则。

（四）术后处理

1. 全麻术后常规术后观察，如患者的呼吸、血压、心率等基本生命体征指标。还要注意神经功能观察，如瞳孔、意识、肢体运动、病理征等。

2. 神经科患者全麻后苏醒慢，未清醒时，注意呼吸道的通畅度，注意吸痰，可常规予以低流量吸氧等。

3. 待麻醉清醒后，可取仰卧位、半卧位或侧卧位，一般不要求绝对平卧位。

4. 术后 3 天内可进流食与半流食。

5. 注意动态观察生命体征，神经功能变化情况，有助于及时发现疾病的变化，更早地对其采取干预。

6. 术后预防性使用抗生素 1~3 天，对于合并肺部慢性炎症者可适当延长抗生素使用时间。

7. 放置引流管的一般不超过 48 小时，特殊情况下（如脑室引流管）一般不超过 1 周，需继续放置者应该及时更换引流管的位置或重新放置。

8. 术后 3 天换药，观察伤口是否有愈合不良或皮下积液，一旦发现问题要及早解决，避免进一步发展甚至并发感染。

9. 头部切口 5~7 天拆线，颈部切口可适当延长时间 1~2 天，张力较高者可以先间断拆线。

（五）术后并发症及其处理

所有开颅手术的并发症总体相同，在颅内肿瘤中统一介绍，其他疾病有各自的特点，在各病中介绍。

开颅手术术后并发症多发生在手术后 7 日内，手术结束至 48 小时为早期并发症（表2-2-4）；48 小时以后为晚期并发症（表2-2-5）。这些术后并发症包括颅内压增高、颅内出血、感染、脑积水、脑脊液漏、脑缺血、凝血功能障碍、代谢紊乱等。

表 2-2-4　神经外科手术后早期并发症及其处理

并发症	处理
蛛网膜下腔/脑室内出血	蛛网膜下腔脑脊液引流
蛛网膜下腔出血后血管痉挛	维持血容量
手术部位脑脊液漏	脑脊液引流，恰当的体位
呼吸功能不全	治疗肺不张，严重时气管内插管
癫痫发作	抗癫痫、祛除可能的皮质刺激源和出血
感染	早期或晚期：抗生素、引流、清创
血液过度稀释	限制液体摄入时，高渗盐水

表 2-2-5 神经外科手术后晚期并发症及其发生原因

并发症	发生原因
晚期感染	脑脊液分流，颅骨修补术感染
脑脊液积水	手术或外伤后脑膜炎
晚期脑积水	蛛网膜下腔出血，颅后窝手术
深静脉血栓形成	长期卧床，血呈高凝状态
垂体功能不全	甲状腺功能、性腺功能减退和类固醇激素不足
晚期癫痫发作	由于瘢痕或其他刺激出现癫痫灶

术后并发症可能发生在病房、手术室、麻醉恢复室、ICU 等医院的不同单位。神经外科医师需要在不同的环境中，与相关科室医师协同处理患者的各种医疗问题。掌握较全面的医学知识和正确有效的治疗方法是神经外科医师不可忽视的基本功。

1. 开颅术后颅压升高 开颅术后颅压升高使脑灌注压降低，严重时影响脑代谢，一旦发生脑疝，将危及患者的生命。因此，需及时发现和处理术后颅压升高。二氧化碳潴留、术后颅内血肿、静脉回流受阻、发热、脑水肿、脑血管自动调节功能障碍者，要连续监测颅压，以便在患者术后出现颅压增高时能得到及时处理。

2. 开颅术后血肿（postcraniotomy hematoma，PCH） 开颅术后血肿是颅脑手术后严重的并发症。颅内可代偿空间有限，20~30 ml 术后血肿即可造成病情恶化，如发现处理不及时，对患者术后康复极为不利，甚至危及患者生命。

术中止血不彻底、脑静脉血回流受阻、头皮颞肌止血不彻底或板障渗血、皮质引流静脉断裂、凝血功能异常、脑动脉硬化、糖尿病等均可使术中止血困难，易造成术后血肿。术中止血方法不当（如过分依赖止血药物、生物胶），关颅时患者血压过低，手术结束不久患者突然癫痫大发作，这些情况都可能是造成手术后血肿的原因。术后血肿也可为原发脑损伤和脑积水等的手术后并发症。CT 扫描可为术后血肿、局部脑水肿以及脑积水提供可靠的鉴别诊断依据。

3. 开颅术后气颅（pneumocephalus） 若出现张力性气颅，需经开颅的骨孔穿刺，把气体释放出来。

4. 开颅术后脑脊液漏（leakage of cerebrospinal/CSF leak） 开颅手术行去骨片减压，术后脑压仍高时，会出现脑脊液自伤口外漏，甚至造成伤口感染。在这种情况下，单纯补缝头皮漏口处或应用静脉脱水剂是不够的，可采用腰椎穿刺置管在蛛网膜下腔隙持续脑脊液引流，减低颅内压，有利于切口愈合。持续腰椎穿刺引流并保持头高位，可有效减少渗漏，促进漏口愈合，经上述处理后有的漏口可自动闭合。如引流数日后渗漏未减轻，则需手术修补漏口。

5. 开颅术后感染 开颅术后感染分为直接感染和间接感染。直接与手术相关的感染有头皮切口感染、脑膜炎、脑脓肿等；另外，开颅手术后还可继发呼吸系统、泌尿系统的感染。感染以神经系统最为严重。感染一般发生在术后 30 天之内，体内有置入物如分流管、人工颅骨时，甚至术后 1 年内仍可能发生感染。

6. 开颅术后脑梗塞　开颅术后脑梗死并不少见，可分为全脑梗死和局灶性脑梗死。研究表明，脑灌注压必须高于 55 mmHg 以上才能保证脑的血液供应。术后脑梗死多发生在术后 2～3 日，患者意识蒙眬，严重者可昏迷，出现肢体运动障碍，伴有颅内压增高时甚至可能发生脑疝。头颅 CT 检查与术前相比，可发现新的低密度病灶。但当 CT 片未表现出上述变化而临床症状明显加重时，尽快地行 MRI 检查，有利于早期明确诊断。

术后脑梗死的治疗包括：药物治疗和手术治疗。经确诊为术后脑梗死，应立即给予脱水、保护脑细胞、解除血管痉挛、溶栓等治疗；术后出现缺血性梗死，占位效应明显，或经保守治疗后颅压增高无法控制，可以去骨瓣减压术。

7. 开颅术后脑积水　开颅术后早期出现脑积水，提示脑室系统被肿瘤阻塞。未得到解决或出血造成脑室系统梗阻。术后晚期出现脑积水，多因脑室系统肿瘤复发或继发性蛛网膜炎致脑脊液吸收障碍。头颅 CT 或 MRI 检查可明确诊断。开颅术后脑积水可分为以下类型：交通性脑积水、局限性脑积水、假性脑膜膨出及硬脑膜下积液。

8. 开颅术后癫痫　开颅术后患者可出现癫痫发作，称为术后癫痫（postoperative epilepsy）。对于大脑半球脑膜瘤、胶质瘤、鞍区肿瘤、颅后窝髓母细胞瘤等，患者术前虽未发生过癫痫，术后癫痫的发生率却较高，称为潜在癫痫（latent epilepsy）。

术后早期发生癫痫，不利于患者的康复，癫痫大发作会引起脑缺氧、术后血肿等并发症，因此，应积极、有效地预防术后癫痫的发生。术前有癫痫病史的患者术后更易发生癫痫，应继续抗癫痫药物治疗，维持水电质平衡，预防高热和感染。术中精细操作和尽量减少脑组织破坏，可减少术后癫痫发生。抗癫痫药物治疗，能口服时尽量口服，若口服困难，改由静脉给药，以前多用地西泮注射液，目前除癫痫持续状态外，多使用丙戊酸钠粉针，即可有效地预防癫痫，又可避免地西泮对呼吸的抑制作用，更为安全。

9. 术后凝血功能异常　手术创伤可促使血液呈高凝状态并可诱发弥散性血管内凝血（DIC）、肺动脉栓塞（pulmonary embolism，PE）。患有先天凝血功能障碍的患者行神经外科手术时，应在术前补充新鲜血浆和相应的凝血因子。显微神经外科手术已很少需要大量输血，若术中输血量超过 2 000 ml，将有可能影响患者的凝血功能。肝疾病、消耗性凝血疾病、血小板功能障碍、凝血因子 V 和 Ⅶ 缺乏、术前应用双香豆素或阿司匹林等，都可造成术中止血困难和术后凝血功能异常。

10. 其他术后并发症　皮质盲、静脉空气栓塞、体位性压疮、小脑性缄默症等是颅内肿瘤行开颅手术后发生率较低的术后并发症。

并发症的发生重在预防，严格的准入制度、高度的责任心、精湛的技术、良好的设备条件、充分的术前准备，如仔细阅读 CT 片、对病变范围及解剖结构有一深刻印象，都在减少并发症的发生上起着重要的作用

二、垂体瘤围术期管理要点

垂体瘤因为是内分泌器官肿瘤，具有独特的准备、治疗过程。

（一）术前处理

1. 术前诊断要点

（1）病史与体征：多以视力减退、视野缺损及内分泌功能障碍起病。

（2）辅助检查：鞍区 MRI 检查是首要检查，完善的内分泌检测、评估必不可少。

2. 术前准备　每个垂体瘤患者术前必须进行完整的内分泌评估，其中皮质醇、甲状腺水平尤为重要，二者不仅有助于诊断，更对预后影响巨大。如果二者水平低下，有可能发生不可逆的术后昏迷，甚至导致死亡。因此围术期所有患者都要使用糖皮质激素，如果术前检查示皮质功能低下，补充激素更为重要。若术前检查发现甲状腺功能低下，只要病情允许，必需须口服甲状腺片，调整至正常水平才可以手术。

（二）垂体瘤手术的适应证和禁忌证

除全麻手术禁忌证外，所有垂体瘤患者，只要有临床症状，内分泌水平又符合标准，均可接受手术。

（三）术中处理

1. 术中监测要点　全麻下进行手术，术中常规监测生命体征、出入量、观察有无尿崩等并发症即可，而无需监测激素水平。

2. 术中注意事项　手术多经鼻腔进行。术中可使用抗生素预防感染。要注意避免内镜下对神经及血管的刺激和损伤。一旦发现尿崩情况，应监测出入量、尿比重，适时补充液量和电解质。

（四）术后处理

1. 全麻术后常规术后观察　注意观测患者的呼吸、血压、心率等基本生命体征指标。

2. 监测尿量、尿比重、电解质变化　如果出现尿崩症表现，可使用垂体后叶素。若持续时间较长，几天甚至更长，可口服弥凝片，但要个体化用药，并从小剂量开始，以控制过多尿量为主要目的。

3. 不论何种手术方式，术后视力均会有不同程度好转，需严密观察视力变化，若视力减退，往往提示出血，应及时复查 MRI 或 CT，必要时早期再手术清除血肿。

4. 观察鼻腔内或口咽后壁是否有脑脊液漏出。发现脑脊液漏，采取降颅压、封堵等方法促使漏口愈合。

第三节　脑动脉瘤围术期管理

脑动脉瘤发病率位居脑血管病第三位，动脉瘤病变往往是全身血管病发展的延续，也可能为其直接表现。破裂的动脉瘤短时间内再次破裂的可能性极高，因此，不论第一次破裂的动脉瘤患者病情有多轻，也应给予病重甚至病危的观察。动脉瘤确诊需行全脑数字减影血管造影（digital subtraction angiography，DSA）或脑血管 CTA 检查来明确。有条件的医院一般只要患者条件允许，应尽早手术。手术方式包括动脉瘤栓塞术、动脉瘤夹闭术、包裹术、孤立术等。

一、术前处理

（一）术前诊断要点

1. 病史与体征　多以蛛网膜下腔出血（subarachnoid hemorrhage，SAH）起病，轻者无明显症状，重者有出血症状、局灶神经功能损害症状、甚至意识障碍等，部分出现迟发性缺血障碍、癫痫、脑积水。

2. 辅助检查　头部 CT 检查是首要的辅助检查，SAH 明确后，需行全脑血管 DSA 检查或 CTA 检查，确诊动脉瘤，提示病变部位、了解解剖结构以指导临床。TCD 可以帮助明确血液循环情况和血管痉挛的程度。

（二）术前准备

1. 术前需对患者介绍该疾病的性质。要求患者绝对卧床，适当抬高头部。镇痛、预防癫痫治疗，给予缓泻剂预防大便干燥，避免情绪激动及声光刺激。

2. 动脉瘤发病急骤，手术风险大，极易造成残疾或不良预后，该类疾病手术是治疗的重要环节，在安排治疗时间上需予以考虑，条件许可应尽早手术。

3. 手术多在全麻下进行，因而术前需行常规全麻术前准备，对全身重要脏器予以正确评价。

4. 控制血压对于术中控制出血、保证手术顺利进行有非常重要的意义；术前需与麻醉医师充分沟通，该类患者如无特殊情况，均可在术中予以控制性低血压，一般在基础血压的前提下降低 30~40 mmHg 可达到良好的手术要求血压，又不会影响患者全身重要脏器的供血。

5. 术前用药　主要目的在于防止再出血、血管痉挛并预防癫痫。

（1）预防和治疗血管痉挛，早期使用钙离子通道阻滞剂改善微循环，如尼莫地平液持续静脉泵入。

（2）应用降压药物控制血压。降低血压是减少再出血的重要措施，一般降低 10% 即可，避免引起脑供血不足。

（3）在明确控制动脉瘤之前，应用 6-氨基己酸抗纤溶治疗应达到 10 天。

（4）给予抗癫痫药物口服或持续泵入。

二、适应证、禁忌证及手术时机选择

1. 适应证　除极个别的病例外，如无手术禁忌，所有颅内动脉瘤患者均需接受动脉瘤夹闭术，这是治疗颅内动脉瘤的金标准。

2. 禁忌证

（1）患者的全身状况无法耐受手术者。

（2）Hunt-Hense 分级过差，Ⅳ~Ⅴ级。

（3）存在其他开颅手术禁忌证。

3. 手术时机选择　根据 Hunt-Hense 分级（见本节附注内容）来判断手术时机及预后。

（1）Ⅰ、Ⅱ级的患者应尽早行手术造影，并于出血后 72 小时内手术夹闭动脉瘤，可以防止动脉瘤再次出血，减少血管痉挛发生。

（2）Ⅲ级以上提示出血严重，可能伴发脑积水和血管痉挛，手术风险较大，待数日病情好转后再行手术治疗。

近来主张对破裂的动脉瘤实施早期手术。但动脉瘤手术的具体时机多年来颇有争议。目前主张要综合分析患者的临床神经学表现、全身情况、手术条件及动脉瘤局部解剖来确定手术时机。随着导管技术的发展，神经介入治疗动脉瘤，为动脉瘤更多的早期治疗，提供了更大的可能。

三、术中处理

（一）术中监测要点

全麻下进行手术，术中常规需要行控制性低血压，术中对血压的控制，不可单纯考虑术区出血情况，还应考虑到低血压状态对心、脑等重要脏器供血的影响，一般而言，低于基础血压 30~40 mmHg 即可，不可过度降低血压。

（二）术中注意事项

1. 手术的过程可以说是解剖的过程，在发现、处理动脉瘤过程中可以临时、间断性阻断供瘤动脉，以便操作，但要严格控制阻断的时间，最长不可超过 20 分钟。

2. 手术的目的是阻断动脉瘤的血液供应，保持载瘤及供血动脉通畅，维持脑组织的正常血供。可用术中超声来监测评估。

3. 为了尽量减少术后血管痉挛的发生率及严重程度，可于术中罂粟碱棉片贴敷血管或尼莫地平液灌洗缓解痉挛。

四、术后处理

1. 全麻术后常规术后观察。

2. 根据术中情况适度脱水，可给予激素、血管扩张药等。

3. 其他术后处理同肿瘤开颅手术术后处理。

五、术后并发症及其处理

术后最常见并发症为再出血和缺血。再出血者要求术中止血彻底，术后出血量大者必要时再次手术；缺血者要加强扩血管治疗，适当提高血压，扩容治疗，改善脑循环，甚至可给予活血药物。

附　Hunt-Hess 分级法

原发性蛛网膜下腔出血（subarachnoid hemorrhage，SAH）一般采用 Hunt-Hess 分级法，对动脉瘤性 SAH 的临床状态进行分级以选择手术时机和判断预后。

Hunt-Hess 分级法

级 别	出血量	意 识	头 痛	脑膜刺激征	其 他
Ⅰ级	不出血或轻微出血	清醒	无或轻	轻	不伴神经受累
Ⅱ级	少量	清醒	较重	明显	伴有神经受累
Ⅲ级	中等	嗜睡、模糊、蒙眬	有	颈项强直	1. 轻度神经系统症状；2. 高颅压
Ⅳ级	中等或较大量	昏迷或木僵状	——	——	1. 明显神经系统障碍；2. 中重度偏瘫；3. 早期去脑强直、自主神经功能障碍
Ⅴ级	严重	深昏迷	——	——	1. 一侧或双侧瞳孔散大；2. 去脑强直；3. 病理呼吸循环等

注：严重全身性疾病（高血压、糖尿病、严重动脉硬化、慢性肺病、DSA 提示严重血管痉挛）分级评分加一级

第四节　功能神经外科围术期管理

　　功能神经外科治疗对象主要包括运动障碍疾病、癫痫，其中，帕金森病为主要疾病。帕金森病、舞蹈症和手足徐动症、扭转痉挛、震颤和肢体痉挛均为锥体外系病变所致，多数药物治疗效果差或无效。帕金森病发病率高，本节以其为例介绍功能神经外科围术期管理。

一、术前处理

（一）术前诊断要点

1. 病史　帕金森病（PD）诊断标准严格，需明确诊断。

2. 体征　主要表现为静止性震颤、肌僵直症状、运动减少及自主神经功能紊乱的临床表现。

3. 辅助检查　多平面 MRI 扫描是最主要的检查，可以发现脑萎缩及基底节区钙化，SPECT 通过多巴胺受体及多巴胺转运蛋白的功能显像发现 PD 严重程度及鉴别诊断，有助于手术设计。

（二）术前准备

1. 对患者的心理咨询与引导是关键，克服手术恐惧，使术中准确地表达自己的感觉。

2. 帕金森病患者在术前 10 ~ 12 小时停用左旋多巴，以减少其对手术疗效评估的干扰。

二、手术适应证、禁忌证及手术方式选择

1. 适应证　原则上对于正规长期药物治疗无效、疾病进行性缓慢性发展已超过 3 年以上、工作和生活能力受到明显限制、根据 Hoehn 和 Yahr 分级为 Ⅱ ~ Ⅳ级且没有禁忌证的患者可以考虑手术。

2. 禁忌证　年高体弱、严重关节挛缩、明显精神障碍、严重脏器功能障碍及高血压脑动脉硬化者。

3. 手术方式选择　有手术适应证的病例手术方式选择却较为困难。苍白球切开术对于

多巴诱导的臆动症有效，且对震颤的患者可能有效；以震颤为主要表现的 PD 可考虑丘脑切开术或丘脑刺激术。

三、术中处理

（一）术中监测要点

术中使用电生理描记及临床体征观测。

（二）术中注意事项

1. 功能性立体定向手术一般在局麻下完成。固定头架时，对难以忍受的可以适当给予咪达唑仑等镇静剂。

2. 在神经电生理记录和电刺激中，与患者的交流和神经学上的评估是必要的，这样，对毁损导致的结果可以即刻做出评价，不良反应的风险也将减少。

3. 靶点毁损前需对靶点进行验证，这是提高术后疗效、减少并发症的保障。核对靶点的常用方法包括：

（1）微电极记录，记录核团的单位放电。

（2）电刺激试验，通过特殊电极，对靶点及其周围结构进行适当刺激，脑部不同结构的电刺激后产生反应不同，可作为核对电极位置的依据。

（3）临床神经、精神功能检查法：利用临床观察和询问仍是不可缺少的基本核对方法。

四、术后处理

原发病症状的观察记录，生命体征、神经功能的观察记录，如有变化，则根据病情复查 CT 或 MRI，监测颅内变化。

五、术后并发症及其处理

术后可以出现对侧同向偏盲、面瘫、偏瘫、偏侧感觉减退及构音障碍。多为一过性出现，无需治疗。少数永久遗存，形成残疾。部分由术后脑内出血引起，明确诊断后，可以手术治疗。

第五节　脊髓肿瘤围术期管理

脊髓肿瘤包括发生于脊髓本身或椎管内与脊髓邻近的组织的原发性肿瘤或转移瘤。脊髓肿瘤的手术治疗以切除肿瘤及解除脊髓压迫为主要目的。手术多采取打开椎管切除肿瘤的模式。

一、术前处理

（一）术前诊断要点

1. 病史　病史对于脊髓肿瘤的诊断有定位和定性的价值。询问病史应包括神经根痛、感觉障碍、运动障碍和自主神经功能障碍四方面。但脊髓肿瘤可引起多种临床症状和体征，有时往往缺乏能确定诊断的特异性临床症状。进行性神经损害而引起的疼痛在临床病程中很常见，疼痛的类型和损害的特点主要取决于肿瘤生长的部位和速度。

2. 体征　通过感觉检查、运动和反射检查记录体征，脊髓肿瘤的定位诊断由体征和病史综合判断下达。

3. 辅助检查 MRI 是目前椎管内肿瘤最有价值的检查。MRI 能够提供立体且可对比的神经结构图像，这是其他影像学技术所无法达到的。CT 能很好地表现位于神经孔的髓外肿瘤以及伴随的骨性改变。

（二）术前准备

肿瘤的良、恶性最后要通过病理检查才能确定，但髓内肿瘤更多的会有神经功能的缺失而致残，这有时不取决于肿瘤的性质。术前与患者充分地交流有利于术后功能锻炼的配合及坚持。不论哪种脊髓肿瘤，如果条件具备，手术治疗越早越好。

二、手术适应证、禁忌证及手术时机选择

对于无绝对手术禁忌证者，均应安排手术治疗与放疗，根据病变的早、晚可行不同的术式。对于较晚病变，如髓内广泛受侵，椎管内神经受侵，患者一般状况差，无法耐受等情况，则无法进行手术治疗，或仅行椎管减压术缓解症状。

脊髓肿瘤，手术应尽早安排，早期诊断及早期治疗是提高临床治愈率的关键，因此一旦确诊，应尽早安排手术。

三、术中处理

（一）术中监测要点

术中最重要的要做到电生理监测，在切除肿瘤的同时，尽量保全神经功能，以期好的预后。

（二）术中注意事项

1. 无论髓内外的肿瘤，细致的显微手术是手术成功的重要保障。

2. 手术治疗是多数髓内肿瘤的最有效的治疗手段。手术的目标是切除肿瘤，髓内肿瘤的切除程度完全取决于肿瘤与脊髓的关系，界限清楚者可以完整切除。要避免术中获取标本的切口过小，否则结果常是不精确或不可靠的。

3. 手术对恶性髓内肿瘤的治疗作用有限，如果术中组织学活检明确提示恶性肿瘤，手术即应终止。

4. 外科切除是硬脊膜下髓外肿瘤的最佳治疗方法，通过标准的椎板切除术几乎可以切除所有的髓外病变。

5. 术中注意骨质的保护，以避免对脊柱稳定性干扰太大，必要时加用内固定。

四、术后处理

1. 手术为全麻手术，术后应予以全麻术后护理，术后当天及第 2 天应予以一级护理，严密观察病情变化。

2. 术后注意躯干、四肢的运动感觉体征，并与术前相比较。要做到仔细、认真、反复查体，以及早发现病情的变化，及时处理。

3. 高颈段的肿瘤要严密观察呼吸变化，以便及时发现呼吸肌麻痹引发的呼吸停止。

4. 若出现与手术不符的症状体征，宜尽早复查 MRI 或 CT，及时发现椎管内术后变化。

五、术后并发症及其处理

脊髓肿瘤术后并发症以椎管出血、脊髓肿胀、缺血改变为主。术后严密观察，可以及

时发现并发症的出现，要做到早发现、早诊断、早治疗。对于水肿，可以加强脱水和加用激素如甲泼尼龙治疗，保护神经功能。若保守治疗效果差，必要时再次手术，清除血肿或行椎管减压。

第六节　先天性畸形矫形围术期管理

神经外科的先天性畸形主要包括颅、脑、脊髓和脊柱的先天生长异常。脊髓脊柱畸形的治疗与脊髓肿瘤治疗无太多差异。本节以颅缝早闭为例介绍神经外科先天畸形的围术期治疗。

颅缝早闭常合并颅面畸形，病变涉及外貌和功能，手术是解决问题的有效方法，手术主要包括颅缝松解术和头颅重塑术。

一、术前处理

（一）术前诊断要点

1. 病史　本病从出生即开始出现，从不明显的颅面畸形至威胁生命的严重颅内压增高。患儿多表现为头颅形状异常，偶表现为头围增大，极少数患儿表现为脑积水、癫痫和发育迟缓。患儿头颅畸形的发现早晚不一，从出生后 2～4 个月至学龄童均有。

2. 体征　新生儿期的枕额周径（OFC）异常增大，成舟状头（矢状缝早闭）；前额变平、外侧眶上板凹陷和抬高（额缝早闭）；三角头（额缝早闭）。

3. 辅助检查　眼科学的检查是必要的，用来发现斜视等体征，头颅 CT 骨窗检查，以及在某些情况下行三维重建。

（二）术前准备

1. 充分阅读 CT 片，明确颅缝早闭的类型，完善设计手术方案。

2. 准备好颅骨重新排列，大的颅骨缺损所需的内固定材料。

3. 保证充足的血液供应。

二、手术适应证、禁忌证及手术时机选择

对于无绝对手术禁忌证者，均应安排手术治疗。

手术时机：在矢状缝早闭患儿治疗中，1 岁以下手术者，并发症少，并可取得更快更成功的头颅整形效果，在婴儿出生后 6 个月内手术不影响长期整形效果；从认知功能来讲，预后很好；对于冠状缝早闭患儿，手术时机取决于外科医师的偏爱，最理想在 6～10 个月之间。

三、术中处理

（一）术中监测要点

在该手术过程中，可能出血量较多，尤其重塑颅骨者，出血较为明显，术中需对患者的血压、出入量进行监测。

（二）术中注意事项

1. 实施手术一定要满足美容上和功能上的要求。

2. 体位多为俯卧位。

3. 注意双眼及受压区皮肤的保护。

4. 手术中常需将颈部过屈或过伸，此时应通知麻醉医生。

5. 对于大多数颅面畸形病例，由于头部可能被移动或者需要对面中部进行操作，谨慎的办法是将气管内插管缝于上颌。

6. 术中需要一位对儿科麻醉经验丰富的麻醉医师配合，并做好患儿大出血的急救准备。

四、术后处理

1. 手术为全麻手术，术后应予以全麻术后护理，术后当天及第 2 天应予以一级护理，严密观察病情变化。

2. 术后注意观察气道、血流动力学、新陈代谢和神经系统的变化。

五、术后并发症及其处理

1. 由于手术改变了颅腔形状，可能会出现脑积水。发现后，根据病变表现，选择二次手术或分流术。

2. 其他开颅手术所面临的并发症，可参阅相关章节。

第三章　眼科手术围术期管理要点

李春晖　高　妍

第一节　青光眼手术围术期管理

一、青光眼的外科解剖学

1. 球结膜和眼球筋膜（Tenon 囊）　球结膜（bulbar conjunctiva）及结膜下 Tenon 囊组织从穹窿部延伸至角膜缘，覆盖前部巩膜和角膜缘。所有青光眼滤过性手术均须利用球结膜和 Tenon 囊覆盖滤过部位形成滤过泡。

2. 角膜缘　角膜缘（limbus corneae）为角膜和巩膜的结合部，构成前房角的前外侧壁，是青光眼手术的重要标志。

3. 虹膜　虹膜（iris）组织由前到后分为六层：内皮细胞层、前界膜层、肌肉层、虹膜色素上皮层、内界膜层。虹膜是构成前房角的后内侧壁，其根部附着在睫状体的起始部。虹膜的周边部较薄，并有较小的虹膜隐窝，虹膜根切部位应该选择在较薄的周边部虹膜。

4. 睫状体　睫状体（ciliary body）分为睫状冠和睫状环两部分。睫状冠约 2 mm，位于睫状体前 1/3 部分，睫状环约 4 mm，位于睫状体后 2/3 部分。青光眼手术尽量避免损伤睫状体。

5. 晶状体和玻璃体　晶状体（crystalline lens）位于虹膜后方，青光眼手术时尽量避免损伤晶状体。晶状体脱位、无晶状体眼在行青光眼手术时尽量避免玻璃体嵌顿在滤过口处。

二、青光眼手术围术期常规管理

（一）术前准备

1. 控制眼部炎症　原发闭角型青光眼患眼往往伴随有眼前段葡萄膜炎，可选择局部滴用皮质激素眼药水，炎症严重者可全身应用皮质激素或吲哚美辛。

2. 控制高眼压　原则上青光眼患者应该在眼压控制至正常后才能进行手术，手术时的眼压一般要求 20 mmHg 以下，因为高眼压下进行手术危险性大，而且术中和术后并发症较多，手术效果也较差。

3. 止血药的应用　对充血明显的患眼，如原发性急性闭角型青光眼的急性发作期，或有出血倾向的患者，手术前 1 日及术前 1 小时应常规全身应用止血药。

4. 患者准备　保持良好的精神状态，避免情绪波动过大，禁用阿托品、东莨菪碱等升高眼压的药。

（二）术中常见并发症及其处理

1. 前房积血（hyphema）　术前要彻底控制活动性虹膜炎，手术操作要轻巧，尽量减少组织损伤。少量前房积血多能够自行吸收，可不予处理。大量前房积血应作前房冲洗或向前房内注入组织纤维蛋白溶酶原激活剂，有助于血凝块溶解吸收。

2. 脉络膜上腔出血（suprachoroidal hemorrhage）或暴发性出血　这是最具破坏性的术中并发症，多数是由于眼内压突然下降伴随脉络膜较大血管破裂造成的结果。术中行后巩膜切开，放出脉络膜上腔血液，于眼前段注入黏弹剂或加压注入平衡盐溶液，有助于使视网膜复位。

3. 眼底出血（fundus hemorrhage）　由于眼压突然下降所致，未累及黄斑区的少量出血通常对视力无影响，可自行吸收。

4. 恶性青光眼（malignant glaucoma）　术前充分降低眼压，术中缓慢放房水并尽可能保存前房有助于预防恶性青光眼的发生。一旦发生，可行周边虹膜切除，前房注入平衡盐水、消毒空气或黏弹剂重塑前房。术后可应用阿托品眼药或眼药膏充分散瞳，并用绷带加压包扎眼部，给予口服乙酰唑胺，静脉滴注甘露醇，全身使用皮质激素等治疗。

（三）术后常见并发症及其处理

1. 浅前房（shallow of anterior chamber）　浅前房是青光眼滤过术后常见的并发症。常由于房水引流过多、脉络膜脱离、房水分泌减少、房水逆流和晶状体、虹膜前移所致。根据不同原因进行针对性处理。对术后房水流出过强者，可加压绷带，或上眼睑上放一个棉垫加压，并口服乙酰唑胺，1% 阿托品散瞳，促使前房形成。脉络膜脱离者多采取保守疗法，患者卧床休息，用1% 阿托品散瞳，口服乙酰唑胺或静脉注射高渗剂。

2. 葡萄膜炎（uveitis）　青光眼手术后葡萄膜炎的原因除了患者术前有潜伏性葡萄膜炎外，多是由于手术操作不当引起，如器械过多进入前房，角巩膜缘切口靠后，虹膜不易脱出反复用镊子牵拉，误将睫状体切除，另外物理刺激，如烧烙、冷凝、电凝、术后低眼压、前房迟缓形成，前房积血均可发生葡萄膜炎。给以局部和或全身糖皮质激素、非甾体类抗炎药物治疗。

3. 滤泡漏水　在老年人中结膜脆薄，青光眼滤过术后渗漏泡形成过大易于破裂，使房水外漏，借助荧光素滴于滤泡上时，漏出的房水，自角膜表面下流，房水把角膜表面的荧光素冲出一条道来，即可判断滤泡破裂。滤泡漏水可导致低眼压，需要及时处理。沿角膜缘切开结膜瓣以穹隆部为基底的结膜瓣，剪去破裂的结膜并将 11 ~ 1 点处，角膜缘内 1 ~ 2 mm处的角膜上皮刮去，用10% 的三氯醋酸腐蚀，然后拉下结膜瓣，固定于 10 点和 2 点的巩膜表面，7 天拆线。

4. 前房积血（hyphema）　少量前房积血可让患者卧床休息，应用毛果芸香碱滴眼，以开放房角，促进吸收，并口服止血药物。大量出血不容易吸收，可行前房穿刺。

5. 恶性青光眼（malignant glaucoma）　先行药物治疗，治疗效果不佳时须及时手术治疗。预防主要是术前充分降低眼压，术中缓慢放房水防止眼压下降过快。

第二节 晶状体手术围术期管理

一、晶状体的外科解剖学

晶状体（crystalline lens）为双凸面、有弹性、无血管的透明组织，位于巩膜与玻璃体之间，由晶状体悬韧带固定其位置，晶状体前面的曲率半径约 10 mm，后面约 6 mm，晶状体直径约 9 mm，中央厚度约 4 mm，晶状体由晶状体囊和晶状体纤维组成。囊为一层具有弹性的均质基底膜，前囊比后囊厚约 1 倍，后极部最薄约为 4 μm，赤道部最厚达 23 μm。前囊和赤道部囊下有一层立方上皮，后囊下缺如。晶状体纤维为赤道部上皮细胞向前、后极伸展、延长而成。一生中晶状体纤维不断生成并将原先的纤维挤向中心，逐渐硬化而形成晶状体核，晶状体核外较新的纤维称为晶状体皮质。晶状体富有弹性，但随年龄增长晶状体核逐渐浓缩、增大，弹性逐渐减弱。

二、晶状体手术围术期常规管理

（一）术前准备

1. 视力检查 检查矫正视力，估计白内障所致视力损害程度。

2. 眼压测定 术前测量眼压有助于帮助判断白内障是否合并有原发性青光眼或继发性青光眼，对选择术式有重要参考价值。

3. 眼睑、结膜及泪道检查 注意有无急慢性炎症，例如睑腺炎（麦粒肿）、急性结膜炎及慢性泪囊炎等存在时，为眼内手术的禁忌证。

4. 角膜与角膜曲率检查 角膜的正常与否关系到白内障手术后的效果，例如角膜内皮细胞明显减少可能会导致白内障术后角膜内皮失代偿。

5. 前房、虹膜及瞳孔检查 检查是否有活动性炎症反应，例如葡萄膜炎，须控制炎症后再行手术。了解虹膜是否粘连及瞳孔的散大能力，对选择术式有重要参考价值。

6. 晶状体检查 检查晶状体混浊部位、混浊程度，是否晶状体有脱位。

7. 眼后段检查 了解玻璃体及眼底情况，对判断白内障术后视力恢复程度具有重要参考价值。

8. 全身检查 检查血常规、肝功能、血糖、血压、心电图、胸透等，对心功能较差或得过心肌梗死者的，手术时可进行心电监护，以防心脏意外。慢性支气管炎患者，术前应给予适当治疗，手术时给予镇咳药，以免咳嗽发生手术意外。

（二）术中常见并发症及其处理

1. 球后出血（retrobulbar hemorrhage） 常由于球后麻醉时入针过深、偏向鼻侧所致，会出现眼球上浮，眼睑紧张，眶压增高现象，应加压眼球，延期手术。

2. 前房积血（hyphema） 术中可能是由于切口外血液流入前房，或损伤虹膜所致的出血导致前房积血。一旦血液凝固后将妨碍手术进行，故术中应待切口彻底止血后才进行下一步操作。角膜缘或巩膜出血点可用电透热或烧灼法止血。

3. 晶状体后囊膜破裂（lensposterior capsule rupture） 晶状体后囊膜破裂可发生在手术过程中的某一环节。但最容易发生在冲洗及抽吸残留晶状体皮质时。发生的原因主要是冲吸过程中，误将晶状体后囊膜吸住又未能及时认出，此时如继续增加吸力会导致晶状体后囊破裂，甚至可吸破玻璃体的前界膜。因此，在抽吸晶状体后囊附近的皮质时，应调整显微镜焦点在后囊膜上，并在高倍显微镜观察下，调整显微镜的光线的入射角，以便在视野中获得良好的眼底红光反射，当吸住晶状体后囊膜时，可看到器械抽吸孔周围有许多放射状条纹。此时应立即停止抽吸，同时加快灌注速度，将被吸住的晶状体后囊膜冲离抽吸孔、并逐渐恢复到它原来的位置。如仅是很小的晶状体后囊膜破裂，玻璃体前界膜完整及没有玻璃体进入前房时，手术可按原计划进行，如晶状体后囊膜破裂伴玻璃体脱出，则应行眼前段玻璃体切割术（anterior vit rectomy），将前房及前部玻璃体切除干净，直至瞳孔恢复近圆形并位于中央为止。

4. 玻璃体脱出（prolapse of vit reous）　术中玻璃体脱出不仅给手术本身增加了困难，而且由此可引发一系列近、远期并发症，产生严重的后果。玻璃体脱出主要是手术操作不当造成的。在灌注抽吸晶状体皮质时，前房内压力不平衡或灌注抽吸针头吸住后囊膜，引起后囊膜破裂，此时应将切口处的玻璃体充分剪除。如有条件，应作前段玻璃体切除，将前房内残存的玻璃体全部清除，包括瞳孔区及其下方的前部玻璃体一并切除。玻璃体是否复位或切除干净，应以瞳孔恢复圆形、位置居中为标准。

5. 脉络膜上腔出血（suprachoroidal hemorrhage）　脉络膜上腔出血又称驱逐性出血（expulsive haemorrhage），是指术中不明原因的脉络膜上腔大量出血，是白内障手术最严重的并发症之一。术中行后巩膜切开，放出脉络膜上腔血液，同时缝合关闭切口，于眼前段注入黏弹剂或加压注入平衡盐溶液，有助于视网膜复位，并促使脉络膜上腔的血液流出。出血一旦停止，可重新开放手术切口，彻底清除前房内成形的玻璃体及血液。

（三）术后常见并发症及其处理

1. 眼内炎（endophthalmitis）　常发生在术后 2～3 天，后果严重。术眼视力丧失，眼球疼痛，结膜充血水肿，角膜光泽降低，房水混浊甚至积脓。因此，在预防方面应严格掌握全身及局部手术适应证，术前滴用抗生素眼药水及眼局部的严格消毒，手术室环境及术中使用的一切药物和器械都必须严格消毒，术后要密切观察，一旦发现感染迹象应立即取材作细菌培养及药物敏感度试验，全身及眼局部使用大剂量广谱抗生素。前房积脓应考虑作前房冲洗及前房内注药，化脓性眼内炎应立即向眼内注射规定剂量的抗生素，玻璃体严重受累者应及时作玻璃体切割术。

2. 角膜混浊（corneal opacity）及角膜水肿（corneal edema）　手术时过度压迫或牵拉角膜，术中器械反复进入前房，均会损害后弹力层及损伤角膜内皮所致。不良的眼内灌注液或灌注抽吸晶状体皮质时间过长，加上患者年迈或原有角膜病变，角膜内皮细胞数少于 $2 \times 10^3/mm^2$ 者，术后更易发生角膜水肿。因此，在有条件时，术前应作内皮细胞检查以评估其代偿能力。水中避免任何可能造成角膜内皮机械性或化学性的损伤，使用黏弹剂保护角膜内皮。术后用抗生素与皮质激素眼药水滴眼或结膜下注射，眼部可用高渗性眼药水及营养角膜的药物，如已发生大泡性角膜病变，可试戴亲水软性角膜接触镜，以缓解疼痛，经上述处理无效者，应考虑行穿透性角膜移植术。

3. 前房积血（hyphema）　绝大多数前房积血均来自切口，其发生多在术后 2～5 天，少量积血可在数天内完全吸收，不必特殊处理。占前房 1/2 以上的较大量积血，因自行吸收时间较长，为预防眼压升高和血染角膜可作前房冲洗。

4. 虹膜脱出（prolapse of iris） 通常系眼球受到碰撞、挤压或眼压增高所致，常在术后数天内出现，切口缝合不够紧密时也易发生，应及时进行手术将脱出的虹膜复位。

5. 术后浅前房（postoperative shallow of anterior chamber） 术后浅前房主要是由于切口渗漏和睫状体脉络膜脱离引起。

切口渗漏可给予散瞳，加压绷带包扎，如发现切口裂开，应立即修补。

睫状体脉络膜脱离可用睫状肌麻痹剂松弛睫状肌，以减少葡萄膜组织的张力。使用高渗剂，利于脉络膜上腔渗液吸收，促使前房形成。经保守治疗 1 周后脉络膜脱离仍不改善，应考虑手术作脉络膜上腔引流。

6. 葡萄膜炎（uveitis） 术后 1 周内出现的葡萄膜炎一般可用局部或全身应用皮质类固醇、散瞳剂等治疗。若晶状体物质残留太多，应再行抽吸冲洗。在较晚期出现的伴有前房积脓、瞳孔封闭的葡萄膜炎，应注意真菌感染。

7. 继发性青光眼（secondary glaucoma） 前房延迟恢复所致的周边虹膜前粘连、瞳孔阻滞、术后炎症、上皮植入前房、植入性虹膜囊肿及纤维内生均可引起继发性青光眼，晶状体皮质残留可致瞳孔阻滞，阻塞前房角或自身过敏引起眼压升高；术后眼内出血，变性的红细胞（血影细胞）可以阻塞小梁网而致眼压升高。故应根据不同的情况分别给予处理，如进行睫状体分离术、虹膜切除术等；由晶状体残留物质阻塞房角及引起炎症者，应作前房冲洗，并应注意散瞳及抗炎；血影细胞性青光眼药物治疗无效时，即可做前房冲洗或玻璃体切除。

8. 黄斑囊样水肿（cystoid macular edema，CME） 黄斑囊样水肿是黄斑部毛细血管通透性增强的直接结果。预防黄斑囊样水肿发生，具有重要的临床意义。防治措施有：①手术动作应轻柔、准确；②避免刺激虹膜；③术中如有玻璃体脱出，必须彻底清除，以解除对黄斑部的牵拉；④术后可全身和或局部使用非激素性抗炎药。

9. 视网膜脱离（detachment of retina） 高度近视、周边部葡萄膜炎、先天性白内障、马方综合征（Marfan syndrome）存在有白内障者，术后易并发视网膜脱离；有视网膜脱离家族史者，术后也有发生视网膜脱离的倾向。术中有玻璃体脱出者等并发症者，术后视网膜脱离发生率亦较高。

一旦发现视网膜脱离，应按视网膜脱离手术原则处理。

10. 后发性白内障（after-cataract） 后发性白内障是白内障囊外摘出术后晚期主要的并发症。当后发性白内障影响视力时，可用 ND：YAG 激光或手术做后囊膜切开。

第三节 视网膜脱离手术围术期管理

一、视网膜的外科解剖学

（一）眼球（eyeball）

正常人眼球各径线的大小略有不同，前后径平均为 24 mm，水平径平均23.5 mm，垂直径平均为 23 mm，球内轴长平均 22.6 mm，赤道部周长平均 74.7 mm，眼球容积约 6.5 ml，玻璃体腔容积约 4.5 ml。

（二）眼球各主要结构距角膜缘的距离

1. 四条眼外肌止缘　内直径 5.5 mm，下直肌 6.5 mm，外直肌 6.9 mm，上直肌 7.7 mm。

2. 锯齿缘　鼻侧 7 mm，颞侧 8 mm。

3. 睫状体平坦部　为锯齿缘前 4.5 mm 之带状部。

4. 赤道部　距角膜缘 11.5 mm 处称赤道，其前后 2 ~ 3 mm 之带状部称赤道部。

5. 玻璃体基底部　位于锯齿缘前 2 mm 至锯齿缘后 1 mm；在该区域内玻璃体与周边部视网膜及睫状体上皮紧密粘连。

（三）视网膜（retina）

为眼球壁的最内层，位于锯齿缘处的视网膜最薄，向后逐渐增厚，周边部视网膜最薄，易发生变性及萎缩，受玻璃体牵拉，容易形成视网膜裂孔。

二、视网膜脱离手术围术期常规管理

（一）术前准备

1. 详细询问病史　了解视力下降的过程，视野缺损的部位等。

2. 眼科常规检查　视力、眼压、泪道检查，视觉电生理检查，直接、间接眼底镜检查，三面镜检查，超声波检查，眼底彩照等。

3. 视网膜裂孔定位　对裂孔准确定位，在手术中以最小的手术量获得最确实的裂孔封闭，提高手术的成功率。

4. 全身检查　常规化验检查，X 线胸片、心电图检查等。

（二）术中常见并发症及其处理

1. 出血　主要是由于术中穿刺放液或固定环扎带时损伤蜗静脉或脉络膜大血管引起出血。此时不要压迫止血，让其自行止血，如果眼压偏低，可压迫对侧巩膜升高眼内压，通过内压迫使其止血。另外穿刺放液点应选在两条直肌之间，不要正对蜗静脉。

2. 视网膜损伤（retinal damage）　往往发生在视网膜下液不多的视网膜浅脱离，当行视网膜下液放液时，穿刺过深可导致视网膜损伤。如果穿破口较大，可有玻璃体溢出；如果穿破口位置不是在硅胶压迫的位置，则要对局部进行处理，对其冷凝或硅胶垫压。

3. 眼压升高（high intraocular pressure）　当术中视网膜下液放液不多、环扎带过紧时，由于形成的手术峰较高可引起眼压升高。结扎巩膜缝线时，要边结扎边观察眼压，缝线不宜过紧；注意观察眼底视网膜中央动脉是否搏动；还可作前房穿刺放液，待眼压降低后再结扎。

玻璃体腔内注入气体过多也可造成眼压升高。采取的措施为放出部分气体或前房穿刺放液。

术中术毕时要询问患者是否有光感或手动，以采取必要的措施。

（三）术后常见并发症及其处理

1. 感染　多发生在术后 1 ~ 3 天内，分为眼内感染和眼外感染。眼内感染多由眼外感染通过穿刺口蔓延至眼内，或由玻璃体腔注气时引起；眼外感染通常是由于巩膜内填充物或外加压无未能彻底消毒引起。

一旦发生感染，须及时处理。主要措施为：①局部及全身使用大剂量抗菌药物；②若为巩膜填充物或外加压物造成的，须及时拆除；③上述治疗效果不佳时，应尽早行玻璃体切除联合眼内注射抗生素。

2. 葡萄膜炎（uveitis）　多是由于手术创伤或刺激所致，尤其是术中冷凝或电凝过重，范围过大引起。

治疗措施为：局部或全身使用皮质激素，1%阿托品散瞳，一般经过1周左右的治疗多能好转或消失。

3. 脉络膜脱离（detachment of choroid）　多数为视网膜下放液时损伤脉络膜大血管或放液后眼压太低而发生脉络膜出血所致，部分亦可以是术后炎症反应引起的渗出性脉络膜脱离。

治疗措施为：给予散瞳，加强抗炎及止血治疗，大多都能治愈。

4. 眼前段缺血　多时由于环扎带过紧造成的，由于睫状前动脉和睫状后长动脉受压，灌注不足或蜗静脉血液回流受阻所致。

对眼前段缺血的患者要及早发现，及时采取措施改善眼部血液循环，如降低眼压，扩血管，应用皮质类固醇等，必要时拆除或松解环扎带。

5. 青光眼（glaucoma）　常发生在环扎术联合硅胶垫压术后，高度隆起的巩膜崤使晶状体虹膜隔向前移，从而使房角关闭引起青光眼。另外，过量的玻璃体腔内注气使晶状体虹膜隔前移，使原来已经窄的房角关闭，继而诱发青光眼。

处理措施：眼内注气的患者尽量避免仰卧位，减轻气体对晶状体虹膜隔的顶压，给予降眼压药物降低眼压，局部抗感染治疗。若治疗效果不佳时，须经睫状体平坦部放气，甚至拆除或松解环扎带。

第四节　玻璃体手术围术期管理

一、玻璃体的外科解剖学

玻璃体为透明的胶质体，充满于玻璃体腔内，占眼球内容积的4/5，约4.5 ml。玻璃体前面有一凹面称玻璃体凹（lenticular fossa），以容纳晶状体，其他部分与视网膜和睫状体相贴，其间以视盘边缘、黄斑中心凹周围及玻璃体基底部即锯齿缘前2mm和后4mm区域粘连紧密。玻璃体前表面和晶状体后囊间有圆环形粘连，在青少年时粘连较紧密，老年时变松弛。玻璃体中部有一光学密度较低的中央管，称CloqueT形管，从晶状体后极至视盘前，为原始玻璃体的遗留，在胚胎时曾通过玻璃体血管。

玻璃体周围由视网膜内界膜构成后部不完整的基底层。连接视网膜的玻璃体厚100～200μm，称皮层玻璃体。在晶状体和周边视网膜之间，前部的皮层凝胶暴露于后房的房水。玻璃体与视网膜附着最紧的部位是侧面的玻璃体基底部，其次是后面的视盘周围，中心凹部和视网膜的主干血管。

二、玻璃体手术围术期常规管理

（一）适应证

1. 玻璃体混浊

（1）玻璃体积血。

（2）炎症性混浊。

（3）玻璃体变性。

（4）先天性眼病变。

2. 视网膜脱离

（1）屈光间质混浊，瞳孔不能散大的视网膜脱离。

（2）伴增殖性玻璃体视网膜病变的视网膜脱离。

（3）后缘翻转巨大裂孔性视网膜脱离。

（4）黄斑裂孔性视网膜脱离。

（5）后极部裂孔性视网膜脱离。

3. 严重眼外伤。

4. 眼内炎。

（二）术前准备

1. 病史询问　了解眼病的起因、发展和目前情况，主要症状及视力的变化、治疗经过，了解前次手术的情况和有关全身性疾病资料。

2. 视功能检查　视力、视功能严重低下者须查光定位，电生理检查用以评估视网膜功能。

3. 眼球组织检查　主要检查七个方面。①角膜：透明度；②虹膜：有无新生血管；③瞳孔：对光反应和能否充分散大；④晶体：透明度及晶体前、后表面有无血细胞或色素沉着；⑤玻璃体：玻璃体积血的颜色、部位、浓密度；玻璃体视网膜粘连、增殖及有无新生血管形成；⑥视网膜：有无视网膜脱离、视网膜裂孔、新生血管、前膜等；⑦眼内异物。

4. 全身检查　做好手术风险评估，并明确是否存在心脑血管疾病、糖尿病等并发疾病。

（三）术中常见并发症及其处理

1. 巩膜切口的并发症

（1）巩膜切口过小，切割头难以进入玻璃体腔，若强行插入可引起睫状体平坦部脱离，虹膜根部断离及出血。

（2）巩膜切口过大，术中玻璃体溢出，灌注液溢出，眼压难以维持恒定，容易出现脉络膜上腔出血。

（3）巩膜切口偏后易损伤视网膜，而导致视网膜裂孔及视网膜脱离。

（4）巩膜切口偏前可损伤睫状突，引起出血。

预防措施：术前选用大小合适的巩膜穿刺刀，成年人巩膜切口作在角膜缘后 4 mm，儿童则在角膜缘后 2.5～3 mm 处，切口与角膜缘平行。

2. 灌注导管头的并发症　主要由选取的灌注导管头长短不合适引起。

（1）灌注导管头过长，可直接损伤晶状体赤道部或后囊。

（2）灌注导管头过短，灌注的液体可能进入视网膜下或脉络膜下，导致视网膜脱离或脉络膜脱离。

处理及预防措施：术前应选取长短合适的灌注导管头，对无晶状体眼、前段玻璃体病变严重或睫状膜增厚者应选用长的灌注导管头。灌注导管头应朝向玻璃体腔中心方向插入，确保灌注头进入玻璃体腔。若睫状膜厚，灌注导管不能穿破时，应插入导光纤维协助灌注头穿破睫状膜，确认灌注头进入玻璃体腔后，再开始灌注。

3. 角膜上皮水肿（corneal epithelial edema） 术前频繁用表麻药滴眼，术中一过性眼压升高，手术时间过长等，均可导致术中角膜上皮水肿，并影响手术操作。

处理及预防措施：术中少用表麻药，术中控制眼压，避免眼压过高，若角膜水肿严重影响手术操作，可局部滴 50% 葡萄糖注射液，或刮除角膜上皮组织。

4. 晶状体损伤（lens injury） 绝大多数是由器械直接损伤晶状体所致。

预防及处理：注意穿刺刀、玻璃体切割头、导光纤维及灌注导管头应向玻璃体腔中心方向插入，切前部玻璃体时应注意玻璃体切割头与晶状体的位置，避免直接接触，若术中晶状体混浊明显，影响手术操作或术后白内障有可能加重影响眼底观察，可将晶状体一并切除。

5. 玻璃体积血（vitreous hemorrhage） 术中玻璃体积血主要是由于损伤新生血管、增殖膜及视网膜血管而导致。

预防及处理：对于少量的眼内出血，可升高灌注瓶的高度，提高眼压，使眼内出血停止；在切除纤维血管膜之前，先对其作眼内电凝，然后用剪刀剪断玻璃体牵引后再将其切除；出血不容易止时还可通过气-液交换止血，通过气-液交换将出血混浊的玻璃体液吸除，当眼底清晰可见时，再寻找出血点进行眼内电凝止血。

6. 视网膜裂孔（tears retinal）及视网膜脱离（detachment of retina） 主要原因是器械直接损伤视网膜或手术牵拉玻璃体视网膜粘连处导致医源性视网膜裂孔。

预防及处理措施：术中操作仔细，控制玻璃体切割头的吸力，避免动作过大、过猛损伤视网膜，激光或冷凝封闭视网膜裂孔，必要时行巩膜环扎预防视网膜再次脱离。

（四）术后常见并发症及其处理

1. 角膜水肿（corneal edema） 主要是由于角膜内皮损伤所致。

预防及处理措施：术中避免角膜内皮的直接机械性损伤；使用符合生理状态的灌注液，肾上腺素前房内使用的浓度不应>1∶10 000。

2. 白内障（cataract） 造成晶状体混浊的原因主要是由于玻璃体手术器械的机械性损伤，灌注液的毒性作用，以及手术后玻璃体腔内气泡或硅油与晶状体的长时间的接触。

预防及处理措施：熟练的显微手术操作；使用符合生理状态的灌注液；避免手术时间过长；若白内障严重影响术后视力恢复及眼底观察，须行白内障摘除术。

3. 玻璃体积血（vitreous hemorrhage） 玻璃体的再次出血主要来自未完全封闭的新生血管，巩膜切口以及术中未将玻璃体的积血清除干净。

预防及处理措施：良好的巩膜缝合切口，术中尽量清除玻璃体积血，充分电凝止血，术后及时光凝止血。

4. 眼压升高（high intraocular pressure） 主要是一过性的前房角小梁水肿或炎症，血细胞阻塞小梁网，眼内惰性气体膨胀，硅油填充过多导致眼压升高。

预防及处理措施：术中尽量清除干净玻璃体积血，术后滴皮质激素及抗生素眼药水，填充合适的惰性气体及硅油。

5. 眼内炎（endophthalmitis） 主要原因由于手术室环境及器械消毒不严格，患者局部或全身有感染性疾病，患者自身机体抵抗力差等。

预防及处理措施：对手术室及器械严格消毒，注重严格掌握无菌操作原则，术前及时发现及时治疗局部及全身感染性疾病，血糖高者应先控制血糖。

第四章 口腔颌面部手术围术期管理要点

王翔宇 双卫兵

第一节 牙拔除术围术期管理

牙拔除术（extraction of teeth）是口腔颌面外科基础和最常用的手术。它主要为了治疗或预防的需要而拔除有病、无法保留的牙齿。大多数为龋病、牙髓病、根尖病、牙周病以及位置不正常的阻生牙，是治疗某些牙病和由其引起的局部或全身一些疾病的治疗手段。很多牙拔除术是在已有感染的组织上进行的，可以引起不同程度的全身反应或并发症。作为外科手术，牙拔除术的准备和操作应遵循无痛、无菌、微创等外科原则。

一、普通牙拔除术围术期管理

（一）手术适应证

1. 牙体疾病 牙体严重广泛的龋坏而不能修复者。
2. 根尖病 根尖周围病变，不能用根管治疗、根尖切除等方法治愈者。
3. 牙周病 晚期牙周病，牙周骨组织已大部分破坏，牙极为松动者。
4. 隐裂牙、牙根纵裂及创伤性磨牙根折断者。
5. 牙外伤 如牙根折断且折断线与口腔相通，难以治疗利用者。
6. 牙内吸收牙 髓腔壁吸收过多或穿通者。
7. 埋伏牙 引起邻牙疼痛或压迫吸收时，在邻牙可以保留的情况下可拔除。
8. 阻生牙 常发生冠周炎或引起邻牙牙根吸收、龋坏者。
9. 额外牙 使邻牙迟萌或错位萌出、牙根吸收或导致牙列拥挤者。
10. 融合牙及双生牙 发生于乳牙列的融合牙及双生牙，如阻碍其继承恒牙的萌出，应予拔除。恒牙列中的融合牙及双生牙应根据具体情况决定去除或保留。
11. 滞留乳牙 影响恒牙萌出者应拔除。成人牙列中的乳牙，如下方恒牙先天缺失或恒牙阻生未萌时，可保留。
12. 错位牙 致软组织创伤而又不能用正畸方法矫正者。
13. 治疗需要 正畸治疗需要进行减数的牙；义齿修复需要拔除的牙；恶性肿瘤进行放射治疗前需要拔除的牙；囊肿或良性肿瘤累及的牙等。
14. 骨折累及的牙 颌骨骨折或牙槽骨骨折所累及的牙，应根据创伤治疗是否需要，以及牙本身的情况决定去除或保留。

（二）手术禁忌证

1. 心脏病 大多数心血管疾病患者可耐受拔牙手术或可在心电监护条件下拔牙。以下情况应视为禁忌。

（1）有近期心肌梗死病史者。如必须拔牙，需经专科医师全面检查并密切合作。

（2）近期心绞痛频繁发作者。

（3）心功能Ⅲ～Ⅳ级或有端坐呼吸、紫绀、颈静脉怒张、下肢水肿等症状者。

（4）心脏病合并高血压，血压≥180/110 mmHg者。

（5）有Ⅲ度或Ⅱ度Ⅱ型房室传导阻滞、双束支阻滞、阿-斯综合征病史者。

2. 高血压　血压高于160/100 mmHg的患者如需拔牙，应视情况，建议在监护或与内科医师合作下进行。

3. 血液系统疾病

（1）贫血：血红蛋白在80 g/L（8 g/dl）以下，血细胞比容在0.30以下者。

（2）白细胞减少症和粒细胞缺乏症：周围血白细胞<4×10⁹/L（4 000/mm³），粒细胞绝对计数<1×10⁹/L（1 000/mm³），中性粒细胞<1×10⁹/L（1 000/mm³）时，应避免拔牙。若白细胞计数位于（3～4）×10⁹/L，可先行相应治疗后再考虑拔牙。

（3）白血病：急性白血病为拔牙的禁忌证。慢性白血病经治疗处于稳定期者，如必须拔牙，应与专科医师合作，注意预防感染及出血。

（4）恶性淋巴瘤：必须拔牙时应与有关专家配合，并在治疗有效，病情稳定后方可进行。高度恶性者拔牙应视为禁忌。

（5）出血性疾病：原发性血小板减少性紫癜，急性期不可拔牙。慢性期拔牙应在血小板计数高于100×10⁹/L（100×10³/mm³）时进行；若血小板功能良好，计数在60×10⁹/L（60×10³/mm³）以上，可考虑拔牙，必要时在与专科医生合作下进行。血友病患者如必须拔牙时，应补充血浆因子Ⅷ。并待其浓度提高到正常的30%时，方可进行。

4. 糖尿病　血糖控制在8.88 mmol/L（160 mg/dl）以下者可拔牙。未予控制且病情严重者，应暂缓拔牙。接受胰岛素治疗者，拔牙最好在早餐后1～2小时进行。

5. 甲状腺功能亢进　本病未得到有效控制，静息脉搏在100次/分以上，基础代谢率在+20%以上，拔牙被视为禁忌。

6. 肾脏疾病　各类急性肾病均应暂缓拔牙。

7. 肝炎　急性肝炎期间应暂缓拔牙。慢性肝炎肝功能有明显损害者拔牙应慎重，肝功能异常者拔牙术前2～3天应给予足量维生素K及维生素C，并给其他保肝药物，术后继续给予，术中还应加用局部止血药物。

8. 妊娠　妊娠期间拔牙应慎重。在怀孕的第4、5、6个月期间，进行拔牙较为安全。

9. 月经期　月经期应暂缓拔牙。

10. 口腔颌面部感染　急性炎症期应根据具体情况慎重决定。牙已高度松动，拔牙有助于引流及炎症局限时，在抗生素控制下可予拔除。腐败坏死性龈炎，急性传染性口炎，应暂缓拔牙。

11. 恶性肿瘤　如患牙位于恶性肿瘤中或已被肿瘤累及，一般应与肿瘤一并切除。对位于已经过放疗照射区内的患牙拔除，应持慎重态度。

12. 长期抗凝药物治疗　长期使用抗凝药物者，拔牙应慎重。术前应暂停抗凝药物。

必须拔牙者术中及术后应采取仔细止血措施。

13. 长期接受肾上腺皮质激素治疗 此类患者的拔牙应与专科医师合作进行。

14. 神经精神疾患 不能合作的神经精神疾患患者，拔牙应慎重。必须拔牙者应在全麻下进行。癫痫患者拔牙时应注意术中癫痫发作的可能并做好相应准备。

15. 其他 其他原因不宜拔牙者。

（三）术前准备

1. 要向患者正确叙述病情，向患者说明拔牙术中可能发生的情况及交代术后注意事项等。对复杂而手术难度较大以及因其他治疗所需的牙拔除，应征得患者同意，并签署手术同意书。

2. 牙拔除术前需简要询问病史，注意询问病员的全身情况以判断有无拔牙禁忌证。必要时应作各种补充检查，作详细的局部检查，肯定符合拔牙适应证。

3. 术前检查的目的是要明确下列各问题：拔何牙、为何拔、现在拔可否、麻醉方法及药物的选择、术中可能出现的情况与对策以及拔牙方法和器械。

4. 病员术前的心理准备 牙拔除术大都在局麻下进行，术前医师不但要注意各种检查化验，而且应考虑如何加强病员的信心和维持其情绪上的稳定，以取得病员的主动配合。特别是对应拔牙位的核对、患牙拔除的必要性、术中术后可能出现的问题应给予充分的解释。

5. 器械准备 主要器械为口镜、镊子、探针、拔牙钳，其次为牙挺。必备辅助器械有牙龈分离器、牙槽窝刮匙。根据需要可选用切开（手术刀）、分离骨膜（骨膜分离器）、凿除牙槽骨（骨凿、锤）、修整牙槽嵴（骨锉、咬骨钳）、缝合（持针器、针线、线剪）等所需用的器械。复杂牙拔除时应准备涡轮机。

（四）术中操作要点

1. 麻醉和体位 可采取阻滞麻醉或局部浸润外麻醉。拔牙时患者多采用坐位。拔上颌牙时，头部应稍后仰，张口时患者上颌牙平面约与地平面成45°角。拔除下颌牙时，张口时患者下颌牙平面与地面平行。要将患者下颌与术者的肘关节在同一高度或稍低，术区光照明亮。

2. 手术区处理口腔内因有病原菌存在，很难达到无菌程度，但决不能因此而忽视无菌操作的重要性，应尽一切可能减少口腔内的细菌量，更不能把外界污物带入口腔内。所有使用的器械和敷料均需经严格的消毒处理。可使用1.5%碘酊消毒应拔牙的龈周组织。切开拔牙前，要使用无菌巾。

3. 选择正确的手术器械，核对牙位。

4. 消毒术区，清除大块牙石，并检查麻醉效果。

5. 仔细分离牙龈 使用牙龈分离器，正确使用分离器的工作面，应该有支点。

6. 挺松牙齿 对坚固不松动的牙、死髓牙、冠部有大的充填物或牙冠破坏较大时，应用牙挺将牙齿挺松后换用牙钳。

7. 安置牙钳 放置牙钳时，钳喙长轴应与所拔除牙之长轴平行，钳喙应充分向根方伸展，夹紧患牙；分别应用摇动、扭转和牵引的方式拔牙。摇动拔牙，适用于扁根的下前牙、前磨牙及多根的磨牙。扭转拔牙，适用于根为圆锥形的牙拔除，如上颌前牙。牵引拔除，应与摇动或扭转动作结合，向阻力最小的方向进行。如牙根有弯曲，应沿弯曲的弧线进行。

8. 牙脱位　根据所拔牙的牙根解剖特点，分别使用扭转、摇动和牵拉的力量或三者之间的组合，使患牙脱位。

（五）术中并发症及其防治

1. 软组织损伤

（1）牙龈损伤

1）牙龈损伤多与牙龈分离不彻底，牙钳放置不当或钳缘误夹牙龈造成。

2）预防方法是拔牙前充分分离牙龈，放置牙钳时，钳缘紧贴牙部伸至牙颈部；术中如发现牙体仍与牙龈相连，应立即停止手术，彻底分离牙龈后，再将牙齿拔除。牙龈损伤不严重可不作特殊处理，严重者应适当的缝合以预防术后出血、感染。

（2）邻近软组织损伤

1）多发生于牙挺使用不当或缺乏保护，导致牙挺滑脱造成。常见损伤部位为邻近牙龈、舌、口底或腭部的软组织。

2）防治措施：使用牙钻时勿将邻近软组织卷入。刺伤面积较大或较深者，应予以缝合，可应用抗生素预防感染。

（3）骨膜损伤

1）翻瓣手术时黏骨膜瓣的撕裂为常见的并发症。因多瓣的设计不合理或操作不当造成的。

2）防治措施：正确设计足够大小的瓣，充分暴露术野，以免去骨时强行推开黏骨膜瓣造成损伤；作切口时，应黏骨膜全层；翻瓣时，骨膜剥离器应紧贴骨面，以免撕裂黏骨膜。此类并发症术后疼痛和肿胀常较剧烈，因此，术后应适当使用镇痛抗炎药。

2. 牙折断　牙折断是牙拔除术中常发生的并发症。

（1）折断的原因很多，如牙齿龋坏过大、死髓牙、根段弯曲、肥大、根分叉大、牙根与周围组织粘连或器械放置位置不当、用力不当等。

（2）因牙齿本身的问题术前应向患者解释清楚原因，手术时合理使用分根、去骨、增隙、挺松、钳拔等技术。严格遵循操作规程，尽量避免牙折断。牙已经折断，应合理选用断根拔除的方法，将残留在牙槽窝内的牙根拔除。

3. 邻牙或对颌牙损伤

（1）多由术者操作不当造成，如使用牙挺时以邻牙为支点撬动；钳拔时，钳喙长轴未与牙齿长轴平行，累及邻牙或牙钳选择不当，因过宽的钳喙损伤邻牙。

（2）防治措施：应严格遵守操作规程，不使用过大的力量强行牵引，用左手协助固定牙钳等。若术前检查邻牙已有松动、较大龋坏或修复体，应更加注意对邻牙的保护，并在术前向患者做必要的说明。

4. 牙齿向深部移位

（1）此并发症多由以下因素造成：术前检查不充分，如下颌第三磨牙与下颌管位置关系不清楚；方案设计不合理，如牙齿有松动后再行牙劈开术，造成牙齿整体向深部移位；

操作方法不当，如拔除断根时，牙挺未插入断根与牙槽骨之间的间隙内，而是误置于牙根断面，施以暴力，则牙根勿进入下颌管。

（2）一般应将移位的牙齿或断根同期取出。

5．牙槽骨折断　常见于牙钳牙挺位置放置不当，使用暴力或骨阻力未完全去除等情况，易发生的部位主要是下颌阻生智齿的舌侧骨板，应尽量预防牙槽骨的折断，否则影响牙槽骨形态不利于义齿修复。

6．下颌骨骨折　多在拔除低位阻生智齿时发生，拔牙时，劈牙、去骨、使用牙挺等力量过大，易造成本身比较薄弱的下颌角骨折。骨折发生后应继续拔除阻生齿，以便骨折复位，再以碘仿纱条填塞拔牙创面，预防感染。对于线性骨折，骨折断端无明显移位咬合关系正常者，可不做颌间结扎固定，仅颅颌弹性绷带固定 2～3 周任其自然愈合；对于咬合关系有错乱者则需行颌间结扎牵引固定复位，以保证骨折的正常愈合。

7．神经损伤　在拔除阻生智齿时，下牙槽神经、舌神经都有可能受到损伤，应给与地塞米松、维生素 B_1 等药物治疗，并辅以理疗，以减轻神经水肿，促进神经恢复。

8．出血　原因可为全身因素如血液病、高血压；也可因操作过程中损伤较大血管撕裂牙龈黏骨膜等。

9．颞下颌关节脱位　手术过程中患者张口过大、时间过长或劈牙去骨时的剧烈外力作用，可造成颞下颌关节脱位，习惯性脱位患者更易发生。应避免患者张口过大或时间过长，劈牙去骨时，应托住患者下颌骨下缘，勿使用暴力。

10．其他并发症　器械折断、牙齿脱位后被误吞或误吸、术中晕厥，应立即停止拔牙，对症处理。

（六）拔牙术后处理及注意事项

1．拔牙后检查拔除的牙是否完整，牙根数目是否符合，牙龈有无撕裂，如有应予缝合。以刮匙探查牙槽窝，如有异物（牙石等）或肉芽肿等应及时刮除。

2．拔牙窝应用手指垫以纱布或棉球做颊舌侧向的压迫使之复位。如有牙槽骨壁折断应压迫复位。骨折片已游离并与骨膜脱离者，应去除。

3．过高的牙槽中隔、骨嵴或牙槽骨壁应予修整。

4．拔多个牙出现牙龈缘游离外翻时，应予缝合。

5．拔牙创口表面置消毒纱布棉卷并嘱患者咬紧 20～30 分钟后弃去。有出血倾向的患者，应观察 30 分钟以上，不再出血后方可离院。

6．嘱患者术后当日勿刷牙漱口，勿进热、硬食物；有明显出血、疼痛、肿胀、发热者应及时复诊。

（七）术后并发症及防治

1．拔牙后出血　全身因素引起的拔牙创出血，应以预防为主。一旦出现，应会同专科医师做出准确诊断，及时对症处理。对于拔牙术后出血原因进行治疗，造成出血较大的血管应给予结扎，撕裂的软组织应缝合。

2．拔牙术后感染　普通拔牙后，拔牙创感染很少，主要见于翻瓣去骨手术后，常为慢性感染，主要由拔牙创处理不当引起，如牙槽窝内遗留的碎骨片、牙碎片、牙结石等异物或炎性肉芽组织清楚不彻底造成。

预防的关键在于正确把握适应证，尽量减少拔牙创，彻底清除拔牙窝内的异物及炎性肉芽组织，合理使用抗生素。

3．术后疼痛和肿胀　普通拔牙后，常无疼痛和肿胀，一般不需处理。但过度疼痛和肿胀会给患者带来很大痛苦，且影响拔牙创愈合，增加感染机会，最好的预防方法就是尽量减少手术创伤。

4．干槽症（alveolalgia/dry socket）　主要发生于下颌阻生智齿拔除后，是由口腔细菌引起的骨创感染。目前多认为创伤和感染及拔牙窝大是其主要病因。此外唾液进入拔牙创、过度吮吸、吸烟、月经期等全身抵抗力低下对干槽症发生也有一定程度的影响。血凝块在拔牙创的正常愈合过程中起着重要的作用，当拔牙窝较大时血凝块不易附着及机化，因此也就更易发生干槽症。

治疗原则为彻底清创，隔绝外界刺激，促进肉芽组织生长。

5．颞下颌关节损伤　拔牙时，患者张口过大，时间过长，用牙挺或骨凿时用力过猛，缺乏保护可造成颞下颌关节损伤。

损伤轻微者，多可自行恢复，症状消失；严重者多可配合理疗或颞下颌关节封闭治疗，促进恢复。

6．拔牙后张口受限　可因颞下颌关节损伤，咀嚼肌群损伤或感染时炎症刺激、过度肿胀、疼痛等因素造成。

治疗方法是给予抗炎镇痛药，并可配合热敷、理疗等治疗措施。

7．皮下气肿　多发生在较大的翻瓣去骨术中，因患者咳嗽、吞咽等活动，使空气进入创口深部引起。多在手术当日出现，位于颊部、颌下、髁下等部位，临床有肿胀、无压痛，但可扪及捻发音。

预防方法是避免翻瓣过大，嘱患者尽量不要剧烈咳嗽，避免大的吞咽动作。治疗方法是加压包扎，抗生素预防感染。一般皮下气肿多可在 24～48 小时后吸收消失，无严重后果。

二、下颌智齿拔除手术围术期管理

（一）适应证

1．冠周炎　在智齿周围的龈瓣及牙周袋中可发现大量病原微生物的存在及相应的炎性细胞浸润，提示有长期的慢性冠周炎存在，在适当条件下可急性发作，并可能产生一系列的并发症，如炎症扩散引起间隙感染及作为口腔病灶引起系统性疾患等。

2．牙旁囊肿　指发生于未完全萌出的活髓牙根侧的一种感染性牙源性囊肿，与冠周炎关系密切，而与根尖周病无关，因而绝大多数见于下颌智齿。

3．下颌第二磨牙损害　包括下颌第二磨牙远中邻面龋及相应的牙髓及尖周病变，远中牙周病变均为临床上常见的并发症。

4．下颌智齿本身的损害　如龋坏、根尖周炎、牙髓病、牙周病变等。

5．正畸需要　下颌智齿的萌出可能推下颌第一磨牙向近中向移位，从而引发下前牙拥挤，是正畸后复发的重要原因，应及时给予拔除。

6. 其他并发症 远中升支骨吸收、下齿槽神经压迫症状、牙源性肿瘤及类肿瘤样病变、颞下颌关节紊乱综合征，智齿阻生、咬合关系不良产生合干扰等。

（二）术前准备

1. 仔细检查病原并详细询问病史，确定是否具备适应证及拔牙禁忌证。

2. 必要的器械准备 包括麻醉用品。切开缝合器械及拔牙器具（牙龈分离器、牙挺、根挺、骨凿、牙钳等）。

3. X线检查 在有条件的医院以摄曲面断层为佳。因为该片除可完整显示待拔智牙及其周围情况以外，尚可显示对侧乃至上颌智齿的情况，为以后相应牙齿的拔除提供了资料。阅读X线片时注意，阻生齿是否存在，是部分阻生还是完全阻生、智齿的阻生类型、智齿的大小、牙根长短及数目和分叉、智齿与相邻第二磨牙的关系、智齿与下颌管的关系、智齿旁是否有牙旁囊肿等。

4. 手术方案确定

（1）阻力分析，进行精确的阻力分析并制订出相应的处置措施，下颌智齿拔除中遇到的阻力分析包括软组织阻力，骨组织阻力、邻牙阻力，应给予结合精确作出分析。

（2）确定智齿的主要脱出方向，牙齿的脱位方向需根据阻生的类型，牙位的高低、牙根长短及弯曲程度来确定。

（三）术中操作要点及注意事项

1. 手术操作要点

（1）麻醉及体位：取坐位或半坐位，拔下颌牙时，患者张口后下颌平面与地面平行。麻醉方法一般采用下牙槽神经、颊神经、舌神经阻滞麻醉。

（2）分离牙龈：右手以执笔式握牙龈分离器，以小指或无名指抵于前牙或唇、颊部作支点。插入龈沟内，沿牙颈部曲线作颊、舌侧及近远中移动，分离牙龈。

（3）切口与显露：在近中邻牙颊侧和远中做切口，切开黏膜、骨膜，并向颊侧或舌侧翻起黏膜骨膜瓣，并显露牙冠最大径。

（4）劈冠：应用骨凿至于颊侧或舌侧发育沟，将阻生牙劈成两块或多块，以消除邻牙或牙槽骨的阻力。

（5）挺出：将牙挺的挺喙插入劈开线间，先将无阻力的牙块取出，然后再分块拔除。

（6）清理拔牙创：用刮匙刮净拔牙创内的肉芽组织、碎牙片、碎骨片，让新鲜血块充填。

（7）缝合用丝线做黏膜骨膜瓣的间断缝合，咬合棉条加压。

2. 术中注意事项

（1）仔细核对牙位。

（2）麻醉显效后方可开始拔牙。

（3）拔牙前用1%碘酊及其他消毒剂消毒患牙及牙周组织，分离牙龈组织要彻底。

（4）使用牙挺时应以牙槽嵴为支点，勿以邻牙为支点；切忌使用暴力并用左手拇指、示指加以保护，以防牙挺脱落伤及邻牙及周围组织。

（5）上牙钳时，应再次核对牙位，用力时注意保护邻牙及对颌牙。

（6）拔下的牙应仔细检查牙是否完整，如有断根应立即取出。但若断根不足根尖1/3，无明显炎症且拔除困难者，可保留观察。

（7）牙槽窝内肉芽组织、牙碎片、碎骨片等应彻底刮除。

（8）用纱布或手指垫以纱布压迫牙槽窝内外骨板，缩小拔牙创并使骨折的牙槽板复位，若出血较多，牙槽窝内可填留适量明胶海绵，再咬纱布卷止血，半小时复查，如止血完全方可离去。

（四）术后处理

1. 用于压迫止血的纱布卷半小时后吐掉。

2. 拔牙2小时后可进软食或饮水，不宜过热，并避免用患侧咀嚼。

3. 手术当日不宜刷牙或漱口，次日可刷牙，但应避免触及拔牙创，以免造成血凝块脱落、术后出血及拔牙创延迟愈合。

4. 术后24小时内，唾液内混有血丝或小的血凝块，属正常表现，不要反复用舌舔创口，更不宜反复吮吸，以免造成术后出血。

5. 为了预防术后拔牙创感染或菌血症，必要时可给予抗生素。

6. 创口缝合者，术后5～7天拆线。

（五）手术后并发症及防治

同普通牙拔除术。

第二节 颌骨骨髓炎手术围术期处理

一、下颌骨的解剖结构

上颌骨位于面中部，左右各一，互相对称，它与邻骨连接，参与眼眶底、口腔顶、鼻腔底及侧壁、颞下窝、翼上颌裂及眶下裂的构成。上颌骨解剖形态不规则，大致可分为一体和四突，即上颌体、额突、颧突、腭突和牙槽突。上颌骨的血液供应极为丰富，既接受骨内上牙槽动脉的血供，又接受颊、唇、腭侧黏骨膜等软组织的血供。其多源性血供的特点，为成功地进行正颌外科截骨术提供了重要的解剖学基础。上颌骨血运较下颌骨丰富，故抗感染能力强，骨折愈合较下颌骨迅速，但外伤后出血亦较多。

下颌骨系颌面部骨中之唯一能活动者，分为水平部和垂直部，水平部称下颌体，垂直部称下颌支，下颌骨为颌面诸骨中体积最大、面积最广、位置也最为突出者，在结构上也存在着薄弱部位，较易发生骨折。

颌骨的组织结构特征：上颌骨的骨小梁比较疏松，骨板也较薄，其上附着的多为表情肌。因此，感染容易穿破口腔黏膜，鼻腔侧黏膜及面部皮肤，但很少在上颌骨内扩散，这也是上颌骨死骨比较局限的一个原因。而下颌骨骨质比较致密，骨面又有强大的咀嚼肌附着以及较厚实的筋膜覆盖，所以，下颌骨骨髓炎不容易穿破骨板，致使感染沿下颌骨扩散，引起广泛的骨坏死。

感染多来自下列途径：牙源性感染、血源性感染、损伤性感染、腺源性感染、医源性感染。

二、急性颌骨骨髓炎手术围术期管理

（一）手术适应证

1. 局部有剧烈跳痛、局部黏膜及口腔软组织肿胀、充血，或继发颌周急性蜂窝织炎者。

2. 病变区牙齿有剧烈疼痛、伸长感、不能咀嚼，可有脓液自松动牙的龈袋溢出，或者脓液自口腔黏膜及破溃的面部皮肤溢出。

3. 全身症状严重，多伴发热、寒战，体温可达39℃以上；白细胞计数增高；全身机体中毒症状严重患者可出现呼吸短浅、脉搏频弱、血压下降、烦躁不安，甚至出现败血症、休克等症状。

（二）术前准备

1. 根据临床反应、细菌培养及药物敏感实验结果，全身应用足量、有效抗生素以控制炎症发展。

2. 保持口腔清洁，用含漱剂含漱。

3. 严密观察血压、脉搏、呼吸等生命体征。

4. 全身支持疗法，如输液、输血，必要时给予吸氧、维持水电解质平衡等。

5. 炎症初期可采用物理疗法，如超短波，能缓解疼痛，达到肿胀消退以及促进炎症局限的目的。

（三）术中操作要点

1. 麻醉和体位　采用局部浸润麻醉，坐位或卧位，头偏向健侧。

2. 拔除病灶牙以及相邻的松动牙，使脓液从牙槽窝内排出，这样既可以防止脓液向骨髓腔内扩散，又可以迅速达到排脓减压迅速缓解疼痛的目的。

3. 如果拔除病灶牙，未达到排脓目的，症状未得到缓解，可以凿去部分骨外板，以达到打开脓腔排脓，迅速缓解患者痛苦的目的。

4. 如果颌骨内炎症已穿破骨板，形成骨膜下脓肿或颌周间隙蜂窝织炎时，可根据脓肿的部位从其低位切开引流。

（1）口内切口：在相应牙位的前庭沟处作切口，切口要大于牙槽脓肿的切口。

（2）口外切口：应顺皮纹走行，达到形成的瘢痕较小和隐蔽、尽量不影响颜面部美观的目的。

（3）切口深度：切开骨膜以后，用弯血管钳探入脓腔，放置引流条。

（四）术后处理

1. 可合理应用足量广谱抗生素和激素，并结合补液、输血、吸氧、强心等治疗，以控制炎症、减轻肿胀、保持电解质平衡。

2. 手术后24小时用温的生理大量盐水冲洗脓腔，更换引流条。

3. 全身机体中毒症状严重的患者，应严密观察体温、脉搏、呼吸等生命体征的变化。

4. 若术后疼痛增加，体温不下降或下降后又升高，白细胞升高，应考虑脓肿引流不畅，应扩创引流至引流通畅。

5. 颌骨骨髓炎进入慢性期有死骨形成时，应行死骨摘除及病灶清除术。

6. 急性颌骨骨髓炎一般来势凶猛，病情重，全身中毒症状明显，除全身应用足量广谱抗生素外，还应着重应用全身支持疗法，如补液、输血，给养、维持水电解质平衡等治疗，以保证患者的生命健康。

三、颌骨骨髓炎死骨摘除及病灶清除术围术期管理

（一）手术适应证

1. 经药物治疗，拔牙及切开引流后，仍然遗留经久不愈的瘘管，长期流脓或从瘘管探查发现骨面粗糙，甚至发现已有活动的死骨，或者虽然无瘘管，但是炎症仍然反复发作的患者。

2. X线片发现已有明显颌骨骨质破坏或已有死骨形成，并与周围的正常骨有明显的分界线。

3. 慢性中央性颌骨骨髓炎的局限型一般在感染发生后的 3 ~ 4 周，弥散型在 5 ~ 6 周，边缘性骨髓炎在 3 ~ 4 周进行手术。

4. 患者身体健康可以耐受手术。

（二）术前准备

1. 思想准备 在施行手术前，术者和病员都应有充分的思想准备。医务人员在术前必须根据诊断、患者身体情况、病变部位，制订出治疗计划，确定手术方案，并实事求是地向病员及家属说明手术目的、治疗方法与效果，以及可能发生的意外。并向患者交代术中及术后的一些注意事项，使患者对手术有正确的认识和接受手术治疗的思想准备，能够积极配合医务人员完成治疗计划。

2. 根据手术的性质和麻醉的需要，应进行必要的化验、摄 X 线片、行心电图检查及其他特殊检查，以了解患者其他脏器有无病变及手术禁忌。

3. 术前应配合抗菌药物治疗。

4. 考虑病变广泛或手术时间长者，术中可能失血较多，术前应做好输液输血准备。

5. 术前要对瘘管反复冲洗引流，不论手术为口内入路还是口外入路，若考虑术中可能于口内发生贯通者，术前要反复应用漱口水或先行洁治治疗。

6. 手术区皮肤、黏膜的消毒直接关系到手术创口的愈合，必须严格执行。面部皮肤比较细嫩，消毒时一般不用碘酊，可用刺激性较小的消毒液，如 0.1% 苯扎溴铵、0.5% 氯己定酊剂等。消毒时一般清洁手术从手术区中心向四周涂擦，感染手术从四周向手术区中心涂擦。消毒范围应比手术范围大，以免术中消毒巾移动而污染手术野。

（三）术中操作要点和注意事项

1. 麻醉和体位 死骨片较小、手术范围不大以及手术时间较短者，可采用局部浸润麻醉或者针刺麻醉；死骨片大，手术时间长以及老人和小孩一般选用全身麻醉。上颌骨手术选用仰卧位，肩部垫高；下颌骨手术选用仰卧位，患侧肩部垫高，头偏向健侧。

2. 上颌骨死骨摘除及病清除术操作要点

（1）切口选择：①口内切口：一般上颌牙槽骨及局限性上颌死骨摘除术，可采用口内切口，在病变区牙龈上作梯形切口或弧形的黏膜瓣切口；②面部切口：若面部已形成瘘管或病变接近眶缘以及存在颧骨的死骨，可在瘘管部位，或眼眶下缘或外侧缘做皮肤切口。

（2）摘除死骨：沿设计的切线切开黏骨膜或皮肤，逐层分离直达骨面，显露病变区，摘除游离的死骨块或用刮匙刮除死骨及脓性肉芽组织，直到骨面光滑为止，同时用骨凿及咬骨钳等修整不规则的锐利骨缘。

（3）上颌窦病变的处理：如果病变波及上颌窦，应同时做上颌窦根治术，彻底清除死骨，刮净上颌窦内脓性的肉芽组织及病变的黏骨膜。以生理盐水冲洗骨腔，在上颌窦内填塞碘仿纱条止血，将碘仿纱条的一端通过鼻底下鼻道内开窗建立引流。

（4）创口缝合：严密缝合口内黏骨膜瓣或面部创口。如果口内创口不能严密缝合时，也应在创口内填塞碘仿纱条止血。

3．下颌骨死骨摘除及病清除术操作要点

（1）切口选择：手术切口以能充分暴露手术野为原则，切口不宜过小，特别是在下颌角及下颌骨下缘的切口，为了充分显露下颌支及髁状突颈部与乙状切迹，切口的长度应达到 7～10 cm。①一般下颌牙槽骨、局限性下颌死骨的摘除术可采用口内切口，在病变区牙龈上作梯形切口或弧形切口；②若患者的张口度正常，要摘除下颌支前缘与喙突部位的死骨，也可在口内正对下颌支前缘处做切口；③下颌骨体下分或近下颌骨下缘，以及下颌角、下颌支的死骨摘除术，可沿下颌骨下缘或从下颌支后缘绕下颌角及下颌骨下缘以下 2 cm，做与下颌骨下缘平行的皮肤切口；④颞下颌关节区采用耳前的角行切口可直达病变区。

（2）摘除死骨：①下颌牙槽骨及下颌骨体的死骨摘除术，原则与上颌骨手术方法相同；②下颌支及下颌骨比较广泛的病变在切开皮肤、皮下组织、颈阔肌以后，在相当于嚼肌前缘与下颌骨下缘相交处的下方，显露、结扎与切断面前静脉与颌外动脉，注意勿损伤腮腺、面神经下颌缘支；③如果死骨病灶尚未穿破颌骨外板，或穿孔甚小，不足以摘除死骨时，应选择从破骨的部位或骨皮质变薄，呈暗红色，骨组织疏松，稍微隆起的部位，用咬骨钳或骨凿去除骨皮质，充分暴露病变骨质，以便将死骨清除干净；④术中注意勿损伤下牙槽神经、血管。

（3）创口处理：手术创口应用生理盐水冲洗干净、修整锐利的骨缘，然后根据创口的大小采取按层严密缝合创口或在创腔内放置橡皮引流条。如果手术创口与口腔相通，应先严密缝合口内创口，若口内创口不能严密缝合，也应从口内创口填塞碘仿纱条。

4．术中注意事项

（1）上颌骨手术时如发现病变波及上颌窦时，同时行上颌窦根治术，彻底清除上颌窦内炎性组织，术毕前在上颌窦内填塞碘仿纱条，从下鼻道开创建立引流。

（2）中央性骨髓炎将死骨摘除后应将骨膜中病变炎性组织及窦道等一起刮除。

（3）边缘性颌骨骨髓炎的病变主要在骨密质，手术中要刮除软化骨质小片状死骨或砂石状死骨。术中注意检查下颌切迹、髁突颈部及掀起的骨膜下，不能遗留病变骨质或脓性肉芽组织，否则可导致创口不愈合或炎症复发。

（4）儿童患者手术中还应注意勿损伤健康牙胚；如牙胚已感染化脓，应同时摘出。

（5）牙源性颌骨骨髓炎手术时应同时摘除病灶牙。

（6）弥漫性病变需做大块或全下颌骨死骨刮除术时应考虑到因舌后坠而窒息，可根据患者情况做预防性气管切开，以保证患者安全。

（7）手术创口用生理盐水冲洗干净，修整锐利骨缘，使成平坦的蝶形，以利于消除死腔。最后严密缝合，放置引流条。手术创口若与口腔相通，则应严密缝合口内黏膜，口外引流；如口内黏膜缺损过多无法直接缝合时可严密缝合面部皮肤，口内创口用碘仿纱条填塞，直至肉芽组织生长创口愈合为止。

（8）放射性核骨坏死，手术时机可不必待死骨完全分离，可在健康骨质范围内早期实行死骨切除术，这样可收到预防病变扩大的效果。口腔黏膜与皮肤被放射线累及的部位，可根据局部具体条件在切除颌骨的同时切除，以免术后创口不愈合，切除的软组织应做病理检查。

（四）术后处理

1. 术后应用抗生素控制感染。
2. 进食流质饮食或软食。
3. 术后 48 小时取出创口内引流物。
4. 上颌窦内填塞的碘仿纱条可分期抽除。
5. 一般术后 5~7 天拆线。
6. 大块死骨摘除后，可利用口腔内剩余的牙用金属丝做单结结扎或颌间夹板固定以防止颌骨骨折或畸形，并维持正常咬合关系。
7. 若因颌骨体缺失而引起舌后坠，出现呼吸困难时，应行气管切开术。
8. 若颌骨缺失过多，影响功能及外形，后期酌情做骨移植术。
9. 为促进创口愈合，改善局部血运，术后可配合理疗。

（五）手术并发症及处理

1. 血管神经损伤　下颌下做切口时容易损伤面神经下颌缘支、颌外动脉及面前静脉。此外，下颌骨手术时，容易损伤下牙槽神经；上颌骨手术时容易损伤眶下神经血管，还可能损伤腮腺等重要组织。因此，手术时应仔细掌握术区重要结构的走行，精细操作、动作轻柔，一般可以避免血管神经损伤。

2. 骨折　死骨去除过多或术中使用暴力，可导致颌骨骨折。因此手术时在保证去除死骨的情况下，应尽量多的保留正常骨质，去骨多的部位尽量小心操作，防止意外骨折。若发生意外骨折应立即行固定术，以维持正常的咬合关系。

3. 炎症复发　手术时由于遗留病变骨质或脓性肉芽组织，可导致炎症复发。因此手术时应彻底，不能有死骨残片遗留，肉芽组织也要彻底清除，否则容易造成炎症复发。

4. 面部畸形　大量死骨被摘除后，颌骨缺失过多；或者面部有瘘管，切除后形成瘢痕，致使面部畸形。可于后期行骨移植术、义颌修复术或瘢痕整复术。

第三节　涎腺手术围术期管理

一、腮腺应用解剖

腮腺（parotid gland）是涎腺中最大的一对腺体，呈倒锥形，其外围有颈筋膜浅层形成的腮腺嚼肌筋膜包绕，与之紧密相连。上附于颧骨，前与嚼肌表面筋膜连续，下至下颌下缘及下颌角，上部的深面附于颅底，下后部增厚成为茎突下颌韧带，将腮腺与颌下腺分开。腮腺上与外耳道、颞下颌关节后部毗邻；前内面是下颌升支后缘、嚼肌及翼内肌的后缘；后内面是乳突、胸锁乳突肌、二腹肌后腹、茎突及其附着的肌肉；在腮腺的深面是茎突诸肌及包绕着疏松结缔组织的颈内动、静脉和第Ⅸ、Ⅹ、Ⅺ、Ⅻ对脑神经（此结构又称腮腺床）；下方伸至下颌角略下；面神经的各分支穿过腮腺从其前上、前缘及前下缘穿出。腮腺导管总长 5~7 cm，直径约 2.5 mm。出腮腺前缘向前，行至嚼肌前缘，垂直穿过颊肌，开口在相当于上颌第二磨牙的颊黏膜处。在导管刚出腮腺时可有副腮腺在导管的浅面或上方。导管的体表投影相当于耳屏下缘至鼻翼根到口角中点连线的 1/3 处，约位于颧弓下 1.2 cm。

在腮腺内有颈外动脉及其分支，在相当于下颌升支中、下 1/3 处颈外动脉穿入腮腺的后内面，并与腺体紧密联结，分出耳后动脉后，行向后上分为颞浅及颌内动脉。

面神经主干由颞骨茎突孔出颅后是一总干，向下行并微向前外进入腮腺。面神经主干出茎乳孔处距皮肤表面平均为 3 cm，深者可达 4 cm，长度为 1~2 cm。面神经主干在进入腮腺以前仅分出数小肌支，而主要分支是在进入腮腺以后发出的。面神经主干多数是分为两大支，即上行支（颞面干）与下行支（颈面干），然后再分为五支，即颞支、颧支、颊支、颈支和下颌缘支。颞支紧贴骨膜表面越过颧弓，继续往上方分布于耳前肌、部分耳上肌、眼轮匝肌上部和额肌。颧支在颧弓下缘下方往前行，在腮腺前上方越过颧骨及眶外角主要分布于眼轮匝肌。颊支多数是由上下支所发的小支吻合而成的神经襻，分布于面部诸浅肌，颧肌、上唇方肌、颊肌与口轮匝肌。颊支可越过腮腺导管或腮腺导管之上或导管之下与之平行。下颌缘支常在腮腺下端越过面后静脉的浅面，也有时越过其深面。下颌缘支再往下前方走行时，其位置可在下颌骨下缘之上 2 cm 至下颌骨下缘之下 0.5 cm 之间，位于颈阔肌深面，在嚼肌前下角处与面前静脉、颌外动脉相交而越过其浅面，继续往前上方斜行，发出小支分布于下唇诸肌。下颌缘支与颈支在颈部常走行于颈阔肌与颈深筋膜间，位于颈深筋膜前面。

二、腮腺切除术围术期管理

（一）手术适应证、禁忌证及术式的选择

1. 适应证

（1）慢性腮腺炎反复发作、导管扩张或腮腺破坏较明显，保守治疗效果不佳者。

（2）淋巴上皮病变特别是病变为单发的病例。

（3）腮腺实性结核。

（4）腮腺部良性肿瘤，如腮腺多形性腺瘤等。

（5）腮腺部低度恶性肿瘤而面神经未受侵犯的病例。

2. 禁忌证　慢性腮腺炎急性发作为手术禁忌。

3. 手术方式选择

（1）多形性腺瘤位于腮腺浅叶时应作肿瘤和腮腺浅叶切除术；肿瘤位于腮腺深叶时，则需作肿瘤及腮腺深叶切除。

（2）腮腺恶性肿瘤需将腮腺全部切除。

（3）腮腺肿瘤特别是腮腺良性肿瘤，术中应解剖与保留面神经。但在恶性肿瘤或肿瘤

以破坏面神经时，则需将受侵犯或粘连的面神经一并切除，以免术后复发，但低度恶性肿瘤，可酌情保留部分未受侵犯的面神经。

（二）术前准备

1. 腮腺肿瘤术前一般不做术前活检。有条件的医院术前可作细针抽吸活检，送细胞学检查，了解肿瘤类型。

2. 估计有切除面神经的可能性，术前应告知患者本人或家属。

3. 术中有可能用液氮冷冻面神经及其周围组织的可疑残留癌瘤时，术前应准备好液氮备用，并告知患者术后有暂时性面瘫。

4. 术前皮肤准备除面颈及上胸部外，尚应剃去发际上 5 cm 的头发。

5. 全身检查　包括血、尿、粪常规检查，心脏情况、肝肾功能等。

6. 常规术前用药、备血。

7. 准备手术显微镜或手术放大镜。

8. 慢性腮腺炎手术者，术前需先控制炎症。

9. 术前从腮腺导管口内注射 1% 亚甲蓝 1.5~2.0 ml，以使腮腺染色，便于识别面神经分支。

（三）术中操作要点

1. 麻醉与体位　一般可在局麻下施行手术，但腮腺深叶混合瘤瘤体巨大的病例，应采用气管内插管全麻。手术体位以平卧位，头偏向健侧为宜。

2. 手术步骤

（1）切口：一般做 S 形切口，即沿耳屏前作纵形切口，向下绕过耳垂到达下颌支后凹的上部，继而向下方延伸，然后在下颌角 2 cm 处转向前，平行下颌骨下缘向前方延伸 2~3 cm。

（2）翻瓣：按切口设计，切开皮肤、皮下组织，达腮腺咬肌筋膜表面，切口的下前方，还需切开颈阔肌，达颈深筋膜浅层的表面。接着，在腮腺咬肌筋膜的浅面，将皮肤及皮下组织瓣向前剥离、翻起，直至显露腮腺的前缘、上缘和下缘为止，翻瓣时，需注意防止损伤腮腺前缘、上缘和下缘的面神经分支，因此，翻瓣时，不宜翻起过多。

（3）显露面神经分支：显露面神经分支，用弯蚊式止血钳从腮腺浅叶前缘钝性分离脂肪组织，在嚼肌浅面易于找到面神经分支，一般主张先寻找颊支或颧支，也有主张先找下颌缘支的。在腮腺浅叶前上缘，显露面神经各分支后，顺神经支走行的方向，用止血钳逐一解剖神经各分支。颊支常有一主支平腮腺导管上方前行或斜向上方约过导管，并常在腮腺导管附近形成神经襻。一般可在颧弓下方 1~3 cm 处，相当于耳垂至鼻翼根部与口角连线中点所作的连线上，用钝分离法寻找腮腺导管，尽可能往前解剖导管至嚼肌前缘转入颊部处，双重结扎后剪断导管，向后上方提起以切断的腮腺导管近心端，循着显露的面神经颊支往后分离，并仔细解剖面神经其余的分支，逐步将腮腺浅叶向后翻起。颧支可在颧弓下方约 1.5 cm 处寻找与颧弓下缘平行。下颌缘支，可在剖露面神经颊支及颧支至面神经上、下两大分支汇合处，再沿下支往前下方剖露下颌缘支等。

（4）显露面神经总干：沿腮腺后缘和下缘与乳突和胸锁乳突肌之间作钝性分离，并将胸锁乳突肌往后牵引，显露二腹肌后腹。继而在乳突尖上方约 1 cm 处，于二腹肌后腹与外耳道软骨所成交角的分角线上向深部仔细地作钝性分离。钝性分离的方向与面神经的走行要一致，以免损伤面神经。一般在深约 1 cm 处（从乳突表面算起），即可找到面神经总干。在面神经总干的浅面，可见耳后动脉斜行越过向后上方向走行，该动脉需结扎切断。向深部分离寻找面神经总干时，其深度绝不可超过茎突平面，此外，在手术过程中可见耳大神经横过手术野，若妨碍手术进行可切断。应该注意：面神经分叉除常见的二叉型外，尚有三叉型，四叉型、五叉型以及干叉型等分叉类型。因此解剖面神经时，应小心操作，以免损伤面神经分支。还应注意，在正常情况下，面神经的外面有一层完整的神经膜与腮腺并不粘连，也不难分离，但遇到病理性粘连时，则分离困难，需特别小心。

（5）腮腺浅叶切除：在分离解剖面神经的同时，逐步将腮腺浅叶分别剪开、剥离，直到腮腺浅叶完全分离。若为腮腺肿瘤，则需将腮腺连同肿瘤一并切除。在分离腮腺与解剖面神经的过程中，遇到小血管出血时，可用蚊式止血钳止血，但切勿夹伤面神经。在分离腮腺浅叶后缘的深面时，注意勿损伤穿行其间的面后静脉、颈外动脉及其分支。

（6）腮腺深叶切除：如果手术需要同时切除腮腺深叶，应继续用弯蚊式止血钳小心地从腮腺实质中分离出面神经主干及其分支。手术中可用神经钩轻轻牵引神经，便于分离，但牵拉勿过重，以免损伤神经。因颈外动脉位于面后静脉深面，从二腹肌后腹和茎突舌骨肌的深面上升，并从其上缘穿入或不穿入腮腺实质内，因此将此肌用小钩往下牵拉，即可显露颈外动脉。当颈外动脉穿入腮腺实质时，则需将其结扎或切断，当颈外动脉不穿入腮腺实质时，则无需将其结扎切断，只需将腮腺从其表面剥起。此外，尚需在腮腺深叶之上部，即在下颌颈的后深面，找出颈外动脉的上端或找出颌内动脉或颞浅动脉结扎剪断。面横动脉也需结扎切断。为了保护颅后凹深面的血管，手术宜仔细，可以将腮腺深叶分段取出，直至腮腺组织完全切除为止。

（7）缝合：常规生理盐水冲洗、止血后，分层缝合伤口，放置引流条，最后加压包扎，消除无效腔。

3. 术中注意要点

（1）解剖面神经以及防止损伤面神经为最关键的步骤。

（2）切除腮腺深叶时，要注意妥善结扎颈外动脉和面后静脉的近心端和远心端，下颌升支内侧如有出血，应采用缝扎或填塞止血海绵等方法充填止血。

（3）对于腮腺混合瘤等防止术后肿瘤复发。

（四）术后处理

1. 术后可酌情使用抗菌药物。

2. 术后 24~48 小时抽出引流条；术后 7 天拆线；加压包扎时间一般为 10 天，即拆线后仍要加压包扎 3 天，以防腮瘘形成。

3. 防止因术后有呕吐物误吸引起的窒息。

（五）手术并发症及处理

主要并发症为面神经损伤，导致暂时性面瘫或永久性面瘫，其次为肿瘤复发或腮腺瘘的形成。前二者的原因和预防措施，如上所述，至于腮腺瘘形成的原因，主要是切断腮腺组织时，断端未予缝合结扎及术后包扎不当等所致。采取相应措施就可防止腮腺瘘的形成。

三、腮腺导管吻合术围术期管理

（一）手术适应证

1. 腮腺导管锐性损伤，且无明显缺损者。

2. 经确诊的完全或不完全腮腺导管瘘，导管缺损不大，局部无急性炎症或肿瘤，可采用手术将断裂的导管直接缝合。

（二）术前准备

1. 术前应作腮腺导管造影，以确定损伤部位和导管缺损情况。

2. 可在手术前 1 天晚上从腮腺导管口和瘘口注入亚甲蓝液，以显示瘘道地走行途径和方向。

3. 术前备好细塑料空心胶管（直径 2~3 mm）或泪囊探针。

4. 去除口内感染病灶。

5. 完善术前常规检查。

6. 准备手术显微镜或手术放大镜。

7. 术者与患者本人或其家属作充分的沟通，让其了解术中及术后可能出现的常见并发症。

（三）术中操作要点

1. 麻醉与体位　一般可在局麻下施行手术，但腮腺损伤较大的病例，应采用气管内插管全麻。手术体位采用平卧位，头偏向健侧为宜。

2. 切口　在导管损伤后形成的瘘管处作与导管平的梭形切口，切口长 2~3 cm。

3. 从口腔内导管口插入细塑料空心胶管或泪囊探针。以备手术中寻找腮腺导管远心断端。

4. 切开皮肤、皮下组织后，沿导管方向钝性分离，剥离瘘口及瘘管主导管处，游离腮腺导管近心断端，因为术前已注射亚甲蓝，一般寻找顺利，如遇困难，可在寻找的同时用干棉球擦拭，这时会有涎液流出，有利于寻找。由于瘢痕挛缩，寻找远离腺体断端比较困难。尽管术前从口内注射亚甲蓝，但因导管狭窄或是堵塞，很难注射到较深部位。此时可借助泪囊探针从口内导管口缓慢探入，然后将探针取出，放入空心胶管，修齐导管断端，再把空心导管从断端插入 2 cm。导管断端有瘢痕时，应切去瘢痕，在断端行成新的创面。

5. 断端吻合　从口腔内导管口插入的塑料导管连接断裂的两端导管，用 5-0 细线于断端导管壁作断端吻合，缝合 4~6 针，如导管有缺损，断端不能接触，可在切除瘘口后用瘘道代替一段导管，并与导管远心端吻合；如果缺损不多，两断端能接触时，应切除瘘道。

6. 关闭创口　分离周围组织，逐层缝合创口并用丝线将通行口内的塑料胶管缝合固定于同侧上颌牙或颊黏膜上，口外加压包扎。

（四）术后处理

1. 空心胶管保留 10 天左右。

2. 定时检查口外创口。

3. 常规应用抗生素。

4. 应用促进涎液分泌的药物或饮料 7~10 天。

5. 术后加压包扎创口

（五）手术并发症及其处理

复瘘是腮腺导管吻合术的主要并发症。造成复瘘的主要原因有：①损伤部位有无效腔；空心胶管过早脱落；②有张力，多发生在导管有较长缺损，勉强拉拢缝合，造成吻合口撕裂，进而形成复瘘。

四、颌下腺应用解剖

颌下腺（submandibular gland）位于颌下三角内，颌下三角上界为下颌骨下缘，下界为舌骨，前界为二腹肌前腹，后界为茎突舌骨肌及二腹肌后腹，其底由下颌舌骨肌、舌骨舌肌及咽上缩肌等构成。按手术进行的解剖层次，由浅入深分别为皮肤、皮下组织颈阔肌及颈深筋膜浅层覆盖颌下腺。

颌下腺分为浅深两部分，腺体的大部分（浅部）位于下颌舌骨肌后下部的外侧；小部分绕过下颌舌骨肌后缘，在下颌舌骨肌与舌骨舌肌之间进入舌下间隙而与舌下腺相接。颌下腺导管起于腺体的浅部，经腺体深部绕过下颌舌骨肌后缘，在舌骨舌肌浅面、下颌舌骨肌与舌骨舌肌之间向前内走行至舌系带侧方，在舌下肉阜黏膜形成导管的开口。面神经下颌缘支在颌下区，走行于颈阔肌与颈深筋膜浅层之间，在咬肌前下角以下，距下颌骨下缘约 1 cm，一般不超过下颌骨下缘 1.5 cm。颌外动脉与面前静脉与颌下腺的关系为：颌外动脉在舌骨大角平面起自颈外动脉经茎突舌骨肌与二腹肌后腹深面，进入颌下三角，经颌下腺深面或腺体内斜向前上方，有动脉分支至颌下腺，在咬肌附着的前缘，绕下颌骨下缘至面部。面前静脉在颌外动脉的稍后方，在颈深筋膜的深面，越过颌下腺表面。舌神经、舌下神经与颌下腺导管关系密切，三者均为与颌下腺深面，在舌骨舌肌的浅面，自后向前经下颌舌骨肌的深面进入舌下区。

五、颌下腺摘除术围术期管理

（一）手术适应证与禁忌证

1. 适应证

（1）长期反复发作的颌下腺炎保守治疗无效，且腺体有纤维组织形成，腺体功能低下者。

（2）颌下腺囊肿及肿瘤。

（3）外伤、炎症或其他原因引起的颌下腺瘘，经久不愈者。

（4）颌下腺体内或腺体与导管交界处有涎石存在，引起肿胀、疼痛或炎症。

2. 禁忌证 急性颌下腺炎或慢性颌下腺炎急性发作期，应在急性炎症控制后再择期手术。

（二）术前准备

1. 完善术前常规检查。

2. 术前应作 X 线片检查，以了解结石的位置与数量，此外，尚需作 X 线造影摄片检查，以了解导管与腺体的破坏情况。

（三）手术操作要点

1. 麻醉与体位　一般采用局部麻醉，但是当周围组织与腺体粘连严重时，术中可静脉点滴适量哌替啶。应选仰卧位，肩部下方垫以小枕，头稍后仰并偏向健侧。如对此手术不熟练，手术时间较长者，安全起见要选择全麻。手术前需完成气管插管后再行手术。

2. 距下颌骨下缘 1.5 ~ 2 cm 处，自下颌角下方向前做一长约 6 cm 弧形切口，切开皮肤、皮下组织及颈阔肌，结扎皮下出血点及颈外静脉。

3. 结扎颌外动脉与面前静脉　在咬肌附着的前缘下角，下颌骨下缘钝性分离，寻找颌外动脉及面前静脉，在下颌骨下缘内侧面分别将动脉、静脉剪断结扎。

4. 显露颌下腺　切开颈深筋膜后将皮肤、皮下组织、颈阔肌及颈深筋膜，一并用拉钩往上牵引至下颌骨下缘，既可避免损伤面神经下颌缘支，同时又能充分暴露颌下腺。

5. 分离颌下腺浅部　沿颌下腺表面及其周围进行钝性分离，先从前缘及下缘开始，将颌下腺从二腹肌表面分离，继续在下颌舌骨肌浅面分离，将腺体往后上方提起。在分离颌下腺后缘时应谨慎仔细，避免粗暴地撕扯，此时应注意寻找并避开从腮腺下极穿出的面后静脉。然后将腺体向前下方牵引，于颌下腺的深面沿茎突舌骨肌与二腹肌后腹上缘钝性分离，即可找到进入颌下腺的颌外动脉的近心端，分离一段血管后在紧靠颌下腺处钳夹、切断并结扎。将颌外动脉近心段缝合固定于深面的肌肉上。

6. 分离颌下腺深部　将下颌舌骨肌拉向前方，同时将腺体向后上方提起，显露颌下腺与舌下腺相接的延长部及颌下腺导管，以及舌神经和颌下神经节。为了充分显露口底舌下手术区，必要时还可剪断部分下颌舌骨肌。颌下腺深部及颌下腺导管与舌神经常被筋膜纤维组织包绕，加之由于颌下腺被拉向下方，颌下腺上方的舌神经也被拉下，因此在分离颌下腺深部时，必须特别谨慎仔细鉴别舌神经与颌下腺导管。经确认后，从舌神经的颌下神经节处切断通向颌下腺的分泌支及其周围组织，与颌下腺分离，在靠进口前部不切断并双重结扎远心段导管断端。最后将颌下腺及其相连的病变组织全部摘除。

7. 关闭创口　用盐水清洗创口，仔细检查并结扎出血点。分层缝合颈阔肌、皮下组织及皮肤、放置橡皮引流条，创口加压包扎，消除死腔。

（五）术后处理

1. 术后在严密观察患者加压包扎情况下，需保持呼吸道是否畅通。

2. 注意有无纱布浸血及伤口出血现象，必要时应及时打开敷料与伤口，认真检查止血。

3. 观察上呼吸道是否畅通　术后口底、咽侧壁肿胀等可影响呼吸道通畅，甚至导致上呼吸道梗阻，故应密切观察，及时处理。

4. 预防感染　酌情使用抗生素，以预防伤口感染。

5. 抽除引流条　术后 24 ~ 48 小时去除引流条，并继续加压包扎。

6. 术后 6 ~ 7 天拆除缝线。

（六）主要并发症及处理

1. 舌感觉功能障碍，为舌神经损伤所致。

2. 口角歪斜，为面神经下颌缘支损伤所致。

3. 术中术后出血，主要为颌外动脉和面前静脉特别是颌外动脉近心断端结扎线松脱所致，术后伤口渗血多者，应及时探查、止血。

4. 上呼吸道梗阻，一旦发现上呼吸道通气不畅，应紧及处理。

5. 伤口感染，术后伤口感染的主要原应为无效腔存在。因此，术后需放置半片橡皮片附于颌下区适当加压包扎或采用负压引流法以消灭无效腔。

六、颌下腺导管结石摘除术围术期管理

（一）手术适应证及术式选择

1. 经口内、外双手触诊或口底咬合 X 线片确诊颌下腺导管有结石者，患者出现自觉症状（肿胀、进食疼痛）或已有局部炎症。为了解除症状，防止病变继续发展，应手术摘除涎石。

2. 涎石合并有导管口周围黏膜红肿，口底有明显水肿、压痛、已有脓肿或已有蜂窝织炎，应在急性炎症或脓肿引流后，再进行手术。

3. 位于导管内很小的涎石，临床上手指检查不能扪及者，如无自觉症状，有可能自行排出或施以很轻的压力即可将涎石从导管口推出，而不需做手术。

4. 颌下腺导管口底段结石，而腺体未纤维化者，可采用本术式摘除。但是，位于颌下腺体内或腺体与导管交界处的结石，应连同腺体一并摘除。

（二）术前准备

术前应作 X 线片检查，以了解结石的位置与数量，此外，尚需作 X 线造影摄片检查，以了解导管与腺体的破坏情况。

完善其他术前常规检查。

（三）手术操作要点

1. 体位与麻醉 一般采用局部麻醉，但是当周围组织与腺体粘连严重时术中可静脉点滴适量哌替啶。体位应选仰卧位，肩部下方垫以小枕，头稍后仰并偏向健侧。如对此手术不熟练，手术时间较长者，为安全要选择全麻气管插管，再行手术。

2. 切口 在作切口前，应在结石的后方用粗线从导管深面穿出，并用血管钳夹住缝线的两端，作为牵引并可防止结石向后方移动。然后在涎石表面，顺导管走行的方向，用尖刀作一纵形切口，切开口底黏膜，钝性分离黏膜下组织，再沿导管长轴切开导管壁。

3. 取出涎石 用小刮匙或其他器械将涎石取出，应避免将涎石压碎，如涎石位置较深，注意防止其周围附近的神经、血管。

4. 伤口处理 拆除手术前暂时穿越口底组织的缝线，用生理盐水冲洗干净遗留的碎石粒，减少在形成结石的机会。口底黏膜与导管的切口不大，可以不予缝合或仅间断缝合，以免导管缝合后产生狭窄，创口不必放置引流条。

5. 在结石后方穿入缝线前，宜从颌下区用手指将口底推向上方，以利操作，使术野清楚。沿切口切开黏膜后，应小心分离黏膜下组织避免往导管内侧深部剥离，以防损伤舌神经、舌动脉和舌静脉。缝合口底黏膜时，不宜过深，以防使颌下腺导管狭窄或结扎颌下腺导管。

（四）术后处理

1. 术后酌情使用抗生素和酸性漱口剂漱口，注意口腔卫生的维护。

2. 对位置较深的颌下腺涎石摘除术后，一般不应给酸性食物和饮料，可给予阿托品以减少术后水肿期伤口的疼痛。

（五）手术并发症及其处理

主要并发症为术后复发及缝合口底黏膜时结扎颌下腺导管导致导管口阻塞。

1. 术后复发的原因较为复杂，但与手术时未彻底冲洗导管内残余碎石粒有一定关系。因此，取出结石后，应彻底用温生理盐水冲洗导管内残余碎石粒。

2. 误扎颌下腺导管主要是缝合口底黏膜时缝合过深所致，缝合时应掌握合适的深度。若术后发现导管阻塞，应及时拆除勿扎的缝线。

第四节　颌面部骨折手术围术期管理

一、颧骨的解剖结构及骨折分型

（一）解剖结构

颧骨（zygoma）为近似四边形的骨骼，外凸内凹，左右各一，具有额突、颞突、眶突和上颌突，分别于额骨、颞骨、蝶骨大翼和上颌骨相连接，参与眼眶外侧壁、颞凹、眼眶底壁、上颌窦的顶壁、颧弓的组成，是颅骨与上颌骨的重要连接支架，对构成面颊部的外形具有重要的作用，为嚼肌、颞肌、颧肌及上唇方肌颧头提供附着点。

颧骨与上颌骨连接最宽，强度最大；与蝶骨的连接处比较薄弱，与额骨连接处的强度介于二者之间，而与颞骨颧突的连接最为薄弱。颧骨体本身比较坚实，在颧骨体处较少发生骨折，与颞骨、额骨及上颌骨相连处的突起，犹如三条腿板凳，邻骨连接处受伤时易造成骨折，且常伴有邻近各骨的损伤。颧骨骨折的骨折线常发生在颧弓、眶外侧缘、眶下缘、眶底和上颌窦前外侧壁。颧面部严重损伤时，常发生颧骨与上颌骨复杂骨折，甚至波及颅底。颧弓由颧骨颞突和颞骨颧突组成，细长薄弱，易在中段和两端发生骨折。

颧骨无强大的嚼肌附着，因此，颧骨、颧弓骨折移位主要决定于打击力量的方向和强度。

（二）颧骨及颧弓骨折分型

根据骨折的性质和移位情况，颧骨及颧弓骨折分为六型。

1. 无移位型　此种类型占颧骨、颧弓骨折的6%，在X线片中有骨折线，但没有移位，此型骨折不需要治疗。

2. 单纯颧弓骨折　约占颧部骨折的10%，外力直接冲击颧弓，使断骨向内塌陷，但没有损伤上颌窦和眼眶壁。在颧弓上有三条骨折线，一条居中，其他两条各居颧弓两端，有两段骨折断片。此类骨折多伴有张口受限。

3. 颧骨骨折无转动型　约占颧部骨折的33%，是所有类型中断骨块最大的一种，损伤的原因是在外力直接冲击在颧骨的最突出部位，断骨被冲击至上颌窦腔内。断骨块向内、向后并稍向下移位，使面部变平，在眶下缘处可以扪及台阶样感觉，颧弓及颧骨颧额缝移位。

4. 颧骨骨折向中间移位型　约占颧部骨折的11%，此类骨折是因为外力直接冲击颧骨的突出部位，且着力点在水平轴的上方，断骨移向内方及下方，并向逆时针方向扭转。

5. 颧骨骨折向外扭转型 约占颧部骨折的22%，损伤是因为外力着力点在颧骨水平轴下方，断骨向顺时针方向扭转。

6. 颧骨粉碎性骨折型 约占颧部骨折的18%，眼眶、眶外缘、眶下缘、颧骨体、颧弓及上颌窦均有粉碎性骨折。

二、颧骨及颧弓骨折复位手术围术期处理

（一）手术适应证与禁忌证

1. 适应证

（1）骨折后出现显著的面部畸形或功能障碍，如张口受限、复视及上颌窦壁破裂，窦内积血、鼻出血、眶下神经损伤所致面部麻痹等症状时，应尽早实行复位固定术。

（2）经 X 线照片，虽证明为单纯性或陈旧性颧骨及颧弓骨折，但无明显面部畸形或功能障碍者，也可不予处理。

2. 禁忌证

（1）合并有手术禁忌的全身性疾病者。

（2）颅脑损伤对手术有影响者。

（3）颧骨颧弓骨折如果没有明显骨移位，且不影响面容及张口功能者，可考虑非手术治疗。

（二）手术方式的选择

1. 颧弓骨折手术巾钳复位术 适用于单纯的新鲜颧骨凹陷骨折，方法简便易行，手术创伤很小，可以先试用，如复位不理想，再改用其他方法。

2. 颧骨颧弓骨折口内切开复位术 适用于简单的颧骨或颧弓骨折，但有可能将口内感染带入深层组织。

3. 颧弓骨折颞部切开复位术 根据伤情的具体情况，可选用两种切口：

（1）冠状切口或半冠状切口：是目前应用最广泛的切口，显露颧骨的上半部分、颧弓、颧额缝和颧蝶缝，适合用于各种类型的颧骨复合体骨折，特别是陈旧性骨折和粉碎性骨折。该切口的优点是切口隐藏于发际内，术后不显瘢痕。缺点手术切口距骨折部较远，操作不便故适用于较简单的颧骨颧弓骨折。

（2）颧弓上横切口：适用于各类型的颧骨骨折或颧骨颧弓联合骨折。

4. 颧骨颧弓骨折上颌窦内填塞复位法及上颌窦内切开复位术 适用于粉碎性颧骨骨折，尤其是伴有眶底、眶下缘移位或颧骨嵌入上颌窦内者。

（三）术前准备

1. 常规全身检查和耐受力检查 根据手术大小、难易程度及患者身体情况做好术前必要的准备工作，如病史的询问、重要脏器的检查、必要的化验检查。女性患者术前还要特别注意了解月经史。

2. 颧面部手术区及邻近器官的检查 如采用颞顶部冠状切口，应于术前 3 日每天用 1%苯扎溴铵液清洗头部和头发。一般不剃发，术区皮肤和口腔黏膜消毒 0.5%氯己定或 70%乙醇消毒。眼、鼻、上颌窦等器官没有急、慢性炎症存在，如有应给与处理。尤其是

上颌窦如发育过度，术中常不能保证窦壁完整，如存有炎症，可导致颧骨手术伤口感染。

3. 颧骨 X 线检查　术前选用合适的 X 线投照技术进行有针对性检查，包括顶颏位、颧骨后前位、颧弓位、眼眶正位、颧骨 CT/MRI 检查。

4. 颧面部照相　术前常规对颧面部照正面和双侧侧面照片以利手术前后对比，并可根据侧位照片，确定颧骨的突出程度。

5. 术者需与患者充分沟通，让患者有充分的思想准备，配合术者顺利完成手术。

6. 根据骨折情况选择好相应的手术器械及固定夹板、头皮夹等。根据手术时间长短决定是否导尿。

7. 术前交叉配血，备血。

（四）手术操作要点

1. **麻醉和体位**　根据骨折情况一般采用局部麻醉或在全身麻醉下进行手术，体位选择仰卧位。

2. 颧骨骨折时，颧骨与周围骨连接的解剖关系复杂，缺乏上下颌骨咬合关系作为复位的标准，骨折的复位必须多点同时进行，复位过程中要注意颧骨突度与面宽的关系，颧弓准确复位对颧骨突度的恢复非常重要。

3. 颧骨骨折在颧额缝、眶下缘、颧牙槽脊进行三点固定最稳定。若有骨缺损，应植骨恢复断裂骨缺损的骨支柱，稳定加强骨支柱，恢复骨承载的主应力轨迹。

4. 在切口设计和复位手术中，要避免面神经的损伤。在颧弓平面，面神经额支和颧支在颞筋膜浅层和腮腺咬肌筋膜融合的结缔组织层内走行，额支继续向前上进入额肌，颧支在较低平面向前进入眼轮匝肌深面。在做头皮冠状切口时，在骨膜上及颞筋膜表面分离皮瓣，至颧弓上 2 cm 时，切开颞筋膜浅层继续向下分离，从颧弓的骨膜下分离，可以避免对面神经的损伤。

5. 颧弓骨折手术巾钳复位术

（1）在局麻下，用手术巾钳的两侧锐缘，自颧弓骨折的部位两侧上下方刺入皮肤，直达骨折片深面，然后夹紧钳缘，用力向外侧牵引复位。

（2）复位后，制作一块与正常颧弓外形相吻合的金属或自凝塑胶夹板，两端分别与颧骨、颧弓根部为支点，用细不锈钢丝用大弯三角针穿过皮肤、皮下，绕过颧弓骨折片再穿处皮肤外结扎固定。

（3）手术中时刻注意巾钳可能对面神经的损伤，向外牵拉颧弓时另一只手置于颧弓表面皮肤，协助调整颧弓复位情况。

6. 颧骨颧弓骨折口内切开复位术

（1）手术中注意防止感染。

（2）在局麻下，沿口腔前庭上方，靠近患侧沿上颌第一磨牙至上颌结节颊侧面作长 1～2 cm 的黏膜切口，用骨膜剥离器等钝头器械，通过切口伸入颧骨或颧弓下方将塌陷的骨折片向外、前、上方抬起，使其恢复到原位，然后缝合口内创口。

7. 颧弓骨折颞部切开复位术

（1）冠状切口或半冠状切口颧弓骨折颞部切开复位术：①切口设计一般从一侧耳屏前

皮肤褶皱垂直向上跨过颞部、头顶，到达对侧颞部和耳屏前，形成问号形切口，在前额发际 3～4 cm 处，从一侧耳前颞部经头顶到对侧耳前颞部作冠状切口；②先在切口两侧用 4 号线作毯边褥式缝合，以便压迫止血。切开头皮、皮下组织、帽状腱膜、蜂窝组织和骨膜后。沿骨面剥离，翻转前额头皮瓣至眶上时仔细剥离眶上神经血管束；如为骨管，应用小骨凿凿去其下壁，游离出该神经血管束，继而剥离显露鼻骨、泪骨、眶外缘额骨眶突、颧骨；③分离眶上壁时，注意保护眼球，勿使其受压；④显露骨折线，如已有纤维性愈合需先撬松，刮出肉芽组织，用弯止血钳沿颞筋膜与颞肌之间钝性分离至骨折片深面；⑤在骨膜剥离器的下方垫数层纱布，然后向外侧用力撬起颧弓骨折片。用力时尚需用左手手指接触颧弓断端两侧表面的皮肤，在复位时手指可以直接感觉到凹陷的骨面抬起。对于颧骨骨折片，应向前、上、外方用力，抬起移位的骨折片。然后彻底冲洗创口，去净骨屑及异物；⑥头皮瓣复位，骨膜间断缝合；皮下及帽状腱膜用一号线间断缝合；头皮用 4 号线间断缝合，创内放橡皮片引流。

（2）颧弓上横切口颧弓骨折颞部切开复位术：①在患侧颧弓上方做平行于颧弓的皮肤切口，长 2～3 cm，切开皮肤、颞筋膜直接显露骨折片，如有多处骨折片还可延长切口，在直视下进行复位及作骨折处断端处钻孔，再用钛夹板及螺钉或以金属丝拴结作骨间固定；②由于切口距骨折片很近，手术操作比较方便，但术后可造成面部瘢痕，且术中有可能损伤面神经的颞支及颧支，手术时应特别注意，动作要轻柔；③多数或游离的骨折片，不可能用上述方法复位者，应通过颧弓上横切口，直接剖露手术区作切开复位术，必要时，可在骨断端上钻孔，用不锈钢丝拴结固定，骨折片复位后除注意其外形的恢复，尤应检查功能是否已恢复（张口度），然后将创口止血并按层缝合。

8. 颧骨颧弓骨折上颌窦内填塞复位法及上颌窦内切开复位术

（1）颧骨颧弓骨折上颌窦内填塞复位法：①通过下鼻道造口或上颌窦手术切口，经上颌窦进行复位。可用一弧形套针插入上颌窦内，触及上颌窦外上壁，直接向上、向后用力，使折断的颧骨复位。复位后用纱布条填塞到上颌窦内 1～3 周后由同侧下鼻道造口处将填塞物取出；②上颌窦填塞法对粉碎性骨折不能单独使用，必须用口内切口完全暴露上颌窦，充分暴露上颌骨前份和颧骨，复位时必须达到眶底和颧骨上颌突的骨折复位，还必须加用眶下缘皮肤切口，在直视下使眶缘骨折片复位。单用上颌窦填塞法企图使眶底骨折片完全复位是危险的，这样有可能损伤眶部的软组织。

（2）上颌窦内切开复位术：①按上颌窦手术切口，在前壁开窗，使颧骨骨折片复位；②沿患侧上颌侧切牙至第一磨牙部位的前庭沟黏膜皱襞，自上颌前庭沟尖牙窝处切开黏膜，显露上颌窦骨壁，上颌窦前壁有骨折者移去骨折片，无骨折者则凿开上颌窦前壁，去除窦内异物、血凝块及碎骨片，检查颧骨及上颌骨的骨折情况；③眶内容物疝入上颌窦内，首先给予复位，然后用宽大的骨膜剥离器自窦内将移位的上颌骨、颧骨、眶下缘及眶底向外上方推压，另一手在面部触摸协助骨折片复位；④用碘仿纱条将上颌窦腔内填满、压紧，以免骨折片移位。可在下鼻道开窗，将碘仿纱条末端通过下鼻道窗口，从鼻腔引出。严密缝合口内黏膜切口。

（五）术后处理

1. 鼻腔内滴入氯霉素溶液，全身应用抗生素预防感染。

2．体位与饮食

（1）体位：①局麻下行颧骨手术的患者，当日可视情况采用仰卧位或轮流将头部偏向一侧，但对颧弓骨折复位后，应将头偏向健侧以免伤侧受压。次日可改为半卧位；②全麻患者清醒前采用仰卧位，头偏向一侧，清醒后可视情况采用仰卧位或半卧位，次日可改为半卧位。

（2）饮食：术后3天应常规进食温流质饮食，禁食温度过高的食物以免造成黏膜损伤，3天以后可视情况改为半流质饮食，但进食后不应漱口，可以饮一些温开水，清洁口腔。

3．颧面部加压包扎　术后常规加压包扎3～5天，颧骨处加压的绷带不应固定，如为单侧可采用常规的头、眼、耳等部位一侧固定。如为双侧先在双侧颧面部加数层纱布用胶布固定，然后用弹力绷带，将绷带中央剪一孔洞，使鼻尖和鼻孔外露，绷带两侧中间剪开呈四头带，分别放置于耳上和耳下，在头颈部固定。如采用带蒂颅骨瓣，加压包扎时要注意蒂部不能加压，以免影响血供，危及骨瓣成活。

4．加强口腔护理　该类手术术后不能漱口，口腔护理时应先用生理盐水清洗伤口和口腔，再用吸引器吸出分泌物。

5．伤口处理与更换敷料，24～48小时后取出引流物，2周左右拆线，填塞碘仿纱条的两周后逐渐抽出碘仿纱条。

（六）主要并发症及处理

颧骨颧弓骨折治疗后的并发症相当多见，必须在诊断准确的基础上，做好术前准备及手术计划，对治疗的预后要有充分的预见，手术过程中仔细操作、避免失误，预防并发症的发生。

1．颧部不对称　颧部不对称是发生率最高的并发症，小的不对称畸形可不治疗，较大的塌陷性畸形，可用骨或代用品植入恢复外形。术前，最好用云纹影像法研究，以准确了解需恢复的部位及范围。

2．复视　复视是颧骨骨折相当常见的并发症，尤颧骨骨折引起的复视，可在颧骨复位后恢复。晚期复式的产生多由瘢痕或眶内容物萎缩引起。

3．眼球内陷　眼球内陷这种并发症也较常见，如无复视，主要是美观问题，有人认为是眶底塌陷引起，有人认为是外科手术后眶内脂肪坏死的结果，目前致病原因尚存在争议。无论如何，眶内手术必须细心轻柔。填塞上颌窦时支持眶底时也应小心，避免过大的压力引起眶内容物的坏死。如眶底有缺损时，薄骨片移植或植入硅橡胶可对预防眼球内陷有作用。晚期的眼球内陷矫正很困难，需在眶内不同区域植骨或植入硅橡胶。

4．视力障碍　术前必须进行全面的眼科检查。术后要定期复查，手术操作要避免粗暴，修复眶底缺损时应在直视下进行，植入物不应过大，以免增加对眼球的压力。术后应多次检查，发现问题时应立即寻出原因，立即治疗，并与眼科医生密切配合。

5．颧骨的吸收和感染　注意围术期的消毒与消炎，尽量保证骨折块的血运。

6．复发　尽量避免对复位后颧弓的压迫，尤其要设法预防患者睡眠时的局部压迫。

7．面神经损伤　手术操作时，要熟悉面神经解剖部位，放置巾钳时才能尽量避免损伤。

三、上颌骨的解剖结构及骨折分型

（一）上颌骨解剖结构

上颌骨（maxilla）是面中部最大的骨骼，左右各一，对称，有额突、腭突、颧突和牙槽突四个突起，体部中央为上颌窦，窦腔呈圆锥形，窦腔内有黏膜覆盖，开口于鼻腔外侧壁中鼻道。上颌骨上方构成眶底，下方为口腔顶，内侧面为鼻腔外侧壁，两侧上颌骨之间构成鼻腔。上颌骨除牙槽突突向口腔外，其他突起分别与额骨、颧骨、鼻骨、泪骨、犁骨、筛骨、颚骨等相连接，行成一个拱形支柱式结构。

上颌骨骨板较薄，骨质疏松，血运丰富，损伤后出血多，愈合能力强，骨折后若不及时处理易形成异位愈合。在上颌骨受到损伤时，力量常被各骨连接处和窦腔骨壁分散消失，不致发生骨折。但遇到较强的横向外力时，不仅上颌骨发生骨折，同时还并发颧骨、鼻骨等连接骨发生骨折。上颌骨骨折发生骨坏死情况极罕见。

上颌骨上附着肌肉较多，但均为一些弱小的表情肌，且均止于皮肤，对骨折片的移位作用不大。当上颌骨骨折发生移位时，不管是单一的上颌骨骨折还是整个面中部骨骼的骨折，骨折移动的方向与肌肉的牵拉作用关系不大，主要取决于外力直接冲击的部位、方向和力量，还与上颌骨本身的重量有关。

由于上颌骨内外的窦、腔较多，骨的创伤与口腔、鼻腔、上颌窦相通，易产生伤口感染。上颌骨骨折也可累及鼻泪系统。上颌骨因与颅骨、颅底相连，故上颌骨骨折常并发颅脑损伤；骨折累及筛板、筛窦、额窦或蝶窦时，可发生硬脑膜撕裂、脑脊液漏、脑损伤等并发症。

（二）上颌骨骨折的 Le Fort 分型

1. Le Fort I 型骨折　骨折线经过鼻底、上颌骨下 1/3、腭及硬板，为低位水平的骨折。此型骨折的损伤，可包括鼻中隔、上颌窦和牙齿的损伤。

2. Le Fort II 型骨折　骨折线通过额突薄弱处，向两侧延伸，经泪骨、眶底、颧上颌缝、眶下孔、上颌骨侧壁、翼板，进入翼上颌凹，有时波及筛窦和颅前凹，为中位水平骨折。

3. Le Fort III 型骨折　骨折线经过鼻额缝，横越眶底，经颧额缝及颧弓后到达翼突，使面中 1/3 与颅底完全分离，为高位水平骨折，又称颅面分离骨折。在此型骨折中，上颌骨并未与鼻骨和颧骨分离，而是整个面中部骨骼与颅底分离，仅靠软组织悬吊与连接整个骨骼。

以上三种类型为临床常见情况，由于所遭受力量的轻重、方向和受力部位不同，骨折还有许多不同情况，骨折线不一定都是对称性两侧同时骨折，可单侧也可双侧，也可双侧不在同一水平面并而不是同一类型的骨折。

四、上颌骨骨折切开复位固定术围术期管理

（一）骨折后临床特点与手术禁忌

1. 骨折后临床特点　上颌骨骨折的移位主要受创伤时暴利的大小、方向以及骨折线走行的影响。

（1）咬合紊乱主要表现为上颌牙随上颌骨骨折段的向下、向后移位，而导致患侧后牙

早接触，前牙开合。如果上颌骨受前方外力打击而向后移位，则会出现，前牙反合。

（2）上颌骨严重骨折时，常波及相邻的颅底，引起颅底骨折和硬脑膜破裂，脑脊液外漏。

（3）颅前凹骨折，骨折线经过筛窦、额窦，可伴硬脑膜撕裂，出现脑脊液鼻漏，表现为鼻腔内持续有清淡的血水流出。

（4）颅中凹骨折合并耳岩部损伤时，脑脊液常经外耳道流出。如检查中发现外耳道湿润，应警惕脑脊液耳漏。

（5）其他临床表现：眶周淤血、复视、嗅觉障碍、眶下神经麻木等。

2. 手术禁忌　合并严重颅脑损伤者，不应急于处理颌骨骨折，应待病情稳定后再手术。

（二）术前准备

1. 询问病史，首先问明受伤的原因，了解致伤力的大小、性质，速度，方向和受力部位等，作为诊断的重要依据。女性患者术前要特别注意了解月经史。

2. 查清体征，结合 X 线片、CT 检查观察，对上颌骨骨折类型进行诊断，并进一步排除颅脑损伤和其他重要脏器的损伤。

3. 常规全身检查和耐受力检查。对中老年人应注意有无糖尿病，并检查血、尿糖。有糖尿病者，术前应给予治疗。

4. 口腔及口周准备　术前 1 日用漱口水（如复方硼砂液、0.1%氯己定含漱液等）含漱。必要时术前应洁牙或拔除病牙，以免术后感染导致手术失败。

5. 根据手术需要，还应准备好各种口内夹板，如斜面导板、龈上夹板、腭护板、铝丝夹板、各种骨内固定的微型夹板、人工骨等植入材料、骨内不锈钢结扎丝或微型钢板或螺钉等。

6. 根据患者的具体情况及手术大小，术前做好输血、输液准备。

（三）手术操作要点

1. 麻醉和体位　经鼻插管全身麻醉，仰卧位。

2. 手术区皮肤、黏膜的消毒，必须严格执行，颜面皮肤比较细嫩消毒时不宜用碘酊。可用刺激性较小的消毒液，如 0.1%苯扎溴铵、0.5%氯己定酊剂等。消毒时一般清洁手术从手术区中心向四周涂擦，感染手术从四周向手术区中心涂擦。

3. 与骨性面部发育畸形不同，颌面部骨折，尤其对多发性骨折和错位严重的病例，局部的解剖结构可能发生较大变化，以致解剖标志不清，加之已有骨痂形成或完全骨性错位愈合，术前应熟悉手术程序和术区解剖，以及必备的外科器械和手术技能，避免术中出血过多。

4. 颌面部骨折的患者常伴有软组织缺损，因此，在进行软组织切口设计时，除照顾到充分暴露便于手术操作外，应设计尽可能大的软组织蒂，以维持充足的血供。

5. 严重的颌面部骨折多伴有骨组织缺损，为防骨缺损和软组织瘢痕收缩造成的继发畸形，应同期行骨缺损修复，一般采用游离骨移植，根据骨组织缺损大小选择合适的骨源。

6. 手术切口选择

（1）局部小切口，根据骨折线部位，分别选择眼眶外侧缘、眶下缘或两侧鼻外侧约 2.5 cm 切口（必要时可在鼻根部另作一横切口连接两侧竖切口已显露额鼻缝内眦韧带等）。②头皮冠状切口：可避免在面部遗留切口瘢痕，手术野的显露更清楚，在发际后约 3 cm 处作两侧头皮冠状切口，在帽状腱膜下向前潜行分离至眶上缘，在高于眶上嵴平面 2 cm 处切开骨膜，在骨膜下分离至眶上缘及外侧颞肌下，眶上神经血管束可用小骨凿凿出孔缘，从眶上孔解脱出来便于进一步显露鼻骨、侧鼻软骨上缘及颧额缝部位。

（2）以长钳伸入鼻腔内向上抬起鼻骨，在鼻骨、上颌骨额突和额骨之间做骨间拴丝固定，以及颧额缝之间作拴丝结扎固定。

（3）不做直接结扎菲薄、脆弱的泪骨、筛骨纸板等骨片，这些长于骨膜或黏膜相粘连随着鼻眶骨柱的复位而复位，因为企图在薄骨片上钻孔，即使轻微的外力也将使其与黏骨膜分离。

（4）颧额缝、颧上颌缝用直径 0.5 mm 不锈钢丝结扎；鼻骨、上颌骨额突和额骨之间用 0.4 mm 不锈钢丝结扎，固定撕脱的内眦韧带用 0.3 mm 的软不锈钢丝。鼻眶复合体粉碎性骨折片有时还需联用钢丝悬吊在石膏冒或头圈支架上以防止塌陷。

（5）外伤导致眶内壁、鼻梁、眶缘或眶底丧失骨性支架，应进行初期骨移植重建而后期修复则因为广泛的瘢痕收缩而变得极为困难，故不能丧失新鲜伤一次修复手术的机会。自体髂骨内板是骨移植的最佳材料。尤其注意伴有复视，眼球塌陷移位，X 线片显示上颌窦混浊等眶底粉碎骨折，眶内容物疝入上颌窦的征像，为了避免眶下缘切口形成面部明显瘢痕，也可作下睑的睫毛下切口途径，在睫毛线的下方 3 mm 作一横切口，顺皮纹向外延伸，但不超过眶缘，切开皮肤，分开眼轮匝肌，至睑板、沿睑板、眶隔的表面（不切穿眶隔防止眼周脂肪脱出向下，而脂肪脱出是眼球塌陷的主要原因之一），向下分离，直达眶下缘，在眶下缘的下方横行切开骨膜，沿骨面剥起眶底骨膜，直达眶底骨折处。注意保护眶下神经，动作轻巧。要将下直肌和眶内容物从分碎骨片间和穿孔处解脱出来，可用眼科有齿镊夹加紧下直肌腱在其离眼球附着 7 mm 处，向前牵拉，试验眼球向各方面运动，眶底探查要确定出骨缺损的后缘，否则疝入上颌窦内的眶内容物不能完全解脱回到眶内，眶底骨粉碎缺损用薄髂骨内板覆盖于穿口周外缘，以细钢丝将眶缘和植骨片进行钻孔骨缝合。移植物应合宜，向后不宜过长，以免损伤视神经。上颌窦前骨壁移植片覆盖眶底穿孔常被吸收和纤维化，就生物学观点而言在潜在感染部位放置硅橡胶、聚四氟乙烯等异质移植物是不合理的。眶底碎片骨折，近年来多推崇由下睑睫毛下切口途径，晚期整复，其能在一次手术中完成骨折复位，解除疝入上颌窦内眶内容物，还可作眶底植骨等。

（6）分层缝合手术创口：常用于 Le Fort Ⅲ 型骨折合并鼻、眶、筛部伤的两侧头皮冠状切口，应缝合帽状腱膜，不仅可制止腱膜下出血，而且重新建立保护颅脑免遭感染的屏障，术后眼睑水肿约在 48 小时自然消退，冠状头皮切口边缘不宜过分电灼止血，以减少切口部位秃发。

（七）术后处理

1. 术后疼痛 全麻患者完全清醒后即有疼痛的感觉，疼痛对机体是一种不良刺激，可给予适当处理。

2. 术后发热 手术后发热一般属正常反应，但如热度过高应追查原因并给予及时处理。术后高热应作如下处理：体温超过39℃，应放置冰袋；置冰袋无效者应给与酒精擦浴；必要时做白细胞分类计数，排除其他并发症；小儿高热必须注意体液与电解质平衡。

3. 腹胀及尿潴留 全麻手术后可发生腹胀和尿潴留，可腹部热敷以增加肠蠕动；鼓励患者自行排尿，在许可情况下采用患者习惯的排便方式；术后8～12小时内仍未排尿或膀胱有明显充盈时，均应予导尿。

4. 术后创口的观察和处理 术后抗感染的治疗应用抗生素，全身支持疗法，补充高能量、高维生素高蛋白饮食等。

（八）术中及术后并发症及处理

1. 呼吸道梗阻 呼吸道急性梗阻甚至会导致窒息，是最严重的并发症。全麻苏醒期间，由于呕吐物误吸、分泌物阻塞、体位不当、舌后坠、气管拔管后引起喉头水肿，以及随后的局部组织水肿，加上颌间固定等因素，可能引起呼吸道梗阻。应该采取措施，预防其发生。并严密观察其病情，消除可能引起呼吸道急性梗阻的原因。

2. 出血 术中若损伤较大血管可致严重出血，例如上颌骨LeFort Ⅰ型骨折易损伤颌内动脉或腭大动脉。术中操作要轻柔，术前详细了解解剖结构。

3. 神经损伤 颌面部骨折复位时容易造成面神经的损伤及眶下神经损伤等，如不慎将神经切断，应正确吻合，术后严密观察其功能。

4. 骨不连接或愈合不良 主要为固定不佳所引起，骨段断面接触不足，血液供应不良也有影响，因此，术中、术后一定保证良好的骨质固定，术中防止过分剥离软组织附着。

第五节 牙种植术围术期管理

牙种植术（tooth implantation）是一种新型口腔修复治疗方法。它主要涉及口腔颌面外科、口腔修复科、牙周病科以及口腔材料学等多个学科。所谓牙种植术，就是通过医学方式，在缺牙区的牙槽骨内以外科手术的方式植入由人工材料制作的牙根（即种植体），经过1～3个月后，当人工牙根与牙槽骨密合后，再在人工牙根上制作烤瓷牙冠，以恢复牙列的完整性和缺失牙的功能。种植义齿与传统的义齿相比，具有舒适、自然、美观、咀嚼效率高、异物感小、不损及邻牙等优点，可以获得与天然牙功能、结构以及美观效果十分相似的修复效果，已经成为越来越多缺牙患者的首选修复方式，被称为人类的第三副牙齿。

一、牙种植术的应用解剖

（一）缺牙后牙槽突的改变

理想的牙槽骨种植骨床应满足以下要求：①种植骨床有丰满的骨量；②颌骨要既有一定的皮质骨，以利于种植体初期的稳定性，又要有一定的松质骨，以利于提供充分的血运，有助于种植体与骨的结合。牙缺失后牙槽突均有不同程度的萎缩或吸收，并随着时间延长而逐渐加重。牙槽突的形态学和质量改变对种植体植入手术及种植义齿的设计制作带来很大困难。因此在临床上有必要从解剖学、组织学的角度对缺牙后的牙槽突做分类评估。

1. 形态学分类 根据临床和X线表现及牙槽突吸收程度，可以分为以下五类：

A 类：大部分牙槽突尚存。

B 类：发生中等程度的牙槽突吸收。

C 类：发生明显的牙槽突吸收，但基底骨尚存。

D 类：基底骨已开始吸收。

E 类：基底骨已发生重度吸收。

2. 颌骨质量分级　根据密质骨和松质骨的含量比例及松质骨疏密程度，可以将颌骨质量分为以下四级：

1 级：颌骨几乎完全由匀质的密质骨构成。

2 级：厚层的密质骨包绕骨小梁密集排列的松质骨。

3 级：薄层的密质骨包绕骨小梁密集排列的松质骨。

4 级：薄层的密质骨包绕骨小梁疏松排列的松质骨。

（二）下颌骨种植的应用解剖

下颌骨由两侧垂直的下颌支和中央水平的下颌体组成。一般情况下，下颌体区域是下颌的种植区域。

下颌骨的骨质较致密，且有上下皮质骨，种植体早期固位好。下颌骨的下缘为下颌缘，此处比较厚实，种植体在此处植入有利于固定。两颏孔之间骨质较多，种植手术不会损伤下牙槽神经，此处为种植有利区。

下颌管和颏孔是进行下颌种植必须注意的解剖结构。下颌管是行下颌磨牙种植时应特别注意的解剖结构。下颌磨牙因接近下颌管，容易损伤下牙槽神经，如经 X 线测量计算牙槽嵴距下颌管骨量充足时，可直接种植，但种植体底部应距下颌管上缘 2 ~ 3 mm，以免损伤下牙槽神经。第 2 磨牙以后，因位置靠后难以操作，故不宜种植。

颏孔（foramina mentale）是下颌种植手术的重要标志。颏孔一般位于第 2 双尖牙的下方或第 1、2 双尖牙之间的下方。行下颌种植时，种植体应与颏孔有 2 ~ 3 mm 的间隔，以免损伤颏神经。严重下颌骨吸收萎缩颏孔位于表面时，术中应注意保护颏神经。

（三）上颌骨的应用解剖

上颌骨由上颌骨体额突、颧突、牙槽突、腭突组成，牙槽突及上颌骨体是实施种植手术的主要部位。

上颌骨的骨质较疏松，皮质骨较薄，且有较大的上颌窦腔。在前牙区，牙槽嵴至鼻底间的骨量范围较大，骨质较厚；在尖牙区，鼻腔与上颌窦之间有较充足的骨段，均被视为种植的有利区。

上前牙种植时要注意唇侧的骨量，因牙槽嵴的唇侧骨壁较薄，牙槽嵴基底向舌侧下陷，与犬齿窝延续，如与邻牙方向一致植入种植体时，则有唇侧旁穿的危险，如果稍偏向腭侧方向植入可避免旁穿。上颌前磨牙至磨牙骨质较少，缺牙后牙槽发生萎缩，其平均值高度只有 5 ~ 8 mm。上颌磨牙区的骨形态可参考 X 线确认，骨量充足可直接种植，如上颌窦底骨质有限，可能穿通上颌窦底，故不能直接种植，可行上颌窦底植骨后种植。

二、手术适应证和禁忌证

（一）适应证

1. 因炎症、外伤、手术所致牙槽骨有较大形态改变，造成修复体固位不良者。

2. 全口或部分牙列缺失，对义齿修复要求高，而常规义齿修复又无法满足者。

3. 长期使用活动义齿，引起牙槽嵴明显萎缩、上下颌固位不良，无法行使咀嚼功能者。

4. 部分牙列缺失、末端游离，不能行常规的活动或固定义齿修复者。

5. 肿瘤或外伤所致的单侧或双侧下颌骨缺损，需功能性修复者。

6. 种植区的牙槽骨骨质应具备足够的宽度和厚度，并有足够厚度的附着龈。

7. 下颌骨缺损游离植骨 6 个月后。

8. 因心理因素而拒绝配戴活动义齿者。

（二）禁忌证

1. 全身禁忌证

（1）主要指身体情况差以及未经控制的全身脏器的器质性病变，从而不能承受手术。可参照牙拔除术的禁忌证。

（2）精神病患者

2. 局部禁忌证

（1）口腔颌面部急、慢性炎症期，治愈后方可手术。

（2）拟种植区或相邻部位有良恶性肿瘤、埋伏牙、残根等。

（3）拟种植区缺少足够的附着龈。

（4）颌间距离不足的患者。

（5）拟种植区骨量不足或骨质疏松。

（6）存在以下风险的患者：放疗患者、未经控制的牙周炎、吸烟、夜磨牙症等。

（7）患者的年龄：处长发育期的年轻患者。

（8）口腔卫生差，并无法保持口腔卫生者。

三、术前准备

1. 种植手术前，医生需要对患者的全身健康状况进行检查和评估，了解患者有无药物过敏史，有无牙种植禁忌疾病，如心血管疾病、骨质疏松症、内分泌疾病等，并进行血象、血压、脉搏、呼吸等测定。

2. 医生还需要对患者口腔状况进行检查。口腔检查包括口腔卫生状况的检查、口内余留牙的检查、缺牙区牙槽骨及黏膜的检查等，需要拍摄 X 线片对缺牙区牙槽骨进行检查与评价，最好拍摄口腔 CT，对种植区的骨量和骨质进行检查与评价，制订种植手术方案。一般在种植牙前需要先行治疗口内其他疾病，如拔除特别松动的牙齿和残根，治疗龋齿、牙周病、调改不良咬合关系、拆除不良义齿、破除口腔不良习惯等。

3. 手术前应制取患者上下颌石膏模型，在石膏模型上设计确定植入体的植入方向、位置、数目等，预测种植修复后的效果。

4. 患者手术前应保持口腔清洁，常规做牙周洁治。术前 3 天用漱口水含漱，手术时口腔内要用 0.2% 的碘伏和 75% 的酒精消毒术区。

四、手术操作要点

（一）麻醉和体位

种植牙一般采用局部麻醉。下颌牙种植术应选用取下牙槽神经、舌神经及颊神经阻滞麻醉，上颌牙种植术用上牙槽前、中或后神经、腭大及鼻腭神经麻醉，局部切口处也应辅做浸润麻醉，以加强止血。麻醉药一般可用2%普鲁卡因、2%利多卡因或5%丁哌卡因，个别少数缺牙种植，也可采用碧兰麻（primacaine，其主要成分是4%盐酸阿替卡因和1/100 000肾上腺素）局部浸润。患者手术时一般采取仰卧位，术者、助手以及手术器械护士的位置应在患者头部左、右侧。

（二）术前用药

通常建议患者术前药物治疗，如术前1小时服用镇静类药物，口腔周围组织很容易受感染，因此种植术前需要使用抗生素治疗。药物必须于术前1小时服用，并持续服用6天，术前用0.12%或0.2%氯己定漱口液漱口，可明显减少口腔中细菌的数量。

（三）一期手术：种植体植入术

1. 切口翻瓣　清洁术区，在牙槽突顶做约0.5 cm做平行弧形切口。根据邻牙龈缘的情况在颊侧或舌侧做辅助松解切口。切开黏膜，用骨膜分离器锐性分离至距牙槽顶2 mm处再切开骨膜，翻起黏骨膜瓣，暴露牙槽嵴顶，以缝线边缘缝合作为牵引，以防黏膜损伤。

2. 种植窝预备

（1）皮质骨钻孔：术者在钻孔前须预先戴定位定向导板，按该导板预留孔道先用快速手机（<2000 r/min）在种植区事先已定好点的部位钻通表面的硬质骨层，同时不断用生理盐水冲洗，以避免钻磨时局部骨温度升高。在使用不同种植工具钻孔过程中应及时去除骨碎片，这样可避免局部骨温度升高。

（2）种植窝深度确定：用带2 mm刻度的一级高速裂钻扩大至种植窝的预定深度，将末端无工作刃口的引导钻插入到种植窝内，它可使种植体窝直径扩大，再使用带3 mm刻度的二级高速裂钻全程扩大种植窝上口。在整个钻骨过程中，均需不间断地用等渗生理盐水在钻孔局部冲洗降温。

3. 放置种植体　应根据所制备种植体窝的方向放置种植体。将预选的种植体固定钉经专用器械安装在种植机慢速手机上，对准种植窝使其在中央位置，使种植体长轴与种植窝长轴保持一致，缓慢旋入至种植体上端与骨缘平齐或位于骨缘下2 mm。当种植体的第一个螺纹旋入种植窝后，种植体剩余部分可以很自然地按照预先制备好的螺纹旋入。注意避免将种植体拧得过紧，否则会导致牙槽骨的微小骨折。

4. 安装覆盖螺帽　用螺帽扳手或装在弯手机上的螺丝刀安装覆盖螺帽，使其严密到位。

5. 黏骨膜瓣的复合缝合　手术区使用生理盐水彻底的冲洗和清洁，清除所有的骨碎片和软组织残渣，仔细复位龈瓣，然后加压使局部软组织瓣完全密合，用褥式加间断缝合严密关闭创口，术后咬压消毒纱布卷。

（四）二期手术：种植体基桩（abutment）连接术

二期外科手术包括暴露种植体，安置种植体的上部修复结构。在第一期手术3~4个月待种植体与颌骨完成骨结合后，再行二期手术，安装基桩。

1. 切开翻瓣　局麻下在牙槽嵴顶全层切开牙龈，翻瓣后可探查到覆盖螺帽。检查覆盖螺帽上是否有过度生长的骨组织并加以清除。完全暴露覆盖螺帽后，用专用螺丝刀取下覆盖螺帽。

2. 选择并安装愈合基台　选择基桩前，先用有刻度的测量杆或牙周探针测量种植体表面牙龈厚度，根据此厚度选择相应高度的种植体基桩或愈合基桩，基桩必须从牙龈黏膜穿出约 2 mm，并应结合患者颌间距离的大小，调整基桩的长度，以符合义齿修复的要求。旋入基桩前术者应检查基桩的轴倾度以免损坏种植体内部的螺纹。最后旋入愈合螺帽以保护基桩中心螺丝。

3. 龈瓣的复位和缝合　手术区用大量的生理盐水将所有的软硬组织的碎片冲洗干净，仔细将牙龈瓣沿基桩周围复位，基桩两侧牙龈创口做环抱式缝合。

4. 术后处理　正常术后 7～10 天拆线，及时拆线可以预防局部感染。随后即可取石膏模型，进行冠部或桩核的制作。

五、种植术后处理

1. 种植术后立即拍 X 线片，了解种植体在牙槽骨的位置。

2. 术后 2 小时可进食，手术后当天，患者应吃半流或全流食，食物易偏软凉，勿过热。拆线以前不使用手术区的牙咀嚼食物。拔牙后即刻种牙的患者，术后 3 个月内不宜用种植牙咀嚼过硬食物。要戒烟、酒及刺激性食物。在医生指导下，适当补充钙制剂，增加高钙食品、维生素的摄入量。

3. 术后 24 小时内，不能漱口或刷牙，以防创口出血。如有伤口出血，经咬消毒棉卷或纱布等处理无效后，应立即咨询医师或到医院就诊。术后 1～2 天可以局部冷敷，以减轻水肿。

4. 注意保持口腔卫生，嘱患者按医嘱服药，漱口剂漱口。

5. 为了保证种植牙的长期效果，种植义齿修复后第 6 个月以及第 12 个月要复诊检查和维护，以后最好每年去医院进行复查并进行牙周维护。

六、术后并发症及处理

1. 牙龈炎（gingivitis）　种植义齿修复后，由于口腔卫生不良或清洁方法不当，导致大量细菌在不光洁的基桩上生成黏附，进而刺激牙龈所致。因此，一方面在手术操作时要对基桩表面仔细保护；另一方面患者自我护理过程中要加强口腔卫生，清除斑菌和感染源。

2. 出血　牙种植术后，因损伤较大易发生黏膜下或皮下出血。因此，术后早期需要冷敷，晚期再行热敷。对有出血倾向患者，要对症处理。

3. 组织损伤　牙种植术中钻头进入上颌窦、鼻底、下牙槽神经管时，会引起窦腔黏膜穿通、下唇麻木等损伤。应根据具体情况加以处理，必要时停止种植。当下颌后牙种植术后，发生下唇麻木，且 1 周内无缓解者，应取出种植体。

4. 种植体折断　主要因机械性因素或应力分布不合理所致。若发生在种植体的下 1/3 处，应弃用该种种植，关闭软组织，若周围无感染，则种植体不必取出；若折断在种植体最上端，应设法更换基台。

第五章 耳鼻咽喉-头颈外科手术
围术期管理要点

皇甫辉

耳鼻咽喉-头颈外科学是一专科性质极强的学科，研究领域上承颅底，下至上纵隔，与神经外科、眼科、口腔科以及胸外科形成部分交叉。手术是其主要的治疗方法与手段，因手术空间狭小，毗邻复杂、重要，各器官相关生理功能对生活质量影响明显，形成了相关手术具有精细、精巧，难以掌握的特点，在一定程度上增强了手术的难度及风险度，对专业人员提出了更高的要求，属于高级外科的范畴，因此讨论耳鼻咽喉-头颈外科手术围术期的相关问题就尤为重要和突显其意义了。

第一节 耳鼻咽喉-头颈外科手术围术期常规管理要点

耳鼻咽喉-头颈外科除耳部手术与消化道、呼吸道无直接关联，其他各器官——鼻、咽、喉、气管、食管及颈部均与消化道及呼吸道有直接的联系，尤其手术对呼吸道的影响，极大地增加了手术的风险性。术前充分准备与术后正确管理是增加手术成功率、减少并发症、控制或降低死亡率的重要保障。耳部手术虽然与呼吸道及消化道无直接关联，但因耳部与面神经相邻，与颅底相隔，接近颈内动脉，并且具有听觉及平衡功能，手术可出现面神经的周围性麻痹、眩晕、听力下降等多种并发症。综上，耳鼻咽喉-头颈外科手术因解剖结构的复杂性和器官生理功能的重要性，形成其特有的手术管理要点。

一、鼻部手术围术期管理要点概述

鼻部需手术治疗的常见疾病包括有鼻外伤、鼻中隔偏曲、鼻息肉、鼻窦炎、鼻及鼻窦的良、恶性肿瘤等，除占位性病变以外，手术基本上在内镜下进行。占位性病变中良性病变的大部分病例也可在鼻内镜下完成，恶性肿瘤内镜手术则需要慎重选择。另外鼻内镜技术的开展与提高形成了新的边缘学科与交叉学科，如颅底外科、鼻眼相关外科，其中部分手术也可在内窥镜下完成，并取得良好的临床疗效。鼻科手术现多在内镜下完成，鼻内镜手术已成为鼻科手术的主流术式。因该类手术多需在全麻下进行，术前准备多以全身麻醉行常规术前准备，包括全身重要器官功能状态的评价。术前鼻部影像学检查，可判定病变范围及提示病变性质，同时也为鼻内镜手术提供"导航"，其中鼻窦冠状位 CT 是首选的、必不可少的检查内容。必要时，需补充鼻窦矢状位及水平位 CT，考虑颅底及颅内病变时需行头颅 MRI 等检查，以明确病变的范围，来做好充分的术前准备。

（一）鼻内镜手术术中注意事项

1. 术中需控制患者的血压变化，低于正常基础值 30～40 mmHg 为宜，以减少术中出血，为保持"清洁"术区创造条件。

2. 紧密结合术前影像资料，判定相关解剖学标志，避免并发症的发生，对于术中出现的异常情况，如明确的出血点，可予以电刀烧灼或夹持止血，对于出现脑脊液鼻漏则需根据破损的部位、大小，行脑脊液鼻漏修补。总体原则需尽可能将隐患处理在手术台上，以减少对患者的影响。

3. 对于多次手术或解剖结构不明确者及病变范围广泛与重要结构关系密切者，不应贸然手术，有条件可在导航系统下完成手术，术者对解剖部位判定的准确性需达到100%。

4. 术中操作应尽可能在直视下进行，强调合理操作，轻柔操作，以对鼻腔黏膜达到最大可能的保护，避免术后鼻腔粘连等问题的发生。

（二）鼻内镜手术与鼻部开放性手术术后常规管理要点

概括起来有以下几个方面：

1. 注意观察鼻腔及咽腔渗血情况，有无活动性出血。

2. 注意观察有无可疑脑脊液清亮物漏出。

3. 注意观察眼球的活动情况、视力变化情况，有无眶内血肿形成等与眼科相关症状出现。

4. 鼻腔填塞物有无脱出。

5. 抽除鼻腔填塞物要彻底，应避免油纱条、棉片等不可吸收填塞物的残留等。

6. 抽除纱条后要注意有无持续性出血及较长时间鼻腔内流出清亮的疑似脑脊液样物等症状。

7. 术后需定期鼻腔换药，清理术腔。这对鼻内镜手术尤为重要，也可以说是手术成功的基础保障。部分病例的失败其主要原因在于术后未正常换药。

8. 鼻腔的冲洗　可选用生理盐水、中药、抗生素进行冲洗，常规术后1周即可开始冲洗，据术腔情况可调整鼻腔冲洗的频率及持续的时间。

9. 鼻部的手术一般术后应使用抗生素5～7天，可根据病变的范围、有无涉及颅底及颅内等情况调整抗生素使用的时间与药品的种类。

10. 对于合并有颅内受侵或存在脑脊液漏的情况，必要时需采用神经外科的相应管理要点。

二、咽部手术围术期管理要点概述

咽部需手术治疗的疾病主要包括有慢性扁桃体炎、扁桃体肥大、腺样体肥大、鼻咽纤维血管瘤、鼻咽癌挽救性手术、下咽癌等疾病。另外，随着睡眠医学的发展，阻塞性睡眠呼吸暂停低通气综合征（obstructive sleep apnea hypopnea syndrome，OSAHS）的手术治疗，现已成为咽部手术的重要内容。对成人扁桃体切除术可以在局麻下完成，其术前准备较为简单，而其他手术则多需在全麻下进行，需行全麻手术术前准备。腺样体肥大的诊断可采用鼻咽侧位片，电子鼻咽镜等检查手段明确诊断；而对于咽部占位性病变，增强CT、DSA、MRI则成为可选择的检查手段；对于OSAHS术前检查多采用多导睡眠图（polysommogram，PSG）监测，PSG是诊断OSAHS重要指标，同时电子鼻咽喉镜辅以muller检查法在确定上气道阻塞部位中起重要的作用。咽部手术的术后出血是较为常见的术后并发症，因而术前准备应针对性地加强该方面的准备，如避开急性炎症期手术，完善凝血功能检查，术前控制血压，术前及术中使用止血药物等多项措施，以减少并发症的发生。

（一）咽部手术术中注意事项

1. 咽部手术多需开口器下暴露术野，因此术中需注意口唇、门齿的保护。

2. 咽部手术中充分止血是避免术后出血的重要措施，同时咽部手术术中可靠止血也是术中麻醉拔管及术后防止窒息的重要保障，术中手术规范操作，双极电凝对止血点的可靠止血是术中减少出血并发症的重要环节。

3. 术中可根据患者的全身状况及体重给予适当量的糖皮质激素来减少术中及术后因黏膜水肿所致的呼吸困难。

（二）咽部手术常规术后管理要点

主要包括以下几点：

1. 注意观察渗血情况　对于扁桃体切除术，术中彻底止血是减少出血的重要保障，提倡术中做到创面干燥，术后可常规局部（上颈部）冷敷，对于明显出血者予以及时止血。

2. 注意观察呼吸情况　尤其针对全麻术后病例，保持呼吸通畅尤其重要，要及时清理咽腔分泌物，并观察有无活动性出血。OSAHS 行悬雍垂腭咽成形术（uvulo palato pharyngo plasty，UPPP）术后观察保持呼吸道通畅是最为重要的管理内容，必要时可使用口咽通气道维持咽部的通气，以防止窒息，危及患者的生命。

3. 咽部手术术后疼痛明显，影响患者的进食，术后需根据患者的进食情况。适当静脉补充液量。

4. 对于咽部肿瘤手术，若为良性肿瘤，如鼻咽纤维血管瘤因多采用鼻内镜下手术切除肿瘤，术后的管理多采用鼻科手术术后管理。下咽癌等手术术后管理多与喉部手术后管理相类同。

5. 咽部手术抗生素的使用，多为预防性用药，但也不同于完全无菌手术，可在术后 1 周内使用抗生素。

三、喉部手术围术期管理要点概述

喉部需要行手术治疗的常见疾病包括喉外伤（部分闭合性喉外伤与开放性喉外伤）、声带息肉、声带小结、喉狭窄、喉乳头状瘤、喉癌癌前病变、喉癌等多种疾病。手术主要包括支撑喉镜下喉显微外科手术与喉开放式手术，从喉裂开到喉癌联合根治术。手术均需在全麻下进行，因而需按全麻行常规术前准备，同时喉部疾患术前行常规电子或纤维喉镜是必不可少的，可明确病因，同时镜下取活检明确诊断。对于占位性病变，需行常规 CT 检查，以明确病变的范围，恶性肿瘤同期可明确淋巴转移情况，有无手术机会等。

（一）喉部手术术中注意事项

1. 对于支撑喉镜下的喉显微外科手术，暴露术野是手术顺利进行的重要前提，因而术中对患者是否属于麻醉插管中的困难气道的判定有非常重要的意义。对于困难气道患者，需给予充分的肌松药，选择较细的麻醉螺纹插管，同时术中操作还要注意保护患者的门齿及咽、喉部的黏膜。

2. 大多数手术需在显微镜下利用激光和（或）冷器械完成，因而术中对于麻醉插管的保护非常重要，可在气囊的上方置入盐水纱布覆盖气囊，同时要求麻醉插管的放置尽量离开声门，以避免激光对气囊的烧灼致气囊破损而导致气道烧灼伤的发生。

3. 术中的操作要求精准、仔细，尽可能保留声带的正常黏膜，以利于术后发音功能的恢复。

4. 对于开放式喉手术，主要集中应用于喉癌的外科治疗。全喉切除术的适应证近年有明显的缩小，而部分喉切除手术术中以一定的安全界切除肿瘤，同期利用残留喉组织及周围邻近组织进行喉重建来实现喉功能的保留，进而提高喉癌患者的生存质量。现代喉外科以切除部分喉为主要术式，术中首先需要安全切除肿瘤，来保证肿瘤的控制率，其次尽可能保全喉癌患者的生理功能，即吞咽、发音与呼吸功能。全喉切除术是适合于晚期喉癌患者，以及肺功能不全或高龄喉癌患者的一种术式，虽然对肿瘤有较为理想的控制率，但牺牲了喉的生理功能，术中及术后需要各种措施，如术后食管音训练、发音扣、发音管、电子喉等可解决发音功能，并且患者需要长期戴管，给生活带来不便。同时喉癌根治术，尤其声门上型喉癌以及晚期喉癌患者尚需同期行颈部转移灶的干预，包括分区性颈淋巴结清扫术、功能性颈淋巴结清扫术以及根治性颈淋巴结清扫术。

（二）喉部手术的常规术后管理要点

主要包括以下几点：

1. 支撑喉镜下喉显微外科手术　局部创伤小，对全身的影响小，术后多表现为咽痛、咽干等不适，部分患者出现舌体麻木与味觉的下降等症状，术后多采用雾化、对症等治疗，可缓解症状。

2. 喉开放式手术　需先行气管切开术，插入麻醉插管再进行手术，因此术后管理需行气管切开常规护理，如气管套管内的点药与吸痰，保持呼吸道通畅，同时针对喉部原发病灶情况进行管理，如伤口引流情况，伤口愈合情况，患者的进食训练，能否拔除气管套管等，下咽部肿瘤手术术后管理与喉开放式手术术后管理类同。

四、耳部手术围术期管理要点概述

耳部常见的需手术治疗的疾病主要包括：耳前瘘管、外耳道肉芽与胆脂瘤、外耳道肿物、慢性化脓性中耳炎的部分病例、中耳癌、听神经瘤与侧颅底肿瘤等。手术的范围从外耳道一直到内耳侧颅底及颅内桥小脑角等解剖学部位。近年来电子耳蜗植入术较为普遍地开展，成为耳科的常规工作。

（一）耳部手术的术中注意事项

耳部手术虽术区范围较小，但解剖结构精细，毗邻复杂，与面神经水平段、膝部、垂直部密切相关，与侧颅底、颅中窝、颈内动脉关系密切，均是术中绝对不可损伤的解剖结构，因而术中对解剖标志的确定就十分重要了，同时对手术器械的要求也十分重要，如手术显微镜及电钻、耳显微器械等均是手术顺利进行的重要保障，手术操作的过程绝大部分在显微镜下完成，需对上述重要器官予以识别并安全保护，以防止严重并发症的发生。

（二）耳部手术的常规术后管理要点

主要包括以下几个方面：

1. 外耳道疾病一般对全身的影响较小，加强局部伤口的管理是术后管理的重点内容。

2. 中耳手术常与面神经、内耳迷路、颅底相接触，术后可出现面神经的麻醉、眩晕及脑脊液耳瘘、听力改变等并发症。

术后的管理除了常规外科手术事项，如注意患者的一般状况、伤口渗血情况、抗生素的使用、伤口的特殊换药之外，还需注意患者有无眩晕的症状，并加强管理，以免出现意外摔伤等情况。有无面神经的麻痹，如存在有面瘫需及时处理，保留面神经的功能。

3. 内耳与侧颅底及桥小脑角（CPA）手术者神经系统体征也是术后需严密观察的内容。除了观察患者的一般状况，伤口的渗血情况外，还要注意患者的瞳孔变化、是否存在有眩晕、耳鸣等症状。

第二节　鼻部手术围术期管理

一、鼻内镜手术围术期管理要点

随着鼻内镜（nasal endoscopic surgery，NES）技术的不断完善，NES 占据了鼻科手术的大部分内容，鼻内镜下可以完成鼻息肉、鼻窦炎、鼻中隔偏曲等常规手术，也可完成眶减压、视神经减压、脑脊液鼻瘘修补术、垂体瘤切除术、颞下窝及翼腭窝肿物、鼻咽纤维血管瘤等多种手术，以及部分鼻及鼻窦良、恶性肿瘤的切除，但鼻整形术、部分颅底肿瘤手术、鼻及鼻窦少部分良性肿瘤及大部分需手术治疗的恶性肿瘤仍需行开放式手术，对于以上两大类手术术后的管理分别予以介绍。

我们将以鼻科学常见病鼻息肉、鼻窦炎 NES 介绍该类手术。

（一）术前处理

1. 术前诊断要点

（1）病史与体征：多表现为逐渐加重的鼻塞，可伴嗅觉的下降、脓涕、头痛及耳闷、听力下降等症状。局部查体，典型的息肉可呈荔枝肉样物，半透明，灰白色，多源于中鼻道；后鼻孔息肉，可经中鼻道、后鼻孔脱垂于咽腔。因阻塞鼻窦引流，鼻息肉常合并鼻窦炎存在，出现相应的症状与体征。

（2）辅助检查：鼻及鼻窦的 CT 检查是最为重要的辅助检查，现临床多采用鼻窦冠状位 CT 作为最基本影像资料，提示病变范围、了解解剖结构以指导临床。根据病情必要时可补充鼻及鼻窦水平位与矢状位 CT，可更好地显示相关解剖，如额窦开口的解剖结构等，矢状位提示信息更充分，指导意义更明确。而水平位 CT 则可更好地提示筛窦的发育及病变范围，以及与视神经等解剖结构的关系。

2. 术前准备

（1）术前需对患者介绍疾病的性质：鼻息肉属于炎性疾病，经鼻内镜手术有良好的临床疗效，但该类疾病容易复发。同时向患者介绍治疗全过程，该类疾病手术是治疗的重要环节，但仅是治疗过程的一半，术后定期复诊非常重要，或者说是治疗的重要组成部分，在安排治疗时间上需予以考虑；鼻腔手术术后鼻腔冲洗及喷药是鼻部手术必不可缺的治疗，应与每天的洗脸、刷牙视为等同，正确的心理引导可减少患者的心理恐惧，增加治疗的配合，对手术的顺利进行十分重要。

（2）对于合并有过敏因素的鼻息肉、鼻窦炎患者，术前 1 个月需行鼻腔黏膜表面激素的使用，如可使用布地奈德鼻喷剂等药物，减轻黏膜的水肿。对于脓涕较多者，除鼻腔局部处理以外，可服用大环内酯类抗生素控制炎症。

（3）NES 现多在全麻下进行，因而术前需行常规全麻术前准备，对全身重要脏器予以正确评价。控制血压，对于 NES 有非常重要的意义，血压过高，将影响到术中的出血情况，从而影响手术术野，影响整体手术。术前需与麻醉医师沟通，该类患者如无特殊情况，均可在术中予以控制性低血压，以利于减少术中出血，维持良好的术野，为手术的成功实施创造条件。一般在基础血压的前提下降低 30～40 mmHg 可达到良好的手术要求血压，又不会影响患者全身重要脏器的供血。

（二）NES 的适应证、禁忌证及手术时机选择

1. 适应证　NES 手术的适应证非常广泛，主要包括以下几方面：

（1）鼻中隔黏膜下矫正术。

（2）下鼻甲成形术。

（3）鼻息肉鼻窦炎，息肉切除加窦口开放术。

（4）鼻腔及鼻窦的大部分良性肿瘤及少部分恶性肿瘤切除术。

（5）眶减压术。

（6）视神经减压术。

（7）泪囊鼻腔开放术。

（8）眶内肿瘤切除术（内直肌以内肿瘤）。

（9）鼻咽部纤维血管瘤切除术。

（10）颅底肿瘤切除术。

（11）垂体瘤切除术。

（12）脑脊液鼻瘘修补术等。

2. 禁忌证

（1）患者的全身状况无法耐受手术者。

（2）鼻及鼻窦恶性肿瘤，单纯鼻内镜无法理想切除肿瘤者。

（3）良、恶性肿瘤性疾病与颈内动脉等重要结构关系密切，不易切除者。

3. 就单纯鼻息肉合并鼻窦炎患者，手术时机可在患者一般状况许可（无绝对禁忌证）的前提下，控制鼻腔黏膜的水肿后可安排手术。

（三）术中处理

1. NES 术中监测要点　NES 多在全麻下进行手术，而且手术对全身重要脏器的影响较小，术中监测要点同全麻监测，只是该类手术术中常规需要行控制性低血压，术中对血压的控制，尤其对于老年患者血压控制应调节在一理想范围内，不应单纯考虑术区出血情况，还需考虑到低血压状态对心、脑等重要脏器供血的影响，一般而言，低于基础血压 30～40 mmHg 即可，不可过度降低血压。

2. NES 术中注意事项

（1）NES 术中鼻腔需使用 1% 丁卡因 20 ml+肾上腺素 2 mg 棉片收缩鼻腔，操作过程中需充分保护鼻腔黏膜，防止粗暴操作，造成鼻腔黏膜的损伤，形成术后鼻腔粘连等。

（2）术中手术的过程可以说是寻找解剖标志的过程。换言之，手术一定要在解剖标志的引导下进行，防止盲目操作，避免导致严重并发症的发生。

（3）手术结束前需明确鼻腔填塞物的内容，术后换药要与术中填塞物相吻合，以防止不可吸收物遗留于鼻腔或鼻窦。

（四）术后处理

1. 全麻术后常规术后观察　如患者的呼吸、血压、心率等基本生命体征指标。

2. 全麻未清醒时，注意呼吸道的通畅度，注意鼻腔及咽腔的渗血情况，可常规予以低流量吸氧等。

3. 待麻醉清醒后，可取仰卧位、半卧位或侧卧位，一般不要求绝对平卧位。

4. 术后3天内可进流食与半流食。

5. 注意观察鼻腔渗液、眼球的活动度、视力的情况等。

6. 术后预防性使用抗生素3～5天，对于合并肺部慢性炎症者可适当延长抗生素使用时间。

7. 常规术后48～72小时取出鼻腔内不可吸收填塞物，鼻腔内使用鼻腔护理液或鼻腔黏膜表面激素。NES常规术后两周换药，对于鼻息肉及鼻窦炎术后两天后可开始鼻腔冲洗，冲洗液多为生理盐水、抗生素盐水、中药制剂等。根据术腔的情况，约定患者在术后1个月后换药，并根据术区情况，决定下一次换药时间，部分患者换药时间可延续至术后半年余。

8. 对于合并过敏因素的患者，术后需行激素治疗，可使用泼尼松片等联合鼻腔黏膜表面激素治疗，具体方案尚不统一，国外提倡方案并不适合于国内患者。

9. 对于脓性分泌物控制不佳者，可使用大环内酯类药物，通常2～3月为一疗程。但该方案可行性在临床受到质疑，多数患者不能或不愿接受长期使用抗生素。

10. 对于部分纤毛摆动功能较差者，尚无理想的方法，术后术腔解剖结构理想，但鼻部症状缓解不十分满意，可加服促纤毛摆动剂，如氨溴索、仙璐贝等，增加纤毛的摆动。但该问题在临床尚未得到满意的解决。

（五）手术并发症及其处理

1. 并发症　NES为多种疾病的治疗提供了新的方法，但内镜下图像缺乏立体感，加之解剖因素、医师培训因素、疾病的特殊性等，以及手术器械的不理想等因素，NES并发症发生率在5.7%～6.5%，其常见并发症包括三方面，即：

（1）鼻内并发症：鼻出血、鼻腔粘连、鼻中隔穿孔。

（2）眶内并发症：眶周淤血、眶周气肿、眶内血肿、眶内感染、眶内炎性假瘤、内直肌损伤、视神经损伤、鼻泪管损伤等。

（3）颅内并发症：脑脊液鼻漏、颅内感染、颈内动脉出血、海绵窦损伤出血等。

2. 防治措施　并发症的发生重在预防，严格的准入制度、高度的责任心、精湛的技术、良好的设备条件、充分的术前准备，如仔细阅读CT片，对病变范围及解剖结构有一深刻印象，都在减少并发症的发生上起重要的作用。

对于鼻腔的粘连，可予以松解，但常需多次处理方可成功。鼻中隔穿孔可予以修补，而眶内并发症，如内直肌的损伤、视神经的损伤几乎是不可逆的改变。眶周淤血、气肿，可逐渐吸收，而眶内感染可使用抗生素控制，脑脊液鼻瘘可行鼻内镜下修补术，而颈内动脉的出血死亡率很高，需紧急行介入治疗，堵塞出血部位。颅内感染可使用易通过血脑屏障的敏感抗生素等治疗控制感染。

二、鼻部开放式手术的围术期管理要点

我们以上颌骨全切除为例介绍相关内容。

上颌窦恶性肿瘤需行综合治疗方案：上颌骨切除或部分切除术+术后放疗，或术前放疗+上颌骨手术。

（一）术前处理

1. 术前诊断要点

（1）病史：上颌窦癌早期病变十分隐匿，初诊患者已多是 T_3、T_4 病变，其临床表现呈多样性，如鼻塞、血涕、面部隆起、复视、张口受限、硬腭隆起等，晚期病例可出现颈部淋巴结肿大以及多组鼻窦及颅底受侵症状。

（2）体征：早期上颌窦癌，单纯鼻腔检查可无阳性体征，随病变范围的扩大，侵及鼻腔外侧壁可出现鼻腔外侧壁内移，并可在鼻腔内见各种类型新生物。可因合并感染出现有脓涕、头痛等症状。当上颌窦前壁受侵可出现面部隆起，当上颌窦上壁受侵可出现眼部症状，如复视、眼球活动受限等。当上颌窦后外壁受侵，侵及翼内肌可出现张口受限，当上颌窦下壁受侵可出现牙齿松动、脱落等，晚期少数病例可出现颈淋巴结肿大。

（3）辅助检查：对于占位性病变病理诊断为最后诊断，术前需在鼻内镜下完成病理活检，明确诊断，同时影像学检查也必不可少。鼻及鼻窦的 CT 检查，可明确病变范围、骨质破坏情况及周围组织的受侵情况，必要时可加行头颅 MRI 检查，明确病变与颅内关系。

2. 术前准备

（1）对患者的心理咨询与引导是十分关键。心理治疗是完整治疗的重要组成部分，需与患者进行充分的沟通，使患者有充分的信心接受治疗。

（2）需常规行全麻术前准备，备血、手术区域备皮，同时同侧大腿备皮，以备植皮使用。

（3）可行上颌骨三维重建，设计术后重建。

（4）术前制备赝附体，以备术后使用。

（二）手术适应证、禁忌证及手术时机选择

对于无绝对手术禁忌证者，均应安排手术治疗与放疗，根据病变的早、晚可行不同的术式。对于较晚病变，如颅内广泛受侵，颈内动脉受侵，患者一般状况差、无法耐受等情况，则无法进行手术治疗。

恶性肿瘤，手术应尽早安排，早期诊断及早期治疗是提高临床治愈率的关键，因此一旦确诊，应尽早安排治疗。

（三）术中处理

1. 术中监测要点　该手术在切除标本的过程中，可能出血量较多，尤其晚期病变，术

中易损伤颌内动脉等，术中出血较为明显，术中需对患者的血压，出入量进行监测。

2．术中注意事项

（1）术中需尽可能彻底切除肿瘤即使是颈内动脉、海绵窦肿瘤。

（2）根据病变范围如尽可能保留眶下壁或重建眶下壁，减少术后复视症状；如果眶骨膜未受侵，可尽量保留眶内容，以提高患者的生存质量。

（3）切口设计、赝复体的配戴均可减轻患者的面部畸形。

（四）术后处理

1．本手术为全麻手术，术后应予以全麻术后护理，术后当天及第 2 天应予以一级护理，严密观察病情变化。

2．术后注意适量补液。

3．因手术创面及软腭功能异常，患者术后进食困难，即使术后一段时间，硬腭部分缺失，因返呛，患者仍不能正常进食，术后可使用海绵等填充物，填塞术区，或尽早配戴赝复体，恢复进食功能，术区填塞物可在术后 1 周分次逐步取出，注意观察术区植皮成活情况。

（五）手术并发症及其处理

上颌骨全切除或部分切除术并发症，多以伤口愈合差、面部畸形、术后无正常咬颌关系，术后出血，植皮未成活等多见。

加强术后观察，如控制血糖、合理使用抗生素，术后加强营养，在预防并发症的发生中均起有重要的使用。

第三节　OSAHS 术后围术期管理

阻塞性睡眠呼吸暂停低通气综合征（obstructive sleep apnea hypopnea syndrome，OSAHS）是睡眠医学研究的热点，因其手术治疗部位主要集中在耳鼻咽喉科及口腔颌面外科，因此，OSAHS 的外科治疗已成为耳鼻咽喉科的常规手术，并成为咽部疾病的主要手术。其中悬雍垂腭成形术（uvulopalatophary ngoplasty，UPPP）应用最为广泛，以下将介绍 UPPP 手术的相关问题。

一、术前处理

（一）术前诊断要点

1．病史特点　OSAHS 是指睡眠时上气道反复发生塌陷、阻塞引起的睡眠时呼吸暂停和通气不足，伴有打鼾、睡眠结构紊乱，频繁发生血氧饱和度下降，白天嗜睡等症状。可发生于任何年龄，但以中年肥胖男性发病率最高。OSAHS 可作为多种疾病，如心、脑血管疾病，内分泌疾病的诱因引发相关疾病，出现相应的症状，因而患者的病史特点较为复杂。单纯 OSAHS 症状多表现为睡眠时打鼾，伴呼吸暂停，白天嗜睡，程度不一；重者可在讲话时甚至驾驶时均可出现入睡现象。患者入睡快，但睡眠质量差，晨起可出现头痛、血压的升高、咽干、记忆力下降、注意力不集中，严重者影响多项正常的生理功能，可出现夜间心绞痛，严重者睡眠中猝死，儿童 OSAHS 可影响发育。

2. 体征特点　成人 OSAHS 一般多肥胖体型，据缺氧的程度，可有一定程度的口唇发绀等，因嗜睡可在交谈中反复入睡，部分患者存在有颌骨发育不全，存在有一处或多处上气道狭窄的征象，如鼻中隔偏曲、鼻息肉、鼻腔的占位性疾病等；存在有咽腔的狭窄，腺样体的肥大，腭扁桃体的肥大，软腭的松弛与肥厚，悬雍垂过长肥厚，舌根的肥大等。

3. 辅助检查特点

（1）多导睡眠监测（polysomnogram，PSG）：是目前诊断 OSAHS 的金标准，可对患者的多项指标进行监测，如鼻气流有无呼吸暂停及低通气，血氧饱和度的变化，胸腹部呼吸运动，脑电图，眼动电图及颏下肌群电图等。其诊断标准为：每夜 7 小时睡眠过程中呼吸暂停及低通气反复发作>30 次以上，或睡眠呼吸暂停和低通气指数≥5。

（2）Müller 检查法：对于判定上气道的阻塞部位有重要的意义，上气道持续压力测定目前认为是判定气道阻塞部位的准确定位方法。

（3）头颅 X 线测量：头颅 CT、MRI 对于气道狭窄的评价也有重要的意义。

（二）术前准备

1. OSAHS 是多病因疾病，术前需与患者本人充分沟通，确定手术的目的及 OSAHS 疾病综合治疗的内容，如减肥、生活规律等；同时向患者交代手术术前及术后需配合的事项，如术后咽痛影响进食等，术后需克服咽痛坚持进食；患者有可能需要术后当天麻醉插管或戴口咽通气道等。

2. 术前需行常规全麻术前准备，并根据 PSG 监测结果，对于重度缺氧患者需术前使用持续正压通气（continuous positive airway pressare，CPAP）2～3 周，为手术创造条件，同时是术后治疗的重要内容。

二、手术适应证、禁忌证及手术时机选择

OSAHS 的手术治疗需严格把握手术适应证，手术仅适用于明确有气道狭窄患者，而且全身状况非超重型患者。对于混合型病例，呼吸中枢调节功能较差者手术疗效亦差。

对于病情重，病史长，全身状况差，超肥胖患者手术疗效差、风险大，更适合于配戴 CPAP 作为主要的治疗手段。

对于有手术适应证患者，手术应在咽部非急性炎症期，全身状况良好下进行手术。对于重症患者，则需要首先进行 CPAP 治疗后，全身状况好转后再行手术治疗。

三、术中处理

1. OSAHS 术中需注意监测患者血氧、血压等基本生命体征的变化。

2. 该类患者多为困难气道，需要对患者加强气道观察，对麻醉医师提出了更高的要求。围术期术后当天多主张戴麻醉插管，送 ICU 监护，待麻醉彻底恢复后再行拔管，床头备口咽通气道，以备急用。

3. 术中手术应根据患者阻塞的程度决定手术的范围，即要加宽、加大咽腔，也要防止手术切除组织过多造成软腭功能的异常，出现进食的返呛。

4. 注意对咽部肌肉的保护，注意术中彻底止血，以预防术后出血。

四、术后处理

1. UPPP 术后保持呼吸道的通畅，尤为重要。尤其在术后 24 小时，必须加强呼吸道的

管理，观察有无出血，有无呼吸困难。

2. 注重基本生命体征的观察也十分重要。

3. 术后因咽痛多数患者进食困难，术后需根据患者进食情况，调整补液量，维持正常的生理需要。

4. 术后使用抗生素5天左右。

5. 术后应加强口腔护理。

6. 一般术后两周拆除咽腔未脱落的缝线。

7. 对于有术后呼吸困难，尤其有窒息发生等严重并发症者，需快速建立呼吸道，无论是插管、口咽通气道，还是气管切开，均是可以选择的方法。

8. 对于术后少量出血可采用局部冷敷、止血药物等对症治疗，而对于有明确量较大出血，需予以二次手术进行止血处理。

第四节 喉部手术围术期管理

喉部的疾病良性病变，如声带息肉、声带小结、声带囊肿、会厌囊肿、喉乳头状瘤，包括声门型喉癌 T_{1a} 病变均可在支撑喉镜下完成手术，而对于喉癌、下咽癌手术则需行喉开放式手术，即喉癌联合根治术或下咽癌联合根治术。

一、支撑喉镜下喉显微手术的围术期管理

支撑喉镜检术是喉科学最为常见手术，属精细手术，对全身影响小，手术管理相对简单，仅做简单介绍。

（一）手术适应证、禁忌证及手术时间选择

1. 对于会厌囊肿、声带的各种良性病变，如声带息肉、声带小结、声带囊肿、会厌囊肿、喉乳头状瘤等。如全身状况可耐受手术，均可行支撑喉镜检术。

2. 部分病例如困难气道，前联合病变，支撑喉镜暴露有一定困难，支撑喉镜效果欠理想。

3. 除恶性肿瘤或合并呼吸困难等情况，该类手术可择期手术。

（二）术前准备

1. 术前进一步明确诊断 主要临床表现多表现为声嘶、咽部异物感等。查体：可于声带、会厌等处发现相应的病变，术前电子或纤维喉镜是最主要的辅助检查，可明视病变，并基本诊断疾病。

2. 需与患者交代声带息肉、小结、喉乳头状瘤等属于良性病变，不合理用声是非常重要的病因，术后有复发的可能性，在术后要予以重视。

3. 系全麻手术，行常规全麻术前准备。

（三）术中操作要点

1. 术中充分暴露术野十分重要，但个别情况、前联合不易暴露，可辅助鼻内镜下进行手术。

2. 术中需充分保护声带组织，尽可能保留正常声带黏膜，以改善术后发音质量。

3. 注意保护周围组织如咽腔的黏膜、门齿等。

（四）术后处理

1. 术后全麻未全清醒前，予以全麻术后护理常规。

2. 病变范围广泛者，术后需行雾化吸入、抗生素及糖皮质激素等治疗，以减轻声带黏膜水肿，减少局部粘连的机会。现多使用布地奈德混悬液进行雾化，临床疗效明显优于传统雾化吸入药物。

二、开放式喉部手术的围术期管理要点

该类手术主要用于喉癌及下咽癌的联合根治手术。

（一）术前处理

1. 术前诊断要点

（1）病史特点：喉癌据肿瘤所在解剖部位的不同被分为三型，即声门上型、声门型与声门下型，跨声门型被视为一种声门上型的特殊类型。不同分型其病史特点各不相同。①声门型喉癌病变位于声带，在病变的早期即出现持续渐加重的声嘶，随病情的发展，可出现痰中带血、呼吸困难、颈淋巴结肿大、咽痛等症状；②声门上型喉癌最初症状不明显，可仅表现为咽部异物感、咽痛、痰中带血、颈淋巴结肿大，当肿瘤向下侵及声门时可出现声嘶、呼吸困难等症状；③声门下型喉癌因解剖位置隐匿，起初多无明显症状，可渐出现痰中带血、声嘶、颈前肿物、颈淋巴结肿大、呼吸困难等症状，易发生漏诊。由于临床症状不明显，因此就诊时多为较晚期病变；④跨声门型喉癌是指肿瘤原发于喉室，并沿黏膜下浸润性生长，病理多为低分化癌，这一特殊类型，早期无明显症状，多以声嘶就诊，局部未见有明显占位，但声带已固定，可出现有颈淋巴结肿大、呼吸困难、咽部不适、异物感等症状。

（2）体征特点：喉占位性疾病内镜（纤维喉镜、电子喉镜检查）是必需的检查内容。镜下可见喉癌呈多种多样的体征，可呈外突性生长，肿瘤呈菜花样改变，可呈溃疡型生长，也可呈混合型生长及黏膜下生长，形成不同特点类型的肿瘤。当肿瘤发展到一定的阶段，可侵及环杓关节出现声带麻痹固定，当侵及到下咽部、颈段食管，可出现有吞咽困难，当侵及喉外可出现有颈前肿物等体征，喉软骨摩擦音消失等。声门上型喉癌多易发生颈淋巴转移，在Ⅱ~Ⅲ区颈淋巴形成转移灶。

（3）辅助检查：除内镜检查是必需的辅助检查外，影像学检查颈部B超、颈部CT（增强）也是必不可少的检查。颈部B超对淋巴结转移有良好诊断价值。CT可明确提示肿瘤的病变范围与周围组织结构的关系，颈淋巴结肿大的情况与颈部大血管的关系，对于手术具有直接的指导意义。对于占位性病变病理组织等检查是最后诊断，喉癌的病理检查多在内镜下完成，或在术中支撑喉镜下完成。据病理结果及影像学检查、患者的全身状况确定手术方案。

2. 术前准备

（1）因为恶性肿瘤，而且手术对喉功能造成大的影响，患者需接受气管切开术，短时或终生戴管，出现声嘶或失音等。

（2）术前充分的沟通，使患者对疾病有正确的了解，增强战胜疾病的信心，提高治疗

的配合度。

（3）就目前的观点，多主张告知患者真实病情，患者有一情绪低落期，但多数患者可恢复战胜疾病的信心，主动积极配合治疗，但必须是在尊重患者家属意见的前提下安排相关事宜。

（4）该类患者需行常规全麻术前准备，因患者长期吸烟，要注意肺功能的检查；患者多数年龄均在 50～60 岁之间，需注意血糖、血压及心功能状况是术前检查的必需项目。

（二）手术指征及有关术式

1. 根据病变的范围设计手术方案，对于无绝对手术禁忌证，内镜下无法安全切除肿瘤病例均应尽早行开放式手术治疗；而对于高龄不能耐受手术者，肿瘤范围广泛无法手术，患者不愿接受手术等视为手术禁忌。

2. 手术是目前喉癌的主要治疗手段，手术可以是内镜手术，也可以是开放性手术。绝大部分病例需行开放性手术。

3. 喉原发灶手术的术式　有喉裂开声带切除术、垂直半喉切除术、水平半喉切除术、3/4 喉切除术、Tucker 手术、CHP、CHEP、Pearson 手术或全喉切除术。颈部转移灶需行颈淋巴结清扫术，其术式包括分区性颈清扫术（Ⅱ～Ⅳ或Ⅱ～Ⅲ区），功能性颈清扫术与根治性颈淋巴结清扫术。

（三）术中处理

1. 恶性肿瘤　术中"无瘤"操作非常重要，应根据术前辅助检查，确定肿瘤的范围并设计手术方案。其中需要考虑两个问题，其一，肿瘤的彻底切除；其二，喉功能的保留。

2. 术中要始终注意维持通畅的呼吸道。

3. 下咽癌手术多需行游离空肠下咽重建术，术中还需注意小血管吻合的相关注意事项。

4. 其他相关注意事项可参阅第六章有关颈部手术的内容。

（四）术后处理

1. 喉部手术因涉及呼吸道的通畅度，术后观察呼吸道，维持呼吸道的畅通就十分重要了。手术当天及术后第 1 天伤口渗出较多，呼吸道开放后分泌物增多，均可导致呼吸道分泌物的增多，术后加强气管切开的管理，观察呼吸情况是术后观察的重点内容。

2. 该类手术对患者的全身有一定的影响，各项监测如心率、血压、心电、血氧、呼吸等也是术后观察的指标。

3. 注意观察手术对喉功能的影响。

4. 因手术涉及咽腔，术后短时间需鼻饲。因此，术后营养十分重要。在鼻饲的前提下配合适当的补液。

5. 合理使用抗生素预防和控制感染，通常使用抗生素时间为 5～7 天。

6. 保持术区引流管的通畅，是伤口愈合的重要保证。

7. 根据病理结果，部分病例需行术后放疗。

8. 颈淋巴结清扫术术后处理可参阅第六章的相关内容。

（五）手术并发症及其处理

伤口感染、咽瘘形成是常见且对整个治疗影响较大的并发症。一旦有咽瘘的形成需充分引流，加强换药，清理坏死组织及异物（线头），辅助抗生素使用。合理治疗后一般 2 ~ 3 周可愈合。

第五节　耳部手术围术期管理

耳部手术包括外耳、中耳及内耳手术，其中中耳手术是临床最为多见的手术，可以代表耳部手术的特点。中耳手术适应证多为慢性化脓性中耳炎，需行鼓室成形术。现就相关问题做简要介绍。

一、术前进一步明确诊断

1. 病史特点　慢性化脓性中耳炎多表现为间断、反复外耳道流液。上呼吸道感染时，症状加重，分泌物可呈黏液脓或稀薄或黏稠，也可为血性液。分泌物量多少不一，有胆脂瘤形成者，分泌物可伴有较明显异味，患者可有不同程度的听力下降，部分患者可出现耳鸣、眩晕、面瘫等症状。

2. 体征特点　外耳道可见有分泌物、肉芽等，鼓膜可有各种类型的穿孔，鼓室内黏膜可充血、肿胀，可有肉芽、息肉等形成，或可见有胆脂瘤样物形成。合并有颅内并发症者可出现相应症状。

3. 辅助检查　①听力学检查：纯音听力测试多提示传导性或混合性聋，程度轻度不一；②颞骨高分辨 CT 可提示中耳病变的情况，可提示有无骨质破坏，有无胆脂瘤形成，有无听小骨的破坏等。

二、术前准备

1. 要向患者说明手术的意义。介绍病变的情况，告知患者术后听力可能的变化情况，术后有可能出现眩晕，有可能仍有流脓存在，术后需定期换药等属于正常的治疗过程，以便缓解患者对手术的紧张心理状况，并减少对于某些正常医疗过程的误解。

2. 对于有流脓者，可先控制局部炎症，为手术创造条件。分泌物可行细胞培养+药敏，选择敏感抗生素，待炎症控制后 2 个月再行手术治疗。

3. 手术多在全麻下进行，因此需行全麻术前准备。

4. 要完善听力学有关检查，为进一步的治疗提供帮助。

三、手术目的、指征及手术方式

1. 手术的目的　其一要清除感染病灶，其二行听力重建。

2. 手术的方式需根据病变的范围、听骨链破坏的情况、残余听力的情况等多因素决定。术式包括乳突根治术、改良乳突根治术、鼓室成形术、鼓室探查术等多种，分别有各自不同的适应证。

四、术中处理

1. 对于中耳手术，手术过程中判定解剖学标志，并根据标志进行手术尤为重要，如颞线、筛区、鼓窦、外耳道后上棘、面神经嵴、水平半规管等均为重要的解剖学标志。术中判定面神经的部位、走行，保护好面神经是减少术中严重并发症发生的关键。

2. 术中需注意病变的范围与颅内的关系等。

3. 手术时需尽可能地全面清理病变组织，并根据病损的范围、乳突气化情况、咽鼓管功能状况、患者的残余听力情况等，尽可能行听力重建术，以期一定程度维持或提高患者的听力。

五、术后处理

全麻术后病例，需行全麻术后护理，注意观察伤口渗血情况，术后第 1~2 天撤去耳外敷料，更换外耳道口棉球，注意观察伤口渗血情况，耳郭充血情况等。

注意观察患者有无面瘫，有无眩晕、头痛等症状。

术后 7 天使用敏感抗生素（术前可行细菌培养+药敏），术后 2 周撤出术腔碘仿纱条，保留明胶海绵等物。术后 1 周内进半流食。

六、手术并发症及其处理

1. 出血　病变范围广泛，损伤乙状窦可出现严重出血，需术中行压迫止血，严重者可结扎乙状窦。

2. 面瘫　对于麻醉药物引起的面瘫，可自行缓解。若术中损伤的面神经，可行面神经减压，或局部神经移植。面神经损伤程度不同，其功能恢复的概率及程度也不同。

3. 耳郭急性化脓性耳郭软骨膜炎　多为绿脓杆菌的感染，需彻底清除坏死软骨及病变，可选用敏感抗生素，并使用单独的换药工具以免影响其他患者。

4. 迷路炎　半规管损伤或刺激迷路均可出现有眩晕症状，术后注意静卧休息，加强抗生素的使用，必要时可行术区探查。

5. 耳道流脓　术后症状缓解不满意，仍长期或间断流脓，可先行保守治疗，经保守治疗无效者，必要时行二次手术，清除残存病灶。

6. 脑脊液耳瘘　术中需明确骨质破坏情况，必要时予以修补，术后耳瘘形成需加强抗生素的使用，保持术腔通畅引流，量少者可先行保守治疗，必要时二次手术修补破口处。

总之，根据中耳不同的手术类型，需严密观察病情变化，如有异常予以及时处理。

耳鼻咽喉-头颈外科因相关解剖结构的特殊性，手术具有精细、复杂，不易学习、掌握的特点。近年来临床工作从质和量上均发生了根本的改变，开展的手术种类越来越多，难度越来越大，对专业人员提出了越来越高的要求，各种准入制度的建立，医疗设备条件的更新改造，使各种、各类手术均有了良好的临床疗效，但需根据每一种疾病的特点，对每一种手术进行规范，更好地服务于广大患者。

第六章　颈部/乳腺手术围术期管理要点

刘　静

第一节　甲状腺功能亢进症围术期管理

甲状腺功能亢进（hyperthyroidism），简称甲亢，是由各种原因引起循环中甲状腺素异常增多而出现以全身代谢亢进为主要特征的疾病总称。按照引起甲亢的原因可分为原发性甲亢、继发性甲亢、高功能腺瘤三类。临床以原发性甲亢最常见，是指在甲状腺肿大的同时，出现功能亢进症状。患者年龄多在 20~40 岁，甲状腺呈弥漫性肿大，两侧对称，常伴有突眼，故又称突眼性甲状腺肿。继发性甲亢较少见，一般年龄在 40 岁以上，患者先有结节性甲状腺肿多年，之后才出现功能性亢进症状。甲状腺呈结节状不伴有突眼，但易发生心肌损害。高功能腺瘤少见，甲状腺内有单发的自主性高功能结节，结节周围组织萎缩改变，不伴突眼。

就外科治疗而言，甲状腺大部切除术，是目前治疗中度以上的甲亢最常用而有效的疗法，能使 90%~95% 的患者获得痊愈，手术死亡率低于 1%，甲亢复发率较用抗甲状腺药物为低，而甲状腺功能减退发生率又较放射性 ^{131}I 为低。但手术治疗的缺点是有一定的并发症，如损伤喉返神经或甲状旁腺、诱发甲状腺危象等。4%~5% 的患者术后甲亢复发，也有少数患者术后发生甲状腺功能减退。因此，严格掌握手术适应证，充分做好术前准备，防止术中、术后并发症是保证手术成功的关键。

一、术前处理

（一）术前进一步明确诊断要点

1. 病史特点　表现为甲状腺肿大，性情急躁，容易激动、兴奋，失眠，双手颤动，心悸，怕热，出汗，食欲亢进但体重减轻，以及内分泌紊乱（如月经失调），可伴有突眼。应当注意，部分甲亢患者症状很不典型，有的因眼球突出、眼胀痛或复视就诊，有的被人发现甲状腺肿大或性情大变方知患病。

2. 体检特点　脉快有力（脉率常在每分钟 100 次以上，休息及睡眠时仍快），脉压增大（主要由于收缩压升高）；甲状腺弥漫性肿大或呈结节状，甲状腺肿大程度不一，腺体表面光滑、质地坚实且富弹性。约 70% 的患者在甲状腺上下极可触及震颤，听到血管杂音。

3. 辅助检查特点

（1）基础代谢率的测定：90% 以上甲亢患者的基础代谢率高于正常（正常值 ±10%，其增高程度与病情严重程度成正比）。增高 20%~30% 为轻度甲亢，30%~60% 为中度甲亢，60% 以上为重度甲亢。

（2）甲状腺摄^{131}I率测定：正常甲状腺24小时摄取^{131}I量为人体总量的30%~40%。如果在2小时内甲状腺摄取^{131}I量超过人体总量的25%，或24小时内超过人体总量的50%，且吸^{131}I高峰提前出现。

（3）血清中T_3、T_4含量测定：甲亢时，血清T_3可高于正常4倍左右，而T_4仅仅为正常的2.5倍，因此，T_3测定对甲亢的诊断具有较高的敏感性。

（二）术前准备

为了避免甲亢患者在基础代谢率高亢的情况下进行手术的危险，术前应采取充分而完善的准备以保证手术顺利进行和预防术后并发症的发生。

1. 一般准备

（1）消除患者的顾虑和恐惧情绪，首先要求医护人员从关心体贴入手，加强生活护理与照顾，对他们的疑虑要耐心细致地作好解释，帮助树立战胜疾病的信心，达到主动配合手术的目的。

（2）应适当使用镇静、安眠药，保证患者有充分的休息和稳定的情绪。

（3）心率过快者，可服用利血平或普萘洛尔。

（4）心力衰竭者，给予洋地黄制剂。

2. 术前常规检查和有关处理

（1）查血、尿、便常规；出凝血时间，凝血酶原时间；肝肾功能；血钙、血磷等。

（2）胸部正位片，必要时对心、肺、肝、肾功能进行相应的检查，以对其功能状况作出判断。对有呼吸道慢性炎症，如慢性气管炎者，应作积极处理。吸烟者术前应戒烟2周以上。

（3）颈部透视或摄片，了解有无气管受压或移位。

（4）详细检查心脏有无扩大、杂音或心律不齐等，并做心电图检查。

（5）喉镜检查，确定声带功能，以判断术后声嘶是否与喉返神经损伤有关。

（6）测定基础代谢率，了解甲亢程度，选择手术时机。

（7）饮食以高糖、高蛋白、高维生素、易消化食物为宜。

（8）术前1日作颈部皮肤准备，配浓缩红细胞2~4U备用，并预约术中冰冻检查。

（9）术前晚给予足量镇静安眠药，保证患者安静入睡。

（10）体位准备：甲状腺患者手术时采取平仰卧位，肩胛部垫枕，使患者头部自然后仰，颈部呈过伸位。该体位对清醒患者不适感较重，尤其是颈椎增生的患者，所以建议患者术前两天开始体位锻炼，每次半小时。

3. 药物准备 术前用于降低基础代谢率的重要环节。

（1）碘准备：首先使用硫脲类药物，通过降低甲状腺素的合成并抑制体内淋巴细胞产生自身抗体，从而控制因甲状腺素升高引起的甲亢症状。待甲亢症状基本控制以后，改服2周碘剂，再进行手术。由于硫脲类药物（甲基或丙基硫氧嘧啶、甲巯咪唑、甲亢平等）能使甲状腺肿大和动脉性充血，手术时极易发生出血，增加了手术的困难和危险。因此，服用硫脲类药物后必须加用2周碘剂待甲状腺缩小变硬，血管数减少后手术。

开始即使用碘剂，2~3周后甲亢症状得到基本控制（患者情绪稳定，睡眠良好，体重增加，脉率<90 次/分以下，基础代谢率<+20%）便可进行手术。但少数患者，服用碘剂 2 周后，症状减轻不明显，此时，可在继续服用碘剂的同时，加用硫氧嘧啶类药物，直至症状基本控制，停用硫氧嘧啶类药物后，继续单独服用碘剂 1 ~ 2 周，再进行手术。

需要说明：碘剂的作用在于抑制蛋白水解酶，减少甲状腺球蛋白的分解，从而抑制甲状腺素的分泌和释放，碘剂还能减少甲状腺的血流量，使腺体充血减少，因而缩小变硬。常用的碘剂是复方碘化钾溶液。但由于碘剂只抑制甲状腺素释放，而不抑制其合成，因此一旦停止服用碘剂后，贮存于甲状腺滤泡内的甲状腺球蛋白大量分解，甲亢症状可重新出现，甚至比原来的更严重。因此，凡不准备施行手术者，不要服用碘剂。

（2）普萘洛尔准备：对于常规应用碘剂或合并应用硫氧嘧啶类药物不能耐受或无效者，有主张单用普萘洛尔或与碘剂合用作术前准备。普萘洛尔是一种肾上腺素能 β 受体阻滞剂，能控制甲亢的症状，缩短术前准备的时间，且用药后不引起腺体充血，有利于手术操作，对硫脲类药物效果不好或反应严重者可改用此药。用法为每 6 小时口服给药 1 次，每次 20 ~ 60 mg，一般 4 ~ 7 日后脉率降至正常水平时，便可施行手术。由于普萘洛尔在体内的有效半衰期不到 8 小时，所以最末 1 次口服普萘洛尔要在术前 1 ~ 2 小时；术后继续口服普萘洛尔 4 ~ 7 日。

（三）手术适应证、禁忌证和手术时机选择

1. 手术适应证

（1）继发性甲亢或高功能腺瘤。

（2）中度以上的原发性甲亢。

（3）腺体较大，伴有压迫症状，或胸骨后甲状腺肿等类型甲亢。

（4）抗甲状腺药物或[131]I 治疗后复发者或坚持长期服药有困难者。

此外，鉴于甲亢对妊娠可造成不良影响，同时妊娠又可能加重甲亢，因此，妊娠早、中期的甲亢患者凡是具有上述症状者，仍应考虑手术治疗。

2. 手术禁忌证

（1）青少年患者。

（2）症状较轻者。

（3）老年人或有严重器质性疾病不能耐受手术者。

3. 手术时机　经过严格的药物准备，达到以下条件，且无明显心、肺、肝、肾功能障碍，也无其他系统疾病，则为手术治疗最佳时机。

（1）脉率降至 90 次/分以下。

（2）基础代谢率下降至+20% 以下且较稳定。

（3）甲状腺腺体缩小、变硬，血管杂音减轻或消失。

（4）体重增加，食量下降，情绪稳定，睡眠良好。

二、术中处理

由于甲状腺血运丰富，颈部解剖复杂，甲亢患者的特殊病理、病理生理改变等，术中处理尤显重要。术者应十分熟悉甲状腺及其周围组织的解剖关系，注意防止损伤喉上神经、喉返神经、甲状旁腺等。

（一）术中监测要点

1. 脉率、血压、呼吸监测   尽管甲亢患者经过术前药物准备，并按手术成熟条件严格施行。但由于患者对手术存有恐惧心理以及手术的刺激，术中常可出现脉率及血压的变化而影响手术进行。为此，术中应时时注意脉搏、血压变化，并及时作出相应处理。在游离和切除甲状腺时，因牵引缘故，可发生憋气、呼吸困难等，亦应随时处理。全麻患者应有充足的氧供。

2. 保持输液通道畅通   术中应予输液，酌情输血。为防止甲状腺危象发生，术中输液时，可在5%（或10%）葡萄糖液500 ml中加入2.5%碘化钾溶液2 ml缓慢滴注，能收到满意效果。

（二）术中注意事项

1. 麻醉   一般用气管插管全身麻醉。尤其气管严重受压或精神异常患者，以保证手术中呼吸道通畅和手术顺利进行。

2. 体位   患者取仰卧位。头侧手术台抬高15°，肩胛部垫以软枕，使患者头部自然后仰，颈部呈过伸位，在标记切口线以前，麻醉师应让患者的头与身躯绝对保持在一条直线上，任何侧向偏斜都会使手术医生作出不正确的切口。

3. 切口选择   切口可选择在胸锁关节上方约2 cm处，作弧形横切口。根据肿瘤大小、发生部位，切口中心位置可以选择偏上、偏下、偏左或偏右一些。因该处皮纹走行几乎完全平行，故可在两侧胸锁乳突肌前缘之间，用粗丝线在预定的切口处勒压皮肤，标示出准确而整齐的切口线（或呈直线形，也可略呈弧线形）。并可在设定的切口线中点。用甲紫划一与切口线垂直交叉的短线，作为结束手术时缝合皮肤的标志，以确保皮肤准确对位缝合。

4. 手术操作应轻柔、细致，认真止血，注意保护甲状旁腺和喉返神经。

（1）充分显露甲状腺腺体。结扎、切断甲状腺上动静脉应紧贴甲状腺上极，以避免损伤喉上神经；处理甲状腺下动脉时，不必分离过多，因此处甲状腺下动脉与喉返神经交叉，易损伤。如要结扎甲状腺下动脉，要尽量离开腺体背面，靠近颈总动脉结扎甲状腺下动脉主干，这样，不但可避免损伤喉返神经，且使甲状腺下动脉的分支仍与喉部、气管、咽部、食管的动脉分支相互保持吻合，不致影响切除后甲状腺残留部分和甲状旁腺的血液供应。

（2）术中注意甲状腺背侧的黄色结节样组织，不可盲目切除，以免损伤甲状旁腺。

（3）钳夹甲状腺断面的出血点时，止血钳勿钳夹过多，缝合甲状腺残余部分时勿穿入过深，以免缝扎喉返神经。

（4）切除腺体的多少，应根据甲状腺大小和甲亢程度而定，通常需切除腺体的80%～90%，且甲状腺峡部予以切除。每侧残留腺体以成人拇指末节大小为恰当。腺体切除过少容易引起复发，过多又易发生甲状腺功能低下。另外，必须保留腺体的背面部分，这样既能避免喉返神经损伤，又能避免甲状旁腺的损伤。

（5）术中要严密止血，对较大血管（如甲状腺上动、静脉，甲状腺中、下静脉）应分别采取双重结扎，以防滑脱出血。切口应置通畅引流24～48小时，以便及时引流出渗血，颈部的空间小，少量的积血，亦可压迫气管。

5. 术中切除的腺体应即刻送冰冻切片检查，如为恶性，则行甲状腺癌根治术。

三、术后处理

（一）术后病情观察和处理

1. **一般处理**　全身麻醉的患者术后严密注意呼吸、脉搏、血压、体温及神志状况，预防甲状腺危象发生；注意帮助患者排痰，保持呼吸道通畅；根据年龄、身体状况及血氧饱和度监测情况给予适当吸氧。

2. **体位**　全麻术后的患者取平卧位至意识完全清楚，注意颈部不能过伸，以免致切口裂开。清醒后一般取半坐位，以利于呼吸和引流切口内积血。如无特殊情况，术后次日即可酌情下地活动。

3. **补液与进食**　术后当日可进食。进食以流质为主，尽量减轻吞咽时疼痛刺激。术后1~2天可根据进食情况适当静脉补液。

4. 注意观察切口渗血情况，术后常规在患者床旁放置无菌的气管插管和手套。因颈部切口内空间有限，一旦切口内出血未及时发现，会出现进行性呼吸困难、烦躁、发绀，甚至发生窒息。所以要密切观察切口是否渗血、引流管是否通畅。如发生上述情况，必须立即行床旁抢救，及时剪开缝线，敞开切口，迅速除去血肿。

5. **术后注意观察发声情况**　如逐渐出现声嘶、失音等，则提示可能喉返神经受刺激或压迫，此种情况可逐渐好转而恢复。清醒后即有失音，则可能喉返神经被误伤。双侧喉返神经误伤后，可导致呼吸困难或窒息，应紧急进行气管切开。

6. 注意有无呛咳进食，尤其是饮水出现呛咳，多提示有喉上神经损伤，即应适当调整饮食。

7. 术后可以继续服用复方碘化钾溶液，每日3次，每次10滴，共1周左右。

8. **抗菌药物的应用**　甲状腺手术为无菌手术，在手术准备及手术过程中均严格遵守无菌操作原则，术后无需使用抗生素。即使是手术时间较长、颈部切口内置有引流管者，术前30分钟静脉滴注1次抗生素也已足够。术前有呼吸道或泌尿系感染等情况可在严格掌握适应证的基础上，应用抗生素预防和控制感染。具体使用时间根据患者的病情和相关检查结果而定。

9. **引流物的处理**　术后24~48小时可根据引流情况拔除引流橡皮片或橡皮管。

10. **换药与拆线**　一般正常切口术后第3天换药，因甲状腺手术后24~48小时要拔除引流片或引流管，所以术后换药就同时进行。当切口有渗出时，一旦敷料浸湿需及时换药。通常术后5天切口拆线，老年人或营养不良者切口愈合较慢，可适当延长拆线时间。

（二）术后并发症及其处理

1. **术后呼吸困难和窒息**　多发生在术后48小时内，术后最危急的并发症。临床表现为进行性呼吸困难、烦躁、发绀，甚至发生窒息。发生上述情况时，需立即行床旁抢救，及时剪开缝线，敞开切口，迅速除去血肿；如此时患者呼吸仍无改善，则应立即行气管插管；情况好转后，再送手术室作进一步的检查、止血和其他处理。常见原因：

（1）切口内出血压迫气管：因手术时止血（特别是腺体断面止血）不完善，或血管结扎线滑脱所引起；预防术后出血的有效方法是术中止血要完善，甲状腺上下动脉主干、分支或较粗静脉的近心端都应双重结扎，处理甲状腺血管应清晰解剖出0.5 cm以上长度再切断结扎，保留端应尽量留长，打结要牢固，腺体切面止血后还要紧密缝合切面内外侧被膜边缘，缝合切口前对清醒的患者应让其咳嗽或屏气来发现潜在的出血灶。

（2）喉头水肿：主要是手术创伤所致，也可因全麻时气管插管过程不顺利反复多次插管刺激引起。预防的关键在于手术中操作细致、轻柔；邻近喉头处忌用电凝止血，以防热刺激致喉头水肿。反复气管插管引起的喉头水肿可术中给少量糖皮质激素。

（3）气管塌陷：是气管壁长期受肿大的甲状腺压迫，发生软化，切除甲状腺体的大部分后软化的气管壁失去支撑的结果。对于较大的甲状腺肿物术前要作气管软化试验，判断有无气管软化，以便术中提高警惕，及时发现处理。术中发现后应加行软化处气管悬吊术，严重的需行气管切开。

2. 喉返神经损伤（recurrent nerve injury）

（1）喉返神经损伤主要是因手术处理甲状腺下极时，操作不慎损伤喉返神经引起，如切断、缝扎、挫夹或牵拉过度；少数是由于血肿压迫或瘢痕组织牵拉而引起。由于手术切断、缝扎、挫夹、牵拉等直接损伤喉返神经者，术中立即出现症状。而因血肿压迫、瘢痕组织牵拉等所致者，则可在术后数天才出现症状。一般可在 3 ~ 6 个月内逐渐恢复。一侧喉返神经损伤所引起的声嘶，可由声带过度地向患侧内收而好转，两侧喉返神经损伤会发生两侧声带的麻痹，引起失音或呼吸困难，需做气管切开。

（2）为避免损伤喉返神经，术前准备要充分，术中操作要稳、准、轻柔。如行甲状腺大部切除，即在甲状腺包膜内结扎下动脉分支，切除甲状腺时应尽量多保留腺体后外侧包膜，楔形切除甲状腺组织，既可达到手术目的而又不伤及神经。若在清醒麻醉下手术，术中患者清醒合作，在分离解剖易损伤喉返神经的危险区时可频频试音，避免损伤喉返神经，或发现损伤时立即加以处理，当遇有气管食管沟组织渗血，又不便钳夹时，忌用电凝止血，以防热传导致喉返神经损伤，必要时可用小圆针与气管平行进针缝扎，如不慎因牵拉或钳夹损伤喉返神经可给予皮质激素局部喷洒，术后继续应用皮质激素静点 5 天左右，多能恢复良好。

3. 喉上神经损伤（superior laryngeal nerve injury）

（1）喉上神经损伤多发生于处理甲状腺上极时，离腺体太远，分离不仔细和将神经与周围组织一同大束结扎所引起。若损伤喉上神经外支，会使环甲肌瘫痪，引起声带松弛，音调降低。损伤喉上神经的内支，则喉黏膜的感觉丧失，患者失去喉部的反射性咳嗽，进食、特别是饮水时，就可引起误咽而呛咳。

（2）为避免损伤喉上神经，手术操作应轻柔、细致，充分显露甲状腺腺体。结扎、切断甲状腺上动静脉应紧贴甲状腺上极。损伤喉上神经的内支，一般理疗可自行恢复。

4. 手足搐搦（apyretic tetanus）

（1）手足搐搦因手术时误伤甲状旁腺或其血液供给受累所致，引起血钙下降至 2.0 mmol/L 以下，神经肌肉的应激性显著增高，多在术后 1 ~ 3 天出现手足搐搦。多数患者只有面部、唇部或手足部的针刺样麻木感或强直感，经过 2 ~ 3 周后，未受损伤的甲状旁腺增大，起到代偿作用，症状便可消失。严重者可出现面肌和手足伴有疼痛的持续性痉挛，每天发作多次，每次持续 10 ~ 20 分钟或更长，严重者可发生喉和膈肌痉挛，引起窒息死亡。

切除甲状腺时，注意保留腺体背面的完整。切下甲状腺标本时要立即仔细检查其背面甲状旁腺有无误切。

（2）处理：①适当限制含磷高的食品，如肉类、乳类和蛋类等食品；②发生抽搐时立即注射10%的葡萄糖酸钙或氯化钾10～20 ml，症状轻者可口服葡萄糖酸钙或乳酸钙；③症状重，时间长者可加服维生素 D_3，以促进钙在肠道内的吸收；④口服双氢速甾醇（DT_{10}）油剂可明显升高血中钙含量，降低神经肌肉的应激性；⑤用同种异体带血管的甲状腺-甲状旁腺移植。

5. 甲状腺危象（thyroid crisis）

（1）甲状腺危象是甲亢的严重合并症。与术前准备不充分，甲亢症状未能很好控制及手术应激有关。

（2）预防的关键是使基础代谢率降至正常范围再行手术。

（3）处理：①肾上腺素能受体阻滞剂，可选用利血平1～2 mg肌内注射或胍乙啶10～20 mg口服；②碘剂，口服复方碘化钾溶液，首次3～5 ml，或紧急时用10%碘化钠5～10 ml加入10%葡萄糖溶液500 ml中静脉点滴，降低血液中甲状腺素水平；③氢化可的松，每日200～400 mg，分次静脉点滴，以拮抗过多甲状腺素的反应；④镇静剂，苯巴比妥钠；⑤降温，物理化学方法保持患者体温在37℃左右；⑥静脉输入大量葡萄糖溶液补充能量；⑦吸氧；⑧有心力衰竭者，加用洋地黄药物。

6. 甲状腺功能低下（thyroid hypofunction）

（1）甲亢术后甲状腺功能减退的主要原因是切除腺体过多，或残留腺体缺血所致。早期表现多有食欲减退、怕冷、乏力、四肢酸痛、水肿、心率减慢，体温在正常以下。继而出现黏液性水肿和各种功能障碍、基础代谢率降低、血清胆固醇增高、贫血、甲状腺摄[131]I率低等。

（2）术后甲状腺功能低下，尚无理想的外科治疗方法。通常需终生甲状腺素替代治疗，也有较好的效果。

第二节 甲状腺肿物围术期管理

主要临床表现为甲状腺肿块，临床上常见的且需外科手术治疗的疾病有：结节性甲状腺肿、甲状腺腺瘤和甲状腺癌。其共同特点是甲状腺出现单发或多发结节性肿块，可为良性，也可为恶性，还可在良性病变基础上发生恶变。由于临床症状和体征基本相似，诊断时，判断甲状腺肿块属良性或属恶性甚为重要，它是选择治疗方案、决定手术方式和范围的重要依据。临床最多见的是结节性甲状腺肿，发病率可达4.0%～7.0%，其中成年人发病率为5.0%。病程较长，常为大小不等的多个结节，质中等，表面光滑，随吞咽上下移动，一般很少自觉症状，少数病例可继发甲亢，也可发生癌变。甲状腺腺瘤是最常见的甲状腺良性肿瘤，多见于40岁以下妇女。一般为单发结节，圆形或椭圆形，表面光滑，常为实质性，可以囊性变，质中等，生长缓慢。结节靠近气管或体积较大时，可引起气管、食管及神经受压症状。少数并发出血，而在近期内迅速增大。甲状腺癌是最常见的甲状腺恶性肿瘤，表现为甲状腺内的单发、质硬而固定的肿块，表面不平，吞咽时上下移动性小，生长速度快，常伴有周围组织侵犯的表现，如出现气管、食管、喉返神经等受压症状。亚急性甲状腺炎、慢性淋巴细胞性甲状腺炎等，可因甲状腺肿大、有结节形成等，难与结节性甲状腺肿或甲状腺腺瘤区分，甲状腺细针穿刺活检，有助于鉴别诊断。

一、术前处理

(一) 术前进一步明确诊断要点

1. 病史特点　甲状腺不同程度的弥漫性肿大，后发现大小不等的多个结节，无自觉症状，多应考虑结节性甲状腺肿；正常的甲状腺，短期内突然发现质硬结节，且不断增大，病程发展较快，则恶性的可能性较大；如颈部出现单发的圆形或椭圆形结节，生长缓慢且无任何症状，多为甲状腺腺瘤。腺瘤有囊性变和囊内出血时，可在短期内迅速增大，且出现局部胀痛。儿童和青年时期甲状腺孤立性结节，约半数为恶性，在甲状腺癌中占有重要地位。

2. 体检特点　查体可见甲状腺一侧叶或整个甲状腺的结节，应注意其大小、数目、形态、质地、活动度，以及与邻近组织、器官的关系。肿块呈多发结节，囊、实性相间，表面光滑，无压痛，随吞咽上下移动，多应考虑结节性甲状腺肿；单个实性结节，表面光滑，活动度好，多为甲状腺腺瘤；甲状腺癌，也是单个结节，但质地硬，无痛，不随吞咽上下移动。应当注意，结节性甲状腺肿和甲状腺腺瘤都有发生癌变的可能。有些甲状腺癌的结节很微小，临床上难以触及，但在同侧颈部却可触及肿大的、质地较硬的转移性淋巴结。此外，凡甲状腺肿块患者，短期内发生声音嘶哑，间接喉镜检查有声带麻痹者，多为甲状腺癌侵犯所致。

3. 辅助检查特点　放射性核素扫描，颈部超声检查及颈、胸部 X 线摄片等，对诊断及鉴别诊断都有一定的价值。

(1) 放射性核素扫描：凡热结节多为高功能性腺瘤，基本为良性，极少恶性；冷结节可为甲状腺癌、甲状腺囊肿或亚急性甲状腺炎。甲状腺癌几乎皆为冷结节，且边缘较模糊；甲状腺囊肿也可表现为冷结节，但边缘多清晰。甲状腺腺瘤可为温结节、冷结节或"凉结节"。当甲状腺肿块<1.0 cm 时，扫描则难以显示。

(2) 超声检查：可明确肿物是否位于甲状腺内，是弥漫性或是局限性；鉴别肿物是囊性或实性；确定肿物是单发或多发；可判断肿物是良性或恶性；可对手术后疗效进行随访；对体检扪不出的结节，超声可以发现≥0.5 cm 的结节及结节数目。其诊断准确性可达95%。一般认为：囊性者恶性率低，实性者恶性率高。

(3) 颈、胸 X 线检查：对于较大的甲状腺结节或内生性结节，可能压迫气管的需作颈部透视或摄片，气管软化试验，以了解有无气管受压或移位。

(4) 对诊断难以确定者，还可选择测定甲状腺功能、血清抗甲状腺球蛋白抗体、抗甲状腺微粒体抗体、免疫球蛋白、T_3、T_4、甲状腺球蛋白、TSH 等。

(二) 术前准备

1. 除一般术前常规检查，血、尿、便常规，出凝血时间、凝血酶原时间、肝、肾功能等，对于甲状腺手术还须做 T_3、T_4、TSH 及抗甲状腺微粒体抗体、免疫球蛋白的化验，以明确甲状腺功能；测血钙、血磷，以判断术后是否有甲状旁腺损伤。

2. 颈、胸部 X 线片　了解气管有无受压和移位。做气管软化试验并摄片检查，判断有无气管软化。

3. 间接喉镜检查　了解声带运动情况。以判断术后声嘶是否与喉返神经损伤有关。

4. 体位准备　甲状腺患者手术时采取平仰卧位，肩胛部垫枕，使患者头部自然后仰，颈部呈过伸位。该体位对清醒患者不适感较重，尤其是颈椎增生的患者，所以建议患者术前两天开始体位锻炼，每次半小时。

5. 对甲状腺癌拟施颈部廓清手术时，术前 30 分钟开始给予抗生素。

6. 术前日术野皮肤准备。

7. 术前日根据手术适当配血。

8. 术前晚给予镇静剂，避免各种刺激因素，使之充分睡眠和休息。

9. 术晨禁饮食。

二、术中处理

（一）手术治疗原则

1. 结节性甲状腺肿，因结节压迫气管、食管、喉返神经，引起临床压迫症状者；胸骨后甲状腺肿；继发自主性甲亢及可疑癌变者；巨大甲状腺肿影响生活和劳动者，均应及时施行外科手术治疗。

2. 甲状腺腺瘤有引起甲亢（发生率约为 20%）和恶变（发生率约为 10%）的可能，故应早期行腺瘤摘除或包括腺瘤的患侧甲状腺大部或部分切除。切除标本必须立即行冰冻切片检查，以判断有无恶变。

3. 对于甲状腺癌，手术是除未分化癌以外各型的基本治疗方法。应根据肿瘤病理类型和生物学特性，选择不同的手术方法，如甲状腺大部或全部切除术，必要时加行颈淋巴结清扫术。

（二）手术方式选择及术中注意事项

1. 甲状腺腺瘤摘除术（excision of thyroid adenoma）　既往认为，对于甲状腺腺瘤和甲状腺囊肿等良性甲状腺肿瘤，均可采用甲状腺肿瘤（囊肿）摘除术进行治疗。但研究资料表明，甲状腺囊肿中也有恶性肿瘤，即使是良性的肿瘤也有可能发生部分恶变。于是应重新考虑甲状腺肿瘤（囊肿）摘除术的适应证。该手术操作简单，损伤小，利于术后恢复。许多基层医院仍在做。但是，鉴于甲状腺孤立性结节中 10%～25% 病理检查可为甲状腺癌；临床上腺瘤与癌（尤其是早期癌）很难鉴别，所以目前多不主张做单纯腺瘤摘除，而主张做患侧腺叶次全或全切除术。笔者认为甲状腺肿瘤（囊肿）摘除术仅可作为甲状腺肿瘤的诊断手段，对切除的组织进行病理检查。若为良性甲状腺腺瘤或非癌变的甲状腺囊肿，此术式可达到治疗目的。但如术中冰冻切片或术后病理证实为甲状腺癌，即使是可疑癌或有癌变倾向者，亦应尽快采取相应的治疗措施。

2. 甲状腺次全切除术（subtotal thyroidectomy）　适用于结节性甲状腺肿伴压迫症状者；疑有恶变的甲状腺腺瘤或高功能腺瘤；单发甲状腺包块，有明显压迫症状者；巨大甲状腺肿影响生活和工作者；单发的甲状腺微小癌。

手术方法同甲亢手术，只是较多地保留了正常甲状腺组织。目的在于解除压迫症状和预防恶性变。

手术操作应轻柔、细致，认真止血，注意保护甲状旁腺和喉返神经。

（1）充分显露甲状腺腺体。结扎、切断甲状腺上动静脉应紧贴甲状腺上极，以避免损伤喉上神经；处理甲状腺下动脉时，不必分离过多，因此处甲状腺下动脉与喉返神经交叉，易损伤。如要结扎甲状腺下动脉，要尽量离开腺体背面，靠近颈总动脉结扎甲状腺下动脉主干，这样，不但可避免损伤喉返神经，且使甲状腺下动脉的分支仍与喉部、气管、咽部、食管的动脉分支相互保持吻合，不致影响切除后甲状腺残留部分和甲状旁腺的血液供应。

（2）术中注意甲状腺背侧的黄色结节样组织，不可盲目切除，以免损伤甲状旁腺。

（3）钳夹甲状腺断面的出血点时，止血钳勿钳夹过多，缝合甲状腺残余部分时勿穿入过深，以免缝扎喉返神经。

（4）切除腺体的多少，应根据甲状腺大小和病情而定，腺体切除过少容易复发，过多又易发生甲状腺功能低下。另外，必须保留腺体的背面部分，这样既能避免喉返神经损伤，又能避免甲状旁腺的损伤。

（5）术中要严密止血，对较大血管（如甲状腺上动、静脉，甲状腺中、下静脉）应分别采取双重结扎，以防滑脱出血。切口应置通畅引流 24 ~ 48 小时，以便及时引流出渗血，颈部的空间小，少量的积血，亦可压迫气管。

（6）术中如发现因肿物压迫引起的气管环软化，出现呼吸困难或窒息时，应行气管切开术。

（7）术中切除的腺体应即刻送冷冻切片检查，如为恶性，则行甲状腺癌根治术。

3. 甲状腺根治性切除术（radical resection of thyroid）　适用于甲状腺癌。在切除甲状腺原发癌的同时，将区域淋巴结一并切除。手术范围除甲状腺本身外，还包括甲状腺旁淋巴结（气管前、气管旁及喉返神经旁淋巴结）的切除；胸锁乳突肌，颈内静脉及其上、中、下三组淋巴结的切除；颈后三角区及颌下三角区的清扫。由于手术范围广泛，术前准备均按重大手术要求，加强准备，即术前对肿瘤邻近组织、器官（锁骨、颈动脉、食管、气管及喉等）受侵与否，尽可能详细了解并做出判断。周身状况能否耐受手术等，也应认真加以考虑。

关于甲状腺癌具体手术方案的选择，主要依据肿瘤的病理类型和病程长短来决定。对于乳头状癌、滤泡型癌和髓样癌，在颈淋巴结无转移时，可施行患侧甲状腺及峡部全切除，或加对侧次全切除。若病变累及左、右两叶，则需行全切除术。在颈淋巴结已有转移时，应当加作颈淋巴结清扫术。对于未分化癌，因病情发展快、转移早，一般不适宜手术治疗，可采用放射作为姑息治疗。凡甲状腺癌晚期，穿破包膜侵犯邻近器官时，属手术禁忌。因肿瘤压迫，而至上呼吸道梗阻者，可先施行气管切开，再考虑手术问题。行根治性手术时须注意：

（1）切断游离胸锁乳突肌时注意勿损伤其深面的颈内静脉、颈总动脉及迷走神经。

（2）预防喉返神经及喉上神经损伤可参加甲状腺次全切除术中的相关内容。

（3）在分离、切断颈内静脉近端及清除周围淋巴结时，可能损伤迷走神经，导致同侧声带麻痹。

（4）在清除颈后三角的脂肪、淋巴结及切断颈皮神经时，如分离过深，可能损伤膈神经，应尽量避免。

（5）近年来，多行改良的甲状腺癌颈部廓清术，即保留胸锁乳突肌和颈内静脉的颈部廓清术。该术式可避免术后局部变形，还可避免皮肤直接覆盖颈动脉。可行胸锁乳突肌在锁骨附着部切断，淋巴结廓清后再行缝合，或不切断胸锁乳突肌，单纯将该肌肉游离后，在其下面通过纱布带，一面牵引肌肉，一面行廓清术。此外，颈内静脉如无癌浸润时，游离颈内静脉及颈总动脉，共同通过纱布带牵引后，将其下面的颈内深部淋巴结彻底廓清。

三、术后处理

（一）术后病情观察和处理

1. 术后 24 小时内注意有无创口内出血，呼吸困难，准备拆线包和气管切开包于床旁，以应急需。还应注意有无声音嘶哑、进水呛咳及手足搐搦。

2. 半卧位，以利呼吸和引流。

3. 流质饮食，酌情输液。

4. 适当镇痛和镇静。

5. 术后引流管持续负压吸引，记 24 小时引流量，术后 24 ~ 48 小时引流量减少后可拔除。

6. 术后 3 天换药，或拔除引流时换药，5 ~ 6 天拆线。

7. 甲状腺根治性切除术后适当给予抗生素。

8. 甲状腺癌的患者术后根据情况辅以放射治疗、甲状腺制剂或 [131]I 疗法等。

（二）术后并发症及其处理

1. 术后出血、呼吸困难和窒息、喉上/喉返神经损伤　可参阅甲亢术后并发症的相关内容。

2. 气管软化症（tracheomalacia）　结节性甲状腺肿和甲状腺腺瘤，由于肿块紧邻气管，长期压迫引起气管软骨环变软、变薄。当肿块被切除后，可使气管塌陷，从而导致术后呼吸困难，甚至发生窒息死亡。气管软化引起的呼吸困难，一般出现在术后 24 小时内，主要表现为吸气性呼吸困难，且呈进行性加重，常伴烦躁不安，头颈部出汗，但口唇发绀不明显。严重者，软化气管壁塌陷，可致呼吸道完全阻塞，情况十分危急。须紧急施行气管切开术。

对颈部肿块患者，尤其是肿块较大、病程较长者，术前必须作气管软化试验，加以判断，以便术中对软化气管环加以悬吊，即依据软化气管环的数目、范围，将其悬吊在胸锁乳突肌、颈前肌或颈部皮肤上。

3. 乳糜瘘（chylous fistula）　甲状腺根治性切除术清扫淋巴结时，易损伤颈部淋巴管引起。术后引流管流出多量的乳白色液体时。应想到胸导管破裂形成乳糜瘘。较轻的乳糜瘘，压迫方法一般可以治愈；对较重的乳糜瘘用压迫方法无效时，可手术结扎。

第三节　颈部化学感受器瘤围术期管理

以颈动脉体瘤（又称颈动脉体副神经节瘤）为常见。颈动脉体瘤（carotid body tumor,

CBT）是发生在颈总动脉分叉处的一种化学感受器肿瘤，属良性肿瘤。少数可发生恶变。发病无年龄及性别差异，女性稍多于男性，以 30～50 岁为主。典型颈动脉体瘤位于颈前三角区，甲状软骨上缘，舌骨水平，颈总动脉分叉处的外鞘内，生长缓慢。因颈动脉体瘤附着于动脉鞘，故可向侧方移动，但垂直方向活动受限，部分肿块可扪及搏动和闻及血管杂音，血管杂音主要是肿块丰富血供所致。瘤体增大时则循动脉壁发展，逐渐包绕颈动脉分叉部、颈内动脉及颈外动脉，将颈动脉分叉部连同颈内、外动脉向浅侧推挤移位，同时将颈外动脉推向内侧；颈内动脉推向外侧，而呈颈内、颈外动脉分离状态。颈动脉造影显示出肿瘤使分叉部变宽，并将其推向前方此点为诊断提供重要依据。

颈动脉体瘤多数为良性，病变限于局部，少数为恶性。目前，最有效的治疗方法仍为手术治疗。一般主张发现后应及早手术，病期愈长，与颈动脉黏着愈紧，手术难度也愈大。手术的主要危险是发生脑缺血和动脉损伤等严重并发症。

一、术前处理

（一）术前进一步明确诊断要点

1. 病史特点　位于颈动脉三角区无痛性肿块，生长缓慢，病史长达数年或数十年，发生恶变者，短期内肿块迅速生长。肿块较小时，一般无症状，或仅有轻度局部压迫感，肿块较大者可压迫邻近器官及神经，出现声嘶，吞咽困难，肌肉萎缩，伸舌偏斜，呼吸困难及 Horner 综合征（Horner syndrome）。所以应详细询问病史，包括年龄、性别、病程长短、症状轻重、治疗效果，以及有无鼻、咽、喉、口腔等器官受累的临床表现，发热，消瘦等全身症状。

2. 体检特点　首先注意观察两侧颈部是否对称，有无局部肿胀、瘘管形成等现象。然后进行颈部触诊。检查时受检者头略低，并倾向病侧，使颈部肌肉松弛，便于肿块之扪摸。检查时注意肿块的部位、大小、质地、活动度、有无压痛或搏动，并应两侧对照比较。颈动脉体瘤可为圆形、哑铃形或多结节状，表面光滑、质韧、边界较清楚，局部不红，皮肤正常。约 1/3 瘤体具搏动性。肿物可向左右方向推动，而上下移动度甚小。具有搏动的肿瘤，听诊可闻及连续性吹风样杂音。有压迫邻近器官时可查见相应体征。颈动脉向浅侧移位；颈内与颈外动脉分离等是诊断本病的重要依据。

值得注意的是，成人颈部肿块应考虑转移性恶性肿瘤可能，因此，应常规检查耳鼻咽喉、口腔等处，以便了解鼻咽、喉等处有无原发病灶。必要时可作鼻内镜或纤维鼻咽喉镜检查。

3. 辅助检查特点　颈动脉造影对确诊十分重要，并可为制订手术方案提供依据。造影可见颈动脉分叉部推向前方；分叉部增宽；肿物有丰富血运，且与颈内或颈外动脉交通。但颈动脉造影是一种创伤性检查，随着影像技术的发展，出现了无创的血管成像，即多排螺旋 CT 三维血管成像（MSCTA）。MSCTA 作为一种无创伤性血管成像技术在诊断颈动脉体瘤中具有明显优势，即在一次检查中不仅能明确肿瘤的位置、大小、形态，还能明确肿瘤的血供、有无滋养血管，及其与邻近组织器官的关系，为外科手术提供足够的信息，而且安全、经济、简便、易行，易被患者接受，也是术后随访复查的有效和可靠的影像学检查方法。彩色多普勒检查见肿块呈边界清楚的低回声区或中等强度回声区，并可了解周围血管走行及血流情况。

（二）术前准备

1. 按颈部肿物术前常规准备。

2. 需查明颈动脉体瘤有无内分泌功能。术前测定血和尿中的儿茶酚胺，重复测量血压。极少数具有内分泌功能的肿瘤阻碍葡萄糖的吸收和妨碍胰岛 β 细胞产生胰岛素，故应测血糖。若肿瘤有内分泌功能，则应如嗜铬细胞瘤患者一样做好术前准备。

3. 颈动脉压迫试验（carotid compression test） 即 Matas 试验（Matas test）。术前常规进行 Matas 试验，因肿瘤位于颈总动脉分叉处，术中有可能行颈总动脉的阻断，为促使 Willis 环的开放，患侧脑的侧支循环建立，以耐受术中因阻断颈总动脉造成的脑缺血或减免因不得已结扎颈总动脉造成的术后脑缺血而产生的偏瘫。一般是指压颈总动脉根部，由 5 ~ 10 分钟开始，延长到 20 ~ 30 分钟，每日 2 次，直至压迫 20 分钟以上，无头昏、眼花等脑缺血症状出现，方可进行手术。

4. 脑电图、脑血流图检查，尤其压迫试验前后对比，可了解颅内血运情况。

5. 根据手术要求备血，一般备浓缩红细胞 8 ~ 10U 为宜。

6. 术前日皮肤准备 除准备颈部术野皮肤外，还有准备一侧下肢的皮肤，以便必要时采取大隐静脉作自体移植。

7. 术前 30 分钟静脉给抗生素 1 次，以防止感染。

8. 术前留置导尿管。

二、术中处理

（一）手术治疗原则

颈动脉体瘤目前最有效的治疗方法仍为手术切除。一般主张发现后应及时进行手术。病期愈长，肿瘤与动脉黏着愈紧密，增加了手术切除困难。术中及术后的主要危险是发生脑缺血和脑损害。为此，必须有严格的术前准备，尤其是严格的颈动脉压迫试验，并对术中、术后可能出现的复杂情况作出充分的估计。对于年迈患者或动脉硬化患者，因侧支血管口径已较窄小，容易形成血栓，导致脑缺血损害，手术治疗应十分慎重。

（二）手术方法选择及术中注意事项

1. 手术方法选择 主要方法有动脉外鞘下肿瘤切除术和肿瘤及颈动脉分叉部切除及重建术。手术具体实施方案须根据术中情况选定。

2. 术中注意事项

（1）严格止血，避免损伤颈动脉是保证手术成功的关键。因此，操作必须仔细、轻巧，且需按顺序进行。

（2）首先作好阻断血流、控制出血的准备，即先从颈总、颈外、颈内动脉肿瘤外正常处开始游离，绕以橡皮管，以应急需时使用。

（3）必须遵循"先分离外周组织、后剥离肿瘤"的原则进行。由于肿瘤血运丰富，直接进入肿瘤的剥离，必将导致难以控制的出血，造成意料不到的损伤。

（4）对需切除肿瘤分叉部的患者，原则上应按照切断颈外动脉远段–分离颈总动脉–切断颈外动脉近段–分离颈内静脉–分离颈动脉分叉部的顺序进行。但有的病例肿瘤由颈内动脉供血，则可进行颈内动脉与肿瘤的分离，待分出颈内动脉后，再切断颈外动脉，可使出血减少。为防止术中出现脑血管痉挛，在进行颈总动脉结扎操作前，可行颈交感神经封闭，必要时，术中可切断颈交感神经节。

（5）当肿瘤不能从颈动脉剥离，而须将颈动脉分叉部切除时，须进行动脉重建。方法可有颈外与颈内动脉吻合术，适于颈内动脉有足够的残端可供吻合，且在术中肯定颈外动脉血压高于颈内动脉时使用。当颈内与颈外动脉吻合困难时，可采用自体静脉或人造血管移植术。

（6）切除肿瘤或在动脉重建后，必须彻底止血，术后须有良好引流。

三、术后处理

（一）术后病情观察及处理

1. 生命体征观察　密切观察病情，测定血压、脉搏、呼吸。在行颈动脉体瘤切除过程中，尤其是双侧肿瘤都被切除时，常常同时也被切除了颈动脉窦，而使术后出现血压升高，伴有心悸、脉快。如血压过高，超过了 200/95 mmHg 时，应给予硝普钠 50 mg 加入 0.9% 盐水 500 ml 中。以每分钟 6~8 滴的速度静脉滴注，并监测血压，调整滴速，后期改用口服抗高血压药物。

2. 注意有无神志、四肢运动障碍等脑缺血反应的发生。肿瘤切除，尤其在血管重建术后，往往发生脑供血不足、脑缺血征象，以及对侧肢体瘫痪表现。其原因是血管痉挛或重建血管不通畅。对此，应加强治疗和护理，术前作严格的颈动脉压迫试验，经对症治疗，加强护理后可望逐渐恢复。

3. 术后 2 周内避免颈部的剧烈活动，有利于血管内膜生长。

4. 体位　头略偏向健侧，去枕平卧，勿使血管打折及过度受压，以防血栓形成。

5. 间断吸氧及头戴冰帽，以减少脑组织的耗氧。

6. 抗生素的应用　术后应适量使用抗生素以防止感染，因感染一旦波及血管，就会造成吻合口破裂，或血管栓塞、脓毒血症等可导致死亡。

7. 抗凝溶栓类药物应用　为预防吻合口血栓形成，脑栓塞及继发血栓，常给予肝素 5 000 U，皮下注射，每日两次，维持 3~5 天。应用前需测定凝血时间，同时应用低分子右旋糖酐 500 ml，每日 1 次，维持 7~12 天。如怀疑患者有血栓形成，或有此倾向，可应用尿激酶等溶栓药物。

（二）术后并发症及其处理

与颈部肿块等手术并发症状相同。有血肿形成者，需再次手术清除血肿，改善呼吸功能。有合并损伤者，可酌情择期处理。

第四节　乳腺癌围术期管理

乳腺癌（mammary cancer/breast carcinoma）是女性最常见的恶性肿瘤之一。在我国占全身各种恶性肿瘤的 7%~10%，并呈逐年上升趋势。部分大城市报告乳腺癌占女性恶性肿瘤之首位。乳腺癌发病率在 20 岁以后迅速上升，40~60 岁绝经期前后多发，男性乳癌较少见。它的发生原因尚不清楚，一般认为与内分泌有关，其中雌酮及雌二醇对乳腺癌的发病有直接关系。此外，与导管内乳头状瘤、纤维腺瘤、乳房囊性增生病等性质转化也有一定的关系。随着人们对该疾病认识的提高，乳腺癌普查的广泛开展，乳腺癌早期检出率及生存率明显提高。

一、术前处理

（一）术前进一步明确诊断要点

1. 病史特点　乳腺癌早期通常没有症状，表现为患侧乳房无痛、单发的小肿块，因肿块小且无痛不容易被发现，也不易被重视。肿块质地较硬、表面不光滑、活动度小，与周围组织分界不很清楚，在乳房内不易被推动。乳腺癌从原位癌生长至 1 cm 大小的肿块需 3 年时间，所以定期乳房检查显得尤为重要，宜及早发现可能存在的乳腺癌。乳腺癌转移至肺、骨、肝时，可出现相应症状。当乳腺内存在肿块，且腋窝有淋巴结肿大，确诊乳腺癌则很容易，然而为时已较晚。

2. 体检特点　早期乳腺癌可以无任何体征；触诊肿块一般质地较硬、表面不光滑、活动度小，与周围组织分界不清，在乳房内不易被推动；随着肿瘤长大，可引起乳房局部隆起。癌肿发展到一定程度，侵犯 Cooper 韧带时局部皮肤凹陷，呈现酒窝征（dimple sign）；侵犯乳腺管时可把乳头牵向肿瘤一侧，进而使乳头扁平、回缩、凹陷；肿瘤继续长大，皮下淋巴管被癌细胞堵塞，引起淋巴回流受阻，局部皮肤呈橘皮样变（orange-peel sign）；乳癌发展到晚期，可侵入胸筋膜、胸肌，形成盔甲胸。同侧腋窝可有肿大淋巴结。少数乳腺癌侵犯乳管可有血性乳头溢液。乳腺癌是否有淋巴转移，对明确诊断及判断预后十分重要。乳腺癌淋巴转移最初多见于腋窝。肿大淋巴结质硬、无痛、可被推动；以后数目增多，并融合成团，甚至与皮肤或深部组织黏着。

3. 辅助检查特点

（1）X 线检查：主要是钼靶 X 线摄片，表现为密度增高的肿块影，边界不规则，有毛刺样改变，有时可见钙化点，颗粒细小、密集。目前认为是诊断乳癌的最有效的检查方法。

（2）超声波检查：无损伤、可反复。可鉴别肿块是囊性还是实性。B 超结合彩色多普勒检查可以观察血供情况，可提高检查的敏感性，且对肿瘤的定性诊断可提供有价值的指标，是临床最常用的一种检查方法。

（3）针吸活检、针吸细胞学检查：目前多数学者认为针吸诊断乳腺癌有重要价值，是一种较为准确、简便、安全的诊断方法之一，近年来已广泛应用于临床诊断。其诊断正确率高低取决于肿瘤细胞数量和病理学家的经验。有报道用细针穿刺对乳房肿块可达 80% 以上的正确诊断，如把与临床检查、X 线钼靶摄片相结合，其诊断正确率可高达 99%。

（4）病变切取或切除活检：肿瘤较大、固定可行楔状切取，肿瘤较小可全部切除送检。目前多应用术中先切取或切除肿瘤，即送冷冻切片检查，确定病理性质后再做确定手术方式。

（5）胸部摄片或胸部 CT 检查：检查肺部及纵隔有无转移病变。

（二）手术适应证与禁忌证

外科手术仍为乳腺癌的首选方法。乳腺癌自发病开始即是一个全身性疾病，癌细胞转移无固定模式，区域淋巴结具有重要的生物学免疫作用，但不是过滤癌细胞的有效屏障，血流扩散更有意义。故而，乳腺癌的治疗趋向于以手术治疗为主的全身治疗，即在局部手术治疗的基础上配合化疗、放疗、内分泌和生物治疗的综合措施。根据上述理论，在实施手术治疗时，目前的观点主张缩小手术范围，加强术后综合辅助治疗。

1. 手术适应证

(1) 原位癌，即国际临床分期的 0 期。

(2) 临床 Ⅰ、Ⅱ 期乳腺癌。

(3) 部分 Ⅲ 期乳腺癌。

(4) 原发癌灶切除后的局部复发。

由于术前新辅助化疗的应用，以往无手术机会的患者，也可获得手术切除的机会，对已有淋巴结转移的患者经积极的手术治疗和辅助治疗仍可获得较满意的疗效。

2. 禁忌证　凡有下列情况者不宜行乳腺癌根治术：

(1) 乳房皮肤有广泛性水肿或有多数转移性星状结节。

(2) 患侧手臂水肿，腋淋巴结与深部组织紧密粘连。

(3) 锁骨上淋巴结有转移或有远处器官转移。

(4) 老年、全身情况差不能耐受手术者。

（三）术前准备

1. 详细的全身检查　了解心、肺、肝、肾等重要器官的功能和有无远处转移。

2. 检查血、尿、便常规，出凝血时间，凝血酶原时间，肝、肾功能及血液生化学检查，并根据检查结果，于术前加以治疗和纠正。

3. 交叉配血　预约 4~8U 浓缩红细胞备用。

4. 心电图检查　了解心脏功能有无异常及对手术和麻醉的耐受能力。对心脏有异常者，术前应积极予以治疗。

5. 对妊娠期乳腺癌患者应终止妊娠后再考虑手术；对哺乳期患者应及时断奶。

6. 较大的乳腺癌，术前应用联合化疗，可使肿瘤缩小，有利于切除，增加手术治愈率。

7. 皮肤的准备　乳腺癌术前皮肤的准备关系到组织的愈合、切口感染和手术本身的效果，是乳腺手术前必须要做好的准备。术前患者要沐浴、洗发、修剪指甲、更换衣服。腋毛及手术区汗毛应仔细剃去。具体备皮范围，包括同侧的上臂，上至颌下，下至平脐，同侧背部1/4，对侧至腋中线。

8. 胃肠道的准备　术前 12 小时开始禁食，术前 4 小时开始禁水，以防止麻醉后呕吐引起吸入性肺炎或窒息。

9. 完善术前谈话　具体内容包括：①在手术方案确定后，应向患者及其家属讲解病情进展程度及手术治疗情况，使患者及家属心中有数，减少顾虑；②讲解术前准备的意义和术后的注意事项，使患者能主动配合治疗和护理；③介绍术后患侧上肢状态及功能锻炼的重要性，并从术前开始实施肢体运动训练；④讲述手术中及术后可能出现的并发症，以及预防措施，取得患者及家属理解和信任，减少日后医疗纠纷的发生。

10. 术前设计切口，用甲紫和碘酊标记。估计缝合皮肤有困难时、准备好大腿内侧皮肤，供术中植皮使用。

二、术中处理

（一）手术方式的选择

乳腺癌根治术（radical operation of breast cancer）已有百年历史，目前仍是乳腺癌治疗的主要手段，而且对早期尚无腋窝淋巴结转移的乳腺癌疗效最为满意。扩大根治术问世后，随着手术范围的扩大，发现术后生存率并无明显改善。近来的观点认为乳腺癌是一个全身性疾病，应缩小手术范围，加强术后综合辅助治疗。目前临床应用的五种手术方式均属治疗性手术，而不是姑息性手术。

1. 经典根治术（Halsted 根治术，classical radical mastectomy for breast cancer）　适用于各脏器功能正常无手术禁忌证的 Ⅰ、Ⅱ、Ⅲa 期乳腺癌患者。随着一些大规模临床前瞻性随机对比试验（RCT）结果的影响，乳腺癌的术式从标准根治术逐渐趋向改良根治术和保乳的乳癌根治术。但 Halsted 创立的乳腺癌根治术是对乳腺癌治疗的一大贡献，如今国内许多基层医院仍在采用。

手术特点：①原发灶及区域淋巴结应做整块切除；②切除全部乳腺及胸大、小肌；③腋窝淋巴结做整块彻底的切除。

2. 扩大根治术（extensive radical mastectomy for breast cancer）　扩大根治术是在 Halsted 根治术的基础上，同时切除胸廓内动、静脉及周围淋巴结（即胸骨旁淋巴结）。此术式在 20 世纪 50 年代国内外曾盛行一时。随着时间推移及长期随诊观察，大量报道发现扩大根治术较其他术式的疗效并无显著提高，而由于手术范围的不断扩大及术后并发症的相应增多，目前此术式已较少应用。

3. 改良根治术（modified tadical mastectomy for breast cancer）　包括保留胸大肌、切除胸小肌的改良根治术和保留胸大肌、胸小肌的改良根治术两类术式。临床实践和国内外大量的资料证明其临床疗效与标准根治术无显著差异，且具有创伤小、术后生活质量高、利于乳房再造等优点，成为目前各脏器功能正常无手术禁忌证的 Ⅰ、Ⅱ、Ⅲa 期乳腺癌患者乳腺癌手术治疗的标准方法。

4. 保乳根治术（breast conserving surgery）　随着患者对乳房美观和生存质量要求的提高、以及对乳腺癌疾病认识观念的改变，加之诊断技术的发展、高质量的钼靶普查使乳腺癌在早期就可以得以诊断，保乳术式得以广泛开展。

此术式无论从外观、功能还是心理上所产生的影响均较根治术有益于患者，且并发症少，住院时间短，有着良好前景。是早期乳腺癌的最佳手术方式。

保乳根治术的适应证为：①一侧乳房内单个病灶；②肿瘤最大径 ≤3 cm；③肿瘤边缘与乳头距离 ≥3 cm，腋窝无明显肿大淋巴结或淋巴结转移可能性较小者；④乳房中等大小或以上且估计术后能保持较好外形者；⑤患者自愿接受保乳手术；⑥患者无乳腺癌家族史；⑦有条件接受术后综合治疗及长期随访者。

5. 全乳房切除术（total mastectomy）　手术范围必须切除整个乳腺，包括腋尾部及胸大肌筋膜。该术式适宜于原位癌、微小癌及年迈体弱不宜做根治术者。

（二）术中注意事项

1. 术中游离皮瓣时，避免过薄或厚薄不均；不使用电刀游离切口边缘较薄的皮瓣，以防组织灼伤坏死；缝合皮肤时的张力不宜过大，以免影响皮瓣血运。必要时减张缝合或植皮。

2. 如需切断胸大肌和胸小肌时，应选择在其附着点肱骨大结节嵴和喙突处。靠近肌腱切断可减少出血，断端若有渗血可电凝止血。

3. 廓清腋窝是手术的关键。腋静脉管径粗，管壁薄，易受损伤，操作应轻柔。如腋静脉损伤，立即缝合修补，不能结扎。

4. 切口的上端不宜进入腋窝中部和上臂，以免瘢痕短缩妨碍上肢活动。

5. 保留胸大肌的锁骨部，可保护头静脉，且有助于术后上肢的功能恢复，还可避免因皮肤瘢痕直接压迫腋血管引起上肢水肿。

6. 在肩胛下肌的浅面有胸背神经和旋肩胛动脉伴行，沿胸外侧壁有胸长神经下行，术中应注意保护避免损伤。

7. 腋窝淋巴结清扫时应仔细操作，尽量保留肋间臂神经，这样在很大程度可避免术后患者上肢感觉障碍。但如果发现肿大的腋窝淋巴结较多或已经融合甚至有粘连，应放弃保留肋间臂神经，以免影响手术效果。

8. 手术结束前用大量蒸馏水冲洗切口，以减少肿瘤细胞在手术区种植和复发。

9. 术毕切口加压包扎。注意不宜过紧，以防影响呼吸运动和患侧上肢的血运。创口内放软乳胶管引流，行负压吸引，预防创口内积液或积血。

三、术后处理

（一）术后病情观察和处理

1. 心理护理　患者急于了解病情的发展程度、有无转移及生存时间等，而这些问题又直接影响患者康复的信心，所以医护人员在回答时，态度要耐心诚恳，鼓励患者只要积极配合治疗，预后是乐观的，解除其顾虑。

2. 密切观察生命体征　因乳腺癌根治术创伤大及局部加压包扎等因素，术后应特别注意有无循环障碍和呼吸困难。为防止术后下肢深静脉血栓形成，可每日数次轻揉患者双下肢肌肉。

3. 体位　生命体征平稳后给予半卧位，患侧上臂包扎固定于身体上，肘关节屈曲，手放于腹部，肩、上臂下方垫以软枕使其与躯体同高，保持舒适体位。这种体位可防止切口张力过大，有助于患侧上肢淋巴及静脉回流，保持引流通畅，有利于皮瓣的成活，预防上肢水肿。

4. 引流管　持续负压引流，注意引流管有无血块堵塞、扭曲、受压，妥善固定防止滑脱，同时注意引流的量、颜色及性状，如引出血性液体>100 ml/h，则说明有皮下活动性出血，应再次确切压迫创面或再次手术止血。当引流量<10 ml/h 时可拔管。创面要适度加压包扎。

5. 拆线　术后 2~3 周拆线。如使用的是可吸收线，则无需拆线。

6. 活动及康复训练　术后第 2 天开始做适量的活动，并可做手和肘关节的屈伸运动。

术后第 7 天左右开始活动患侧肩关节，进行类似梳头、钟摆、爬墙等运动。活动过早易导致皮瓣与胸壁分离，造成皮下积液。如有皮下积液，应穿刺抽出，再加压包扎。

7. 术后应根据肿瘤的分级、分期进行化疗、放疗、生物化学治疗以及内分泌治疗。

（二）术后并发症及其处理

1. **皮下积液** 由于乳房手术造成的创面较大，术后极易发生皮瓣与胸壁之间或与腋窝之间积液，一般发生于术后 1 周内。

（1）原因：①引流不畅，引流管过细，侧孔少，放置位置不当，术后包扎过紧或加压不均匀影响引流，可导致分格状积液；②淋巴液渗出过多；③组织未及时愈合；④术中创面止血不彻底；⑤合并感染；⑥引流管拔除过早；⑦皮瓣保留不当。

（2）预防：①术中仔细操作，严格止血，切断的组织尽量结扎，尤其是腋窝处尽量将淋巴管结扎，而不用电刀灼烧；②适度保留皮瓣，要做到缝合无张力；若皮瓣过多，应适度切除；③保持引流通畅，引流管内径 0.5 cm 以上一般就能满足要求，侧孔最少 3 个，引流管置于低位，为充分引流可置一根 Y 形引流管，一端置于腋窝，一端置于胸前皮瓣下部。引流管一般术后 5~7 天拔除；④局部加压包扎，包扎要均匀，尤应注意腋窝及锁骨下区不留空隙，另外创面包扎前可采用负压吸引器反复抽吸引流管，将皮瓣内的积血、积液、积气排空，使皮瓣与胸壁贴合后再包扎；⑤避免过早的肩部及上肢大范围活动，术后 2 周内应避免上肢及肩部的大范围活动，尤其是术后 1 周内应尽量保持制动。

（3）治疗：①如在引流管拔除前出现积液，多由于引流管堵塞或由于包扎过紧压迫引流管所致，可用生理盐水冲洗，适当调整引流管位置，转动引流管，适当放松加压包扎的胸带；②如拔管后发生皮下积液，可根据积液量的多少做相应处置。少量可不需要处理，可让其自然吸收，积液较大时，可每日穿刺抽液后加压包扎。必要时拆除 1 针缝线或低位切开引流。

2. **切口皮缘及皮瓣坏死** 皮瓣坏死后需 1~2 个月方可愈合，拖延了手术后的放、化疗时间，影响乳腺癌治疗效果。

（1）原因：主要为皮瓣血运障碍所致。主要有：①皮瓣分离过薄，破坏了真皮下血管网，尤其是使用电刀；②皮瓣分离范围过大，使皮瓣边缘血运较差；③切除过多的皮肤，使皮瓣缝合张力过大；④术后加压包扎过紧；⑤皮瓣下积液、积血继发感染；⑥皮瓣过厚，脂肪液化坏死及皮下积液。

（2）防治：①皮瓣游离不宜太薄太大，皮下应保留适量脂肪组织，皮瓣分离应在皮肤与浅筋膜浅层进行，皮瓣自切口至四周要逐渐变厚，这样可保存皮下毛细血管网；②避免皮瓣缝合时张力过大，乳癌根治术一般要求梭形切口，两切缘距癌肿边缘 5 cm。如缝合时皮肤张力过大难以缝合，可在两侧皮瓣做一些减张缝合或皮肤移植；③术后合理加压包扎，创口包扎要松紧适度，切口用大纱布封闭后，通常采用无菌小纱布均匀覆盖于病侧胸壁和腋窝，再用胸带固定；④保持引流通畅，避免积液及感染；⑤采用横梭形切口，不影响腋窝和锁骨区淋巴清扫，手术后瘢痕小，不影响上肢活动。

3. **切口感染** 乳腺癌手术后切口感染很少发生，但切口感染可明显增加术后上肢淋巴水肿的发病率。

（1）原因：未严格按无菌术操作，手术操作粗暴，组织损伤大或其他感染灶存在。与乳房手术相关因素：皮瓣坏死裂开，皮下积液、积血。

（2）防治：①注意引流情况及体温变化；②无菌操作，合理使用抗生素；③局部理疗，酒精湿敷，如脓肿应及时切开引流。

4. 出血 乳房切除术出血不多见，发病率1%~4%。

（1）原因：活动小出血点未认真止血，较大血管结扎不牢，术前行化疗或使用激素及其他原因致凝血机制障碍。

（2）防治：使用电刀可明显减少术中出血，对腋窝部及较大血管止血不宜用电刀，应行结扎或缝扎；手术结束前术区冲洗后再次全面止血。

5. 腋窝血管神经结构的损伤 乳腺癌根治术中腋窝组织清除为手术关键，因此对重要的神经血管结构，应小心操作避免损伤。

（1）腋静脉损伤：手术操作粗暴，用力牵拉，在层次不清的情况下用锐器分离、结扎腋静脉分支时过分牵拉。若腋静脉已损伤，可将血管远近端阻断后用5-0无损伤血管线缝合裂口或行端端吻合。

（2）肋间臂神经损伤：解剖腋窝时切断肋间臂神经或术后瘢痕牵拉。术中仔细操作避免损伤，若不影响手术尽可能不予切断。

6. 患侧上肢水肿 乳腺癌根治术后50%左右的患者会发生同侧上肢淋巴水肿，但只有10%的患者较严重并影响功能。

（1）原因：①手术后淋巴引流障碍；②术中静脉损伤导致静脉狭窄或血栓形成；③术后积液、感染、放疗均可加重淋巴管的闭塞及破坏；④术后上肢损伤、感染引起淋巴管炎；⑤上肢静脉化疗引起静脉炎；⑥手术造成交感神经纤维损伤；⑦腋部加压包扎过紧影响上肢静脉回流。

（2）防治：①手术操作尽量轻柔，尤其是保护腋静脉和头静脉不受损失；②腋淋巴结清扫不宜超过腋静脉上缘；③早期上肢和肩部活动；④术后不宜包扎过紧，避免切口积血、积液，皮瓣坏死及感染；⑤对中、重度水肿可行按摩，弹力绷带包扎，适当用利尿剂并低盐饮食。

7. 瘢痕挛缩影响肩关节活动

（1）原因：患者为瘢痕体质，因贫血、低蛋白、糖尿病等时切口延期愈合；切口选择不当造成瘢痕挛缩影响肩关节活动。

（2）防治：①切口尽量不选择在肩关节及腋窝处；②操作轻柔，减少组织损伤，预防感染，纠正全身状态；③术后早期行上肢功能锻炼（术后2周开始），对以形成明显瘢痕可行理疗、按摩，瘢痕内注射泼尼松龙促进瘢痕软化吸收。

第七章　心胸外科手术围术期管理要点

闫子星

第一节　冠状动脉手术围术期管理

一、冠脉循环的外科解剖

心脏的冠脉循环和全身的其他循环有相似性，具有冠状动脉和冠状静脉系统。冠状动脉是升主动脉的第 1 分支，主动脉游离缘水平，在主动脉瓣上 5 ~ 7mm，呈圆形、卵圆形或不规则的裂隙样开口。冠状动脉分为左、右冠状动脉。左冠脉开口于主动脉左冠瓣上方，一般为一支开口，偶有两支开口。右冠脉开口于主动脉瓣右冠瓣上方，一支开口，也有变异者开口于左冠脉上。左冠状动脉主干起源于左冠状动脉窦，在心肌表面、肺动脉根部和左心耳之间走行至左冠状动脉沟，分为前降支和回旋支。前降支沿前室间沟至心尖切迹转到心肌膈面，止于后室间沟的下 1/3 部。沿途有分支支配前室间沟左右两旁的心室前壁、右心室漏斗部、心尖部、心肌膈面、室间隔前 2/3、希氏束和右心室前乳头肌。分配到左心室前壁为对角支、到右心室前壁为右心室前支、分配到室间隔者称为前室间隔支。回旋支沿左房室沟向左终止于左心室后壁。沿途分出左房支、左心室前支、钝缘支、左心室后支。分别到左房、左心室前壁、左心室侧缘、左心室后壁。右冠状动脉起于右冠状动脉窦，走行于心肌表面、主动脉根部和右心耳之间。沿右房室沟右行，心脏右侧缘转到膈面，经房室交界、后室间沟，止于后室间沟下 2/3 处。房间沟内称右旋支，后室间沟内称后降支。沿途分配分支支配右心房、左心房后部、心室肌和室间隔。冠状动脉后降支来源可分为：右优势型、左优势型和双优势型。冠状动脉血可通过冠状动脉窦回到右心房或通过小动脉回到心腔。

冠状静脉有心大静脉、心小静脉、心中静脉、左心室后静脉、左房斜静脉。心大静脉从心尖部，沿前室间沟、左冠状沟、心脏膈面到冠状静脉窦。心小静脉走行于右心房和右心室后冠状沟常于心中静脉汇合到冠状静脉窦。心中静脉从心尖部走行于心脏膈面后室间沟与心小静脉汇合至冠状静脉窦。

二、冠状动脉手术围术期管理

（一）适应证与禁忌证

冠状动脉手术主要为冠状动脉旁路移植术。冠状动脉狭窄多见于动脉分叉部位。主要适应证有：

1. 心绞痛反复发作且药物治疗无效者，特别是不稳定型心绞痛者。
2. 冠状动脉狭窄达 75%、多支冠状动脉狭窄、冠状动脉局限性狭窄者、远端直径 >

1 mm。

3. 左主干狭窄和（或）左前降支狭窄。

4. 冠状动脉腔内成形术失败或再狭窄者。

5. 需冠状动脉腔内成形术和冠状动脉旁路移植术共同治疗者。

6. 3 支病变、需放 3 个以上支架者。

7. 虽单支病变但并发左心室壁瘤、室间隔缺损或瓣膜损害者。

冠状动脉远端弥漫性狭窄则为手术禁忌证。冠状动脉造影显示心肌存活才可以手术治疗。

（二）术前准备

1. 详细了解病史　冠状动脉严重粥样硬化性狭窄或阻塞或痉挛，血栓形成造成管腔阻塞，从而造成心肌缺血功能或结构障碍或异常。冠状动脉硬化狭窄进行性加重，心肌血供减少，氧供给减少，就会发生胸部疼痛、不适。特别是在劳累时出现胸骨后疼痛，并向左背部、左肩周、左上臂放射、甚至上腹部放射，持续数分钟，休息后可能自行缓解。不明原因的牙痛、半夜或清晨心悸、胸闷、脉搏紊乱、心动过速或过缓。胸前区疼痛可通过扩冠药物缓解。如心肌梗死患者有濒死感。亦有部分患者仅有轻微胸痛。症状典型者可以根据疼痛的性质、部位、持续时间、严重程度、诱因、缓解因素作出诊断。患者多数年龄较大（50 岁以上），但近年有年轻化的趋势。

询问既往病史，了解是否存在以下情况：①有糖尿病史多年，未正规治疗或血糖控制不满意；②有高血压病史多年，血压控制不满意；③高脂血症多年，血脂控制不满意；④吸烟多年、肥胖、运动较少、家族病史。

2. 全面体格检查　体格检查没有标志性特点。部分患者仅有心音低钝，心率加快。如合并心肌梗死则引起血流动力学变化，心率加快、血压降低甚至休克、心律失常，房性早搏、室性早搏、房颤、室颤等相应的临床症状。梗死后可出现心包摩擦音。合并室间隔穿孔者可收缩期杂音、双下肢水肿、心源性呼吸困难、双肺湿啰音等。

3. 全面辅助检查

（1）化验血糖、血脂、心肌酶谱、心肌肌钙蛋白、电解质、肝功能、血常规等。

（2）心电图的基础是以心肌缺血性改变为病理基础。血供障碍程度不同造成心电图上典型的不同变化。运动心电图对于筛选长期静坐或精神高度紧张，也就是冠心病发病率较高的人群有一定的普查意义。动态心电图对于心律失常的诊断、心肌缺血的评估、心率变异的分析有一定的价值。

（3）核素心肌显像：心肌灌注显像可获得心肌血流灌注情况。心肌代谢显像可用于心肌存活性的评估。心脏受体显像可显示心脏的神经受体。轻度心肌梗死显像可在 9 小时内明确心肌梗死的范围。

（4）超声心动图和血管内超声：超声心动图对心脏解剖形态、心室壁局部运动、瓣膜运动、心脏排血、乳头肌、室壁瘤、血栓，以及左心室功能进行检查，是常用的检查手段之一。血管内超声显像，是无创的超声技术和有创的心导管技术相结合的一种诊断方法。心导管直接置入血管内，分辨率明显增加。可显示血管内膜下各层结构，可观察到冠脉血管的收缩、舒张、管壁形态、组成、管腔的大小等，不但可对冠心病进行定性分析还可以进行定量分析，甚至于有人认为是诊断冠心病的新标准。

（5）冠脉 CT 成像：可准确的评价左、右心功能进行精确评价。创伤小、速度快、时间和空间分辨率较高。三维血管成像对桥血管狭窄程度的判断不够准确，对于细小末梢血管的分辨限制较为明显。

（6）冠状动脉造影：是目前诊断冠心病的重要方法。明确冠状动脉有无狭窄、狭窄的部位和程度是进行治疗选择的重要依据。根据病变的程度可选择药物治疗、经皮冠状动脉成形术和冠状动脉旁路移植术。同时进行左心室造影，评价左心室运动情况、二尖瓣情况、有无附壁血栓、左心功能测定。

4. 急诊冠脉搭桥手术患者的准备主要集中在稳定患者的生命体征，尤其是心功能的改善和心脏辅助装置的应用，药物可以用肝素、硝酸甘油等。非急诊手术患者，首先是一般情况的治疗，营养支持，心功能、肺功能、肝功能、肾功能的改善，手术前半小时预防应用抗生素。术前停用抗凝药物，补充体内钾的不足。重症患者术前心功能改善，可用多巴胺、米力农等。如有高血压者，需经药物治疗，使血压下降至正常范围。对糖尿病患者，术前应该用药物控制后方可考虑手术。高脂血症者，给予低脂饮食和抗高脂症药物。

5. 手术前了解血管材料情况如大隐静脉、桡动脉和乳内动脉情况。

6. 对于合并瓣膜关闭不全者，准备瓣膜成形手术或瓣膜置换手术，准备相应的瓣膜、手术缝线。有室间隔穿孔者准备修补材料。有室壁瘤者要准备室壁瘤手术材料。

7. 了解颈血管情况，是否适合搭桥。了解肺功能、肾功能情况，肺功能的好坏决定手术后能否拔掉气管插管，呼吸功能是手术成败的关键因素。

8. 术前应对患者进行心理治疗，消除顾虑，让患者了解手术过程可能出现的各种情况，以利患者主动配合。

（三）手术中注意事项

1. **麻醉和体位** 麻醉采取静脉复合全身麻醉，留置中心静脉管，动脉置管，适当给予扩张冠脉药物、心肌保护药物。采取仰卧位，胸部垫高。下肢外旋外展利于取大隐静脉。

2. **消毒要求** 消毒范围上至颈部，下至踝关节以下。会阴部用无菌小单覆盖，暴露下肢大隐静脉。腰部铺无菌大单分开下肢手术区和胸部手术区。取大隐静脉者需更换手套才可参与胸部操作。

3. **手术切口选择** 一般采取胸骨正中切口，皮肤上至胸骨柄以上，下至剑突下，利于显露取乳内动脉和后室间支搭桥。也有术者采取胸腔镜辅助冠脉搭桥手术，胸部仅有 3 个小口。取大隐静脉一般采取沿大隐静脉走行部分或全部切开皮肤切口。有术者采用内镜小口取大隐静脉。

4. **取血管材料** 乳内动脉，防止损伤肋骨和肋骨和肋软骨关节，防止电刀热损伤灼烧乳内动脉，要合适的长度、防止窃血综合征的发生，过度牵拉乳内动脉可造成线样症，肝素抗凝后再夹闭乳内动脉防止血栓形成；②取桡动脉，防止损伤桡浅神经和血肿形成；③大隐静脉，取时防止隐神经损伤，局部扩张、撕裂、残根、外膜形成狭窄，并且注意血管方向，远端接在主动脉上。

5. 手术探查清楚冠脉病变部位、程度、范围是否和术前预估相符，否则要调整手术方案。

6. 术中心肌保护，通过药物，缩短手术时间、操作适合保护心肌。也有人采取非体外循环冠脉搭桥来保护心肌。

7. 沿动脉走行切开冠脉，否则容易形成动脉瓣片不利于吻合口，防止吻合口漏、冠脉后壁损伤、吻合口狭窄。

8. 血管材料本身长度不够可以采取序贯方式解决。

9. 术中监测心率、血压、氧饱和度、血气等，动态观测患者状况，随时调整。

（四）术中常见并发症及处理

1. 心脏静脉损伤　在寻找狭窄动脉时其伴行静脉因周围脂肪较多，心脏位置变化等因素容易造成损伤。有时还会把动脉误认为静脉，故需用探针探查来区别。一旦切开静脉需用 7-0 线立即缝合，一般不至于造成严重不良后果。

2. 冠脉后壁损伤　冠脉切开最好在冠脉充盈时切开、切开以挑开小口后再剪开、挑开小口时注意沿冠脉走行方向。发生误伤后需穿后壁缝合，血管外方打结。

3. 血管桥过短或过长　需调整血管走行路径，以期达到走行线路上血管无明显成角。如仍不能达到效果，过长可截取多余部分后再吻合。过短可加接部分血管桥。

4. 移植血管狭窄　先检查两端吻合口情况，如吻合口狭窄必须立即拆除，重新吻合。如有血栓切开取血栓。

5. 血管桥扭转　扭转部位夹闭血管桥两端，展直后侧壁开小口扩大两端开口行端端吻合。

6. 吻合口出血　可以先压迫止血，效果不佳可缝合止血。仍无法止血者，可以重新拆除后再吻合。

7. 心律失常　查电解质、血气分析寻找原因，补充相应离子、调整呼吸机改善通气状况、药物治疗肺换气情况和心肌损伤情况，一般可以治疗心律失常。也可以电除颤治疗。

8. 复跳困难　排除呼吸机故障或呼吸模式、参数不合适，改善心肌缺血情况一般可以复跳。如仍不复跳，可以再次冷灌，复温后再复跳。

（五）术后处理

1. 维持循环系统稳定

（1）血压降低原因：①血容量不足、心力衰竭、心律失常、心率过快、心包填塞等；②所有影响心肌收缩力、心脏自律性、有效循环血量的因素；③其他系统功能衰竭。防治措施：补充血容量，控制心律失常，心包畅通引流，增强心肌收缩力；其他系统功能衰竭造成血压下降则改善其他系统功能。

（2）血压升高原因：①心脏手术本身的创伤可引起机体应激性反应，儿茶酚胺增多，引起血压升高；②术中、术后补液过多也可引起血压升高；③术后血管收缩也引起血压升高；④术后呼吸机辅助呼吸时，患者精神紧张、没有充分镇静也会引起血压升高。防治措施：对症处理后血压升高多可以控制。

（3）心肌收缩力降低可以强心治疗。

（4）动脉通路阻塞可以改善通路。

（5）心脏手术后脉搏和心率过快可见于血容量不足、心肌受损害早期、肺部感染、缺氧、部分心律失常、失血过多、镇静较差、烦躁、疼痛等；心脏手术后脉搏和心率过慢可见于心肌缺血损伤、心肌收缩力减弱、窦房结损伤、传导系统损伤、冠脉损伤、部分心律失常、心力衰竭等；脉搏短绌见于心房纤颤；对应处理后可以改善。

（6）中心静脉压的大小取决于心脏射血能力和静脉回心血量之间的相互关系。若心脏射血能力强，能将回心的血液及时射到动脉内，中心静脉压则低。反之由于心力衰竭等原因造成的射血能力下降则会导致中心静脉压变高。有效循环血量增多，中心静脉压升高，反之，中心静脉压降低。

（7）收缩压与舒张压之间的压差值称为脉压，正常值为 30 ~ 40 mmHg。血压正常而脉压改变也表明有疾患。>60 mmHg 为脉压过大，<20 mmHg 则为过小。凡能影响收缩压和舒张压的因素，都可影响脉压。引起脉压过大的常见原因为失血造成严重贫血，通常补充血制品可治疗。脉压过小见于心包积液、心包填塞、休克，可畅通心包引流，并抗休克治疗。

2. 维持呼吸系统功能稳定　呼吸系统功能的稳定有赖于通气和换气功能的稳定。术后拍 X 线胸片可以判断有无气胸、血胸、肺部感染。存在上述问题时，可行胸腔穿刺、胸腔闭式引流或抗生素加量或升级。调整呼吸机模式和参数保证呼吸指标的正常，注意适时改变呼吸模式，以便尽快拔除气管插管，必要时气管切开维持呼吸稳定。定时吸痰，保持呼吸道通畅。应用利痰药物、肺保护药物、镇痛药物、激素、利尿药物维持呼吸稳定。

3. 其他　保护肾功能维持尿量稳定；监测肝功能，维持肝功能稳定；维持内环境稳定，维持血糖水平稳定等。

（六）术后常见并发症及处理

1. 心律失常　心房颤动是冠脉搭桥术后最为常见的，一般发生在手术后 3 天左右，通常为阵发性，可以反复发作，也可迁延数月或自行终止。房颤首先是控制心室率，然后是复律治疗。控制心室率可用艾司洛尔、胺碘酮、地高辛等药物。复律治疗用胺碘酮、艾司洛尔等。冠脉搭桥手术后偶发室性心律失常通常不需要治疗，致命性室性心律失常较为少见，可用利多卡因治疗。

2. 心包填塞　静脉压升高、血压进行性下降、少尿、奇脉、心率增快、心音遥远、神志烦躁不安时，应首先考虑到心包填塞可能。一旦确诊，应紧急开胸手术探查，避免心脏骤停。术中清除心包腔血凝块，控制出血点、恢复心脏正常收缩和舒张功能，并补充足够的血液。紧急情况需监护室就地开胸减除压塞。

3. 围术期心肌梗死　冠脉搭桥手术后，血流动力学不稳定，新近出现的心电图病理性 Q 波和损伤性 ST-T 的改变，同时心肌肌钙蛋白、血清磷酸肌酸同工酶增高基本可以诊断。血流动力学稳定支持、标准心肌梗死药物治疗、稳定内环境、必要时还需要主动脉内球囊反搏、急诊手术重新做冠脉吻合。

4. 低心排综合征　冠脉搭桥手术后心脏搏出难以满足组织灌注引起的一系列症状。表现为：呼吸急促、四肢厥冷、血压下降、心率加快、尿量少、精神不振、烦躁等。可针对存在的低血容量、失血过多、外周阻力增加、心肌保护不当、酸碱平衡紊乱、心包填塞、气胸、心律失常等病因治疗，同时要注意保持心率、心肌收缩力、心脏前/后负荷的稳定。

5. 呼吸功能衰竭 冠脉搭桥患者多年龄较大且有吸烟史，通常肺功能较差。在使用呼吸机辅助呼吸时，要注意呼吸模式和呼吸参数设定，气管切开可改善呼吸，适当应用利痰药物、肺保护药物、镇痛药物、激素、利尿药物也有助于维持呼吸稳定。

第二节 先天性心脏病围术期管理

一、先天性心脏病病理生理

先天性心脏病（congenital heart disease，CHD）是在人胚胎发育时期，由于心脏及大血管的形成障碍而引起的局部解剖结构异常的心脏疾患。正常左、右心之间存在着压力阶差。室间隔缺损、房间隔缺损、动脉导管未闭等疾病，发生左向右分流，体循环血流量减少，患儿发育迟缓、受限制，部分患者可无明显症状。氧合血进入肺循环后可引起肺小血管内膜增生，肺动脉压及肺血管阻力升高。当左、右心的压力趋于接近时，渐变为左向右及右向左的双向分流，更甚者右向左分流为主，临床上出现发绀，称为艾森曼格综合征（Eisenmenger syndrome），为手术禁忌。肺动脉狭窄、法洛四联症等存在右心出口受阻，右心肥厚、右心压力增加、右心衰竭，部分左、右心之间还有缺口，可发生右向左分流。主动脉瓣狭窄表现为左心排血受阻，左心肥厚、左心压力增加、左心衰竭。

先天性心脏病临床上右向左分流造成的症状——发绀、蹲踞、杵状指（趾）、红细胞增多症、心力衰竭症状。右向左分流还造成肺动脉高压、咳嗽、咯血、活动耐力差，右心衰竭造成肝大、水肿、内脏淤血；左、右心排血受阻可引起左、右心衰竭或全心衰竭。

先天性心脏病种类多，根据病变特点采取相应术式。下面主要以最常见的房间隔缺损、室间隔缺损、动脉导管未闭为主进行阐述。

二、先天性心脏病围术期管理

（一）手术适应证

1. 房间隔缺损 1 岁以上不能闭合者，左向右分流为主者，没有完整边缘者，有完整边缘但<5 岁者，封堵术失败者，有完整边缘但缺损过大者。

2. 室间隔缺损不能封堵者。如并发细菌性心内膜炎应在积极控制炎症的基础上及早手术。有反复心力衰竭发作的婴儿，分流量大或伴有肺动脉高压的婴幼儿应早日手术。高位室间隔缺损伴有主动脉瓣脱垂的患者，应及早手术，以防瓣叶因长期脱垂发生结构松弛、瓣缘延长，加重主动脉瓣关闭不全。无症状患者或症状较轻的患者，学龄前手术较为理想。

3. 房室间隔缺损者。

4. 动脉导管未闭（patent ductus arteriosus，PDA）非手术疗法无效，病程发展迅速，易于发生肺部感染或心力衰竭者，宜选用手术疗法关闭 PDA。手术的适当年龄 1 岁以上即可。年龄过大，动脉导管钙化，如并发细菌性心内膜炎、肺动脉压力过高和严重心力衰竭等并发症的机会多，手术死亡率高。对发生细菌性心内膜炎的患者，要先采用抗生素治疗，控制 2~3 个月后，才能施行手术。对少数患者药物治疗不能控制感染，特别是有赘生物脱落，反复发生动脉栓塞，或有假性动脉瘤形成时，应及时手术治疗。对有严重肺动脉高压或心力衰竭者，都需给予积极内科治疗，待病情好转后，再施行手术。

（二）术前准备

1．了解病史　了解患者有无反复肺部感染病史，活动后有无乏力；检查发育情况，有无发绀、杵状指（趾）及心力衰竭。

2．全面体格检查　房间隔缺损主要是相对性肺动脉瓣狭窄造成，体检可发现肺动脉瓣区收缩期杂音、第二音亢进及分裂、胸骨左缘第 2、3 肋间 Ⅱ～Ⅳ 级收缩期杂音，可伴有震颤。

室间隔缺损左向右分流所致，在胸骨左缘第 3、4 肋间可闻及 Ⅲ～Ⅳ 级全收缩期杂音、震颤。

肺动脉压升高者，肺动脉瓣区第二心音亢进或杂音消失。

动脉导管未闭胸骨左缘第 2 肋间全期机器样杂音。其他先天性心脏病病情多变各有不同，在这就不一一叙述了。

3．完善辅助检查　先天性心脏病 X 线表现可有左右心房心室增大、肺动脉段突出、肺残根样改变等。最主要的是心脏彩超检查对心脏各腔室和血管大小进行定量测定，用以诊断心脏解剖上的异常及其严重程度，是目前最常用的先天性心脏病的诊断方法之一。心导管检查是先天性心脏病进一步明确诊断和决定手术前的重要检查方法之一。通过导管检查，了解不同心脏、主动脉、肺动脉血管部位的血中氧含量和压力变化，明确有无分流及分流的部位。

4．手术前心功能较差者，给予强心利尿治疗。肺动脉高压者给予吸氧、雾化、药物降低肺动脉压力。肺部感染者，用抗生素治疗。

5．术前了解其他器官功能状况，改善功能较差的器官功能。

（三）**手术中操作要点**

1．缩短体外循环时间。体外循环的时间决定心肌、肺损伤的严重程度。手术中对于房间隔缺损和室间隔缺损的修补心脏切开后助手看到缺损大小立即制作好修补材料。多采用连续缝合，节约手术时间。体外循环恢复温度时间要尽快，辅助循环时间要尽量缩短。

2．房间隔缺损的修补不宜太大，否则会阻挡冠状静脉窦回流。分清冠状静脉窦开口，避免当做房缺缝合。针距适当，避免漏血，缝合避开三角地带，避免损伤传导束损伤。

3．左心引流的应用　为防止心肺转流期间、心脏复苏初期左心室受损，特别是心脏扩大较著、术前心功能较差、需行主动脉瓣脱垂成形术者，并发肺动脉口狭窄、肺内侧支循环较多者。常需经房间沟处左心房通过二尖瓣孔进入左心室插入引流管，使左心室血液随时经插管引入体外循环系统，在心脏复苏情况良好、体外循环停止前拔出。

4．修补干下缺损和膜部缺损时，应特别注意缝针不要伤及主动脉瓣，不然将造成主动脉瓣关闭不全。在修补膜部或膜部周围或隔瓣后缺损时，尤其在缝合缺损后下缘时，必须特别注意避免损伤房室传导束。缝针不应靠近后下缘而应离开边缘 0.5 cm 以外穿入，针刺深度不应超过室间隔厚度的一半，褥式线方向应与缺损缘平行，以免损伤沿室缺后下缘、近左侧心内膜下走行的传导束。肌部缺损常因被右心室肌索覆盖，形似多孔缺损，修补十分困难，左心室冠状血管旁切口较好，单个大缺损，可用补片修补，肌部的传导束已分成多数小支，在左侧修补不致造成传导阻滞；而且左心室压力高于右心室，使补片与室间隔紧贴，不易残留缺孔，避免残余漏。

5. 采取第 4 肋间后外侧切口开胸，动脉导管显露良好，分离喉返神经，不要钳夹，且在主动脉侧起分离，结扎时尽量靠近主动脉侧。分离导管过程中若遇有出血，采用的措施应是用手指压迫止血，避免止血钳钳夹，小血管出血，压迫后多可止血。压迫不能止血者，严密观察下降压，手指逐步放开、查出出血部位，钳闭动脉导管上下主动脉进行缝合。动脉导管游离出，结扎动脉导管时，进行短暂阻断试验，心率正常，肺动脉压力下降，没有紫绀出现者，进行动脉导管结扎。结扎适度，避免过紧造成导管割裂，过松导管再通。粗大导管带垫线结扎，可使导管受力均匀，防止结扎时导管割裂。粗大的窗形成人导管采用切断缝合手术。

（四）术后处理

1. 维持循环稳定和呼吸稳定（参见本章第一节内容）。

2. 除按一般体外循环心内直视手术后处理外，对术前有明显肺动脉高压者，术后宜持续应用呼吸机 24 小时，如术后 72 小时仍不能脱离呼吸机，应做气管切开取代气管内插管。肺动脉高压者常有术后循环不稳定，需用正性肌力药物维持血压。术中发生Ⅲ度房室传导阻滞者，应确保起搏效能，有些病例系传导束一过性损伤，数日内会自动恢复传导功能。特别应注意有无传导阻滞。一旦出现，异丙基肾上腺素微量泵持续泵入，增加心率，提高血压，解除心肌缺氧。如无效，应即安装起搏器，控制心搏，直至恢复窦性心律为止。

3. 先天性心脏病手术后钾离子维持到 3.5～4.0 mmol/L，对于年龄较小者采取高频率 25 次/分左右，低潮气量 6～8 ml/min，避免二氧化碳蓄积，最好早拔除气管插管。小儿患者肺功能发育不完全，较易发生肺损伤，痰液阻塞，呼吸机辅助时定时吸痰，进行肺保护，拔管后体外引流、雾化吸入、拍背排痰、补充胶体、利尿恢复肺功能。

（五）术后常见并发症及防治

1. 术后并发症　由于手术方式的不同而各异，残余分流，修补室缺和房缺时较为多见，缝合补片受力不均、撕裂组织、针距过大造成。多发生于术后几天内。较小分流不做处理。分流较大尽早手术。病情严重者待病情稳定后及时手术。

2. 传导阻滞（heart-block）　系手术中损伤窦房结、传道束，继发性心内膜纤维化压迫邻近传导束造成。临时起搏、延长辅助循环、药物可治疗部分患者。几个月内仍无好转，应考虑安装永久起搏器。

3. 肺动脉高压危象（pulmonary hypertensive crisis）　是指肺小动脉痉挛，肺动脉压力短期内急剧升高所导致的严重综合征，多见于肺动脉高压患者，常发生后于术后的 18～48 小时。肺高压危象常伴低心排综合征和血氧饱和度进行性下降，表现为肺动脉压力升高，心跳增快，血气分析氧饱和度下降，患者烦躁不安，肺动脉危象的结局有时是不可逆转的，应积极进行治疗。肺动脉高压危象关键在于预防，应避免引起肺动脉高压危象的诱因。措施有术后早期给予充分镇静，扩张血管，保持呼吸道通畅，延长辅助呼吸时间，充分供氧，及时清除呼吸道分泌物等。

4. 低心排综合征（low cardiac output syndrome，LCOS）　系术后心脏排血量不能满足组织灌注所需导致。表现为呼吸急促、四肢厥冷、血压下降、心率加快、尿量少、精神不振、烦躁等。治疗需要左心辅助、主动脉球囊反搏、洋地黄、米力农、多巴胺等大剂量正性肌力药物支持，并注意保持心率、心肌收缩力、心脏前负荷和心脏后负荷稳定。

5. 动脉导管手术术后导管再通　可由结扎线脱落、松弛造成。如发现术后仍有全收缩期机器样杂音，行超声检查确认后，小的可以服用前列腺素治疗，较大尽快再次手术。

6. 感染性心内膜炎（infective endocarditis）　先心病患者术后出现高热，持续时间较长者应警惕感染性心内膜炎发生。化验血常规、摄 X 线胸片、痰培养、血培养确认后，使用敏感抗生素联合治疗 2 ~ 3 个月。

7. 其他并发症

（1）进行性出血者可以适当应用止血药，补充血浆、冷沉淀、红细胞、血小板；无法控制者，应立即开胸寻找出血原因。

（2）乳糜胸患者需进食低脂肪食物或禁饮食治疗。

（3）气胸患者经 X 线胸片确认后放置胸腔闭式引流排气，一般可以治愈。

（4）心律失常者，化验电解质、血常规、测静脉压、血气分析、X 线胸片，明确是感染、水电解质紊乱、低氧、肺不张等原因后对症治疗。

（5）溶血反应者补充血液制品、维生素、铁剂、碱化尿液等，一般可以治疗。

第三节　心脏瓣膜病围术期管理

一、心脏瓣膜外科解剖

心脏有四组瓣膜，为二尖瓣、三尖瓣、主动脉瓣、肺动脉瓣。二尖瓣和主动脉瓣病变较常见。

三尖瓣环较薄弱且不完整，瓣口卵圆形，体内近垂直位，直径约 40 mm，隔及上部较薄弱，下方及侧方有成形的纤维组织，附着在膜部间隔上。瓣膜由两层内皮细胞中含少量结缔组织，形成菲薄、半透明的圆桶状膜附于瓣环。游离缘呈三个不规则瓣叶，前瓣、后瓣、隔瓣。前瓣较大，由流出道部房室环向下张于右心室前下侧壁，内侧瓣叶附于肌部及膜部室间隔上。后叶最小，附于瓣环的后内侧缘，瓣膜的房面光滑，对合在边缘至瓣环附着部约 1/3 处，呈面状对合。隔瓣乳头肌较小，位于室间隔的右心室流出道部。

肺动脉瓣为右心室的出口，分别为前叶、右叶及左叶 3 个半月形瓣叶，内含少量纤维组织，附于肺动脉与右心室流出道交界的三个缘上，形成袋状，游离缘向上呈弧形向肺动脉开放。

二尖瓣环的内前 1/3 为左、右纤维三角，是前瓣基底部附着处，并与主动脉左冠状瓣后半及无冠状瓣有纤维连接。其余 2/3 的二尖瓣环有瓣环周围间隙围绕，回旋支在瓣环向后向下，沿房室沟的外侧与横膈侧行走，在近左心缘处分出边缘支，最后终止于左心室横膈面，后瓣的左半邻近回旋支，右半邻近冠状静脉窦。瓣叶部分与主动脉瓣的无冠窦及左冠窦瓣叶相连，成为主动脉和二尖瓣纤维连接。

主动脉瓣由左冠窦、右冠窦和无冠窦 3 个半月瓣组成，与各个心腔和瓣膜关系密切，每个瓣叶都在左心室内附着于主动脉，在每个瓣叶后面，主动脉壁向外膨出，形成主动脉窦。瓣膜形态正常时，三个瓣叶沿接合缘对合，并支持主动脉内的血反流入心室。无冠瓣和左冠瓣之间的交界定位为主动脉瓣-二尖瓣延续的区域，无冠瓣与右冠瓣之间的交界直接位于房室束穿支和膜部室间隔上方。

二、心脏瓣膜病概述

（一）定义

心脏瓣膜病（valvular heart disease）是指心瓣膜受到各种致病因素损伤后或先天性发育异常所造成的器质性病变，表现为瓣膜口狭窄和（或）关闭不全。最后常导致心功能不全，引起全身血液循环障碍。

（二）病因及发病机制

心瓣膜病大多为风湿性心内膜炎、感染性心内膜炎的结局。主动脉粥样硬化和梅毒性主动脉炎亦可累及主动脉瓣，引起主动脉瓣膜病，少数是由于瓣膜钙化或先天性发育异常所致。

瓣膜关闭不全和瓣膜口狭窄可单独发生，但通常两者合并存在。病变可累及一个瓣膜，也可两个以上瓣膜同时或先后受累（联合瓣膜病）。瓣膜关闭不全是指心瓣膜关闭时不能完全闭合，使一部分血流反流。瓣膜关闭不全是由于瓣膜增厚、变硬、卷曲、缩短，或由于瓣膜破裂和穿孔，亦可因腱索增粗、缩短和与瓣膜粘连而引起。瓣膜口狭窄是指瓣膜口在开放时不能充分张开，造成血流通过障碍。主要由于瓣膜炎症修复过程中相邻瓣膜之间互相粘连、瓣膜纤维性增厚、弹性减弱或丧失、瓣膜环硬化和缩窄等引起。心瓣膜病早期，由于心肌代偿肥大，收缩力增强，代偿了瓣膜病带来的血流异常，一般不出现明显血液循环障碍的症状。失代偿期瓣膜病逐渐加重，最后出现心功能不全，发生全身血液循环障碍，心脏发生肌原性扩张，心腔扩大，肉柱扁平，心尖变钝，心肌收缩力降低。

（三）二尖瓣狭窄（mitral stenosis）

正常二尖瓣质地柔软，瓣口面积 $4 \sim 6$ cm^2。当瓣口面积减小为 $1.5 \sim 2.0$ cm^2 时为轻度狭窄；$1.0 \sim 1.5$ cm^2 时为中度狭窄；<1.0 cm^2 时为重度狭窄；二尖瓣狭窄后的主要病理生理改变是舒张期血流由左心房流入左心室时受限，使得左心房压力异常增高，左心房与左心室之间的压力阶差增加，以保持正常的心排血量。左心房压力的升高可引起肺静脉和肺毛细血管压力的升高，继而扩张和淤血。肺静脉和肺毛细血管压力进一步升高，即刻出现呼吸困难、咳嗽，发绀，甚至急性肺水肿。肺循环血容量长期超负荷，可导致肺动脉压力上升。长期肺动脉高压，使肺小动脉痉挛而硬化，并引起右心室肥厚和扩张，继而可发生右心室衰竭。心尖部可闻及舒张中、晚期隆隆样杂音，呈递增性，以左侧卧位，呼吸末及活动后杂音更明显；肺动脉瓣 P_2 音亢进伴分裂。

（四）二尖瓣关闭不全（mitral incompetence）

二尖瓣关闭不全的主要病理生理改变是二尖瓣反流使得左心房负荷和左心室舒张期负荷加重。左心室收缩时，血流由左心室注入主动脉和阻力较小的左心房，流入左心房的反流量可达左心室排血量的 50% 以上。左心房除接受肺静脉回流的血液外，还接受左心室反流的血液，因此左心房压力的升高可引起肺静脉和肺毛细血管压力的升高，继而扩张和淤血。同时左心室舒张期容量负荷增加，左心室扩大。慢性者早期通过代偿，心搏量和射血分数增加，左心室舒张末期容量和压力可不增加，此时可无临床症状；失代偿时，心搏量和射血分数下降，左心室舒张期末容量和压力明显增加，临床上出现肺淤血和体循环灌注低下等左心衰竭的表现。晚期可出现肺动脉高压和全心力衰竭。急性二尖瓣关闭不全时，左心房突然增加大量反流的血液，可使左心房和肺静脉压力急剧上升，引起急性肺水肿。心尖区会收缩期吹风样杂音，响度在 3/6 级以上，多向左腋传播，吸气时减弱，反流量小时音调高，瓣膜增厚者杂音粗糙。

（五）主动脉瓣狭窄（aortic stenosis）

主动脉瓣狭窄后的主要病理生理改变是收缩期左心室阻力增加，使得左心室收缩力增强以提高跨瓣压力阶差，维持静息时正常的心排血量。如此逐渐引起左心室肥厚，导致左心室舒张期顺应性下降，舒张末期压力升高；虽然静息心排血量尚正常，但运动时心排血量增加不足。此后瓣口严重狭窄时，跨瓣压力阶差降低，左心房压，肺动脉压，肺毛细血管压及右心室压均可上升，心排血量减少。心排血量减少可引起心肌供氧不足，低血压和心律失常，脑供血不足可引起头昏，晕厥等脑缺氧的表现。继而左心室肥大，收缩力加强，明显增加心肌氧耗，进一步加重心肌缺血。胸骨右缘第 2 肋间可听到粗糙、响亮的喷射性收缩期杂音，呈先递增后递减的菱形，第 1 心音后出现，收缩中期达到最响，以后渐减弱，主动脉瓣关闭（第 2 心音）前终止；常伴有收缩期震颤。

（六）主动脉瓣关闭不全（aortic incompetence）

动脉瓣关闭不全的主要病理生理改变是由于舒张期左心室内压力大大低于主动脉，大量血液反流回左心室，使左心室舒张期负荷加重（正常左心房回流和异常主动脉反流），左心室舒张末期容积逐渐增大，舒张末期压力可正常；由于血液反流主动脉内阻力下降，故早期收缩期左心室心搏量增加，射血分数正常。随着病情的进展，反流量增多，可达心搏量的 80%，左心室进一步扩张，心肌肥厚，左心室舒张末期容积和压力显著增加，收缩压亦明显上升。当左心室收缩减弱时，心搏量减小。早期静息时轻度降低，运动时不能增加；晚期左心室舒张末期压力升高，并导致左心房，肺动脉和肺毛细血管压力的升高，继而扩张和淤血。由于主动脉瓣反流明显时，主动脉舒张压明显下降，冠脉灌注压降低。心肌血供减小，进一步使心肌收缩力减弱。主动脉瓣区舒张期杂音，高调递减型哈气样杂音，坐位前倾呼气末时明显。

三、心脏瓣膜手术围术期管理

（一）手术适应证

1. 二尖瓣关闭不全，中度以上反流；无症状但左心室收缩末径>50 mm、左心室舒张末径>70 mm、射血分数（EF）<45%；有症状，最近有房颤发作，静息状态下肺动脉高压；重度患者。

2. 二尖瓣狭窄，中度或重度狭窄；血栓形成；房颤；二尖瓣结构破坏严重。

3. 主动脉瓣关闭不全，中、重度以上关闭不全；出现症状；无症状但左心室收缩末径>55 mm、左心室舒张末径>80 mm、射血分数 EF<50%、缩短分数 FS<59%、左心室收缩末容量>300 ml，应考虑手术。

4. 主动脉瓣狭窄中度（压力阶差 30～50 mmHg）以上；无症状，但主动脉瓣口面积 <0.7 cm^2，收缩期跨瓣峰值压力>50 mmHg；出现劳累性呼吸困难、心绞痛、昏厥或充血性心力衰竭者。

（二）术前准备

1. 了解病史　有风湿病史，年龄较大，病变轻、心功能代偿好者可以没有任何症状，可保持良好状态多年。病变较重者，最常见症状为虚弱、乏力、劳累性呼吸困难、端坐呼吸，咯血较二尖瓣狭窄少见。呼吸困难、咳嗽、劳动力性呼吸困难为最早期的症状，主要为肺的顺应性降低所致。随着病程发展，日常活动即可出现呼吸困难，以及端坐呼吸，劳累、情绪激动、呼吸道感染以及病情严重时可出现急性肺水肿。

并发支气管炎或肺部感染时，咳黏液样或脓痰。左心房明显扩大压迫支气管亦可引起咳嗽。粉红色泡沫痰，为毛细血管破裂所致，属急性肺水肿的特征。

二尖瓣狭窄患者有胸痛表现，可能是由于肥大的右心室壁张力增高，同时心排血量降低致右心室缺血引起。

20% 的二尖瓣狭窄患者在病程中发生血栓栓塞，其中 80% 有心房颤动。栓塞可发生在脑血管，冠状动脉和肾动脉，部分患者可反复发生，或为多发生栓塞。

左心房扩大和左肺动脉扩张可压迫左喉返神经，引起声音嘶哑；左心房显著扩大可压迫食管，引起吞咽困难；右心室衰竭时可出现食欲减退、腹胀、恶心等症状。

主动脉狭窄症状较轻，有时出现晕厥。瓣膜病病程较长。最后出现左心衰竭症状、右心衰竭症状、呼吸系统症状或全身器官衰竭。

2. 全面体格检查

（1）二尖瓣面容见于严重二尖瓣狭窄的患者，由于心排血量减低，患者两颧呈紫红色，口唇轻度发绀。心尖区舒张中晚期低调的滚筒样杂音，呈递增型，局限性，左侧卧位时明显，可伴有舒张期震颤。心尖区第 1 心音亢进，呈拍击样。肺动脉高压者，可出现肺动脉瓣第 2 心音亢进和分裂。

（2）二尖瓣关闭不全者心尖区粗糙吹风样收缩期杂音，向腋下传导。杂音强度与关闭不全的程度无关，但持续时限与关闭不全程度有关。心尖区第 1 心音减弱或消失，肺动脉第 2 心音亢进。

（3）主动脉关闭不全者心界向左下发扩大，心尖抬举性搏动。胸骨左缘 3、4 肋间或主动脉瓣听诊区有舒张早中期叹息样杂音，向心尖传导。有明显的周围血管征，包括动脉收缩压增高、舒张压降低、脉压增宽，颈动脉搏动明显、脉搏洪大有力的水冲脉，口唇、甲床毛细血管搏动和股动脉枪击音。

（4）典型的主动脉瓣狭窄收缩期杂音为喷射性，呈递增-递减型，菱峰位收缩中期，在主动脉瓣区、胸骨左缘第 3～4 肋间最清楚，并向颈部传导。少数患者杂音在心尖部最清楚。右心衰竭的，心脏浊音界在胸骨左缘第 3 肋间向左扩大，颈静脉搏动明显、肝大、腹腔积液、黄疸和双下肢水肿。晚期出现急性肺水肿症状和全心力衰竭症状。

3. 完善辅助检查　心脏彩超为最重要检查，可以看到相应瓣膜病变、反流和狭窄程度、跨瓣压差、心室和心房大小、心功能指数。心电图右心室大电轴右偏，P 波增宽有切迹，右心室肥厚伴劳损，晚期常有心房颤动。左心室肥大和劳损，电轴左偏 X 线可见相应心室、心房、主动脉、肺动脉变化。二尖瓣狭窄左心房增大，肺动脉干突出，右心室增大，与左心房增大呈双重影，左前斜位可见食管后移有左心房压迹；慢性肺静脉高压及肺淤血时，肺野透亮度减低，淋巴管扩张及小叶间隔渗液，在右肺下叶肋膈角有水平走向的 Kerley，sB 线。

4. 了解其他器官情况并改善其功能　术前对于有心力衰竭的患者应强心利尿治疗，待心功能改善后方可手术。肺部感染者应抗感染治疗后手术。其他重要脏器有严重损害、心功能Ⅳ级以上，心脏恶病质者不适宜手术者。

5. 心脏瓣膜病变患者，应在心力衰竭之前尽快手术。对于风湿活动者应风湿控制后手术。心肌梗死患者应发作 3 周以上手术。

（三）术中操作要点

1. 体位与麻醉　采用仰卧位，气管插管静脉复合麻醉。准备好正性肌力药物、中心静脉置管、动脉置管。

2. 二尖瓣置换采用房间沟后纵行切口进入左房，切口下端可向下后方延长；经右房切口可自房室沟上方 2 cm 处切开右房，沿房室沟向外下伸延，进入右房后纵行切开卵圆窝，向上下扩大，向下延长时宜偏向下腔方向；向上延长避免向内偏，以免误伤主动脉窦。前瓣的前、中部与主动脉瓣相邻，缝合时要避免缝及主动脉瓣，导致主动脉瓣关闭不全。左冠状动脉的回旋支与后瓣瓣环伴行，自瓣环的房侧进针，由室侧出针，并立即自室侧向房侧缝入人工心瓣的缝合圈，如缝合过深可能损伤该支冠状动脉。后交界紧靠右纤维三角，要避免缝合过深而伤及传导束。剪除后瓣及其腱索时要避免损伤左心室后壁，后瓣的第三排腱索可不剪，使对左心室后壁起保护作用，避免发生左心室后壁破裂的并发症。使用拉钩和吸引器时都要注意避免损伤左心室后壁。有时不切除后瓣也可以完成二尖瓣置换术，但要注意其乳头肌是否可能阻碍人工瓣的功能出现卡瓣。缝合均匀防止出现瓣周漏。

3. 主动脉瓣置换术在清除钙化组织时要防止损伤瓣环与主动脉壁。人工瓣的选择切忌过大。人工瓣着床应做到不堵塞左、右冠状动脉口通畅。如心内操作时间超过 30 分钟，应分别进行左右冠状动脉灌注冷心停搏液。术中间断向左心室内灌入冰盐水以保护心内膜下心肌，要经常增加冰屑或冰盐水进行心表降温，以保证心肌温度维持在 15~20℃。主动脉瓣环内径太小而换瓣又不可避免时，可扩大瓣环以便植入合适型号的人工心脏瓣膜。

（四）术后处理

1. 平卧位，呼吸机辅助呼吸，禁饮食，心电血压氧饱和度检测，中心静脉压检测，血气检测，尿量检测。

2. 术后宜补充合适的全血与血浆，晶体液要适当限制，术后 2~3 日内要保持适当的液体负平衡。

3. 术后心律失常最主要是由于低钾，因此术后要积极补钾。

4. 换瓣患者多有左心功能不全，因此术后要常规使用血管扩张药。血压偏低亦不禁忌使用，血管扩张药可以与多巴胺或多巴酚丁胺合用，使血压平稳。

5. 常规使用人工呼吸，减轻心脏负荷。一般患者使用 6~12 小时；重症患者可延长使用时间，直至病情平稳为止。

6. 抗凝治疗 使用机械瓣者，常规于术后抗凝，一般待胸腔引流量明显减少后开始，即术后 24～48 小时开始口服华法林，同时使用肝素，肝素是弥补华法林从口服到起作用这段潜伏期的需要。华法林首次剂量为 5～10 mg，肝素为 1 mg/kg，但要根据凝血酶原时间的结果来决定剂量。要求维持凝血酶原时间在正常的 1.5～2.0 倍。但在术后 24～48 小时阶段给华法林时应注意是否有引流液增加或浓度改变。也有人主张术后 48 小时之后再开始给抗凝药。

（五）手术后并发症及其防治

1. 瓣周漏（perivalvular leakage） 瓣周漏较小、心功能较好者给予强心利尿治疗可自行愈合。漏口较小但合并感染者应积极控制感染基础上手术。漏口较大、严重溶血应尽快再次手术，手术前需强行利尿治疗。

2. 心律失常（arrhythmia） 以房性心律失常最多见，先出现房性早搏，然后出现房性心动过速、心房扑动、阵发性心房颤动直至持久性心房颤动。左心房压力增高导致的左心房扩大和风湿炎症引起的左心房壁纤维化是心房颤动持续存在的病理基础。心房颤动降低心排血量，可诱发或加重心力衰竭。出现心房颤动后，心尖区舒张期隆隆杂音的收缩期前增强可消失，快速心房颤动时心尖区舒张期隆隆杂音可减轻或消失，心率减慢时又明显或出现，针对病因、抗心律失常药物治疗。

3. 栓塞和血栓 脑栓塞常见，可造成四肢瘫痪，语言智力功能低下。发生后要注意保护脑组织、营养脑细胞，并可高压氧治疗。血栓亦可发生于四肢、肠、肾和脾等脏器，栓子多来自扩大的左心耳伴心房颤动者。右心房来源的栓子可造成肺栓塞或肺梗死，需呼吸机辅助呼吸，必要时溶栓治疗。此外，抗凝不足可以形成血栓，因此，华法林需足量使用。

4. 急性肺水肿（acute pulmonary edema） 右心房压力增加，肺动脉压力增高，肺血管痉挛，造成急性肺水肿。由于有肺毛细血管破裂，故有咯血，粉红泡沫样痰等表现。防治措施有：呼吸机压力支持，降低肺动脉压力，增强心肌收缩力，补充胶体、利尿减轻肺水肿等。

5. 出血 胸腔和心包出血造成患者低血压，失血性休克。防治措施有：在补充血容量的同时，可输注血浆、冷沉淀，必要时应用止血药。出血不能控制时再次手术止血。

出血较多或引流不畅造成心包积液时，出现心音遥远、脉搏细速、血压下降心包填塞，畅通引流，在监护室可开胸包在剑突部位开一小口引流，同时补充血容量，患者还不稳定，积极再次手术。

第四节 肺叶切除术围术期管理

一、肺的外科解剖

肺分为左右两叶，位于胸腔内，纵隔两侧，膈肌上方。由于膈的右侧肝脏较左侧高，以及心脏位置偏左，故右肺粗短，左肺狭长，右侧肺叶有斜裂和水平裂，斜裂起于第 5 胸椎，沿第 6 肋走行，前方止于横膈接近于第 6 肋软骨交界处。水平裂起于斜裂腋中线，到第 4 肋软骨交界。左肺起于第 4 胸椎，止于第 7 肋软骨。左肺 2 叶，右肺 3 叶。肺叶支气管在各肺叶内再分为肺段支气管，并在肺内反复分支，呈树枝状，称支气管树（bronchial tree）。每一肺段支气管及其分支分布区的全部肺组织，称肺段（pulmonary segment）。各肺段呈圆锥形，其尖朝向肺门，底朝向肺表面。右肺分为 10 个肺段。左肺由于肺段支气管往往出现共干，常分为 8 个肺段。肺段之间并没有明显的边界，各肺段的名称与其相对应的支气管一致。交界侧肺形如半圆锥体，具有一尖、一底、二面、三缘。肺上端钝圆称肺尖，突入颈根部，高出锁骨内侧 1/3 部上方 2 ~ 3 cm。底向下，与膈邻近，又称膈面，向上凹陷。肋面圆凸，与胸壁内面贴近。内侧面邻纵隔，又称纵隔面，此面中部凹陷即肺门，是主支气管、神经、血管和淋巴管出入肺的部位，这些结构被结缔组织包绕，称肺门（hilum of lung）。肺门内从前向后依次为上肺静脉、肺动脉、主支气管和下肺静脉；从上向下，左肺门依次为肺动脉、主支气管、上肺静脉和下肺静脉，右肺门依次为上叶支气管、肺动脉、中下叶支气管、上肺静脉和下肺静脉。肺的前缘和下缘都较锐利，左肺前缘有一明显的弧形凹陷，称心切迹（cardiac notch），切迹下方的舌状突起，称左肺小舌（lingula pulmonis sinistri）。肺的后缘圆钝，右肺门后方有食管压迹。经肺段支气管再逐级分支，管径越来越细，管径<1 cm 者称细支气管，细支气管逐级分出终末细支气管、呼吸性细支气管、肺泡管、肺泡囊、最后分为肺泡。每条细支气管连同其各级分支和所相连的肺泡共同构成一个肺小叶。每一肺段由许多肺小叶组成，肺小叶直径约 1 cm，肺小叶呈锥形，尖端朝向肺门，底朝向肺表面。小叶周围有少量结缔组织包绕。

二、肺叶切除术围术期管理

（一）手术适应证

1. 单一肺叶毁损或两叶肺毁损，其他肺叶功能良好、无病变。

2. 肺癌，对周围型肺癌，病变未侵犯肺门，一般施行肺叶切除术；中心型肺癌，一般施行肺叶或一侧全肺切除术。有的病变，主要位于一个肺叶内，但已侵入局部主支气管或中间段支气管，可以切除病变的肺叶及一段受累的支气管，再吻合支气管上下切端即袖状切除。早期肺癌经手术治疗，约半数患者可获得长期生存。

3. 转移瘤局限于一个肺叶，在原发病可以控制基础上做肺叶切除。

4. 支气管扩张反复咯血，病变局限于一个或两个肺叶。

5. 结核球>5 cm，局限于一个肺叶。

（二）术前准备

1. 体位与麻醉　麻醉为全麻，双腔气管插管。左侧肺叶切除右侧卧位，右侧肺叶切除左侧卧位。

2. 有感染性病灶者，术前营养支持、利痰、抗感染治疗。特殊感染如结核，抗结核两周后手术治疗。

3. 了解病史　肺部疾病较轻者可以没有症状，严重者出现呼吸困难、咳痰、喘息、胸痛、胸腔积液、乏力。合并有炎症的患者可有发热，肺脓肿患者持续高热，支气管扩张患者低热，合并脓痰和咯血。结核患者可有盗汗乏力，以及其他部位结核灶。

肺癌的临床表现与肿瘤的部位、大小、是否压迫、侵及邻近器官以及有无转移等情况有密切关系。癌肿在较大的支气管内生长，常出现刺激性咳嗽。癌肿增大影响支气管引流，继发肺部感染时可以有脓痰。另一个常见的症状是血痰，常为痰中带血点、血丝或间断少量咯血；有些患者即使出现一两次血痰对诊断也具有重要参考价值。有的患者由于肿瘤造成较大支气管阻塞，可以出现胸闷、气短、发热和胸痛等症状。晚期肺癌压迫邻近器官、组织或发生远处转移时，压迫或侵犯膈神经，引起同侧膈肌麻痹；压迫或侵犯喉返神经，引起声带麻痹声音嘶哑；压迫上腔静脉引起面部、颈部、上肢和上胸部静脉怒张、皮下组织水肿、上肢静脉压升高；侵犯胸膜，可以引起胸腔积液，多为血性；癌肿侵入纵隔，压迫食管，可引起吞咽困难。

上叶顶部肺癌，亦称 Pancoast 肿瘤（Pancoast tumor）或肺上沟瘤（pulmonary sulcus tumor），可以侵入和压迫位于胸廓上口的器官或组织，如第一肋骨、锁骨上动脉和静脉、臂丛神经、颈交感神经等，产生胸痛、颈静脉或上肢静脉怒张、水肿、臂痛和上肢运动障碍，同侧上眼睑下垂，瞳孔缩小，眼球内陷，面部无汗等颈交感神经综合征。

少数肺癌，由于癌肿产生内分泌物质，临床上呈现非转移性的全身症状，如骨关节综合征（杵状指、关节痛、骨膜增生等）、Cushing 综合征、重症肌无力、男性乳腺增大、多发性肌肉神经痛等肺外症状。这些症状在切除肺癌后可能消失。

4. 体格检查　早期可没有任何体征，严重时患侧呼吸音消失或减小，有啰音。气管偏移，肋间隙增宽或变窄，或胸壁突出压痛。肺癌和炎症时可有淋巴结肿大。晚期可出现营养不良表现，下肢水肿。

5. 完善辅助检查

（1）术前化验血常规、凝血系列、术前免疫系列、肝功能、肾功能、离子系列。行心电图、肺功能、纤维支气管镜、胸部 CT、腹部彩超等。评估患者能否耐受手术。如重要脏器功能需要改善，应做相应治疗后再考虑手术。

（2）X 线检查是诊断肺部疾病简单有效手段。可以看到孤立肿块影、肺不张、肺水肿、气管狭窄、肋骨破坏、纵隔增宽、胸腔积液等。

（3）电子计算机体层扫描（CT）可显示薄层断面图像避免病变与正常肺组织重叠，密度分辨率高，可发现一般 X 线检查隐藏区（如肺尖、膈上、脊柱旁、心后、纵隔等处）的早期肺部肿块，肿块和周围血管关系，判断肿块性质，对明确有无纵隔淋巴结转移很有价值。

（4）经胸壁穿刺活组织活检，对于肿块靠近胸壁获取组织学诊断的阳性率很高。胸腔镜或纤维支气管镜可直接观察病变范围或取活组织作病理切片检查。晚期肺癌病例已有锁骨上、颈部、腋下等处淋巴结转移或出现皮下结节者可切取病灶组织病理切片检查，取组织作涂片检查，明确诊断。

6. 向患者阐述手术治疗要点、术后排痰的重要性、手术后还可能需要化疗或放疗等情况。

7. 吸烟和酗酒者应戒烟和戒酒两周以上。

8. 术前如合并肺部感染者规律抗生素治疗 1 周，白细胞正常，体温正常可手术。

9. 咯血者应用止血药治疗。

10. 肺功能差者利痰、锻炼肺功能（屏气试验达 25～30 秒以上）。有胸水者可先消除胸水，闭式引流或胸穿。

11. 合并 Cushing 综合征或重症肌无力者应做相应治疗后手术。

12. 糖尿病患者应用胰岛素使血糖水平稳定在正常范围。

13. 合并高血压者应用转换酶抑制剂或钙离子通道阻滞剂使血压水平保持正常范围。

（三）术中操作要点

1. 仔细分离肺和胸腔粘连，防止肺漏气，如发生漏气，细长针缝合漏气处，并加压膨肺后无明显漏气。

2，分离下肺韧带时，不要过分牵拉，并靠近肺边缘，避免损伤食管，食管损伤后，消毒行全面层缝合，可用膈肌或大网膜加强。损伤下肺静脉出血，立即用手指压迫止血，徐徐放开阻断后缝合。

3. 分开肺裂时，避免损伤肺动脉、肺静脉、支气管。损伤后，压迫止血进行吻合，吻合后狭窄，可能要做相应肺叶切除。难以分离时酌情行多肺叶切除或全肺切除。

4. 肺叶如在主动脉弓部位有粘连，分离一定要避开喉返神经，必要时可以留部分肺组织。

5. 靠近肺尖部位分离时，一定要避开锁骨下血管。一旦损伤，可用棉垫压迫止血，仍无效则缝合止血，缝合后仍然出血则需缝合锁骨下血管。

6. 右侧肺叶粘连在上腔静脉时，有可能损伤上腔静脉，压迫止血无效，可打开心包阻断，再修补上腔静脉。

7. 气管闭合适宜，加压膨肺后漏气，必须加强缝合。

（四）术后处理

1. 禁饮食 6 小时后可进食，抗生素预防或治疗感染，补充液量防止休克发生，畅通引流，避免胸腔积液、气胸和肺不张发生。

2. 全麻患者术后 6 小时以上平卧改取半卧位。患者改为半卧位后，发生呼吸道阻塞和气管痉挛的概率较高。应鼓励患者咳痰和做深呼吸运动。帮助患者深呼吸和咳痰，每两小时 1 次，将支气管内积痰和可能存留的积血略出，以利余肺扩张和胸腔引流，避免胸腔内和肺内继发感染。咳痰时注意镇痛和压迫切口部位，并可口服祛痰剂，雾化吸入可促进黏稠痰液略出，必要时行吸痰。

3. 血胸、气胸、肺部感染、肺不张，可听诊双侧肺呼吸音及时发现。胸片作为常规术后检查以明确是否有上述情况发生。

4. 引流液如呈乳糜样或手术前后 3 天引流过多颜色较淡，但血红蛋白降低不明显，则应考虑手术损伤胸导管。应该禁饮食或低脂饮食，必要时开胸结扎胸导管。

5. 术后 1 周左右如有组织残渣引出，引流液发臭，颜色黄中有红，以黄为主，则考虑支气管胸膜瘘，提前使用抗生素，必要时及早再次手术。

6. 对声音嘶哑近期不能恢复者应考虑喉返神经损伤，恢复神经功能和锻炼声带功能。

7. 手臂活动受限后，术后应帮助患者抬起术侧手臂，考虑切口附近的胸壁肌肉粘连，或手术中损伤锁骨下血管，及早开始锻炼。

（五）手术后并发症及防治

1. 进行性胸腔出血　患者出现脉搏快，血压低，循环血的血红蛋白逐渐下降，胸腔引流量很多，引流液的颜色较浓或其血红蛋白含量维持不变或反而逐渐上升，提示有活动性出血。尽管引流液不多，但病侧呼吸音消失，叩诊实音，引流管可能堵塞也要考虑进行性胸腔出血的可能。可将引流管调整深度、旋转或冲洗，使管腔通畅。如仍不能通畅，也可胸腔穿刺或另放引流管。怀疑有活动性出血时，除应补充足量血容量，应用止血药物，防治低血容量性休克外。需及时剖胸探查，寻找出血部位，如为肋间血管、肺破裂出血或胸壁内血管破裂可缝扎止血。大血管破裂则需进行血管修补。

2. 代偿性肺气肿和残腔　肺叶切除后有较大残腔，过度扩张的肺填充残腔形成肺气肿。术后应注意改善肺功能，减小残腔和肺气肿的发生。

3. 支气管胸膜瘘和脓胸　支气管残端部位有炎症；术后残端太长，分泌物积存不能排出，易造成感染；手术操作不当，缝线间距不均匀则接受张力不平均；缝针太浅易致缝线脱落；缝线太粗，支气管分泌物易沿缝线针孔流到残端外面造成感染；残端分离过于彻底，支气管动脉结扎过高，造成血运差以致残端感染而不愈合，最终形成支气管胸膜瘘。其防治为保持畅通胸腔引流。如条件不允许，则在切肺术后 3 ~ 6 周内再作胸廓成形术。

脓胸发生的原因大多由于手术中病灶感染或在切断支气管时有分泌物外溢污染胸腔后引起。确诊脓胸后，进行胸腔闭式引流，患者身体恢复后进行胸廓成形术。

4. 术后肺不张　手术后如果排痰不利，痰液阻塞气道；疼痛不敢咳嗽；手术后胸液引流不畅均可造成肺不张。其防治措施为：畅通引流、雾化、利痰、吸痰。

5. 乳糜胸　胸导管损伤可造成。可禁饮食补液，应用生长抑素治疗或手术结扎。

第五节　食管切除术围术期管理

一、食管的外科解剖

食管（esophagus）是中空的肌肉管道，自第 6 颈椎水平环状软骨下缘相对处的咽喉部以下的食管开始到相当于第 10 胸椎处穿过膈肌与胃相接。成人食管长 25 ~ 30 cm。基本居于中线，在颈部偏左，在胸部偏右，食管下段又偏向左侧，并向前穿过膈肌裂孔。

食管可分三段：①颈段：前方为气管，后方为椎前颈筋膜，两侧有左、右喉返神经和颈血管鞘相邻，内含颈动、静脉及迷走神经，下方靠近颈总动脉及甲状腺；②胸段：气管分叉以上，前方为气管，后方为椎前筋膜。自此前方为心包及左心房，后方有奇静脉、胸导管、右侧上位 5 根肋间动脉及降主动脉；③腹段：穿膈肌裂孔，长约 2 cm，前方为肝左叶，后方为主动脉。临床上以主动脉弓上缘和下肺静脉水平又将胸段分为上、中、下三段。

食管有三个生理狭窄，分别为：①咽与食管相接处；②主动脉和气管分叉的后方；③膈肌食管裂孔处。

二、食管切除术围术期管理

（一）手术适应证

1. 食管局限性病变，保守治疗无效。

2.　食管癌病变无远处转移，癌灶局限，无外浸润，不论局部淋巴结有无转移，均宜行食管切除术。

3.　Ⅲ期患者，可考虑放疗后再行手术。

4.　下段食管癌<8 cm。

5.　手术放疗后复发者，病变范围不大，无远处转移，应争取手术。

6.　食管高度梗阻者，患者一般情况好，可考虑胸骨后结肠代食管而后给予放疗。

（二）手术前准备

1.　了解病史　进行性吞咽困难是食管癌的主要症状。早期可没有任何症状，仅进食固体食物困难，不经治疗自行消失，但隔数日或数月再次出现。以后逐渐呈进行性加重，食物通过缓慢并有滞留感，咽部有干燥与紧缩感，食物吞下不畅，并有轻微疼痛，甚至流质饮食亦不能咽下。吞咽困难的严重程度除与病期有关外，与肿瘤的类型亦有关系。缩窄型出现梗阻症状早而严重，溃疡型及腔内型出现梗阻症状较晚。

胸骨后疼痛，常在咽下食物后发生，进食粗糙热食或刺激性食物时加重。胸骨后闷胀不适，口中有食物腐烂味。疼痛和呕吐：见于严重吞咽困难病例，多将刚进食之食物伴同唾液呕出呈黏液状。疼痛亦为常见症状，多位于胸骨后，肩胛间区，早期多呈间歇性，出现持续而严重的胸痛或背痛，需用镇痛剂镇痛者，为晚期肿瘤外侵的征象。

食管疾病晚期由于进食困难或不能进食，引起营养障碍，体重明显下降，消瘦明显，出现恶病质。病变或肿瘤侵及邻近器官可引起相应的症状，如声音嘶哑等。

2.　全面体格检查　食管患者可以无任何阳性体征，晚期可出现消瘦、恶病质，侵犯邻近器官症状。

3.　完善辅助检查　X线食管钡餐造影是诊断食管疾病的主要方法。早期病变可无阳性发现，进展期可见食管黏膜纹中断，紊乱，管腔不同程度的狭窄，充盈缺损、龛影、管壁扩张受限、僵直等。

食管镜检查表现是诊断食管疾病比较可靠的方法，食管憩室、食管平滑肌瘤较易发现。但由于早期食管疾病位于黏膜层比较小，内镜容易遗漏，纤维食管镜检查时，还可以取组织检查。

4.　其他准备

（1）禁饮食6～12小时。

（2）术前留置胃管、营养管、尿管。

（3）术前食管清洁，口服盐水。

（4）高血压和糖尿病患者，应给降压药和降糖准备；水电解质失调者，应于术前纠正；显著贫血或营养不良者，应少量多次红细胞、血浆、清蛋白滴注，使血红蛋白提高至10 g以上。

（5）对食管梗阻较重者，术前应静脉高营养，术前3日应用生理盐水冲洗食管。术前1～2日给应用抗生素，尤其是手术前半小时。

（6）其他重要脏器如肺、心、肝、肾的评估。

（三）术中操作要点

1.　体位与麻醉　全麻气管插管，体位根据病变部位采取胸部前外侧切口、后外侧切口、颈部腹部双切口、右胸切口、胸腔镜切口等。

2. 食管切除术应对能否切除作出正确判断。吻合口以上食管的游离段不可过长,一般在 8 cm 之内,其肌层要完整,没有撕裂,黏膜不宜过短。不可损伤血管弓,以免血运不足而影响吻合口愈合。吻合口应没有张力,且大小适宜。分离食管后壁时,注意勿损伤胸导管,如损伤应即结扎。

3. 对侧纵隔胸膜破裂,应及时修补;不能修补时,关胸前应放对侧胸腔闭式引流管。分离食管尽可能采用锐性操作,防止损伤其周围器官,将周围淋巴结随同肿瘤一并切除。在主动脉弓下食管胃吻合完毕后,缝合膈肌时,胃应坐在膈肌上,膈肌与胃壁间的缝针不可太稀疏,肋膈角部位也应缝得严密,以免发生膈疝。胸腔内的胃一定要环缩,避免术后发生胸-胃综合征。营养管一定放在十二指肠。术中吻合口周围防止感染。

(四) 手术后处理和手术后并发症及防治

1. 禁饮食、静脉高营养、抗生素使用、肠内营养等。

2. 吻合口瘘 (anastomotic fistula) 术后 3~7 天体温升高,引流液呈褐色或污秽状,且有臭味,胸腔有液气平者警惕吻合口瘘。食管吻合口瘘是最严重的并发症,吻合口瘘的死亡率较高,吻合瘘口或残胃瘘口,保守治疗难以维持,消化液大量溢入胸腔,感染严重,多需手术重新吻合。24 小时以内的瘘,可急诊二次手术,超过 24 小时的瘘,通常的胃肠减压和胸腔、纵隔或颈部的充分引流及营养支持,静脉长期维持营养和肠内营养支持并用食管内支架、食管内钛夹封闭瘘口。根据细菌培养及耐药试验选择有效抗生素。

3. 反流性食管炎 (reflux esophagitis) 由于贲门切除后胃酸易反流造成。治疗饮食宜少量多餐不宜过饱,促进食管和胃的排空,降低胃酸分泌。

4. 吻合口狭窄 (anastomotic stenosis)

多由于吻合器型号过小或加强缝合过密造成。治疗可放置食管支架。

5. 乳糜胸、休克、胸腔进行性出血、脓胸等可参阅本章相关部分。

第六节 纵隔肿瘤切除术围术期管理

一、纵隔外科解剖

纵隔 (mediastinum) 是位于左、右两侧纵隔胸膜之间的全部器官和结缔组织的总称。其前为胸骨,后为胸椎,上为胸廓入口与颈部筋膜相连,下为膈肌通过膈肌裂孔与后腹膜相连。临床上以胸骨角和第 4 胸椎下缘为界,把纵隔分为上纵隔和下纵隔。下纵隔又以心包前壁和后壁为界分为三部分,胸骨后与心包前壁间为前纵隔,心包后壁与脊柱之间为后纵隔,心包及出入心脏的大血管所占有的区域为中纵隔。上纵隔内有胸腺、左右头臂静脉、上腔静脉、主动脉弓及其三大分支(头臂静脉、左颈总静脉和左锁骨下静脉)、气管和支气管及其周围淋巴结、食管、胸导管和神经等;前纵隔内有胸腺、淋巴结及疏松结缔组织;中纵隔含有心脏、心包、出入心脏的大血管和膈神经;后纵隔内有食管、胸导管、胸主动脉、奇静脉和半奇静脉、气管分权和左右支气管、迷走神经、内脏神经、胸交感干及淋巴结等。

二、纵隔肿瘤切除术围术期管理

（一）手术适应证

原则上，除恶性淋巴瘤外，只要患者无手术禁忌证，原发性纵隔肿瘤均宜手术治疗。即使无症状的良性肿瘤，也以手术切除为宜，因为这些肿瘤有恶变和感染的可能。

（二）术前准备

1. 了解病史和体格检查　纵隔肿瘤约 1/3 的患者无症状，常在体检或进行胸部 X 线检查时发现。症状和体征可因肿瘤的位置、大小、生长速度、良性或恶性等不同。归纳起来，纵隔肿瘤的症状有两类：①肿瘤增大出现器官压迫症状，如胸痛、胸闷、咳嗽、气促、吞咽困难、心悸、腔静脉梗阻；压迫喉返神经，可致声嘶、膈神经麻痹；侵犯交感神经产生 Horner 综合征；②某些肿瘤特异性症状，随吞咽动作上下运动为胸骨后甲状腺肿，畸胎瘤侵犯肺咳出皮脂样物和毛发，胸腺瘤有重症肌无力。

2. 辅助检查

（1）胸部 X 线平片检查是纵隔肿瘤诊断的主要依据，侧位片可确定肿瘤的位置，结合肿瘤好发部位可作出初步诊断。

（2）胸部 CT 能准确地显示肿瘤的部位，大小，突向一侧还是双侧，肿瘤的边缘，有无周围浸润以及外科可切除性的判断。

（3）磁共振检查、血管造影、超声心动图检查等检查，可明确肿瘤与大血管的关系。^{131}I 和 ^{99m}Tc 核素甲状腺扫描，可显示胸内甲状腺肿的轮廓、位置和是否具有甲状腺功能。

3. 后纵隔神经源性肿瘤应请神经科医师一起制订手术方案。甲状腺肿合并甲亢应请内分泌医师控制甲亢。压迫症状严重者应在条件允许下尽量改善症状后手术。胸腺瘤重症肌无力需请神经内科医师会诊，术前控制重症肌无力。

4. 术前其他重要脏器评估，了解患者手术耐受程度。

（三）术中操作要点

纵隔肿瘤生长在大血管、气管、食管、肺门附近，手术中注意保护这些器官，避免损伤。巨大肿瘤紧贴肿瘤进行剥离或减压后剥离。神经源性肿瘤防止损伤脊髓。巨大胸骨后甲状腺肿，术中一定要注意处理气管软化的情况。

（四）术后处理

1. 手术顺利，术后无特殊处理。

2. 注意胸腔和纵隔引流情况，进行性出血再次手术止血。

3. 胸导管损伤造成乳糜胸，保守治疗无效要及早再次手术。

4. 有重症肌无力者，需抗胆碱酯酶和皮质激素治疗。

5. 血肿压迫脊髓造成肌力障碍者立即手术治疗，减除压迫。

6. 肺叶损伤造成气胸者放置排气管，防止肺不张。

第七节　胸壁结核围术期管理

一、胸壁外科解剖

胸廓的形态，在成人为前后较扁、前壁短后壁长的圆锥形，后方 12 个胸椎位于后壁中线，椎体向腔内突出，肋骨先向外，至肋角处转向前行，再弯向内侧经肋软骨抵达胸骨。胸廓上口由第 1 胸椎、第 1 肋骨和胸骨柄上缘围成，胸廓上口有气管、食管及头颈上肢的大血管等通过。胸廓下口由第 12 胸椎，第 12、11 肋及肋弓、剑突组成。两侧肋弓的夹角叫肋下角，角度大小因体形而异。胸廓下口有膈封闭，食管和大血管等穿经膈的裂孔。肋骨 12 对，左右对称，后端与胸椎相关节，前端仅第 1 ~ 7 肋借肋软骨与胸骨相连接，其中第 8 ~ 10 肋借肋软骨与上一肋的软骨相连，形成肋弓，第 11、12 肋前端游离。胸骨是位于胸前壁正中，分为柄、体、剑突三部。胸壁是以胸廓为支架，肋骨间充以肋间肌，外被躯干肌和胸部上肢肌及其浅层的软组织构成的。躯干肌主要有背阔肌、斜方肌。胸部上肢肌有胸大肌、胸小肌、前锯肌。肋间肌有肋间外肌、肋间内肌、肋间最内肌。肋间有动脉、静脉、神经。

二、胸壁结核围术期管理

（一）手术适应证

胸壁结核脓肿或慢性窦道非进行性发展，不合并进行性肺结核、肠结核等重要器官结核。心、肺、脑、肾、肝等重要脏器能耐受麻醉和手术。

（二）术前准备

1. 了解病史和体格检查　在胸壁疾病中，最常见的是胸壁结核，其病变可能广泛侵犯胸壁。常见于青壮年，20 ~ 40 岁多见，男性较多见。早期胸壁结核可有结核感染的一般症状、低热、盗汗、全身乏力、食欲欠佳、轻微疼痛，也可没有明显症状。起初可为不红、不热、不痛的脓肿，无急性炎症征象，称为寒性脓肿（cold abscess）。基底固定，边界不清，突出于胸壁的半球形肿块，质地坚韧，在按压时可能有波动感，穿刺可抽出乳白色脓液或少量干酪样物质，涂片或普通培养细菌阴性。病变继续发展，肿块逐渐长大、变软，脓肿可自行破溃，形成久不愈合的慢性窦道或溃疡，常排出米泔样混有干酪样坏死组织的浊液，边缘游离状，合并感染则有急性炎症的表现。病变多见于锁骨中线和腋后线 3 ~ 7 肋骨处。前胸壁靠下可延伸至上腹壁形成寒性脓肿。由于结核病灶脓肿来源于深处，穿透肋间内外肌后，沿发达的胸壁肌肉间隙通向各个方向，如同树状。继发的胸壁结核病变的程度与原发肺、胸膜、纵隔淋巴等结核病变的轻重程度并不成正比例，临床上往往在出现胸壁寒性脓肿时，其原发病灶，可能已静止或愈合。也有部分胸壁结核发现时合并较为严重的肺结核。

2. 辅助检查　X 线检查对胸壁结核的诊断很有帮助，有可能显示肺或胸膜的结核病变、肋骨或胸骨的破坏，胸壁软组织阴影。但肋软骨病变常常不能在 X 照片上显出。胸部 CT 表现为紧邻肋骨沿肌间隙分布的均匀低密度新月形包块，壁厚度基本均一但不光滑，可有分隔，或有钙化。增强 CT 时脓肿壁明显强化，而脓腔内容物无强化。胸壁结核超声表现为圆形或椭圆形实质性回声，且沿肋间软组织分布。多为肋间组织间呈现哑铃形的低回声液性暗区，可以是弱而不均质回声，内部可有斑点状强回声。超声检查可反映胸壁结核病灶大小、范围、内部结构以及与周围的关系。

3. 向患者阐述胸壁结核发生的原因、特点、治疗要点、治疗过程，争取患者最佳配合，期望获取最佳疗效。尤为重要的是向患者交代手术后仍需规律抗结核治疗 6~12 个月，消除患者对手术效果期望过高或认为规律抗结核治疗是手术效果差的不正确想法。术前用常规三联抗结核药（利福平、乙胺丁醇、异烟肼）治疗两周以上，以防手术造成结核播散。对合并其他部位结核的患者加用吡嗪酰胺。有瘘孔者，术前据药敏试验结果应加用适当抗生素治疗，控制感染于局限部位。尤其此类患者手术切皮前 15~30 分钟要应用一次敏感抗生素的治疗。

4. 术前常规行心脏、肺、肝等重要脏器的物理检查。术前化验血常规、凝血系列、肝功能、肾功能、电解质、免疫系列等检查。行心电图、肺功能、腹部彩色超声。

5. 评估患者能否耐受手术。如重要脏器功能需要改善，应做相应治疗后再考虑手术。

（三）术中操作要点

1. 按病灶部位采取仰卧、侧卧位，或患侧垫高位，病灶部位向上。

2. 沿脓肿长轴或沿肋骨走行方向做皮肤切口。如有窦道或局部皮肤被累及，可作梭形切口，切除窦道和累及皮肤。

3. 手术原则是浅层脓肿应彻底切除；深层脓肿应刮除病灶，尽量不要进入脓腔，如脓腔已敞开，则清除脓液和干酪样坏死组织。

4. 切口一定足够探查结核病灶，以利于彻底清除结核病灶，且切口张力不宜过大，若张力过大一定要适当松解以降低张力利于伤口愈合。

5. 窦道一定要全部找到、全部清除、全部填充。

6. 病变肋骨切除范围应超过脓腔边缘，使脓腔完全敞开，且切除肋骨剥离骨膜肋骨上缘需从后向前，肋骨下缘需从前向后，切除肋骨勿留屋檐状边缘，以免遗留残腔，积存渗液，造成感染再发。

7. 切除肋骨和清除脓腔深层时，应十分小心，以免切破肺和胸膜，造成污染胸腔、气胸。一旦造成气胸应及时排气密封胸腔或放置胸腔闭式引流。如肺有损伤及时修补肺。

8. 手术中将附近肌肉分离成瓣，转移充填空腔，用细丝线将肌瓣缝合固定在腔底。肌瓣一定血运丰富、足以填充空腔。如不足可考虑取部分胸大肌使用。

9. 术前有窦道者和肌瓣填充不足者必需放置皮片或橡胶引流。伤口加压包扎以消灭残腔利于愈合。但是过紧可有呼吸困难，组织坏死，过松可有残腔积液。

（四）术后处理

1. 术后一般情况的观察，密切注意体温、心电、血压、脉搏、氧饱和度的变化。对于氧饱和度进行性下降的患者，应考虑气胸的可能，可拍 X 线胸片确诊。一旦确诊应及时在患侧锁中线第 2 肋间放置胸腔闭式引流管，待排完气，X 线胸片确认肺已完全复张就可拔除引流管。

2. 切口保持一定的张力，需持续加压 1~2 周，若伤口渗出明显，谨防残腔积液，需增加包扎切口的张力、充分引流积液并对症用药。

3. 伤口没有按期愈合，由于结核病灶清除不彻底复发需行二次手术，伤口积液需增加包扎切口的张力或引流积液，加压包扎必须1~2周，不能中间打开。

4. 气胸是比较严重的并发症，如术中损伤胸膜未发现或未处理或处理不当，术后可能发生气胸，确诊后行闭式引流术。如术中有结核性脓胸，病灶清除后有可能术后肺破裂引发气胸。确诊以后行闭式引流术。

第八章　腹部手术围术期管理要点

刘　静　黄　河

第一节　腹部手术围术期常规处理

一、术前准备

手术前的准备十分重要，是外科治疗中一个重要的组成部分。无论手术大小，都意味着在原有疾病的基础上，患者又经受一次新的创伤，也给患者带来一定的心理压力，且易造成感染的机会。因此，手术前要做好充分的准备。

（一）一般准备

无论手术大小、病情轻重缓急，都要做好相应的一般准备。

1．心理准备　向患者做好解释工作，去除恐惧心理，并向患者家属或单位负责人介绍病情、治疗方案、术中术后可能出现的问题、术后达到的治疗效果，取得他们的同意和支持。

2．适应性训练　术前1周戒烟。不习惯床上排尿便者，训练床上排尿便。教会患者正确的咳嗽及咳痰方法。

3．输血准备　较大手术前，鉴定血型，备足所需血液。

4．水、电解质平衡　有水、电解质紊乱者，术前应尽量纠正至正常状态。

5．胃肠道手术　胃肠道手术患者术前1天进流质饮食。一般手术前8小时禁食，4小时禁饮，必要时插胃肠减压管。结直肠手术前3天口服肠道抗菌药，并于术前晚清洁灌肠。

6．预防性应用抗菌药　对于高度清洁的手术，严重外伤清创缝合术、复杂大手术、原有慢性疾病或休克者，术前1天或临术前均应预防性应用抗菌药物。

7．其他准备　术前1天晚间适当给予镇静剂，保证充分睡眠。进手术室前排尿，使膀胱空虚。手术前若发现患者体温升高、妇女月经来潮、上呼吸道感染等，应延迟手术日期。

（二）特殊准备

对手术耐受力较差，原有某些其他疾病的患者，尚需根据不同情况进行特殊准备。临床上最常见特殊情况有：

1．贫血　对贫血患者，非急症手术者手术前尽可能纠正贫血，改善氧输送不足。可输入新鲜全血或浓缩红细胞。

2．低蛋白血症　低蛋白血症影响切口愈合，如清蛋白低于30 g/L，应给静脉营养支持予以纠正，可输注清蛋白或血浆。

3．心脏病　心力衰竭患者必须控制一段时间，最好3～4周后再施行手术。急性心肌梗死患者最好 6 个月内不施行择期手术，6 个月后也应在严密心功能监护下进行手术。

4. 糖尿病　术前控制血糖。施行大手术前，要求患者稳定于正常或轻度升高状态，但不超过 10 mmol/L。

5. 高血压　如为轻度高血压症，可不用降压药，中度者应该用降压药适当控制；如血压升高较明显，可适当应用降压药，但不一定要求降至正常水平。

6. 肝脏病　肝功有损害时，改善全身情况，增加肝糖原储备量，术前应适当护肝治疗，并给维生素 K 等多种维生素治疗。

7. 幽门梗阻　术前 3 ~ 5 天禁食，每晚睡前洗胃。特别要注意水电解质、酸碱平衡失调的纠正，并注意补充营养。

二、术后处理

从手术结束到患者基本上恢复健康的一段时间，称为手术后期。在此期间，除需对患者做好一般处理外，还要针对患者术后各种不适或术后并发症给予相应处理。

（一）一般处理

1. 一般护理　患者被送入手术室后，病房就要备好床位和术后用品，如输液吊杆、氧气、吸引器。患者回房后，根据手术大小，按时监测呼吸、血压、脉搏。神志不清者，应有专人陪护，以防坠床。

2. 体位　全麻术后未清醒的患者，应防止呕吐、误吸，可取平仰卧位，头转向一侧，使口腔分泌物、呕吐物易于流出。硬脊膜外腔麻醉、局部麻醉患者可根据手术需要选择体位。

3. 活动和起床　原则上应早期活动，增加肺活量，减少肺部并发症，及早恢复肠道和膀胱功能。具体何时活动，应根据手术需要及患者耐受程度酌情而定。

4. 饮食和输液　胃肠道手术一般应禁食 24 ~ 48 小时，待胃肠功能恢复、肛门排气后，开始进少量流质饮食，再逐渐进全量流质、半流质，直至普通饮食。禁食期间及未恢复正常饮食前，应适当补充液体和电解质。

5. 更换敷料和拆线　腹部手术后一般 3 天更换敷料，了解切口愈合情况。如切口感染，则应根据情况酌情更换敷料；如切口无感染根据手术部位不同，决定拆线时间。腹部手术一般 7 ~ 9 天拆线。

（二）各种不适的处理

1. 疼痛　麻醉作用消失后，手术切口出现疼痛，可适当应用哌替啶 50 ~ 100 mg，肌内注射，必要时可重复应用。应用一般不要超过 2 次，以免成瘾。必要时术后安置镇痛泵。

2. 恶心呕吐　恶心呕吐原因常是麻醉反应，可给予阿托品 0.5 mg，肌内注射，也可以适当应用镇静剂。

3. 腹胀　胃肠手术后或开腹手术后腹胀，系肠功能未恢复之故。可应用胃肠减压，放置肛管排气。排除机械性肠梗阻且非胃肠道手术患者，可应用新斯的明 0.5 mg，肌内注射，每 4 小时一次，直至肛门排气。

4. 尿潴留（urine retention）　多因肛门周围手术刺激或麻醉后排尿反射受抑制所致，也可因患者不习惯于床上排尿造成。可先地西泮患者情绪，取得患者合作，增加排尿信心。

如无禁忌，可协助患者坐床沿或立起排尿。也可于下腹部作热敷或用镇痛药解除疼痛，促使患者自行排尿。仍无效者，应在严格无菌操作下进行导尿，如尿液超过 500 ml 者，应留置导尿管 1~2 日，以利膀胱收缩力的恢复。

（三）术后并发症的处理

1. 术后出血　切口处渗血时，伤口敷料渗透，则可更换敷料，加压包扎，腹腔内出血时，可出现休克症状，应查明原因，及时输血，必要时紧急手术探查止血。

2. 切口感染　手术后 3~4 天，切口疼痛未减轻，甚至加重，或减轻后又重新加重，并伴有体温升高，应想到切口感染的可能，需及时进行检查，如发现切口有红肿热痛等早期感染现象，应及时间断或部分拆线引流，已形成脓肿者，需拆线敞开引流。

3. 切口裂开　常发生于腹部手术后 1 周左右，表现为患者一次用力时突然听到线结崩裂声，随后肠管或大网膜组织自切口脱出。有时患者无任何感觉，却发现切口处有大量淡红色液体流出，检查时切口已裂开。切口裂开后，应送手术室做腹壁的全层减张缝合术。

4. 术后其他感染　术后 48 小时体温高，呼吸快。咳痰多系呼吸系统感染的症状。腹部手术后出现肠蠕动恢复慢、腹痛加重，提示腹腔感染或脓肿的可能，找不到明显原因的高热者，应注意是否来自泌尿道感染。发现感染源后，应针对不同情况酌情相应处理。

第二节　胃肠疾病围术期管理

一、胃十二指肠溃疡围术期处理

胃溃疡（gastric ulcer）和十二指肠溃疡（duodenal ulcer）是常见的消化道疾病，发病率甚高，后者多于前者。本病好发于青壮年，男性发病率高于女性。病因尚未完全清楚，胃酸及胃蛋白酶分泌过多、胃黏膜屏障作用的破坏及幽门螺杆菌的感染被普遍认为是引起溃疡的主要因素。胃和十二指肠溃疡通过内科治疗多数可以治愈或好转。外科治疗主要用于急性穿孔、出血、幽门梗阻或药物治疗无效的溃疡患者以及胃溃疡恶变等情况。胃大部切除术用于治疗胃十二指肠溃疡已有悠久的历史，有肯定的疗效，但手术后的远期后遗症较多，并不是理想的治疗方法。迷走神经切断术的开展，尤其是近 20 余年高选择性迷走神经切断术的临床应用及研究，为十二指肠溃疡的外科治疗开辟了新的途径，已成为效果好、远期不良反应少，而且比较符合生理的手术治疗方法。

（一）术前处理

1. 术前进一步明确诊断要点

（1）详细询问病史：根据慢性病程和周期性发作的节律性上腹痛，应考虑到溃疡病的可能。

（2）上消化道 X 线造影检查：胃溃疡的典型表现为切线位见到突出于胃腔外的龛影，应与癌性溃疡区别。十二指肠溃疡主要表现为球部龛影或变形。应注意观察胃的蠕动功能及排空情况，有无幽门梗阻。钡餐检查在确定溃疡大小及部位方面不如胃镜检查，但在观察球部外形及胃十二指肠的功能方面优于胃镜检查。

（3）纤维胃镜检查：可直接观察到溃疡所在部位、大小及形态，一般呈圆形或椭圆形，较规则，基底平滑，常附有白苔，边缘平整，柔软，无隆起，四周常有充血。反复发作溃疡的静止期可表现为局部的瘢痕形成，如放射状的黏膜皱襞或桥状黏膜或伴有糜烂。胃镜下取溃疡边缘组织行病理检查，对确定病变性质、排除胃癌有重要意义。

2. 术前准备

（1）择期手术者准备同一般腹部大手术。术前留置鼻胃管，保持胃空虚状态便于术中操作，并可早期发现术后吻合口出血。

（2）伴溃疡大出血、休克者，术前须备同型血，同时大量输血，纠正休克。

（3）伴慢性贫血者，术前适当输血，血红蛋白需达到 100 g/L 以上。

（4）伴胃潴留、幽门梗阻者，注意术前纠正水、电解质及酸碱平衡紊乱，纠正低蛋白血症，必要时全胃肠外营养支持；术前充分胃肠减压，术前 3 天开始温盐水洗胃。

（二）手术适应证

1. 胃溃疡（gastric ulcer）　胃溃疡发病年龄偏大，常伴有慢性胃炎，幽门螺杆菌感染率高，溃疡愈合后胃炎依然存在，停药后溃疡常复发，且有 5% 的恶变率。因此，临床上对胃溃疡手术治疗指征掌握较宽，适应证主要有：①包括抗 Hp 在内的严格内科治疗 8 ~ 12周，溃疡不愈合或短期复发者；②发生溃疡出血、瘢痕性幽门梗阻、溃疡穿透至胃壁外侧者；③溃疡巨大（直径>2.5 cm）或高位溃疡；④胃十二指肠溃疡复合性溃疡；⑤溃疡不能除外恶性病变或已经恶变者。⑥以往有一次急性穿孔或大出血病史者。

2. 十二指肠溃疡（duodenal ulcer）　促进溃疡愈合，预防溃疡复发，处理特殊并发症以及减少手术后的不良反应是十二指肠溃疡治疗目的。对严重并发症的十二指肠溃疡以内科治疗为主。外科手术治疗的适应证为：①十二指肠溃疡出现严重并发症：急性穿孔、大出血和瘢痕性幽门梗阻；②经正规内科治疗无效的十二指肠溃疡，即顽固性溃疡需要外科治疗；③溃疡病病程漫长者，为避免过度延长内科治疗时间而增加出现严重并发症的危险，有以下情况者，可考虑手术治疗：①溃疡病病史较长、症状严重、发作频繁；②纤维胃镜观察溃疡深大，溃疡底可见血管或附有凝血块；③X 线钡餐检查有球部严重变形、龛影较大有穿透至十二指肠外的影像者；④既往有严重溃疡并溃疡仍反复活动者。

（三）手术方式的选择

治疗胃十二指肠溃疡手术的目的是永久地减少胃分泌胃酸和胃蛋白酶的能力。可采用的途径是：①切断迷走神经，阻断支配胃壁细胞、主细胞分泌胃酸和胃蛋白酶的传入冲动；②切除胃远端的 2/3 ~ 3/4，减少胃酸与促胃液素的分泌；③结合迷走神经切断与胃窦切除术，同时消除神经、体液性胃酸分泌。迷走神经切断术与胃大部切除术是治疗胃十二指肠溃疡最常用的两种手术方式。

1. 胃切除术（gastrectomy/gastric resection）　胃溃疡常用的手术方式是远端胃大部切除术。胃切除与消化道重建的基本要求有：

（1）胃的切除范围：胃大部切除范围是胃的远侧 2/3 ~ 3/4，包括胃体的远侧部分、胃窦部、幽门和十二指肠球部的近胃部分。切除要求是高泌酸的十二指肠溃疡与 Ⅱ、Ⅲ 型胃溃疡切除范围应不少于胃的 60%，低泌酸的 Ⅰ 型胃溃疡则可略小（50% 左右）。

（2）溃疡病灶的处理：胃溃疡病灶应尽量予以切除，十二指肠溃疡如估计溃疡病灶切除很困难时则不应勉强，可改用溃疡旷置术（Bancroft 术式）。毕Ⅱ式胃切除后，酸性胃内容物不再接触溃疡病灶，旷置的溃疡可自行愈合。

（3）吻合口的位置与大小：胃切除后，胃空肠吻合可置于横结肠前或横结肠后，只要操作正确，一般不会引起并发症。胃空肠吻合口的大小，主要取决于空肠肠腔的口径，胃空肠吻合口的大小以 3~4 cm 为宜，过大易引起倾倒综合征，过小可能增加胃排空障碍。

（4）近端空肠的长度与走向：越靠近十二指肠的空肠，黏膜抗酸能力越强，日后发生吻合口溃疡的可能性越小。在无张力和不成锐角的前提下，吻合口近端空肠段宜短。结肠后术式要求从 Treitz 韧带至吻合口的近端空肠长度在 6~8 cm，结肠前术式以 8~10 cm 为宜。近端空肠与胃大小弯之间的关系并无固定格式，但要求近端空肠位置应高于远端空肠，以利排空；如果近端空肠与胃大弯吻合，应将远端空肠置于近端空肠前以防内疝。

2. 胃切除后胃肠道重建　胃切除后胃肠道重建有多种方式和方法，基本方式是胃十二指肠吻合或胃空肠吻合。

（1）毕（Billroth）Ⅰ式胃大部切除术：即胃大部切除胃十二指肠吻合术。远端胃大部切除后，将残胃与十二指肠吻合。一般认为胃溃疡尽量采用毕Ⅰ式吻合，其优点是吻合后的胃肠道接近于正常解剖生理状态，食物经吻合口进入十二指肠，减少胆汁胰液反流入残胃，术后因胃肠功能紊乱而引起的并发症较少。对十二指肠溃疡较大，炎症、水肿较重，瘢痕、粘连较多，残胃与十二指肠吻合有一定张力，行毕Ⅰ式手术比较困难，易致胃切除范围不够，增加术后溃疡复发机会。因此，毕Ⅰ式胃切除多适用于胃溃疡。

（2）毕（Billroth）Ⅱ式胃大部切除术：即切除远端胃后，缝合关闭十二指肠残端，残胃和上端空肠端侧吻合。优点是即使胃切除较多，胃空肠吻合也不致张力过大，术后溃疡复发率低；十二指肠溃疡切除困难时允许行溃疡旷置。但这种吻合方式改变了正常解剖生理关系，胆胰液流经胃空肠吻合口，术后并发症和后遗症较毕Ⅰ式多。

（3）胃大部切除术后胃空肠 Roux-en-Y 吻合：即远端胃大部切除后，缝合关闭十二指肠残端，在距十二指肠悬韧带 10~15 cm 处切断空肠，残胃和远端空肠吻合，距此吻合口以下 45~60 cm 空肠与空肠近侧断端吻合。小弯高位溃疡即使胃切除较多，胃空肠吻合也不致张力过大。此法使用较少，但有防止术后胆胰液进入残胃的优点。

3. 胃迷走神经切断术　迷走神经切断术治疗十二指肠溃疡在国外应用广泛，通过阻断迷走神经对壁细胞的刺激，消除神经性胃酸分泌；消除迷走神经引起的促胃液素分泌，减少体液性胃酸分泌。胃迷走神经切断术按照阻断水平不同，可分三种类型。

（1）迷走神经干切断术（truncal vagotomy）：在食管裂孔水平切断左、右腹腔迷走神经干，又称全腹腔迷走神经切断术。尽管手术后胃酸分泌减少了 80%，由于肝、胆、胰、胃和小肠完全失去迷走神经支配，术后常出现胃排空障碍、小肠吸收运动失调以及顽固性腹泻、胆囊舒缩功能障碍致胆囊结石形成等并发症。为避免手术后严重胃潴留，必须同时行幽门成形术、胃空肠吻合术、胃窦切除等胃引流手术。

（2）选择性迷走神经切断术（selective vagotomy）：又称全胃迷走神经切断术，是在迷走神经左干分出肝支、右干分出腹腔支以后再将迷走神经予以切断，切断了到胃的所有迷走神经支配，减少了胃酸的分泌。该术式保留了肝、胆、胰、小肠的迷走神经支配，避免其他内脏功能紊乱。由于支配胃窦部的迷走神经被切断，术后胃蠕动减退，仍然需同时加做幽门成形等胃引流手术。

（3）高选择性迷走神经切断术（highly selective vagotomy）：又称为胃近端迷走神经切断术或壁细胞迷走神经切断术。手术设计切断支配胃近端、胃底、胃体壁细胞的迷走神经，消除了胃酸分泌，保留支配胃窦部与远端肠道的迷走神经。由于幽门括约肌的功能得以保留，不需附加引流术，减少了碱性胆汁反流的机会，而且保留了胃的正常容量，是治疗十二指肠溃疡较为理想的手术。方法是自幽门上 7 cm 起紧贴胃壁小弯切断迷走神经前、后支分布至胃底、体的分支，向上延伸至胃食管连接部。保留迷走神经前后干、肝支、腹腔支及分布到胃窦的鸦爪样神经支。为减少术后溃疡复发，确保迷走神经切断的彻底性，应注意在食管下段切断迷走神经后干于较高处分出的胃支（Grassi 神经）。

高选择性迷走神经切断术主要适用于难治性十二指肠溃疡，病情稳定的十二指肠溃疡出血和十二指肠溃疡急性穿孔在控制出血与穿孔后亦可施行。手术后倾倒综合征与腹泻发生率很低，胃排空在术后 6 个月内可恢复正常，同时基础胃酸分泌明显减少。高选择性迷走神经切断术后溃疡复发率，为 5%～30%。复发率高与迷走神经解剖变异，手术操作困难，切断不彻底，以及迷走神经再生等因素有关。高选择性迷走神经切断术不适用于幽门前区溃疡、胃溃疡、有胃输出道梗阻以及术后仍需长期服用可诱发溃疡药物的患者，此类患者手术后溃疡极易复发。

（四）术中注意事项

1．胃大部切除术

（1）胃肠道重建，胃溃疡多采用毕 I 式，十二指肠溃疡多采用毕 II 式。

（2）胃溃疡若胃酸不高，可行半胃切除；十二指肠溃疡患者应切除 2/3 的胃远端。

（3）十二指肠残端关闭困难或缝合不可靠时，应行十二指肠残端置管造瘘外引流。

（4）十二指肠溃疡病灶尽量切除，如因穿透、炎症及瘢痕粘连严重切除困难时，不必勉强切除，可行溃疡旷置术；于幽门上 4～5 cm 处断胃，剥除幽门窦部黏膜后缝合残端。

（5）游离十二指肠，处理胃右动脉时，要避免损伤胃十二指肠动脉、肝动脉及胆总管。

2．胃迷走神经切断术

（1）分离胃部食管、贲门、小弯上时，避免损伤食管及迷走神经前、后干。

（2）分离食管至少 5 cm 以充分切断食管下段及贲门部神经分支，否则手术效果差。

（五）术后处理

1．禁食、胃肠减压及静脉输液　胃手术后一般都应持续胃肠减压。尤其是迷走神经切断术后早期，胃的运动功能较差，必须行胃肠减压。胃肠减压可以防止胃肠道内消化液的积聚，减少吻合口的张力，也可以观察术后胃内有无出血。放置时间一般不超过 72 小时，待肛门排气后或每日吸出胃液量减少至 500 ml 以下且无腹胀时，即可拔除。减压期间要经常检查并保持胃管通畅。禁食时间 3～5 天。在这期间应按日需量及丢失量补充水、电解质、葡萄糖及维生素。每日记录输入量、排出量作为估计输液量的参考。

2．抗生素的应用　根据病情而定溃疡穿孔，腹膜炎及长时间幽门梗阻病例，应给予抗生素治疗，其他病例根据病情适当选用或不用。

3. 术后营养及饮食　术后早期禁食期间，每日输入适量的葡萄糖、维生素，以补充部分热量即可。短时期的负氮平衡一般均可以耐受。术后 45 天胃肠道功能开始恢复后，即可开始经口进食。应由流质逐渐过渡到半流质饮食，一般在手术后 1 周摄入的能量及氮量能满足当时机体的需要。

（六）手术并发症及其防治

1. 术后胃出血（gastrorrhagia）

（1）胃大部切除术后，可从胃管引流出少量暗红色或咖啡色胃液，一般在 24 小时以内不超过 300 ml。若术后不断吸出新鲜血液，24 小时后仍未停止者，则表明术后胃内有出血。

（2）出血部位常见于胃肠吻合口、胃残端缝合口或十二指肠残端旷置的溃疡。

（3）发现胃内出血后，应严密观察，首先采取输血、胃管内灌注止血药物或用冰水灌洗，全身应用止血药物等保守治疗措施，多数均可止血。必要时可局部应用血管收缩剂或栓塞相关动脉止血。如不能止血，应及早手术止血。

2. 十二指肠残端破裂（duodenal stump rupture）

（1）十二指肠残端破裂是胃大部切除术毕 Ⅱ 式后早期严重的并发症，原因与十二指肠残端处理不当以及胃空肠吻合口输入袢梗阻引起十二指肠内压力升高有关。

（2）临床表现为上腹突发剧烈疼痛、发热、局部或全腹压痛、反跳痛、腹肌紧张等腹膜炎症状以及白细胞计数增加，腹腔穿刺可抽出胆汁样液体。

（3）一旦确诊，应立即手术。术中妥善缝合十二指肠残端，行十二指肠造瘘与腹腔引流。术后给予营养支持，全身应用抗生素。

3. 吻合口瘘（anastomotic fistula）

（1）胃肠吻合口瘘多发生于胃肠吻合的三角区，常与张力过大或局部缺血有关。

（2）一般于术后 4～7 天出现症状，突然上腹痛，出现急性腹膜炎的症状和体征，体温升高，腹腔穿刺吸出胃肠液或脓汁。

（3）一旦明确诊断，应行手术探查，在瘘口附近置双套管，负压吸引及持续冲洗引流，同时持续胃肠减压，全肠外营养支持或给予空肠内插管肠内营养支持。给予抗生素，维持好水电解质平衡等，一般瘘口均可逐渐愈合。

4. 残胃排空障碍

（1）多为手术后残胃无张力或吻合口水肿所致。

（2）临床表现在拔除胃管或开始进食后发生上腹胀；呕吐，初为胆汁性胃液，以后渐为淡咖啡色液体。采用水溶性造影剂行胃造影检查，可见胃无蠕动，吻合口不能通过，胃镜检查可见吻合口明显水肿及充血，胃黏膜亦常有充血或浅糜烂。

（3）一旦明确诊断，应给予禁食、胃肠减压、洗胃、输液、给予全肠外营养支持维持。这种排空障碍有时持续的时间很长，不要急于再次手术。时间超过 1 周，则应留置空肠内营养管，给予肠内营养。经过一个阶段的处理，一般均可以恢复。

5. 输入袢梗阻（afferent loop obstruction）

（1）输入袢梗阻有急性和慢性两种。急性多发生于毕 Ⅱ 式结肠前输入段对胃小弯的吻合方式。输出袢系膜悬吊过紧压迫输入袢，或是输入袢过长穿入输出袢与横结肠系膜的间隙孔形成内疝，是造成输入袢梗阻的主要原因。

（2）临床表现为上腹剧烈疼痛、呕吐伴上腹部压痛，呕吐物量少，多不含胆汁。急性完全性输入袢梗阻属于闭袢性肠梗阻，易发生绞窄，病情不缓解者应行手术治疗。慢性不全性输入袢梗阻，表现为餐后半小时上腹饱胀绞痛，伴大量呕吐，呕吐物主要是胆汁，一般不含食物，呕吐后患者感觉症状减轻而舒适。产生原因是输入袢在吻合处形成锐角或输入袢过长发生曲折而影响肠道排空。由于消化液潴留在输入袢内，进食时消化液分泌增加，输入袢内压力增加并刺激肠管收缩，引发喷射样呕吐，也称输入袢综合征。

（3）不全性输入袢梗阻，应采用禁食、胃肠减压、营养支持等治疗，若不缓解，可行空肠输出、输入袢间的侧侧吻合或改行 Roux-en-Y 型胃肠吻合解除梗阻。

6．输出袢梗阻（Gastric outlet obstruction）　毕Ⅱ式手术后吻合口下方输出肠段梗阻，多因术后粘连、大网膜水肿、炎性包块压迫或结肠后胃空肠吻合时，横结肠系膜的裂口固定在小肠侧，引起狭窄或压迫。主要表现为呕吐，呕吐物为食物和胆汁。确诊应借助于钡餐检查，以示梗阻的部位。症状严重而持续应手术治疗以解除梗阻。

7．吻合口梗阻（anastomotic block）　梗阻多由于手术时吻合口过小或缝合时胃肠壁内翻过多引起，也可因吻合口黏膜炎症水肿所致。经保守治疗无效者可考虑手术治疗。

8．迷走神经切断术后胃潴留（gastric retention）

（1）迷走神经切断术后，胃体部的张力减退，蠕动减少，术后早期可能出现暂时性的胃潴留症状。患者感觉上腹部饱胀不适或呕吐。一般采用禁食，输液，必要时行胃肠减压，静脉给予甲氧氯普胺等药物，数日内即可缓解，然后逐渐恢复饮食。

（2）高选择性迷走神经切断术中如切断了拉氏神经干，术后可发生严重的胃潴留，如经保守治疗无效或长期反复发作，则应再次手术行胃窦切除、胃十二指肠或空肠吻合。

二、胃癌围术期处理

胃癌（gastric cancer）是消化道恶性肿瘤中最多见的癌肿，在我国居各种恶性肿瘤之首位。男性发病多有女性。目前认为胃癌的发生与地域环境及饮食生活因素、幽门螺杆菌感染、癌前病变以及遗传和基因有关。早期诊断、早期手术仍是治疗胃癌最有效的方法。在手术治疗的基础上加化疗及免疫治疗等综合措施，可望提高治疗效果。

（一）术前处理

1．术前进一步明确诊断要点

（1）详细询问病史，全面体格检查及常规化验检查，对诊断及患者全身状况以及能否耐受手术等，做出正确判断。

（2）X 线钡餐检查：是诊断胃癌的主要方法之一。X 线钡餐检查无痛苦，较容易被患者接受。气钡双重造影和多角度摄影可提高其阳性率。早期胃癌 X 线征较难发现，可表现为黏膜相异常。进展期胃癌的形态与胃癌大体分型一致。

（3）胃镜检查：是早期诊断的有效方法，可直接观察胃黏膜病变的部位和范围，并可活检进行细胞学检查，提高胃癌的诊断率。

（4）腹部超声：主要用于观察胃的邻近脏器受浸润及淋巴结转移的情况，有助于确定手术方式。

（5）螺旋 CT 与正电子发射成像检查：有助于胃癌的诊断和术前临床分期，同时可判断腹腔淋巴结及肝脏转移情况。

2. 术前准备

（1）检查有无重要脏器疾病，进行必要的治疗。

（2）术前贫血、营养不良者，应给予适当的支持疗法，包括适量输血或血浆、可给予全肠外营养支持。无梗阻者可留置空肠内营养管，给予肠内营养支持。

（3）纠正水、电解质紊乱，低蛋白血症等。

（4）术前估计肿瘤有侵犯横结肠的可能，需进行肠道准备（同结肠手术）。

（5）胃癌大出血、穿孔或有梗阻者，按照胃急诊手术准备（同溃疡病）。

（6）术前应作好家属工作，说明手术切除的可能性及预后，以取得良好配合。

（二）手术适应证

1. 已明确胃癌诊断，但尚未发现远处转移者，应积极采取手术治疗，争取根治性切除。

2. 已有转移，估计尚可切除原发病灶者，亦可行姑息性切除术。

3. 通过检查未明确诊断，但高度怀疑肿瘤，或位于贲门及胃底部性质不明的病变，应行剖腹探查术，以明确诊断及处理。

4. 胃癌穿孔、大出血或幽门梗阻者，应及时行急诊手术。

（三）手术方式的选择

手术在胃癌的治疗中占主导地位，根治性手术是达到治愈目的的重要方法。只要患者条件许可又无明显远处转移，均应手术探查，争取根治切除。

1. 根治性手术　根治术的原则是整块切除包括癌灶和可能受浸润胃壁在内的胃的全部或部分，按照临床分期标准整块清除胃周围淋巴结，重建消化道。

按切除淋巴结的范围分为四种。①R0：由于病变的关系，未能将第一站淋巴结完全清除；②R1：将第一站淋巴结完全清除；③R2：将第二站淋巴结完全清除；④R3：完全清除第三站淋巴结。

（1）根治性远端胃大部切除术：用于胃幽门部或胃体远端的患者。切除范围包括：远端至幽门下 2~3 cm，近端小弯侧应在贲门下 2~3 cm，大弯侧切断线应距肿瘤 5 cm 以上，切除全部大小网膜、远侧两枝胃短动脉、肝胃韧带、肝十二指肠韧带前叶、横结肠系膜的前叶及胰腺包膜，从根部切断扎胃左右及胃网膜左右动脉。

（2）根治性近端胃大部切除术：适用于贲门或高位胃体部癌。胃远端切断线应距肿瘤 5 cm 以上，近端切除食管 3~5 cm，应清除食管下端及贲门周围的淋巴结，保留胃网膜右动脉，行食管胃吻合，加幽门成形术。

（3）全胃切除术：适用于贲门癌及胃体部近端癌。切除的远端应在幽门下 2~3 cm，近端应在距病变 3~5 cm 处横断食管。淋巴结清除范围应包括：贲门周围、脾门及脾动脉旁淋巴结，必要时将脾及胰尾一并切除，然后行各种类型的食管、空肠吻合重建术。

2. 非根治性手术

（1）姑息性切除术：肿瘤范围较广，已有邻近或远处转移时，可行姑息性胃部分切除。

切除了原发病灶可使症状减轻或解决梗阻及出血等问题。据统计，姑息性切除后 5 年生存率可达 10%。

（2）短路手术：肿瘤范围广并引起幽门梗阻又无法切除时，可行胃空肠吻合术以解除梗阻。

（四）术中注意事项

1. 术中严格执行无瘤操作 遵循大块整体切除的原则，从需要切除范围的外围进行，遗漏的淋巴结应补充切除；并用纱布垫将肿瘤组织与周围组织隔开，肿瘤切除后应更换纱布；关腹前应更换手套，用大量无菌蒸馏水或抗癌药稀释液冲洗腹腔及切口。

2. 术中预约冷冻检查 胃切除后切缘立即送冷冻切片检查，观察远近端切有无癌残留。

（五）术后处理

1. 根治性胃大部切除术后，持续胃肠减压 2～3 天，禁食 3～4 天。禁食期间，每日静脉补液维持水、电解质平衡，必要时给予静脉营养支持。

2. 胃肠道功能开始恢复后，开始流质饮食，逐渐过渡到半流质饮食、普食。

3. 胃贲门癌行近端胃次全切除或全胃切除术后，影响患者的深呼吸与排痰，术后应加强护理，预防发生肺部并发症。

4. 抗癌治疗 一般情况基本恢复后，术后 2 周可开始化疗。根据肿瘤性质、分化程度，制订化疗方案。必要时配合免疫治疗或中药治疗。

（六）手术并发症及其防治

与胃大部分切除术基本相同，可参阅该部分内容。

三、肠梗阻围术期处理

肠梗阻（ileus/intestinal obstruction）是腹部外科中常见的一种疾患，仅次于急性阑尾炎和胆道疾病，居急腹症第三位。肠梗阻是各种原因引起的肠内容物运行障碍，可使患者全身发生生理上的紊乱及梗阻近端肠管解剖和功能上的变化，严重者可危及生命，如绞窄性肠梗阻的死亡率可达 10% 左右。本病可发生在任何年龄，男女差别不明显。肠梗阻的治疗方法有手术和非手术两类。手术可解除梗阻，非手术治疗通过输液和胃肠减压，矫正肠梗阻所致生理紊乱，也是解除梗阻的基本方法。需要手术时，充分且合理的术前准备不可缺少。

（一）术前处理

1. 术前进一步明确诊断要点

（1）病史特点：起病急，发展快，尽管肠梗阻病因不同，临床各有特殊表现，但有共同的症状。

1）腹痛：往往突然发作，呈阵发性绞痛，伴有腹鸣，间歇时间不定，3～5 分钟发作一次，有的腹内有"气块"窜动。小肠梗阻疼痛在脐周区，回盲部梗阻疼痛在右下腹，乙状结肠梗阻痛在左下腹。当发生绞窄时，腹痛为持续性，阵发加重，以后发展为持续性绞痛而不能缓解。当麻痹性肠梗阻时，腹痛不明显，仅感腹胀不适。

2）呕吐：最初呕出所进饮食，高位肠梗阻呕吐频繁，吐出物量多，主要是胃液、十二指肠液、胰液和胆汁。低位肠梗阻呕吐较晚，呈粪样物。

3）腹胀：高位梗阻腹胀不明显，低位梗阻腹胀显著。停止排气、排便。在绞窄时，可排出血性黏液便。

（2）体检特点

着重注意腹部外形、腹胀特点、肿块及肠鸣音变化。在机械性肠梗阻时，可查到肠型及肠蠕动波，低位梗阻时肠型呈阶梯形。结肠梗阻呈马蹄铁形膨胀。有腹膜刺激症状时，应想到绞窄性肠梗阻。若在右上或右下腹触及腊肠样肿块，提示有肠套叠。蛔虫性梗阻的肿块呈条索状，形状和部位多变。绞痛时肠鸣音亢进，有气过水声，甚至金属声。如直肠指诊时，指套上沾有血性粪便，可能是肠套叠或肠系膜血管血栓形成。病情晚期，因失水而出现眼眶深陷、四肢冰冷、脉搏细速、发绀等。当肠坏死、肠穿孔时，可发生腹膜炎，毒素吸收后可使病情恶化。

（3）辅助检查特点

肠梗阻因失水而显示血液浓缩，红细胞数及血细胞比容升高，血清钾、钠、氯降低。低位梗阻时，二氧化碳结合力降低，pH 降低。合并腹膜炎时，白细胞总数和中性粒细胞明显增加。

X 线立位腹部透视或平片，可见肠腔扩大，有阶梯状宽度不一的液气面，当蠕动增强时，可见液气面上下移动。疑肠套叠时，可作稀钡灌肠检查，可显示出杯口状、环口形或环形影。

（4）明确肠梗阻类型

1）单纯性或绞窄性：明确区分这两型梗阻，对于治疗极为重要，后者应尽早手术。绞窄特点为腹痛急骤，持续性疼痛，阵发性加剧；全身中毒症状出现早而严重，如体温升高、脉搏增快、血压下降等；腹胀不对称，有固定压痛和明显的腹膜刺激征。呕出或自肛门排出血性液体。腹腔穿刺抽出血性液体；X 线平片有孤立的胀大的肠袢，不因时间而改变位置；经非手术治疗，腹痛和全身症状无明显好转。

2）机械性或麻痹性：前者主要表现为阵发绞痛，伴肠鸣音亢进。后者无绞痛，仅持续胀痛，呈普遍性膨隆，肠鸣音弱或消失。

3）完全性或不完全性：发病后是否仍有肛门排气及排便，如 1～2 天内确无排气，应疑为完全性梗阻。

4）高位或低位：高位梗阻有剧烈呕吐，腹胀不显著，绞痛不剧烈。低位梗阻呕吐轻，腹胀和绞痛较重。

2．术前准备

（1）对机械性肠梗阻先应作非手术治疗，主要措施包括：

1）禁食。

2）胃肠减压：采用单腔或双腔导管插入胃内或肠内，经连续吸引将肠内积气和液体抽出。有效减压对机械性肠梗阻有可能使肠腔恢复通畅，即使有的病例需手术，减压后可减少因肠胀气而造成的手术困难，增加手术安全性。

3）补充液体：补液的目的是解决血容量不足、失盐、脱水和酸碱平衡失调。补液要根据肠梗阻的部位、梗阻时间长短以及化验检查结果来进行补充。通过临床观察了解呕吐情况、脱水程度、尿排出量和比重，并结合血浆中钠、氯、钾浓度，二氧化碳结合力的监测结果，计算患者需补充的液体总量和需要哪几种液体。当然补充液体中，不能忽视机体自身的调节功能，所以在输液需根据病情变化随时调整。

4）应用抗生素，可减少肠内细菌繁殖，预防感染。绞窄性肠梗阻有可能引起腹膜炎，药物有控制感染的作用。

5）吸入高浓度氧，根据气体弥散的规律，有利肠内氮气排出，可改善肠道的胀气。

6）应用中药治疗肠梗阻，治则为通里攻下、活血化瘀、理气开郁、清热解毒。对单纯性不全梗阻有较好的疗效，方剂有复方大承气汤、肠粘连松解汤等。

（2）对小儿肠套叠发病 24 小时内，无腹膜刺激征者，可试用空气或稀钡灌肠，能将套入部肠袢挤出鞘部，使套叠复位。

（3）对麻痹性肠梗阻除上述治疗外，还需同时治疗病因。药物有新斯的明、垂体后叶素，静脉内注射蛙蟾肽和前列腺素等，还可用普鲁卡因作肾囊封闭，针刺疗法等，促进肠蠕动。

（4）术前治疗期间，应严密观察病情变化，注意腹痛、腹胀有无减轻，腹部有无压痛及肌肉紧张，肠鸣音是否趋向正常，肛门排气和排便等情况。若经 12～24 小时治疗，肠梗阻未能解除者，需手术探查，以免延误手术时机。

（二）手术适应证

1. 经非手术治疗后 12～24 小时梗阻症状仍不能解除或症状加剧者。

2. 肠梗阻出现腹膜刺激征或体温升高，白细胞数升高者。

3. 肠套叠所致完全性肠梗阻，发病时间已超过 2 小时者。

4. 对绞窄性小肠梗阻或结肠梗阻，应及早手术。

5. 引起单纯性肠梗阻的病因需用手术方能解除者。

6. 先天性肠道狭窄或直肠肛门闭锁者。

（三）手术方式选择

1. 肠粘连松解术（enterodialysis/enterolysis） 腹内粘连束带和小片粘连所致肠梗阻，经简单的切断和分离后即可解除梗阻。广泛粘连而屡次发作梗阻者，可采用小肠折叠排列术或内固定术。

2. 肠袢短路吻合术 肠粘连使肠袢紧密成团，既不能分离，又不能切除者，可作肠袢近远两端短路侧侧吻合。

3. 肠扭转复位术（reduction of volvulus of intestine） 将肠袢按其扭转的相反方向回转，即可复位。复位后如肠管血运恢复，无肠坏死迹象，可以关腹。需预防术后复发，如为移动性盲肠，可固定在侧腹壁；如乙状结肠过长，可将过长部分可平行折叠，固定在降结肠内侧等。

4. 肠套叠复位术（reduction of intussusception） 经稀钡灌肠复位无效者或肠套叠发病已超过 24 小时者应手术复位。术中见肠管无坏死，可轻轻地、反复地由肠套叠远端向近端挤压，直至套入部由鞘部推出，切忌牵拉套叠肠管，以免撕裂。

5．肠切除吻合术（intestinal resection and anastomosis）　当肠袢紧密粘连成一团，分离松解困难，或梗阻解除后肠管已失去活力或因肿瘤所致梗阻者，均可行肠段切除吻合。术中尽可能将近端扩张的肠腔内容物排挤抽空，有利吻合口愈合。对结肠高度梗阻者，根据梗阻部位可先在近侧做盲肠或横结肠造口术，待二期手术时再行结肠病变切除。若结肠已坏死，先切除坏死肠袢，做暂时性双筒式结肠造口术，待病情好转后再作二期吻合术。

6．肠造口术（enterostomy）　对机械性肠梗阻是有效方法。造口部位应尽量选择梗阻近侧胀大的肠袢。造口越近，梗阻解压作用越彻底。有的做肠切除吻合，在吻合口近侧造口，有利于伤口的愈合。常用 14 号橡皮导管 1 根，插入肠管内 5 cm，用浆肌层荷包缝合法将导管埋藏在肠壁内，导管由腹壁戳孔引出，导管所在处的肠袢可与腹膜固定 2～3 针，皮肤也需与导管适当固定。

（三）术中注意事项

1．手术开始，若把切口开得过大，肠管容易从腹腔内脱出，会增加对肠管的刺激。

2．探查腹腔时，勿过分牵拉肠系膜，以防血压下降。

3．膨胀的小肠妨碍手术操作时，可先行小肠减压术，清除淤积的肠内容，不仅有利于手术的进行，也可减少毒素吸收，但需防止污染腹膜腔和切口。

4．当梗阻解除后，对小肠活力有怀疑时，应观察肠管的色泽、蠕动，系膜血管的搏动情况，以决定是否做肠段切除。

5．解除梗阻需做一定范围的剥离，但过多剥离能增加再粘连机会。

6．剥离中损伤肠管浆膜时，可将缺损区做横向浆肌层缝合，并以肠系膜或邻近的肠管覆盖，减少粗糙面。

7．粘连形成是腹膜受损后的结果，术中应轻巧、细致，不作大块结扎，减少组织坏死。仔细止血和取除腹腔内异物，减少内脏暴露时间，并用适当温度的湿盐水纱布垫保护肠管以降低术后粘连。

（四）术后处理

1．半卧位，禁饮食，持续胃肠减压至肠蠕动恢复，并能由肛门排气时为止。

2．胃肠减压停止后，先开始进少量流食（尤其是作肠切除吻合者）。进流食宜由少量开始。以后逐渐增加，术后 1 周可进半流食，2 周后进普食。

3．静脉输液纠正水、电解质紊乱。补液量和补液类型可按禁食患者需要量，并结合胃肠减压损失量，血液、尿的生化检查结果等而定。

4．广泛小肠切除后，需用全肠外营养治疗，必要时输血、血浆，给氧等。

5．酌情给抗生素 3～5 天，以防感染。

6．腹部切口术后 7～9 天拆线，如有减张缝合者，需 2 周后拆除。

（五）手术并发症及其防治

1．术后麻痹性肠梗阻（postoperative paralytic ileus）

（1）术后麻痹性肠梗阻的发生率很高。由于肠管扩张，肠壁神经丛功能低下和血管运动障碍，术前水、电解质紊乱，尤其是低钾血症等，另一方面手术操作的刺激，如肠管脱出，肠系膜受牵拉和压迫，肠管干燥和腹腔污染等均是发病原因。

（2）处理按肠梗阻非手术治疗的方案进行，必要时辅加中西药物，如应用新斯的明、垂体后叶素、蛙蟾肽和前列腺素等。针刺、肾囊封闭、理疗均可促进肠蠕动恢复。

2. 再梗阻

（1）以肠粘连最多，其次为肠吻合或肠造口后造成系膜缺损，肠袢嵌入或术后切口发生腹壁嵌顿性疝，吻合口狭窄以及肠系膜扭曲等。

（2）处理上，首先应判断是否有绞窄，如无绞窄，可按非手术治疗方案进行。除非明确有绞窄或经非手术治疗仍不能解除梗阻者，对于再手术应持慎重态度。肠粘连术后防止发生再粘连，可采用肠内或肠外固定排列术。

3. 吻合口瘘、腹膜炎及肠瘘

（1）吻合口瘘（anastomotic fistula）、腹膜炎（peritonitis）及肠瘘（intestinal fistula）是肠切除吻合后严重并发症，多见于全身条件差、伴有慢性疾患，如糖尿病、肝硬化或应用激素等的患者。局部肠管血运障碍，肠管炎症、瘢痕，吻合口张力过大，肠腔内压力升高及手术操作技术不良，均可导致肠瘘。

（2）治疗以充分引流，有效地控制感染，积极给予支持疗法，及时纠正体液失调，全肠外补充营养等为主。

4. 盲袢综合征（blind loop syndrome，BLS）

（1）当短路吻合后，在旷置部位和盲袢内有肠内容物淤滞，肠内细菌大量繁殖，造成维生素 B_{12} 吸收障碍，脂肪性腹泻等，使营养吸收障碍而导致贫血或营养不良。

（2）治疗上对吸收无障碍者，可对症治疗。若有吸收障碍或并发穿孔、出血、盲袢扭转者，应积极手术治疗，改盲袢为生理性通路。

5. 短肠综合征（short bowel syndrome，SBS）　小肠广泛切除后，残余肠管过短，营养成分吸收严重障碍。治疗初期应行全肠外营养，以补充因大量水泻而致水、电解质、营养物质的丢失，维持患者生命。2 个月后，肠功能逐渐有所代偿，便次可减少到每日 10 次以下。第二阶段试用要素饮食，稀释的要素饮食经胃管缓慢滴入，少量多餐，数天后可增加量和浓度。为延长要素饮食通过剩余短肠的时间，增加吸收，适当使用抗肠蠕动药物，如鸦片酊、可待因、复方地芬诺酯等。口服胰酶能增加脂肪的吸收。逐渐经口进食后，因患者缺乏乳糖酶，而应忌食奶类。一般经过 2 年，可完全代偿，恢复正常饮食，排便次数逐渐减少，体重有所增加。绝大多数短肠综合征患者，经药物和要素饮食后，可以维持营养。但是，为了延长肠内容物在肠内停留时间，以改善吸收功能，也可采用手术治疗，方法有肠管倒置吻合术或肠袢循环吻合术。

四、结肠癌围术期处理

结肠癌（colonic carcinoma）是常见的恶性肿瘤之一。在消化道肿瘤中，其发病率仅次于胃癌、食管癌和肝癌。病因尚不清楚，但有些疾病如家族性息肉病已被公认为癌前期疾病；结肠腺瘤、溃疡性结肠炎、结肠血吸虫病肉芽肿与结肠癌的发生有较密切的关系。结肠癌多为单发，好发部位由多而少依次为乙状结肠、盲肠、升结肠、降结肠及横结肠。值得重视的是本病可有多中心，特别是在老年人的息肉癌变。

（一）术前处理

1. 术前进一步明确诊断要点

（1）结肠癌的早期症状多不明显，易被忽视。40 岁以上者有以下任一表现应引起重视：①Ⅰ级亲属有结直肠癌病史者；②有癌症或肠道腺瘤或息肉病史；③便隐血试验阳性者；④以下五种表现具有两项以上者：黏液血便、慢性腹泻、慢性便秘、慢性阑尾炎及精神创伤史。

（2）排便习惯与粪便性状的改变如排便次数增多，腹泻或便秘，黏液便或黏液脓性血便，常为最早出现的症状。

（3）右半结肠肠腔较宽大，血运及淋巴丰富，吸收能力强，癌肿易溃烂、坏死致出血感染，故临床表现以全身性的营养不良、贫血等和腹部肿块症状为主。因此术前应评定患者营养状态与贫血情况。左半结肠肠腔相对狭小，该部多为浸润型癌，临床表现以局部的肠梗阻、便秘、腹泻、便血等和腹部肿块症状为主。

（4）血清癌胚抗原（carcinoembryonic antigen，CEA）：该项指标值的升高与病变范围呈正相关。且可作为术后预测肿瘤有无复发的指标，因此术前应列入结肠病变检查常规。

（5）钡剂灌肠检查：观察肿瘤的范围与肠段的移动性，有助于术前估计手术的范围与可切除性。钡剂灌肠诊断的准确率可达 90% 以上，但在盲肠、结肠脾曲、乙状结肠悬垂部肿瘤可出现假阴性，尤其是细小的病变可被遗漏。

（6）内镜检查：应用纤维肠镜观察病变距肛缘的距离与病变的范围，并观察全结肠，寻找有无其他的病变，同时取活检病理检查已明确病变性质。

（7）B 超或 CT 检查：检查肝脏与腹腔其他部位有无转移性病变。

2. 术前准备

（1）在术前纠正水、电解质平衡紊乱及补充失血量。

（2）肠道准备：择期手术患者，可按下列方法之一，进行术前肠道准备。

1）常用的准备法：术前 3 天改半流食，术前 24 小时改流食。术前 3 天每晚服泻药，如硫酸镁溶液或甘露醇，清除肠道内容物。术前晚做清洁灌肠。同时口服肠道抗菌药物，如术前 3 天口服诺氟沙星、甲硝唑，每天 3 次。在肠道准备时，肠内细菌减少，可能有维生素 K 缺乏，应静脉或肌内注射维生素 K_1。

2）对伴有慢性部分肠梗阻的患者，不宜采用经口服泻剂的方法进行肠道准备，以免导致急性肠梗阻。可采取禁食、全肠外营养支持、每晚温盐水灌肠的方法准备。

3）在急性肠梗阻患者，应给予胃肠减压，并进行灌肠清洗梗阻以下的肠段。

4）术前检查结果如提示肿瘤侵犯范围广泛，有不能切除的可能，或已有并发症存在时，术前应让患者家属理解腹壁结肠造口的必要性，并要求他们积极配合治疗。

（二）手术适应证

1. 诊断明确，无广泛性远处转移的结肠癌。

2. 经多项检查不能明确诊断，而临床又高度疑为结肠癌者。

3. 伴有肠梗阻、穿孔或大量出血等并发症者。

（三）手术方式的选择

进腹后，先应探查肿瘤以外部位的情况，观察有无腹腔积液，腹膜上有无种植性转移，了解肝脏与其他部位有无转移病变，肠系膜根部淋巴结有无肿大。对有怀疑的病灶尽可能取得病理组织学的诊断依据。再探查结肠肿瘤的位置、大小，活动度及其与周围组织黏着的情况。有时，术前检查提示有 2 个以上的肿瘤，但探查时因肿瘤体积较小，难以在肠腔外摸到确定位置，可在手术同时作纤维肠镜检查，以帮助定位。根据探查的结果，选择一种合理的手术方式。

1. 根治性手术

（1）右半结肠切除术（right hemicolectomy）：适用于盲肠、升结肠、结肠肝曲癌肿。切除范围应包括末段回肠 10～15 cm、盲肠、升结肠、结肠肝曲及横结肠的右侧一半，连同肠系膜包括其中的淋巴结以及右侧腹膜后脂肪、淋巴组织。切除后做回肠横结肠对端吻合术。

（2）左半结肠切除术（left hemicolectomy）：适用于结肠脾曲和降结肠癌。切除范围可包括横结肠左半、降结肠、乙状结肠。自根部结扎切断左结肠动脉及乙状结肠动脉，并切除相应的系膜及淋巴结。切除后作结肠间或结肠与直肠端端吻合。

（3）横结肠切除术（transverse colectomy）：适合于横结肠中段癌。切除范围包括升结肠远侧 1/3、横结肠，左侧延伸到降结肠近侧 1/3。切除后行升结肠和降结肠端端吻合。

（4）乙状结肠切除术（sigmoidectomy）：适用于乙状结肠癌，切除范围根据乙状结肠的长短和癌肿所在的部位，分别切除整个乙状结肠和全部降结肠，或切除整个乙状结肠、部分降结肠和部分直肠，作结肠直肠端端吻合。

（5）结肠造口术（colostomy）、一期或二期根治切除术：适合于结肠癌并发急性肠梗阻者，右侧结肠癌可做右半结肠切除，一期回肠结肠吻合术。如患者情况不允许或左侧结肠癌并发急性肠梗阻者，应先做近侧结肠造口解除梗阻，术后 2～3 周再行二期根治性切除。当然，也有可能因肿瘤不能切除而成为永久性造口。常用造口方法有盲肠造口术、结肠单腔造口术及结肠双腔造口术等。

（6）当发现有两个以上癌肿时，可根据 2 个病变相距的远近考虑，切除一节或二节肠段。如 2 个病变相距较近则可做包含 2 个病变在内的右半或左半结肠切除。如 1 个病变位于右侧结肠而另一个位于左侧结肠，则可采取分别切除的方法。

2. 非根治性手术

（1）姑息性局部切除术：能缓解症状，延长患者生存期。

（2）短路吻合术：病变固定伴肠道梗阻，又不能切除者，可将病变近端肠袢和远端肠袢作短路吻合。

（3）结肠造口术（colostomy）：肿瘤既不能切除，又不宜做短路吻合者，可在肿瘤近端行结肠造口术（即人工肛门）。

（4）结肠癌伴肝转移者如肝转移为单发，并局限于一侧肝叶，又未侵犯下腔静脉或门静脉，也无肝硬化，且全身情况较好的患者，可同时或分期做肝转移灶切除术。多发性肝转移灶，不宜手术切除。对不能切除的肝转移灶可考虑肝动脉、门静脉插管行药物灌注治疗。至于原发灶是否应切除，当前多数作者认为，如原发灶能切除时，仍宜切除，再配合其他治疗，对缓解症状及延长患者的生存期有一定的作用。

（四）术中注意事项

1. 严格无瘤操作与抗癌处理结肠癌手术时，应严格按无瘤技术进行操作。先在预定切除肠段两端用纱布条扎紧，在肠腔内或供应该肠段的动脉内注射抗癌药物，防止癌细胞在肠腔内扩散、种植，随即结扎相应的血管，以防止癌细胞血行转移。分离与切除肿瘤时应用纱布垫将周围组织与瘤组织隔开，并在肿瘤切除后更换纱布垫。关腹前，术者更换手套，以大量无菌蒸馏水或抗癌药物稀释液冲洗腹腔。

2. 如肿瘤不能切除或疑有切除不净处，可在肿瘤的四周以银夹或钛夹作标志，以便于手术后放疗定位，也有利于术后观察其他治疗效果。

3. 结肠癌伴急性肠梗阻时，由于术前不能进行肠道准备，癌肿的近侧肠腔积留有大量粪便，尤其是在左半结肠梗阻时更为严重。如行一期切除吻合，术中应设法清除肠腔内粪便，以免污染腹腔吻合口。

（五）术后处理

1. 一般处理

（1）结肠手术后，结肠功能恢复较缓慢，术后应持续胃肠减压直至结肠功能恢复，一般需 3～4 天。对结肠功能恢复缓慢者，10 天内不宜灌肠。有单腔或袢式结肠造口的患者，钳夹的造口或袢式结肠造口均可在术后 2～3 天予以开放。造瘘口每周用手指扩张 1 次，以防狭窄。

（2）术后注意维持水、电解质平衡。对术前原有营养不良或因结肠癌并发症而手术的患者，术后恢复较缓慢，可给予全肠外营养支持 1 周以上，有利于吻合口与切口的愈合，减少术后并发症。

（3）术后应给予抗癌综合治疗。在切口愈合、患者一般情况恢复后（一般在术后 1～2 周）即可开始综合治疗，根据肿瘤的性质制订方案，给予化疗与免疫疗法。中医中药也有增强免疫能力、减轻化疗不良反应、改善全身状况的作用，是综合治疗的一部分。

（六）手术并发症及其防治

1. 吻合口瘘（anastomotic fistula）　术中吻合口被粪便严重污染、结肠边缘血运有损害或吻合口有张力是导致吻合口瘘的常见原因。吻合口瘘常在术后 1 周左右发生，表现为腹腔内有脓肿形成或从切口溢出肠内容物。一旦诊断明确，应予以充分引流，必要时可剖腹引流，以控制感染。瘘口大、粪便流出量多者，可行吻合口近侧结肠造口，使粪便转流，有利于瘘口的愈合。

2. 机械性肠梗阻（mechanical intestinal obstruction/mechanical ileus）　常见的原因是在乙状结肠造口处发生内疝，由于乙状结肠拉出腹腔后，造口肠段与左侧壁层腹膜之间留一空隙，如缝合不完全或未予缝合，小肠进入此空隙后即形成内疝而引起机械性肠梗阻，所以术中必须缝合好，并用手指检查。一旦发生内疝，需立即手术复位，闭合空隙。粘连性肠梗阻，多与腹内感染或小肠与切口缝合部发生粘连有关。一旦发生，先行非手术治疗，无效时需作粘连分离术。对广泛性小肠粘连者，在粘连松解后行小肠内固定术，以防再发生梗阻。

3. 输尿管损伤（ureteral injury）　术中如显露输尿管而损伤它的血运，术后易发生坏死、穿孔。若术中发现损伤，应立即行缝合或吻合，并放输尿管支架引流。若在 24 小时后才发现损伤，因存在炎症、水肿，修补常遭失败。可先做暂时性肾盂造口术，并引流外渗尿液，待 2~3 个月后再作修复手术。

4. 结肠造口并发症　常见的并发症有疝、小肠梗阻及狭窄、伤口感染、造口部回缩、结肠脱垂等。造口处结肠坏死多与腹壁开孔太小、影响肠壁及系膜血运有关。一旦发生，如坏死范围小，局限于造口边缘者，待分界清楚后，可作坏死切除。若造口处肠壁坏死广泛者，需再次手术切除，重新作健康肠段造口术。造口狭窄尚能通过 1 小指者，可每日以手指扩张造口 1~2 次，到能通过全部示指。对严重狭窄而排便困难者，必要时再手术重作造口。

五、直肠癌围术期处理

直肠是大肠癌最好发的部位，占 55%~70%，主要是腺癌，其次为黏液腺癌、印戒细胞癌、未分化癌等。其病因尚不十分清楚，但直肠腺瘤、血吸虫病性肉芽肿是公认的癌前期病变，溃疡性结肠炎、慢性非特异性结肠炎、结肠克隆病患者的大肠癌发病率明显高于普通人群。

（一）术前处理

1. 术前进一步明确诊断要点

（1）直肠癌术前必须有明确的病理诊断，特别是直肠中下段癌，因为一经确诊，常须切除全部直肠及肛管等组织，行永久性结肠造口，如为良性病变，就不应该施行这类手术。病变性质不同对患者术后的生活质量的影响差别很大。术前 1 次活组织检查不能肯定时，须进行再次活检，直至有明确的病理诊断为止。

（2）直肠指诊检查：能扪及大多数直肠中、下段癌，可以了解癌灶的部位、受累肠腔的周径、癌肿的活动度及其与邻近脏器的关系，对估价病期早晚、能否手术切除等有很好的参考价值。

（3）内镜检查（乙状结肠镜或纤维结肠镜）：可以明确癌肿的局部情况、与肛缘的距离、大肠其他部位有无同时性原发灶或其他良性病变等，同时可以取活检送病理检查，明确诊断。

（4）血清癌胚抗原（CEA）检查：对了解直肠癌病变的程度有重要参考价值，通常二者呈正相关。但早期直肠癌 CEA 值可在正常范围内，故 CEA 检查不能作为早期诊断的依据。

（5）B 超检查：可以了解有否肝脏转移灶。使用直肠腔内 B 超探头检查，还可明确癌肿局部浸润的深度。

（6）胸部 X 线透视或摄片：可了解有无肺部转移灶。结直肠气钡双重造影可观察全结肠及直肠情况，明确有无同时性多原发癌及其他癌前期病灶。对于目前尚无纤维结肠镜设备的医院，它仍然是一种重要的检查手段。如气钡双重造影检查阴性而临床怀疑有大肠病变者，应争取行纤维结肠镜检查。

（7）CT 检查：腹部 CT 能明确肝脏或腹腔内其他部位有无转移灶、转移灶的数目与大小。盆腔 CT 检查对了解癌肿大小与周围脏器的关系、淋巴结转移情况等，有一定的参考价值。

（8）其他检查：有血尿或怀疑癌肿已侵犯膀胱者，术前应行膀胱镜检查。怀疑有骨转移者除局部摄 X 线片外，还可行核素骨扫描（ECT）检查。

2. 术前准备

（1）术前应纠正营养不良、贫血及水与电解质紊乱。

（2）直肠癌需作结肠造口者，术前应与患者家属及本人充分沟通，以求正确理解与配合，共同做好术后护理工作。

（3）肠道准备：无明显肠梗阻的直肠癌的肠道准备与结肠癌围术期处理的肠道准备相同。有明显梗阻者，应先行乙状结肠（或横结肠）造口，使粪便转流，手术 2 周后再行常规的肠道准备。

（4）术前放射治疗：对于能手术切除的直肠癌（DukesB_2 或 C 期），或癌灶局部较固定，估计不行术前放射治疗手术切除有困难者，应行术前放射治疗。术前放射治疗能增加肿瘤切除率，提高术后 5 年生存率，减少局部复发率。放射治疗结束与手术之间的间隔时间，一般为 2~4 周。

（5）术前化学治疗：直肠癌应尽早行根治性手术治疗，一般术前不进行抗癌药物治疗，但当肿瘤较晚期，不能根治切除时，可给予新辅助化疗。以提高肿瘤切除率。

（二）手术适应证

1. 临床及病理诊断明确的直肠癌，患者全身情况允许，又无远处转移者。

2. 虽有远处转移，但伴发肠梗阻或明显消化道出血，估计原发灶能被切除者。

（三）手术方式的选择

直肠癌术式的选择应根据术前检查发现及术中探查结果来决定，应尽可能选择根治性切除术。在此前提下，再考虑保留肛门括约肌功能、减少永久性结肠造口、改善患者术后生活质量等问题。能否施行保留肛门括约肌的直肠癌根治术（保肛术）取决于下列因素：直肠癌癌灶与肛缘的距离、癌肿的临床病理分期、病理分化程度、骨盆的宽窄、患者的胖瘦等。

1. 直肠癌经腹会阴联合切除术（Mile 术）　适用于直肠中下段癌及肛管癌。肠系膜下血管方向的淋巴清扫应达该血管根部，切除肛管及两侧坐骨直肠窝内的淋巴脂肪组织、全部直肠及两侧侧韧带及肛提肌，乙状结肠切除范围根据肠系膜下血管结扎切断后肠管的血供情况而定。保留的乙状结肠残端于左下腹腹直肌外侧处行永久性结肠造口，但必须关闭该处的结肠旁沟，以防术后发生内疝。

2. 经腹直肠前切除、腹膜外吻合术（Dixon 手术）　适用于直肠上段癌，部分直肠中上段癌。直肠癌近侧的淋巴脂肪组织清扫、肠系膜下血管的结扎部位、乙状结肠切除范围等均同 Miles 术。癌灶远侧肠管切除范围不应小于 4 cm，否则会增加术后癌肿复发率，直肠保留端与乙状结肠保留端行端端吻合，可手法缝合，也可用吻合器吻合。

3. 经腹直肠切除、乙状结肠经肛管拉出术　适用于术中直肠癌已切除、直肠远端已近齿线、直接吻合有困难者。可将保留的乙状结肠经肛管拉出，待术后 10~12 天，切除肛管外多余的肠管。如经扩张肛管后，乙状结肠保留端能与肛管吻合，则可行结、肛肠吻合术。

4. 经腹直肠癌切除、远侧肠管封闭、近侧作永久性结肠造口术（Hartmann 手术）适用于直肠中段癌，患者全身情况较差，或局部病变已不能根治，但尚能切除者。

5. 结肠造口术（colostomy） 适用于有梗阻的直肠癌，结肠造口可解除梗阻。如直肠癌已不能切除，则造口是永久性的；如癌灶尚能切除，则造口术后粪便转流，经术前结肠准备，可再手术切除直肠癌。

6. 直肠癌伴有肝脏转移者，如直肠癌局部切除较彻底，而肝脏又仅为单发性，且能切除的转移灶，可行一期手术切除。如为多发性转移灶，可考虑肝动脉插管抗癌药物灌注或作栓塞术。肝脏有转移，而直肠癌尚能切除时，可切除原发灶，但不宜采用腹会阴联合切除术这类破坏性较大的手术。

（四）术中注意事项

1. 首先用纱布带结扎癌肿近侧肠管，结扎部远侧肠腔内注入抗癌药物，如5FU。

2. 分离直肠前先结扎切断肠系膜下血管于根部，以免在分离直肠过程中，癌细胞被挤入血管，造成远处转移。

3. 腹腔探查时要注意到肿瘤的固定是炎症浸润还是肿瘤所致。有些肿瘤往往外表似已固定，但固定也可能是由于炎症浸润所致，在试行分离后往往还是可以将肿瘤切除。坚定细致的分离有时可使看来无法切除的癌瘤变成可以切除。

4. 术中应将双侧输尿管仔细显露及保护，特别是左侧输尿管十分接近乙状结肠系膜根部，在切断这些组织时，要将左侧输尿管牵向骨盆的左侧，以免损伤。若癌肿在腹膜反折以下，体积巨大，或已浸润直肠侧韧带时，可在手术前经膀胱镜先行安置双侧输尿管导管，使输尿管易于显露而免受损伤。

5. 骶前静脉丛损伤的预防 直肠后壁的分离应在骶前筋膜前进行，切忌用力撕拉，以免静脉丛破裂而引起大出血。一旦发生大出血，结扎、缝扎等止血措施失败时，可用纱布垫压迫止血，并结扎髂内动脉，术后1周左右再分次拔除压迫用纱布垫，一般能够达到止血目的。

6. 骶前盆腔创面应用大量低渗盐水或生理盐水冲洗，清除术中可能脱落的癌细胞。

（五）术后处理

1. 持续胃肠减压，待肠鸣音恢复，人造肛门排气后，可进流食。禁食期间应静脉补液，维持水、电解质平衡。

2. 直肠切除后，多数患者有排尿功能障碍，留置导尿管可防止尿潴留和膀胱膨胀，保存膀胱壁的张力，因过度膨胀能使膀胱肌层和壁间神经受到损害。导致长期尿潴留。一般留置导尿管在术后7天左右拔出。拔出后仍需注意观察排尿情况，如排尿困难，或残余尿超过60 ml，应继续放留置导尿管。

3. 双套管引流液若变为浆液性，或每天少于50 ml时可拔除引流。一般需放3～5天。

4. 结肠造口的处理 ①如采用肠壁与皮肤开放缝合法，在术后1周内应每天观察造口肠壁的颜色，注意有无回缩、出血或坏死等情况；②如采用闭式缝合法，止血钳在术后48小时取除；③术后可立即应用粘贴式人造肛门袋，根据情况，可选用一件式或两件式，并教会患者自己更换；④术后2周，人工肛门处应做手指检查，注意有无狭窄，如有狭窄倾向，则须定期用手指扩张；⑤会阴部引流管，术后应进行负压吸引，并记录每天引流量。3～5天后，引流液变为浆液性，每天少于50 ml时拔除导管。

5. 术后抗癌综合治疗，同结肠癌术后处理。

6. 术后应定期随访检查。

（六）手术并发症及其防治

1. 机械性肠梗阻（mechanical intestinal obstruction/mechanical ileus） 常由于在乙状结肠造口处发生内疝引起梗阻。乙状结肠拉出腹腔后，造口肠段与左侧壁层腹膜之间留一空隙，如未予缝合或缝合不完全，小肠进入此空隙后即形成内疝而引起机械性肠梗阻，所以术中必须缝合好，并用手指检查。一旦发生内疝，需立即手术复位，闭合空隙。

粘连性肠梗阻（adhesive intestinal obstruction/adhesive ileus），多与小肠与切口缝合部发生粘连或腹内感染有关。先行非手术治疗，无效时需作粘连分离术。对广泛性小肠粘连者，在粘连松解后行小肠内固定术，以防再发生梗阻。

2. 吻合口瘘（anastomotic fistula）

（1）常在术后1周左右发生，多因为术中粪便严重污染、吻合口有张力或结肠边缘血运有损害。表现为腹腔内有脓肿形成，或从切口溢出肠内容物。

（2）处理措施：充分引流，必要时可剖腹引流，以控制感染。粪便流出量多或瘘口大，可行吻合口近侧结肠造瘘，使粪便转流，有利于瘘口的愈合。

3. 结肠造口并发症 结肠造口并发症的发生率为20%~30%，常见有小肠梗阻、疝、造口狭窄、造口部回缩、造口处结肠坏死、结肠脱垂、伤口感染等。造口狭窄尚能通过1小指者，每日以手指扩张造口1~2次，到能通过全部示指。对严重狭窄而排便困难者，需再手术重新造口。造口处结肠坏死范围小，局限于造口边缘者，待分界清楚后，可作坏死切除。肠壁坏死广泛者，需再次手术切除，重新造口。

4. 输尿管损伤（ureteral injury） 若术中发现损伤，应立即行缝合或吻合，并放输尿管支架引流。若在24小时后发现损伤时，因有炎症、水肿而修补常失败，故可先做暂时性肾盂造口术，并引流外渗尿液，待2~3个月后再做手术修复。

六、阑尾炎围术期处理

急性阑尾炎（acute appendicitis）是最常见的急腹症之一。目前其病因尚不完全清楚，不少病例的临床表现及体征不典型，容易发生误诊。姑且不论婴儿、老年和妊娠期急性阑尾炎的诊断困难，就是十二指肠溃疡穿孔、右侧卵巢滤泡或黄体破裂、右侧宫外孕破裂、右侧输尿管下段结石以及儿童的右下叶肺炎等病症也常被误诊为急性阑尾炎而施行手术。阑尾切除是治疗急性阑尾炎的主要手段，手术虽小，但并发症却不少，甚至可危及生命。为此，不应因阑尾炎常见，手术容易而忽视其围术期处理。

（一）术前处理

1. 术前进一步明确诊断要点

（1）转移性右下腹痛、恶心、呕吐、发热和右下腹压痛、反跳痛，被视为诊断成人急性阑尾炎的主要依据。急性阑尾炎早期诊断的重要一环是有无转移性右下腹痛及右下腹压痛。

（2）小儿阑尾炎病情进展快，穿孔频度也高。尽管发病率比成人低，但死亡率却高。老年急性阑尾炎的症状及体征均不典型，但阑尾穿孔率很高。妊娠早期急性阑尾炎的临床表现与非妊娠期相同，妊娠中期以后随着子宫的逐渐增大，疼痛部位上移，压痛部位一般均较麦氏点为高。由于子宫将腹壁推向前方，因此腹壁紧张并不明显，有时虽已穿孔和并发腹膜炎，除腹部两侧有触痛外，腹前壁往往并无明显压痛。

（3）慢性阑尾炎的诊断应慎重。不能将右下腹有疼痛感觉，都视为慢性阑尾炎。必须在排除其他可以引起右下腹痛的病变（如十二指肠溃疡、右侧附件炎等）情况下，进行回盲部钡剂造影，如果造影证实阑尾有异常（如不显影或钡剂自阑尾腔内排空迟缓、呈结节状、扭曲或者过长等），才有诊断价值。

（4）少数人由于在胚胎发育过程中，中肠旋转异常，盲肠和阑尾可以不在右下腹部。如盲肠下降不全者，阑尾可位于肝下或胆囊下方，称为高位阑尾。当其发炎时，应与胆囊炎、溃疡病等相鉴别。有些人的阑尾可以移动，当其发炎时，腹壁的压痛点可位于中腹或左下腹。

（5）右侧尿路结石，急性胆囊炎，急性消化性溃疡穿孔，卵巢囊肿蒂部扭转，盆腔炎，肠套叠，卵巢滤泡或黄体破裂，宫外孕破裂等都易被误诊为急性阑尾炎。因此，在行阑尾切除术前，对诊断应再作一次考虑。

2. 术前准备

（1）一般急性阑尾炎患者入院后，需经几小时的术前准备，病情严重或小儿患者的术前准备时间应缩短。入院后，患者即禁食，并停止饮水，绝对禁止灌肠。

（2）在诊断没有确定之前也不能应用吗啡、哌替啶等镇痛剂，以防掩盖病情。

（3）单纯性急性阑尾炎，于术前2小时内给予预防性抗生素，疑有穿孔或膀胱炎的患者，积极准备手术的同时给予抗生素治疗。

（4）妊娠期急性阑尾炎，可选青霉素、氨苄西林等对胎儿无不良反应的抗生素。保胎的措施主要是及时镇痛、安静，常规给予黄体酮 10 ~ 20 mg，肌内注射，1 次/天，并延续至术后 2 ~ 3 周。

（5）阑尾穿孔（appendiceal perforation）：多发生于老年及年幼者，这些伴有腹膜炎的患者均应接受一段短时间、针对性很强的术前检查和治疗。包括全身系统的心、肺、肾功能，血液化学检查，纠正水、电解质和酸碱平衡失调与使用抗生素。患者进手术室前应插入鼻胃管，吸出胃内容物，使胃内空虚便于手术操作，防止麻醉诱导期间胃内容物吸入肺内（在小儿全麻患者尤为重要）以及术后气胀。患者如已有感染性休克的临床表现，术前应给予吸氧等抗休克处理。

（二）手术适应证

早期诊断和及时外科手术是处理急性阑尾炎主要的原则。对于化脓性梗阻性阑尾炎、坏疽性阑尾炎及穿孔合并弥漫性腹膜炎，老年、小儿阑尾炎等，手术更要抓紧进行。妊娠初期或中后期的急性阑尾炎治疗原则与一般急性阑尾炎相同。麻醉与手术对妊娠的影响不大，而急性阑尾炎穿孔后的影响反而更重。

（三）手术方式选择

1. 急性单纯性阑尾炎　行阑尾切除术，切口一期缝合。

2. 急性化脓性或坏疽性阑尾炎　行阑尾切除术。腹腔如有脓液，仔细清除后关腹。注意保护切口，一期缝合。

3. **穿孔性阑尾炎** 宜采用右下腹经腹直肌切口，利于术中探查和确诊，切除阑尾，清除腹腔脓液或冲洗腹腔，根据情况防治引流。术中注意保护、冲洗切口，一期缝合。术后注意观察切口，有感染时及时引流。

4. **阑尾周围脓肿（periappendiceal abscess）** 脓肿尚未破溃穿孔时应按照急性化脓性阑尾炎处理。如阑尾穿孔已经被包裹形成阑尾周围脓肿，病情较稳定，宜采用抗生素治疗或同时联合中药治疗促进脓肿吸收消散，也可在超声引导下穿刺抽脓或引流。切开引流以引流为主，如阑尾显露方便，也应切除阑尾。术后加强支持治疗，合理应用抗生素。

（四）术中注意事项

1. **寻找阑尾** 阑尾位置虽然多变，但其根部的解剖关系却总是固定不变的。一般可先找到盲肠，然后沿盲肠壁上的结肠带追寻，三条结肠带在盲肠顶端的汇合点即为阑尾根部。如手术中沿结肠带在胃肠端反复寻找均不见阑尾时，可沿盲肠侧壁切开后腹膜寻找。此外，还应想到有盲肠壁浆膜下阑尾的可能，用手指仔细触摸盲肠壁，如触及纵形硬性条索，可沿条索切开盲肠侧壁浆膜部，即可暴露阑尾。

2. **注意寻找阑尾以外病变** 急性阑尾炎手术时，如发现阑尾的病变与症状、体征不相符，即阑尾病变轻而症状、体征明显，术者不应满足于切除阑尾，而应探查末端回肠有无病变，右结肠旁沟有无脓性分泌物积聚，在女性患者还要探查盆腔，观察有无积血或脓性分泌物，以排除阑尾以外的病变。在慢性阑尾炎手术时，应常规检查末端回肠以除外梅克尔憩室、Crohn 病、肠结核等末端回肠疾病。

3. **结扎切断阑尾系膜时，有阑尾动脉出血的可能。** 这时可用吸引器吸除渍血，观察到出血点后重新钳夹。如血量较多，手术野显露不清，可暂以手指压迫回盲部止血，再显露阑尾系膜加以钳夹。仍不能控制时，可以纱垫压迫止血，再扩大切口，显露回盲部，结扎阑尾动脉。切忌以血管钳盲目钳夹，否则会造成肠壁损伤。

4. **腹腔引流问题** 单纯性急性阑尾炎切除后无须引流。如阑尾周围已有少量混浊液者，将其吸尽即可，一般亦无须引流。如果阑尾粘连严重，切除后术野有继续渗血；阑尾根部因炎症严重，残端结扎不可靠，未能内翻缝合于盲肠壁内；阑尾周围已有脓性渗出液，阑尾呈绿黑色坏死状；阑尾已穿孔并有弥漫性腹膜炎等，均应在相应部位放置橡胶引流管引流。阑尾有明显穿孔、坏死或局限性腹膜炎可放置双套管负压引流管，自切口外另戳口引出。

（五）术后处理

1. 术后早期，要注意患者脉搏、血压等情况，以便发现偶然因血管结扎不牢发生的内出血。

2. 要协助患者咳嗽，以防肺部并发感染。

3. 早期起床活动对促进肠道功能恢复，减少术后粘连有一定作用。

4. 术后如有尿潴留，应及时导尿。

5. 单纯性急性阑尾炎术后不必使用抗生素。如有阑尾穿孔、局限性或弥漫性腹膜炎，术后应给予治疗性抗生素。着重控制革兰阴性菌及厌氧菌引起的感染。

6. 如无并发症发生，术后 7 天切口即可拆线。

（六）手术并发症及其防治

1. 出血

（1）术后 24 小时的出血为原发性出血，多因阑尾系膜止血不完善或血管结扎线松脱所致。主要表现为腹腔内出血的症状如腹痛、腹胀、休克等，应立即输血并再次手术止血。

（2）出血关键在于预防，阑尾系膜结扎要确切，系膜肥厚者应分束结扎，结扎线距离切断的系膜缘要有一定距离，系膜结扎线及时剪除不要再次牵拉以免松脱。

2. 切口感染（infection of incisional wound）

（1）切口感染是术后最常见的并发症。在化脓性或坏疽性阑尾炎中多见。发生切口感染的因素较多，如切口较小、防护不够周密、术中遭受污染等。术中加强切口保护，切口冲洗，彻底止血，消灭死腔等措施可预防。

（2）切口感染多发生在术后 2~3 天，表现为体温升高，切口处跳痛，局部红肿伴压痛。

（3）应试行穿刺抽出脓液，或于波动处拆除缝线，引流伤口，定期换药。短期可愈合。

3. 粘连性肠梗阻（adhesive intestinal obstruction/adhesive ileus）

（1）阑尾术后肠粘连的机会较多，与局部炎症重、手术损伤、异物刺激和术后卧床等多种因素有关。

（2）早期手术，术后早期离床活动可预防此并发症。一般先行综合的保守治疗，无效时应手术。

4. 阑尾残株炎（appendix stump inflammation）　阑尾残端保留过长，超过 1 cm 时，或粪石残留，术后残株可炎症复发，仍表现为阑尾炎症状。应行钡剂灌肠透视检查以明确诊断。也偶见术中未能切除病变阑尾而致炎症复发。症状较重时应再次手术切除阑尾残株。

5. 粪瘘（fecal fistula）　粪瘘很少见，可发生在阑尾残端结扎线脱落；盲肠原为结核、癌症；盲肠组织水肿脆弱术中缝合时损伤等情况下。多数患者粪瘘可自行愈合。

第三节　肝脏疾病围术期处理

一、肝脓肿围术期处理

肝脓肿（hepatapostema）分为细菌性和阿米巴性两种，临床都有发热、肝区疼痛和肝大等表现，但在病因、病理、临床表现及治疗方法又各具特点。细菌性肝脓肿是一种严重的疾病，一经确诊则需积极的外科治疗，才能挽救生命。而阿米巴肝脓肿常以非手术治疗为主，大多数患者可获得良好疗效。

（一）术前处理

1. 术前进一步明确诊断要点

（1）病史特点：了解发病经过，腹痛部位、性质、有无牵涉痛和放射痛，寒战、恶心、呕吐等症状。询问是否有：①既往有腹部手术及感染史，或曾患过阿米巴或曾居住过阿米巴流行区；②胆道术后出现肝区疼痛和发热。

（2）体检特点：体温可有不同程度增高。脓肿存在较长时间后，患者往往有明显消耗表现。体检还可发现肝大、肝区压痛、叩击痛、右膈升高，右肺底部不张和肠麻痹等。

（3）辅助检查特点

1）一般有白细胞总数及中性粒细胞计数增加，或血小板计数不正常，血浆清蛋白减少。

2）X线检查，右肝脓肿可见右膈升高、动度受限，肝影增大，有时伴有反应性胸腔积液；左肝脓肿常有胃小弯受压征象。直立位X线腹部平片显示肝内气液面，或有结肠及胃移位等，可提供诊断佐证或引起对肝脓肿诊断的怀疑。

3）核素肝扫描脓肿常呈现冷区，该变化对诊断有重要意义。

4）超声检查显示肝内液性暗区。

5）CT扫描可见肝内单发或多发低密度影。

6）在超声定位或在压痛最明显处慎重穿刺，抽出黄色或黄灰色脓液，即可确诊。

一般情况下，单发性肝脓肿（细菌性或阿米巴性）临床症状较明显，结合超声、肝扫描及实验室检查多可做出诊断。多发性肝脓肿的诊断较难，经以上方法仍难以作出诊断时，则需进行肝脏探查，对于盲目肝穿活检或试验性穿刺应持谨慎态度。

2. 术前准备

（1）测定出、凝血时间，凝血酶原时间，肝、肾功能，必要时检测甲胎蛋白。查粪便阿米巴或作阿米巴培养。

（2）无论是细菌性还是阿米巴性肝脓肿，因炎性毒素的吸收，患者长期发热、消耗，多有营养不良、贫血、低蛋白血症等，一般情况较差，术前应积极改善全身情况，补充营养，积极的全身支持治疗，必要时输血。

（3）给予维生素 K_1、维生素 C 等。

（4）根据细菌培养和药物敏感试验，选用抗生素。对原发病灶进行相应的治疗。

（5）术前清洁灌肠，术前晚给予安眠镇静药。

（6）术晨禁饮食。

（二）手术方式选择

1. 肝脓肿穿刺引流术及穿刺置管引流术　界限清楚的单发性肝脓肿，特别是年老体弱不能耐受手术引流者；诊断性穿刺以了解脓肿类型或行细菌学检查选择此治疗方法。

2. 肝脓肿切开引流术　细菌性肝脓肿或阿米巴性肝脓肿继发感染者，经反复穿刺抽脓或置管引流疗效不佳，或脓肿穿破或将要穿破者；由于脓肿的位置不宜行穿刺引流，或穿刺时易损伤腹腔其他脏器者。

3. 肝叶切除术　适用于局限于一叶或一段的慢性厚壁肝脓肿，肝组织破坏较重，且患者情况允许者。

（三）术中注意事项

1. 不论选择何种手术方法，务求引流通畅，做到充分的低位引流，选择合适的引流管，并便于术后持续吸引或冲洗。即使肝叶切除术，亦应有良好的肝周及腹腔引流。

2. 肝实质中深在部位的脓肿，多需采用肝脏双合诊方法才能发现，或用术中B超协助探查，较为稳妥。

3. 多房性肝脓肿必须用手法剥开腔内间隔，如有腔隙遗漏引流，则治疗效果难以满意。

4. 胆道感染引起的肝脓肿，应同时引流胆道；血源性肝脓肿，应积极治疗原发感染灶；脓肿已向胸腔穿破者，应同时引流胸膜腔。

5. 腔内引流管引至体外应有良好的固定，谨防术后脱落。

（四）术后处理

1. 严密观察体温、脉搏、血压及神志变化，防止肝性脑病发生，补充足够的葡萄糖及维生素，必要时静脉滴注谷氨酸钠、精氨酸等。

2. 加强支持疗法，维持水电解质平衡，纠正低蛋白血症，输新鲜血或血浆，必要时补给人血清蛋白等。

3. 根据药物敏感试验，选用抗生素，或用抗阿米巴药物。

4. 保持引流通畅，应每天用抗生素溶液冲洗脓腔。引流时间超过 1 周，应更换引流管。患者临床症状日见改善，引流量逐日减少，则提示脓腔逐渐缩小。此外，还可用注水测量方法或 B 超探测脓腔大小，或脓腔造影等判断脓腔情况，以确定拔管时机。

（五）手术并发症及其防治

一般情况下，引流术后周身情况好转，1~2 天内体温下降，脓腔可在 2~3 周内缩小或愈合。若术后症状不减，体温不退或退后复升等应及时寻找原因。常见并发症有：

1. 术后脓腔内活动性出血　需要时可结扎相应的肝动脉。如操作难度较大，也可暂时用盐水纱布填塞脓腔，纱布旁用双套管负压吸引 5~7 天后取出。

2. 引流后长久不能愈合的脓肿，多系有慢性脓肿形成的坚厚腔壁，应考虑再作局部切除或用带蒂大网膜填塞。

二、肝囊肿围术期处理

肝囊肿（hepatic cyst）为较常见的肝脏良性疾患，有寄生虫性（如肝包虫囊肿）和非寄生性之分。非寄生虫性肝囊肿又有先天性、创伤性、炎症性和肿瘤性等区分，临床上以先天性肝囊肿最多见，称为真性肝囊肿。

（一）术前处理

1. 术前进一步明确诊断要点

（1）病史特点：肝囊肿体积大时，常可压迫邻近器官，如胃、十二指肠，结肠等，有饭后饱胀、食欲减退、恶心、呕吐、右上腹不适或隐痛等症状。肝囊肿发生感染时，可有畏寒、发热、白细胞增高。

（2）体检特点：单纯性肝囊肿体积较大时，在右上腹可触及肿大的肝脏或肿块。肿块可随呼吸上下移动，表面光滑，囊性感，无压痛。多发性肝囊肿患者在肝表面可触及散在的囊性结节，无明显压痛。当囊肿合并感染时，囊肿及囊性结节可有压痛。

（3）辅助检查特点

1）单纯性肝囊肿血常规检查无明显异常，合并感染时可有白细胞增加。肝功能检查多无明显损害，唯多发性肝囊肿有时可有肝功损害表现。

2）超声检查是诊断肝囊肿的一种简易且可靠的方法。B超检查单纯性囊肿显示液性暗区；多发性肝囊肿显示肝内多数大小不等的液性暗区。如同时发现多囊肾则肝囊肿可确诊无疑。

3）放射性核素扫描显示肝区占位性病变，边界光整。肝血池扫描示肝内占位病变区无放射性充填征象。

4）选择性腹腔动脉造影或CT等检查，对诊断均有较大帮助。

2. 术前准备

（1）血、尿、粪常规检查；出凝血时间，凝血酶原时间测定。

（2）肝肾功能检查

1）单纯性肝囊肿一般可无肝功变化。多发性肝囊肿可合并胆管狭窄、胆管炎或肝炎而导致肝功损害，晚期还可出现腹腔积液、黄疸、脾大，甚至食管静脉曲张等，则需进行系统检查。多发性肝囊肿和肾囊肿并存时，常常发生肾功能损害。

2）肝肾功能轻度损害者，经术前积极治疗后得以改善者，方可考虑手术治疗，肝肾功能明显损害，经术前积极治疗难以改善者，手术治疗应持谨慎态度。

（3）心、肺功能检查，以判断全身状态。

（4）酌情拍摄腹部X线平片，以了解囊肿局部有无钙化影。食管吞钡检查，以排除食管静脉曲张。

（5）术前配血。

（6）术前晚清洁灌肠。术日晨禁饮食。

（二）手术方式选择

1. 肝囊肿穿刺引流术　适于直径在15 cm以下的单纯性单发性肝囊肿；或年老体弱不能耐受剖腹手术的肝囊肿；或合并感染的肝囊肿。该术式操作简单，效果良好，不需剖腹，患者负担轻。缺点是抽液后不久囊肿又复增大，必须反复进行方可见效。为此，术中必须十分注意无菌操作，以免发生感染。

2. 肝囊肿开窗术（fenestration of hepatic cyst）　是目前治疗肝囊肿的主要手术方法，既简便，效果也可靠。适于直径>15 cm的单发性肝囊肿、单发多房性肝囊肿；多发性肝囊肿，而其中一处或几处囊肿较大且引起症状者，也可作主要病灶的开窗术。在剖腹下将囊肿壁部分切除，吸净囊液，检查囊腔无胆汁漏出，囊壁切缘彻底止血后，囊腔敞开于腹腔。

（三）术中注意事项

1. 巨大囊肿抽液时需注意控制放液速度和放液量，防止腹内压骤降造成心脏骤停。首次穿刺之前务必排除肝包虫囊肿的诊断，以免造成过敏性休克等不良后果。

2. 术中若发现肝囊肿已并发感染、内出血或混有胆汁时，在吸净囊液后，囊腔内宜放置双套管引流，待囊腔瘪缩后，再拔除引流管。

3. 对多发性肝囊肿的处理，其中较大的囊肿可按上述方法处理，而多数小的囊肿则可用电凝器刺破囊壁，将囊液放出吸净。电凝器既起切开作用，又可达到止血效果。这一方法可起到控制囊肿继续增大的作用。

（四）术后处理

对于肝囊肿的术后处理，原则上应依据手术方法及术中所见而定。肝穿刺抽液术、单纯囊肿开窗术，手术范围相对较小，患者负担较轻，予一般观察和处理即可。肝囊肿合并感染时，应按细菌性肝脓肿放置腹腔引流，并加强抗感染措施。

1. 清醒后半卧位，禁饮食、酌情补液及输血，维持水电解质、酸碱平衡，补充适量维生素等。

2. 测量血压、脉搏、呼吸及体温。必要时持续给氧，防止低血压和低氧血症。

3. 定期检测肝肾功能，加强保护肝功和肾功的治疗措施，对低蛋白血症应予相应处理。准确记录尿量，对少尿或无尿患者，应及时应取利尿措施。

4. 放置腹腔引流或囊肿引流者，应妥善保护引流管，防止脱落，保持引流通畅并注意观察引流物的性状，记录引流量，以利观察囊肿缩小情况，作为拔管的参考指征。

5. 合理应用广谱抗生素预防感染。

6. 囊肿引流患者，拔管前可用水测量囊腔缩小情况，必要时可做造影检查判断，如无胆汁漏，一般可在引流 5 ~ 7 天后拔除。

三、肝癌围术期处理

原发性肝癌（primary carcinoma of liver）是我国常见的恶性肿瘤之一，发病的中位年龄是 40 ~ 50 岁，男性比女性多见。原发性肝癌的病因及发病机制尚未确定。目前认为与肝硬化、病毒性肝炎、黄曲霉素等某些化学致癌物质和水土因素有关。早期诊断，早期治疗，根据不同病情进行综合治疗，是提高疗效的关键；而早期实施手术切除仍是目前首选的、最有效的治疗方法。

（一）术前处理

1. 术前进一步明确诊断要点

（1）病史特点：肝癌起病较隐蔽，初起时症状不显，发展到一定程度时，才有肝区疼痛，纳差，消瘦，乏力和肝大等症状。有些患者可有发热，黄疸，腹泻。以上表现很容易与肝炎，肝硬化，胃肠道、胰腺和胆道系统疾病相混淆。因此，必须通过详询病史，认真排除症状近似的其他疾患，使肝癌及早得出诊断。当患者有不明原因的发热和进行性肝大常是肝癌诊断的重要依据之一。既往有肝炎和肝硬化病史，对肝癌诊断有重要的参考价值。应当指出，有部分肝癌患者由于癌瘤可制造、分泌某些特异性激素和某些生物活性产物，可引起肝外多系统的特殊表现（称为癌旁综合征，paraneoplastic syndrome），如以自发性血糖过低，红细胞增多，血钙过高，血小板增多，高脂血症和血液内出现多发性骨髓瘤的异常球蛋白等为首发症状而就诊者，早期容易被忽视而延误治疗。

（2）体检特点：肝癌早期体检常无阳性发现。随病情发展肝脏常在短期内呈进行性肿大，质地坚硬，表面高低不平，边缘钝而不整且有压痛等特点。少数患者肝区可闻及吹风样血管杂音。以上所见提示有肝癌的可能。肝癌可因自发破裂致剧烈腹痛、腹胀、出冷汗，甚至发生休克而就诊，体检时全腹压痛、反跳痛、肌紧张，严重时有脉速、血压低，腹膨胀，出现移动性浊音区，这时应当考虑到肝癌破裂的诊断。肝癌晚期可出现黄疸、腹腔积液、胸水、腹壁静脉曲张及淋巴结肿大，甚至恶病质等表现。

（3）辅助检查特点：

1）血清甲胎蛋白（alpha fetoprotein，AFP）测定：对诊断肝细胞肝癌具有相对专一性。

放射免疫法测定持续血清 AFP≥400 µg/L，并能排除妊娠，活动性肝病，生殖腺胚胎源性肿瘤等即可诊断为肝癌。临床上约30%的患者为阴性，应同时检测 AFP 异质体，使诊断率提高。

2）血液酶学及其他肿瘤标志物检查：包括血清中 γ-谷氨酰转肽酶及其同工酶、异常凝血酶原 α-1-抗胰蛋白酶、α-L-岩藻糖苷酶、酸性异铁蛋白、碱性磷酸酶、5′-核苷酸二酯酶同工酶 V 和乳酸脱氢酶的同工酶等可高于正常，但由于缺乏特异性，多作为辅助诊断，用于 AFP、AFP 异质体等联合检测，结合 AFP 分析，有助于提高肝癌的诊断率。

3）超声检查：采用分辨率高的 B 型超声检查，可显示肿瘤的大小、形态、所在部位以及肝静脉或门静脉内有无癌栓等，其诊断符合率可达90%，能发现直径<2 cm 的病变。是目前有较好诊断价值的非侵入性检查方法，并可用作高发人群的普查工具。另外，用 B 超显像能同时提取超声多普勒血流频谱信号及色彩多普勒血流成像结果，可提高肝癌的确诊率，并有助于同转移性肝癌、肝血管瘤的鉴别。

4）CT 检查：分辨率高，对于肝癌的诊断符合率可达90%，可检出直径约1.0 cm 的早期肝癌，有助于血管瘤鉴别。应用 CT 动态扫描与动脉造影相结合的 CT 血管造影（CTA），可提高小肝癌的检出率。多层螺旋 CT、三维 CT 成像更提高了分辨率和定位的精确性。

5）磁共振成像（MRI）：诊断价值与 CT 相仿，对良性、恶性肝内占位病变，特别是与血管瘤的鉴别优于 CT，且可进行肝静脉、门静脉、下腔静脉和胆道重建成像，可显示这些管腔有无癌栓。

6）选择性腹腔动脉或肝动脉造影检查：对血管丰富的癌肿，分辨率低限为1 cm，对于直径<2.0 cm 的小肝癌，其诊断正确率高达90%。属于有创性检查，上述检查不易确诊时方考虑。

7）放射性核素肝扫描：应用^{198}Au、^{99m}Tc、^{131}I、^{113m}In 等进行肝扫描，对肝癌诊断的阳性符合率为85%~90%，但对于直径<3 cm 的肿瘤，不易在扫描图上表现出来。采用放射性核素发射计算机体层扫描（ECT）可提高诊断率。

8）X 线检查：腹部平片可见肝脏阴影扩大。肝右叶的癌肿常可见右侧膈肌升高或呈局限性凸起；位于肝左叶或巨大的肝癌，X 线钡餐检查可见胃和横结肠被推压现象。

9）肝穿刺行针吸细胞学检查：有确诊意义，目前多采用在 B 型超声引导下行细针穿刺，有助于提高阳性率。必要时还可行腹腔镜检查或剖腹探查。

2. 术前准备　肝脏手术不但影响到肝脏本身的正常生理功能，同时还会影响到患者全身各器官的正常运转，特别对肝切除量大（肝右三叶切除）、合并有明显肝硬化者，术前做好充分准备尤为重要。

（1）在行肝脏手术前，除详细询问病史和对患者进行全面系统的体检外，还应了解患者的心、肺、肾功能情况，以及肝脏病变的性质、范围、大小及整个肝脏的质地等。因此，术前应对心、肺、肾功能指标以及各项生化指标进行详细检查，对患者的全身情况进行全面的评估。

（2）肝功能的好坏对肝脏手术患者具有极其重要的意义。一般说来。肝功能检查异常，反映肝脏有损害，或肝脏代偿能力差，肝功能越差，提示肝脏损害越严重。因此。肝功能好坏直接影响患者手术后的效果。肝功能检查尤应注意血清蛋白的含量、血清胆红素、凝血功能以及各种酶学检测。肝脏严重损害时，血清蛋白含量下降、清蛋白减少、清蛋白与球蛋白的比例倒置，在行肝切除前，必须予以纠正。一般要求蛋白总量在 60 g/L 以上，清蛋白在 30 g/L 以上，清/球蛋白比值应当>1。血清总胆红素升高时，应鉴别是肝细胞性黄疸抑或阻塞性黄疸。一般说来，如属肝细胞性黄疸时，则不宜手术；如属胆道阻塞性黄疸时，则应尽早手术治疗，以解除黄疸。肝切除时要求凝血酶原时间应在 50% 以上。如充分供给维生素 K 后，凝血酶原时间仍在 50% 以下，不但提示肝功能不全，而且手术时出血倾向较大。此外，对原发性肝癌合并肝硬化时，还应注意有无食管、胃底静脉曲张和脾大以及脾功能亢进，有无腹腔积液及下肢水肿等。

（3）根据术前检验结果和对患者全身情况及肝功能检查所做的全面估价，进行积极而有针对性的处理，如患者有营养不良，应给予高蛋白、高糖和高维生素饮食。口服或肌内注射维生素 B、维生素 C、维生素 K。对凝血酶原时间延长或有出血倾向的患者，应给予大剂量维生素 K_1 以改善凝血功能。

（4）对血浆蛋白低者，应补充适量血浆或清蛋白，必要时也可少量多次输血，争取血清总蛋白达到 60 g/L，清蛋白达到 30 g/L 以上。

（5）术前 1~2 天内给予抗生素治疗。但对患者情况良好，病变较小、估计手术比较容易而简单者。术前也可不用抗生素治疗。

（6）术前 1 天备好皮肤，术晨置胃管。

（7）根据肝切除范围备好全血。如切除半肝以上或合并肝硬化或肝功能不良者，需备新鲜血液，以免输大量库血造成凝血功能障碍等并发症。

（8）对可能增加手术危险性的其他疾病，如内分泌紊乱（糖尿病、甲状腺功能亢进等）、心血管疾病（如高血压、心脏病等）、肺和肾脏疾病、门静脉高压等，术前都应采取积极而有效的处理，术中和术后也应采取对应的措施，以便顺利度过手术期。

（9）手术前应做好患者家属的思想工作，取得患者及具家属的密切合作。

（二）手术适应证

1. 临床无症状，AFP 持续 1 个月以上阳性，或低浓度逐渐增高，经 B 超、放射性核素扫描或肝动脉造影等检查怀疑有肝内占位病变者。

2. 原发性肝癌或肉瘤，患者一般情况好，辅助检查显示病变局限于一叶或半肝，无腹腔积液、无黄疸，无明显肝硬化，无肝功能损害，无转移征象，年龄在 60 岁以下且可耐受手术者。

3. 单发性或局限的转移性肝癌，未侵犯肝门者。

（三）手术方式选择

1. 肝叶切除 （lobectomy of liver） 肝切除术仍是目前治疗肝脏恶性肿瘤最有效的方法，国内外均广泛开展。不仅近期效果好，远期效果也较其他疗法好。对于肝脏恶性肿瘤施行肝切除治疗主要应掌握两个基本条件：一是患者的全身情况较好；二是肝脏功能较好，肝切除后肝脏功能可以代偿。肝切除术成功的关键在于控制肝脏出血。目前常用的方法局部肝血流阻断法和肝门血流阻断法，实施手术时可根据外科医生的习惯灵活选用。

2. 肝动脉结扎、插管及肝动脉栓塞术 对于不能切除的肝癌，无腹腔积液、无黄疸、无显著肝硬化及严重肝功能损害者，可采用肝动脉结扎，或肝动脉插管化疗，或肝动脉栓塞治疗，以期达到控制肿瘤生长，缓解症状；或在肿瘤缩小后再进行手术切除。

（四）术中注意事项

1. 对伴有肝硬化的肝癌在行肝叶切除术时，正确掌握右肝叶切除量极为重要，通常情况下，只作局部切除。有报告认为，对伴有肝硬化的右叶小肝癌，采用局部切除代替规则性切除可获较高切除率、较低手术死亡率和相仿的治疗结果。

2. 肝断面处理与引流问题：肝断面的妥善处理和肝周的良好引流是防止渗血、漏胆汁、感染的重要环节。肝断面用热盐水纱垫压迫 3～5 分钟后，如仍有明显渗血、漏胆汁处可用细丝线 8 字缝合，妥善止血。再用湿纱布轻压创面，用带蒂大网膜覆盖断面、间断缝合肝切缘，此方法既利于止血引流，又可促进愈合、减少粘连。肝周引流用双套管为佳，便于术后持续或间断负压吸引。

3. 肝脏血管丰富，组织脆嫩，术中容易出血，因此，不论选用何种术式切除肝叶，关键的问题在于术者必须掌握有效控制出血的方法。切肝前要考虑局部切除的可能性外，还要考虑全身的耐受性。

4. 术中输液问题 肝切除患者术前常有水潴留和低钠所致水肿，术中输液应慎重考虑。术中可根据暴露于手术野的下腔静脉的紧张度来判定输血输液量是否充足。术中出血量难以准确判断时，可快速输入大量血浆，使 Hct 值下降，血液黏滞度降低，组织灌注得以改善。

（五）术后处理

1. 除按腹部大手术后常规处理外，应密切患者的心、肺、肾、肝等主要脏器功能情况，注意血压、脉搏、呼吸、体温、心电图及血生化和尿的色、量、比重等的变化。

2. 术后 2～3 天内禁食，胃肠减压，防止肠胀气，增加肝细胞供氧量。对切除半肝以上或合并明显肝硬化者，术后 24 小时内给氧吸入。

3. 合理使用抗生素预防和控制感染。

4. 在禁食期间每日输给葡萄糖液和生理盐水，保持水、电解质及酸碱平衡。

5. 每日肌内注射或静脉滴注维生素 B、维生素 C 和维生素 K。

6. 对切除半肝以上或合并肝硬化者，除术后积极加强保肝治疗外，术后 2 周内应适量补充血浆和清蛋白，特别在术后 5～7 天内。每天除输给大量葡萄糖和维生素外，还应适当补给血浆或清蛋白、氨基酸等，必要时还可输给少量新鲜血。

7. 保持腹腔引流通畅，密切观察引流量及性状。如引流量逐日减少，且无出血及胆汁，引流管可逐渐拔出，一般手术后 3～5 天内完全拔出。如为开胸手术，在排除胸腔积液和肺不张后，可拔出胸腔引流管，一般在术后 24 小时内拔除。

8. 术后适当给予镇痛药，并鼓励患者咳痰及早期活动。给镇痛药时，应尽量避免使用对肝脏有明显损害的药物，如巴比妥类或冬眠药物等。

9. 术后 8～10 天拆除皮肤切口缝线。

10. 出院后应定期复查，包括肝功能和 B 超检查。肝癌患者术后应长期坚持保肝和药物抗癌治疗。术后每 3 个月复查肝功能、B 超、AFP 及甲胎蛋白异质体，可以早期发现复发灶，并得到及时处理。

（六）手术并发症及其防治

肝切除术后可出现呼吸系并发症，消化道出血，肝及肾功能损害以及多器官衰竭。

1. 出血 肝切除后出血可以是来自肝断面的渗血、因血管结扎线滑脱出血或因输入大量库存血后凝血功能障碍等造成。临床表现为引流出大量鲜血。因肝断面渗血与血管结扎线滑脱引起的出血，原则上应当进行手术止血，仅依靠输血或应用止血剂往往难于奏效。因凝血功能障碍可致的出血，则多考虑输新鲜血和应用止血剂，手术止血常常无效。此外，还可因肝断面组织坏死、引流不畅、残腔积液感染而引起继发出血，这类出血处理较困难，危险性大，死亡率高，应加强预防，只有万不得已时才手术止血，有时也只能填塞止血，效果多不佳。

2. 胆汁漏（bile leakage） 肝切除术后短期内可有少量胆汁自肝断面渗出，往往逐日减少而并消失，无需处理。术中若有较大胆管遗漏结扎，或结扎线滑脱，使胆汁漏出量持续不减或日渐增多，则应加以重视。如胆汁可充分引流到体外，通常严密观察，加强全身支持疗法和抗感染措施后常可自愈。胆汁外溢造成弥漫性腹膜炎时，则应及时手术治疗，重新结扎胆管，清洗腹腔，安置引流。必要时行 T 形管引流以减低胆道内压力，促进瘘口愈合。经久不愈的胆瘘应在 3 个月后择期行内引流术。

3. 膈下感染（subphrenic infection） 肝切除的创面大，渗血多，如果止血不彻底，术后引流不畅，引流管拔除过早等都可能继发膈下感染。处理方法是在 B 超引导下反复穿刺抽取脓液，灌注抗生素或置入导管引流冲洗，加强全身抗感染和支持治疗，大多可治愈。如果此法仍不能解决问题，应尽早剖腹引流。

第四节 胆道疾病围术期管理

一、结石性胆囊炎围术期管理

结石性胆囊炎（calculous cholecystitis）是胆道外科最常见的疾病。它是由于胆囊内形成结石，结石阻塞胆囊管或刺激胆囊壁黏膜而引起的一种炎性病变。胆囊结石成分不同，大体上可分为胆固醇性、胆色素性及混合性三种，其形成原因也有许多学说，但其外科治疗原则是相同的，均需作胆囊切除术。

（一）术前处理

1. 术前进一步明确诊断要点

（1）在术前 1 个月内，应作 B 超检查。既往曾有明确诊断者，若时间较长，术前必须重复 B 超检查。其原因在于人体有自发排石行为，尤其是较小的胆囊结石，可以经胆道排掉。同时，在一定条件下形成的结石，如妊娠、溃疡病等，在条件发生变化后，结石可以自行溶解消失。

（2）部分患者可并发胆总管继发性结石。这是由于胆囊结石进入停留在胆总管内所致。胆总管结石的并存使得手术变得复杂，术前准备也有所不同，所以术前进一步明确诊断时对这点应予重视。除了 B 超检查外，有时须加上有关胆管结石的检查方法。

（3）有长期病史者应注意有胆肠瘘的可能。主要是胆囊十二指肠瘘及胆囊横结肠瘘。必要时可作肠道的钡剂检查。

（4）通过查体和进行白细胞、肝功能（以转氨酶和胆红素为主）等化验检查，对胆囊炎症程度作出判断。

2．术前准备

（1）择期手术患者，注意有无慢性营养不良和贫血，注意肝功能检查结果。有异常者应及时加以纠正。急诊手术患者应注意治疗水、电解质平衡紊乱。

（2）患者一般以中年以上肥胖女性较多，应注意检查全身有关系统器官的功能，注意有无高血压、冠心病、糖尿病等。慢性肝炎患者要注意其凝血机制有无异常。

（3）急性发作的结石性胆囊炎，应在术前就给予抗生素治疗。抗生素的选择以在胆汁中浓度较高的先锋 V 号、头孢哌酮等为主。同时可配合使用抗厌氧菌药物，如甲硝唑等。

（4）手术前晚灌肠，对怀疑有胆肠瘘的患者要清洁灌肠，做好肠道准备，防止术中结肠内容物污染。

（5）为了防止因胃肠胀气而影响术野显露，应于术日晨下胃管。

（6）术前可嘱患者做卧床排尿的练习。术前不常规留置尿管。

（7）急诊重症患者，术前应向家属交代有胆囊造瘘、二期手术的可能性。

（8）有并发胆总管继发性结石可能性的患者，术前应准备好作术中胆道造影。

（二）手术适应证

1．胆囊切除术适应证

（1）发病 72 小时内的有明确手术指征的急性胆囊炎。

（2）有症状的慢性胆囊炎，经全面检查除外可引起类似症状的其他上腹部疾病。

（3）有症状的胆囊结石。

（4）胆囊隆起性病变：直径 1 cm 以上的胆囊息肉。

（5）胆囊内外瘘。

（6）胆囊外伤性破裂。

2．胆囊造口术适应证

（1）对胆囊切除术有相对或绝对禁忌证的患者，如有严重的心、肝、肾、肺功能不全者。

（2）病程超过 72 小时，全身中毒症状严重或情况很差不能耐受胆囊切除；或因炎症、水肿周围严重粘连，局部解剖关系不清，强行胆囊切除有损伤肝外胆管可能时。

（3）限于技术和设备力量无法完成胆囊切除者。

（4）作为梗阻性黄疸术前减黄的一种手段。

（三）手术方式选择

1．胆囊切除术（cholecystectomy）　切除胆囊，去掉病灶，是一次性根治性手术。在进入腹腔，全面探查，辨明胆总管、胆囊管、胆囊动脉关系后，施行胆囊切除术。该手术比较安全，近期与远期疗效也都令人满意。必要时探查胆总管。

2．胆囊造口术（cholecystostomy） 对一些危重急症病例，由于发病时间久或全身情况差无法完成胆囊切除而病情又不允许继续非手术治疗时，胆囊造口术仍不失为有价值的治疗方法。使患者渡过危险阶段，为二期手术创造条件。

（四）术中注意事项

1．胆囊造口应选在胆囊底部，与肝脏距离合适；分离胆囊时勿撕破；缝合荷包大小要适中、结扎要牢靠。

2．胆囊切除时，胆囊动脉可能由于血管钳的松脱或打结时操作者配合不好导致滑脱而致动脉出血。一旦出血，手术野将被血液淹没，此时切不可盲目钳夹止血，一般出血可用纱布压迫，待清理术野后移开纱布用吸引器对准出血点直视下钳夹。出血很猛时可用左手示指拇指暂时控制肝十二指肠韧带，吸净周围积血后直视下看清出血部位再予以钳夹。

3．在分离胆囊过程中，注意勿深入胆囊肝板，将肝面组织撕伤。

4．术中胆囊管与胆总管的解剖关系确实不清时，可通过胆囊管行术中胆道造影。

5．医源性胆道损伤是胆囊切除术的严重并发症，避免胆道损伤的关键在于术者认真遵守正规的手术操作步骤，熟悉肝外胆管解剖和变异，尤应熟悉胆囊三角的结构特点。

（五）术后处理

1．全身麻醉者取平卧位，清醒后，改半卧位。

2．有胃肠减压者须连续吸引。待3～4天患者排气后恢复饮食。饮食由流质逐渐向半流过渡，视情况在7～10天可进普食。

3．静脉补充液体，既要注意能量的足够供应，也要维持水和电解质平衡。对急诊重症患者更要注意监测血生化学指标。

4．抗感染 有感染存在的患者术后应继续合理使用有效抗生素。

5．术中放置引流管者术后要认真观察，视引流物情况决定换药次数及拔管时间。如术后一直有较多胆汁渗出者，应考虑有胆瘘形成，不能拔除引流管。

6．胆囊造口术的导管及胆囊部分切除术中放置的导管应牢固固定，防止脱落。

（六）手术并发症及其防治

1．术后出血

（1）胆囊动脉或静脉结扎线脱落，导致腹腔出血，出血量较大，严重者出现失血性休克。引流管流出多量鲜血，严密观察判断有活动性出血后，再次手术止血。

（2）胆囊床剥离面渗血，术后应用多种止血剂，一般3～4天可自行止血，但要注意患者有无全身其他疾病引起的出血倾向。

2．胆瘘（biliary fistula） 常见的损伤是处理胆囊管时伤及胆总管、处理胆囊体时伤及右肝管和肝总管。术中应仔细辨认，若有胆汁自术野出现，一定要查明出处。对于肝床上少量渗出，可用电灼法处理。确认胆管有损伤后，一般不能只作局部缝补，必须放置T形管引流才能保证愈合。手术结束时，术野冲洗后应再次用纱布填塞，核实有无胆汁渗出。术后出现胆瘘应予充分引流，如导管通畅，部分胆瘘在短期内可自行封闭。一直不愈者需再次手术解决。

3．术后黄疸

（1）轻度的黄疸（jaundice）可能是由于胆汁排泄在术后一时不畅所致，应注意观察其动态变化。

（2）梗阻性黄疸最主要的原因是在处理胆囊动脉出血或结扎切断胆囊管时错误结扎或缝扎了胆总管，造成胆总管完全或部分梗阻。需再次手术，拆除缝线或结扎线，将胆管做简单引流术。

（3）术后黄疸还有一部分是由肝功能差引起。例如术前有肝硬化，术后由于手术打击和麻醉药作用而发生肝衰竭。个别是手术误扎肝动脉或右肝动脉而引起肝功变化所致。

（4）对胆囊术后肝功能恶化者应以保肝治疗为主，特别注意营养的维持，必要时给予静脉内高营养治疗。补充足够的蛋白制剂，防止和治疗腹腔积液。

二、原发性肝胆管结石的围术期处理

我国胆石症（cholelithiasis）的特点是以原发性胆管结石，特别是肝内胆管结石为主，从成分上以胆色素性泥沙状结石为主。这就给胆道外科带来一系列复杂问题。原发性胆管结石可引起或并发各种化脓性胆管炎、胆道出血、胆源性肝脓肿以及全身胆源性败血症。它还可以引起梗阻性黄疸、胆汁性肝硬化以及门静脉高压症。是一种危害性极大的疾病。从治疗的角度考虑，肝内胆管呈树状分支，肝内胆管结石产于末梢小胆管，广泛又多发。更严重的是由于结石长期存在导致胆管黏膜糜烂、溃疡和坏死，形成瘢痕和狭窄，狭窄上方胆管又扩张，终成串珠状改变。这种病变造成手术探查取石的困难，使治疗变得复杂。目前原发性胆管结石症的治疗仍然是以手术为主，辅以内镜等手段。

（一）术前处理

1. 术前进一步明确诊断要点

（1）临床表现：发作期的原发性胆管结石症的患者临床症状一般均有典型的夏科三联征（Charcot triad syndrome），即典型的胆绞痛、畏寒、高热和黄疸。但是也要认识到，肝内胆管结石症的复杂性。若结石仅局限于一侧肝叶，如左侧肝内胆管结石，发作期也可以不出现明显黄疸。至于缓解期患者，临床上很少阳性体征。

（2）化验检查：应重复白细胞计数、转氨酶、黄疸指数、胆红素。胆红素检查应分别测定直接胆红素和间接胆红素，以判定是否为梗阻性黄疸。

（3）B超检查：目前B型超声检查成为胆管结石症临床特殊检查的首选方法。B超检查可以发现胆管结石的强光团和光点及相伴声影，胆管的扩张程度及狭窄处，为手术提供了重要依据。同时，B超检查能了解肝脏的形态，是否有肝叶萎缩，以及胆源性肝脓肿、肝硬化等并发症的存在。

（4）X线电子计算层体层摄影（CT）：属非创伤性检查。借助CT检查，可以发现肝内胆管的扩张和狭窄分布情况、程度以及肝内胆管结石的准确位置。有时，结石显示不满意，其原因是扫描层面不够，也有的含钙量少的泥沙状结石显影不好。CT还可以了解肝叶的萎缩情况，为判断肝内胆管的堵塞程度和手术方案提供可靠根据。CT对肝外胆管结石的定位无帮助，但能显示直径在1 cm以上的扩张的胆总管。

（5）磁共振胆道成像（MRI）：属非创伤性检查。可以清楚地看到肝内外胆管的走形情况，扩张狭窄分布情况，结石所在部位，并帮助鉴别良恶性病变。

（6）经皮肝穿刺胆管造影（percutaneous transhepatic cholangiography，PTC）：这种检查方法可提供梗阻或狭窄以上胆管的清晰影像，发现结石的负影，明确肝内胆管结石的具体部位和判断数量多少。它能防止遗漏胆管狭窄和扩张病变，从而避免了在狭窄胆管下方处理结石、做胆肠吻合的错误。

（7）内镜逆行胆胰管造影（endoscopic retrograde cholangiopancreatography，ERCP）：同样可获得胆道系统的可靠影像学资料，尤其对胆道狭窄以下部位胆管和病变显示更清楚。

PTC 和 ERCP 这两项检查因可增加胆道压力，在存在狭窄时会引起或加重胆道感染，在急诊重症患者一般不使用。常规手术患者可安排在手术前 1 日下午进行。检查后应禁食、用抗生素治疗，注意病情观察。

2. 术前准备

（1）纠正营养不良和贫血：原发性胆管结石患者肝功能受损较常见，部分长期病史者还有胆汁性肝硬化。严重营养不良者应输液补充葡萄糖和蛋白质，保持正氮平衡，需要时进行静脉高营养疗法。贫血者可少量多次输新鲜血。

（2）纠正凝血障碍：肝功能异常的黄疸患者，往往有凝血机制障碍。术前需反复检查凝血酶原时间及活动度。不论检查数值是否正常，均在入院后准备手术期间注射维生素 K_1。

（3）使用抗生素：无论急症患者还是择期手术患者均应在手术前 1 天预防性应用抗生素。

（4）注意肾脏功能：常规化验肌酐、尿素氮。急诊时留置尿管，观察尿量。择期手术者，手术日晨留置尿管。

（5）肠道准备：术前 1 日改流质饮食。术前晚常规灌肠。急诊或有炎症患者术前应禁食。手术日晨留置胃管。

（6）其他做好术中胆道造影与术中纤维胆道镜的准备工作。

（二）手术方式选择

外科治疗原发性胆管结石症的目的是：解除梗阻、去除病灶和畅通引流。目前，原发性胆管结石症，特别是肝内胆管结石仍是一个未解决的问题，各种手术方式被加以应用，针对患者的具体情况选择适宜的手术方式是一个十分重要的问题。

1. 胆总管切开探查与引流术 胆总管切开探查与引流术是原发性胆管结石症的一个基本术式，也常同胆囊切除术合并使用，以治疗继发性胆管结石。它可以达到治疗胆总管结石的目的，在肝内结石时，经仔细全面的探查而决定下一步合理的手术方式。

胆总管探查指征：①梗阻性黄疸；②胆总管内扪到结石；③胆总管扩张，直径在 1.5 cm 以上者；④胆总管穿刺抽出脓性胆汁及有泥沙样沉淀物混合其内的胆汁；⑤诊断胆道感染，胰腺炎等需作胆道减压引流的急诊患者；⑥胆囊结石症作胆囊切除术，发现胆囊内为泥沙状结石、多发性小胆固醇性结石，应由胆囊管插管胆道造影，阳性者应作探查。

2. 胆总管十二指肠吻合术和胆总管空肠吻合术 该术式适合于以下情况：

（1）胆总管下端狭窄：部分原发性胆总管结石患者胆总管长期慢性炎症形成狭窄，或者胆总管重度扩张引起胆总管收缩力减退、下端相对狭窄。

（2）奥狄（Oddi）括约肌慢性炎症形成狭窄或慢性胰腺炎引起胆总管下端狭窄。

胆总管十二指肠吻合术操作简单易行，死亡率低，但易并发逆行性感染。对不能耐受重创的重危和老年患者比较合适。胆总管空肠 Roux-en-Y 吻合术避免逆行感染的危险性，是一种较为理想的胆肠吻合方式。

3. 高位胆管空肠 Roux-en-Y 吻合术　适用于肝内胆管结石症患者。为了达到解除梗阻、通畅胆汁的目的，先将肝内胆管在狭窄处切开，必要时进行肝内胆管成形，再将切开的左右肝管、肝总管及部分胆总管与空肠进行吻合。

4. 肝切除术（hepatectomy）　常用肝切除术主要是肝左外叶切除术、左半肝切除术、肝楔形切除术等。一般不做右半肝切除术。肝部分切除术，同胆肠吻合术有时并用，才能达到目的。肝切除术治疗肝内胆管结石的适应证如下：

（1）局限的肝段、肝叶或一侧病变。由于肝内胆管长期梗阻及感染，肝组织已萎缩、纤维化失去功能。

（2）局限的肝内胆管发生狭窄和扩张变化，用其他方法难以清除结石和纠正狭窄。

（3）一侧肝胆管结石并发散在肝脓肿病灶。

（三）术中注意事项

1. 充分显露　肝内胆管结石手术，常需解剖肝门，进而显露左右肝管。手术野较小而且位置较深。为了帮助显露，常使用固定式拉钩与带冷光源的深部拉钩。在解剖肝门，切开左右肝管时应警惕解剖变异，避免损伤重要血管。例如，左肝管的前方可有肝左动脉支、门静脉左干或其较大的分支，使左肝管的全部切开受到限制。

2. 仔细探查　肝内胆管原发性胆管结石症以肝内胆管病变为主时，探查结石变得很困难，尤其是左肝管和右前叶下部胆管等，容易遗漏结石。肝胆管二级分支内结石，用一般方法不能取净时，需要经肝实质直接切开该处的肝内胆管进行取石。由于肝左叶实质较薄，肝内管道分支较少，结石用触摸法即可定位，所以左叶肝实质切开显露胆管较为方便。

3. 应用抗生素　肝内胆管结石手术时，由于手术时间较长，术后并发感染多，取石和冲洗可引起胆管内炎症扩散，有可能造成血行感染和败血症。术中应由静脉补充抗生素和地塞米松 10 mg。

4. 放置引流　放置引流可分为两类：①在胆道和肠道内。目的是为了减轻胆道压力，支撑吻合口以促进愈合，在胆管空肠吻合术中常规在肝内胆管内放置引流管，通过吻合口后自肠袢引出体外。胆总管切开探查术后常规放 T 形管。为了扩张肝内胆管狭窄处，有时还放置 U 形管；②在手术野。高位胆肠吻合口周围常规放置潘氏引流与乳胶管引流。胆囊切除后在胆囊床和文氏孔附近也应放置乳胶管引流。

（四）术后处理

1. 禁食、静脉输液，维持水电解质平衡。一般胆道手术患者术后 24～48 小时肠功能恢复后，可进食少量清淡流质饮食，以后根据患者腹部情况及手术种类而逐步恢复饮食。

2. 胃肠减压　原发性胆管结石患者术前常规放置胃管，术后进行胃肠减压。要注意保持胃管通畅，尤其是胆肠吻合术后患者。排气后可拔除胃管，开始进流质饮食。

3. 抗生素应用　胆道感染时胆汁的常见细菌是大肠杆菌、克雷伯菌属、肠球菌属、变形杆菌及某些厌氧菌等，所以为防止术后腹腔感染、切口感染，可酌情选用青霉素、氨苄西林、头孢菌素等。

4. 腹腔引流 胆囊切除胆总管切开探查术后，腹腔内放置引流是必需的。术后合理使用腹腔引流物能有效防止术后腹腔感染并发症。一般胆管引流术后，腹腔引流出少量血性渗出物，则腹腔引流管于术后 2～3 天拔除；如引流液较多或混有少量胆汁，应带胆汁渗出停止，腹腔渗液明显减少后，多于术后 5～7 天拔除。

5. T 形管的处理

（1）术后将 T 形管接无菌袋，注意固定可靠、防止滑脱。无菌袋每周更换 2～3 次。

（2）每日记录胆汁的流量，观察其颜色、性状。胆汁每日 600～800 ml，在术后分泌量可有暂时减少，几日后恢复正常。随着胆汁向肠道正常流动，T 形管流量会逐渐减少。术后胆汁中脓絮和泥沙应逐日减少，颜色也由血性变成清亮黄色。

（3）如果病情需要长期保留 T 形管，患者营养状况受到较大影响。可收集胆汁后自鼻胃管注回。但速度宜慢，以患者不发生腹泻为宜，一般每分钟不超过 20 滴。

（4）T 形管拔除

1）拔管条件：无全身发热、炎症已控制，白细胞计数正常；黄疸消退；胆汁引流量逐渐减少，胆汁清亮；拔管前胆道造影正常，无残留结石，胆汁顺利进入十二指肠内。

2）拔管方法：一般在术后 4 周左右，年老体弱者可在术后 2～3 个月拔管。起支撑作用者时间宜更长。先部分夹管减少胆汁流量（抬高 T 形管位置至胆管水平面以上也可）。再试验夹管 24 小时。如以上操作均无反应，可安排造影，造影后 T 形管开放 1～2 天，再夹管 2～3 天后拔除。拔管后，有少量胆汁漏出，用纱布压迫，3 天左右即可愈合。

（五）手术并发症及其防治

1. 术后出血 原发性胆管结石症术后出血，除少数是肝床渗血外，主要是胆道出血。术后早期胆道出血的原因多为胆管结石及炎症引起胆管黏膜糜烂、溃疡导致出血，若病变浸及胆管小动脉或周围肝内血管，会发生大出血。临床表现为自胆道内引流管的引流物中发现鲜血、呕血或黑便、出现黄疸或使已有黄疸加深，严重者有血红蛋白明显下降和血压波动。在治疗上一般先采用保守疗法，全身使用止血药，静脉滴注垂体后叶素。局部可经引流管向胆道内注入去甲肾上腺素生理盐水溶液，压力不宜过大并在溶液内加用抗生素。有大量出血的情况下，应及时再次开腹探查，做肝动脉或肝固有动脉结扎术。近年来，开展对胆道大出血采用肝动脉数字减影造影术

2. 胆瘘（biliary fistula） 术后有胆汁样渗液经肝下引流管流出，每日需换药 1 次。大多数是来自肝床或肝脏切面上小胆管被破坏的渗漏液。一般能逐日减少而自行停止。如果术后 1 周仍有多量胆汁渗出，应考虑有胆瘘形成。胆瘘可能来自 T 形管周围间隙、意外损伤术中未能发现的肝外胆管等，最常来自胆肠吻合口瘘。

胆瘘形成后，重要措施是保持引流通畅。引流管要粗细适宜、位置得当，必要时换成双套管保持负压吸引以防止胆汁积存形成膈下脓肿或流入腹腔引起胆汁性腹膜炎。一般胆瘘经持续负压吸引后，瘘口周围逐渐有肉芽组织生长，可以自行愈合。长时间不愈者可考虑手术治疗。胆瘘丧失胆汁较多时，应注意水、电解质及酸碱平衡，有营养失调时应给予静脉内高营养支持疗法。

3．T 形管并发症的处理

（1）胆总管瘘：一般由于窦道不牢固，在拔管时而破裂，胆汁流入腹腔或局部引起炎症。局部积存胆汁可经窦道再次引流。伴胆汁性腹膜炎者，应剖腹冲洗引流，避免形成腹腔脓肿。

（2）T 形管阻塞：发生原因不明的体内 T 形管堵塞时应立即在灭菌条件下，在电视监视下冲洗管道，冲洗无效者可用经皮肝穿刺的金属导丝放入 T 形管内，在电视监视下除去梗阻。

4．胆道残留结石　原发性胆道结石手术后残留结石的发生率为 5%～15%，泥沙样肝内胆管结石由于手术操作很难取尽，残留率更高。围术期内如果结石不引起急性胆道感染、不形成梗阻，则不必特别处理，保留胆道内 T 形管引流，以便日后经窦道用纤维胆道镜取石或经引流管注入溶石药物治疗，在非手术疗法无效情况下应再次手术。

三、急性梗阻性化脓性胆管炎围术期处理

急性梗阻性化脓性胆管炎（acute obstructive suppurative cholangitis，AOSC）是急性胆管炎的严重类型。男女发病比例接近，本病的发病基础是胆道梗阻和细菌感染，当急性胆管炎时，如胆道梗阻未解除，胆管内细菌引起的感染没有得到控制，逐渐发展为 AOSC 并威胁患者生命。治疗原则是立即解除胆道梗阻并引流。

（一）术前处理

1．术前进一步明确诊断要点

（1）多数患者有较长胆道感染病史和急诊或择期胆道手术史。

（2）不仅有典型的夏科三联征（Charcot triad syndrome）（腹痛、寒战高热、黄疸），还可出现休克、神经中枢受抑制表现（如谵语、嗜睡、昏迷等）即为雷诺五联征（Reynolds pentalogy）。具备五联征者可诊断为本病。

（3）实验室检查：白细胞计数升高，可超过 $20 \times 10^9/L$，中性粒细胞比例升高，胞质内可出现中毒颗粒。肝功能不同程度损害，凝血酶原时间延长。

（4）影像学检查：B 超简便易行，能及时了解胆道梗阻部位、肝内外胆管扩张情况及病变性质。如病情稳定，可以行 CT 或 MRCP 检查。

2．术前准备

（1）维持有效的输液通路，尽快恢复血容量，除用晶体液扩容外应加入胶体液。

（2）联合应用足量抗生素，经验治疗证明，应先选用针对革兰阴性杆菌及厌氧菌的抗生素，根据该抗生素的半衰期来确定使用次数和间隔时间。

（3）纠正水电解质紊乱和酸碱失衡，常见为等渗或低渗性缺水及代谢性酸中毒。

（4）如经短时间治疗病情仍无好转，应考虑应用血管活性药物以提高血压、肾上腺皮质激素保护细胞膜和对抗细菌毒素，应用抑制炎性反应药物，吸氧纠正低氧状态。

（二）手术方式选择

1．胆总管切开减压、T 形管引流术（common bile duct decompression and T tube drainage）　重症急性胆管炎进行外科治疗的主要目的是对梗阻以上的胆管给予减压和引流。胆管探查术能直接、有效地解除胆道的机械性梗阻，引流胆管和并发的肝内、外感染

病灶，是基本的手术方式。

2. 经内镜鼻胆管引流术（endoscopic nasobiliary drainage，ENBD）　手术创伤小，当胆道内压增高时，能有效地减压，并能根据需要持续放置两周或更长时间。但对高位胆管梗阻引起的胆管炎引流效果不肯定。

3. 经皮经肝胆管引流（percutaneous transhepatic cholangial drainge）　操作简单，能及时减压，对较高位胆管或非结石性梗阻效果较好，但引流管容易脱落和被结石堵塞，且需注意凝血功能。

（三）手术操作要点

1. 手术应在心电监护和有效的循环监测下进行。

2. 麻醉应以全麻为佳，以保证充分的氧气供应。

3. 手术期间抗生素的应用不能间断。术中视情况酌用地塞米松 1 次，5～10 mg。

4. 手术方式以简单、有效为原则，以解除胆道梗阻，引流感染灶为目的，不作更多的治疗性处理。有时为了避免再次手术，外科医生在急症手术时做了过多的操作和过于复杂的手术，反而使手术的并发症发生率和死亡率加大。

5. 术中还要注意有无合并胆源性肝脓肿。

（四）术后处理

1. 生命体征监测与观察　患者术后应送入重症监护病房，接心电监护仪，密切观察体温、脉搏、呼吸，血压，心电图变化情况。

2. 中心静脉压监测　留置中心静脉导管，每 4 小时做 1 次中心静脉压监测，随病情好转逐渐延长监测间隔时间。

3. 化验项目　每日化验血、尿常规，肝功能（以转氨酶和胆红素为主），血电解质（以钾、钠、氯离子浓度为主）。

4. 记录 24 小时尿量，观察胃肠减压量与性状，T 形管等胆道引流管的胆汁量和性状，伤口引流管渗出物的量和性状。

5. 继续补液、抗感染治疗，同时给予全静脉营养支持。

（五）手术并发症及其防治

急性梗阻化脓性胆管炎术后最主要的并发症即是脏器衰竭，这也是患者的主要死亡原因。

1. 肝衰竭

（1）术后肝衰竭（hepatic failure，HF）：可分急性和慢性两型。急性者往往在术后立即出现，表现为体温升高、烦躁不安、昏睡昏迷状态，黄疸加深、腹腔积液增长迅速、下肢水肿、水电解质平衡失调等。可在术后 48 小时内死亡。慢性者可在术后数日至数周内逐渐发生。

（2）肝衰竭的防治：①每日输入大量葡萄糖溶液，包括部分高渗葡萄糖溶液，同时补充适量胰岛素和氯化钾溶液；②给予大量的维生素 B、维生素 C、维生素 K 等；③可用支链氨基酸溶液，防止和治疗肝性脑病可用谷氨酸钠或谷氨酸钾溶液，有碱中毒者改用精氨酸溶液；④反复用生理盐水灌肠以清除结肠内容物；⑤选用对肝脏无明显毒性的广谱抗生素以抑制肠道细菌繁殖；⑥静脉滴注氢化可的松或泼尼松在急性期有支持作用；⑦肝衰竭引起凝血障碍，导致渗血不止的患者，可应用纤维蛋白原、凝血酶原复合物及其他止血药物，输新鲜血或进行血小板成分输血等；⑧为了预防肝性脑病，术前应全面进行肝功能检查，根据肝功能状态，选择能负担的手术方式。麻醉中，避免使用对肝脏功能有损害的药物。术中注意输血输液，防止持续低血压造成肝脏低灌注。术后慎用镇痛、镇静药物。

2. 肾衰竭（renal failure）

（1）术后肾衰竭往往在肝功能衰竭后发生，过去称为肝-肾综合征（hepatorenal syndrome，HRS）。除了灌注量减少外，肝衰竭后未曾解毒的毒性物质和肝脏衰竭后产生的一些因子对肾功能的影响，是造成肾衰竭的主要原因。

（2）肾衰竭的防治：①首先要保证足够的灌注，避免低血压和及时纠正脱水状态至关重要；②给患者充分的氧气供应；③在血容量补足后尿量仍少者，应及早用利尿剂和血管扩张剂促进利尿；④若肾衰竭已发生，当利尿剂无效时，必须使用腹膜透析和人工肾。

3. 应激性溃疡（stress ulcer）　应激性溃疡是急性梗阻化脓性胆管炎术后常见并发症。为了预防应激性溃疡的发生，常规应在术前术后由静脉补充西咪替丁、奥美拉唑、泮托拉唑等，以抑制胃酸分泌。若应激性溃疡发生，可由胃管注入止血药和去甲肾上腺素冰盐水。静脉滴入垂体后叶素溶液。在上述措施均不见效时可手术探查。

4. 呼吸衰竭

（1）呼吸衰竭分急性、慢性两种类型，外科术后多为急性类型，即以急性进行性呼吸困难及低氧血症为特征，又称成人呼吸窘迫综合征（adult respiratory distress syndrome）。

（2）呼吸衰竭的防治措施如下：①注意发生呼吸衰竭的高危对象；有条件时，可在术前作肺功能检查，尤其是老年人患者，术后应给予密切监测；②保持呼吸道通畅，及时清理气道分泌物，注意翻身、拍背，给予祛痰药物；③吸氧；④当一般治疗无效，分泌物不易咳出，其他途径给氧困难时应及时进行气管插管，如短时间不能恢复者可作气管切开；⑤使用呼吸机进行人工通气是抢救呼吸衰竭很重要的措施。

四、胆囊癌围术期处理

胆囊癌（carcinoma of gallbladder）在临床上缺乏特殊的症状和体征，易混同于胆囊结石病，给早期诊断带来一定困难。同时，由于胆囊邻近肝脏，胆囊癌侵及肝脏机会多，往往给手术造成困难。这些都影响了胆囊癌的预后。随着胆囊结石病的增多，胆囊癌的发生率在我国也呈上升趋势，值得引起重视。

（一）术前处理

1. 术前进一步明确诊断要点　胆囊癌发病有以胆囊炎、胆石症形式的，也有无症状的。20世纪80年代以前，术前诊断率一般在10%以下。目前，由于影像学技术的进步，术前确诊率已大幅度上升，有的可达87%。

（1）CEA、CA19-9、CA125等均可升高，其中以CA19-9较为敏感，但无特异性。

（2）B超检查：是目前诊断胆囊癌效果最好的辅助检查。B超图像显示胆囊内有一实体性回声不均质块影，或者胆囊壁有团块状物突入腔内。不伴声影。

（3）CT检查：CT片上可见胆囊壁不规则增厚，腔内乳头状癌结节或胆囊呈等密度实质性肿块影，增强可见血供丰富。CT 检查还可以了解肝门及胰头部有无淋巴结以及肝内（主要是右叶）有无转移。

（4）细针穿刺胆囊胆汁行肿瘤标志物检查也具有诊断意义。

2. 术前准备　同胆囊结石患者。有肝脏转移者与肝脏手术相同。有结肠转移可能者，应作肠道准备。

（二）手术方式选择

1. 单纯胆囊切除术（simple cholecystectomy）　适用于 Nevin Ⅰ 期及 UICC Ⅰ 期病变。这些病变一般因胆囊结石、胆囊炎行胆囊切除术于术中或术后病理检查发现胆囊癌，如局限于胆囊黏膜层，不必再行手术。如病理检查浆膜阳性，应行再次手术切除浆膜和清除局部淋巴结。

2. 胆囊癌根治性切除术（radical resection of gallbladder carcinoma）　适用于 Nevin Ⅱ、Ⅲ、Ⅳ 期及 UICC Ⅱ 期病变。切除范围除胆囊外还包括距胆囊床 2 cm 以外的肝楔形切除及胆囊引流区域的淋巴结清扫，但切除肝方叶和 Ⅴ 段更合理和符合解剖。

3. 胆囊癌扩大根治术（extend radical resection of gallbladder carcinoma）　对 Nevin Ⅲ、Ⅳ 期及 UICC Ⅲ、Ⅳ A 期病变，除根治性切除外，切除范围还包括右半肝或右三叶肝切除、胰十二指肠切除、肝动脉或门静脉重建术，但手术创伤大。

4. 姑息性手术（palliative operation）　适用于 Nevin Ⅴ 期及 UICC Ⅳ 期胆囊癌，引起其他并发症如梗阻性黄疸、十二指肠梗阻等，以缓解症状。引流胆道可行肝总管空肠吻合、左肝管空肠吻合或切开胆管行 U 形管外引流手术；不能手术的患者可经皮、肝穿刺或经内镜在狭窄部位放置内支撑管引流。有十二指肠梗阻者可行胃空肠吻合术。

（三）术中注意事项

1. 胆囊癌的病理类型以腺癌为最多见，约占 90%。其中浸润型和乳头状腺癌对放射治疗比较敏感，可以在术后进行。术中可在病灶周围以银夹或钛夹作标志，便于术后放疗定位。如果为黏液型癌，则不再进行放疗。

2. 胆囊切除术和肝部分切除术的术中注意事项参考有关章节。

3. 注意严格无瘤操作和全身应用抗癌药。

（四）术后处理

1. 术后处理和常见并发症处理可参考胆囊切除术和肝部分切除术有关章节。

2. 抗癌综合治疗　在手术切口愈合，患者一般状况恢复后即可开始综合治疗。一般先采用局部放射治疗，同时进行免疫疗法。

第五节　胰腺疾病围术期处理

一、急性出血坏死性胰腺炎围术期处理

急性胰腺炎（acute pancreatitis，AP）是外科常见的急腹症之一，而急性出血性坏死性胰腺炎是外科急腹症中最严重的疾病之一，发病与饮食不当、酗酒、胆道疾病等因素有关。其病情严重，死亡率高，病程长，不仅表现为胰腺的局部炎症，而且常常涉及全身的多个

脏器，严重时常有休克、败血症、肾衰竭和弥散性血管内凝血等。因此应予以重视。

（一）术前处理

1. 术前进一步明确诊断要点

（1）病史特点：患者骤然起病，常有饮食方面的诱因，如饱餐、油腻饮食、饮酒等。特征是上腹剧痛，放射至背部，当累及全胰腺，则呈腰带状向腰背部放射，应用一般镇痛剂不能缓解。腹胀显著，可呈麻痹性肠梗阻表现，伴恶心、呕吐，特点为呕吐剧烈而频繁，呕吐后腹痛不缓解。病情进一步发展，可出现烦躁不安、皮肤苍白、四肢湿冷、呼吸困难、发绀、血压下降，随之可有呕血、便血、咯血、尿血、皮下出血、少尿或无尿、神志不清、谵妄等多器官衰竭表现。少数患者在短期猝死。

（2）体检特点：常有以上腹为主的压痛、反跳痛、肌紧张征象，同时后腰背部水肿和压痛，移动性浊音多为阳性，肠鸣音减弱或消失。部分患者可见 Cullen 征（Cullen sign）——脐周皮下出血、青紫；Grey-Turner 征（Grey-Turner sign）——腹侧皮下青紫斑，提示病情发展迅猛及其严重程度。

（3）辅助检查特点

1）胰酶测定：胰酶测定的重要意义在于其具有一定的特异性。胰酶测定有淀粉酶和脂肪酶的测定，其中临床上常测定血、尿及腹腔液的淀粉酶，淀粉酶的升高提示本病的可能性很大。血清淀粉酶在发病数小时开始升高，24 小时到达高峰，4～5 天后逐渐降至正常；尿淀粉酶在 24 小时才开始升高，48 小时到高峰，下降缓慢，1～2 周恢复正常。血清淀粉酶值超过 500 IU（正常值 40～180 IU，Somogyi 法），尿淀粉酶也明显升高（正常值 0～3000 IU，Somogyi 法），有诊断意义。淀粉酶值愈高诊断正确率也越大。但淀粉酶的升高幅度和病变的严重程度不呈正相关。

2）腹部 B 超：是首选的影像学诊断方法，可发现胰腺肿大和胰周液体积聚。胰腺水肿时显示为均匀低回声，出现粗大的强回声提示有出血、坏死的可能。还可检查胆道有无结石，胆管有无扩张。但由于上腹部胃肠气体的干扰，可影响诊断的准确性。

3）增强 CT 扫描：不仅能诊断急性胰腺炎，而且对鉴别水肿性和出血坏死性胰腺炎有价值。在胰腺弥漫性肿大的背景上若出现质地不均、液化和蜂窝状低密度区，则可诊断为胰腺坏死。还可在网膜囊内、胰周、肾旁前或肾旁后间隙、结肠后甚至髂窝等处发现胰外侵犯的征象。对其并发症如胰腺脓肿和假性囊肿等也有诊断价值。

4）MRI：可提供与 CT 相同的诊断信息。

5）腹腔穿刺：穿刺液的淀粉酶升高有诊断意义。但要注意若患者腹胀明显，行腹腔穿刺时要小心，有穿破胀气肠管的危险。

2. 术前准备

（1）禁食、胃肠减压：持续胃肠减压可防止呕吐、减轻腹胀、增加回心血量，并能减少促胰酶素和促胰液素的分泌，从而减少胰酶和胰液的分泌。

（2）补液、防治休克：静脉输液，补充电解质，纠正酸中毒，预防治疗低血压，维持循环稳定。对重症患者应进行重症监护。

（3）解痉镇痛：在诊断明确的情况下给予镇痛药，同时给予解痉药（山莨菪碱、阿托品等）。禁用吗啡，以免引起 Oddi 括约肌痉挛。

（4）抑制胰腺分泌及胰酶抑制剂：H_2 受体阻断剂（如西咪替丁）可间接抑制胰腺分泌；生长抑素疗效较好，目前广泛用于病情比较严重的患者；抗胆碱能药（如阿托品）虽有一定效果但可加重腹胀。胰蛋白酶抑制剂，如抑肽酶、加贝酯（Gabexate）等具有一定的抑制胰蛋白酶的作用。

（5）营养支持：早期禁食，主要靠肠外营养（TPN）支持治疗。若手术时附加空肠造瘘，待病情稳定，肠功能恢复后可经造瘘管输入营养液。当血清淀粉酶恢复正常，症状、体征消失后可恢复饮食。

（6）抗生素的应用：宜尽早使用。在合并胰腺或胰周坏死时，静脉使用致病菌敏感广谱抗生素。常见致病菌有大肠杆菌、铜绿假单胞菌、克雷伯菌和变形杆菌等。

（7）中药治疗：呕吐基本控制后，可经胃管注入中药。呕吐不易控制者也可用药物灌肠。

（8）腹膜透析：急性出血坏死型胰腺炎伴有腹腔大量渗出液，中毒症状严重，并发急性肾衰竭时，腹膜透析治疗可把腹腔内大量胰酶和炎症渗出液排出体外，可防止和减轻坏死扩散、毒素吸收。

（二）手术适应证

1. 不能排除其他急腹症时。
2. 胰腺和胰周坏死组织继发感染。
3. 虽经合理支持治疗，而临床症状继续恶化。
4. 暴发性胰腺炎经过短期（24 小时）非手术治疗多器官功能障碍仍不能得到纠正。
5. 胆源性胰腺炎。
6. 病程后期合并肠瘘或假性胰腺囊肿。

（三）手术方式选择

1. 胰腺被膜切开减压、腹腔引流术　切开胰腺被膜，清除胰周和腹膜后的渗液、脓液以及坏死组织。彻底冲洗后放置多根引流管从腹壁或腰部引出，以便术后灌洗和引流。

2. 胰腺部分切除术　当胰尾部有局限型坏死时，可作胰尾切除，先将脾切除或不切脾，用钝性或锐性方法，从胰尾部将胰腺从水肿、出血的组织中分离，切断，胰管双重结扎。

3. 全胰腺切除加十二指肠切除　全胰腺坏死，十二指肠或胆总管下端亦有坏死时，才考虑做此手术。

4. 胆源性胰腺炎的手术选择　伴有胆道下端梗阻或胆道感染的重症患者，应该急诊或早期（72 小时内）手术。取出结石，解除梗阻，清除坏死组织并作广泛引流，注意保持引流畅通。若以胆道疾病表现为主，急性胰腺炎的表现较轻，可在手术解除胆道梗阻后，行胆道引流和网膜囊引流术，病情许可时同时切除胆囊。如患者经非手术治疗后病情缓解，可在急性胰腺炎治愈后 2～4 周行胆道手术。

（四）术中注意事项

1. 切口选择　一般采用右上腹部腹直肌切口，尤其对胆道疾病所致胰腺炎，术中便于一起处理。若已并发胰腺假性囊肿而肿块偏向左上腹者，可取左上旁正中切口较合适。

2. 剖腹探查　术中应行胆道探查，如为结石或化脓性胆管炎引起者，应行胆总管引流术；如 Oddi 括约肌狭窄者，应行括约肌成形术。

3. 术中应有效清除胰腺坏死组织，保护仍有活力的胰腺组织，尽量用手指做钝性分离，坏死腔内主要血管周围和肠系膜根部周围的坏死组织无需分离。

4. 引流管采用双腔套管，并需质地柔软，以避免压迫肠管形成肠瘘。

5. 胆道疾病处理　急性胰腺炎病例中约有半数以上同时有胆道疾病，术中必须同时探明胆道有无结石或其他原因阻塞出口，致使胆汁持续逆流入胰管。通过网膜孔查胆总管；或切开十二指肠第二段外侧后腹膜，掀起十二指肠，查清胆总管末端。若同时存在病变，需行胆道切开取石引流术等。

（五）术后处理

1. 严密观察血压、脉搏、呼吸，注意休克征兆，每日或定期复查血钾、钠、氯、钙，肝肾功能，血糖和血气分析等。

2. 禁饮食，持续胃肠减压。

3. 应用抗生素预防和治疗感染。

4. 静脉输液，维持水、电解质平衡等。

5. 重症胰腺炎患者处于高分解代谢状态，代谢率要高于正常水平的 20%～50%，同时因感染、大量血浆外渗、机体处于负氮平衡或低蛋白血症状态，必须要有足够的能量补充。可给予全静脉营养支持。

6. 术后尽早开始用肠内营养，经空肠造瘘管或鼻空肠引流管灌入，即保护肠黏膜屏障功能，又不增加对胰腺分泌的刺激。

7. 持续双套管灌洗，吸出液行细菌培养。

8. 应用抑制胰腺分泌药物，如生长抑素、奥曲肽等。

（六）手术并发症及其防治

1. 急性呼吸窘迫综合征（acute respiratory distress syndrome，ARDS）　ARDS 为术后最常见、最严重的并发症，死亡率很高。临床表现呼吸急促，每分钟呼吸达 30 多次，以吸气性呼吸困难为主。由于过度换气，易出现呼吸性碱中毒。临床可用血气监测患者，每日查 1～2 次，$PO_2<60$ mmHg，$PCO_2<30$ mmHg 时，应加大 1 倍氧流量，30 分钟后仍不能改善时，可明确诊断。大剂量应用肾上腺皮质激素，可防止肺泡内皮细胞损伤和变性，应用血浆、清蛋白、利尿剂可减轻肺间质水肿。经上述处理仍不见好转时，应早作气管切开，用人工呼吸器作持续性正压呼吸，减少死亡率。

2. 出血

（1）出血可以是消化道应激性溃疡出血，也可以是胰液腐蚀血管破裂引起的出血。

（2）应激性溃疡出血由于手术创伤、胰腺受严重损害以及休克等应激状态引起，一旦发生，应积极止血和抗休克治疗。除输液、输血、应用止血药物外，可用抑酸剂。也可在内镜直视下，喷洒止血药等。若止血效果不佳而溃疡灶明显者，可手术止血。

（3）胰液腐蚀血管破裂引起的出血，需手术止血。

3. 胰瘘（pancreatic fistula） 坏死性胰腺炎术后几乎都可发生。如术中创面充分引流，胰腺残端及创面清除彻底，胰管残端用不吸收线牢固缝合多能预防发生。一旦发生，应保护瘘口周围皮肤，防止皮肤被胰液腐蚀消化，用氧化锌软膏涂在引流管周围皮肤上。同时用抑制胰腺分泌的药物，如生长抑素、奥曲肽等，减少胰液外溢，促进瘘愈合。只要充分引流，经保守治疗 3~6 个月，多数胰瘘能自愈。少数需手术者，术前应作瘘管造影，了解胰瘘管道口与主胰管的关系。

4. 肠瘘（intestinal fistula） 由于胰液的消化和感染的腐蚀作用，可使胃肠道壁坏死、穿孔而发生瘘。临床表现腹壁皮肤上有瘘孔，排出含有气体和胆汁的消化液，经口服美蓝等染料可证实瘘的存在和部位。一旦发生，应按肠瘘要求处理。

5. 感染 术后腹腔内可并发感染，如胰腺脓肿、膈下脓肿、败血症等。感染细菌大多数为革兰阴性菌，其次是厌氧菌。临床表现为体温持续不退或降至正常后又上升，呈稽留热或弛张热型，伴寒战、大汗、神志不清甚至休克等。治疗上，应积极抗感染，加强全身支持治疗，多次、少量输血，选用广谱抗生素。一旦脓肿形成，应尽早手术引流。

6. 多器官功能障碍综合征（multiple organ dysfunction syndrome，MODS） 重症胰腺炎后，造成心、肺、肾等重要脏器功能同时或短时间内连续受损，是手术死亡的重要因素。由于胰酶、胰坏死组织的毒性产物进入血循环，可抑制心肌收缩，使冠状动脉痉挛，出现心肌梗死样心电图变化。肾脏可发生急性肾小管坏死，出现少尿、血中非蛋白氮升高。临床还可有头痛、谵妄、抽搐、昏迷和脑电图异常等表现。一旦发生上述情况，必须全力抢救，除采用抗酶治疗外，还应针对各脏器病变作相应处理。

二、胰腺假性囊肿围术期处理

假性胰腺囊肿（pancreatic pseudocyst）多为急、慢性胰腺炎控制后出现的并发症，也可由于外伤引起。与真性胰腺囊肿的鉴别主要是有无完整的被膜及有无上皮细胞。其形成是由于胰管破裂，胰液流出积聚在网膜囊内，刺激周围组织及器官的腹膜形成纤维包膜，但无上皮细胞，故称为假性囊肿。囊肿多位于胰体尾部。囊肿增大可产生压迫症状，也可继发感染形成脓肿，还可破溃形成胰源性腹腔积液，或破向胃、结肠形成内瘘。形成内瘘者可因囊液得以引流而愈合。

（一）术前处理

1. 术前进一步明确诊断要点

（1）多继发于胰腺炎或上腹部外伤后，上腹逐渐膨隆，腹胀，压迫胃、十二指肠引起恶心、呕吐，影响进食。

（2）查体可在上腹部触及半球形、光滑、不移动的肿物，有囊性感和波动。合并感染时有发热和触痛。

（3）血清淀粉酶可升高。

（4）B 超检查可确定囊肿的部位、大小。

（5）X 线钡餐检查发现胃、十二指肠、结肠受压移位。

（6）CT 检查具有与 B 超相同的诊断效果，并可显示囊肿与胰腺的关系，还可鉴别是否为肿瘤性囊肿。

2. 术前准备

（1）囊肿巨大，压迫胃肠道，造成长期不能进食或食后呕吐者，术前须静脉输液，纠正水、电解质和酸碱平衡失调。必要时静脉营养支持。

（2）囊内感染者，可用抗生素治疗。并发黄疸者，须查肝功能和凝血酶原时间。

（3）需做胰部分切除者，术前应备血等。

（4）术前晚灌肠，术晨禁饮食，留置胃管，胃肠减压。

（二）手术适应证

1. 经非手术治疗 3 个月，不能自然消退的、孤立、囊肿≥6 cm 且出现压迫症状的。

2. 合并感染或出血等并发症。

3. 有恶性变或胰腺癌继发胰腺囊肿者。

（三）手术方式选择

1. 内引流术　囊肿内引流应根据囊肿部位，选择不同术式。

（1）囊肿十二指肠吻合术：胰腺头部囊肿，可作囊肿十二指肠吻合术，吻合口应在囊肿最低位。只要吻合口通畅，术后发生逆流机会极少。

（2）囊肿胃吻合术：囊肿在胰腺体尾部，并与胃后壁粘连严重者，可作囊肿胃吻合术，吻合口宜 3 cm 左右。由于胃蠕动力较强，可帮助囊肿排空。

（3）囊肿空肠 Roux-en-Y 吻合术：应在屈氏韧带下 20 cm 切断空肠及系膜，远端空肠提到囊肿处作吻合。吻合口以通过两横指为宜。距吻合口下 50 cm 的空肠与空肠断端的近端作端侧吻合，并闭合系膜裂孔，以免发生内疝。此手术既能引流，又能防止胃肠内容物向囊肿内反流。

2. 外引流术　适用于有明显感染，囊肿时间短、壁薄不能作内引流者，也可经皮穿刺置管行外引流术。外引流可致外瘘，常可自行闭合，持久不闭者需手术处理。

（四）术中注意事项

1. 切口选择　根据囊肿的位置，可采用左上腹直肌切口或正中切口，必要时加横切口或 L 形切口，适用于胰尾、脾切除。

2. 切开囊肿壁后，应以示指伸入囊腔，去除囊内分隔，梭形剪除一部分囊肿再进行吻合，有利于保持吻合口通畅。

3. 囊肿位于胰体尾者，如条件允许可行胰体尾切除术。

4. 少数囊肿为囊腺癌或胰腺癌继发，术中囊肿壁应常规做冰冻病理切片检查。

5. 吻合胃壁、肠壁及囊肿壁应严密止血。

6. 囊肿外引流　若囊肿内为感染性液体时应行二期外引流术，即将囊肿四周与部分腹壁切口间断缝合，暂不切开囊肿，穿刺尽量抽出囊内感染液体后，于囊肿壁外填塞生理盐水纱布，3~5 日后再切开囊肿引流，囊内填塞凡士林纱布。

（五）术后处理

1. 禁饮食、持续胃肠减压，静脉输液补充水、电解质，纠正酸碱平衡紊乱。

2. 应用抗生素，预防、控制感染。

3. 对内引流者，注意监测腹腔引流液的性质和量，测定胰淀粉酶含量，如无胰液渗漏，术后 3～5 天拔除腹腔引流。

4. 囊肿胃吻合术者，进食应稍晚，需待肠蠕动恢复正常，一般 5～7 日后，方可进流质饮食，以后逐渐恢复普通饮食。

5. 出院前可行钡餐检查，观察钡剂是否逆流入囊肿内，以后每半年复查 1 次。

6. 对外引流者，外引流口周围皮肤涂以氧化锌软膏以防腐蚀。

7. 用抗生素溶液反复冲洗囊腔，减轻囊内炎症，促使囊肿早日愈合。

（六）手术并发症及其防治

1. 胰瘘（pancreatic fistula） 外引流术后半年以上瘘管仍不愈合，可行瘘管造影后，行瘘管与肠管吻合，或行瘘管与胰体尾切除术。

2. 感染 术后发生腹内感染，如胰腺脓肿、膈下脓肿等，临床表现术后体温持续不退或降至正常后又复升，伴发冷发抖等。由于感染的病菌与肠道菌丛相似，治疗中应选用对需氧菌和厌氧菌均有效的广谱抗生素。脓肿形成时，应早做排脓引流。

3. 糖尿病 手术后造成胰岛细胞功能不足，造成高血糖，术后经调整输液或适量胰岛素治疗，可以治愈。

三、胰岛素瘤围术期处理

胰岛素瘤（insulinoma）是一种罕见的肿瘤，但在胰腺内分泌瘤中却最常见。其来源于胰腺 B 细胞。本病约 95% 为良性。男：女约为 2：1。单发肿瘤约占 92%，少数为多发，分布于胰头、体、尾，肿瘤直径多在 1.0～2.5 cm 之间。临床表现为胰岛素过多或低血糖综合征。

（一）术前处理

1. 术前进一步明确诊断要点

（1）临床表现：1938 年提出的 Whipple 三联征（Whipple triad）：①自发性周期性发作低血糖症状、昏迷及精神神经症状，每天空腹或劳动后发作；②发作时血糖低于 2.78 mmol/L；③口服或静脉注射葡萄糖后症状可立即消失，Whipple 三联征目前仍有重要的诊断意义。其临床症状包括两部分：①低血糖诱发儿茶酚胺释放症，表现心悸、发抖、苍白、出汗、心动过速、饥饿等；②神经性低血糖症，即因低血糖造成脑组织缺乏葡萄糖而引起的症状，如人格改变、精神错乱、癫痫发作和昏迷等。为避免发作，患者常因加餐而致肥胖。

（2）实验室检查：

1）反复测定空腹血糖可低至 2.2 mmol/L（40 mg/ml）以下。

2）葡萄糖耐量试验可呈低平曲线。

3）禁食后发生的症状性低血糖常伴有血清胰岛素水平升高 >25 U/ml（正常值 <24 U/ml）。

4）患者经一夜禁食，胰岛素（IU/ml）/血糖（mg/ml）比值（胰岛素释放指数）>0.4（正常值 <0.3）。

（3）影像学检查：B 超、增强 CT 扫描、MRI 及腹腔动脉造影等均有助于诊断和定位。术中 B 超检查是近年来被提倡的一种诊断方法，具有简单、无创，定位准确等优点。选择性腹腔动脉造影可显示增强的肿瘤染色，可发现直径<1 cm 的肿瘤。经皮经肝门静脉插管（PTPC）分段取脾静脉血测定胰岛素水平进行肿瘤定位诊断，准确率可达90%。

2. 术前准备

（1）补充水、电解质，保持水、电解质、酸碱平衡。

（2）术前给予足够的葡萄糖以保证手术中不会因血糖过低而发生危险。口服葡萄糖一直到术前4小时，改用5%～10%葡萄糖溶液缓慢静脉滴注，以维持血糖正常。

（3）术晨禁饮食、留置胃管持续胃肠减压。

（4）术中预约冷冻切片，以明确肿物性质。

（二）手术方式选择

1. 单纯肿瘤切除术　适用于较小、单发、良性、浅表的胰岛素瘤，可行肿瘤单纯切除。

2. 胰体尾部切除术　适用于肿瘤位于胰体尾部或边界不清、较大、较深或良恶性难以鉴别者。

3. 渐进式胰尾体部切除术　适用于经过广泛、仔细探查仍找不到肿瘤的患者。手术从胰尾部开始，每切一次，送检一次冷冻切片、血糖和血浆胰岛素含量。直到找到并证实为胰岛素瘤，测血糖水平升高，血浆胰岛素含量降低。

4. 肿瘤楔形切除、胰空肠 Roux-en-Y 式吻合或胰头十二指肠切除术　适用于肿瘤在胰头部、一般位置较深、解剖复杂、手术处理困难等情况。可先将肿瘤组织做冰冻切片检查，证实为良性肿瘤者，距肿瘤边缘 0.5～1.0 cm 处作楔形切除，注意勿伤及胰管。一旦胰管损伤，可作胰头部切除，保留胆总管，行胰腺空肠 Roux-en-Y 吻合。若胆总管、胰管同时损伤或肿瘤已变为恶性者，应作胰十二指肠切除、消化道重建手术。

（三）术中注意事项

1. 术中应监测血糖　通过血糖水平的变化，帮助判断胰岛素瘤是否切除，是否存在多发肿瘤。

2. 注意多发、防止遗漏。若手术切除并且冷冻病理证实为胰岛素瘤，而血糖与血浆胰岛素含量变化不大时，应考虑肿瘤的多发性。

3. 术中如发现有恶变，应按胰腺癌的要求作根治手术。已有肝脏及胰周围淋巴结转移者，可作胰动脉结扎或在胰周围注射抗癌药物，以抑制癌肿的生长。

4. 胰岛细胞增生症需行胰腺大部切除术。

5. 引流手术创面或小网膜腔内应放置引流物，必要时置双套管负压吸引。若创面小，可以不必引流。

（四）术后处理

1. 一般处理参见腹部术后常规处理。

2. 术后应密切观察血糖变化，每日测血糖、尿糖。若病变已切除，术后会出现暂时性血糖增高，一般在术后3～7天内降到正常范围。

3. 注意引流液的性状和量，如无胰瘘，术后3～5天拔除引流。

4. 对恶性肿瘤，应作抗癌综合治疗，如静脉滴注化疗药物，或经腹腔动脉做抗癌药灌注。配合中医中药、放疗或免疫治疗，可提高患者生存率，减少复发率。

（五）手术并发症及其防治

1. 胰瘘（pancreatic fistula） 不论是肿瘤单纯切除或是胰腺部分切除，均可发生胰瘘，这与损伤胰管或结扎胰管的缝线脱落或胰腺切断或创面缝合不紧密有关。

2. 反馈性高血糖（feedback hyperglycemia） 肿瘤切尽，术后可出现暂时的高血糖，一般15～20天后，经过对症处理，血糖能下降到正常。少数患者可持续几个月，甚至1年才恢复正常。

3. 术后低血糖（postoperative hypoglycemia） 术后血糖仍然很低，与术前相似，应考虑到切除的组织并不是肿瘤，或者肿瘤没有完全切除，或切除后肿瘤再发。在这种情况下，应给予足够葡萄糖液，进一步审查诊断的正确性和手术失败的原因，以便创造条件进行第二次手术治疗。

4. 胰腺囊肿（pancreatic cysts） 手术中损伤胰管所致。结扎胰管线脱落，残端胰腺缝合不严密，导致胰液外渗入小网膜囊腔内，形成假性囊肿。处理按胰腺假性囊肿的要求进行。

5. 感染 术后腹内感染，包括胰腺脓肿、膈下脓肿等。有的发生术后创伤性胰腺炎。临床上有发冷发热、体温持续不退、腹痛、压痛或肌紧张等症状。治疗要选用有效抗生素，一旦脓肿形成，争取早日排脓引流等。

四、胰腺癌围术期处理

胰腺癌（pancreatic cancer）是一种较常见的恶性肿瘤，近年其发病率呈明显上升趋势。40岁以上好发，男性比女性多见。胰腺癌可发生在胰腺的任何部位，但以胰腺头部多见。临床上无特异性症状，因而早期诊断较为困难，手术切除率低，预后差。90%患者在诊断后一年内死亡，5年生存率仅1%～3%。治疗应争取根治性切除肿瘤，这是胰腺癌得到治愈的唯一机会。胰头癌及壶腹周围癌一般均宜行胰十二指肠切除。体尾癌宜行包括脾脏在内的胰腺体尾部切除，全胰癌可行全胰切除。

（一）术前处理

1. 术前进一步明确诊断要点

（1）临床表现：临床上无特异性症状，可表现为上腹不适，或隐痛、钝痛、胀痛，慢性胃病、腰背困痛、消瘦无力、慢性腹泻或便秘等。凡中年以上出现上述症状，尤其是症状持续经一般检查未发现其他病变时，均应警惕有本病之可能，必须进一步检查。本病所致的黄疸，是胰头癌最主要表现，呈进行性加重。多数患者出现黄疸时已属中晚期。目前越来越多先进诊断技术的出现，使该病早期诊断率有了明显提高，但早期诊断的关键，仍是医生对本病的认识和警惕。

（2）辅助检查：可根据医院的设备条件、操作者的经验与技术水平及患者的经济条件选用。

1）一般检查：便隐血、尿三胆、血清胆红素、转氨酶、转肽酶、碱性磷酸酶、肝功能、肾功能、淀粉酶、血糖及糖耐量试验等。

2）肿瘤标志物测定：可行癌胚抗原（CEA）、碳水化合物抗原19-9（CA19-9）、胰胚抗原（POA）、胰腺癌相关抗原（PCAA）等的测定，对胰腺癌的诊断有一定价值，但特异性均不高。目前多主张联合测定多种标志，相互取长补短，可提高诊断的正确性。

3）B超检查：为首选检查，其安全、简便、无损害、重复性强，能显示肝内外胆管扩张，胆囊增大，胰管扩张，同时可观察有无肝转移和淋巴结转移。若应用内镜超声显像检查，则定位准确，分辨能力强，能显示<2 cm的病变，对小胰癌的早期诊断有独特价值。

4）电子计算机体层扫描摄影（CT）：平扫加增强不仅能显示癌肿大小、位置还显示癌肿是否侵及包膜、周围淋巴结及附近重要血管的侵犯情况。与B超相比，不受肠道气体的干扰，对判断肿瘤可切除性也具有重要意义。

5）MRI或磁共振胆胰管造影（MRCP）：单纯MRI并不优于CT，MRCP能显示胰胆管梗阻的部位、扩张的程度具有重要诊断价值，具有无创性，多角度成像，定位准确，无并发症等优点。

6）血管造影：行选择性腹腔动脉及肠系膜上动脉插管，注入造影剂后连续摄片，可显示出胰腺的动脉、静脉及肿瘤周围与肿瘤内的血管，观察造影后动脉相、静脉相和毛细血管相的变化，可判定肿瘤的大小、浸润的范围及有无肝转移。

2. 术前准备

（1）黄疸患者，常有不同程度的肝功损害，应予多种护肝药物治疗。有重症黄疸者，或胆道感染重的应先行PTCD或胆囊造瘘术减黄，2～3周后再行根治手术。

（2）加强支持疗法：胰腺癌患者，大多有食欲下降，消化吸收不良、腹泻及消瘦无力等，加之各种根治性切除术，其手术创伤大、时间长、出血多、死亡率高，故术前应加强营养支持治疗，以保证手术成功、术后顺利康复。术前适当给予新鲜血和清蛋白，同时给予高蛋白、高能量、富含维生素饮食，口服钙剂、胆盐及胰酶制剂，必要时可鼻饲要素饮食或行胃肠外营养，改善患者营养状态，纠正水、电解质、酸碱平衡紊乱。

（3）补充维生素K：胰腺癌患者，常有不同程度的肝功损害及胆道梗阻，因胆汁不能进入肠道，影响了维生素K的吸收，需补充足量的维生素K_1，以使凝血酶原等凝血因子恢复正常，一般至少术前5～7天开始应用。

（4）术前3天开始，应进食全流、清洁灌肠、口服肠道抗生素进行肠道准备。

（5）术前1天开始预防性应用抗生素。

（6）术前12小时禁食，4小时禁水，留置胃管持续胃肠减压。

（二）手术方式选择

胰腺癌患者，若无明确的远处转移及多量腹腔积液，只要全身情况较好，能够耐受手术，均宜手术治疗，能切除者行根治性切除，不能切除者可行姑息性手术。

1. 胰十二指肠切除术（pancreaticoduodenectomy）　又称Whipple手术。为一种比较复杂的腹部手术，手术需切除胰头、钩部、胃窦、十二指肠全部、空肠上段、胆总管下段及局部淋巴结，然后空肠分别与胰腺、胆道及胃吻合。

本手术适用于患者一般情况较好、无肝转移及腹腔积液、癌肿未侵及周围重要血管的胰头癌，也适用于其他的壶腹周围癌，还可有选择地用于治疗十二指肠及胰头的严重创伤、某些良性肿瘤及慢性胰腺炎等。但该手术创伤大、并发症多、手术死亡率高，应严格掌握适应证。

2. 全胰切除术（total pancreatectomy）　切除范围除行胰腺全切及脾切除外，其他与胰十二指肠切除范围相同。全胰切除适用于无远处转移的全胰癌、胰头及体尾部的多发癌、胰腺癌合并慢性胰腺炎及癌肿侵犯或压迫胰管致胰尾侧胰管闭塞而伴有胰液滞留者。

3. 胰体尾部切除术（resection of pancreatic body and tail）　手术较简单，宜将脾脏、脾动脉、脾静脉、胰体尾部连同肿瘤及周围淋巴结一并切除。适用于胰体尾部癌无转移者。手术死亡率较低，并发症发生率较少。

4. 旁路手术（by-pass operation）　胰腺癌不能行根治性切除者，可行旁路手术，改善全身情况、缓解胆总管和十二指肠梗阻，以延长患者的生命。

（1）胆道旁路：适用于胆总管受压或浸润致梗阻或胆道明显扩张者，有胆总管空肠Roux-en-Y 式吻合、胆囊空肠吻合、胆囊或胆总管十二指肠吻合、胆总管空肠腹腔内或腹腔外桥式转流及胆总管或胆囊外引流等多种方法。

（2）十二指肠旁路：适用于癌肿压迫或浸润致十二指肠梗阻或明显狭窄者。胰头癌多致十二指肠第二段梗阻，体尾癌常致第三、四段梗阻。手术方式一般为胃空肠 Roux-en-Y 式和空肠祥式吻合，后者简便，多用。

（三）术中注意事项

1. 胰十二指肠切除术的决定性步骤是从切断胰腺开始的，在此之前如切断胃体、胆管后仍可改做较简单的姑息性手术，因此在切断胰腺之前必须对情况有精确清楚的估计。

2. 能否做胰十二指肠切除术的关键有二，一是胰头后面是否侵及下腔静脉和腹主动脉，二为胰腺后面与门静脉和肠系膜上静脉之间有无癌瘤浸润，如有其中之一则不适合做胰十二指肠切除术。

3. 若切断胰腺才发现癌肿浸润门静脉，可根据具体情况行血管单纯修补、移植。

4. 胰瘘为胰十二指肠切除术后最危险的并发症，术中应仔细操作，尽量避免其发生。

5. 胰腺断端空肠套入式吻合时，肠腔直径应大于胰腺断端，以避免肠壁过紧而产生血运障碍，造成愈合不良产生胰瘘。

6. 胰管空肠端侧吻合时，剥离空肠壁黏膜下层，勿使黏膜破裂。空肠黏膜上切的小孔，应与胰管等粗。胰管与空肠黏膜细致对合。胰管吻合口放支撑引流。

（四）术后处理

1. 全麻复苏后，一般取半卧位，但行血管吻合或移植者宜取平卧位，以免半卧位时因重力作用造成对吻合口的牵扯。

2. 持续监测血压、脉搏、呼吸 2～3 天，监测尿量、血常规、肝功能、肾功能情况，观察神志、黄疸等的变化。全胰切除、胰大部切除或术前合并糖尿病者，须监测血糖、尿糖及酮体，根据监测结果，及时处理。

3. 精确记录出入量。根据需要补液、营养支持。维持水与电解质的平衡，可适量输血、血浆或清蛋白。

4. 密切观察胃肠减压、胆管引流、胰管引流、腹腔引流等各管道引流物的色泽及性质变化，准确记录各种引流量，并注意保持各管道引流畅通，注意观察与警惕胰瘘、胆瘘的发生，一旦出现，及时处理。腹腔引流一般于术后5~7天，进食已无异常，无胰液漏出时可拔除。胃肠减压一般于肠蠕动恢复后拔除，胆管引流2周后拔除，胰管引流2~3周后拔除。

5. 术后采用较长时间营养支持（一般为10~14天），直至无胰瘘发生可能后才经口进食。

6. 应用抗生素预防和控制感染。

7. 有黄疸及肝功能损害时，继续护肝治疗，并给予足量维生素C、维生素K等。

8. 行静脉修补、吻合或血管移植者，为防止术后血栓形成，可应用抗凝治疗，但应根据患者肝功损害的程度适当掌握。一般可用低分子右旋糖酐500 ml，静脉滴注，1次/天，连续应用7~10天。

（五）手术并发症及其防治

根治性切除及旁路术后，可发生各种并发症。常见的有切口感染、伤口裂开、腹腔脓肿、肺炎、胸腔积液、胰瘘、胆瘘、胃瘘、肠瘘、腹腔出血、消化道出血、胰腺内分泌及外分泌功能不足，心肺衰竭、肝衰竭、肾衰竭及多系统器官衰竭等。

1. 术中急性大出血

（1）多与门静脉及其分支损伤有关，常见于下列情况：①钩突部切除时撕破肠系膜上静脉；②胰头部静脉分支的分离结扎，因分支甚短，若过分牵拉可损伤分支静脉或门静脉；③分离胰腺上缘时撕裂脾静脉等。

（2）术中急性大出血如有发生，不可盲目用普通血管钳钳夹，应以手指暂时压迫止血，吸净出血，直视下辨清出血处，以无创血管钳钳夹止血，门静脉、肠系膜上静脉行缝合修补、脾静脉损伤可结扎，行脾切除。

2. 脂肪泻（steatorrhea） 全胰切除或切除90%以上的胰腺，则将出现胰腺外分泌的缺乏或不足。主要表现为脂肪泻，大便次数增多，进食脂肪后尤为明显，进食的10%的脂肪不能被吸收利用，糖类及蛋白质的吸收也受到一定影响。除进食需限制订量脂肪外，在进食时给予胰酶等消化酶，可改善消化不良和脂肪吸收障碍，患者大便大多可控制在2~3次/天。

3. 胰瘘（pancreatic fistula）

（1）多见于胰十二指肠切除后，也可见于胰腺活检后，胰体尾部切除罕有发生。死亡率可高达80%。关键在于预防。在胰十二指肠切除后，胰腺残端处理与胰瘘的发生关系很大。

（2）处理方法目前主要有两种

1）胰管空肠吻合：胰管空肠吻合，宜用于胰管扩张者，操作比较困难。

2）胰残端空肠套入吻合：套入法操作较简单，瘘的发生率低，但胰残端暴露在肠腔内，易发生继发性出血和胰管开口处狭窄，而影响外分泌功能。

两法各有一定优缺点，可根据实际情况及医生的技术与经验选择。无论应用何种方法，多主张在胰管内插管行体外引流，将胰液引出体外，使吻合口避免胰液的刺激，有利于吻合口的愈合、减少胰瘘的发生。

4. 术后出血　术后出血可分全身出血与局部出血两种。全身出血罕见，可见于肝衰竭及并发 DIC 者，主要用内科治疗；局部出血多见，可发生腹腔内出血和消化道出血，以后者多见。

（1）腹腔出血（abdominal hemorrhage）：根治性切除术，因创面大、切除范围广，术后总有少量渗血，一般无需特殊处理。少量出血，需予观察；中量出血，如无明显全身症状，可先行保守治疗，严密观察，若保守治疗无效，应手术探查止血；若腹腔引流出大量鲜血，患者出现心悸、气短、烦躁、出冷汗等症状，提示腹腔大出血，应紧急剖腹探查止血，多为胃十二指肠、胰十二指肠动脉结扎线脱落所致。

（2）消化道出血（gastrointestinal blooding）：可见于吻合口出血、吻合口溃疡出血及应激性溃疡出血等。吻合口止血不完善或消化液对吻合口的腐蚀，可致吻合口出血；胃空肠吻合口的空肠侧因胃酸的作用，可使空肠发生溃疡而出血；根治性切除术创伤大，可发生应激性溃疡。合并阻塞性黄疸时，胃黏膜的电位差、血流量均降低，胃黏膜抵抗力明显下降，也易发生应激性溃疡。

一旦发生上消化道出血，宜行纤维内镜检查，以明确出血的部位与性质。一般先行非手术治疗，可应用止血剂、静脉滴注西咪替丁、去甲肾上腺素冰水灌注及内镜下止血等。大多数出血可被控制，若非手术治疗无效，可行手术治疗。

5. 感染　术后腹腔内可并发感染，如胰腺脓肿、膈下脓肿、败血症等。坏死组织清理不彻底，局部引流不充分及继发的胰腺坏死均可导致术后感染。临床表现为体温持续不退或降至正常后又上升，呈稽留热或弛张热型，伴寒战、大汗、神志不清甚至休克等。治疗上，应积极抗感染，加强全身支持治疗，多次、少量输血，选用广谱抗生素。一旦脓肿形成，应尽早手术引流。

6. 急性呼吸窘迫综合征（acute respiratory distress syndrome，ARDS）　为胰腺手术后常见且严重的并发症，死亡率很高。临床表现以吸气性呼吸困难为主。一旦诊断确立，应早作气管切开或气管插管，行机械辅助呼吸。

7. 脏器衰竭　胰腺手术后，由于手术创伤较大，尤其是合并胰腺炎、胰瘘、感染等，胰酶、胰坏死组织的毒性产物进入血循环，可抑制心肌收缩，使冠状动脉痉挛，出现心肌梗死样心电图变化。肾脏可发生急性肾小管坏死，出现少尿、血中非蛋白氮升高。临床有头痛、谵妄、抽搐、昏迷和脑电图异常等表现。甚至出现全身循环障碍，发生休克等。一旦发生上述情况，必须全力抢救，除采用抗酶治疗外，还需针对各脏器病变作相应处理，以及全身综合治疗。

第六节　门静脉高压症围术期处理

门静脉的血流受阻、血液淤滞时，引起门静脉系统的压力增高。临床上表现有脾大、脾功能亢进、食管胃底静脉曲张和呕血、腹腔积液等。具有这些症状的疾病称为门静脉高压症（portal hypertension）。可分为肝前、肝内和肝后三型。肝内型又可分为窦前、窦后和窦型。在我国，肝炎后肝硬化是引起肝窦和窦后阻塞性门静脉高压症的常见病因。外科治疗门静脉高压症主要是预防和控制食管胃底曲张静脉破裂出血。外科处理的目的是针对食管胃底曲张静脉破裂所致的大出血、脾脏肿大与脾功能亢进及顽固性腹腔积液，而不是改善肝脏本身的病变。常用的手术类型有脾切除术、门体分流术、门奇断流术及腹腔积液转流术等，须根据患者的病因、肝功能状态、食管胃底静脉出血及程度、门静脉压力及血管条件等选择手术类型。

一、术前处理

（一）术前进一步明确诊断要点

1. 患者多有肝炎、肝硬化和血吸虫病等肝病病史和脾大，脾功能亢进，呕血或黑便、腹腔积液等临床表现。

2. 体检时可触及肿大的脾脏，质地较硬、边缘较钝而不规则。有时可见患者皮肤、巩膜黄染、前腹壁静脉曲张、腹腔积液征等。

3. 脾功能亢进时，血细胞减少，以白细胞计数下降至 3×10^9/L 以下和血小板计数降至 $(70 \sim 80) \times 10^9$/L 以下，最为明显。出血、营养不良、溶血或骨抑制都可引起贫血。

4. 肝功能检查　常反映在血浆清蛋白降低而球蛋白升高，凝血酶原时间延长。

5. 腹部超声检查　可显示腹腔积液、肝脏质地异常、门静脉扩张；多普勒超声可显示血管开放情况，并可测血流量值。门静脉高压时门静脉内径 $\geqslant 1.3$ cm。

6. 食管吞钡 X 线和内镜检查　食管为钡餐充盈时，曲张的静脉是食管的轮廓呈虫蚀状改变；排空时，曲张的静脉表现为蚯蚓样或串珠状负影，内镜检查时更为明显。

7. 腹腔动脉造影的静脉相或直接肝静脉造影　可以使门静脉系统和肝静脉显影，确定静脉受阻部位及侧支回流情况，还可为手术方式提供参考资料。

（二）术前准备

1. 给予高糖、高蛋白、高维生素、低盐和低脂肪饮食。避免进食坚硬、粗糙及刺激性食物，严禁饮酒。并给予抗酸剂，防止反流性食管炎致出血。对食欲减退的患者，应给予适当的肠外和肠内营养支持，如静脉补充 GIK 液和支链氨基酸，以加强营养，改善全身情况。

2. 大出血后的患者，若有中度以上贫血和明显的低蛋白血症，术前 1 周应间断输注适量新鲜全血和清蛋白或血浆。

3. 护肝治疗　除使用一般的护肝药物外，必要时可选用肝细胞生长因子、肝细胞再生素、胰高糖素等。

4. 改善凝血机制　术前 1 周常规肌内注射或静脉注射维生素 K_1。对凝血酶原时间明显延长和血小板值显著低下的患者，有条件的应于术前输注血小板悬液、冷沉淀液或新鲜冻干血浆（内含多种凝血因子的前体物质和纤维结合蛋白）。

5. 预防性应用抗生素　术前 30 分钟应给予 1 个剂量，并备 1～2 个剂量术中用。抗生素应选择广谱药物，如头孢菌素类药物，并合用抗厌氧菌药物，如甲硝唑或替硝唑。

6. 有腹腔积液者，给予利尿剂，低钠饮食，输注血浆或清蛋白，并注意防止及纠正电解质紊乱。

7. 消化道准备　术前清洁灌肠；为免致食管曲张静脉破裂，术前一般不放置胃管。进入手术室后，再放置细而质软的鼻胃管，置管前宜先口服液体石蜡 30 ml 以润滑食管。

8. 拟作分流术的患者，术前选择好相应的血管器械及人工血管。准备应用自体大隐静脉或颈内静脉移植时，应检查相应静脉情况。

二、手术适应证

1. 分流术 适于并发食管胃底静脉曲张患者；年龄一般要<60 岁；肝功能 Child 分级属于 A 级或 B 级；门静脉显示向肝血流；以及门静脉系统血管适合做分流术。

2. 断流术 适于胃底、食管下段静脉曲张并发大出血者或分流后再出血者。

三、手术方式选择

（一）分流术（shunt）

通过降低门静脉压力，将压力高的门静脉血直接分流到腔静脉；根据血流动力学的观点，距离梗阻部位越近，分流减压的效果越好，门静脉入肝血流越少。分流方式的选择，既要考虑能较好降低门静脉压控制出血，又要充分考虑肝脏潜在代偿能力。代偿能力良好者，可考虑行完全性分流术；代偿能力较差者，行选择性分流较好。

1. 完全性门体分流术

（1）门腔分流（portacaval shunt）：为门静脉与下腔静脉分流，有门腔端侧、侧侧及限制性分流三种类型。前两者分流量大，门静脉压下降明显，但肝性脑病发生率高。我国多用后一种，在有效降压的同时，又可保留部分门静脉血流继续向肝脏灌注，手术死亡率、脑病发生率较低。多用于脾功能亢进不明显、脾周围明显粘连切脾困难、血管条件不好不宜行其他分流或脾肾分流后栓塞出血者。也适用于治疗顽固性腹腔积液。

（2）脾肾分流（renalsplenic venous shunt）：有脾肾端侧、端端、侧侧三种。手术同时切除脾脏，能很快纠正脾功能亢进，但其分流量小，降压效果差，吻合口栓塞机会多。对脾大明显、脾功能亢进严重及预防性分流者应首选本式，不但能很快消除脾功能亢进，而且对其他血管无明显影响。若以后病情需要，还可行其他分流术。

（3）肠腔分流（mesocaval shunt）：为肠系膜上静脉与下腔静脉分流，有端侧、侧侧、H 形或 C 形架桥等多种方式。手术比较安全，操作部位较表浅，且术后胰腺分泌的肝营养因子能继续随脾静脉入肝脏，有利于肝功能的维持。适用于脾静脉条件不好、脾周粘连严重行脾肾分流困难、肝门广泛粘连门静脉难以分离、门静脉闭塞或曾行脾切除（常有门静脉血栓形成）者，作为不能行门腔、脾肾分流时的补充。

2. 选择性分流术 术后食管胃底静脉压下降较明显，对门静脉血流的影响较小。但吻合口流量小，血栓形成的机会多，其远期效果尚有争论。

（1）远端脾肾分流（distal splenorenal shunt）：以远端脾静脉与肾静脉吻合，有端侧、侧端、侧侧及搭桥等多种形式。手术使食管胃底曲张静脉的血流，通过胃短静脉及脾脏，流入肾静脉内，从而降低了局部的压力，同时又阻断了门静脉与体静脉间的交通支，以保持门静脉向肝灌注。适用于脾大及脾功能亢进不明显、肾脏无病变及肾静脉无畸形、脾静脉与胰腺无明显粘连者。

（2）冠腔分流：胃冠状静脉（胃左静脉）与下腔静脉桥式分流，脾功能亢进者同时切除脾脏，术后冠状静脉压下降明显，而门静脉压变化不大。冠状静脉未行结扎、无瘤样扩张、血管条件良好者，即便肝功损害较重、难以耐受完全性门体分流者，也可选用。但冠状静脉一般较细，分流量较小，吻合口栓塞率较高，且手术难度较大，限制了它的广泛应用。

（二）断流术（disconnection）

断流术阻断了食管下端和胃底的反常血流，能避免和阻止曲张静脉破裂出血，术后门静脉入肝血流不减少或减少轻微，手术死亡率、肝衰竭及脑病发生率均低于分流术。断流术有复发出血率高的缺点，主要是由于断流不彻底所致，若断流彻底，复发出血率可大为降低。

1．结扎术（ligation）　有经胸结扎食管胃底曲张静脉术、经腹结扎胃底曲张静脉术及冠状静脉结扎术，近期效果较好，远期效果不够理想。现该类手术很少单独应用，常与其他手术联合应用，偶在急症手术时应用。

2．离断术（贲门周围血管离断术，pericardial devascularization，PD）　需同时切除脾脏，手术操作简便，不需开胸，效果较好，是我国目前应用较多的一种术式。手术能达到局部降压、阻断血流、控制出血的效果，维持改善了入肝血流，术后有利于肝功能的恢复。

3．横断术　有食管下端横断术、胃底横断术及胃底环形交锁缝合术，手术仅阻断通过胃壁或食管壁的反常血流，故远期效果不佳，且有污染腹腔造成感染的可能，现很少单独应用。

4．切除术　有食管下端切除术和食管下端胃底切除术。由于手术切除了出血的好发部位，止血彻底，效果较好。但手术创伤大，腹腔受污染，并发症多、死亡率高，手术技术复杂。多用于脾切除术、离断术或分流术后再次发生上消化道出血者。因这类患者食管胃底壁层及周围有密集而丰富的侧支循环，手术切除病变效果较好。

四、术中注意事项

1．肝脏对缺血极为敏感，当血压降至 60 mmHg 时，肝细胞正常生物氧化过程即停止，血氧饱和度降至 40%～60% 时，可发生肝小叶中心坏死。故手术中应避免大出血造成血压下降。

2．门静脉高压时，静脉曲张致静脉壁非常薄弱，分离时注意防止撕裂或损伤。在分流术行血管吻合时要用无损伤血管钳。

3．门静脉高压分流术对麻醉要求很高，麻醉要十分满意，不得有膈肌痉挛、鼓肠、呕吐等。操作过程中勿撕裂血管，造成大出血。如发生大出血时，应以纱布垫压迫出血处近、远侧血管，吸净积血后，直视下以无损伤血管钳钳夹出血部位血管，再做相应处理。

4．门奇断流术一般要同时切除脾脏。门静脉高压症患者，脾脏常明显肿大，脾周围侧支血管较多，粘连常较明显，使手术操作及显露困难。处理脾胃、脾膈及脾肾韧带时，容易撕破脾脏或侧支血管，造成大出血，应注意防止。

5．行贲门周围血管离断时，必须切断高位食管支及胃后血管。高位食管支位置较高且较隐蔽，若粘连紧密，胃底胀满，则难以显露，此时可先剪开膈下食管前浆膜，以手指沿食管两侧上下钝性分离，即能显露出。另外，离断血管不宜过于靠近胃壁，以免造成胃壁损伤。

五、术后处理

1. 加强监护和观察。放引流管者，应保持引流管畅通，并注意引流情况，待无血性液体引出时，及时拔除引流管。

2. 分流术后一般应取平卧位 5～7 天，以免半卧位时因重力作用致吻合口角度改变或撕裂。

3. 维持有效血容量和体液水、电解质和酸碱平衡。术后早期应记录 24 小时出入量。

4. 支持治疗　给予营养支持，可取葡萄糖和脂肪乳剂双能源供应能量，此外，术后早期应适量输注清蛋白、血浆。

5. 护肝、护肾治疗　术后除常规给予吸氧、继续用护肝药物，忌用一切损害肝脏、肾脏的药物。若患者无溃疡病，可短期使用小剂量糖皮质激素，以减轻肝脏损害和机体反应。

6. 防治感染　后继续预防性应用抗生素 3 天左右。

7. 定时检验血常规、肝功能和血生化，必要时作动脉血气分析和血氨检测。

8. 术后 3 天，如患者仍有高热，应行胸部 X 线片、腹部（尤其是膈下）B 超或 CT 检查。若检查发现有膈下积液，需及时在 B 超引导下穿刺置管引流。并留取标本做常规和细菌培养加药敏测试；若系感染，应及时调用有效抗生素。

9. 能口服饮食时，视病情宜尽早改肠外营养为肠内营养，术后早期一般给低盐、低脂肪、低蛋白、高能量、高维生素和易消化的饮食。

六、手术并发症及其防治

（一）分流术后并发症及其防治

1. 肝性脑病

（1）发生在急、慢性肝衰竭，门体分流或自然门体分流形成术后。发病机制可能与氨中毒、氨基酸失衡、假神经递质等因素有关。

（2）治疗：一旦出现前驱症状，即应早期治疗。除积极改善肝功能外，还应采取以下措施。①去除诱发因素：药物、利尿、感染、出血、便秘等都可诱发肝性脑病，应加以去除；②减少过量氨的产生：限制蛋白质的摄入；灌肠，清除肠内蛋白物质；抑制肠道细菌，减少氨的形成；③清除已产生的氨：应用降氨药物谷氨酸、精氨酸、乙酰谷氨酰胺等，交替应用较好。对急性型也可应用换血治疗、血液透析、活性炭血液灌注、辅助性肝移植、肝细胞移植或肝组织胞质液腹腔内注入等疗法；④纠正氨基酸代谢失衡：肝性脑病患者，氨基酸代谢失衡，芳香族氨基酸（aromatic amino acid，AAA）即苯丙氨酸、酪氨酸、色氨酸和组氨酸，以及甲状腺素增高，支链氨基酸（branched chain amino acid，BCAA）即异亮氨酸、亮氨酸、缬氨酸降低。应用 BCAA 后，可与 AAA 发生拮抗，并改善儿茶酚胺的合成，有助于治疗；⑤对抗假神经递质：应用左旋多巴可以补充正常的神经递质，对抗假神经递质，有一定疗效。近年多应用溴隐亭，它能刺激多巴胺受体，有改善脑血流量和脑细胞代谢的作用。

2. 肝-肾综合征（hepatorenal syndrome，HRS）

（1）一般起病较急，表现为淡漠、嗜睡、蒙眬，甚至昏迷，可突然出现少尿或无尿。

（2）治疗：①扩充血容量：如患者血容量不足，应输血、清蛋白或右旋糖酐，以增加肾小球滤过率，改善肾功能。但有致食管静脉曲张破裂出血危险，应谨慎应用；②血管活性药物：临床多用多巴胺，近年应用血管开压素，这些药物有扩张肾血管、增加肾血流的作用；③应用利尿剂：可试用小量呋塞米或甘露醇，大量应用后血钠过低，反而加重病情；④纠正电解质与酸碱失衡：本病常发生高血钾及酸中毒，要注意防止和纠正；⑤其他：适量放腹腔积液或行腹腔颈静脉腹腔积液转流术，以改善肾血流量；血液透析，以缓解氮质血症；肝、肾移植的临床应用，也为肝肾综合征的治疗提供了新的前景。

3. 术后凝血功能障碍（coagulation disorders）

（1）临床表现为全身出血现象。肝功能不良者常见，其原因为凝血因子减少。多种凝血因子由肝脏合成，肝功能不良时，这些因子合成减少。

（2）为预防肝性脑病的发生，术前常口服广谱抗生素，但却抑制了肠道的正常菌群，影响了维生素K的吸收，而有些凝血因子必需有维生素K的参与才能合成，进而影响了该因子的合成，使凝血因子更加减少。治疗应补充凝血酶原复合物、输新鲜血浆、纤维蛋白原及静脉注射维生素K_1。血小板明显减少时，应输注血小板浓缩液。

4. 术后食管胃底静脉破裂再出血

（1）多为吻合口血栓形成所致。血栓形成的原因，除血管条件不好、吻合口过小（<1.0 cm）、术后血液高凝状态外，与手术操作亦有一定关系，如吻合角度不良、血管过长、血管扭曲及脏器压迫吻合口等，应注意防止和避免。

（2）预防方法：①吻合口血栓，有时术中即已发生，但术者未能察觉。术毕应常规测量门体静脉压力，并与术前相比较，若门静脉系统静脉压下降及体静脉压上升均不明显，应检查吻合口，必要时拆开缝线，打开探查，取除血栓，重新吻合；②吻合处血管应基本正常，无血栓、钙化及增厚，吻合口不宜<1.0 cm。应行外翻缝合，不得将外膜翻入血管腔内。吻合口不应有扭曲、打皱或被脏器压迫；③维持好水与电解质的平衡，防止脱水免致血液浓缩；④早期活动四肢，进行深呼吸，促进静脉回流，减少血栓形成的机会。

（二）断流术后并发症及其防治

1. 食管瘘（esophageal fistula）与胃瘘（gastric fistula）　多见食管及胃底横断或切除术后。在单纯行贲门周围血管离断时，虽未行食管或胃的横断，但如果离断太靠近胃壁及过于广泛，也可致胃壁部分缺血坏死，而形成胃瘘。故术中离断血管不宜过于靠近胃壁。

2. 出血性胃炎（hemorrhagic gastritis）　多伴有食管静脉曲张，发生呕血及柏油样便。

治疗：给予前列腺素改善胃黏膜血流，增加黏液的合成，加强胃黏膜的屏障作用；改变门静脉高压状态，应用生长抑素降低门静脉压；应用各种止血药物及止血措施；非手术治疗无效时，应行手术治疗。

3. 门静脉、肠系膜静脉血栓形成　门静脉高压症患者，肠系膜静脉血流缓慢，呈淤滞状态，断流术后更加明显。脾脏切除后血小板暂时性增多，血液呈高凝状态。断流术时门静脉侧支广泛结扎，脾静脉、冠状静脉等门静脉侧支被阻断，形成盲端。血栓可延伸至门静脉及肠系膜静脉。临床表现主要为绞窄性肠梗阻，早期抗凝、祛聚疗法有一定效果，后期需手术切除坏死的肠管。

第九章　泌尿外科手术围术期管理要点

双卫兵

第一节　肾脏手术围术期管理

一、肾脏的外科解剖

肾脏（renal/kidney）是实质性器官，左、右各一，位于脊柱两侧，腹膜后间隙，属腹膜外器官。因受肝脏的影响，右肾较左肾低 1~2 cm。左肾在第 11 胸椎体下缘至第 2~3 腰椎间盘之间；右肾则在第 12 胸椎体上缘至第 3 腰椎体上缘之间。两肾上端相距较近，下端相距较远。左右两侧第 12 肋分别斜过左肾后面的中部和右肾后面上部。肾门约在第 1 腰椎体平面，相当于第 9 肋软骨前端附近。

肾分内、外两缘，前、后两面及上、下两端。内侧缘中部的凹陷处为肾门，是肾脏的血管、神经、淋巴及肾盂出入的门户。肾门处的结构被结缔组织包裹形成肾蒂，由于下腔静脉靠近右肾，右肾蒂比左肾蒂短。肾蒂内自前向后依次为：肾静脉、肾动脉和肾盂末端；自上而下依次为：肾动脉、肾静脉和肾盂。肾的前面凸向腹外侧，后面紧贴后腹壁，上端宽而薄，下端厚而窄，长 10~12 cm，宽 4.5~6.5 cm，厚 3~4 cm，重 134~148g。肾上腺和肾脏由肾周脂肪和肾周筋膜（Gerota 筋膜）包绕。

二、肾切除术的围术期管理

（一）适应证

一侧肾切除术（nephrectomy）在行手术之前必须明确对侧肾功能确实良好，并且能够担负患肾切除后的全部功能。其手术适应证有：

1. 肾脏或输尿管的恶性肿瘤。
2. 肾脏严重损伤，保守治疗失败且手术无法修复和保留者。
3. 肾脏结核，病灶破坏严重，该肾功能丧失。
4. 脓肾、多发性肾脏皮质脓肿或肾周脓肿导致的肾功能丧失。
5. 肾性高血压，一侧肾动脉严重狭窄或单侧肾实质病变（如肾损伤后广泛瘢痕、慢性肾盂肾炎导致的肾萎缩）。
6. 多发性肾结石伴肾积水合并严重感染，肾功能丧失。
7. 巨大肾积水伴感染，肾实质菲薄无功能。

（二）术前准备

1. 全面了解病史、体格检查和常规化验、辅助检查结果，尤其是注意呼吸、循环和肾脏功能，对患者的代偿功能和麻醉、手术的耐受性作一全面的估计。

对合并高血压、冠状动脉疾病、肺部感染、肺气肿及支气管哮喘者，应给予有效的治疗。

对中老年人应注意有无糖尿病，并检查血、尿糖。有糖尿病者，术前应给予治疗，控制血糖至 10 mmol/L 以下。

要进行血小板及凝血功能检查。有过量饮酒习惯或长期服用某些药物者，如阿司匹林，可能影响凝血功能，应予调治。

2. 泌尿系统全面检查与确切诊断　详细了解病变部位和波及范围，以及对侧尿路并包括膀胱的形态、病变和功能。慎重决定肾切除的适应证，充分估计肾切除术后对侧肾脏的代偿功能。

除尿液分析和一般的肾功能检查外，应行尿路平片、静脉尿路造影。必要时行膀胱镜检查及逆行尿路造影。其他影像学检查如 B 超、CT 或 MRI 扫描，可提供重要诊断依据。

对于肾细胞癌患者，根据《中国泌尿外科疾病诊断治疗指南 2011 版》的推荐意见，必须包括的实验室检查项目有尿素氮、肌酐、肝功能、全血细胞计数、血红蛋白、血钙、血糖、红细胞沉降率、碱性磷酸酶和乳酸脱氢酶。必须包括的影像学检查项目有腹部 B 超或彩色多普勒超声，胸部 X 线片（正、侧位）、腹部 CT 平扫和增强扫描（碘过敏试验阴性、无相关禁忌证者）。腹部 CT 平扫和增强扫描及胸部 X 线片是术前临床分期的主要依据。肾穿刺活检和肾血管造影不推荐作为肾癌患者的常规检查项目。对不能手术治疗的晚期肾肿瘤需化疗或其他治疗的患者，治疗前为明确诊断，可选择肾穿刺活检获取病理诊断。对需姑息性肾动脉栓塞治疗或保留肾单位手术前需了解肾血管分布及肿瘤血管情况者可选择肾血管造影检查。

以往有观点认为，手术前 1～3 天施行肾动脉栓塞术，有利于进行手术治疗。但是近来的研究认为，术前肾动脉栓塞对延长患者生存期、减少术中出血及降低手术后并发症方面并无明显益处。故《中国泌尿外科疾病诊断治疗指南 2011 版》不推荐局限性肾癌手术前常规应用肾动脉栓塞。

3. 改善全身状况　手术前注意营养的补充。对一般肾脏手术患者，术前不必输血。但对大量血尿、严重贫血者，术前应输血以提高血红蛋白，纠正血容量不足。营养不良及全身衰竭进食无法补充者，可输静脉营养物质，待全身情况改善后再施行手术。患者情况较差及手术较复杂者，手术前应交叉配血。

4. 改善肾功能、纠正水和电解质紊乱　双侧肾脏疾病，如双肾结核，一侧肾结核对侧肾积水、双肾结石及双侧上尿路梗阻性疾病，或孤立肾有病变者，可能表现出程度不同的肾功能障碍及水、电解质紊乱，应在手术前予以纠正。尿路梗阻致肾功能明显障碍者，可先行引流（肾造口）术，待肾功能好转后再对病肾进行手术治疗。

5. 对可疑或已肯定有尿路感染者，手术前必须进行尿液细菌学检查。非特异性尿路感染应根据病原菌的种类给予敏感的抗生素治疗，一般应待急性感染控制后再进行手术。慢性感染也应于手术前数日给予有效抗生素，以防感染扩散。如为梗阻合并感染，经抗生素治疗不能控制时，应先行引流手术，待炎症好转后，再行相应的手术治疗。肾结核患者手术前应有一段时间的抗结核治疗。

6. 对于肾脏恶性肿瘤伴肾静脉或腔静脉瘤栓形成而无远处转移者，术前需要做下腔静脉造影，以明确癌栓部位、癌栓在腔静脉内延伸的范围以及癌栓对静脉壁的浸润情况，以便设计手术方案。

7. 对需行肾或肾盂造口术、成形术的患者，应在手术前选好合适的引流管和支架管。肾部分切除、肾切开取石或肾血管手术，还应准备控制肾血流的器械或进行局部降温保护肾脏的物品及药物。

8. 诊断用 X 线片或 CT 片等随患者送手术室。

（三）术中操作要点

1. 麻醉与体位　可采取全身麻醉或硬膜外麻醉，体位以侧卧位或仰卧位。

2. 在手术室内，术者再一次核对 X 线片及患者体位，核实病变侧别。设计并考虑切口的位置和大小。

（1）手术切口选择：需根据肾脏的病变性质、部位、体积大小，还有患者的体型、年龄和计划进行的术式而定。此外还应顾及到手术野的充分显露、手术造成的组织损伤和创伤小、手术彻底以及术后反应轻等方面。

目前临床上比较常用的腰部手术路径为第 12 肋切口（去除 12 肋）、第 12 肋下切口和第 11 肋间切口。有时也用腹部切口。

第 11 肋间切口目前较受欢迎，其好处在于手术野暴露清楚，操作在直视下进行，安全度高，必要时可切除肋骨，向上向下均可随意扩大切口，甚至可以进入腹腔探查。腹部切口可以经腹膜外进入肾脏，或经腹腔切开后腹膜进入肾区。腹部切口的优势在于既可以对患病的肾脏进行治疗，还可以探查腹腔内其他脏器。对于肾脏恶性肿瘤伴肾静脉或腔静脉瘤栓形成而无远处转移者，可行根治性肾切除术与癌栓摘除术。一般采用经腹切口或胸腹联合切口，经腹腔通过后腹膜垂直切开，显露下腔静脉及腹主动脉。

（2）防止损伤胸膜或误入腹腔

做第 11 肋间切口时，往往易损伤胸膜，为避免损伤，可紧贴第 12 肋上缘切开肋间肌，扩大肋间隙，在胸膜反折下缘切断部分膈肌，胸膜即自然向上收缩，可避免胸膜损伤。当切口需要切除部分肋骨时，最好在骨膜下切除肋骨，这样有助于避免损伤胸膜。切除的肋骨残端应使用骨锉锉平，以免骨端粗糙而刺伤组织，或引起术后切口疼痛。

做腰部切口时，为避免误入腹腔，在向下剪开腹横筋膜前，先将腹横筋膜切一小口，提起并用卵圆钳夹持纱布球或者用手指尽量将腹膜推向前方，避免切破腹膜，误入腹腔。

3. 因解剖位置和毗邻脏器的关系，右肾手术操作要提高警惕，慎防下腔静脉撕裂和十二指肠的损伤。

4. 单纯肾切除一般都做肾周脂肪囊内肾切除。肾癌或肾脏被膜与周围脂肪囊有紧密粘连时，采用连同肾周脂肪囊一起切除的术式。

若肾脏与腹膜粘连，或者肾脏的肿瘤对腹膜存在较为广泛的侵犯，在分离时极易破入腹膜，此时可将手指伸入腹腔，内外配合协助辨认病肾的界限，以免损伤腹内脏器，同时受累的腹膜要一并切去。

5. 游离肾脏一般先从下极开始游离，寻及输尿管后，提起输尿管向肾门游离。然后游离肾脏的背侧、腹侧，最后游离肾上极。

游离腹侧时，注意腹腔内脏器如右侧的十二指肠降部裸露在腹膜后肾门处。

游离肾上极时，要避免肾上腺的损伤。对于肾结核患者，其对侧肾上腺也存在结核病变的可能，若贸然切除可能会造成肾上腺功能不全。

在暴露肾脏上极时，特别是位于上极的巨大肿物时，助手在暴露视野拉钩时，不要用力太猛，以免造成肝脏或脾脏的损伤破裂。分离肾脏时，特别是肾脏上极，要注意有无异位血管存在，如有必须逐一结扎。

6. 肾脏恶性肿瘤行根治性肾切除，游离时应在肾周筋膜与腰肌间进行。切除范围包括肾脏、肾周脂肪、肾门淋巴结合上 1/3 输尿管。若是肾盂移行上皮癌切除范围为还包括全部输尿管及其开口周围的部分膀胱壁。

7. 肾蒂血管处理　处理肾血管是肾切除术的重点，在肾蒂分离时要将肾动脉解剖清楚，一般先结扎肾动脉，再结扎肾静脉，如果先结扎肾静脉则肾脏会充血肿胀，将影响进一步的手术操作。动静脉分别结扎比一起集束结扎更为安全。

结扎肾蒂血管时，钳夹肾蒂的血管钳最好一次夹好，不要一夹一松，这样易引起肾蒂血管破裂大出血；丝线结扎时要逐渐收紧，并且打结者与松肾蒂钳的人要配合默契，协同操作，打结动作切忌用力过猛，丝线也不宜选太细的线，太细的线切割性强，容易勒破血管，对于有明显动脉硬化的患者更是危险。

通常切除肾脏恶性肿瘤时，为了防止癌细胞血行播散和出血，首先要结扎肾蒂血管。对于分离困难者，强行分离容易造成副损伤，可以将动静脉一同钳夹。

右侧肾蒂较短，集束结扎动静脉时，更要注意肾蒂钳不能钳住下腔静脉侧壁，否则离断时会造成腔静脉壁破损而大出血。此外，还要注意不能损伤十二指肠降部、胰腺等邻近器官。

8. 输尿管的处理　尽量将输尿管向远端游离，尽最大长度予以切除，切除断端用 7 号丝线结扎。肾结核伴输尿管结核，输尿管全长增粗、变硬或下端狭窄，当发现下端梗阻，上方有积液或积脓时，应切除至梗阻的下方，这时可能要做两个切口。一般输尿管结核，则尽可能在原切口最大长度切除，留下的输尿管结核靠药物治疗。

9. 关闭切口前检查胸膜、腹膜是否完整，如有破损，根据具体情况决定是否修补。缝合切口前要放下腰桥，肌腱缝合要紧密，以免影响切口愈合和发生皮下气肿。拉紧缝合最内层肌肉的最后 1 针前，助手推挤腹部，可排出腔隙内的空气。肋间神经尽可能予以保护，但确实妨碍手术时也可以切断。腰径路的切口，特别是 12 肋下切口，手术切口缝合时一定注意不能缝合肋间神经，以免术后切口疼痛。

（四）手术并发症及其处理

1. 出血　每次做肾切除前，均应把大出血看做一个可能出现的问题进行预防和准备。一旦发生肾蒂滑脱或撕裂导致大出血，切莫盲目的在血泊中乱钳乱夹，一定要沉着冷静。注意手术切口是否暴露理想，必要时延长切口。未看清出血点之前不要任意下血管钳，应迅速以手指压夹肾蒂，或将手指向脊柱侧压迫，吸尽血液，看清出血部位，再以血管钳止血。如左侧肾蒂滑脱，用上述方法仍无法控制出血，可延长切口，切开胸腔，压迫胸主动脉止血，迅速找到出血部位进行结扎或缝合止血。如右侧肾蒂大出血，无法控制肾蒂血管，可经腹腔压住出血部位以上的腹主动脉，寻找出血部位进行止血，或经腹腔通过后腹膜垂直切口，暴露下腔静脉及腹主动脉，在此分离出肾动静脉，并予以结扎。如下腔静脉撕裂出血，可用腔静脉钳夹住部分下腔静脉，用无损伤的 Allis 钳提起下腔静脉裂口，然后用 5-0 无损伤缝线连续缝合止血。下腔静脉一般为正压，但是偶尔也有负压的情况，此时需预防空气吸入导致的空气栓塞。对于严重的下腔静脉撕裂，尽管有报道肾静脉下方甚至上方进行结扎下腔静脉成功的病例，但采用时仍应非常慎重。

在分离肾上极迷走血管撕裂出血，生殖静脉撕裂出血，先以纱布压迫，一般较容易找到出血点，予以结扎或缝扎止血即可。

肾脏毗邻的肾上腺、肝脏、脾脏以及胰腺等组织脆弱，分离和牵拉不当都可能造成撕裂出血，可以根据具体情况缝合修复压迫止血，多数可获成功。

2. 气胸　在行第 11 肋间切口切开肋间肌时或游离肾上极扩大肋间隙时，可能会造成胸膜的破损。有时关闭切口时，一时粗疏也会缝合针刺破胸膜。这时会有气胸出现。此时术者要和麻醉师及时沟通，对于清醒患者给予面罩吸氧，以免造成呼吸困难。修补破损胸膜时，同时面罩加压呼吸排出进入胸腔的空气。如修补困难，需要花费较多时间，可暂时先用盐水纱布盖压住裂口，避免气体继续吸入或术野的渗血渗液流入胸腔。可先完成肾切除手术后，再行修补。由于胸膜薄而脆，易撕裂，需先游离然后再行无张力修补，并可连同膈肌做连续缝合。如胸膜破损较大，修补困难，缝合不紧密，或手术过程中胸腔内流入了较多渗血渗液，则可以行胸腔闭式引流，观察 1～2 天后无明显异常后拔除引流管。

3. 十二指肠或结肠损伤　右肾巨大肿瘤手术时，如果存在广泛粘连，游离时有可能损伤十二指肠。术中及时发现可立即行修补缝合，术后胃肠减压，一般可痊愈。如术后才发现切口十二指肠瘘，可先行保守治疗，补充营养、持续引流、做好创口护理，瘘口也可能自行愈合。长期保守治疗不愈合的瘘孔，应采取手术处理。也有观点主张一旦明确是十二指肠损伤，应立即剖腹探查进行瘘孔修补。

结肠的损伤也都是因为肾脏肿块过大、粘连造成的。也可分为即刻修补与后期处理两种方法。但是结肠损伤相比十二指肠损伤而言，处理起来要相对容易些。

4. 周围其他脏器损伤　肝、脾、胰尾等与肾脏毗邻，且组织结构脆嫩，如粘连紧密则在分离或牵拉时也会损伤。发现损伤后要立即行缝合修补。

5. 肺栓塞　肾切除手术过程中肺栓塞的发生，主要见于肾癌伴有静脉内癌栓形成。因此对于合并有静脉癌栓者术中在癌栓近侧阻断下腔静脉，可以预防肺栓塞的发生。

（五）术后处理

1. 一般处理　肾脏手术后的基本处理上与其他手术相同。需密切观察一般情况的变化。术后每小时测血压、脉搏至情况平稳。注意预防心血管、呼吸道及消化系统并发症。

2. 体位　手术当天一般取平卧位，以后可取低坡半坐位。肾切除的患者，如无特殊情况，手术后 2～3 天即可鼓励下床活动。其他手术患者应适当多卧床数日，特别是肾实质切开或肾部分切除者，至少应卧床 1 周，以防术后继发出血及肾脏下垂。

3. 补液与进食　术后 1～2 天需要静脉补液，而后逐步进食。术后出现腹胀，无活动禁忌的情况下，可鼓励患者尽早下床活动，促进胃肠功能恢复。必要时可服理气汤、针灸或新斯的明 0.25 mg 肌内注射，同时给肛管排气。个别患者腹胀明显，有麻痹性肠梗阻症状者，需留置胃管减压。

4. 抗生素的应用　根据具体情况，在严格掌握适应证的基础上，可应用抗生素预防和控制感染。通常无菌手术，又无引流管或支架管，术后可不用抗生素。术前有尿路感染或置有引流管者，宜于术后应用抗生素，具体使用时间根据患者的病情和相关检查结果而定。选用的抗生素宜对肾脏无损害或损害较轻。对于肾结核患者，在肝肾功能正常的前提下，需继续常规应用抗结核药物。

5. 观察肾功能　手术后尿量的观察非常重要。由于肾脏直接受手术的影响，少数患者可能在手术后发生少尿或无尿，而慢性肾功能不全或急性尿路梗阻的患者，又往往在手术后发生多尿，二者均可能造成体内水和电解质平衡失调。对于术后 12 小时内尿量过少或过多的患者，均应及时行血、尿生化检查，并根据临床表现及血、尿生化测定的结果，相应调整水和电解质的摄入量。

6. 引流物的处理　置有橡皮管引流者，应根据不同手术分别于手术后 1～4 天内拔除。一般肾切除者在术后 1～2 天；行造口引流者，在术后 2～3 天；肾脏外伤后肾周围血肿及尿外渗明显或手术后引流液较多者，可于术后 3～7 天内拔除。有明显感染的创口引流管于手术 1 周后拔除。肾盂或肾造口引流管的拔除日期，则应根据其引流目的而定，一般肾盂或肾造口术后无梗阻者，可在手术后 10 天左右拔除。若为整形术后之支架引流，则应留置 3～4 周以上。拔除前应先行造影或压力测定，检查尿路是否通畅，或先夹管 1～2 天，如无腰胀、发热、血尿等情况，方能拔除。

7. 换药与拆线　术后根据患者手术切口的具体情况来决定换药时间，一般正常切口 3 天换药一次或隔日换药即可。感染的切口或有渗出时，一旦敷料浸湿需及时换药。通常术后 7～9 天切口拆线，老年人或营养不良者切口愈合较慢，可适当延长拆线时间。

（六）术后并发症及其防治

肾脏切除手术除与其他手术术后相同的常见并发症诸如脑血管意外、心肌梗死、充血性心力衰竭、肺梗死、肺不张、肺部感染及血栓性静脉炎外，术后还可发生下述并发症。

1. 继发性出血　密切注意有无手术后继发性出血及休克。出血可能来自肾蒂或下腔静脉意外，亦可能来自肾实质切口或肾盂肾盏的手术损伤。严重出血除有休克症状外，肾周围血肿较大者可在手术侧腰腹部出现肿块，或有严重血尿。如由于创面渗血不止造成继发出血，可采取输血、补液、应用止血药物等保守治疗。如出血量较多，通过保守治疗无法控制，出现心率加快、血压持续下降、血红蛋白含量持续降低等提示有活动性出血征象时，要及时手术止血。

2. 气胸　气胸是由于手术中胸膜损失造成的。术后随时行肺部听诊，严密注意呼吸情况，必要时可摄 X 线片进一步明确。如果出现肺萎缩和液气胸情况，尤其当肺部萎缩>50%时，可以行胸腔穿刺抽吸或胸腔闭式引流。不过少量的液气胸和肺萎缩即便不处理，也可自行吸收恢复。

3. 消化道瘘　主要包括如十二指肠瘘、结肠瘘、胰瘘、肠瘘等。术中发现上述器官损伤，若即时缝合修补，术后很少发生瘘。如上述器官在术中被切破，钳夹后又被忽视，术后数天内其内容物流入伤口内，就可引起感染并形成窦道。十二指肠瘘及胰瘘因消化液大量丧失和对组织的刺激，可继发感染、组织坏死、营养不良和水、电解质、酸碱平衡失调。一旦发现，应禁食，行静脉高营养，保持水和电解质平衡。从伤口插入多孔橡皮引流管进行负压吸引，用氧化锌软膏保护周围皮肤，使瘘逐渐愈合。术中损伤肠管当时未发现，而后可能因为局部的组织坏死、肠穿孔可导致肠瘘形成。遇到这种情况时，一定要设法明确瘘管所在的部位，术后并发结肠瘘多能自行愈合。如经久不愈，必要时可近端造瘘促其自行恢复，并扩大手术切口，使引流通畅，待瘘愈合后再关闭结肠造口。如不能自行愈合者，也可考虑后期修补。

4. 感染　为较常见的术后并发症。术后 3 天内体温偏高，多数是吸收热，可观察暂时不予干预。如果术后持续发热不退，伴有切口疼痛、红肿，要注意切口感染可能，可对症处理。皮肤及皮下组织的感染，通常仅需将缝线拆除，使之通畅引流，数日即可治愈。深部感染者应行深部引流并加用敏感抗生素治疗。有时深部感染后可遗留经久不愈的窦道。可行窦道切开术，以排出异物，扩大引流，并辅以物理治疗。经久不愈的慢性窦道可行窦道切除术。术后肾窝处积液合并感染也会出现发热、腰部不适症状，B 超检查可提示肾窝区低回声灶，血常规检查白细胞明显增加。这时可充分引流肾窝积液并加用抗生素治疗。若引流出的液体量较多或持续不断，应疑有异物残留的可能或消化道瘘的可能，应行进一步检查。

5. 肾衰竭　手术意外引起腔静脉撕裂大出血或腔静脉癌栓取出，阻断下腔静脉和对侧肾静脉时间过长，会造成术后肾衰竭。但是这种情况多数是暂时性肾衰竭，多数 2 周左右可恢复正常。因此术中尽量减少腔静脉和对侧肾静脉的阻断时间，以防止术后发生肾衰竭。对于不能自行恢复者或肾功能异常明显者，可以辅助血液透析治疗。

6. 肋间神经痛　术中损伤或关闭切口时缝合结扎了肋神经，可导致肋间神经痛。此外，局部炎症刺激也会导致肋间神经痛。术中避免损伤肋神经，可以减少疼痛的发生。多数患者疼痛在数月后缓解或消失。对于早期疼痛剧烈者，可用长效局部麻醉剂行肋间神经封闭；疼痛较轻者可使用镇静剂及镇痛剂；疼痛顽固者，可用醋酸氢化可的松加局部麻醉剂行肋间神经封闭。

三、肾盂成形术的围术期管理

（一）手术适应证

肾盂成形术（pyeloplasty）适用于肾盂输尿管连接部狭窄，肾盂明显扩张者。由于肾盂输尿管狭窄往往伴该部神经肌肉发育不良，因此目前多采用离断式肾盂成形术。

肾盂成形术主要应用于肾实质尚属正常，肾功能有恢复可能的患者。若肾盂积水严重，肾实质已萎缩，而对侧肾功能正常时，应做肾切除术。

（二）术前准备

肾盂成形术的术前准备和肾切除术基本一致。此外，还要注意下述问题。

1. 明确诊断　通过 B 超、静脉肾盂造影，必要时逆行造影，明确肾盂输尿管连接部狭窄情况，了解有无伴发其他畸形及膀胱输尿管反流。另外，还需明确肾脏功能及受损情况，必要时可行核素肾图检查。

2. 有些患者存在肾功能不良，直接手术风险较大，可先行经皮肾穿刺造瘘术，待肾功能改善后行肾盂成形术。

（三）术中操作要点

1. 麻醉 硬膜外麻醉或全身麻醉。

2. 体位与切口选择 根据病情的具体情况和医生的手术操作的需要等，体位取侧卧位，腰部斜切口（或平卧位，腹部切口）。

3. 肾盂输尿管连接部的分离与显露 游离肾脏中下极，在肾脏下极内侧的脂肪组织中找到输尿管，用吊带套住，沿输尿管向上分离，充分显露出肾盂输尿管连接部及输尿管上段。约35%的肾盂积水患者有血管横越并压迫输尿管前面，异位血管多数供应肾脏下极血供，应注意避免损伤。不管有无下极的血管，均应向上分离积水的肾盂，直到肾门并显露足够的范围进行肾盂成形术。在分离时，应紧贴肾盂，以便将肾血管推向一边，避免损伤。若肾积水量多，可先穿刺抽吸肾盂尿液。

4. 狭窄段的检查与验证 分离肾盂、输尿管连接部后，多数患者可以明确看到肾盂输尿管连接部有狭窄表现。但有时该部位外表正常而实际仍有狭窄，可以生理盐水注入肾盂，观察能否排空。肾盂不能排空时，应纵行切开肾盂输尿管连接部以下的输尿管上段，以探针向上探查，狭窄者可在肾盂输尿管连接部遇到阻挡。

5. 肾盂裁剪与吻合

（1）缝牵引线：在切输尿管和肾盂之前，先缝3针牵引线：1针是牵引在狭窄段之下的输尿管内侧；1针是牵引在肾盂输尿管交界角下面的肾盂壁上；另1针是牵引在肾盂的上部。

（2）裁剪：距肾实质2~3 cm处环形切断肾盂，在狭窄段之下斜切输尿管，因而使其内缘比外缘略长。即使是没有狭窄段，也应在肾盂输尿管交界处之下约2 cm处切断输尿管（这段2 cm的输尿管正常并不传递蠕动，故应切除）。面向肾盂的正常输尿管端纵行剪开1.5 cm。肾盂切除宜平行于肾脏纵轴，宁可少切，不可多切，因为一旦梗阻缓解，肾盂将变小。

（3）吻合：置入双J形管，肾盂上部切口以4-0或5-0可吸收缝线连续或间断缝合关闭，剩余椭圆形肾盂口与输尿管切端吻合呈漏斗状。将肾盂的上部用可吸收线连续缝合。最好只缝外层，将黏膜层内翻。缝合针离切缘应近且距疏密合适。防止肾盂输尿管吻合口尿漏，除使用内支架管引流外，作肾盂和输尿管的小针距缝合也很关键。

6. 引流 肾盂部一定要放置引流，保证渗出的液体全部引出，不致积存。引流管通常在切口后下方另戳小切口引出，并缝合固定。

7. 其他注意要点

（1）术中必须严格止血，以免术后血块形成造成肾盂尿流堵塞，引起血、尿外渗和成形缝合处破裂。

（2）术中必须消除造成肾盂输尿管连接部梗阻的原因，如切除肾盂输尿管连接部的纤维肌肉增生环等。

（3）肾盂切除不可过多，吻合口应足够宽，并且无张力。若输尿管病变段较长，切除后为避免吻合口张力过大，可将肾脏适当游离移至较低位置。

（4）输尿管内置双J形管的用途，不仅是要保持它在术中和术后通畅，还在肾盂成形部位起支架作用。但双J形管多用于成人，儿童多应用经肾造瘘置入的支架管。

（四）手术并发症及其预防、处理

1. 感染　感染可导致肾盂输尿管吻合口发生炎性改变，造成吻合口粘连狭窄。所以术前有尿路感染的患者，应积极治疗。待感染控制后再行肾盂成形手术。此外，术后严格无菌管理肾造瘘管和引流管也很重要。必要时可应用抗生素预防感染。

2. 肾盂输尿管连接部排空不畅　造成这一并发症的原因在于肾盂输尿管吻合部位不在肾盂最低位、吻合形状不成漏斗状、肾造瘘管及支架管过早拔除等造成。因此，为了保证肾盂输尿管吻合口排空通畅，手术中应将梗阻病变部位彻底切除，切除多余的肾盂；吻合口成漏斗状并建在肾盂最低的位置；吻合口肌层应对合整齐，准确缝合，且不应有张力；吻合口要求足够宽；肾盂和输尿管分离时也不宜分离过多。围术期的积极抗感染也是避免肾盂输尿管连接部排空不畅措施之一。

3. 尿瘘　造成尿瘘的原因是吻合口缝合不佳，吻合口裂开、尿外渗未及时引流等。一般情况下只要引流通畅，尿瘘可自愈。若输尿管下端存在梗阻，吻合口裂口过大，常需要再次手术。

（五）术后处理

1. 一般处理　肾盂成形术后的基本处理上与其他手术相同。需密切观察一般情况的变化。术后每小时测血压、脉搏至情况平稳。注意预防心血管、呼吸道及消化系统并发症。并做好补液、预防感染等管理措施。

2. 术后要密切注意各个导管　引流管无液体引出后2天可拔除引流管。造瘘管要注意引流通常，避免堵塞。肾造瘘管和内支架管至少留置3周，待组织完全愈合。拔除肾造瘘管之前应经造瘘管注入亚甲蓝1 ml观察尿色，或做肾盂造影术，了解吻合口是否通畅。如有造影剂外溢现象，则造瘘管及支撑管均需继续留置；如无外溢现象，可先将支架管拔除。拔除造瘘管前要试夹造瘘管1~2日，无病侧腰部胀痛，没有包块和体温升高等情况，方可拔除。如出现上述症状，应将造瘘管重新开放，进一步检查原因和处理。

3. 术后调节尿pH，使其偏酸，以减少尿盐沉积。

4. 术后肾盂造影术多显示肾盂排空良好，肾积水减轻，但仍需定期随诊。手术切口愈合后应严密观察，直至尿培养转为阴性。

四、肾窦内肾盂切开取石术的围术期管理

（一）适应证

1. 肾结石经中西医结合治疗无效者。

2. 结石>1 cm或为鹿角形结石、肾内型肾盂结石、肾盏结石，肾功能未减退者。

（二）术前准备

1. 有尿路感染者，应于术前数日应用抗生素控制。

2. 手术前当日摄腹部X线平片，观察结石的位置有无变动或是否已排出肾盂。

（三）术中操作要点

1. **麻醉与体位**　与肾脏切除术的麻醉方法和体位相同。

2. **手术切口**　通常选第 11 肋间切口。

3. **显露肾盂、肾窦**　由于肾盂的前上方有肾血管横过，为了避免将其损伤，多从背侧及下极游离，显露输尿管上段，沿着输尿管向上游离至肾门，显露肾盂。肾盂上部为肾窦，有脂肪组织将它与肾实质间隔。这层脂肪组织与肾实质紧密粘连，中间有进入肾实质的肾血管分支及毛细血管。在脂肪组织层与肾盂壁间有一层结缔组织（肾盂外膜）相隔。在肾盂外膜下分离，可避免损伤脂肪组织中丰富的小血管以及肾动脉后支。游离时，需将肾盂与输尿管连接处分离出来，用一纱布条绕过提起，以防小结石挤入输尿管。

肾窦内肾盂切开取石的关键是找到肾窦的正确平面，为充分显露肾窦内肾盂，必须沿肾盂外间隙分离。少数患者可能有副肾动脉或静脉在肾盂输尿管交接上方、下方后者肾盂后方越过，分离时需注意不要损伤。

4. **切开取石**　全部显露背侧肾盂后，用钝圆小拉钩将肾窦部的后缘（包括肾盂后动脉）拉开，在肾盂的适当部位缝两条牵引线，周围用纱布保护，根据结石位置和大小决定肾盂切口，由于肾窦内肾盂血供丰富，肾盂可做任何走行的切口。切开后，先用小指伸入肾盂内，探查结石位置。根据结石在肾盂、肾盏内的不同位置和形状，用不同弯度的取石钳顺切口轻轻取出结石。切开肾盂后，如结石与肾盂黏膜粘连，可用小指（或示指）或弯止血钳轻轻分离，然后用取石钳轻轻钳夹松动，取出时动作要轻巧，以免将松软结石夹碎。钳夹结石时，应避免误夹和损伤肾盂黏膜，以免引起出血。肾盂切口应足够长，使结石最大部分顺利拉出，多发结石或结石夹碎后分块取出时，应仔细检查有无结石残留。

取石应彻底，夹出的结石应与 X 线片上结石的形状和数目对照，以判断是否完全取出。为防止残留结石，在有条件的单位，可争取在手术台上摄 X 线片，检查是否已经取尽。摄片时可应用软金属制成的方格网板，利用方格协助将残余结石定位。

如术中无摄片条件，可选用下列方法：①用钝头探针向肾盂、肾盏内轻巧探查，当触到结石时，常有擦石声和感觉；②用手指伸入肾盏内，另一手在肾表面配合触诊，常能触到肾盏内结石，随即用肾盂内手指拨动结石，使其进入肾盂，再用取石钳取出；③往肾盂内放入细导尿管，用生理盐水反复冲洗，常可冲出肾盏内小结石。

5. **缝合与引流**　如无严重感染或渗血，可用 4-0 可吸收线缝合肾盂切口。肾盂周围的脂肪也用数针间断缝合，覆盖肾盂切口。若无法完全缝合时，只要做部分缝合，再将肾实质及肾窦脂肪覆盖于肾盂切口表面，将肾门脂肪缝合于肾盂上，切口亦可自行愈合。如有严重感染或渗血，可经肾盂切口放导管引流。肾盂切口旁需放引流，以免尿瘘或渗出较多时形成感染灶。

6. 在经肾盂切口取石不成功时（如结石嵌顿于肾盏内），应立即改行肾切开取石术。

（四）手术并发症及其预防、处理

1. **止血**　肾盂切开后，在一般情况下极少出血，如有出血，可能由于提拉肾蒂太紧而部分阻断肾脏静脉回流加重出血，应放松牵拉，把肾脏放回原位，用温盐水纱布压迫出血部位，一般压迫 1~3 分钟即能止血。其他导致术中出血的原因有：①分离肾窦内的平面而未在肾盂外间隙内,误伤肾后端动脉、肾窦内血管或肾窦脂肪层内粗大静脉;②切开肾门包膜隔时损伤后段动脉或肾盂后动脉、下段动脉;③切开肾盂深部、肾盏漏斗部时误伤后段动脉、下段动脉、肾盏血管;④取石时撕裂肾盂,伤及肾段血管;⑤缝合肾盂时刺破肾段血管及肾盂深部血管。

为防止术中出血,分离肾窦内肾盂时,平面要正确,肾盏内多发结石伴有肾盏漏斗部狭窄时,可采用手指扩大盏颈取石。

发生出血时,常用的止血措施有:①持续握持肾脏压迫止血;②冰盐水反复低压冲洗;③3% 过氧化氢低压冲洗;④示指伸入肾盂肾盏内压迫止血;⑤拇指和示指夹持触捏肾脏表面,逐步变换压迫部位,当压迫某处出血停止时,可在该处做铆钉缝合;⑥肾盏颈撕裂所致出血可通过该肾盏作肾造瘘,将一带气囊的肾盂造瘘管置入肾盂内,气囊注水 5 ml 后向外牵拉固定;⑦误伤后段动脉时应在控制肾蒂的情况下修补肾血管;⑧肾盂脂肪层内静脉出血可缝扎;⑨肾后静脉被撕裂,可将其结扎。结扎肾后静脉后,多数患者只是在肾门附近出现小片状淤血区,并不影响肾脏功能和伤口愈合。

经上述方法处理后仍认为止血不可靠时,可从肾盂切口放入导管,留作术后引流和冲洗用。

2. 下腔静脉损伤　右侧肾窦内肾切开取石时若肾及输尿管周围炎症造成广泛粘连;粗暴分离可导致下腔静脉撕裂。下腔静脉损伤处理及预防详见肾切除部分。

3. 十二指肠损伤　右侧肾窦内肾盂切开取石时,若右肾结石合并感染致肾周广泛粘连,强行钝性分离或锐性剪割时可撕破或剪破十二指肠。十二指肠损伤处理及预防见肾切除部分。

4. 气胸　气胸的预防及处理见肾切除部分。

（五）术后处理

1. 注意导管引流通畅,勿使折曲,导管原则上不做冲洗,如有血块堵塞,应用生理盐水或氯己定溶液冲洗出来。引流管一般在术后 2～3 日无明显引流物时拔除。

2. 如肾盂切口缝合未放导管内引流,术后出现肾区胀痛和伤口尿外渗时,宜在膀胱镜下将输尿管导管插到肾盂,并经该管冲洗和引流,待尿外渗好转后,再将其拔除。伤口内的引流管也应延迟拔除。

3. 如有暂时性肾造瘘管,可于术后 7～10 天先夹闭 1 天或造影检查,证实该侧上尿路无梗阻后拔除。

4. 可根据具体情况合理地使用抗生素预防感染。

五、经皮肾镜手术的围术期管理

经皮肾镜取石术（percutaneous nephrolithotomy,PCN）已成为腔道泌尿外科的重要内容,它扩大了泌尿外科腔道手术的临床实用价值,改变了许多有关上尿路疾病诊治的传统概念,提高了诊治水平。

（一）手术适应证与禁忌证

1. 适应证

（1）结石:肾盂、肾盏、肾盂输尿管交界处、输尿管上段的结石>10 mm 者。

（2）异物：肾盂及输尿管上段内的异物，可通过肾镜取出。

（3）肾盂输尿管交界处狭窄，可通过肾镜行狭窄内切开、成形或扩张术。

（4）肾盂占位性病变的病理及细胞学检查和治疗。

2. 禁忌证

绝对禁忌证：

（1）未纠正或不可能纠正的出血性疾病。

（2）不可控制的高血压。

（3）未经治疗的尿路感染。

（4）结石在左肾，位置很高，并有脾大；或在右肾，位置高并有肝大。

（5）患者极其肥胖，从腰部皮肤到肾脏超过 20 cm。

（6）肾结核。

（7）同侧上尿路患过移行上皮癌做过局部切除或经输尿管电灼。

（8）对静脉造影剂过敏。

（9）孤立肾。

（10）精神不正常或不能合作者。

相对禁忌证：

（1）肾脏位置高，手术入路需在第 12 肋以上。

（2）凝血机制不完全正常或氮质血症。

（3）肾内集合系统小或在肾内有分叉。

（4）有严重的脊柱后侧凸。

（5）先天异常，如马蹄肾或盆腔异位肾。

（6）肾脏活动范围很大。

（7）嵌顿很紧的输尿管结石。

（8）有分支的或鹿角结石，特别是集合系统扩大不多或结石发展到多个肾小盏，结石嵌顿在狭窄漏斗部。

（二）术前准备

1. 选择好合适的患者后，要细致地向患者说明手术方法、成功的机会、危险性、预期住院时间、并发症和影响疗效的因素。

2. 经皮肾镜碎石（NL）术前当天必须摄腹部 X 线平片，核实结石大小、部位。

3. 术前必须获得以下实验数据　血钠、钾、氯，二氧化碳结合力，血糖，血尿素氮、肌酐，尿常规、尿培养，血红蛋白、全血细胞计数、血小板计数，凝血酶原时间和活动度，尿钙、磷，尿酸，血型，摄胸部 X 线片和作心电图。术前行静脉泌尿系造影，若术前 2~6 个月内已行该检查，不必重复。

4. 术前给予抗生素，对有菌尿者，根据尿内菌种给予抗生素和镇静剂。

5. 经皮肾造口前可静脉输液（200 ml/20 min 或 150~200 ml/h），给利尿剂（经静脉给予甘露醇 6~12 g 或呋塞米 10~20 mg），以使肾盂扩张，增加内镜的能见度。

6. 经皮肾造口前，经尿道放置输尿管导管（带囊或不带囊）。

经尿道放置输尿管导管时，要防止造影剂经输尿管下流，作为阻塞用的气囊输尿管导管，应放在输尿管近端并充气。

行逆行输尿管插管尽管会给患者增添不适，但实践证明其有很多优点。主要体现在：①输尿管导管可缓慢填充造影剂，使集合系统显影，可避免术前做大剂量静脉肾造影和减少肾盂穿刺；②有助于防止小结石或碎石后小碎片进入或存留于输尿管；持续肾盂灌注，可防止肾盂内血块形成；③通过导管注入等渗盐水，保持肾盂扩张状态，便于穿刺造口；使用可弯性胆道肾镜时，更能显示出经导管灌注的优越性，比如在使用扩张器扩张时，可降低肾盂穿孔的机会；如果发生肾盂严重穿孔，能够通过输尿管导管插入导丝，沿此导丝可顺利、准确地置入肾造口管或输尿管支架管；④用血管造影型或气囊型输尿管导管，能把输尿管结石推回至肾盂内；⑤当肾造口管放置失败或发生肾盂穿孔继发尿外渗时，输尿管导管可提供充分引流。

7. 手术器械的准备 除经皮肾镜外，还需准备：①输尿管导管，除一般导管外，如有条件最好选用 1 根 7F 血管成形带囊导管；②各种类型及型号的支架管；③经腰穿刺器械及导丝、导管；④各种扩张器。

8. 经皮肾镜碎石取石术的术前准备还应完成 ①交叉合血；②术前 1 天午夜后禁食禁水；③术前膀胱内留置导尿管，以免因利尿使膀胱过度充盈。

9. 根据所用麻醉种类决定术前用药。

（三）术中操作要点

1. 经皮肾镜术是一项操作繁杂的技术，手术操作须轻柔、细致、准确，否则将使手术失败或导致严重并发症。任何不适当的力量都可造成肾造口假道形成、肾盂穿孔和出血。对曾做过手术的"冻结"肾脏特别要注意，因肾脏已固定，肾镜操作活动受限制，稍有过大的活动就可造成肾实质撕裂。

2. 术中静脉输入液体、甘露醇和呋塞米，有助于保持视野的清晰和防止冲洗液肾盂-肾反流。

3. 行经皮肾镜碎石前，应在体外先检查碎石仪器工作是否正常，吸引管是否通畅。碎石过程中，应始终有人注视吸引管是否通畅，确保将冲洗水吸出，因为碎石片有可能黏在吸管中，影响碎石。

4. 肾造口通道经过肾下极者，硬性肾镜能插到肾上盏，如果通道经过肾中盏者，肾镜可进入输尿管（必须是未做过手术，肾脏可以活动者）。

（四）术后处理

1. 手术当天，不宜过多活动，不宜翻身过猛。术后 2~3 天可起床。

2. 经静脉给予抗生素预防和控制感染。

3. 适当增多补液量，并应用利尿剂，这样有利于碎石片和集合系统内血块排出。

4. 若发生痉挛痛，可给予解痉剂、镇痛剂。

5. 保持肾造口管引流通畅，特别注意造口管和引流袋之间的接头口径要够大，以利血块通过。要注意防止肾造口和安全导丝（或导管）脱出。

6. 肾造口引流袋每日更换 1 次，引流袋高度不能超过肾脏平面，以防引流液倒流，引起肾内感染。通常术后 48 小时引流液即无血色，少数可延至 4 天后。血色重者可局部给予毛细血管收缩止血剂。

7. 根据肾镜操作范围、损伤情况、肾造口扩张过程中的情况及术中术后引流液血色轻重，决定肾造口管拔除时间，通常在 72 小时～6 天。

若经皮穿刺和通道扩张后，碎石取石顺利，术中出血少，术后引流通畅，24～48 小时引流液即清澈，可首先拔除安全导丝或导管并夹闭肾造口引流管，患者无不适，造口管周边不溢出引流液，泌尿系 X 线平片无结石残留于输尿管内，必要时经造口管注入静脉造影剂 X 线下动态观察，证明肾盂及全输尿管引流通畅，72 小时后即可在肾造口管内插入相应的闭孔器，将 MalecoT 形管伸直，或气囊导尿管用注射器将囊中水吸尽后拔出，造口处填塞凡士林纱布条。

8. 肾造口管放置若超过 10 天，需重复检查血红蛋白、钾及作尿细菌培养。

（五）术后并发症的预防、处理

经皮肾穿刺造口，若单纯为肾积水引流或行顺行上尿路造影，在局麻下完成者，不易发生并发症。但作为其他治疗，有时可发生严重并发症。

1. 肾盂穿孔　若在集合系统看到脂肪组织，意味着已发生肾盂穿孔或肾镜已穿出肾脏。此时液体大量外渗，若未及时发现，后果严重。若冲洗液为等渗盐水，液体大量外渗至肾周围可被吸收，会有类似 TUR 综合征的危险。应立即停止操作，放置肾造口管，静脉给予 20% 甘露醇和呋塞米，排出组织已吸收的冲洗液。肾造口管根据穿孔大小留置时间为 5～14 天。

2. 出血　操作正确的情况下一般不会发生肾实质的大出血。多数情况是通道内的出血或渗血。留置较粗的造口管即可压迫止血。此法无效者，可换一气囊导尿管压迫通道，以达止血目的。

3. 感染　合并感染者多发生于检查前有尿路感染的患者。检查前后数天内应用有效抗生素，可以预防感染的发生。一旦发生感染，除延长抗生素应用期限外，应保持造口和引流通畅，延长引流时间。

4. 腹膜后血肿　腹膜后血肿多因伤及肾脏血管所致。血肿轻者可自行吸收，严重者应急诊探查止血。

5. 肾周积尿　多因造口管位置不当、引流不畅使尿液溢至肾周围组织所致。应认真仔细地安放肾造口管，并经造影确定其正确位置。积尿少者可自行吸收，积尿多者应穿刺置管引流。

6. 穿破周围脏器　经皮肾镜治疗有发生十二指肠、结肠、脾及胸膜损伤的报道，但均极罕见，一旦发生，多需手术治疗。

第二节　输尿管手术围术期管理

一、输尿管的外科解剖

输尿管（ureter）是成对的、位于腹膜外的肌性管道。起自第 2 腰椎上缘肾盂末端，在腰大肌前面略呈 S 形走行，终于膀胱。输尿管的长度有明显的个体差异，其长度与年龄、身高呈现一定的比例，出生到 2 岁间生长最快，新生儿输尿管约为 6.5 cm，2 岁时 12 cm，6 岁时 14 cm。成人全长 20~30 cm，管径 0.5~1.0 cm，最窄处口径 0.2~0.3 cm。

依据解剖部位，一般将输尿管全长分为三部分，即上段、中段和下段，亦可称为腰部、髂部及盆部。也有主张分两大段，依骨盆入口缘作标志，其以上称腹部段，以下为盆部段。输尿管全程有三个狭窄：①上狭窄，位于肾盂输尿管移行处；②中狭窄，位于骨盆上口，输尿管跨过髂血管处；③下狭窄，在输尿管的壁内部，是三个狭窄中最窄的地方，口径 0.2~0.3 cm。在上述三个狭窄之间存在两处输尿管相对扩张段。第一、第二狭窄之间为第一扩张段，称腰部扩张段，直径约 10mm，第二和第三狭窄之间为盆部扩张段，直径 4~6mm。

输尿管体表投影大致为：输尿管起始部在第 2 腰椎横突平面旁开中线 3~4 cm，在第 2~5 腰椎横突范围内类似直线样下行。输尿管髂段在骶髂关节内侧 1 cm 处行走。输尿管盆段在坐骨大切迹的前面，并继续向中间走向坐骨棘。其脏部与膀胱壁间以及包括膀胱三角区在内位于两坐骨棘水平和耻骨联合内。

二、输尿管手术围术期常规管理

（一）输尿管手术的常规术前准备

输尿管手术前的准备并无特殊，和其他外科手术一样通常按麻醉方式及手术部位做常规准备。只要认真完成术前常规的准备工作，就可以保障手术安全。

1. 让患者及家属充分了解该疾病需外科治疗的必要性，使其做好思想准备，并积极配合。

2. 对患者心、肺、肝、肾等重要器官功能进行必要的检查，了解患者以对手术的可耐受性，并指导麻醉方式的选择。明确术前诊断，确定要做的手术方式。

3. 对伴有一些特殊情况的患者应在术前数天开始给以适当的处理

（1）伴有尿路感染患者，使用抗生素控制感染，考虑并证实是结核感染的要规范使用抗结核药物。

（2）合并高血压、糖尿病患者术前的药物控制等均应列入术前准备。

（3）如果手术区以上已有扩张及尿液感染，则根据情况考虑是否需要暂时性的尿流改道，尽量减少污染的尿液通过手术区，并可使手术区的输尿管有一休息机会以有利于创口愈合。

（4）对婴幼儿和老年人应进行相应特殊术前准备，具体内容可参见本篇第十三、十四章。

4. 急症手术、限期手术和择期手术应给予不同的术前准备，至于手术区皮肤准备、交叉配血、灌肠的准备以及相关药物（如青霉素类或头孢类抗生素）的皮试等，和其他腹部手术一样，应严格按照常规执行。

（二）输尿管手术径路的选择

输尿管有上、中、下以及膀胱壁间段之分，因此，不同部位病变施行外科手术时就有最佳径路或切口的选择问题。同其他外科专业一样，泌尿外科手术途径的选择也遵循病变暴露清楚、组织损伤小、便于手术操作等原则。

1. 输尿管上段（腰部）手术路径的选择　一侧输尿管病变，多数临床医师采用与肾脏手术类似的12肋缘下腹膜后斜切口（图2-9-1）。但如果是双侧输尿管上段病变，则通常采用正中切口或切口下部绕脐的经腹切口（图2-9-2）。

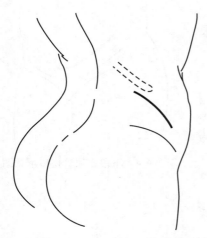

图2-9-1　上段输尿管切口示意图

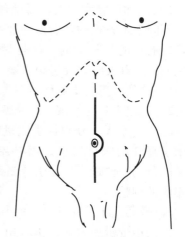

图2-9-2　上段输尿管切口示意图

2. 输尿管中段（髂部）手术路径的选择　临床上多采用腹膜外径路。体位要求患侧抬高45度。切口起始于髂嵴上2~3cm腋前线上，此后平行髂嵴由后向前下止于髂前上棘下3~4cm（图2-9-3）。手术切口层次依次为皮肤、皮下组织、腹外斜肌腱膜、腹内斜肌、腹横肌。将腹横筋膜和腹膜向内侧中线推开即可显露后腹膜腔，输尿管一般在相当于骶髂关节处的髂血管上方的疏松结缔组织中。

3. 输尿管下段（盆部）手术路径的选择

（1）扩大的Gibson腹膜外切口：切口上端起于髂前上棘下内侧3cm处，切口平行腹股沟韧带方向并弯曲向下，在腹股沟韧带上2cm处止于耻骨联合上正中线。此切口将切断该侧部分腹直肌（图2-9-4）。

（2）单侧输尿管下段手术：切口也可以选择下腹部的腹直肌旁腹膜外直切口。对两侧输尿管病变，则可采用下腹部正中切口，通常切口自脐孔下缘起始，到耻骨联合上终止；逐层切开后将腹膜反折向头侧推开，即可在腹膜外暴露出双侧输尿管。

（3）输尿管壁间段和输尿管膀胱开口处病变以选择经膀胱途径或经尿道内镜手术为宜。随着输尿管镜（尤其是软输尿管镜）的不断改进，输尿管镜普及程度和操

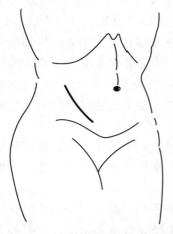

图2-9-3　中段输尿管切口示意图

作熟练程度的提高，输尿管腔内手术的比例在不断提高。经尿道路径也成为较为常用的手术路径之一。

（4）对女性末端输尿管结石，有不少文献报道采用经阴道途径取石，此途径损伤相对较小，初学者可在有丰富经验者的指导下进行。

（三）输尿管术后的常规处理

不同手术方式的术后处理存在一定的差异。但是术后管理的目的是相同的，都是为了能够按期伤口愈合、避免或减少并发症，促进患者顺利康复。

1. 体位　患者术后体位多取平卧位或半卧位。

2. 记出入量与补液　严格观察并准确记录每 12 小时或每日（全天）伤口区引流量和尿量等内容。在肠蠕动未恢复肛门未排气前，需补给患者正常液体、电解质、能量的需要量。依据引流量和尿量的多少，还要做出相应的调整。

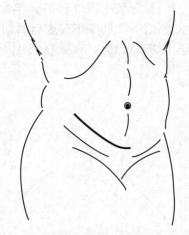

图 2-9-4　下段输尿管切口示意图

3. 换药　术后第 1 个 24 小时或 72 小时换伤口敷料，以后根据需要对伤口进行相应处置。

4. 抗生素使用　由于输尿管手术的多数存在感染的风险，合理并适当量使用抗生素预防和控制感染也是一般的术后常规处理措施之一。

5. 导管的管理　由于输尿管手术的特殊性，诸如狭窄段切除（离断）再吻合术、切开取石术、巨输尿管成形术等，几乎常规都要安置输尿管支架管或肾盂造瘘管以及留置导尿管、伤口引流管等。术后内这些导管要妥善处理。

（1）应保证引流导管的畅通及支撑管的固定，勿使滑脱。必要时用抗生素溶液、0.9% 无菌盐水冲洗导管。

（2）置入输尿管腔内的导管一般有三种：①传统的输尿管导管，标志长度为 50 cm，实际长度>60 cm。由高分子材料构成、X 线透视下可显示，以其直径大小不同分为 F3、F4、F5、F6、F8 等几种常用型号；②单猪尾式连同肾造瘘管之输尿管支架管，将输尿管支架管和肾造瘘管合为一体，也有不同直径大小型号之区分；③双猪尾支架管（双 J 形输尿管支架管），是目前国内外临床应用最广泛的支架管，长度一般为 25～28 cm（不含两端卷曲环状部分），按照其直径不同分为 F6、F8、F9 等多个型号。在少数情况下如输尿管末端皮肤造瘘术，也可使用 F10～F12 号硅橡胶导尿管。

输尿管导管主要用作输尿管肾盂造影和狭窄段扩张之用；单猪尾（单 J 形管）和双猪尾（双 J 形管）支架管则用于输尿管吻合术、成形术、损伤修复等手术完成后的内支架支撑，以确保输尿管愈合良好、防止狭窄。

（3）一般的手术可行输尿管腔内支架内引流，即在输尿管切口向上插入双 J 形管一端到达肾盂，尾端自输尿管切口向下插入至膀胱内。便于尿流经导管流入膀胱，此时导管兼有支撑作用。在此种内引流支撑同时，大多不需要再行肾造瘘术。因目前广泛应用双 J 形管腔内引流，大多已不用体外引流方式。

输尿管支架管的安放有两种方式：一种是术中放置，另一种是膀胱镜下有输尿管膀胱入口逆行放置。在具体操作中要先插入导丝使环状猪尾伸直，导丝和导管外应涂消毒润滑油，支架管放置位置要正确，操作切勿粗暴，支架管两端之猪尾环要确证置于肾盂和膀胱腔内。

（4）依据病情和手术类型的不同，输尿管手术后不同导管的拔除时间因具体患者的具体情况而决定：①留置导尿管除输尿管膀胱吻合（再植入术）需 7~8 天拔除外，其他一般 72 小时内可拔除；②输尿管支架管不管安放单 J 形或双 J 形管，一般均为 4~6 周拔除，但成形术后亦有不少学者主张在 3 个月后再拔除；③输尿管外科手术安放的肾盂或肾造瘘管绝大多数属短时间内的尿流改道，在输尿管伤口愈合后即可拔除，不过临床上多数医生认为留置时间不要少于 4 周；④伤口引流管的拔除时间主要依据每日引流量的多少决定，而不是看引流管已经放了多少天。例如，患者虽已术后第 6~7 天，但每日引流量仍在 100 ml 甚至更多时，引流管就不能拔除，只能轻轻调整位置并继续观察。若患者术后 3~4 天其 24 小时引流量仅 3~4 ml 时，排除引流管不畅导致的引流量减少的原因后，即可以拔除引流管而无需继续留置；⑤需肾造瘘的机会很少，但一些复杂的手术也需要同时行肾造瘘术。肾造瘘管起不起作用，能否有效地引流尿液，对手术后都有很大地影响。肾造瘘管出现引流不畅时，调整导管深度及位置应慎重。如考虑存在血凝块阻塞，可以在严格无菌操作下以少量灭菌液体冲洗，使其畅通；但如果引流畅通则无需冲洗；⑥对同时行肾造瘘术的输尿管手术者，在决定拔除肾造瘘导管之前宜行顺行尿路造影，以观察输尿管手术效果。操作必须在严格无菌操作下进行，尽量减少接触面，可以无菌针穿刺导管注入造影剂。若造影检查提示手术治疗无效则继续保留肾造瘘管，待进一步决定治疗方案。手术成功者可拔除肾造瘘管，在 3 个月之后拔除双 J 形管，并定期复查 B 超和 IVU，观察长期效果。

（四）输尿管术后常见并发症及其防治

输尿管手术后一些非特异的并发症有：手术区出血、渗血、严重者血肿形成；经腹腔输尿管手术后发生粘连性肠梗阻等。通常术中严格遵循轻巧规范操作、严密止血、术后合理适量应用抗生素、鼓励患者尽早活动等措施常可避免。

输尿管术后常见的并发症还有：

1. 漏尿和尿性假囊肿形成　输尿管手术后发生漏尿是最常见的并发症之一，输尿管切断吻合术后比单纯输尿管管壁切开取石术后更易发生漏尿。漏尿对输尿管本身并不造成危害，但尿液积聚于创口内，容易发生输尿管周围炎症，会引起输尿管狭窄。在尿外渗漏量较多同时又引流不畅的情况下，还可形成吻合处尿性假囊肿。术后出现漏尿原因主要有：①吻合处缝合不严密或暴露欠佳导致遗漏缝合 1~2 针；②吻合处缝合过密过紧造成吻合缘缺血坏死；③吻合口局部发生较为严重感染时；④支架管或造瘘管、引流管因堵塞或位置不当使引流尿液不通畅，加重吻合口渗、漏尿液等。

充分了解上述造成漏尿的原因，在手术操作中严格规范操作，可以很大程度上减少漏尿的发生。手术中严密缝合，可不致漏尿。但是即便缝合不严密或因局部情况不易严密缝合，只要腔内和腔外充分引流，必要时还可应用负压球导管引流，则并发输尿管周围炎症的危险也可减少至最低限度。故对输尿管手术一定要常规放置引流物。术后观察无漏尿则早些拔除,有漏尿需酌情延长引流时间。通常情况下,只要远心端无梗阻,保持通畅引流,漏尿多数情况下都可以自行终止。亦存在个别患者虽经长期引流仍然漏尿,这种情况多数并非单纯由于缝合不严密所致,可能与手术设计和实施不当造成的。可能存在的问题有:输尿管远心端原先即有狭窄但术前未查明,手术时亦未将病变完全切除或存在处理不当;局部严重感染、创口裂开等。对于上述问题,必须在等待一段时间后重新研究进一步处理的方案。

2. 输尿管手术切口吻合口处狭窄 引起输尿管手术切口吻合口处狭窄最常见的原因是局部感染导致过多的肉芽组织形成,使得切口或吻合口未能一期愈合最终形成瘢痕狭窄。狭窄多数是输尿管管腔狭窄,不过临床上因局部结缔组织瘢痕压迫造成的狭窄也不少见。一旦狭窄形成,当前较常用的治疗是定期输尿管扩张法、输尿管镜下激光或冷刀切开等。若以上治疗措施失败,也可选择适当手术方式切除狭窄再吻合或手术去除周围外源瘢痕压迫。

另一种吻合口狭窄的原因是手术区阻塞不通,这和手术设计不合理以及操作失误有关,必须重新考虑再手术的方法。

3. 术后输尿管反流 输尿管术后反流多发生在输尿管口成形术后、输尿管膀胱吻合或输尿管与肠管吻合术后。确定有无输尿管反流,进行膀胱造影即可确诊。为防止术后输尿管反流造成肾积水、感染以及肾功能损害,通常采用黏膜下隧道式吻合和术中输尿管口做乳头样成形。尽管隧道式吻合的术式在不断改善,但并非每例手术患者都达到完全相同的生理抗反流作用。

发现术后输尿管反流时,轻度的可随诊观察能否好转,严重者如Ⅱ级以上反流出现时应考虑再次手术纠正。

4. 输尿管镜或输尿管腔内治疗所致并发症 输尿管腔内治疗导致的并发症有术中或术后发生的黏膜轻度损伤出血、输尿管穿孔、输尿管撕裂伤、输尿管黏膜剥脱等。熟练掌握输尿管镜的使用、术中操作轻柔,不盲目和暴力操作,可以将并发症的发生率降低。此类并发症多数可应用抗生素、止血药物以及安放输尿管支架管而治愈,其中一些患者则需行开放手术治疗。

三、输尿管吻合术围术期管理

输尿管吻合术(anastomosis of ureter)是输尿管外科手术中最常见到的手术之一。输尿管病变切除后,肾脏仍保存的情况下,需进行输尿管吻合,以便重建输尿管的解剖连续性和通畅性,恢复其正常输送尿液的功能。输尿管吻合术前准备和术后管理可遵循输尿管手术常规管理,术中操作的关键在于吻合方式的选择和操作注意事项。现介绍如下:

1. 常见的几种输尿管吻合术式

(1)端端吻合:通常有圆形端端吻合,斜形端端吻合以及为增大吻合口避免术后狭窄采用的匙状形式吻合(图2-9-5)。

(2)膀胱全切输尿管皮外移植术时,为减少双输尿管皮肤造瘘给患者带来的痛苦,常采用一侧输尿管和另一输尿管端侧吻合术。临床上重复肾重复输尿管为挽救重复肾功能,

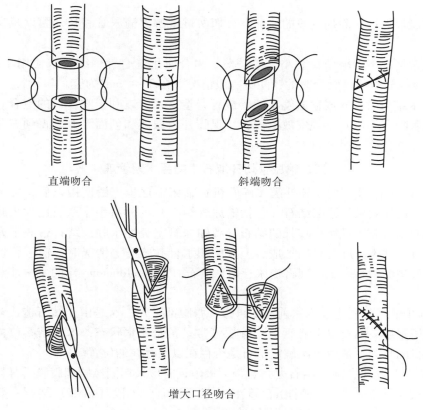

直端吻合　　　　　　　斜端吻合

增大口径吻合

图 2-9-5　三种输尿管端端吻合术示意图

可以将重复的输尿管与正常输尿管行端侧吻合。

（3）肾盂输尿管连接处的病变切除后，通常采取肾盂输尿管吻合的术式。但在一些特殊情况下，如肾盂处多次手术、肾门区粘连严重或肾内型肾盂时，可采用输尿管肾下盏吻合术。

（4）输尿管下段病变切除后需行输尿管膀胱吻合术（又称输尿管再植术）。若输尿管下段病变行手术切除后，保留的输尿管长度不足以和膀胱较好吻合时，可切取带蒂膀胱壁瓣缝合成管状再和输尿管进行吻合，多数情况均可满足下段病变切除后的无张力吻合要求。由于此类手术丧失了输尿管壁间段的生理性抗反流机制，所以通常采用输尿管在膀胱壁黏膜下隧道走行一段的方式来起到人工抗尿液反流的作用。

（5）下腔静脉后位输尿管手术时，需要将切断的输尿管恢复正常位置后再吻合术。

2. 输尿管吻合术术中操作要点

（1）不论哪种输尿管吻合术式均需遵循吻合处无张力，吻合近端和远端均为正常输尿管组织或为接近正常的输尿管组织的原则。

（2）应在吻合开始前缝线标志出输尿管之前、后壁部位，保证使吻合对应，避免吻合对位不正。

（3）在能够保证切除病变段的情况下，切勿过多游离输尿管和其外膜以减少损伤吻合口血液供应。

（4）正常情况下，输尿管腔小、壁较薄，吻合所用缝合针、线要求使用小圆针，0-4甚至0-5可吸收缝合线。吻合时的针间距一般情况下在3~4 mm为宜。

（5）手术结束时要安放输尿管支架管或行肾造瘘术，以利于吻合口的愈合。术毕，手术区（输尿管吻合部位）常规安放引流管，保障外渗尿液和创面渗血等得到充分引流，以减少对吻合口愈合的不利影响。

四、输尿管切开取石术的围术期管理

我国从20世纪80年代初体外震波碎石机在临床上逐步广泛使用以后，由于其治疗尿路结石取得的良好效果，尿路结石（包括输尿管结石）的外科手术取石已大大减少。但一部分滞留在输尿管腔内且病史较长的结石导致输尿管壁炎性水肿，结石镶嵌于充血水肿的黏膜中或伴有炎性肉芽肿、息肉形成、上尿路积水合并感染等情况时，输尿管切开取石术就成为不可代替的治疗措施。现将输尿管切开取石（ureterolithotomy）的术中注意事项介绍如下：

1. 术前拍片 患者进手术室前需要再摄一张腹部平片。这是由于结石造成输尿管管腔部分或完全堵塞后，结石以上（近端）输尿管常呈扩张积水状态，术前结石位置有可能变动。摄片的目的是为了最后再次确定结石是否存在以及存在的位置。

2. 体位 上段（腰部）结石尤其是肾下极附近时应采用同经腰部腹膜后肾切除时的侧卧体位。中段（髂部）采用患侧抬高45°体位较为适宜，下段（盆部）结石一般取平卧体位即可完成。

3. 手术操作注意事项

（1）暴露出结石段输尿管后，先在结石近端约2 cm处穿过一条细纱条或细橡皮管提起输尿管以防结石滑动，避免在手术分离过程中结石在扩张的输尿管管腔内移动至肾盂；结石远端输尿管亦可同法牵提，控制结石在最小范围内。

（2）准备切开的输尿管管壁上细丝线对称缝合两针作为牵引线，以便缝合时作为吻合的标记。

（3）一般采用斜形切开输尿管，即可保证输尿管的血供有可在一定程度上减少术后吻合口的狭窄。

（4）取出结石要轻巧，尽量避免对输尿管切口和黏膜的损伤。取出结石后，应向切口远、近端插管冲洗，远端应进入膀胱。

（5）输尿管支架管是否安放，视病情而定，多数情况下为了保证预后需留置输尿管支架管。

（6）切口缝合所用缝合针、线要求使用小圆针，0-4甚至0-5可吸收缝合线。吻合时的针间距一般情况下在3~4 mm为宜。

（7）输尿管任何部位切开取石术后均应安放局部引流管。

五、输尿管皮肤造瘘术围术期管理

输尿管皮肤造瘘术（chtaneous ureterostomy）作为一种传统的尿流改道术式，由于手术操作较为简单，常在下尿路有梗阻性的严重病变致肾积水、肾功能损害或盆腔器官晚期癌侵犯下段输尿管等情况下施行。输尿管皮肤造瘘术的术前准备和术后管理可遵循输尿管手术常规管理，现将术中操作要点介绍如下：

1. 常用术式　常用的输尿管皮肤造瘘术的方式有两类：一侧或双侧输尿管末端皮肤造瘘术和输尿管襻式皮肤造瘘术。

2. 手术要点

（1）游离将要拉出腹壁皮肤的输尿管造口段时要注意保证血循环基本正常，以免术后造瘘口端输尿管出现坏死，导致造瘘口狭窄、内陷。

（2）输尿管皮肤造瘘术后由于尿液持续24小时外流，给患者带来了诸多不便。手术时将输尿管造瘘端应剪为两瓣，将其外翻缝合，在皮肤处建立 1～2 cm 乳头状突起，以便于集尿袋能严密接触皮肤，以保证不漏尿，使尿液顺利进入集尿袋内。

六、腹膜后纤维化病变时输尿管手术的围术期处理

腹膜后纤维化（retroperitoneal fibrosis）的病名繁多，有输尿管周围脂肪硬化病、阻塞性输尿管周围炎以及 Ormond 病等。腹膜后纤维化会导致一侧或双侧输尿管被包埋在僵硬的纤维组织中造成输尿管梗阻、肾积水、肾功能损害等不良后果。该病与长期炎症刺激、局部尿液外渗、血液刺激和一些癌症浸润密切相关。当时真正的病因至今尚不清楚，因此尚无很好的治疗方案，外科手术治疗只是对症的姑息性治疗。

腹膜后纤维化病变时输尿管手术的术前准备和术后管理可遵循输尿管手术常规管理，术中注意事项如下：

1. 单纯将输尿管从僵硬的纤维组织中分离、松解出来，术后在短期内会再复发，故单纯松解术无效，临床上已经不再推荐使用。

2. 为减少或避免术后输尿管再被纤维组织包埋，造成梗阻，目前采用的手术方式有三种：①游离、松解出受侵输尿管整段后，将输尿管从后腹膜腔移入腹腔内；②将松解游离出的输尿管与周围脂肪组织与纤维化病变分隔开，用正常组织将输尿管保护起来；③大网膜袖筒状包裹一侧或双侧输尿管。第三种术式较第一、二种术式疗效好，临床应用较为广泛。

3. 为便于手术中分离输尿管，主张术前向输尿管腔内安置输尿管导管，以利于术中辨别和寻找。术中在分离输尿管时还要注意不要粗暴操作，以免造成不必要的副损伤。

七、巨输尿管症输尿管剪裁成形术的围术期管理

巨输尿管症（megaureter）可分为原发性、梗阻性以及反流性三大类。病因不清。原发性巨输尿管症认为与输尿管末端肌肉发育异常和输尿管末端无交感神经分布有关。任何一种类型的巨输尿管症最终的病理变化均是导致同侧肾积水、肾功能损害。尽管手术治疗（输尿管剪裁成形术）效果不够理想，但手术仍是目前无其他疗法替代的治疗方式。

1. 适应证　当输尿管排空状态下其直径>1.5 cm 以及肾脏积水时，属手术治疗的适

应证。

2. 术前准备和术后管理可遵循输尿管手术常规管理原则。

3. 手术操作要点

（1）剪裁时输尿管血供的影响应尽可能控制在最小。游离输尿管时不要切断输尿管中段的血供，剪裁输尿管时裁剪的管壁选择血管进入的对侧壁。

（2）一次手术中剪切输尿管壁的长度不应超过输尿管全长的一半。如果遇有上段输尿管也需要剪裁成形时，应在第 1 次成形术后 6 个月左右施行。

（3）裁剪后缝合成形的输尿管管腔不能太细，宽度为能顺利通过 F8 ～ F12 号导管为宜。

（4）输尿管与膀胱吻合时，应建立人工膀胱黏膜下隧道抗反流机制。

（5）通常输尿管剪裁成形术需在输尿管内安放双 J 形管，并在术区放置引流管和术后留置导尿管。

八、输尿管肿瘤手术的围术期管理

输尿管肿瘤（ureteral tumors）根据来源分为原发性肿瘤和继发性转移肿瘤，根据肿瘤性质可分为良性和恶性两大类。良性肿瘤以乳头状瘤为主，血管瘤较少见，另有肉芽肿样息肉和纤维上皮息肉等。恶性肿瘤中病理学分类以移行细胞癌、鳞状细胞癌和腺癌多见。输尿管肿瘤主要采取手术治疗，围术期管理术前准备和术后管理可遵循输尿管手术常规管理原则。不同性质的输尿管肿瘤采取的手术方式不同，现将有关手术方式选择总结如下：

1. 输尿管良性肿瘤及肿瘤样病变，位于输尿管中、上段者以切除病变后行输尿管端端吻合术为主（可参阅本节输尿管吻合术围术期管理的相关内容）；位于输尿管下段者在切除病变后常采用输尿管膀胱再植术或膀胱壁瓣成管输尿管再吻合术（可参阅本节输尿管吻合术围术期管理的相关内容）。

2. 输尿管发生移行细胞癌或其他恶性肿瘤时，易导致其他部位癌细胞种植、转移和复发，加之输尿管癌常常呈多灶性（多中心性），故对其公认的外科手术范围包括同侧肾脏切除、全程输尿管切除以及输尿管进入膀胱处之膀胱壁袖状全层切除。

3. 孤立肾输尿管癌、双输尿管癌，对侧肾脏存在不能完全代偿时，若癌瘤单发且肿瘤分期（包括病理分期）低和分化程度高（高或中分化）时，近年来主张保存肾脏的同时行输尿管病变切除术，切除后输尿管可行端端吻合或输尿管膀胱吻合术，术后辅助以化疗、放疗或免疫治疗，以提高疗效，防止肿瘤复发。

4. 双输尿管肿瘤包括恶性肿瘤手术切除，在患者状况和病情允许情况下，临床上多主张一次手术同时将两侧病变均切除。

九、肠管替代输尿管手术的围术期管理

肠黏膜有产生黏液和再吸收水及某些电解质的缺点，故利用肠管替代输尿管术时应严格掌握适应证并做好围术期管理。

（一）适应证

各种病因（如炎症狭窄、肿瘤等）需要切除输尿管某区段或更大范围，以及输尿管损伤造成大范围输尿管缺损，而切除/损伤后输尿管本身两端不够吻合，在上段无法利用肾盂吻合，在下段亦无法行膀胱壁瓣吻合的情况下，均可考虑利用一段回肠或结肠替代输尿管

以保障肾盂尿液能够运送至膀胱。

（二）术前准备

1. 了解肠道有否病变　可通过消化道造影、钡剂灌肠或乙状结肠镜检以了解肠道有否病变。

2. 肠道准备　①疑有肠道蛔虫症时术前应常规使用驱蛔虫药物；②术前 3～5 天进无渣或少渣半流质饮食；③术前 3 天口服诺氟沙星或甲硝唑等药物调节肠道菌群；④术前 3 天每晚灌肠 1 次，至术前 1 天晚清洁灌肠。

3. 预防感染　术前 2～3 天开始应用预防量抗生素，以避免术后伤口感染，达到如期愈合。

4. 此种手术操作相对复杂，手术范围较大，并发症也不少见，如尿瘘、吻合口狭窄、感染等，并非十分理想的术式，临床应严格掌握适应证。

（三）术中操作要点

1. 常用术式　肠管替代输尿管手术根据替代部位和范围包括：

（1）单侧输尿管替代：①回肠替代输尿管下段，②替代整个输尿管段（此术式包括回肠近端和肾盂吻合和肠管与肾下盏吻合）。

（2）双侧输尿管替代

2. 肠管选择既可利用回肠，亦可利用结肠替代，但临床多用前者。自从 1959 年首例利用阑尾替代腰段输尿管成功后，目前世界各国泌尿外科临床医生已广泛应用阑尾替代这一术式治疗较大范围输尿管缺损。

3. 肠黏膜有产生黏液和再吸收水及某些电解质的缺点，尤其是分泌黏液易造成远段输尿管堵塞。术中需采用一定措施预防。目前应用较多的是用碘酒棉球等涂擦肠腔破坏黏膜以减少其黏液分泌。

第三节　膀胱手术围术期管理

一、膀胱的外科解剖

膀胱（bladder）为中空肌性器官，其形状、大小、位置和壁的厚度随尿液充盈程度而异。膀胱是兼位器官，空虚时膀胱全部位于盆腔内，充盈时膀胱腹膜返折线可上移至耻骨联合上方。空虚的膀胱呈三棱椎体形，分尖、体、底和颈四部分。膀胱尖朝向前方，由此沿腹前壁至脐之间有一皱襞为脐正中韧带。膀胱的后面朝向后下方，呈三角形，为膀胱底。膀胱尖和底之间为膀胱体。膀胱最下部为膀胱颈，在男性与前列腺底相连，女性则与盆膈相连。

膀胱内面被覆黏膜，当膀胱收缩时，黏膜聚集成皱襞称膀胱襞。在膀胱底内面，两个输尿管口和尿道内口形成三角区，此处膀胱黏膜与基层紧密连接，缺少黏膜下组织，无论膀胱扩张或收缩，始终保持平滑，称为膀胱三角。两个输尿管口之间的皱襞为输尿管间襞，膀胱镜下为苍白带，是临床寻找输尿管口的标志。

二、膀胱手术的围术期常规管理

（一）术前准备

1. 手术前必须诊断明确，严格掌握手术适应证。对术中、术后可能遇到的情况要有充分的估计。对较复杂的病例施行手术前应组织术前讨论。

2. 对患者耐受手术的情况应做充分的估计和准备。对全身情况较差、手术耐受性亦较差的患者，虽经积极准备、仍难以耐受大手术者，应先行内科治疗，或先采取一些简单的紧急处理，使患者情况改善后再进行较彻底的手术治疗。

3. 术前应将手术的必要性与目的性、术中及术后可能发生的情况向患者及家属交代清楚，以取得他们的积极配合，并签好手术同意书。

4. 对精神较紧张的患者，除耐心进行思想工作外，手术前 1 天晚可酌情给予镇静剂。

5. 膀胱有感染时，可应用抗生素控制感染，待感染消退后再施行手术。

6. 手术前 1 天对手术区行体毛的清除和皮肤清洗，但切勿伤到皮肤，以免延误手术。急症手术时，备皮在手术前进行。

7. 手术前晚上通常要进行灌肠，手术前 6～8 小时禁饮食，以利于麻醉及减少术后腹胀。

8. 膀胱手术前均应先留置导尿管，以便注水充盈膀胱，便于暴露。如因尿道狭窄等原因不能留置导尿管时，须嘱患者手术日清晨不要排尿，以保证膀胱于手术前呈充盈状态。

（二）术后处理

1. 尿液引流管必须妥善固定。耻骨上膀胱造口者其造口管需与皮肤行缝线固定，拆线后改用胶布固定。经尿道留置气囊导尿管者，应叮嘱患者在活动及翻身时防止引流管脱出。

2. 尿液引流管尽量不要用开放式膀胱冲洗，以免交叉感染。应鼓励患者多饮水，以增加尿量，发挥尿液自身冲洗作用，保持引流管通畅。亦可用闭式膀胱引流冲洗装置。如引流管不通，需立即用等渗盐水冲洗，查找不通的原因，并作妥善处理。

3. 耻骨上引流条一般于术后 24～48 小时取出。尿液引流管一般于术后 7～10 天拔除。拔除膀胱造口管前应先行夹管，观察患者排尿情况，如排尿通畅，才可拔除。

4. 膀胱手术多属二类污染性手术，故术后需用有效抗生素预防感染。如已发生感染，则应充分引流，并行尿培养、计数及抗生素敏感试验，以选用敏感的抗生素控制感染。

5. 手术后膀胱痉挛性疼痛多因引流管刺激膀胱三角区及颈部所致，应及时调整引流管的位置，并给予解痉药物。

（三）手术并发症及其防治

1. 膀胱出血（bladder hemorrhage）　膀胱手术后均有轻度血尿，一般 3 天左右尿色转清。如术后 24 小时内膀胱大量出血为原发性出血，多系手术时止血、缝合不完善所致。如术后 1 周左右膀胱大量出血为继发性出血，多系继发感染引起。

预防膀胱出血的措施有：

（1）术中膀胱壁的止血、缝合必须完善。

（2）术后抗感染措施必须得力。

（3）发生膀胱大量出血，首先应加强膀胱冲洗，洗净膀胱内血块，膀胱造口者应由造口插入导尿管，无膀胱造口者可由尿道插入去掉气囊的双腔导尿管或三腔导尿管，行膀胱持续冲洗，以防膀胱内血块形成。

（4）膀胱内大量血块经反复膀胱冲洗仍不能去净时，应在局麻下放入电切镜，用等渗盐水反复彻底冲洗膀胱，并吸净血块，然后，留置三腔导尿管做膀胱持续冲洗，以防血块再次形成，必要时予以输血。

（5）膀胱内充满血块，经电切镜冲洗抽吸无效时，应及早手术，切开膀胱，取出血块，并彻底止血，同时予以输血。

（6）合理应用止血药物。全身用药常用氨甲苯酸静脉滴注，局部用药有垂体后叶素、去甲肾上腺素及1%硫酸铝钾液等。但使用时要注意，避免血栓等并发症发生。

2．伤口漏尿（leakage of urine）　伤口漏尿的原因主要有：①膀胱创口缝合不严密或缝线脱落；②膀胱创口感染，影响创口愈合而漏尿；③下尿路痉挛或梗阻，使膀胱内压增高，引起伤口漏尿。

伤口漏尿的防治措施有：

（1）术中膀胱缝合完毕后从造瘘管或留置的导尿管注入等渗盐水200 ml，仔细检查确证缝合处无漏尿后，再缝合腹部切口。

（2）由尿道留置导尿管，并保持引流通畅，可降低膀胱内压，减少伤口漏尿，促使膀胱创口愈合。

（3）切口合并感染，应扩大皮肤切口，充分引流，以控制膀胱创口感染，并及时取出丝线头，以利膀胱创口愈合。

（4）解除下尿路痉挛及梗阻。

3．感染（infection）　膀胱手术时常会存在尿液污染，此外，膀胱缝合后短期内仍可能有尿液渗出，如引流不畅，可导致耻骨后间隙及创口感染。再者若感染的尿液术中污染创口，则感染的机会更大。

感染的防治措施有：

（1）膀胱手术后由于留置尿液引流管，膀胱内可存在轻度感染，尿常规检查可观察到有少量白细胞或脓细胞，但患者此时多无症状。只要尿液引流通畅，均无需特殊处理。如尿液引流不畅或引流管留置过久，尿液中白细胞或脓细胞会明显增加，提示膀胱感染较重，应予积极处理。

（2）术中显露膀胱后，在切开前应将膀胱内尿液及液体放净，并用纱布保护创口，以减少污染的机会。

（3）膀胱手术时必须放置引流条，以便将外渗的尿和液体引出。术后还要注意引流是否通畅。如果引流处不断有液体渗出，引流条即不能拔除；若耻骨后间隙及创口感染时，应及时充分引流，并取出丝线头，以利创口愈合。

（4）膀胱内感染时，除全身应用抗生素外，也可用抗生素做膀胱内灌注，以尽快消除感染，但是抗生素膀胱灌注并不推荐常规应用。宜根据尿培养及药敏试验的结果，选用敏感的抗生素。

4．膀胱腹壁瘘（abdominal bladder fistula）　膀胱造口管拔除后，一般经数日即可自行愈合。膀胱腹壁瘘形成的原因主要有两大方面：①下尿道梗阻的存在，如前列腺增生症、膀胱颈挛缩、尿道狭窄等；②耻骨上膀胱造口管留置过久，膀胱造口管的通道变成致密硬化的管道，故难以愈合及闭锁。

膀胱腹壁瘘的防治措施有：

（1）解除下尿路梗阻。

（2）切除膀胱瘘的硬化组织后重新缝合，并经尿道留置导尿管引流，以利愈合。

三、膀胱造口术围术期管理

（一）手术适应证

膀胱造口（cystostomy）分为暂时性膀胱造口和永久性膀胱造口，各有其适应证：

1. 暂时性膀胱造口适应证

（1）各种膀胱出口梗阻性疾病而且患者情况不适合近期行一期手术解除梗阻者。如下尿路梗阻引起双肾积水合并肾功不全者，可先行膀胱造口充分引流尿液，待肾功能和膀胱功能恢复后再行手术解除下尿路梗阻。

（2）各种原因所致阴茎及尿道损伤。如骨盆骨折导致尿道断裂不宜行一期尿道吻合术者。

（3）膀胱、前列腺及尿道手术后作暂时性尿液引流，以保证手术成功及术后顺利恢复。

（4）尿路有严重感染及周围化脓性炎症的患者，如化脓性前列腺炎、尿道炎。

（5）因尿道损伤、尿道狭窄或良性前列腺增生等导致急性尿潴留，且无法从尿道插入导尿管者。

（6）膀胱或前列腺出血严重，单纯留置尿管冲洗无法控制者。

（7）插入导尿管后，引起剧烈疼痛，使用解痉镇痛药物无法缓解疼痛者。

2. 永久性膀胱造口术适应证

（1）神经源性膀胱尿道功能障碍（简称神经源性膀胱）膀胱功能不可恢复，膀胱残余尿多，又不能耐受长期留置尿管或留置尿管后反复出现睾丸附睾炎、尿道炎等并发症者。

（2）下尿路梗阻致尿潴留，但因年老体弱及重要脏器有严重疾病不能耐受前列腺摘除等相应手术者。

（3）各种原因导致尿道完全闭锁者不能再通者，例如尿道损伤后长段狭窄闭锁或因尿道肿瘤而行全尿道切除者。

（二）术前准备

膀胱造口的术前准备可参考膀胱手术的常规准备。此外还要注意：

（1）术前尽可能经尿道插入导尿管，使膀胱充盈，便于显露。

（2）膀胱内有感染时，除全身应用抗生素外，应留置导尿管，必要时可使用抗生素液做膀胱内灌注，以控制感染。

（三）术中注意事项

1. 膀胱造口术的术式有耻骨上膀胱穿刺造口和开放性耻骨上膀胱造口术两种。

（1）暂时性膀胱造口尽可能采用耻骨上膀胱穿刺造口，该术式能及时解除尿潴留，耗时短，创伤小，并发症少，操作简便，对麻醉要求不高，在急诊室或一般条件下即可实施，患者术后恢复快。但该术式受穿刺针的限制，造口管周径相对较小，引流会受一点影响。为保持最佳位置，可使用带气囊导管。

（2）开放性耻骨上膀胱造口术的优势在于缝合止血效果较好，术后出血、漏尿、尿外渗发生的概率低。①膀胱空虚，术前无法使之充盈；②有下腹部或盆腔手术史，存在膀胱穿刺损伤腹腔脏器危险；③膀胱内血块填塞或膀胱内积聚黏稠脓液，需要较粗的瘘管引流；④挛缩膀胱；⑤肥胖患者腹壁太厚；⑥患者合并有出血性疾病时，需要选择开放性耻骨上膀胱造口。

2. 麻醉与体位　开放性耻骨上膀胱造口术可选腰麻或硬膜外麻醉。耻骨上膀胱穿刺造口对麻醉要求不高，条件不具备时局麻即可。体位为平卧位。

3. 手术操作要点

（1）行膀胱造口时若没有尿潴留，但可以置入导尿管，在术前灌注无菌生理盐水充盈膀胱，使膀胱易于显露和辨认，避免误伤其他脏器。

（2）在开放性耻骨上膀胱造口时，暴露膀胱时要将膀胱前脂肪组织和腹膜反褶向上推开，可以防止误伤腹膜进入腹腔，并充分显露膀胱前壁和顶部。

（3）充盈的膀胱的肌纤维外观粗糙呈交织状，并可见由下向顶部方向走行的迂曲的膀胱前静脉，这些可以作为辨认膀胱的方法。切开膀胱前用两把组织钳夹持膀胱前壁，或缝合两针牵引线提起，注射器穿刺抽出尿液证实是膀胱后再行切开。

（4）选择在腹膜外切开膀胱，若误入腹腔需要立即缝合腹膜，以免切开膀胱后尿液污染腹腔。

（5）对于曾经有过膀胱造口手术史的患者，辨认膀胱相对困难，再次手术更易损伤腹膜进入腹腔，因此手术时应特别注意，尽量从原先的瘢痕下方开始寻找膀胱。也可以先通过经尿道注入液体使膀胱充盈的方式或经尿道置入金属尿道探条确定膀胱的位置，降低手术寻找膀胱的难度。

（6）膀胱切口采用可吸收缝线荷包肌肉全层缝合，再间断缝合加强。膀胱前间隙通常要放置引流。为了防止造口管脱出，造口管通常可用丝线固定于皮肤上。

（7）耻骨上膀胱穿刺造口术以往使用套管套针，但其创伤较大且置入的造口管直径较小，目前应用较广的是一次性膀胱穿刺造口器械。穿刺位置多选择在耻骨联合上方一横指处，穿刺前也需要先抽到尿液确定膀胱位置。穿刺造瘘的方向应和穿刺抽尿的方向一致。选择的导尿管管径要和套管腔匹配。拔出套针芯，可见尿液流出，留置好尿管后，退出套针。

（8）开放性耻骨上膀胱造口术后耻骨后间隙要放置橡皮条引流。

（四）术后注意事项

1. 膀胱造口术完毕后，膀胱造口管要接上集尿袋。急性尿潴留的患者应该缓慢放出膀胱内尿液，尤其是心血管功能不全的患者如果迅速排空膀胱，有可能造成休克。

2. 注意造瘘口清洁干燥，每日应清洁造瘘口。保持膀胱造口管引流通畅。

3. 引流袋一定要低于膀胱水平，以防止尿液回流造成感染。每2日换引流袋一次。

4. 通常术后24小时拔除耻骨后引流条，术后7天拆除皮肤缝线。如为暂时性膀胱造口，术后 7 ~ 14 天试夹造口管，观察患者排尿情况，若排尿通畅，方可拔除造口管。

5. 膀胱冲洗 永久性膀胱造口定期冲洗膀胱的目的在于预防感染和结石形成。为保持导管清洁通畅，每日应常规进行冲洗，每次 40 ~ 60 ml；如膀胱内感染较重，可短期应用抗感染溶液冲洗，如 1∶2 000 呋喃西林溶液或 1% 新霉素溶液。如膀胱内出血不止，冲洗液中可加入少许 0.03‰麻黄碱，常可达到止血目的。

6. 需要长期留置膀胱造口管者，首次更换造瘘管时间为术后 3 周，随后可 4 ~ 6 周更换 1 次，同时还要嘱患者多饮水，以防尿垢沉积，影响尿液引流、继发感染和结石。为防止膀胱挛缩，还需要间断夹闭造口管并定时放尿，以保持患者膀胱能够有一定时间处于充盈状态。

（五）术后并发症的防治

1. 术后膀胱痉挛（cystospasm）和膀胱三角区激惹（irritation） 膀胱造口术后，由于造口管或血块刺激膀胱三角区及膀胱底部，可能会出现尿频、排尿费力、阴茎头和尿道外口反射痛、耻骨上区疼痛等。在缝合膀胱后将造口管提向膀胱前壁、术中注意止血和膀胱壁的正确缝合可以防止上述症状的发生率。出现上述情况时，可以给予解痉药物、低压膀胱冲洗，考虑造瘘管位置不佳者可调整造瘘管位置。若上述症状系出血导致者，还要控制尿频，并嘱患者排尿时不要太用力，以免出血进一步加重。

2. 尿液引流不畅或漏尿（leakage of urine） 发生尿流不畅时，首先要观察造口管是否堵塞，如有阻塞，要积极解除，可冲洗或调整造瘘管的位置。如漏尿严重的时，可在留置导管上接负压吸引。膀胱穿刺造口后发生漏尿或尿外渗，不能纠正时，可改开放性膀胱造口，术后需进行冲洗防止堵塞。

留置永久膀胱造口的患者出院时要告知如发生导管梗阻应到医院请医生处理，不要自行盲目处置。

四、膀胱部分切除术围术期管理

（一）适应证与禁忌证

1. 适应证

（1）膀胱能扩张部分（尤其膀胱顶部）发生局限的无蒂或短蒂肿瘤时，可做膀胱部分切除术。

（2）经膀胱镜检查确认的膀胱恶性肿瘤，镜检同时在肿瘤周围的膀胱壁取活组织检查，查明肿瘤周围的组织有无癌细胞浸润。如有，应考虑行全膀胱切除术，如无则考虑行膀胱部分切除术。

（3）膀胱顽固性溃疡经药物治疗无效，以及膀胱临近器官恶性肿瘤累及膀胱者均可施行膀胱部分切除术。

（4）一些浸润性膀胱癌也可以选择膀胱癌部分切除术，如单个、局限性浸润癌，肿瘤距膀胱颈部 3 cm 以上，憩室内癌，膀胱脐尿管癌，患者不接受膀胱全切且肿瘤相对局限的多发性浸润癌。

2. 禁忌证

（1）多发或复发浸润癌。

（2）肿瘤邻近膀胱颈。

（3）膀胱容量太小。

（4）曾做过放射治疗。

（二）术前准备

膀胱部分切除术的术前准备可参照膀胱手术的常规术前准备。

通常情况下膀胱部分切除术前要留置尿管，并注入生理盐水 200～300 ml 充盈膀胱，如果系膀胱恶性肿瘤，可注入蒸馏水。

（三）术中操作要点

1. 采用仰卧位，头稍低；切口选择耻骨上正中切口。

2. 用高频电刀或手术剪在距肿瘤边缘 2 cm 处，将以肿瘤为中心的膀胱壁作部分切除。发生粘连的腹膜也可一并切除。如果肿瘤位于输尿管口，应将输尿管口连同下端输尿管一并切除，将输尿管重新吻合于膀胱壁无肿瘤部位。

3. 病变部膀胱壁切除后，将缺损膀胱边缘用可吸收线连续缝合，内层缝线缝合黏膜下肌层，不得穿过黏膜层；外层间断缝合肌层加强。

4. 切口可用蒸馏水冲洗 5 分钟或行膀胱即刻灌注化疗，以破坏残存肿瘤细胞。

5. 膀胱部分切除如果行膀胱造口，缝合膀胱和腹壁等步骤与膀胱造口术相同。也可经尿道放置导尿管而不在耻骨上造瘘。但不论造瘘与否膀胱前间隙均要放置引流。

（四）术后注意事项

1. 术后要保持导尿管通畅，并防止脱出。通常情况下 10 天后即可拔管，并自行排尿。如果没有很多引流物流出，通常术后 24～48 小时可拔除膀胱前间隙放置的引流。

2. 膀胱恶性肿瘤行膀胱部分切除术，术后需用抗癌药物治疗。膀胱化疗药物灌注，既可用于治疗浅表膀胱肿瘤，也可用来预防移行细胞癌的复发。

3. 术后每 3 个月需复查以除外或及早发现复发。

五、全膀胱切除术

全膀胱切除术（radical cystectomy）可分为单纯膀胱切除和根治性全膀胱切除术。

单纯性膀胱切除术在男性是将膀胱、前列腺和精囊一并切除，对性功能正常、无前列腺疾病的患者也可不切除前列腺和精囊腺。在女性是将膀胱和尿道一并切除，若是间质性膀胱炎患者，为了缓解术后症状，还应切除阴道前壁和尿道外口。

根治性全膀胱切除（radical cystectomy）不仅要切除整个膀胱，还要包括盆腔腹膜、盆腔侧壁和血管的周围组织（包括淋巴结和淋巴管），男性的前列腺和精囊，女性则为尿道、阔韧带、子宫、子宫颈和阴道壁的前 1/3。

全膀胱切除术后，应选择适当的尿流改道术，例如回肠膀胱术、肠代膀胱术等。

（一）手术适应证

1. 单纯性膀胱切除术适应证

（1）广泛的膀胱原位癌经卡介苗等膀胱内灌注及激光全膀胱照射治疗仍不能控制者。

（2）浅表性多发性膀胱癌经 TUR-BT 或激光治疗仍多次再发，经膀胱内化疗及免疫治疗不能控制者。

（3）血吸虫、放射性膀胱炎或化学性膀胱炎引起的严重挛缩膀胱或难以控制的膀胱出血。

（4）神经源性膀胱行尿流改道术后，旷置的膀胱发生感染及积脓。

（5）严重且复杂的、经过多次手术治疗无效的先天性膀胱外翻、膀胱阴道瘘、尿失禁患者。

（6）广基、高分级 T_2 期膀胱移行细胞癌、位于膀胱基底部或靠近颈部者。

（7）膀胱广泛乳头状肿瘤，用其他方法不能治疗者。

（8）膀胱鳞状细胞癌、腺癌及边界不清的浸润性膀胱移行细胞癌。

（9）已有远处转移的膀胱癌患者，为缓解膀胱肿瘤局部浸润或出血症状也可行单纯膀胱切除术。

（10）结核性挛缩膀胱伴有膀胱颈部或尿道狭窄者。

2. 根治性全膀胱切除术适应证

（1）浸润性膀胱癌（$T_2 \sim T_{4a}$），尤其存在肿瘤直径>3 cm，多发病灶，伴有输尿管梗阻，前列腺受累，肿瘤位于三角区、膀胱颈或膀胱基底等情况时。

（2）反复复发的非肌层浸润性膀胱癌；高危非肌层浸润性膀胱癌 T_1G_3 肿瘤。很快出现复发并进展迅速的低分化肿瘤。

（3）单靠 TUR 或腔内手术无法控制的广泛乳头状病变。

（4）BCG 治疗无效的原位癌和广泛的原位癌。

（5）膀胱肿瘤经放射治疗后发现肿瘤复发或肿瘤残留。

（6）非手术治疗无效、保留膀胱治疗后肿瘤复发和膀胱非尿路上皮癌。

（7）如果存在下述情况，根治性膀胱全切的同时还要行尿道切除：①肿瘤侵及膀胱三角区、膀胱颈或前列腺部尿道；②术中冰冻切片证实尿道切缘或前列腺尿道有原位癌者；③多发性膀胱肿瘤、肿瘤细胞分化不良或有原位癌者。

（二）术前准备

充分的术前准备对术中及术后并发症的预防有积极意义。

1. 术前行体检、直肠检查和腹部双合诊、肿瘤活组织检查以及 X 线胸片等，明确膀胱肿瘤性质、侵犯深度以及有无远距离转移。静脉肾盂造影检查，了解上尿路情况，有无肾积水、结石和肿瘤。

2. 了解患者心、肺、肝、肾功能，评价患者手术耐受情况。

3. 改善患者一般情况，如存在水电解质紊乱或严重贫血，应先纠正，必要时输血。

4. 如行输尿管乙状结肠吻合术，术前应了解肛门括约肌功能状况，必要时可做钡灌肠检查，除外结肠肿瘤。

5. 术前留置导尿管，在麻醉下用生理盐水冲洗膀胱，直至回流液清亮。

6. 术前 3 天口服抗菌药物开始肠道准备，术前 2 天进半流质饮食，术前 1 天进流质饮食，并且可以从静脉补充营养；术前 1 晚及手术前行清洁灌肠，女性患者还需要阴道消毒。

7. 手术野皮肤清洁、消毒。

8. 女性根治性膀胱全切除术时，在术前 3 天用 200 ppm 碘伏溶液冲洗阴道，每天 1 ~ 2

次。施行尿流改道应告知患者术后需从腹部造瘘口排尿。较年轻患者需告知术后可能阴道狭窄，必要时需补给雌激素并做阴道扩张术。

9. 备血 1 200 ~ 1 600 ml。

（三）术中操作要点

1. 麻醉与体位　麻醉选择连续硬膜外麻醉或全麻。体位为平卧位、头略低。

2. 体位　头低仰卧位，用海绵垫将骶尾部垫高，躯干倾斜 10° ~ 15°。同时行尿道切除的采用膀胱截石位。

3. 切口选择下腹正中切口。

4. 分离膀胱时切勿穿破膀胱，以免膀胱内尿液及癌细胞污染手术野，导致盆腔感染及癌细胞的种植转移。

5. 术中要探查肝脏及腹膜后和盆腔淋巴结有无转移，如肝脏无转移，可行手术。盆腔以上淋巴结如有肿大，应首先将高位的肿大淋巴结送冰冻切片检查，明确有无转移；有转移者，不宜手术。

6. 探查膀胱局部病灶，如一小段小肠或乙状结肠肠袢与之粘连，不应作为不能切除的依据。

7. 宜在早期切断输尿管，这样可避免膀胱储尿后膨胀，影响操作。因输尿管常被肿瘤淋巴浸润，故切除不宜过短。近端内插入输尿管导管，将尿引流出手术区，减少腹腔污染。膀胱全切后行尿流改道时，两输尿管内应放置支架管，以防输尿管与肠道吻合口处出血后血凝块堵塞吻合口导致无尿。

8. 当腹膜与膀胱壁粘连，疑有局部浸润时，应在距粘连部边缘 2 cm 以上环形剪开腹膜，使粘连部腹膜保留在膀胱壁上，留待一并切除。

9. 已行尿流改道，应在腹膜外游离膀胱，以减少手术后肠粘连。

10. 切断两侧的膀胱后韧带时，用示指和拇指夹持膀胱后侧韧带，用力将其挤压，以清除部分脂肪组织。

11. 在处理盆腔创面时，直肠前外侧、精囊床侧面的小出血点可用吸收缝线缝合其两旁组织压迫止血，避免使用电凝和大块缝扎。

12. 结扎尿道球动脉时，要避免损伤阴部内动脉，保证阴茎海绵体血供。首先充分游离球部尿道背侧，此时注意位于尿道球部 1 点和 11 点处的海绵体神经，紧贴球部尿道海绵体分离。随后将其向前牵拉，显露尿道球动脉，避免用丝线缝扎和使用电凝止血。

13. 对于女性患者，应在膀胱与子宫、阴道前穹窿间进行分离。注意避免损伤子宫动脉。完成盆淋巴清除术后，将子宫提起以增加显露。认清膀胱上动脉及其后方横跨输尿管的子宫动脉。分离至尿道后，拔除气囊导尿管，钳夹并切断尿道。

14. 体质较为衰弱者，腹部切口应行减张缝合，以防伤口裂开。

（四）术中并发症的防治

1. 术中出血

（1）处理膀胱侧韧带之前，应充分游离膀胱侧韧带，在处理两侧膀胱侧后韧带时要分次切断，并贯穿结扎，以防滑脱而出血。如膀胱后壁游离至前列腺后，预先处理膀胱的上中动脉，并在直视下钳夹膀胱侧韧带，切断时不应超过血管钳尖部，并必须进行缝扎。处理膀胱侧韧带和前列腺血管蒂时，可能会因血管滑脱而发生较大出血。应立即用纱布压迫止血，充分显露后取出纱布，准确钳夹出血部位，做8字缝合。

（2）耻骨前列腺韧带及耻骨后静脉丛的处理是减少手术出血的关键。在游离前列腺两侧韧带及耻骨前列腺韧带时易致静脉丛出血，应做到边结扎、边切断。若仍不能控制出血时，可选用纱布填塞止血，并加速输血，以防出血性休克。切断耻骨前列腺韧带时尽量贴近耻骨联合，并要注意分离和结扎走行于两韧带之间的阴茎背深静脉浅表支。同时还要注意不要损伤耻骨前列腺韧带下的耻骨后静脉丛。如果不保留尿道，可在离断耻骨前列腺韧带后，拔除尿管，将尿道残端和其周围的静脉一并缝扎，膀胱、前列腺、精囊整块切除。

（3）迅速切断后尿道、切除膀胱，以利暴露，予以止血，并可经尿道放入气囊导尿管，充气后牵引以压迫止血。损伤阴部血管丛而发生出血时，应立即用纱布垫压迫出血。然后进行其余手术步骤，待其他手术步骤结束，再逐步取除纱布垫，此时多可自行止血。

（4）Santorinis静脉丛损伤出血时，注意避免盲目钳夹、缝扎而撕伤静脉。此时应切开盆内筋膜，切断耻骨前列腺韧带，用一缝线跨过静脉束进行缝扎止血，该血管束不必切断。盆壁静脉出血可将周围组织缝合，覆盖出血点。

2. 直肠损伤（rectal injury）　膀胱、精囊、前列腺与直肠分离时，最好在Denonvillier筋膜前后层之间的平面进行分离，否则易造成直肠的损伤。当直肠与前列腺尖未完成分离，即用剪刀盲目剪断前列腺尖，或分离直肠与前列腺尖时，未紧贴前列腺进行分离，也有可能损伤直肠前壁。分离膀胱后壁和直肠前壁时，可用手指推开直肠，在手术的前方剪断前列腺尖部，以免损伤直肠。如有直肠损伤，则当即彻底冲洗创口，用2-0可吸收线做横行全层及浆肌层两层缝合修补。已作肠道准备者，不需作结肠造口，但应加强术后抗生素应用，以防感染发生，并延迟进食时间。最好将橡皮管引流从会阴部引出，以利引流。否则，应做暂时性乙状结肠造口，确保愈合。

3. 盆丛神经损伤　盆丛神经位于腹膜后，其中点位于精囊的后外侧，精囊可作为术中识别盆丛神经的解剖标志。游离前列腺、精囊与直肠时，在Denonvillier筋膜之间钝性可避免盆丛神经损伤。

4. 海绵体神经、血管损伤

（1）海绵体神经与供应前列腺的血管主干伴行，形成神经血管束，该束可作为术中识别海绵体神经的标志。膀胱全切手术在分离和切断前列腺尖部、分离前列腺与直肠、分离结扎膀胱后蒂时，易造成海绵体神经血管束的损伤。海绵体神经位于血管的外侧，故结扎膀胱后蒂及前列腺外侧韧带时，只结扎其血管分支，并靠近精囊侧方分次小捆分离、结扎，在前列腺尖部切断尿道，可避免损伤海绵体神经。

（2）盲目结扎尿道球动脉，可能会造成阴部内动脉和海绵体神经损伤，导致术后血管性阳痿，故手术操作时应注意。

（3）切除膜部尿道时，过多分离切除膜部尿道外侧及后外侧的组织，可能会损伤海绵体神经。该神经在尿道膜部的侧后方，距离膜部尿道3~4 mm，故术中仅切除膜部尿道的黏膜及平滑肌，保留尿生殖膈后方的会阴横纹肌，可避免该神经的损伤。

（4）保留海绵体神经血管束时，不要忽视肿瘤的彻底切除。如怀疑肿瘤浸润一侧神经血管束，或一侧的膀胱侧韧带增厚、固定，应对该侧进行广泛切除。一般情况下只要保留一侧海绵体神经血管束，大部分患者仍可保存性功能。

5. 闭孔神经损伤（obturator nerve injury） 膀胱全切清除盆腔淋巴组织时，可能会切断或结扎闭孔神经。因此，术中应注意辨认和保护闭孔神经，一旦发现闭孔神经被切断，应进行一期修复。当闭孔淋巴结受侵犯而与神经粘连时。可将该侧闭孔神经切除。一侧损伤尚无严重后果，双侧闭孔神经损伤可致行走困难。

6. 穿破膀胱壁或精囊、输尿管末端残留 分离膀胱底时，在精囊前方分离不当会穿破膀胱壁，导致污染及解剖层次紊乱。此外，精囊和输尿管末端常容易在直肠前壁和两侧残留，影响根治手术的效果。因此，术中应以输精管作为分离膀胱底部的引导，提起输精管远端及输尿管残留，于精囊后将膀胱、精囊及其壶腹部、前列腺与直肠分开。钳夹膀胱侧韧带时不宜过分靠近膀胱壁，否则可损伤膀胱，增加肿瘤扩散的危险。

一旦膀胱破损，可以在膀胱切除后，应用大量的蒸馏水冲洗盆腔，减少肿瘤种植的可能。

（五）术后处理

1. 由于施行手术的患者大多在 50 岁以上，需注意与手术无直接关系的心脏、肺部并发症。气管内麻醉或年老有支气管炎病史者，可进行雾化吸入，适当给予化痰药，以防术后肺炎及咳嗽导致伤口裂开等并发症的发生。

2. 膀胱全切除手术创伤大，尤其是根治性膀胱全切除术，广泛的分离解剖将导致大量蛋白质的丢失；膀胱切除后仍需进行尿流改道或膀胱替代术，长时间手术创面暴露易引起水电解质及酸碱平衡失调。故术后应注意补充蛋白质、氨基酸、血浆或全血，监测血生化指标变化，及时调整水、电解质及酸碱平衡。

3. 术后合理应用抗生素预防感染。通常静脉给予抗生素至体温正常后 3~5 天。

4. 耻骨后引流管主要引流腹腔及耻骨后间隙的积血和积液，还可起到观察窗口的作用。因此做好引流管的管理工作十分重要。注意保持各引流管的通畅。两输尿管导管应接无菌引流装置，防止上行感染。保持盆腔引流管的通畅。盆腔引流管可以使用负压吸引，以防引流不畅而导致盆腔感染。一般在术后 3~4 天，24 小时引流量少于 10 ml 后拔除引流管。

5. 禁食至肛门排气后即可少量进食流质食物，一般术后 3~5 天开始排气。排气后第 2天可进食半量流质饮食，如无胃肠反应，次日可进食流质全量并逐渐恢复半流质及正常饮食。禁食期间由静脉补充水、电解质、氨基酸及脂肪乳等。

6. 一般于术后 7~10 天拆除伤口缝线。

7. 适当活动下肢，防止深静脉血栓形成。

（六）术后并发症的防治

1. 伤口感染 伤口感染是手术后最常见的并发症。感染菌株以肠道厌氧菌多见。术前充分的肠道准备；预防性使用抗生素；提高和完善手术操作技术可减少术后伤口感染的概率。

2. **伤口破裂**　伤口裂开与伤口感染、组织愈合能力差等因素有关。主要发生于严重贫血及体质较为衰弱的患者。预防措施为术前纠正贫血、营养不良情况，腹部切口常规行减张缝合可明显减少伤口裂开的机会。术后加强支持疗法如静脉高营养及补充蛋白、血浆等可促进伤口愈合，是减少该并发症的有力措施。如已发生伤口破裂，则应立即手术缝合，并做减张缝合。

3. **直肠瘘（rectofistula）**　直肠瘘是术后最严重的并发症。术中损伤直肠而未被发现；或虽已发现，因术前肠道准备不充分，缝合破口后未行近端结肠造瘘，是较常见的原因。一旦发现该并发症需行近端结肠造瘘，待瘘口愈合后再关闭结肠造瘘口。

4. **盆腔感染与脓肿形成**　术后盆腔感染的主要原因为术中膀胱穿破，尿液污染创口或盆腔引流不畅。其治疗措施为加强引流及合理使用抗生素。盆腔脓肿较为少见，与局部创伤、积血、积液等因素有关。处理方法是也是加强引流和加强抗感染治疗。

5. **尿漏（urinary leakage）**　肠道与输尿管吻合处可因缝合欠佳、输尿管末端缺血可能出现尿漏。通常加强引流有助于愈合。如果输尿管吻合处完全断裂，可致严重尿外渗，应行肾造口术，待情况稳定后再作进一步处理。

6. **无尿（anuria）**　膀胱全切除术后发生无尿的原因为术中长时间低血压而导致急性肾衰竭或血块堵塞所致。预防措施为减少术中出血，防止术中低血压；输尿管肠道吻合时放置输尿管支架管，保证尿液引流通畅，防止血块堵塞吻合口。如已发生无尿，应查明病因。如系输尿管与肠道吻合口堵塞，应立即手术清除血块，解除梗阻，恢复输尿管肠道吻合通畅，并放置输尿管支架管。如系急性肾衰竭，则按急性肾衰竭处理，及早进行血液透析。

7. **性功能障碍（sexual dysfunction）**　男性患者手术损伤海绵体神经和血管时，90%以上的患者术后丧失勃起功能，但性欲可正常。女性患者因术后阴道狭窄，可造成性交困难。男性患者若希望恢复性交能力，可考虑行阴茎假体植入术；女性患者可通过口服雌性激素及行阴道扩张术而得到改善。

8. **术后出血**　术后出血主要由于术中止血不完善。轻者可输血输液，加强引流。重者需再次手术止血。

9. **尿流改道术后相关并发症**　膀胱全切术往往同时要行输尿管皮外移植、输尿管回肠吻合或原位膀胱术等尿流改道手术。尿流改道术后并发症的处理也十分重要。

（1）合并肠道手术者，术后需禁食和胃肠减压3～4日。必要时还可以留置肛管（通常放在肛门以上9～11 cm）。当肛管有堵塞时，应将其取出，另外换管重新安放，3～4日后取出。

（2）行原位新膀胱者，为保持膀胱造口管及尿管通畅，清除残血及肠黏液，术后第1天起常规每天3次生理盐水低压缓慢冲洗新膀胱。冲洗过程注意观察患者腹痛情况，黏液量、引流液量、冲洗液颜色等的变化。若冲入液明显比引出液多，或引流液量明显增多，要注意是否有膀胱瘘存在。膀胱造口管及导尿管将新膀胱内的尿液和黏膜引出体外，保持新膀胱内低压，以利于新膀胱愈合。一般于术后14天行新膀胱造影，无吻合口渗漏可拔除膀胱造口管，留置的导尿管待瘘口愈合后拔除导尿管。

（3）输尿管和肠管的吻合时，可能会引起下列并发症：输尿管回流、输尿管梗阻、吻合口漏尿和感染。吻合口漏尿多因输尿管血运障碍和缝合不当所致。可根据漏尿轻重情况，采取腹腔引流、输尿管造瘘和应用抗生素等果断措施。输尿管肠管吻合术后，肾脏的负担较术前增加，肾脏的上行感染和吻合口的狭窄等都能导致肾功能不良。

（4）输尿管乙状结肠吻合后可能会出现高血氯性酸中毒的情况，要定期检查血氯离子和血浆二氧化碳结合力。如有异常，应采用直肠内留置肛管、抗感染和口服碱性药等措施。但拔出肛管后，失调症状仍有可能复发。输尿管乙状结肠结合术后，可能产生血钾的降低，很多患者低钾症候群和低钾麻痹症要在用药物适当补充后，症状会能够缓解。

六、经尿道膀胱碎石术

随着腔内技术的发展和医疗仪器设备的不断改进，几乎所有类型的膀胱结石都可采用经尿道手术治疗。因使用设备不同，碎石方法可分为机械碎石、液电碎石、超声碎石、气压弹道碎石、钬激光碎石等。

（一）手术适应证

1. 机械碎石比较常用的器械有冲压式碎石钳和大力碎石钳。一般适合于直径<2 cm 的结石。

2. 液电效应碎石、超声碎石、气压弹道碎石可处理直径较大的结石（4 cm 以下）。一般认为，结石直径如超过 4 cm，应考虑开放手术。

3. 钬激光碎石适用于各种成分的结石（包括胱胺酸结石），由于钬激光碎石效率高，直径>3 cm 的结石是钬激光碎石术治疗的首选。

（二）手术操作要点

1. 麻醉和体位　单个膀胱结石，体积不大，只需尿道膀胱黏膜表面麻醉。多发结石，体积较大，或患者高度紧张时，可用低位腰椎麻醉或硬膜外麻醉。手术体位采用截石位。

2. 机械碎石操作要点

（1）先向膀胱内注入一定量的冲洗液（一般 200 ml），使膀胱腔适度充盈后，再慢慢放开碎石支架。

（2）插入碎石支架时要捏紧工作手柄，使碎石支架进入镜鞘后呈收拢状态，以避免损伤膀胱黏膜。

（3）为避免误伤膀胱黏膜，可将咬住的结石移动到膀胱腔的中央，使结石和碎石支架的头端脱离与膀胱黏膜的接触，再用力捏紧工作手柄，夹碎结石。较大的结石不可能一次夹碎，应从边缘开始逐渐钳碎结石，以免用力过猛误伤膀胱或损坏碎石钳。

（4）操作中要注意保持视野清楚，注意利用冲洗液冲走残渣和气泡，同时要避免膀胱过度充盈，以免增加穿孔的危险性，有时碎石块嵌入钳口，影响操作，需要取出支架，清除石块，较硬的结石偶尔会卡住碎石支架，需要将器械完全取出处理。

3. 液电效应碎石操作要点

（1）插入电极，直至其末端超出窥镜 0.5～1 cm，以免损坏窥镜。

（2）爆破点一般选择在结石的中部，尽量选一凹陷处开始，保持电极距结石表面 1～2 cm 的距离，以尽量发挥其碎石效能。

（3）液电碎石时膀胱内有电场，灌洗液不用生理盐水，可使用蒸馏水或电切灌洗液。

充盈膀胱用 50 ~ 150 ml 即可，不宜液体过多充盈膀胱。

（4）操作中要不断改换位置，使电极对同一部位进行轰击，保持轰击点位于结石的断面，直到结石碎裂。

（5）碎石直径一般不超过 4 cm，以便于膀胱冲洗器（Ellik）冲洗。当结石被粉碎成小块后，可调低电流，因为小的结石在较强的震波轰击下，容易穿透膀胱壁引起损伤。

（6）操作中要绝对避免探头与膀胱黏膜接触，以免造成膀胱严重损伤或穿孔，特别是结石被粉碎成小的碎块以后，这种危险性更会增加。

（7）液电碎石时由于碎石粉末而致冲洗液浑浊，因此视野较模糊。故要注意保持视野清晰。

4. 超声碎石操作要点

（1）与液电碎石比较，超声碎石最大的特点是简单和安全。负压可将粉碎的结石吸出，而且可保持视野清晰。超声碎石时可利用碎石头底座将结石压向膀胱壁，以保证碎石过程中结石不会经常移动。

（2）与液电碎石不同，超声碎石时碎石头必须与结石接触才能充分发挥其碎石作用，碎石头与结石面不能有间隙。但也要注意不要压迫太紧，以免影响对结石敲击的幅度。

（3）对小块结石的边缘进行震荡，脱落的小碎片可由器械中间的孔排出。在处理大结石时，最好先打出一小凹，然后再碎石要容易一些。

（4）由于超声碎石的热效应比较明显，即使在停止碎石操作时也应保持排空泵连续工作，以确保晶体的冷却。

（5）碎石头内腔管径较细，碎石过程中容易被碎石堵塞，一旦堵塞时可用细的探丝加以疏导。

（6）超声碎石的最大缺点是碎石效率不高，为节约时间，可先用超声碎石将大结石（直径>2 cm）破碎成小块结石，再用碎石钳夹碎。

5. 气压弹道碎石操作要点

（1）置入旁视膀胱镜，用蒸馏水充盈膀胱，观察结石、膀胱、尿道情况。

（2）经工作通道插入气压弹道碎石机的治疗探杆，直接接触结石并将结石压向膀胱壁，对准结石碎石，直视下连续脉冲将结石击碎。小结石采用单次脉冲，大结石可采用连发脉冲。结石较硬时可加大能量。

（3）气压弹道碎石的缺点是结石碎块往往较大，对于质地过硬或质地非常软的结石碎石效率不高。

6. 钬激光碎石操作要点

（1）置入膀胱镜，蒸馏水或其他灌洗液充盈膀胱，观察结石及膀胱、尿道状况。

（2）光导纤维由活检孔插入，将光导纤维直接顶住结石，然后再发射激光。

（3）激光碎石先在结石表面钻孔，逐渐加深钻入结石并环形增大钻孔，以便击碎结石。碎石钻孔时不要将结石完全击穿，以防损伤膀胱壁。

（4）每次脉冲的能量及时间均可改变，可根据结石成分选择有效的钬激光碎石参数，将结石粉碎到<5 mm 碎屑即可，若将每块碎石的直径粉碎至<3 mm，会增加膀胱壁损伤的

危险。用冲洗器将结石碎屑冲出。

（5）整个操作过程须在直视下完成，光纤顶端要与结石保持轻轻的接触。如果粉尘开始模糊视野，应暂停操作，用灌洗液将视野清理干净后再继续碎石。

（6）由于钬激光的能量在液体的环境中 1 mm 的距离之内就可以被吸收，所以应在光纤顶端与膀胱壁之间保持 1 mm 的距离。

（三）术后处理

1. 除了出血或同时行 TUR-P、尿道内切开外，一般膀胱黏膜无损伤，通常无须留置导尿管。

2. 术前合并感染的患者，术后容易并发尿道热，需抗感染和保持尿流通畅。并嘱患者多饮水。

3. 碎石 1 个月后复查膀胱镜检，检查有否残留结石碎片。

4. 碎石时不慎将膀胱黏膜夹伤或结石粗糙面刺破黏膜血管，可引起膀胱出血，如出血明显，一般须行持续膀胱冲洗。如有稍大的动脉出血，可用电切镜电凝止血。

5. 膀胱穿通伤是较严重的并发症，如穿通至腹膜外，只需留置导尿管持续引流 1 周；如穿通至腹膜内，则须行开放手术修补。

七、经尿道膀胱肿瘤电切术

经尿道膀胱肿瘤电切（transurethral resection of bladder tumor，TUR-Bt）已经成为治疗表浅膀胱肿瘤的主要手段，与开放手术相比具有对患者打击小、手术痛苦小、术后恢复快、复发后易于处理等优点，随着染色膀胱镜技术的应用，还可以发现肉眼难以发现的细微病变和原位癌，使对膀胱内病灶的处理更彻底。

（一）手术适应证与禁忌证

1. 适应证

（1）表浅膀胱肿瘤、未侵及黏膜下层者，不论其大小、部位和病理分级，均可适用。

（2）膀胱内非上皮肿瘤，如病理检查为良性，且体积较小、为单发时，也可使用 TUR-Bt。

（3）如果肿瘤已属晚期，患者一般情况较差，出血严重，已不能行开放手术治疗；或肿瘤较大，已属 T_3 以上，但患者有严重的心血管疾病、呼吸系统疾病以及其他系统方面的疾病，不能耐受膀胱部分切除或膀胱全切除时，也可行 TUR-Bt 术，此术式虽不能达到根治目的，但可缓解病情，减少肿瘤出血或达到止血目的。

2. 禁忌证

（1）分化不好（G_3）或浸润膀胱深肌层以外（T_3 以上）的移行上皮肿瘤、鳞癌、腺癌比较容易发生膀胱壁内血管、淋巴管浸润或转移，不宜使用 TUR-Bt。

（2）膀胱内非上皮性肿瘤为恶性或体积较大、多发时，不适合 TUR-Bt。

（3）严重的心脏血管疾患。

（4）凝血功能明显异常。

（5）合并急性膀胱炎，需控制后才可行 TUR-Bt。

（6）脊柱畸形不能平卧者。

（7）尿道狭窄未治者。

（二）术前准备

1. TUR-Bt 术的术前准备除行一般的常规检查外，还需行一些相应的检查。摄 X 线胸片以了解有无肺部转移；肝脏、盆腔 B 超（最好彩超），了解有无肝脏、盆腔转移；肾脏 B 超，了解有无积水，肾盂有无异常回声，如有一侧肾积水或肾盂有异常回声，必须行 IVP 检查，以排除肾盂或输尿管肿瘤。

2. 常规行尿道膀胱镜检查，以了解肿瘤的大小、部位、多少、是否有蒂，初步判断肿瘤浸润深度及手术的难易程度。

3. 肿瘤较大或疑浸润较深者，应行膀胱及盆腔彩超、CT 或磁共振（MRI）检查，以帮助判断肿瘤浸润深度及有无盆腔淋巴转移。

4. 经尿道电切肿瘤的患者均需备血。

（三）手术操作要点

1 麻醉与体位　对于经尿道电切肿瘤患者，完满的肌肉松弛很重要，可在全身、腰麻和硬膜外麻醉下进行。如果肿瘤体积小、单发、有蒂，手术者经验丰富，估计数次切割可以完成手术时，可考虑在局麻下进行。体位采用取截石位。

2. 手术开始前首先应仔细全面地检查膀胱内的情况。注意观察肿瘤的大小，部位，形态，是否多发，以及肿瘤与膀胱颈和输尿管口之间的关系，这项检查是确定手术策略的重要依据。

3. 由于膀胱肿瘤形态各异，有些部位易于穿破，应非常谨慎。一般三角区、底部的肿瘤操作起来比较容易，侧壁的肿瘤要注意闭孔神经反射，顶部的肿瘤如果切穿可导致腹膜内的穿孔。

4. TUR-Bt 手术中需要不停地注入灌洗液，以保持视野清晰。在膀胱内的灌洗液量应不超过 200 ml，即膀胱黏膜皱襞刚展平即可，使膀胱保持在低压的状态下。过度充盈的膀胱由于压力高、张力大，膀胱壁变薄，切割时稍有不慎，就会造成穿孔。而且过度充盈的膀胱内压力较高，创面渗血及静脉出血被大量的液体冲淡，易误认为无出血，而手术结束排空膀胱后，膀胱内压力下降，容易出血。故手术结束后，使膀胱在低压状态下，反复观察创面非常重要。

5. 如果肿瘤较小（<1 cm），有明显的蒂，可将电切环绕过肿瘤的蒂，直接从基底部将其切除。如果肿瘤较大，即使有细小的蒂，也不能直接从基底部切除，因为有时无法将大的瘤块从镜鞘内冲出。

6. 肿瘤的切除范围应包括整个肿瘤、基底部和距肿瘤周围 0.5 ~ 1 cm 的正常黏膜，深度应达到肌层。必要时甚至要将膀胱切穿，见到膀胱外的脂肪颗粒或纤维膜。若在某处切穿肌层，应特别小心，膀胱内水压应尽量低一些，以减少冲洗液外渗。深层的标本最好单独保留，做病理分析，以确定肿瘤侵及肌层的情况。

7. 多个膀胱肿瘤电切时，可先切小肿瘤，再处理大的肿瘤。一般要先切除困难部位的肿瘤，最后切除容易部位的肿瘤。膀胱颈部位有肿瘤时，也宜先处理，可避免对视野的影响。

8. 遇到尿道狭窄时，如仍考虑电切治疗，可行会阴部外尿道切开术。外尿道切开术，像耻骨上膀胱造口术一样，简单易行，并发症极少。

9. 特殊部位膀胱肿瘤的电切的操作要点　不管肿瘤位于何处，只要能够将电切镜插入膀胱，肿瘤又表浅，就有可能经尿道将肿瘤切除。只有憩室内的肿瘤不能电切，须用其他手术方法治疗。

（1）膀胱顶部肿瘤：膀胱顶部肿瘤的切除最好是用侧方移动进行切割，但这样操作很不方便。有人将一般切割环掰直，使切割环向远程突出，切割时切割环可左右或上下移动。膀胱顶部的膀胱壁有腹膜覆盖，膀胱穿破即进入腹腔，特别是一些老年女性患者，膀胱壁很薄，要特别谨慎。

（2）膀胱侧壁肿瘤：膀胱侧壁肿瘤的切除有时会出现闭孔神经反射，造成强烈的内收肌收缩，因此有造成膀胱穿孔的危险。特别是在侧壁，后壁，与顶部交界处。闭孔神经阻滞能避免这种肌肉收缩，但效果并不可靠，操作时仍应小心。操作中注意切割环外伸不要太多，每次切的组织不要太大，电流强度应尽量小一些。膀胱充水不要太多，这样膀胱壁距闭孔神经远一些，膀胱壁也稍厚一些。用斜镜鞘，做快速的短距离切割，有助于顺利完成手术。

（3）近男性尿道内口处肿瘤：近男性尿道内口处肿瘤在尿道内口周围的任何部位，都有可能需做前列腺部分切除，特别是在侧叶和前方。切除前列腺的目的是为了便于切除肿瘤。但应尽量少切前列腺组织，特别是在年轻人更应如此，以免发生逆行射精。有前列腺中叶增生时，需将隆起的中叶切除，以便于以后膀胱镜检查。有些老年人伴有早期的前列腺增生，可以将膀胱肿瘤与增生腺体一并切除。尿道内口附近的浸润癌则应尽量切得彻底一些。

（4）女性尿道内口处肿瘤：女性尿道内口处肿瘤应尽量切得浅一些，过深有尿失禁的危险。但对于一些浸润性癌，此处的切除则较困难，应在尿失禁的危险与肿瘤切除不彻底二者之间权衡轻重，必要时考虑做膀胱切除术，经阴道可触及的浸润者，如采用经尿道切除的方法，一般均无治愈的希望。

（5）膀胱前壁肿瘤：最难处理的膀胱肿瘤部位是男性的膀胱颈前方。膀胱前壁肿瘤电切时，为避免前壁过度升高，造成切除困难，灌洗液的注入量应尽量减少至 100 ml 左右，以膀胱黏膜刚舒展并能看清肿瘤为度。同时可用手在腹部膀胱区向下压迫膀胱顶部，可使该部位的肿瘤下移便于切除。有时使手术台取头低位也有助于手术。如果有气泡影响操作，要将其排出。

（6）膀胱底部肿瘤：位于膀胱底部的肿瘤可借助电切镜前缘的上、下摆动把肿瘤切除。

（7）输尿管口处肿瘤：膀胱肿瘤最常见的部位是在两输尿管口的外侧和上方。当肿瘤增大，其基底部位伸延时，肿瘤可覆盖住输尿管管口。为了彻底切除肿瘤，不可避免地会切到输尿管。如果切除的输尿管壁内段长度不超过总长度的1/3 时，一般不会发生反流。应尽量减少电凝的使用，以免造成瘢痕形成和输尿管口狭窄。肿瘤切不净的危害要比以后输尿管发生反流或狭窄的危害大得多，所以这一部位的肿瘤，像其他部位的肿瘤一样，应当切除彻底。切除不干净者应放弃 TUR 治疗，改为开放手术。

（8）膀胱膨出：位于膀胱膨出处的肿瘤，可借助阴道内的手指将肿瘤抬高到电切镜的电切襻。

（四）手术并发症及其防治

经尿道切除膀胱肿瘤可以发生多种并发症，但以出血和膀胱穿孔最常见。

1. 出血 经尿道膀胱肿瘤切除术的出血可以发生在术中，也可以发生在术后，多数情况下，在做 TUR-Bt 时，出血不会太多，一般不像 TUR-P 时那样考虑先切断供应某叶的血运。需要输血的例数一般较开放手术低得多。

（1）如病变广泛，手术时间长，失血可能会多一些。要坚持逐层逐段切除的手术原则，这样能减少手术失血量。

（2）膀胱肿瘤瘤体大，术中出血多，可试用下述两种方法减少出血：①加大切割电流并减慢切割环的运行速度以增强创面的凝固效果，或更换汽化切割电极（铲状电极）；②用电凝电流做切除肿瘤组织用也能使创面渗血减少。但后一种方法会有较多瘤组织黏着在切割环上，可适当加大电凝电流的强度。并且将电凝改换为切割电流时切割环黏附的组织即可脱落。

（3）一般地说，切除膀胱肿瘤时止血并不难，但在切除膀胱内广泛的乳头状瘤病时，应切完一处后即彻底止血，然后再切另一处。出血乳头状肿瘤内的动脉出血常不易电凝止血。需将出血来源的肿瘤部分电切到膀胱壁，并在该处电凝动脉。

（4）膀胱肿瘤电切寻找出血点时，要注意调节灌洗液的流速与电切镜末端的位置。先凝固较大的血管，然后减慢灌洗液流速，处理小的出血点。在膀胱内有灌洗液的情况下，因压力作用肌层内静脉出血或毛细血管渗血常无法见到，因此在凝固小静脉时要减小灌洗液流速，并反复观察，以防止术中小动脉痉挛收缩不出血，术后小动脉重新开放而出血。

（5）不主张对电切创面作无目的、预防性的广泛电凝，这种方法会引起创面上形成大片焦痂，掩盖真正的出血点，而且术后大面积焦痂脱落，会引起继发性出血。

2. 闭孔神经反射（obturator nerve reflex） 膀胱后侧壁的肿瘤被电切时，同侧的大腿可向内抽搐。这是由于闭孔神经被电凝电流刺激使股内收肌收缩所致。出现闭孔神经反射时，应立即停止这一区域的电切，不然膀胱壁可在痉挛中穿孔。这种闭孔神经反射可通过加深麻醉或升高椎管内麻醉平面完全消除或减轻。有时局部封闭也能阻断闭孔神经。

3. 膀胱穿孔（vesical perforation） 膀胱穿孔是经尿道切除膀胱肿瘤手术最常见的并发症之一。膀胱电切看到膀胱周围脂肪时，表示膀胱已经穿孔，应立即停止这一区域的电切。可以导尿管引流，并保持通畅，以防尿外渗。

膀胱穿孔可以分为腹腔内穿孔和腹腔外穿孔两种类型。如穿孔为腹腔外型，除应充分引流膀胱外，还应注意止血，以防血块堵塞导尿管，引起尿外渗。腹腔内型穿孔少见，如有发生，应行手术缝合穿孔，此外还需充分冲洗腹腔，以防肿瘤细胞种植。多数腹腔外穿孔不需要特殊处理，只要保证术后导尿管引流通畅即可，最好不行膀胱冲洗。

应注意穿孔处的具体情况，区别大的游离穿孔和有脂肪组织覆盖的穿孔。有大的游离穿孔，灌洗液通过穿孔时可能外溢。必要时应立即行膀胱造影，按情况进一步处理，大量造影剂外溢说明穿孔大，需手术缝合穿孔。如盆腔内溢出的液体较多，可行耻骨后引流。

穿孔小仅有小量造影剂外溢，可保守治疗，给予抗生素，保留导尿管引流。

（五）术后注意事项

1. 经尿道膀胱肿瘤切除术后一般不需持续膀胱冲洗。导尿管在术后 1~3 天拔除。有膀胱穿孔的患者膀胱引流的时间应延长，一般 1 周左右。

2. 术后 5~10 天开始应用 BCG、丝裂霉素或噻替哌等药物进行膀胱灌注，预防肿瘤复发。膀胱灌注也可在拔除导尿管时进行，避免一次导尿。

3. 无论采用哪种方法预防复发，定期复查必不可少。出院前预约复查日期和膀胱开始灌注化疗药物的日期。可采用 B 超及膀胱镜检查，每 3~6 个月 1 次，持续 2 年，如 2 年未复发则改为每 6 个月~1 年复查 1 次，这样能早期发现一些复发的病例，及时地给予进一步治疗。膀胱镜检查时可见上次手术的瘢痕，如果在该瘢痕周围形成肿瘤，表明上次切除范围和深度不够。

（六）术后并发症的防治

血块积存和尿外渗为经尿道膀胱电切术的主要并发症。

1. 血块积存　像 TUR-P 一样，经尿道膀胱肿瘤切除术后同样可以发生继发性大出血，这种情况较 TUR-P 少得多。术后应密切注意血块积存和因其引起的休克。发生血块积存时应插一气囊导尿管，并用膀胱吸引器将膀胱内血块排空，用冲洗液冲洗膀胱，直到回流通畅。一般情况下，不需将患者送回手术室，冲洗无效时，可在麻醉下经电切镜鞘排空血块，并电凝创面出血点。

2. 尿外渗（urinous infiltration）　膀胱穿孔可在不知不觉的情况下发生，导致尿外渗。患者可有腹痛，有时发热，下腹可有揉面感。正常情况下只须用导尿管持久引流膀胱即可，但当有穿孔和血块积存同时存在时，最好将患者送回手术室，在麻醉下清除血块并电凝出血点。

第四节　膀胱全切术后肠代膀胱围术期管理

膀胱全切术后肠代膀胱术，已成为浸润性膀胱肿瘤及膀胱功能严重障碍等疾病的治疗金标准。是一个涉及多个系统的复杂手术。尽管肠代膀胱术的手术方式、选用肠管部位、代膀胱的形状以及输尿管移植技术多种多样，但手术的目的都是构建一个低压、容量适当、控尿理想、没有残余尿的储尿囊，并且能够有效地保护肾功能，避免电解质酸碱平衡，提高患者术后的生活质量。只有严格选择患者，充分了解不同器官的解剖、功能、生理机制，全面把握代膀胱功能关联因素和各种并发症的发生原因，并且根据不同的患者采取不同的治疗方案才能最大限度的发挥此种手术的优势，减轻患者的痛苦，提高其生活质量。

一、接受肠代膀胱手术患者的要求

拟接受肠代膀胱手术的患者需要符合以下要求：

1. 术前能够可控性排尿。

2. 没有临床及影像学证据提示临近器官以及盆腔淋巴结转移。

3. 男性前列腺部、女性膀胱颈及远端尿道没有肿瘤侵犯。

4. 肝功能正常，血清肌酐≤150 mmol/L。

5. 肠道功能正常。

6. 患者智力、自理能力正常，且清楚手术方式及预后情况。

7. 术前接受放射、化学治疗和老年患者行肠代膀胱手术要慎重，通常术后恢复时间较长。

8. 一些临床超过 T_2 期，有或没有淋巴结转移的膀胱肿瘤患者，也可以实施肠代膀胱手术，不过术后并发症明显增多，但都与术前放化疗有关，并不引起严重的后果。

9. 女性肠代膀胱术曾被视为禁忌。但最近的研究表明，女性尿道中下 1/3 由受自主神经支配的平滑肌和受躯体神经支配的横纹肌共同构成，呈 Ω 形包绕尿道腹侧和两侧，是女性重要的括约机制。故女性肠代膀胱术也可以开展。

二、不同肠代膀胱的优缺点

胃肠道几乎任何部位都能被用作膀胱替代、成形的材料或作为输出道。但是胃肠道是消化器官，任何部位都对消化功能有着重要的作用，因此进行膀胱重建时一定要合理地选择肠管的长度、位置；要考虑切掉肠管后对消化功能影响最小。目前应用最多的是回肠和结肠。

（一）回肠

远端回肠是目前应用最广的原位膀胱替代材料。回肠代膀胱在容量和压力方面明显优于其他部位替代膀胱，并有良好的控尿效果。但是远端回肠是肝肠循环的主要部位，维生素 B_{12} 和 95% 的胆汁酸在回肠被吸收；这部分肠管还分泌一些胃肠激素及肽类激素，一旦被切除，可出现代谢方面的并发症；另外，回肠膀胱吸收面积大，吸收和排泄钠和氯的能力强，容易导致肾功能损害和酸碱失衡，以及因为慢性酸中毒引起的骨质疏松和骨质软化。

目前的观点认为：切取回肠的长度应在 50 cm 左右，过长，则对回肠的消化功能影响太大，并且新膀胱的容量也偏大，会出现术后残余尿量较多以及尿中黏液过多，发生急性尿潴留，还会发生水电解质平衡紊乱。过短则新膀胱容量过小，术后易发生尿失禁。

（二）结肠/直肠

结肠、直肠是另一个应用比较广泛的原位膀胱替代材料。结肠的任何部分都可用来构建代膀胱，如升结肠、横结肠、乙状结肠。尤以乙状结肠/直肠应用比较广泛。

乙状结肠/直肠位于盆腔里，离尿道膜部比较近，方便吻合；对胃肠道的影响也比较小，不会发生类似于腹泻等严重的消化系统并发症。结肠代膀胱时，排尿时腹压可以运用的比较小，因此女性脱肛、尿失禁、股疝和腹股沟疝的发生率相对比较低。

缺点：乙状结肠/直肠通过钠氯交换来实现水分吸收，代膀胱会吸收较多的钠和氯，同时氨也被吸收，易导致高氯性酸中毒。乙状结肠代膀胱在尿液排空、尿频、尿急方面不如回肠代膀胱，这主要是由于乙状结肠的长度有限，构建的代膀胱容量不及回肠代膀胱大；但是在排尿间断、尿线力量、夜尿、控尿方面没有明显差异。

（三）胃

从理论上看，胃代膀胱具有一些优点：①胃与膀胱均有良好的伸展性和顺应性，并且均为低压储存的肌性器官；②胃黏膜不吸收电解质、不产生高氯性酸中毒；③胃液中含有溶菌酶等杀菌物质，降低了泌尿系感染的发生率；④胃壁较厚，便于输尿管吻合，而且有利于抵抗尿液反流。

缺点：胃部分切除后，胃泌素和胃蛋白酶的减少，会导致维生素 B_{12} 的缺乏，引起代膀胱溃疡；同时还会导致骨质疏松、骨软化以及维生素 D 吸收障碍。

（四）空肠

空肠在消化道的吸收功能中起着非常重要的作用，尽管空肠切除后，回肠可以替代其功能，但是仍然较容易导致严重的水电解质功能紊乱和酸碱失衡。并且空肠距离盆腔比较远，不适合原位替代膀胱。所以很少有人考虑用空肠构建储尿囊。

三、术前准备

（一）心理慰藉与病情告知

全膀胱切除回肠代膀胱术后会对患者造成主动排尿功能丧失和尿流改道后的不便，术前患者对于疾病有恐惧感的同时还会产生悲观情绪，因此，要与患者多接触，列举治疗成功的病例，使其积极面对疾病，增强战胜疾病的信心，能够主动配合治疗。

（二）饮食调理与改善全身状况

术前给予患者高蛋白、易消化营养丰富的饮食，以增加患者对手术的耐受力，提高机体抵抗力。嘱咐患者多饮水稀释尿液，以免血块堵塞尿路。对于贫血体弱患者，及时补充营养和纠正体液失衡，必要时输血，改善全身状况。

（三）肠道准备

术前肠道准备的目的是避免术中污染腹腔，减少切口感染和吻合口瘘等并发症的发生。要求患者术前 2~3 天无渣饮食，术前 1 天禁食，通过静脉补充营养。术前 3 天起口服肠道抗菌药（如甲硝唑，诺氟沙星等）。术前晚 1 次性口服 20% 硫酸镁（150 ml）+10% 葡萄糖（500 ml）+0.9% 氯化钠（500 ml）+1 500 ml 温开水导泻，并清洁灌肠 1 次。因术中使用电刀，禁止口服甘露醇。术日晨需再次清洁灌肠。

（四）其他术前准备

术前备血 1 000 ml。手术日晨放置胃管和留置导尿管。由于手术难度和出血情况变数较大，进入手术间后通常建立两条静脉通路以保证快速输血、输液之急用。

四、肠代膀胱术的手术操作要点

1. 建立新膀胱的目的是在不严重影响消化功能的前提下，用适当长度的肠管构建出低压、适当容量的储尿囊。储尿囊的形状多种多样。大多数肠代膀胱都是采用去管化构建储尿囊，即将一定长度的肠管沿长轴剖开，然后折叠成近似球形。因为同样表面积的肠管构成球形时容量最大，而压力最低；并且肠管剖开后，平滑肌被破坏，大大降低了肠管的不自主收缩。储尿囊容量不宜太大，随着时间的延长，大容量的球形膀胱的容量还会进一步增大，容易导致排空障碍，增加了尿潴留的机会。

2. 选取做新膀胱的肠管时要保留肠系膜。原肠段做端端吻合，恢复其连续性。用碘伏反复冲洗备用肠管，并用注射器抽吸甲硝唑冲洗肠腔，之后用生理盐水再次反复冲洗肠管。

3. 将肠管摆列成 W 形状，剖开肠管，对端缝合，以 2-0 可吸收缝线造囊性新膀胱，置于原膀胱位，保留一小段未缝合处与尿道吻合，新膀胱内置三腔气囊导尿管。

4. 在输尿管与代膀胱吻合时，是否也要采取抗反流机制，一直存在着争议。在去管化代膀胱中，目前都倾向于应用非抗反流机制吻合。很多临床对照研究表明，两种吻合方式在输尿管反流、上尿路感染方面没有明显差异；相反，采用输尿管抗反流机制吻合的患者，吻合口狭窄率明显高于对照组，可能是因为代膀胱内低压，排尿时去管化肠管不会出现协调收缩，所以没有引起反流。另外，输尿管代膀胱采取直接吻合的方式，术后如果出现并发症，通过内镜治疗相对容易。

5. 在手术操作时，保留血管神经束不仅有利于性功能的恢复，对控尿也有一定的帮助。但是，保留血管神经束很可能导致切除肿瘤不彻底，所以术前必须选择好患者，并要向患者交代清楚利弊。

6. 整个手术过程要严格执行查对制度，器械护士和巡回护士要认真清点纱布、器械、缝针、缝线等手术用品，并仔细登记，以免将手术用物遗留在伤口内，造成差错事故的发生。

五、术后管理

1. 患者术毕返回重症监护室应设专人护理，严密监测体温、血压、心率及血氧饱和度，定时查血气分析、血常规、电解质，准确记录 24 小时出入量，特别注意尿量和引流量。注意监测尿离子变化。根据情况给予吸氧。

2. 去枕平卧 6 小时，血压稳定后改为半卧位，有利于引流管的引流和减轻刀口疼痛。

3. 膀胱全切术后由于手术时间长、创面大，渗血可能较多，观察腹部有无渗血、渗液、腹胀情况，如有需及时处理。

4. 维持水电解质及酸碱平衡，保证输血输液通畅。

5. 术后常规应用脂肪乳、氨基酸、水溶性维生素、电解质等组成的营养液行全胃肠外静脉营养（TPN）支持。配置营养液时须严格查对无菌操作，尽量选用深静脉留置针输入，以保护周围静脉。

6. 术后合理正确的补液与饮食是促进机体恢复，预防并发症的关键。禁食期间保证充足能量及水分，每天补液 2 000 ~ 3 000 ml。肠蠕动恢复后拔除胃管，继续禁饮食，静脉补充液体。由于术中行肠吻合，避免发生吻合口瘘，应延长禁食时间，即便肠道功能恢复、肛门排气，也要在术后 7 ~ 10 天再开始进食少量流食。通常观察患者拔管后无腹胀可嘱患者进少量清水，之后仍无反应者，逐渐开始进半流质，继而少食多餐进高能量、高蛋白、高维生素易消化食物。2 周左右后改普通饮食。一旦出现腹胀，应及时给予胃肠减压以避免发生吻合口瘘。

7. 若尿液在新膀胱（尤其结肠代膀胱）中停留时间过长，可因肠道吸收毒素而引起高氯性酸中毒。可进食后嘱患者多饮水，增加尿量，以利于稀释尿中毒素，尽量多排尿，保证日间排尿次数 5 次以上，达到冲洗尿路的目的。

8. 术后指导患者进行有效咳嗽及咳痰，并行深呼吸运动，每日雾化吸入 2 次，雾化吸入后拍背体疗，鼓励咳痰，以预防呼吸道感染。可合理选用抗生素控制呼吸道感染。

9. 早期床上活动，预防粘连性肠梗阻及压疮。每日定时协助患者翻身及床上活动，注意观察患者有无腹痛、腹胀及呕吐症状，保持胃管及肛管通畅，观察患者排气情况。

10. 卧床期间穿弹力袜或定时活动双下肢，即定时做双下肢的跖曲、背伸运动及双下肢屈伸、抬高运动，每 2 小时 1 次，每次 10 分钟。目的是预防深静脉血栓形成。

11. **各种引流管的管理**　全膀胱切除肠代膀胱术涉及泌尿和消化两大系统，术后各引流管的管理至关重要。所有导管一定要保持通畅，不受压、扭曲、阻塞和脱落，一定要保持无菌，防止逆行感染，严密观察引流液的颜色、性质及量并准确记录。并将各引流管贴好标签，分别管理。肠代膀胱术后患者留置引流管多，给患者活动造成一定困难，要注意调整患者于合适卧位，避免不必要的搬动，将引流管用别针牢固固定于床沿，并留一定的活动余地，引流袋每周更换 1 次。

患者术后留置的引流管可分为五类：双侧输尿管支架管、肠代膀胱造口管、盆腔/耻骨后引流管、胃肠减压管、导尿管。

（1）双侧输尿管支架管：术后，留置的双侧输尿管支架从肠代膀胱穿出，暴露于腹部，有利于新膀胱修复及伤口愈合。输尿管支架在衔接引流袋时一定要牢固，并标明左右，必须保证该引流通畅，避免早期脱落引起吻合口水肿和狭窄而使上尿路梗阻。为防止脱出，在引流管出口处用一胶布交叉固定，并注意避免扭曲、受压。

观察记录每侧引流量，如引流不畅时及时查找原因，并予以处理。为防止逆行感染一般不做冲洗，可用双手挤捏引流管。如有血块堵塞，须在严格无菌操作下抽吸 5～10 ml 无菌生理盐水缓慢注入冲洗导管，使之通畅，冲洗时要注意压力和冲洗液量，冲洗速度要慢，压力要低，不可用力过猛，液量不超过 10 ml。一般术后 12～20 天拔除引流管。

（2）肠代膀胱造口管：回肠代膀胱术后初期肠道仍不断分泌黏液，小肠液中含有多种消化酶，黏稠度较高，加之术后早期各吻合口轻度渗血，形成小血块，两者混合，极易堵塞新膀胱各路出口，使尿液排出障碍，膀胱内压增高，导致各吻合口漏或尿漏，手术失败。新膀胱造口管是从代膀胱穿出，暴露于腹部，有利于修复新膀胱及伤口愈合。由于肠黏膜脱落，极易阻塞引流管，术后第 4 天可用 1：5 000 呋喃西林 100 ml 冲洗引流管，2 次/天，进行新膀胱冲洗，保持各导管的通畅，及时有效地将新膀胱内的尿液、黏液、血凝块引出，保持新膀胱内低压，促进新膀胱愈合。膀胱造口管一般术后 14 天拔除。

（3）盆腔/耻骨后引流管：耻骨后引流管的功能是引流膀胱切除部位渗血渗液，同时也可观察代膀胱有无漏尿发生。要始终保持有效引流，防止耻骨后感染。一般 24 小时总量不超过 500 ml，如 24 小时超过 500 ml 或每小时 100 ml 连续 5 小时者要及时查找原因，观察颜色及气味，判断是出血还是尿漏。正常情况下，引流液的颜色将由第 1 天引出的较多的血性液体，逐渐减少，直至无液体流出。当引流液 24 小时<5 ml 时，可拔出引流管，通常在术后 3～5 天。

（4）胃管：观察并记录胃液量、颜色、性质。胃液较多时应注意补充电解质，肠蠕动恢复后拔除胃肠减压管。

（5）尿管：留置三腔气囊导尿管的目的是促使新膀胱切口愈合，由于回肠黏膜分泌黏液较多，易堵塞导尿管，因此，留置三腔气囊导尿管期间需及时挤压将黏液排出，并定期冲洗，保持引流通畅。一般用生理盐水冲洗，每 4 小时 1 次，黏液多时则随时发现随时冲洗。冲洗时容量限制在每次<100 ml，注入多少抽出多少，避免冲洗量过大影响新膀胱创

面，延误吻合口愈合。术后 14～20 天经逆行造影检查无漏尿和输尿管无反流等现象即可拔管。

12. 新膀胱可控能力的练习　拔除导尿管前 3 天开始夹管，定时（一般 2 小时）放尿，锻炼膀胱反射功能。导尿管开始时每贮尿 50 ml 放尿 1 次，以后逐渐增加，当膀胱容量可容纳 150 ml 左右时即可拔管。拔管后指导患者定时排尿，间隔 30 分钟～1 小时排尿 1 次，以后逐渐延迟至 2～3 小时排尿 1 次，如有尿失禁，指导患者进行肛提肌锻炼（方法：吸气时缩肛，呼气时放松肛门括约肌），鼓励患者坚持不懈地练习控制新膀胱的能力及增强外括肌的功能，以尽快恢复尿道括约肌功能，尽早恢复新膀胱的可控力。

六、术后主要并发症及其防治

全膀胱切除并肠代膀胱术，是一个涉及消化系统、泌尿系统以及淋巴系统的复杂手术。不可避免地会存在很多并发症。早期并发症主要是与消化系统有关的肠梗阻、肠瘘以及与代膀胱有关的尿漏等；晚期并发症主要是与代膀胱有关的上尿路功能损害、输尿管反流、输尿管代膀胱吻合口狭窄、代膀胱后尿道吻合口狭窄、电解质紊乱、酸碱失衡以及和消化系统有关的消化吸收代谢方面的疾病。

早期并发症大都和手术的操作技术、患者的全身健康状况、围术期的营养支持以及术后护理有关。术前严格筛选患者，术中仔细处理肠管，术后加强营养支持治疗，妥善处理各个管道，防治黏液堵塞和感染，这些都有利于降低围术期的并发症和死亡率。

晚期并发症中，上尿路功能损害、输尿管反流、输尿管吻合口狭窄都同输尿管的吻合技术以及是否运用抗反流技术有关；代谢、电解质以及消化吸收方面的并发症，主要与切掉多少有功能的肠管，做成代膀胱后保留多少吸收功能、取用哪部分肠管及代膀胱的尺寸有关。因此，可以通过限制膀胱的尺寸、定时排尿、间歇清洁导尿来避免上述并发症的发生。

1. 尿漏（urinary leakage）　尿漏是肠代膀胱术后较多见的并发症，可以是输尿管新膀胱吻合口漏、新膀胱尿道吻合口漏、新膀胱自身漏等。尿漏的发生与新膀胱重建过程中的吻合技术、尿液的排出受阻、患者的年龄、营养状况、尿路感染、医源性损伤、是否并发其他的基础性疾病等有关。一般来说，患者术后 3 天时，黏液产生开始增多，到 7～8 天时有一高峰，可能与肠黏膜经术中处理后，黏膜反应性功能增强相关。可针对黏液分泌规律，有针对性的冲洗尿管，以保持通畅引流，预防尿漏。发生尿漏后应充分引流漏出之尿液，保持尿管及各引流管通畅，加强抗感染治疗、营养支持、保守治疗后多能愈合。但是也有部分患者保守治疗不见好转，漏尿处经久不愈可形成尿瘘。

2. 粘连性肠梗阻（adhesive intestinal obstruction/adhesive ileus）　应予其胃肠减压，嘱患者禁饮食，注意选择细肛管，置管深度为 20～25 cm，且注药速度慢，以利药物吸收充分。

3. 代膀胱排空障碍　代膀胱排空障碍主要表现为剩余尿与排尿不畅。剩余尿是膀胱有效容量减少、尿路感染、电解质代谢紊乱的原因之一。原位回肠代膀胱术后，新膀胱的收缩性无法与原膀胱相比，排空膀胱相对困难。术中必须尽量做到颈口于新膀胱最低位重建，肠袋与尿道吻合时要特别注意对位准确，吻合口必须平整宽畅，避免吻合口组织内翻过多，引起新膀胱颈口狭窄，造成术后排尿梗阻。如发生排尿不畅或剩余尿，多是由于代膀胱颈口狭窄所致，服用 α_1 受体阻滞剂有一定疗效，必要时还可行尿道扩张或膀胱颈电切术。

4. 尿失禁（urinary incontinence）　尿失禁是术后常见并发症，分离前列腺尖部时容易损伤尿道括约肌。因此，解剖分离此处时，操作应轻柔，分离应仔细，不要过多游离前列腺尖部组织，避免损伤支配尿道括约肌的神经和尿道外括约肌。一般患者术后 2 个月白天能完全控制排尿，但夜间熟睡后有遗尿现象，这与睡眠期新膀胱缺乏膨胀感觉，不能被唤醒有关。

可采取如下措施防治：①每天有规律的锻炼肛提肌；②傍晚后少饮水，夜间定时排尿；③必要时使用集尿袋或阴茎夹。

5. 疝（hernia）　肠代膀胱缺乏收缩力，排尿时腹压起相当大的作用。疝为术后常见并发症，疝可发生直疝也可为斜疝，临床上以直疝多见。它的发生与患者长期利用高腹压排尿关系密切。此外，与高龄、排尿方法错误也有关系。

疝重在预防，原位膀胱术患者应该掌握正确的排尿方法，利用腹压同时应该放松盆底肌肉，并双手保护腹部，部分站立位，排尿困难患者可采取蹲位。疝较轻者，多以保守治疗，嘱患者排尿时加以保护。较重而引起肠道症状者需再行疝修补术，但因长期的腹压排尿模式，疝气复发机会大。术中应注意腹壁加强，如有下尿路梗阻，应及时予以纠正。

6. 尿道残端癌（urethral stump carcinoma）　肠代膀胱手术适应证的要求距颈口 2 cm 以上无肿瘤。主要为了防止肠代膀胱术后尿道残端癌的发生。回肠代膀胱的尿道残端癌发生率低，可能与回肠黏膜分泌的黏蛋白有抑癌作用有关。

7. 代谢紊乱　由于肠黏膜存在重吸收，肠代膀胱术后存在代谢紊乱问题。减少重吸收的重要措施是术中严格控制肠管长度。贮尿不宜过多，排尿间歇不宜过长，需特别注意剩余尿的出现。这些措施均可避免代谢紊乱的发生。对于轻度高氯性酸中毒患者，可通过小量碱性药物予以纠正，对于低血钾患者可作适当补钾。

8. 尿路感染　定期用呋喃西林冲洗贮尿囊，使黏附大量细菌的肠黏液随冲洗而脱落、排出，防止细菌同黏膜上皮的黏附，减少肠膀胱贮尿囊结石的形成以及肠黏液阻塞输出管。

9. 切口哆开　术后应常规以腹带加压包扎，给予镇咳、祛痰药物，应用抗生素，加强切口换药，静脉补充营养等处理以防切口哆开。如出现切口哆开，应及时加以缝合。

10. 新膀胱输尿管反流　新膀胱输尿管反流的危害主要是导致肾脏积水、肾功能损害和泌尿系感染。输尿管与膀胱的吻合方法较多，其中常见的有：黏膜下隧道、肠套叠乳头瓣、肠管纵形折叠、输尿管肠直接吻合后肠折叠包埋、乳头式吻合法等，但其操作均较繁琐，常引起输尿管狭窄。

11. 新膀胱结石　结石的形成与新膀胱黏液的产生有一定关系，但临床上见结石多位于膀胱缝线处，可能异物刺激也是结石形成的因素。结石形成后需要处理的患者，可采用膀胱镜下碎石治疗。

12. 肾功能损害　术后并发症如尿潴留、输尿管反流、结石形成等因素最终会影响肾脏功能。肾功能损害处理主要是针对病因，且以保守治疗为主。

13. 性功能障碍（sexual dysfunction）　随着肠代膀胱术越来越广泛地应用到临床中，患者生活质量得到了提高。然而，术后性功能的恢复程度曾经一度是困扰医患之间的一大难题。为了能够解决这个问题，对适当的患者采取保留勃起神经血管束的技术取得了比较好的疗效。

第五节　前列腺手术围术期管理

一、前列腺的外科解剖

前列腺（prostate）呈前后稍扁的栗子形，属盆腔内器官，位于耻骨联合下缘耻骨弓之后直肠之前，有 Denonvillier 筋膜将前列腺与直肠隔开。上端宽大称为前列腺底，与膀胱颈、精囊腺和输精管壶腹相邻；下端尖细，位于尿生殖膈上，称为前列腺尖。底与尖之间的部分称为前列腺体。体的后面较平坦，在正中线上有一纵行浅沟，称为前列腺沟。前列腺的前面耻骨联合之后有前列腺静脉丛，并有疏松结缔组织及耻骨前列腺韧带。该韧带将前列腺牢牢地固定于耻骨联合的后面。

前列腺一般分为 5 个叶：前叶、中叶、后叶和两侧叶。中叶呈楔形，位于尿道与射精管之间。供应前列腺的动脉有三支：膀胱下动脉、痔中动脉和内阴动脉。耻骨前列腺之间，耻骨前列腺韧带之下为前列腺静脉和阴茎背深静脉汇合处，成为网状形静脉丛（santorini 静脉丛），此静脉丛和被膜内静脉汇合，再经膀胱下静脉，沿侧韧带回流于髂内静脉，施行耻骨后前列腺摘除手术时，切开被膜时最易出血。

二、前列腺手术围术期常规管理

（一）术前准备

1. 前列腺手术者老年人居多，术前需密切观察全身情况，任何异常情况都应尽可能得到纠正，待病情稳定后才考虑手术。合并有心脏病者应请心血管内科医生会诊。有心肌梗死病史的患者手术应在病情稳定后 3～6 个月施行。其他内科疾病，如肺通气梗阻疾病（慢性支气管炎、肺气肿等）、糖尿病、脑血管疾病等也应在术前得到诊治。

2. 注意纠正患者营养不良及脱水、电解质紊乱、低蛋白血症、维生素缺乏和贫血，注意有无出血病史。术前除常规检查出凝血时间，血小板计数外，还应检查凝血酶原时间。

3. 前列腺手术前抗凝治疗必须停止。

4. 前列腺增生症患者部分合并慢性尿潴留，往往伴有肾功能损害。轻度肾功能损害，手术是安全的，术前不需导尿管引流。中度以上肾功能损害，术前需膀胱引流，最好留置导尿，待肾功能恢复后再行手术。少数患者肾功能不能恢复，不应考虑前列腺手术，排尿困难可行膀胱造口处理。

5. 留置导尿管时，应注意无菌操作。

6. 残余尿>150 ml，尿频程度与残余尿量不成比例或尿流率接近正常的患者，应做相关检查了解膀胱功能。

7. 有下肢肌肉痉挛史的患者，应检查括约肌肌电图，估计括约肌引起梗阻的因素。

8. 术前预防性使用抗生素有争论，但尿道器械检查或膀胱镜检查后，应给予抗生素。有明确尿路感染者，应根据中段尿细菌培养、药敏试验，给予相应抗菌药物治疗。

9. 合并肾、输尿管结石，应在前列腺手术前处理。合并膀胱结石，可在前列腺手术时取出。

10. 很多患者顾虑前列腺切除术对性功能是否有影响。应向患者，尤其是 60 岁以下患者做好解释工作。

（二）术后处理

1. 根据患者情况补液和输血，如术中失血较多，术后尿液较红，估计出血较多者，应输血补充血容量不足。是否应用止血药物目前有一些争论，不使用者的观点是怕使用止血药物不当引起血栓形成。术后第 1 天因患者不能进食，输液总量应给予 2 500～3 000 ml。

2. 由于前列腺手术不进腹腔，一般麻醉过后，若无腹胀、呕吐，术后 12 小时患者即可喝水，术后 24～48 小时可开始进食。进食后可常规服用缓泻剂预防便秘，以免腹压增大加重术后前列腺窝创面出血。

3. 由于前列腺术后有导尿管和伤口引流条，术后可合理选用抗生素预防感染。

4. 鼓励患者做深呼吸、咳嗽和腿部活动，有助于减少肺部并发症和静脉血栓的机会。

5. 注意导尿管和造口管妥善固定和引流通畅，防止不慎滑脱。如有血块阻塞导尿管，应由有经验的医护人员进行轻轻冲洗，切忌加大冲洗液流速的办法，那样只会使血块阻塞更紧，更不易冲出。

6. 少数患者术后膀胱痉挛（cystospasm）严重，可使出血加重。预防措施有：①静脉滴注 1% 普鲁卡因溶液 300 ml，对部分患者缓解痉挛有效；②放出气囊尿管囊内的液体，不拔除尿管，可减轻部分膀胱痉挛患者的症状。上述措施处理无效者，对耻骨上经膀胱前列腺切除术的患者，如无术后膀胱出血，可拔除留置导尿管，保留造口管。如果术前尿动力学检查有不稳定膀胱，估计术后膀胱痉挛可能性较大者，可于术后保留硬膜外麻醉导管，常规每晚推注吗啡 3 mg+10% 葡萄糖液 20 ml，对预防和治疗膀胱痉挛均有较好效果。

造口管和导尿管拔除时间随医生的经验和习惯而定。可于术后 2～3 天先拔除造口管，于术后 5～7 天拔除导尿管；亦可于术后 2～3 天先拔除导尿管，然后再拔除造口管。一般患者在自动排尿后，造瘘口处有少许漏尿。如造瘘口漏尿持续 24 小时以上，应再插一细导尿管，留置 2 天后，多数患者造瘘即可封闭而不再漏尿，即可拔除导尿管。

（三）术后并发症及其防治

前列腺手术后的并发症大致可分为两大类：早期并发症和晚期并发症。早期并发症发生在手术后 48 小时内，直接与手术或麻醉有关，包括休克、肺不张、急性肾衰竭等；晚期并发症发生于手术 48 小时以后的康复过程中，如尿道狭窄、尿失禁和瘘管形成等。有些并发症既可发生于手术后之早期，也可发生在术后 48 小时后的晚期，如出血。

1. 休克（shock） 术后发生休克的最常见原因是血容量不足及麻醉药物的作用。血容量不足可由于手术野出血或膀胱内出血引起。腰麻后内脏神经节麻痹，可使大量血液回流入腹部大静脉中，使血压下降，应该迅速作出鉴别。此外，肺栓塞、心肌梗死引起休克时往往伴有心前区疼痛，应仔细作体格检查及观察心电图变化。脑出血引起的休克可同时出现神经症状。临床上尚有其他原因可引起休克，如水、电解质失衡，高钾血症，低钠血症等；术后暴发性感染，如肺炎、腹膜炎、肾盂肾炎，有时亦可引起休克。

治疗休克的原则是立即针对其原发病加以治疗，如抗炎、止血等，并常规采取下列措施作抗休克治疗：①头低足高位；②吸氧；③输血、输液（心源性休克应注意补液速度）；④适当应用升压药；⑤镇痛；⑥纠正酸中毒。

2. 出血（hemorrhage） 术后早期出血，表现为尿色鲜红，有血块，经止血药物、输血及其他措施治疗无效，则必须再次手术止血。术后继发性出血，一般发生在术后 1～3 周内，多由于膀胱颈或前列腺窝内结扎止血的可吸收线脱落或感染坏死组织脱落后引起。可插入气囊尿管压迫膀胱颈，冲净膀胱内的血块，1% 复方硫酸铝钾溶液 100 ml 注入膀胱，留置 20 分钟，视情况每日可给 3～4 次。应用抗菌药物和止血药物。经以上处理多数情况可以有效止血。如膀胱内积满血块，先用冲洗器吸出，如失败，则要切开膀胱清除血块。

3. 导尿管脱落 耻骨上或耻骨后前列腺手术，可在导尿管头端穿一缝线，经腹壁穿出，固定于覆盖在腹壁的纱垫上，以防导尿管滑脱。经会阴前列腺切除术后，导尿管脱落可先观察，若能自行排尿，可不必重插导尿管。若不能排尿，膀胱膨胀明显，可先由有经验的医生重新插导尿管，导尿管内可衬以金属导杆，左手示指插入肛门引导导尿管尖端进入膀胱内，避免插到膀胱颈或三角区下面。导尿管插入后，尿引出不多，可注入少量造影剂（不超过 5 ml），摄膀胱区 X 线平片，判断导尿管位置是否正确。如插导尿管失败，可行耻骨上穿刺造口，直到能自行排尿后，再拔除造口管。

4. 尿外渗（urinous infiltration） 各种前列腺切除术均可发生这一并发症，尤以经尿道前列腺切除后发生的尿外渗最为危险。前列腺切除后发生尿外渗的主要原因是前列腺包膜开放后引流过早除去，或未置引流。尿液是很好的细菌培养基，一旦溢入组织，易引起感染。尿外渗感染时临床表现为发热、局部疼痛、压痛、肌肉紧张、外渗尿液较多时，可出现包块。如尿外渗不发生感染，则症状较轻，故对轻度局部疼痛，低热不退亦应提高警惕。尿外渗的处理是经由耻骨上或会阴部引流前列腺窝附近组织间隙，必要时作耻骨上膀胱造口术，创口引流要通畅，并同时应用敏感抗菌药物。

5. 精道感染 精道感染主要包括附睾炎及精囊炎。预防精道感染的方法是在前列腺手术前，作好尿路感染的诊断和治疗。手术时注意勿损伤精阜，保持射精管开口的完整，可减少术后精道感染的发病率。急性附睾炎的发病来源有二：一为前列腺窝向精道的逆行感染；二为血行感染。前者可在手术中同时结扎输精管加以预防。精道感染治疗方法为全身应用抗菌药物，嘱咐患者卧床休息，阴囊抬高，早期局部冷敷，后期热敷。局部治疗可减轻症状，加速恢复。若已形成脓肿，应切开引流。

6. 尿路感染 前列腺手术后必须应用导尿管引流，尿路感染很难避免。术前作好尿培养并应用敏感药物，控制尿路感染。术中严格无菌操作，术后适当应用抗菌药物，术后可避免发生严重感染。若并发急性尿路感染，应根据尿细菌培养和药物敏感试验调整抗菌药物，在心脏许可的条件下给予足量水分，每日 3 000～5 000 ml，使尿路畅通。如果炎症持续或反复发作，应检查有无梗阻因素，测量剩余尿。剩余尿较多者，应留置导尿管引流尿液。尿中混有黏液脓性分泌物者，可定时冲洗膀胱。如感染仍不能控制，则应考虑可能有输尿管梗阻存在，应进一步作尿路造影检查，如一侧上尿路有结石嵌顿，则应设法治疗结石。前列腺手术后进行逆行输尿管插管是比较困难的，成功希望较少。因此若术后急性肾盂肾炎经抗菌药物治疗不能控制，静脉肾盂造影又提示输尿管下端梗阻，则应考虑做患侧肾造瘘术。

7. 尿失禁（urinary incontinence）　前列腺手术后出现尿失禁症状，必须弄清其原因，并与功能性、神经源性、感染性的类似尿失禁的症状相鉴别。预防术后尿失禁的关键在于前列腺切除时的技术操作，为避免术后发生尿失禁，各种前列腺手术均应遵守以下原则：①残余前列腺组织必需完全切除；②挖除腺体前必需先分离前列腺尖端之尿道黏膜；③分离前列腺时应远离尿生殖膈；④经尿道电切前列腺时应避免离外括约肌部尿道太近，并且膀胱颈部不能切入太深；⑤前列腺全切后缝线不得贯穿尿道外括约肌；⑥应用任何器械及止血气囊，经过尿道时操作必须轻柔，避免损伤。

前列腺术后发生尿失禁多为暂时性的，少数患者持续时间较长，鼓励患者作缩肛训练，在半年至 1 年内仍有恢复的希望。部分尿失禁因为留置导尿管时间较长，外括约肌失用性功能不全，或者由于前列腺尖部尿道周围的组织水肿引起，多在短期内自愈。有些尿失禁是由于外括约肌附近尿道因粘连而稍有扭曲，进行数次尿道扩张后尿失禁症状即消失。由于残留组织块、粘连索带或残留腺体阻碍外括约肌关闭而引起的尿失禁，经尿道电切可以治愈。个别患者由于膀胱颈和尿道外括约肌损伤较重或支配外括约肌的神经损伤，可发生永久性尿失禁，目前相对有效的治疗措施有尿道黏膜下注射 Tefron 和人工括约肌。

8. 直肠损伤（rectal injury）与尿道直肠瘘（urethrorectal fistula）　直肠损伤与尿道直肠瘘重在预防其发生。要求手术操作细致，解剖辨认清楚，熟悉 Denonvillier 筋膜的位置和特征，避免粗暴盲目分离。手术中也可手指伸入肛门，帮助判断肠壁和前列腺的关系，以减少直肠损伤的机会。

如果术中不慎发生直肠损伤，应立即予以修补，以免延误，形成粪瘘。损伤仅涉及直肠肌层，而黏膜完整者，只需缝合损伤的肌层。若损伤造成肠黏膜破裂穿孔，则需充分游离一段直肠壁，在无张力情况下，将黏膜层和肌层分别间断缝合。直肠损伤修补后，应扩肛达 10 cm 左右，持续 5 分钟，术后可使肛门括约肌麻痹数天。禁食 2～3 天，减少排便的机会。术后插肛管，深约 15 cm，如肛管阻塞，应予更换，切忌冲洗。术后 1 周拔除肛管。留置导尿管直至粪瘘愈合。直肠损伤严重者，需作暂时性乙状结肠造口。应用广谱抗生素，这样处理大都能预防尿道直肠瘘的发生。

尿道直肠瘘是经会阴前列腺切除术的并发症，但亦偶见于耻骨上、耻骨后或经尿道前列腺切除术后。主要是由于手术时损伤直肠壁所引起，亦有术后盆腔底部感染引流不畅引起尿道直肠瘘的。预防尿道直肠瘘的方法是作前列腺手术时避免损伤直肠，术后引流要畅通，如有感染应立即应用敏感抗菌药物。若尿道直肠瘘已经形成，应及早考虑手术切除瘘管，修补尿道及直肠壁上之瘘口。

9. 排尿困难（dysuria）　前列腺手术后排尿困难的原因有：①尿道水肿；②膀胱颈狭窄；③尿道狭窄；④组织块残留；⑤膀胱收缩力减弱；⑥精神性尿潴留。

术后拔出尿管后出现排尿困难很多是由于尿道水肿所致，可再留置尿管 3 天，对症治疗即可改善排尿困难症状。膀胱颈狭窄的预防是术中做膀胱颈三角区黏膜楔形切除，正确对合膀胱黏膜和尿道黏膜，避免膀胱颈过度缝合止血。术后尿道狭窄的预防是留置尿管时间不宜过长，尿管不宜太粗，用刺激性较小的硅胶导尿管。若已发生尿道或膀胱颈狭窄，做尿道扩张术，开始每周扩张 1 次，以后逐渐延长扩张间歇，需扩张 3～4 个月。扩张尿道的探杆不宜太粗，少数对扩张无效者应作内切开处理。并继续作尿道扩张，以防狭窄复发。组织块残留以经尿道电切为首选。膀胱收缩力减弱，不能完全排空尿液，致使残余尿逐渐增多，经尿道电切后症状不能改善。可用胆碱能药物、胆碱酯酶抑制剂或 α 受体阻滞剂增强膀胱张力的作用。前列腺切除后，拔除导尿管即不能排尿，尿道膀胱镜检查并无组织块残留，膀胱颈部及尿道亦无狭窄，膀胱造影无瘢痕形成或失张现象；患者又有精神症状，应考虑到是精神因素引起的尿潴留。可应用氯贝胆碱或新斯的明治疗。

10. 静脉血栓形成（phlebothrombosis） 预防或减少静脉血栓形成的方法是手术前后嘱患者多起床活动，预防循环衰竭及感染的发生。嘱患者行腿部肌肉运动，加速静脉回流。不能起床的患者，可鼓励作伸屈小腿的运动。预防下肢血栓形成更重要的意义是预防发生危及生命的肺部栓塞。治疗静脉血栓形成的方法有四：①患者静卧，防止血栓脱落发生肺栓塞；②抗凝治疗，以防止血栓继续扩大或少许起到溶解血栓的作用，用药时应每天测定凝血酶原时间；③应用抗菌药物控制感染；④以往采用在深浅股静脉交界处之上结扎股静脉，或单纯结扎股浅静脉以防血栓扩大或脱落。由于介入治疗技术的进步，已经可将髂静脉和下腔静脉的血栓取出，故已不太使用静脉血管结扎的手术。

11. 肺部并发症

（1）肺不张（atelectasis）：肺不张是手术后早期发生的并发症，主要是黏液分泌物或异物阻塞支气管引起。治疗肺不张的方法是雾化吸入抗菌或化痰药物，改变患者体位，鼓励咳嗽，使阻塞气管之分泌物咳出；如不成功，应在气管镜下除去阻塞物。

（2）肺水肿（pulmonary edema）：诱发原因常常是过量输液，尤其是输入盐水过多，前列腺电切术时大量液体进入血循环，引起水中毒，诱发心功能代偿不全，也会导致肺水肿。治疗方法为强心利尿剂和镇静剂的应用。患者取坐位，下肢垂于床沿下，减少回心血量；吸氧，纠正低氧血症；注射阿托品减少气管分泌；做气管及支气管吸引除去气道分泌物；必要时做透析治疗。

（3）肺炎（pneumonia）：可在手术后早期发生，亦可于术后较晚期发生。肺炎还可在肺不张，肺栓塞及心功能代偿不全的基础上发生。预防术后肺炎的方法和预防其他肺部并发症相同，术前积极治疗支气管炎、禁止吸烟、训练深呼吸和咳嗽、手术结束后迅速苏醒、鼓励并协助排痰、更换体位要勤、早期起床活动、少用或不用阿片类镇痛剂等均为有效措施。治疗方法为应用敏感抗生素，保持患者取坐位，并给氧气吸入。

（4）肺动脉栓塞（pulmonary embolism）：大都发生在术后 5～12 天患者起床活动的时候，发病比较骤然。早期施行血栓溶解治疗甚为重要，支持疗法在冠脉血栓形成和肺栓塞两者基本相同，病情危急之时，并不要求立即作出鉴别，可先行处理，给氧、平卧、镇痛，如患者有所好转应继续卧床休息 1～2 周，同时给抗凝治疗，防止栓塞再度发生。在个别病例可作血管手术取除栓子。

12. 耻骨骨髓炎（pubic osteomyelitis） 耻骨骨髓炎是前列腺手术后比较少见的并发症，较多发生于耻骨后前列腺切除术后。可能是手术损伤耻骨骨膜，使其血液循环受障碍，发生营养不良性骨萎缩；或者在手术损伤的基础上发生细菌感染。一般在术后 3～8 周时发病。治疗方法为对症处理，镇痛、理疗、固定或牵引下肢，等待其慢慢痊愈。除非形成脓肿，否则不必作切开引流。前列腺术后的耻骨骨髓炎抗生素治疗常无效果，应用 B 族维生素有时可改善症状。此并发症往往在 3 个月后能渐渐自愈。

13. 切口并发症　前列腺手术的切口与尿液接触，术后需要引流，比较常见的切口并发症如下：

（1）切口感染（infection of incisional wound）：切口感染的症状常在术后 2～7 天内发生，体温上升，切口肿胀、疼痛、有深部压痛。预防切口感染的方法是切开膀胱前先以热纱布保护好创缘，要尽量减少尿液与创面接触，手术完毕缝合膀胱后用生理盐水冲洗创面，以洗清接触切口之尿液及小血块，切口必须放置引流条。治疗感染可应用敏感抗菌药物。切口局部应拆除缝线使引流通畅。如为气性坏疽则应扩创，应用多价血清及化学药物治疗可降低其死亡率。

（2）切口裂开（disruption of wound）：肥胖患者皮下脂肪多、筋膜薄，或患有呼吸道慢性感染，咳嗽引起腹压升高，有时可发生切口裂开。预防切口裂开的方法是：对比较肥胖或有慢性咳嗽的患者，术前要用呼吸道抗炎剂、镇咳剂，术后包以腹带。切口不必太长，一般作经耻骨上或耻骨后切除前列腺的切口长 8～10 cm 即已足够，这种切口不容易发生切口裂开。发生切口裂开应即予以逐层缝合，必要时应减张缝合。

（3）切口疝（incisional hernia）：见之于耻骨上或耻骨后切除前列腺的腹部切口，大都是切口感染后或再次手术后的晚期并发症，下腹横切口比直切口的切口疝发生率少。预防切口疝的方法是治愈咳嗽、呃逆、以防腹压突然增加。术后应用腹带，对于愈合能力较差的患者，要补充蛋白质及维生素。如已经发生，则在患者情况好转时作切口疝的外科修补术。

14. 急性肾衰竭（acute renal failure）　手术中如出血较多，低血压持续时间较长，或者由于输血反应、菌血症等因素，术后可发生急性肾衰竭。经尿道前列腺切除术后发生这一并发症较其他术式为多，与冲洗液在手术局部吸收引起血管内溶血有一定关系。急性肾衰竭的诊断一旦成立，即应严密注意预防充血性心力衰竭，高钾血症，尿毒症及酸中毒等危及生命的并发症。措施有：①预防体液过多引起水中毒；②密切注意电解质的平衡，纠正酸中毒；③补充营养，给予足够能量；④禁用肾毒性药物，或按照各种药物的排泄情况减量应用；⑤出现水中毒、肌酐清除率下降至 10 ml/min 以内、血红蛋白急剧下降、血钾上升至 6.0 mmol/L 以上情况应进行透析治疗。

15. 性功能障碍（sexual dysfunction）　性功能障碍是前列腺切除术后的并发症之一。耻骨上、耻骨后或经尿道前列腺切除术后，一般较少发生性功能障碍；但是经会阴前列腺切除术后，存在一定的发病率。前列腺癌根治术后性功能障碍的发病率更高。

手术前应使患者知道有发生性功能障碍的可能性，如患者对此点非常重视，则应考虑不选择经会阴手术。无论何种径路做前列腺切除均有不育的可能性，如患者希望生育，前列腺切除手术又非迫切指征，则不妨暂延迟手术时间。精神因素亦能影响术后性功能，如患者对结扎输精管有顾虑，而术中结扎了输精管，则术后可发生性功能障碍，这与精神影响有关。对此类有顾虑的患者，不应结扎输精管。

前列腺切除后如发生了性功能障碍，应以精神鼓励为主，药物应用亦应针对精神症状方面，有的患者短期内能恢复性交能力。应用雄激素应慎重，要考虑到是否存在前列腺癌。手术治疗如结扎阴茎背静脉或会阴部阴茎海绵体摺叠术等，疗效不佳。

三、耻骨上前列腺切除术围术期管理

耻骨上前列腺切除术（McGill operation，suprapubic prostatectomy）也称经膀胱前列腺切除术（transvesical prostatectomy，TVP），是指经下腹部腹膜外切口，切开膀胱摘除前列腺的手术。耻骨上前列腺摘除术是泌尿外科医生必须掌握的基本手术方法。该手术较简单，容易掌握，术后对排尿及性功能影响较小、恢复较快，而且可以同时处理膀胱内疾病，如憩室、结石及肿瘤。但此手术需切开膀胱，若前列腺包膜与腺体发生紧密粘连，偶尔会撕裂包膜，给止血带来一定困难。

（一）适应证及禁忌证

1．手术适应证

（1）有长期尿路梗阻、症状显著，经药物等内科治疗症状未改善者。

（2）残余尿量超过 60 ml，并逐渐增多，致肾功能受损。

（3）前列腺中叶增生，伴膀胱颈挛缩。

（4）前列腺增生伴有膀胱憩室、结石、肿瘤、反复膀胱出血、感染以及上尿路积水等。

（5）髋关节僵直患者，不能放置膀胱截石位者。

2．禁忌证

（1）术前已明确诊断为前列腺癌，无论是保守性还是根治性手术，均不适合耻骨上经膀胱手术途径切除。

（2）对伴有严重心血管疾病、肺部阻塞感染性疾患、严重糖尿病、肝肾功能显著异常及全身出血性疾病等，在未得到很好治疗、病情尚未稳定，或虽然经内科积极治疗患者仍难以耐受开放手术者，均不宜采用开放性耻骨上经膀胱前列腺切除术。

（二）术前准备

1．慢性尿潴留致肾功能不全者。需引流膀胱 3～4 天，待肾功能改善后方行手术。

2．慢性尿潴留伴肾功能不良，但导尿管不能插入或因长期留置导尿管引起严重感染。可先行耻骨上膀胱造口术，待尿路感染被控制，肾功能改善后，再作前列腺切除术。

3．并发急性尿潴留者，宜插导尿管 2～3 天。若无法插入导尿管，患者情况许可者，亦可急诊行前列腺增生切除术。

4．并发感染时需选用敏感抗菌药物控制炎症，以防术后感染发生意外。

5．手术前应作全身系统检查，特别注意心血管与肺部情况。心肺功能不良、高血压均需内科处理，病情改善后方可手术。

6．检查出、凝血时间，测定血液尿素氮、肌酐、血糖、二氧化碳结合力，必要时检查酸性及碱性磷酸酶等。

7．尿道膀胱造影和膀胱镜检查了解前列腺增生的类型与膀胱内情况。

8．术前皮肤准备包括腹部、会阴及大腿上部。手术前晚给镇静安眠药。

9．手术前晚给缓泻药物或手术日清晨灌肠。

10. 术前备血 400 ~ 800 ml。

（三）术中操作要点

1. 麻醉与体位　一般采用硬膜外麻醉或腰麻，有禁忌证者，可用全身麻醉。平卧位，臀部垫薄枕，头部稍向下倾斜。

2. 术前可插入导尿管经膀胱内注水 300 ~ 400 ml，使膀胱充盈。

3. 切口　做下腹部正中切口，向下超过耻骨联合上缘，体形肥胖者可选用下腹部弧形切口。

4. 扩大膀胱切口时，可用手指伸入膀胱钝性撕开或用剪刀直接剪开。前者出血较少，但膀胱切口不整齐，后者切口整齐，但切口出血较多。膀胱切口扩大后需探查膀胱，注意输尿管口位置，有无膀胱憩室、肿瘤、结石等。

5. 切开膀胱颈后唇，示指伸入膀胱颈后唇的切口内，在前列腺腺体与外科包膜之间进行钝性剥离。剥离时手指应紧贴前列腺腺体，指尖插至前列腺尖端。剥离顺序是先后侧，再左右两侧及前面。注意在剥离后面时，不可过分向下用力，以免损伤直肠壁。若前列腺过大过深，术者可用左手示指伸入肛门内，将前列腺向上托起，配合操作，则可较容易地将前列腺剥离出来。

6. 剜除前列腺时切忌过分牵拉尿道，以免撕伤膜部尿道和外括约肌，造成术后尿失禁或尿道狭窄。若前列腺过大，也可分叶挖出。有时腺体与前列腺外科包膜有紧密粘连，应显露前列腺窝，在直视下用剪刀分离。剪断粘连应紧靠腺体，避免剪破包膜，造成难以控制的出血。摘出腺体应仔细察看是否完整，如有残缺遗留部未摘除，应进一步摘除干净。

7. 前列腺摘出后，应迅速暴露前列腺窝。可用热盐水纱布加压填塞于前列腺窝内，持续压迫 5 分钟。同时，显露膀胱颈后缘，在 4 和 8 点钟处常可见活动性的前列腺动脉出血，分别用 2-0 可吸收线 8 字形贯穿缝合止血。缝线应穿过前列腺包膜及膀胱壁肌层和黏膜。线尾暂不剪断，留作牵引，便于显露前列腺窝。膀胱颈后唇 4 和 8 点钟之间再用 2-0 肠线连续交锁缝合，注意应使三角区膀胱颈黏膜和前列腺包膜缝在一起。缝毕，取出填塞纱布。若腺窝内尚有残留组织，应予切除。

8. 从尿道插入 F18-F20 两腔 Foley 导尿管，气囊内注水 30 ml。一般主张气囊放在膀胱内，不放在前列腺窝内。如果前列腺窝内渗血较多，可将气囊尿管轻轻牵引，使气囊压迫膀胱颈口，有助于止血。膀胱颈作一荷包缝合，有助于止血。缝线沿气囊导尿管收紧，缝线末端从腹壁切口引出固定。术后 2 天拆除荷包缝线。

9. 常规膀胱造口，有利于术后膀胱冲洗，防止血块阻塞导尿管。关闭腹壁切口前，从导尿管注入盐水冲洗膀胱，洗尽膀胱内的血块，并检查切口有无漏水，如有漏水，给予加强缝合。

10. 耻骨后膀胱前间隙放引流，缝合腹壁切口。

11. 前列腺切除术的重要问题是止血。减少术中及术后出血有四个要点：挖出快，缝合迅速确实，术中持续压迫腺窝止血，紧密缝合膀胱颈。

（四）术中并发症及其防治

1. 出血

（1）迅速剥离腺体，用纱布填塞前列腺窝，是减少出血的重要步骤。当腺体摘除后，在填塞纱布期间，由于包膜收缩及凝血功能，包膜的渗血大为减少。急于显露前列腺窝企图止血，反而导致大量失血。

（2）曾长期留置耻骨上膀胱造口管的患者，有时因膀胱壁肥厚，容量很小，膀胱周围粘连，又因体型肥胖，使伤口显露极为困难，以致无法缝合膀胱颈部。此时可用纱布条环绕导尿管填塞前列腺窝，纱条末端自膀胱壁小切口引出腹壁。术后3天，待出血停止后，在2~3天内逐步取出纱布。

（3）施行前列腺切除手术时偶可发生纤维蛋白溶解症以致出血不止，此时应从静脉注射6-氨基己酸或对羧基苄胺。

2. 损伤前列腺包膜 当腺体与包膜发生粘连时，偶然会撕裂包膜。

（1）损伤前列腺的前包膜时，可游离耻骨后间隙，显露包膜创口进行修补。

（2）损伤前列腺的后包膜，特别是包膜大块缺损而露出精囊时，往往不可能进行修补。此时可于膀胱颈后唇缝两针7号丝线，并将丝线通过前列腺窝穿出会阴部，由助手拉紧丝线，将膀胱三角区拉入前列腺窝，用以覆盖包膜缺口，丝线下端围绕小纱布球固定于会阴部。术后9天拆除会阴部固定丝线。

（五）术后处理

1. 术后当天禁食，静脉补液。根据肠蠕动恢复情况，开始进流质饮食，随患者饮食恢复，停止静脉输液。鼓励患者早期活动，卧床期间可做深呼吸和下肢活动。

2. 使用抗菌药物防治感染。

3. 注意保持导尿管引流通畅。如有血尿，用生理盐水冲洗，以防血块堵塞导尿管。冲洗液滴入速度根据出血情况调节，引出液颜色较红时，加快冲洗液滴入速度，防止血块形成，尤其在术后最初几小时，应密切观察。术后24~48小时，根据出血情况，可改成间断冲洗。

4. 一般耻骨上引流物于术后3~5天拔除；术后7~10天拔除导尿管，拔管后1周作1次尿道扩张。

四、耻骨后前列腺切除术围术期管理

耻骨后前列腺切除术（retropubic prostatectomy，RPP）是经耻骨后间隙显露前列腺包膜，于包膜上作横切口，直视下摘除前列腺的一种手术。耻骨后前列腺切除术不需切开膀胱，在直视下摘除前列腺，不需作耻骨上膀胱造口，术后恢复快。但手术较复杂，出血较多，处理不当可引起感染、漏尿等。

（一）适应证与禁忌证

1. 适应证 与耻骨上前列腺切除术相同，所有前列腺增生和膀胱颈梗阻都可选用耻骨后途径手术，本法适用于腺体较大的前列腺增生症患者，尤其适用于术前经过直肠指诊、X线检查、超声波检查判断腺体重量达40 g以上，并无膀胱肿瘤和结石等并发症者。腺体较小，低位或肥胖患者采用经会阴前列腺切除术为宜，或者经尿道电切术。

2. 禁忌证 耻骨后前列腺切除术很少有禁忌证，但下述情况应慎用或不用耻骨后径路。

（1）严重尿路感染者，有增加术后耻骨炎和耻骨后间隙感染的危险。

（2）伴有膀胱疾病须同时处理者，以耻骨上经膀胱径路为宜。

（3）合并全身出血性疾病及凝血机制障碍，如血友病、白血病、纤维蛋白原缺乏及严重肝病等，不得选用这一径路，因术中一旦出血常不易控制。

（4）同时存在膀胱内病变（如结石、肿瘤等），需要作膀胱内探查的，最好采用耻骨上经膀胱前列腺切除。

（二）术前准备

1. 术前准备基本与耻骨上前列腺切除术相同。

2. 耻骨后前列腺切除术术前必须确定有无膀胱疾病，因此术前应做静脉尿路造影和膀胱镜检查。膀胱镜检查最好在手术当天进行，以免因检查引起尿潴留和出血。

3. 避免用导尿管测残余尿。如果患者因急性尿潴留或因肾功能损害而插导尿管者，应加强抗菌药物治疗。

4. 手术前日晚禁食，仅可少量饮水。手术前日晚清洁灌肠。

（三）手术操作要点

1. 麻醉与体位 一般采用硬脊膜外麻醉或腰麻，有禁忌证者，可用全身麻醉。平卧位，头部稍向下倾斜。也有人主张取膀胱结石位，臀部垫入软枕，头部向下倾斜。

2. 切口 下腹正中切口或低位横切口。

3. 钝性分离耻骨后间隙，切断耻骨前列腺韧带。在显露前列腺时，注意在前列腺包膜和耻骨之间有几支壁薄而脆弱的静脉，应小心切断结扎或电凝。这些静脉不慎撕裂，不易止血。

4. 前列腺包膜切口通常位于膀胱颈下 1 cm，根据前列腺大小，切口位置可适当变化，但不宜做得太低，以免最后缝合包膜困难。

5. 透过前列腺包膜，隐约可见纵行走向的前列腺静脉丛。用短胖圆针 7 号丝线，在靠近耻骨联合前列腺包膜上横行缝合 4~5 针，每针之间靠紧，使包膜血管都得到缝扎，然后在前列腺包膜和膀胱交界处再缝一排线，两排缝线相距约 1 cm。在两排缝线之间做一横切口，切口长短根据前列腺大小而定，一般切口长 3~4 cm。切口应达到前列腺包膜侧缘，以使在切开包膜后能充分显露前列腺窝。

6. 一般不做前列腺后包膜切除，但有明显慢性前列腺炎患者，可作前列腺后包膜切除。在三角区做一垂直小切口，深达精囊，在精囊和前列腺包膜之间钝性分离，一般并无困难，直到精阜近端平面，切除此游离的前列腺后包膜（前列腺后叶），再用 3-0 可吸收线缝合切开的三角区和剩余的包膜边缘。如需要切除精囊，可同时进行。

7. 切除增生前列腺腺体后，立即用热盐水纱布填塞前列腺窝压迫止血。数分钟后取出腺窝中填塞纱布，再仔细检查前列腺窝。膀胱颈 4 点和 8 点用 2-0 可吸收线作 8 字形贯穿缝合止血。缝合时将三角区的黏膜拖入前列腺窝，与前列腺包膜缝在一起。4 点和 8 点之间用 2-0 可吸收线将三角区黏膜与前列腺后包膜对位间断缝合。这样缝合不仅有止血作用，也有助于前列腺窝术后上皮形成，减少纤维化。前列腺窝内其他部位出血点可用 3-0 可吸收线缝扎止血或电凝止血。近前列腺窝远端出血点不用电凝止血，以免损伤外括约肌，引起术后尿失禁。

8. 经尿道插入 F22 双腔或三腔气囊导尿管,气囊放在膀胱内,注水 30 ml,使气囊压在膀胱颈部,待术后轻轻牵引导尿管及持续冲洗膀胱。用 2-0 可吸收线连续缝合前包膜。包膜切口两端应缝得深些,保证止血。经导尿管注水,如有漏水,应加强缝合。

9. 在腹股沟管内环附近找到两侧输精管,做常规结扎。取出前列腺旁的小纱布,耻骨后间隙放潘氏引流管或皮片引流条,置橡皮管引流 2 条,缝合腹壁切口,导尿管妥善固定。

(三) 术后处理

与耻骨上前列腺切除术相同。

(四) 术后并发症及其防治

1. 出血 (hemorrhage) 　耻骨后前列腺切除术,由于前列腺窝内出血能在直视下缝扎或电凝止血,比耻骨上前列腺切除术止血要彻底,故术后发生出血的机会较少。若遇出血较明显,可轻轻牵引气囊尿管压迫膀胱颈部,使前列腺窝内出血不流入膀胱,出血可逐渐停止。继发性出血在术后 7 天以后发生,与结扎肠线脱落、创面发生感染有关。除给予抗菌药物和止血药物治疗外,膀胱内血块必须冲洗干净,然后定期灌入 1% 复方硫酸铝钾溶液,有很好的局部止血效果。如遇严重的出血,往往是膀胱颈部的动脉出血,有时需再次手术止血。

2. 漏尿 (leakage of urine) 　少数患者因导尿管引流不畅,膀胱缝合口愈合不良,于留置导尿管期间或拔管后 3 ~ 4 天内可发生伤口漏尿。此时,须调整导尿管位置或重新插入导尿管持续引流。通常伤口一般于 3 周内愈合,漏尿也会随之消失。遗留经久不愈的尿瘘者,多与膀胱颈梗阻有关。

3. 附睾炎 (epididymitis) 　前列腺切除术同时结扎双侧输精管的目的是防止逆行感染,避免附睾炎的发生。若并发附睾炎者,需抬高阴囊,合理使用抗菌药物,同时亦可作物理治疗。

4. 尿外渗 (urinous infiltration) 　耻骨后前列腺切除术后尿外渗和前列腺包膜缝合不妥或感染伤口裂开有关。这种情况下,只要导尿管引流通畅,在 1 ~ 2 周内多可自愈。尿外渗严重者,除保持导尿管通畅外,伤口放置双套管吸引,可加速伤口愈合。

5. 耻骨炎 (osteitis pubis) 　施行耻骨后前列腺切除术的患者,偶可并发耻骨炎。治疗应卧床休息。患者对肾上腺皮质激素治疗多数有效,但抗菌药物及物理治疗效果不佳。

6. 尿道狭窄 (urethral stricture) 　合并膀胱颈挛缩者,在前列腺手术时,做后唇楔形切除,是预防的有效措施。如尿道狭窄已发生,一般单纯尿道扩张即可治愈,部分患者可作尿道内切开治疗。

7. 尿失禁 (urinary incontinence) 　手术时若遵守前述手术操作注意事项,术后很少发生永久性尿失禁。暂时性尿失禁多数能很快自愈。

五、经会阴前列腺切除术围术期管理

对前列腺增生症的手术治疗,现在主要是采取经尿道电切术、耻骨上前列腺切除术和耻骨后前列腺切除术等方式进行治疗。经会阴前列腺切除术 (perineal prostatectomy) 的应用机会极少。但是,经会阴前列腺切除术这种古老术式与其他的手术方式比较,具有直视

下止血可靠、创伤轻微、对循环系统干扰较小的优点。而且还可以在进行开放活检后立即转入手术治疗。

（一）适应证与禁忌证

1．适应证

（1）与耻骨上前列腺切除术相同。

（2）怀疑前列腺癌，经会阴直视下活检，冷冻切片证实癌肿，可马上改行前列腺癌根治术。

（3）前列腺结石，尤其是巨大前列腺结石，前列腺体被结石充满，有症状需行前列腺切除者。

（4）骨盆出口宽大，会阴瘦小的患者；或身体肥胖，经耻骨上或耻骨后摘除前列腺有困难者，经会阴摘除前列腺也是一良好选择。

（5）前列腺脓肿常是经会阴前列腺切除的指征。

（6）由于手术死亡率和术后心肺并发症低，经会阴摘除前列腺特别适合全身情况较差的患者。

（7）经尿道前列腺电切术后，前列腺内持续存在结石和感染，也可采取经会阴前列腺切除术。

2．禁忌证

（1）较大的前列腺增生症，不易从会阴切口摘除前列腺者。

（2）患者年龄相对较轻，对性功能保存较关切者，以不经会阴摘除前列腺为妥。

（3）髋关节和脊柱强直，无法采取截石体位者。

（4）会阴部既往有过手术或感染，瘢痕组织严重；或有严重湿疹、皮炎等疾患。

（5）合并膀胱肿瘤，憩室或其他膀胱内疾病需同时处理者。

（二）术前准备

1．与耻骨上前列腺切除术相同。

2．根据尿培养和药物敏感试验结果，术前合理使用有效抗菌药物。

3．由于手术切口接近肛门，皮肤准备（包括剃毛和皮肤清洗）范围应包括下腹、耻骨上区、阴囊、会阴、肛周和两大腿。

4．清洁灌肠。尤其是不太熟悉此术式时更应作好肠道准备。术前三天进少渣饮食，术前晚禁食。

5．备血 400～800 ml。

6．经会阴前列腺摘除术，需要一些特殊的手术器械，如前列腺牵引器、前列腺钳等。

7．经会阴前列腺切除术，一般需用特制的消毒巾，中间留有小孔，用于直肠指检。

（三）术中操作要点

1．麻醉与体位　一般采用硬膜外麻醉，也有用全麻或骶管麻醉者。采取高位膀胱截石位。臀部垫高，两腿外展架起，肩部用软枕支撑，使体重着力于肩部和腿部，臀部应超出手术台末端，手术台应能自动升降，便于术者操作。

2．切口　在坐骨结节之间，距肛门 1.5 cm 上方做倒 U 字状皮肤切口，切口两端弯向肛门平面，终止于坐骨结节内侧。

3. 从尿道外口插入前列腺牵引器（Young prostatic retractor/Lowsley prostatic retractor），确认牵引器的尖端进入膀胱后，张开牵引器。助手将牵引器下压，将前列腺挤向前上方。

4. 将皮下脂肪组织向左右两侧的坐骨直肠窝推压，显露出中央腱，在中心腱两侧钝性分离坐骨直肠窝，分离前面不要超过会阴浅、深横肌，以免切开尿生殖膈，损伤尿道外括约肌。会阴横切中心腱时有几支小动脉被切断，应予以结扎。

5. 沿直肠前面向上分离，显露并切断直肠尿道肌。用牵开器牵开后侧肛提肌，显露狄氏筋膜，切开该筋膜后层，沿此筋膜前、后层间隙平面继续分离，推开直肠前面，显露前列腺包膜。

6. 前列腺后面分离后，在膜部尿道或前列腺尖部作1 cm长的纵行切口，拔除尿道内的弯形前列腺牵引器。并从切口处插入直形前列腺牵引器在外科包膜上作一倒 V 形切口。经 V 形切口插入示指，在外科包膜和前列腺腺体之平面间钝性分离前列腺，或钝性和锐性相结合分离，并通过倒 V 形切口摘除前列腺。摘除前列腺后，立即用热盐水纱布填塞腺窝压迫止血，若有出血，用可吸收线缝扎止血。

7. 经尿道插入气囊尿管，气囊注水 30 ml，以备术后牵引及引流尿液。以导尿管作支架，用 3-0 可吸收线围绕导尿管作前列腺尖部尿道与膀胱颈部间断端端吻合。再用 2-0 可吸收线缝合前列腺包膜切口。

8. 肛提肌用可吸收线缝合靠拢，这对重建盆底和恢复直肠的支持十分重要。缝合中心腱，切口两侧放置引流。

（四）术后管理

与耻骨上前列腺切除术相同。

1. 保持导尿管通畅，可用盐水持续点滴冲洗，冲洗速度维持流出液清晰为准，以防血块阻塞导尿管。导尿管妥善固定，以防滑脱。

2. 应用抗生素预防和控制感染。

3. 会阴切口引流条术后 1~2 天拔除。切口引出渗血较多时，可用会阴 T 字形带加压包扎，并加用肌肉或静脉止血药物。术后 7~8 天拆线。10 天左右拔除导尿管，如排尿通畅，不必常规扩张尿道。

4. 术后保持大便通畅，术后 2 周内禁忌做肛门测温、灌肠治疗和直肠器械检查。

5. 出院后应定期随访，如有胀尿和尿痛，应行静脉尿路造影和排尿后拍片检查，除外吻合口狭窄。禁忌插导尿管测残余尿和金属探子扩张。

（五）术后并发症及其防治

1. 漏尿（leakage of urine） 经会阴前列腺切除术后早期尿外渗，只要引流条引流通畅，多能自行停止。如尿外渗发生于导尿管拔除后，应在伤口深部放一橡皮条引流，直至外渗停止。尿外渗持续 5 天以上者，应重插一细导尿管留置导尿。插导尿管时需注意防止尿管在前列腺窝内扭曲。插入有困难者，尿管内放支撑杆或助手示指插入肛门引导插入。术后长期漏尿形成会阴部尿瘘者极为罕见，一般多由于术后尿道狭窄梗阻引起。作适当的尿道扩张可治愈。

2. 尿失禁（urinary incontinence） 为减少经会阴前列腺切除术后尿失禁，可采用经肛门括约肌下径路前列腺摘除，这样既减少了术中出血和支配尿道外括约肌神经损伤，也使术后尿失禁和性功能障碍显著减少。

3. 直肠损伤（rectal injury） 经会阴前列腺摘除术发生直肠损伤的概率比耻骨上和耻骨后前列腺摘除术高，其发生原因及预防和处理方法可参见前列腺手术围术期常规管理的相关内容。

4. 术后出血（postoperative hemorrhage，POH） 经会阴前列腺摘除术后发生出血的机会较少，出血不严重，可注射器间断抽吸冲洗，如有严重出血，应考虑重新手术止血。

5. 感染 包括泌尿生殖系感染和切口感染。

（1）尿道感染者，应行尿培养、药物敏感试验，然后调整抗菌药物；拔除导尿管，减少异物刺激，有利于感染的控制。

（2）急性附睾炎的预防和处理可参阅前列腺手术围术期常规管理的相关内容。

（3）由于伤口接近肛门，术中和术后污染机会多，可发生切口感染和裂开，以致延期愈合，应重视术前肠道准备及注意术中无菌操作。切口已感染者，应保证引流通畅，待肉芽形成后，温水坐浴可加速创面愈合。

六、经尿道前列腺切除术围术期管理

经尿道前列腺切除术（transurethral resection of the prostate，TUR-P），TUR-P 是 BPH 外科治疗的金标准。主要适用于治疗前列腺体积在 80 ml 以下的 BPH 患者，根据术者技术熟练程度适当放宽对前列腺体积的限制。

（一）适应证和禁忌证

1. 适应证 经尿道电切前列腺增生的适应证和开放手术相同，对已有排尿困难并逐渐加重，梗阻明显，造成膀胱残余尿量增多或出现过急性尿潴留者，只要全身条件允许，都可进行手术治疗。手术宜在 90 分钟内完成，切除的前列腺以<80 g 为宜。

2. 禁忌证

（1）尿道和阴茎病变 有尿道急性炎症、尿道狭窄、小阴茎、小尿道及有阴茎痛性勃起史的患者。

（2）急性泌尿生殖系统感染。

（3）髋关节强直，不能采取膀胱截石位的患者。

（4）合并有膀胱结石或较大膀胱肿瘤的患者。

（5）外括约肌功能障碍患者，手术切除膀胱颈部和内括约肌将导致尿失禁。

（6）带心脏起搏器的患者一般不宜作 TUR-P，但目前可以采用等离子电切。

（7）心脑血管疾患：严重高血压、急性心肌梗死、未能控制的心力衰竭、近期因脑血管意外发生偏瘫者。

（8）呼吸系统疾病：严重支气管哮喘、肺气肿合并肺部感染、肺功能显著减退者。

（9）严重肝肾功能不全或有全身出血性疾病。

（10）严重糖尿病。

（11）前列腺体积太大者。

（二）术前准备

1. TUR-P 的术前准备与一般外科手术基本相同，由于患者年龄偏大，70 岁以上者并不少见，因而术前的各种准备，包括对心脏、呼吸、神经、内分泌系统的检查，是十分必要的。对于患者的手术耐受性、术后恢复程度、并发症以及可能发生的问题等，术前都应有充分的估计。有陈旧性心肌梗死或脑血栓病史的更应慎重，一般应至少在发病后 6 个月病情稳定后再作 TUR-P；近期作过较大外科手术者，也应在 2～3 个月后再行 TUR-P。有糖尿病迹象的患者，要及时请内分泌科医生协助处理或采取相应的治疗措施，严重的糖尿病如果不能得到控制，应视为 TUR-P 的禁忌证。

2. 应无明显血液病，凝血功能基本正常。根据全身情况和前列腺大小备血。术前 1 周停用抗凝剂和血管扩张剂。贫血患者需输血。

3. 怀疑有前列腺癌的可能性时，必须检查血酸/碱性磷酸酶、前列腺特异抗原，拍摄骨盆平片和核素骨扫描。如确诊为前列腺癌，则应放弃 TUR-P，改行前列腺根治手术。

4. 术前应使患者大致了解手术过程和术后可能发生的并发症及术后注意事项，解除患者顾虑，争得患者配合，以利术后恢复。术前一段时间患者的活动能力对于判断手术能否满意作用甚大，如一般生活能够自理，上下床无需他人协助，能从事一般简单家务劳动，则术后大多恢复良好；如术前已完全卧床，则术后效果大多难以令人满意。

5. 有尿潴留或残余尿量增多应作相应处理。如肾脏功能检查提示肾脏已经受损，应先行引流甚至血液透析。当尿有感染时，需适当给抗生素。

6. 术前 1 天进行常规会阴备皮、清洁灌肠、预防应用抗生素，对预防术后感染、发热有一定意义。

（三）术中操作要点

1. 麻醉　最常用低位硬脊膜外腔阻滞麻醉，若腰椎有异常，或其他情况不宜用硬脊膜外腔阻滞麻醉者，可用全麻。个别情况也有用局麻者，但尿道松弛较差。

2. 体位和消毒　取截石位，髋关节应尽量外展，膝关节应轻度弯曲使下肢于水平位。臀部应尽量靠近手术台的边缘。皮肤消毒应包括下腹、会阴和肛周，以用刺激性小的含碘消毒剂为好。

3. 由于 TUR-P 对手术时间有明确的限制，如果可能应尽量在 1 小时以内完成手术，至多不可超过 1.5 小时，以免灌洗液吸收过多，引起 TUR-P 综合征等并发症。

4. 要特别注意前列腺和精阜的关系，注意前后移动电切镜时前列腺和外括约肌的关系。在切除镜视野的 6 点位看到精阜时，应用左手尽量将患者的阴茎拉直，观察操作器到龟头的距离。在术中就可用手指进行大致测量，起到防止镜鞘滑到精阜以远的作用。

5. 进行 TUR-P 时，最要紧的是要了解将被切除的前列腺的形状及其和尿道、括约肌的关系。前列腺包膜的前面和侧面易识别，但后侧面，特别是靠近前列腺尖部附近逐渐变薄，易被切伤，故必须多加小心。

6. 切除中叶时有时也会不知不觉切伤膀胱三角区，特别是初学者，更易将这部分切伤引起膀胱穿孔。所以要仔细观察中叶突入膀胱内部分和膀胱三角区的关系，并适当保留膀胱侧的黏膜进行切除。

7. 在切除一定量组织之后，将切除镜再回到正中位，进行观察并矫正切除方向、部位和深度。

8. 按正确顺序切除，应尽量用相同的切割深度和长度，以同一种节律，有顺序地进行切割，切除襻不是呈直线而是呈曲线切割。靠近包膜时的切割宜薄不宜厚。背侧的切割，可将示指插入直肠内，依示指感知的组织厚度和硬度引导切割，特别是精阜附近前列腺尖部的腺体，切割时更要谨慎。

9. 膀胱颈部附近的 5 点和 7 点，11 点和 1 点位常见动脉性出血，将这些部位的动脉性出血彻底电凝止血非常重要。在切除过程中，没有必要把所有切除面上的出血都电凝，而应尽快将预定切除的组织全部切除，而后在尽量靠近动脉的起始部进行止血。几乎所有的动脉性出血都可以用襻形电极确实电凝，故 TUR-P 时不提倡使用滚动电极。

10. 静脉性出血即便是静脉窦被切开而引起的出血，用 Foley 球囊导尿管的球囊都可以压迫止血。

11. 切除完毕，应使用 Ellik 冲洗器或 Toomey 冲洗器洗净或排除膀胱内的切除片。向膀胱内注水 300 ~ 400 ml，拔除切除镜鞘。用手压迫患者下腹部，注入膀胱内的水即应从尿道口顺利排出，如果停止压迫，尿道排液立即停止，则提示切除充分，括约肌也未被损伤，是 TUR-P 满意的标志。

12. 膀胱内插入 F22-F24 号的 Foley 球囊导尿管，确认导尿管已插入膀胱，则根据切除组织量的多少，往气囊内注水 30 ~ 60 ml 使其膨胀并进行牵引，在尿道外口部，用湿纱布环绕导尿管并系紧，此纱布和膨胀的气囊相互牵引，压迫切除创面止血。再次冲洗膀胱，如果连续 3 次的冲洗，洗净液都无血性改变，则止血可靠。

（四）术后注意事项

1. 牵拉气囊导尿管，尿道外口系拴之纱布应在术后 2 ~ 3 小时内松解，以防长时间牵引压迫括约肌，引起尿失禁。术后第 2 天起，每天气囊导尿管水囊抽放水 5 ml，若引流液已无血色（多数在 48 小时），于术后 72 ~ 96 小时拔除气囊导尿管。拔管时先抽净水囊中液体，快速冲洗和引流，将管拔出 3 cm 至前列腺窝，将窝内小血块或小碎片冲出。而后膀胱内灌入和保留冲洗液 200 ml（以便第 1 次排尿时有足够液体将前列腺窝内残留血块和坏死脱落组织冲出，同时减少疼痛），拔出尿管。

2. 患者送回病房，连接好冲洗及引流导管，观察有无因搬动使 Foley 气囊移动而出现血量增多，必要时适当调整导尿管。用无菌外用生理盐水冲洗膀胱，以冲洗出的液体颜色，决定冲洗的速度。一般术后 6 ~ 12 小时以后很少再发生活动性出血。观察有无血块或组织碎片阻塞，同时检查下腹部有无液体外渗。向患者及家属说明手术经过及病情，解除其心理负担取得合作。

3. 患者术后体位采取平卧位，当麻醉恢复后，患者可翻身并适当活动四肢，以防止下肢血栓形成和肺部并发症。待拔除导尿管后开始适当下地活动。活动逐渐增加，勿操之过急。

4. 严密观察患者生命体征。患者均为老年，往往合并心血管等疾患，对手术的耐受及术中、术后应激能力相对降低，故术后密切观察生命体征变化极为重要。必要时需继续心电图监护，严密观察血压、脉搏、体温等改变。术后次日常规测定血清电解质，注意电切综合征的发生。

5. 手术当日患者常规输液，麻醉恢复后如患者无恶心，可给适量饮水，肛门排气后即可进半流质饮食，根据个体情况，1~2 天后进普食，要避免刺激性食物。

6. 气囊导尿管拔出后，嘱患者每日饮水至少 1 500 ml，以便有足够尿液冲洗膀胱尿道。至少术后 5 天内不宜坐软沙发，以免前列腺窝受压出血。

7. 一定反复告诉患者，由于前列腺窝创伤未愈，拔除尿管后，排尿开始和终末可能会有些疼痛和血尿。尿频和尿道灼痛将持续 2 周~2 个月（多数为 1 个月）。

8. 患者容易并发肺炎、尿路感染或出现前列腺窝及附睾感染。应使用广谱抗生素预防和控制感染。

9. 因膀胱痉挛，患者可出现频繁尿急感，应给以解痉剂，同时检查尿管位置是否合适，如导尿管加用牵引者，在出血已被控制后可解除牵引。Foley 尿管的水囊可减少至 15~20 ml。

10. 在疑有外渗或穿孔的病例，除保持尿管通畅外，应分别记录注入量及流出量，必要时行膀胱周围穿刺，如证明有积液，应予引流。

11. 为防便秘挤压前列腺窝继发出血，保持排便通畅，大便时不宜过分用力。必要时可给润肠剂或缓泻剂。前列腺窝的创面往往需 1 个月时间才能完全被黏膜覆盖。在此之前，如便秘或用力过猛，活动过多，都有再出血的可能。出院时应对患者讲明在此期间仍应注意休息，多饮水，防止便秘，不可饮酒，也应避免性生活。

（五）术后并发症及其防治

TUR-P 有两个重要并发症：出血和前列腺包膜穿孔。后者可造成灌注液外渗和内渗（如果静脉窦开放），以及稀释性低钠血症（TUR-P 综合征）。

1. 出血　术后尿色呈鲜红色，有血块堵塞尿路，且血压下降，输血无效时，需再进手术室重行止血。

继发性出血一般发生在术后 10 日左右，系因感染所致坏死物脱落而引起出血。处理方法是从尿道插入气囊导尿管，在气囊内注入 20~30 ml 空气，压迫膀胱颈部，同时用生理盐水冲洗膀胱，直至血块抽尽，回水淡红为止。

2. 前列腺包膜穿孔与 TUR-P 综合征　如果外科包膜穿孔，应尽量在患者出现体征和症状前从膀胱镜所见中证实。腹膜外的外渗由于灌注液进入前列腺和膀胱周围间隙，前列腺尿道被拉长，膀胱被外渗液所压，膀胱容量降低，下腹皮肤张力增强、变硬，严重者下腹部可触及包块。外渗早期症状是患者不安，继之恶心、呕吐和腹痛。严重者面色苍白，出汗，脉搏快，可出现呼吸困难、低血压和休克。

术中一旦发生外渗或内渗，应尽快中止手术。首先必须止血，并将所有组织碎片从膀胱清除，以免阻塞导管。电凝止血后，插入气囊导尿管，接尿袋引流或吸引器。可在耻骨联合上方作一小切口，放置引流管于膀胱前的腔隙，抬高患者上半身，促使漏入腹膜后腔的灌洗液排出。留置 Foley 球囊导尿管 10~14 天。

TUR 综合征（transurethral resection syndrome，TURS），也称稀释性低钠血症（dilutional hyponatremia），是指在 TUR-P 时灌注液外渗或内渗所产生的机体一系列病理生理改变，包括收缩压、舒张压升高，心动过缓，最终低血压，虚脱。可发生呼吸急促、呼吸困难、发绀、视觉丧失、昏睡、惊厥。

轻度外渗做保守处理，但中度和明显外渗，需做膀胱周围耻骨上引流，并加强抗生素治疗。

稀释性低钠血症要求密切监视中心静脉压和血气、血液丢失、尿排出量和心脏情况，密切动态观察血清各项生化指标，特别在症状开始后最初几小时，可以很快发生电解质紊乱。治疗可采取使过多的体液迅速排出的措施。如果血清渗透压和血浆钠低，经静脉给呋塞米 20~40 mg，必要时 3~4 小时重复 1 次，并严密观察心血管衰竭和脑水肿症状。同时做下腹部热敷，尽快将组织内液体经肾排出。关于用高张盐水，还有不同观点。但通常都用 3%~5% 氯化钠 250~500 ml 静脉输入。

七、根治性前列腺切除术围术期管理

根治性前列腺切除术（radical prostatectomy）是治愈局限性前列腺癌最有效的方法之一。主要术式有传统的开放性经会阴、经耻骨后前列腺根治性切除术及近年发展的腹腔镜前列腺根治术和机器人辅助腹腔镜前列腺根治术。其中开放式耻骨后前列腺根治性切除术和腹腔镜前列腺根治性切除术是目前《中国泌尿外科疾病诊断治疗指南》推荐的术式。本部分主要介绍开放性耻骨后前列腺根治切除术。

（一）适应证与禁忌证

1. 适应证　要考虑患者预期寿命、肿瘤的危险因素等级和总体健康状况。

（1）预期寿命：患者的预期寿命是手术与否的重要指针，一般建议预期寿命≥10 年。

（2）危险因素等级：①低危（临床分期 T_1~T_{2a}、Gleason 评分 2~6、PSA<10）和中危（临床分期 T_{2b}~T_{2c} 或 Gleason 评分 7 或 PSA10-20）的局限性前列腺癌患者，推荐行根治术；②小体积的高危（临床分期 T_{3a} 或 Gleason 评分≥8 或 PSA>20）局限性前列腺癌患者，可有选择地进行根治术；PSA>20 或 Gleason 评分≥8 的患者术后可给予其他辅助治疗；③极高危的前列腺癌患者（临床分期 T_{3b}~T_4 或任何 T，N_1），严格筛选后可行根治术并需辅以综合治疗。

（3）健康状况：前列腺癌患者多为高龄男性，手术并发症的发生与身体状况密切相关。因此，只有身体状况良好，没有严重心肺疾病的患者适合根治术。

2. 禁忌证

（1）患有显著增加手术危险性的疾病，如严重的心血管疾病、肺功能不良等。

（2）患有严重出血倾向或血液凝固性疾病。

（3）已有远处淋巴结转移（术前通过影像学或淋巴活检诊断）或骨转移。

（4）预期寿命不足 10 年。

（二）术前准备

1. 前列腺癌根治术需于术前行 B 型超声、MRI 检查或经直肠、会阴细针穿刺活检证实方可施行。

2. 前列腺活检或接受经尿道前列腺切除术后，前列腺周围会有血肿或炎症粘连，不利

于手术进行，所以前列腺活检后 6～8 周，TUR-P 术后 12 周行根治性前列腺切除术比较理想，尤其是希望保留神经血管束的患者。

3. 术前 2～3 天行肠道准备，也可在手术前晚或当日灌肠。

4. 备血，有条件可考虑自体输血，因分离耻骨后间隙出血较多。

（三）术中操作要点

1. 麻醉与体位　采用硬膜外麻醉或全麻。患者采用平仰卧位，在腰部的位置将手术台折弯，使耻骨到肚脐间的距离加大。

2. 手术切除范围包括完整的前列腺、双侧精囊和双侧输精管壶腹段、膀胱颈部。

3. 盆腔淋巴结切除术主要有两种　①改良式：下腹正中切口，整块切除髂动脉、髂静脉前方、后方及血管之间的纤维脂肪组织，下至腹股沟管，后至闭孔神经后方。可疑淋巴结转移者可进行冷冻切片病理学检查；②扩大式：淋巴结切除范围扩大至髂总动脉和骶前。

4. 分离前列腺时，应紧贴前列腺外缘进行，以免损伤阴部内神经，导致术后阳痿。

5. 在分离前列腺后壁时，要注意避免分破直肠壁，如果发生，应修补直肠并行乙状结肠暂时性造瘘。

6. 在有盆腔静脉丛出血时，不应惊慌，而应以纱布条堵塞，并用 Deaver 牵开器压迫止血。

7. 前列腺尖端需全部切除，不可姑息，因此处常含癌肿组织。

8. 很好地保存尿道膜部，以防术后发生尿失禁。

（四）术中并发症及其防治

1. 出血　出血大部分由静脉系统而来，尤其是背静脉，若出血严重，可在尿道处截断背静脉复合体，再将其缝合。

2. 闭孔神经损伤　闭孔神经损伤通常发生在盆腔淋巴结清除时，一旦发生必须用极细的缝线将其重新吻合。

3. 直肠损伤　直肠损伤通常较小，其处理方式是先将直肠的破洞边缘修齐，用无损伤圆针丝线间断全层缝合关闭破口，并在浆肌层间断加强缝合。若能够把大网膜拉出来铺到膀胱颈尿道吻合处及直肠破洞之间，可以减少将来发生直肠尿道瘘管的机会。在尿道切断前发现直肠损伤，有的主张停止手术，2 周后采取另外途径再手术。多数外科医生主张修补损伤后继续手术。关闭切口前用抗生素溶液彻底冲洗创口。如果术前已作清洁灌肠，不必再用肠道消毒药，以免引起腹泻和小肠蛋白溶酶增加，不利切口愈合，尤其是用可吸收缝线修补缺损的，更应注意此点。

（五）术后处理

1. 手术后次日即鼓励患者下床活动，待排气后可开始进食。

2. 引流管的引流量少时即可拔除。

3. 导尿管在手术后 1～2 周可以拔除，在拔除导尿管前可先做膀胱造影了解吻合口处是否有渗漏，如有渗漏则需继续留置导尿管，直到吻合处愈合。

（六）术后并发症及其防治

1. 术后延迟出血　根治性前列腺切除术后出血少见，除非在关闭切口时存在低血压，在血压回升后有渗血或血管出血。膀胱内出血牵引气囊导尿管即可止血。膀胱内出血不能控制，亦可先经尿道电凝止血，如失败应考虑开放手术止血。

2. 尿失禁（urinary incontinence）　尿失禁是前列腺癌根治术后的最主要的并发症之一。尿道外括约肌受损是造成术后尿失禁的主要原因。前列腺切除术后近端尿道括约肌破坏，括约肌暂时性的功能不全，逼尿肌功能不稳定、膀胱顺应性下降以及神经血管束的损伤亦是引起尿失禁的原因。

除术前注意使用控尿技术预防术后尿失禁外，还应加强术后的管理。措施有：①盆底肌锻炼；②使用丙咪嗪或 α 受体激动剂等药物治疗；③生物反馈治疗；④膀胱颈周围黏膜下层注射胶原；⑤严重的患者可以手术装置人工括约肌。

3. 尿外渗（urinous infiltration）　发生尿外渗时尿液可渗到腹腔内而引起尿源性腹膜炎，发生的原因除了与膀胱颈与后尿道的吻合技术有关外，术后尿管的堵塞、扭曲、受压均可能导致尿外渗。

治疗措施有：①妥善固定尿管，除气囊固定外，还可于包皮处缝合 2 针打结固定导尿管，并用胶布将导尿管妥善固定在大腿内侧，防止导尿管扭曲、受压及脱落，保持引流通畅；②术后早期用输液泵控制输液速度，保证足够的肾血流灌注，使尿液能持续冲洗导尿管，进食后鼓励患者多饮水，多排尿，每天保持饮水量>2 500 ml；③若发现尿管不通畅，及时冲洗导尿管，必要时重新调整位置。如果导尿管已堵塞无法畅通，可于尿道镜直视下更换导尿管；④保持腹腔引流管通畅。

4. 尿道膀胱吻合口狭窄（urethrovesical anastomotic stenosis）　前列腺癌根治术后尿管保留时间相对较长（约 3 周），以利于新尿道的重新建立。手术损伤尿道，术后尿路感染，术后尿管拔除时间过早均可致尿道膀胱吻合口狭窄。避免过早拔除导尿管，同时尽量避免反复插尿管。术后出现尿流变细症状和排尿困难，定期尿道扩张。

5. 性功能障碍（sexual dysfunction）　根治性前列腺切除术后性功能障碍是常见的并发症。手术中保留勃起神经可以降低患者术后性功能障碍发生率，提高患者的生活质量。此外术后服用西地那非、伐地那非等药物也可使不少患者恢复勃起功能。

6. 输尿管梗阻（ureteral obstruction）　根治性前列腺切除术后输尿管梗阻不多见。如果由于输尿管插管损伤水肿引起，一般都能自行恢复。如果膀胱内输尿管口被缝线缝住，数天后可通过膀胱镜用剪刀拆除缝线。即使双侧输尿管口被缝住，几天之内患者可用保守处理维持。极个别情况输尿管被切断，应开腹行输尿管再移植术。

7. 尿道直肠瘘（urethrorectal fistula）　绝大多数尿道直肠瘘的发生均与术中直肠损伤未被发现有关。治疗应再插导尿管，局部抗生素溶液冲洗，减少直肠菌落和给予抑制肠蠕动药物。如果上述治疗无效，应经尿道和经直肠电灼瘘口。如瘘口持续存在，应做乙状结肠造口和耻骨上膀胱造口，待 3 周以后，炎症反应消退，做瘘口修补。第一次修补极为重要，因为再次修补很难取得成功。

第六节　尿道手术围术期管理

一、尿道的外科解剖

男性尿道（male urethra）起自膀胱的尿道内口，止于阴茎头的尿道外口，成人尿道长 16～22 cm，管径一般 0.5～0.7 cm。通常分为三个部分：尿道前列腺部、尿道膜部和尿道海绵体部。尿道在行进中粗细不一，有三个狭窄、三个膨大和两个弯曲。三个狭窄分别位于尿道内口、尿道膜部和尿道外口，以尿道外口最窄。三个膨大分别位于尿道前列腺部、尿道球部和舟状窝。两个弯曲是凸向下方的耻骨下弯和凸向上前方的耻骨前弯。耻骨下弯位于耻骨联合下方 2 cm 处，位置恒定，包括前列腺部、膜部和海绵体部的起始段。耻骨前弯位于耻骨联合前下方，阴茎根和阴茎体之间。当阴茎勃起或向上提时，此弯曲可消失。

女性尿道（female urethra）为一纤维肌肉腔道，长 3～5 cm，直径约 0.6 cm，较男性尿道短而直。起自膀胱颈，尿道内口约平耻骨联合，紧贴阴道前壁向前下走行，通过盆底间隙，止于开口与阴道前庭位于阴蒂和阴道口之间的尿道外口。女性尿道紧邻耻骨联合背侧走行，并在此有耻骨尿道韧带与之相连。尿道内口周围被平滑肌构成的膀胱括约肌环绕。尿道外口位于阴道开口的前方、阴蒂的后方 2～2.5 cm 处。尿道中 1/3 有尿道壁内横纹肌环形包绕（称为尿道外括约肌或横纹肌括约肌），该肌肉的张力是维持控尿的主要因素。

二、尿道手术围术期常规管理

（一）术前准备

1. 需行尿道手术的男性患者，应做好下列术前准备工作：

（1）调整患者的全身情况，有心血管系统和呼吸系统功能紊乱及肾功能障碍和水、电解质平衡失调者，应予以纠正。有糖尿病者，术前应先行控制。

（2）先天性尿道疾病，应进行上尿路及生殖系统形态学检查，注意有无其他先天性畸形，并根据其对身体的影响来确定治疗的先后。并发尿道瘘者，应先期治疗。阴茎、包皮、阴囊、会阴等处有炎症或湿疹者，应治愈后方可行尿道手术。

（3）慢性尿道外科疾病，常因梗阻及感染导致肾功能不全，术前需纠正。除纠正水及电解质平衡失调外，尚需纠正和改善贫血及营养不良等。对幼儿及老年患者，纠正水、电解质平衡失调时应注意勿使液体超载，尽可能以口服途径进行补充。严重贫血者，可予以间断少量输血。

（4）长期尿道梗阻，并发感染已有肾功能不全时，应先引流尿液，控制感染。待一般情况好转，肾功能改善后，再行尿道手术。引流尿液的方法，可根据具体情况，留置导尿、耻骨上膀胱造口或肾造口。

（5）感染是尿道手术失败的重要原因，必须十分重视手术前抗菌药物的应用。手术前应做尿细菌培养及药敏试验，并选用最有效的抗菌药物。对于留置导尿管或耻骨上造口管的患者，应每日清洁冲洗并定期更换导管，保持通畅，避免尿盐沉积。

（6）施行尿道成形术者，应在术前 2 天每天开始进行皮肤准备，并用无刺激性消毒溶液（如 1‰苯扎溴铵溶液）每日清洗手术区域皮肤。

（7）成年患者手术前2天开始服用女性激素，以抑制手术后阴茎勃起使缝线断裂或吻合口裂开。

（8）尿道外伤后，常因尿液外渗、出血、组织液渗出等，致使局部反应严重，或结缔组织增殖重，瘢痕形成广泛。若已行耻骨上膀胱造口，则不宜急于施行尿道手术。先采用局部理疗、热敷或局部采用皮质激素等治疗，等待局部反应消退或瘢痕软化后，再施行相应的手术治疗。

（9）做好患者的思想工作，消除顾虑，增强信心。手术前日晚给予必要的镇静安眠药物，以保证充足睡眠。

（10）准备好相关的手术器械、缝合用品、引流物和导尿管，要求其型号、粗细、大小合乎手术需求，以使手术能顺利进行。需要输血者，术前作好交叉配血。

2. 需行尿道手术的女性患者，除做好一般手术的全身准备外，还应作好以下准备：

（1）有尿失禁或尿瘘者，会阴常有湿疹或皮炎，应保持局部清洁和干燥，待治愈后再行手术。阴道分泌物较多者，应做妇科检查，明确原因并进行治疗。

（2）尿道口有分泌物或挤压尿道有分泌物自尿道口溢出者，应行细菌学检查，有尿道感染及上尿路感染者，需使用抗菌药物。

（3）有慢性咳嗽者，应于治疗好转后再行手术，以免影响创口愈合导致手术失败。

（4）绝经者，应口服女性激素以增加阴道上皮细胞的生长与代谢。一般服用己烯雌酚2 mg，每日3次，持续3~4天。

（5）清洁会阴及阴道。可术前3天用1∶5 000高锰酸钾液坐浴并清洗会阴，每日2次。术前1天晚上灌肠。

（6）做好手术器械、缝合用品、引流物及导尿管的准备。

（三）术后处理

1. 尿道手术后，多有引流管、留置导尿管或耻骨上膀胱造口管，应给予妥善固定，防其脱落，每日定时冲洗，保持通畅。尿管阻塞或脱落导致术后尿潴留或过早自行排尿是尿道手术失败的重要原因，应严防其发生。有耻骨上膀胱造口者，一般在尿道手术切口愈合，能自行排尿无困难后，再拔除造口管。

2. 尿道梗阻已引起肾功能不全的患者，经过手术解除梗阻后，应注意保持水及电解质平衡。一般患者术后无需禁食，除特殊需要外，液体的补充以口服为宜。

3. 引流物于手术后48~72小时拔除，如伤口引流液体较多，可适当再延长，但勿留置过久。

4. 定期清洗尿道口分泌物，积存于尿道内的分泌物，亦应定时挤压排出。

5. 男性患者术后继续口服己烯雌酚2 mg，每日3次，持续5~7天，必要时每晚给予安眠药物，以防止阴茎勃起导致吻合口出血，并可减轻疼痛。女性患者术后也主张继续应用己烯雌酚2 mg，每日3次，持续1周左右。

6. 注意保持排便通畅，手术后第2日起即可口服液体石蜡。便秘时，应及时用肥皂水灌肠，以防因排便困难，用力时引起继发性出血。

7. 适当使用抗菌药物及加强其他抗感染措施，预防切口感染。

8. 有耻骨上膀胱造口者，一般在尿道手术切口愈合，能自行排尿无困难后，方能拔除耻骨上膀胱造口管。

9. 出院前应观察排尿情况，若有排尿困难、尿线细、分叉等异常排尿现象，应分析其原因，必要时行尿道探子检查及尿道造影检查，尿道扩张至少应在手术后 2 周以后进行，并注意避免发生并发症。

10. 女性尿道手术后，保持外阴清洁。留置尿管期间，每日用 1‰苯扎溴铵棉球清洗外阴 2 次，尤其是阴唇沟内、阴蒂、尿道口必须保持清洁干燥。清除尿道口及阴道内分泌物。阴道内放置有纱布者，应于术后 24 小时取出。一般引流物（橡皮片或橡皮管引流）于术后 48 小时拔除。

11. 预防便秘和咳嗽 术后第 2 天起即可口服缓泻药物预防便秘，必要时应及时行肥皂水灌肠。有咳嗽者应服用止咳药物。避免因便秘或咳嗽而增加腹压导致切口出血或裂开。

（四）主要并发症及其防治

1. 感染 尿道手术后可发生上尿路感染、生殖系统感染以及手术切口感染。前两者可采用药物治疗治愈，后者常可使伤口裂开，继发出血并可形成尿瘘，导致手术失败。

（1）切口感染（infection of incisional wound）的原因是多方面的，主要原因有：①术前在尿道或尿道周围（女性还包括阴道）有隐匿性感染病灶，如小的脓肿、感染性窦道、瘘道等；②尿道手术前已有膀胱造口者，膀胱有慢性感染、菌尿、术中菌尿污染切口；③手术区域皮肤有炎症、湿疹等病变；④术中止血不彻底，引流不通畅，血肿形成后继发感染；⑤手术时切口被污染等。

（2）预防感染是一个复杂而细致的问题。预防切口感染，重点应作好术前准备。手术前后应用有效抗菌药物。术中要求彻底止血，防止血肿形成。术毕彻底清洗切口并放置引流。置有导尿管者，应保持通畅，避免因导尿管阻塞而自行排尿。女性患者要加强阴道冲洗，保持外阴及阴道清洁。要注意发现和清除各种潜在感染因素。术前有尿瘘、尿道有分泌物或有耻骨上造口者，均应行分泌物培养和尿培养。有感染性尿瘘、皮炎及湿疹者，均应彻底治愈后方可行尿道手术。应用有效抗生素做切口周围组织封闭，在预防切口感染方面有明显的效果。另外，切口要保持干燥，防止粪便污染。

（3）切口感染是术后尿道狭窄及尿道瘘形成的主要原因，往往需再次手术治疗。一旦发生感染，除加强全身抗感染措施外，应仔细检查炎症性分泌物系来自尿道、尿道周围还是阴道，及时清除脓性分泌物。发现切口感染后，除应加强全身抗感染措施外，还要拆除部分缝线，以减轻局部张力，有化脓者应通畅引流，排出脓液。尿道留置导尿管者，应予拔除，改行耻骨上膀胱造口。

2. 出血

（1）尿道血液循环丰富，原发性出血多系黏膜缝合不够缜密所致。女性尿道外口的手术，应做到尿道黏膜与前庭黏膜的对位缝合。术后尿道口渗血较多者，应仔细检查。轻者可置气囊导尿管，尿道口加纱布压迫。重者，若黏膜缝合不慎，应再次对位缝合。

（2）继发性尿道出血（secondary urethral bleeding）多发生在术后 3~7 天，主要是尿道吻合口全部或部分裂开所致。常见原因还有尿道吻合口张力过大、局部血液循环障碍导致缺血性坏死，感染及阴茎勃起等。避免上述原因，可减低术后出血的发生率。出血发生后，除全身加强抗菌药物及止血剂治疗外，应留置气囊导尿管适当牵引，使尿道内出血不致反流于膀胱内。男性患者可在会阴部压迫止血。女性患者则在阴道内填塞纱布并向阴道前壁方向压迫止血。注意保持导尿管通畅，及时清除反流入膀胱内的积血，出血一般可控制。大量血块积聚于膀胱内时，需切开膀胱清除血块。

3. 伤口漏尿及尿道瘘　术后早期出现伤口漏尿，应仔细检查是尿道口溢尿还是创口漏尿。若为尿道口溢尿，可调整导尿管位置，冲洗导尿管以保持通畅。若尿液自阴道溢出，则提示是切口裂开所致漏尿，应保持留置导尿管的通畅并加强抗感染治疗。轻微漏尿可望自愈。

尿道瘘（urethral fistula）主要发生于尿道成形术后，主要原因是皮瓣切取太薄、游离不够、缝合后张力过大、局部血液循环差等影响愈合所致。切口感染及阴茎勃起亦为常见原因。尿道吻合术后切口感染可发生会阴部尿瘘。切口感染或裂开后，应及时清除炎性坏死组织，取出感染性线头，排出积存于尿道腔内的脓性分泌物，小的瘘孔常可自愈。瘘口不能自行愈合者，可于术后 3 个月，待局部瘢痕软化后，再行尿道瘘修补术。

4. 排尿困难　尿道手术后发生排尿困难者，首先应检查是否有尿道外口狭窄或尿道吻合口狭窄。尿道成形术或尿道吻合术后发生尿道狭窄者，多系术后感染或继发性出血所致。此外，尿道手术技术错误亦为常见原因。轻者可行间断尿道扩张术治疗，重者往往需再次手术处理。

有些病例并无器质性狭窄，手术后排尿困难可能为逼尿肌收缩功能尚未恢复之故，可适当延长留置导尿管时间，每日定时开放数次，辅以针刺治疗，以训练膀胱，促进逼尿肌功能恢复。

5. 尿失禁　女性尿道手术后，可因尿道长度不够、张力降低或膀胱尿道后角变大，致使控制尿液的功能下降，出现尿失禁。多数表现为不同程度压力性尿失禁，严重者可为完全性尿失禁。轻度压力性尿失禁可通过针刺治疗、物理治疗、括约肌锻炼、热水坐浴等逐渐恢复。尿失禁严重者，应全面检查尿道功能及形态。并视具体情况，施行阴道前壁修补术、尿道折叠术、尿道延长术或膀胱颈悬吊术等手术治疗。

三、尿道扩张术围术期管理

（一）手术适应证和禁忌证

1. 适应证

（1）炎症性、外伤性及尿道手术后的尿道狭窄。尿道扩张术治疗尿道狭窄，一方面是起到对狭窄部位的机械扩张作用，另一方面起到按摩作用，增进局部血液循环，促进瘢痕软化和浸润吸收。

（2）慢性前列腺炎、慢性尿道炎、轻度膀胱颈梗阻等疾病的治疗措施之一。

（3）探测尿道或膀胱内有无结石或金属性异物。

2. 禁忌证

（1）急性尿道炎、急性前列腺炎，忌行尿道扩张术，以免炎症扩散。

（2）慢性尿道炎有较多的脓性分泌物者，忌行尿道扩张术。

（3）尿道损伤忌行尿道扩张术，以免加重损伤、出血、休克，或造成假道。

（4）疑有尿道肿瘤者。

（5）每次尿道扩张术后均有尿道热者。

（二）术前准备

1. 检查各号尿道探子是否齐备完整。一般来讲，应具有一套完整的尿道探子，以便于扩张尿道时按病情需要选择应用。

2. 准备导尿管，必要时供术后导尿用。

3. 有慢性尿道炎者，术前 1～2 天给予抗菌药物，并多饮水。

（三）手术操作要点

1. 麻醉与体位　在门诊，多数患者或反复接受过尿道扩张术者，可在无麻醉下进行。对于较敏感者或初次行尿道扩张术者，可于术前 15～30 分钟给予镇静剂，或施以尿道表面麻醉。女性患者可用细棉签蘸以 4% 丁卡因轻轻插入尿道，留置 5 分钟后可产生麻醉效果。男性患者可用 2% 利多卡因（lidocaine），5% 哌罗卡因（metycaine），或 5% 普鲁卡因（procaine）10 ml，灌注于尿道内，约 5 分钟即可产生表面麻醉效果。市售润滑镇痛胶，不但有麻醉作用，而且具有润滑作用，使用更为方便。对于局部病变比较复杂，尿道狭窄比较严重，或需同时经耻骨上膀胱造口行尿道会师扩张者，最好在低位椎管内麻醉下进行。小儿可在静脉麻醉（硫喷妥钠），吸入麻醉或肌内注射氯胺酮入睡后施行。

体位取平卧位，两腿稍分开，或截石位。

2. 对于初次接受尿道扩张术的患者，第 1 次插入的探子不宜过细或过粗，更不应强使暴力，否则有损伤尿道的可能。一般应选择 F16 或 F18 号开始，再根据情况减小或增大号码。F10 或 F12 探子若仍不能通过狭窄部时，应改用丝状探子，切勿再用<F10 号探子，否则极易发生尿道穿破。能通过 F24 号者，一般不再加大号码。

3. 用尿道扩张术治疗尿道狭窄，每次最多增加 3 个 F 号码，不可急于求成，否则容易造成尿道损伤、出血或导致尿道热。

4. 膜部尿道是尿道最固定的部位，有尿道括约肌包绕，若该处有狭窄或在施行扩张术时发生尿道外括约肌痉挛，探子通过膜部尿道比较困难。遇此情况，不可强行将尿道探子压下或用暴力推进，否则，极易遭致尿道损伤。此时，术者可用右手示指插入患者肛门内，触到尿道探子尖端，并摸准前列腺中间沟，在另一手持探子的协同下将探子尖端引入膜部尿道并顺前列腺部尿道进入膀胱。

（四）术后处理

1. 尿道扩张术后一般均应服用抗菌药物 1～2 天，并嘱多饮水。

2. 尿道扩张术后有尿道出血者，应留观数小时，待出血停止后方可离去。

3. 尿道扩张术后出现严重并发症者，应收住院进一步治疗。

4. 治疗尿道狭窄两次扩张的间隔时间应在 1 周以上。在逐渐增大号码的同时，逐渐延长扩张术的间隔日期。对那些长期依赖频繁的尿道扩张术方能维持排尿的尿道狭窄患者，或一次扩张术后仅能维持数小时或 2～3 天排尿通畅者，或一次扩张后反而排尿困难加重者，应进一步明确局部情况。

5. 不应该盲目的长期依赖频繁的甚至是强力的尿道扩张术以维持排尿，应认真考虑是否放弃此种治疗而采用其他手术治疗的可能性。频繁强力和盲目的尿道扩张术，可加重局部的创伤和炎症，使狭窄进一步加重，甚至发生其他并发症，延误合理的治疗。

（五）主要并发症及其防治

1. 尿道出血（urethrorrhagia）　尿道探子通过狭窄部位，可使局部黏膜撕裂发生出血。出血不严重无排尿困难者，嘱其多饮水，适当给予抗菌药物，一般数小时内局部出血可自行停止。但有时使用过粗的探子强行通过尿道狭窄的部位，致使局部发生大的撕裂，或在尿道狭窄处的远端穿破尿道，造成尿道黏膜下或尿道海绵体的撕裂，则可发生大量出血，严重者可发生出血性休克。出血较重有排尿困难者，应留置导尿，如能插入气囊导尿管更好。气囊内注入 15~20 ml 无菌液体并稍加牵引，以防尿道内出血反流入膀胱阻塞导尿管。同时，会阴及阴茎部位垫以棉垫或置冰袋压迫止血，加强抗感染治疗，待出血停止 2~3 天后拔除导尿管。若尿道出血严重，排尿困难又不能插入导尿管引流者，则应行暂时性耻骨上膀胱造口术。

2. 尿道穿破（urethral perforation）　尿道穿破的主要原因是经验不足而又操作粗暴，尿道探子越细越易发生。穿破部位多见于球膜部尿道及后尿道。尿道穿破者，应立即采取止血措施及抗感染措施，出血不止及排尿困难者应行暂时性耻骨上膀胱造口，尿道留置气囊导尿管。尿道周围感染或脓肿形成者，应切开引流。

3. 感染　尿道扩张术除可引起上尿路感染及生殖系感染外，还可引起尿道热或败血症。后两者是尿道扩张术最严重的并发症，抢救不及时可致死亡。尿道热及败血症必须立即采取有效的治疗，静脉滴注有效抗生素直至感染完全控制。有低血压者应使用升压药物，静脉应用肾上腺皮质激素类药物并注意保持血容量，纠正代谢性酸中毒。

四、尿道外口切开术围术期管理

1. 手术适应证　先天性或后天性尿道外口狭窄。

2. 术前准备　一般常规外科手术准备即可。可参见本节尿道手术常规术前准备。

3. 手术操作要点

（1）麻醉与体位　阴茎根部阻滞麻醉或局部麻醉。平卧位。

（2）可于尿道外口的腹侧纵行切开，以形成一轻度的尿道下裂；切开的两侧尿道黏膜与阴茎头部的皮肤缝合以止血。

4. 术后处理

（1）术后可不留置导尿管，暴露切口使其保持干燥。

（2）每次排尿后拭尽尿液并涂以碘伏。

（3）术后第 3 天开始，每日应用温的 1:5 000 高锰酸钾溶液浸泡局部 2 次，每次 10 分钟。

（4）可吸收线不拆除，待其自行脱落。若为丝线缝合，于术后 5 天拆除。

（5）切口愈合后若尿道外口有狭窄倾向，应定期行尿道扩张术。

五、尿道肉阜环切除术围术期管理

1. 手术适应证　基底较宽或已形成环状之尿道肉阜。

2. 术前准备　常规外科手术准备即可。若怀疑有恶变时，需先行活检。

3. 术中操作要点

（1）麻醉与体位　局部浸润麻醉。截石位。

（2）切口　沿尿道外口做一环状切口，切线应距肉阜基底边缘约 0.5 cm，切口深至黏膜下。

（3）在肉阜基底的边缘切开尿道后壁，露出尿道腔。于 6 点钟处，用 3-0 可吸收线将该处尿道口边缘与尿道切口行对位缝合。然后边环形切除肉阜边将其游离缘与原环状切口边缘行环形缝合，直至完全切除尿道口及肉阜组织。当尿道口及肉阜切除完毕时，新的尿道口亦与原切口环状缝合完毕。

（4）经尿道插入适当粗细的气囊导尿管，扩充气囊并妥善固定。切口处覆盖消毒纱布。

4. 术后处理

（1）注意创口护理，酌情使用抗菌药物及止血药物。

（2）保持排便通畅，避免便秘及用力排便增加腹压导致切口出血。

（3）保持导尿管通畅，若无继发出血，于术后 7 天拔除。如遇切口渗血，可适当牵引气囊导尿管，局部使用浸湿肾上腺素溶液的棉球加压外敷，一般即可止血。

六、球部尿道损伤修补吻合术围术期管理

（一）适应证与禁忌证

1. 适应证

（1）伤后排尿困难，导尿管不能插入膀胱，证实为尿道破裂或断裂者。

（2）伤后有尿外渗及局部有较大血肿者。

闭合性尿道损伤无明显感染者，手术应在伤后 72 小时内施行，开放性损伤者，手术应在伤后 24 小时内进行。

2. 禁忌证

（1）闭合性尿道损伤超过 72 小时，开放性损伤超过 24 小时。由于局部组织水肿、充血，不宜施行尿道修补吻合术，只能行耻骨上膀胱造口术和尿外渗切开引流术。

（2）球部尿道损伤合并有其他威胁生命的组织器官损伤，患者伤情严重，应先治疗威胁生命的其他损伤。伤情不稳定者，不施行尿道修补吻合术，仅行耻骨上膀胱造口术。

（二）术前准备

1. 详细了解伤情，确定有无合并伤。

2. 损伤程度难以判明者，可用稀释的静脉造影剂做逆行尿道造影，以确定损伤程度。

3. 尿潴留明显者，必要时应先行耻骨上膀胱穿刺排尿，以预防或减轻尿外渗。

4. 抗休克治疗并做好输血准备。

5. 应用抗生素预防感染。

（三）手术操作要点

1. 麻醉与体位　一般采用腰麻或硬脊膜外腔阻滞麻醉，儿童宜采用全身麻醉。手术体位以膀胱截石位为佳。

2. 切口　球部尿道损伤的手术切口可根据损伤部位选择。靠近阴囊根部的球部尿道损

伤，可采用会阴部正中直切口。其优点是组织损伤小，但显露球膜部交界处较困难。靠近膜部的球部尿道损伤或球膜部尿道损伤，宜用 U 形或 ∩ 形切口，虽然组织损伤较直切口大，但显露良好。必要时 ∩ 形切口的顶部还可加直切口向阴囊根部方向延长，使整个球部尿道获得充分显露。

3. 本手术最关键的步骤是寻找尿道断端和吻合尿道。由于外伤出血及局部组织破损，尿道断端有时难以寻找，特别是近侧断端不易辨认，此时切忌盲目钳夹，以免造成新的创伤或使近侧断端越来越短，给吻合带来困难。

4. 切开膀胱经膀胱颈插入尿道探子寻找尿道近侧断端时，若尿道探子插入有困难，可扩大膀胱切口，在直视下经膀胱颈插入橡胶导尿管。因橡胶管柔软可屈，易穿出尿道近侧断端。

5. 游离尿道断端应适度，以达到吻合尿道后吻合口无张力为准，这对日后尿道愈合，避免狭窄极为重要。

6. 吻合时黏膜应外翻，以免形成吻合口瓣膜状狭窄。

（四）术后处理

1. 妥善固定留置导尿管，每日冲洗 2～3 次，保持其通畅。

2. 应用抗生素防治感染。

3. 服用女性激素及镇静药物抑制阴茎勃起，特别是中青年患者更应注意此点。

4. 注意防止排便时污染切口。便秘者便前应灌肠。

5. 切口橡皮片引流于术后 48 小时拔除，尿外渗引流片于术后 72 小时起，根据局部肿胀消退情况，逐日拔除。

6. 留置尿道内的导尿管于术后 7～14 天拔除，若有耻骨上膀胱造口，可于术后 12～14 天夹管，试行排尿。排尿通畅者，次日即可拔除。

7. 手术后排尿困难者，可在出院前扩张尿道 1 次，以后可根据排尿情况决定是否继续进行尿道扩张及扩张期限。排尿不畅者，应查明原因，必要时行尿道造影检查或尿道镜检查，若系局部瘢痕增生，应坚持定期尿道扩张术。

（五）并发症及其防治

球部尿道损伤尿道修补吻合术的主要并发症是切口感染和吻合口出血，这是导致手术失败的最重要原因。

1. 切口感染（infection of incisional wound）　切口感染的主要原因：①手术时机掌握不当，局部已有感染迹象而施行手术者，术后感染率明显增加；②手术野被直接污染；③术中止血不彻底，血肿及尿外渗未彻底引流。

治疗措施有：术后早期局部疼痛剧烈，切口水肿、发红者，应加强抗感染治疗，并可适当拆除皮肤缝线，延期拔除引流。已形成脓肿者，应切开引流。轻度感染者，不轻易拔除留置导尿管并注意保持其通畅。严重感染者，或吻合口因感染而裂开者，应拔除导尿管，保持耻骨上膀胱造口管引流尿液。感染可导致尿道狭窄，应再择期治疗。

2. 吻合口出血　吻合口出血的主要原因：①尿道两断端清创不彻底，吻合口发生坏死；②吻合口张力过大，术后部分或全部裂开；③阴茎勃起，加之海绵体充血，使吻合口张力增大；④感染。

避免上述因素，同时应保持排便通畅，避免腹压增高的各种诱因可起到预防作用。发生出血后，除全身应用抗感染及止血治疗外，轻者可会阴部加压包扎、冷敷，保持导尿管通畅；重者应切开止血。吻合口出血后，尿道狭窄的发生率增加。

七、尿道狭窄修复术围术期管理

1. 手术适应证　尿道膜部或前列腺部狭窄经尿道扩张失败者。

2. 术前准备　同尿道损伤修补手术。其他准备也可参阅本节术前常规准备。

3. 术中操作要点

（1）麻醉与体位　麻醉同尿道损伤修补手术。截石位。

（2）会阴部弧形或人形切口。

（3）从尿道插入金属尿道探子，直达尿道狭窄部远端。狭窄部多在尿道球部近端或三角韧带表面。于尿道探子尖端切断尿道，并将尿道海绵体分离至阴茎悬韧带附近。于尖端处切开瘢痕组织，即露出探子。

（4）切除瘢痕组织围绕经膀胱的尿道探子切开三角韧带，用尖刀将瘢痕组织分小块切除，直至充分露出前列腺尖端，并能用较粗的金属探子自由通过为止。分离后缘时，应注意勿损伤直肠前壁。如无把握，可用左手示指伸入肛门内协助操作。操作完毕抽出示指时，应更换手套。

（5）将20～22号导尿管由尿道送达膀胱。用2-0铬制肠线将尿道球部与前列腺尖部间断缝合。缝合由后壁开始，不穿过黏膜，线结打在外面，最后缝合前壁。

（6）缝合会阴切口将球海绵体肌于正中线缝合，置胶皮片引流。

（7）膀胱切口放入蕈状导尿管造瘘，将尿道导尿管与膀胱造口管用丝线连接，置于膀胱内。膀胱壁用2-0肠线间断缝合。耻骨后间隙放置引流。

4. 术后处理　术后4～6周拔除导尿管。其他处理同球部尿道修复术。

八、尿道会师牵引术围术期管理要点

（一）手术适应证与禁忌证

1. 适应证

（1）伤势严重或有其他脏器合并伤，一般情况较差，不能耐受较复杂的手术者。

（2）医疗条件不具备施行后尿道吻合术者。

2. 禁忌证　闭合性尿道损伤超过72小时，开放性损伤超过24小时者，仅行耻骨上膀胱造口术。

（二）术前准备

参见本节常规术前准备。

（三）术中操作要点

1. 尿道会师宜用较粗的金属导尿管或尿道探子进行。经尿道外口及膀胱颈各插入一金属导尿管或尿道探子，使两管尖端会师于尿道损伤部。

2. 尿道内置入气囊导尿管。在导入膀胱内的尿道探子上套一普通导尿管；退出尿道探子，使导尿管进入尿道内；在此导尿管尾端接一气囊导尿管，并将其带入膀胱内。用无菌

等渗盐水 20 ~ 25 ml 充胀气囊，沿尿道方向牵引气囊导尿管，借牵引力使尿道两断端对合。

3．耻骨后放置引流，并行耻骨上膀胱造口术。

（四）术后管理

1．气囊导尿管牵引方向应与躯干呈 45°角，避免使尿道的阴茎、阴囊交界部发生压迫坏死。牵引重量为 0.45 kg（1 磅），3 天后逐渐减轻，至 1 周时解除牵引，再留置导尿管 2 ~ 3 周。

2．其他术后管理参见本节第二部分相关内容。

九、阴道无张力尿道中段悬吊术围术期管理

阴道无张力尿道中段悬吊术主要分为耻骨后路径和闭孔路径两种方式。

（一）适应证与禁忌证

1．适应证

（1）尿道高度移位的压力性尿失禁。

（2）尿道内括约肌障碍型压力性尿失禁。

（3）保守治疗失败压力性尿失禁。

（4）以压力性尿失禁为主的混合性尿失禁。

（5）压力性尿失禁伴随阴道前壁膨出，阴道后壁膨出，阴道穹窿脱垂。

2．禁忌证

绝对禁忌证：

（1）急迫性尿失禁。

（2）以急迫性为主的混合性尿失禁。

（3）未完成发育的患者。

（4）有生育要求和计划怀孕者。

（5）泌尿系感染。

（6）现行抗凝血治疗者。

（7）前次盆腔手术可能存在严重盆腔粘连者。

相对禁忌证：膀胱排空功能下降。

（二）术前准备

参见本节女性尿道手术术前常规准备。术前推荐尿动力学检查了解膀胱逼尿肌功能，及残余尿情况。绝经后患者注意有无老年性阴道炎，必要时使用抗生素和雌激素。

（三）术中操作要点

1．麻醉和体位　阴道前部尿道处和耻骨联合前部局部麻醉加静脉注射镇静剂，或采用腰麻或脊髓硬膜外麻醉。体位采用截石位。

2．耻骨后路径穿刺方向多为"下→上"，也可以"上→下"路径完成吊带放置。"下→上"耻骨后路径阴道无张力尿道中段悬吊术的代表术式——TVT。"下→上"和"上→下"两种路径完成吊带放置手术的成功率相似。但后者的并发症稍高。主要并发症为膀胱损伤，需注意在吊带手术结束之前，必须进行膀胱镜检查。

3．经闭孔路径穿刺方向分为"外→里"和"里→外"两种路径完成吊带放置，是目

前针对尿道高活动性压力性尿失禁的全球应用最广的抗尿失禁手术。目前的循证医学证据结果显示："外→里"和"里→外"两种路径完成吊带放置的手术方法治疗压力性尿失禁的有效性无明显差异。由于手术路径的改变，降低了膀胱和髂血管损伤风险。术中酌情考虑是否施行膀胱镜检查。其并发症与耻骨后路径相似，但与耻骨后路径相比，术后可发生腿疼等并发症。

（四）术后处理

参见本节手术后常规处理。

（五）并发症及其防治

1. 膀胱穿孔　术中发现，应重新穿刺安装，并保留尿管 1～3 天；术后发现，则应取出 TVT，留置尿管 1 周，待二期再安置 TVT。

2. 耻骨后间隙出血　将膀胱充盈 2 小时，同时在下腹部加压，阴道内填塞子宫纱条，严密观察，多能自行吸收。耻骨后出血造成的血肿多数为静脉血肿，如血肿<4～5 cm 无需手术治疗，如血肿>6 cm，应考虑局麻下引流。

3. 排尿困难　多因悬吊过紧所致。术后早期出现的排尿困难，可作间歇性导尿。术后 5～10 天仍不能排尿，可局麻下打开尿道切口，将吊带网片下拉。如属吊带张力过紧，可于术后 3～4 周，待吊带与周围组织粘连后，从中线剪断吊带，此时剪断吊带对压力性尿失禁仍有治疗效果。

4. 阴道出血　如果阴道出血持续存在，直接按压 5～10 分钟，如果出血持续大出血，应进一步检查。

5. 吊带侵蚀　缝合不当、早期性交、感染、阴道萎缩或损伤均可造成网片突出，使用抗生素和雌激素治疗可治愈。部分患者需要剪除突出网片。

第七节　阴茎手术围术期管理

一、阴茎的外科解剖

阴茎为男性外生殖器官的一部分，可分为阴茎根、阴茎体和阴茎头。阴茎根位于会阴部尿生殖三角内，包括左右阴茎海绵体及尿道球，固定于耻骨弓边缘及尿生殖膈下方。阴茎体呈圆柱状，悬垂于耻骨联合的前下方。阴茎头为阴茎末端的膨大部分，呈蕈状，由尿道海绵体的前端膨大而成，其前端有尿道外口。阴茎头的底部游离缘凸隆，名阴茎头冠，其下方为冠状沟。阴茎由背侧的两个阴茎海绵体和腹侧正中的一个尿道海绵体组成。阴茎海绵体是构成阴茎体的主要部分，前端较尖锐，嵌入阴茎头底面的陷凹内，后端为阴茎海绵体脚，分开固定于左右耻骨坐骨支，有坐骨海绵体肌覆盖。阴茎的皮肤薄而柔软，缺乏皮下脂肪，富于伸展性，且有很大的活动度。皮肤向前延续包绕阴茎头的部分称为包皮，分内外板。阴茎头腹侧正中有一小的皮肤皱襞，为包皮系带。

阴茎的动脉来自阴部内动脉，有阴茎背动脉及阴茎深动脉，彼此有吻合支。阴茎背动脉行于阴茎海绵体背侧沟内，并发出分支营养阴茎头及包皮。阴茎深动脉进入海绵体后，由近及远贯穿于阴茎海绵体内，向前直达阴茎海绵体顶端，向后抵达阴茎脚。阴茎的静脉主要有 3 条，即阴茎背浅静脉、阴茎背深静脉及阴茎海绵体静脉。阴茎背浅静脉引流包皮及阴茎皮肤血流，入阴部外静脉。阴茎背深静脉位于阴茎筋膜之下、两侧阴茎背动脉的中央，经阴茎悬韧带下方穿过尿生殖膈汇入前列腺静脉丛。阴茎海绵体的血流回流至阴茎海绵体静脉，并有旋静脉与阴茎背深静脉相吻合。

二、包皮、阴茎手术围术期常规管理

（一）术前准备

1. 包皮及阴茎与肛门及阴囊接近，包皮常被尿液浸湿，故术前皮肤准备十分重要。最好自术前 3 天起肥皂水彻底清洗，术前 1 天剃去阴毛，再用 1‰苯扎溴铵液消毒。

2. 阴茎为性器官，对于畸形及性功能障碍患者，多有精神及心理负担，故术前应针对具体情况耐心解释、清除疑虑，以增加其信心，愉快地接受手术治疗。

3. 外阴部有急、慢性感染者，应彻底治愈后再行手术。阴茎癌患者多并发局部感染，腹股沟淋巴结肿大，术前应用 1:5 000 高锰酸钾液浸泡癌肿部位一段时间，并加强抗菌药物治疗。

4. 需植皮者，术前 3 天开始每日消毒供皮区。

5. 阴茎主要为勃起组织构成，为抑制术后阴茎勃起，可从术前 2 天开始给予己烯雌酚 1 mg，每日 3 次。

（二）术后处理

1. 为防止阴茎勃起而导致伤口出血影响愈合，故术后均应继续给予女性激素，并酌情给予镇静剂。

2. 由于外阴部清洁度较其他部位为差，术后仍需应用抗菌药物。

3. 阴茎的绝大部分为悬垂体，易与周围摩擦，尤其是活动时。因此，术后应卧床休息，以防止术后出血感染。

4. 安置导尿管或耻骨上膀胱造口管者，应妥善固定并保持尿液引流通畅，定时冲洗。对未留置导尿管引流者，排尿时应注意避免浸湿敷料。若敷料已被尿液浸湿，应及时更换。

5. 术后应观察排尿情况，若有排尿困难或尿道外口狭窄，应予相应处理。

6. 切口引流物可视情况于术后 24～48 小时拔除。

（三）主要并发症及其防治

1. 出血　包皮及阴茎手术术后出血的原因，主要由于术中止血不彻底、结扎血管线结滑脱和海绵体出血未予处理等。术后剧烈活动及阴茎勃起，也是造成术后出血的重要原因。仅有切口出血，可予加压包扎切口。有明显出血点者，应结扎止血。若有较大血肿，应拆开伤口清除血肿，寻找出血点给予结扎，血管结扎要牢靠，海绵体出血可缝合白膜。此外术后卧床休息，应用女性激素和镇静剂等也是预防此并发症的有效措施。

2. 感染　包皮及阴茎手术后感染，主要由于术前感染未能控制、术后出血坏死及尿液污染伤口等原因引起。术前控制感染、术中彻底止血及术后防止尿液浸湿敷料，则可预防感染。若已发生，除应用抗菌药物外，局部可部分拆除缝线，通畅引流，还可行热敷及理疗。

3. 尿道狭窄　包皮及阴茎手术不慎伤及尿道、尿道手术操作和尿道残端处理不当均可造成术后尿道狭窄或尿道口狭窄。若已发生可先行尿道扩张治疗，必要时行尿道外口切开或重新整形手术。

三、包皮环切术围术期管理

（一）适应证和禁忌证

1. 适应证

（1）包茎。

（2）嵌顿包茎经整复术后，炎症水肿已消退，感染已控制者。

（3）包皮过长，包皮口较小，虽能翻转，但易造成嵌顿包茎者。

（4）包皮过长，反复发生包皮阴茎头炎，而急性感染已控制者。

（5）包皮良性肿瘤。

（6）过长的包皮反复或多处生长尖锐湿疣。

（7）早期阴茎癌（Jackson Ⅰ期或 T_1 期以前），较小病变仅限于包皮，没有深部浸润，无淋巴结转移。

2. 禁忌证

（1）有急性包皮阴茎头感染者。

（2）尿道下裂或隐匿性阴茎患者。

（3）有严重出血倾向者。

（二）术前准备

1. 清洗外阴部及包皮腔 包皮过长者应翻转包皮清洗，尽可能洗去包皮垢。包茎者可用钝针头或小塑料管插入包皮腔，注入消毒液冲洗。

2. 术前 1 天或当天剃除阴毛。

3. 术前检查凝血功能，普鲁卡因皮肤过敏试验。

（三）手术操作要点

1. 麻醉与体位 成人用阴茎根部阻滞麻醉；小儿用基础麻醉加局部浸润麻醉或全身麻醉。体位取仰卧位。

2. 包皮阴茎头粘连者一定要仔细剥开，若粘连分离不彻底，术后仍可发生包皮阴茎头炎。

3. 包皮切除的长度要适当，一般留下包皮内板 $0.5 \sim 0.8$ cm，稍外翻与较短的包皮外板缝合，以暴露冠状沟为宜，可防止包皮垢在冠状沟内存留，外形也较为美观。切除过多（尤其是系带处），则阴茎勃起时可能产生局部疼痛；切除过少，达不到治疗目的。

4. 包皮环切应彻底止血，应特别注意阴茎背侧的浅静脉，其血管断端往往向近侧退缩，必须找出将其结扎。另外包皮系带处也易出血，应予妥善止血。

5. 切口缝合后所用的凡士林纱条应包扎固定成环状，此环必须宽敞，以免因包扎过紧使阴茎头血循环障碍。

（四）术后处理

1. 术后应避免长距离步行、骑自行车或骑马，以防止伤口出血。

2. 排尿时避免尿液浸湿敷料，若敷料浸湿污染，要立即更换。

3. 年龄稍长者，术后应用女性激素和镇静剂3天，以防阴茎勃起导致出血和疼痛。

4. 术后一般不用抗菌药物。若包皮垢过多，或有术后出血者，也可应用抗菌药物以预防感染。

5. 术后包皮肿胀可自行消退，不需特殊处理。若肿胀较重，可行理疗或口服缓解水肿的药物。

6. 术后5~7天拆除伤口缝线。使用可吸收线缝合者除非不能自行脱落，一般不需要拆线。

（五）并发症及其防治

1. 出血　多为术中止血不彻底，或勃起导致结扎线松脱所致。出血部位最常发生于阴茎背浅静脉和包皮系带处。若皮肤切口缘出血，可在切口上做8字缝合止血；小的血肿可嘱患者卧床休息，局部冷敷2~3天，并应用抗菌药物预防感染；大的血肿应立即清除，仔细止血，再缝合切口。

2. 感染　术前对包皮阴茎头炎未能有效控制，嵌顿包茎者误做包皮环切术，不注意无菌操作或手术操作粗糙，术后尿液污染伤口等均可导致切口感染。发生感染后，应拆除部分缝线，使引流通畅，卧床休息，应用抗菌药物。

3. 包皮切除过多过少　包皮切除过多，术后影响阴茎勃起。严重者需做皮片移植术加以矫正。包皮切除过少，术后包皮仍然包裹阴茎头。若包皮向上翻转无困难者，可经常翻转清洗；若仍不能满意翻转或仍反复感染者，可再次行包皮环切术。

4. 包皮系带水肿　包皮系带处皮肤留置过多、包扎过紧、术后当天站立或行走过久等可引起包皮系带水肿。发生系带水肿后，应松解包扎，并将阴茎头移向腹侧，用T形带托起。同时可物理治疗并应用抗菌药物预防感染。

四、隐匿阴茎矫正术围术期管理

（一）适应证和禁忌证

1. 适应证　青春期以后仍无好转变化的隐匿阴茎。

2. 禁忌证

（1）特发性小阴茎。

（2）肥胖儿童阴茎体部分埋藏于耻骨前脂肪堆者。

（3）由鞘膜积液或腹股沟斜疝等引起的继发性隐匿阴茎。

（二）术前准备

同一般外科手术，通常术前1天要剃除阴毛，清洗会阴部。

（三）手术操作要点

1. 麻醉与体位　椎管麻醉或持续硬脊膜外腔阻滞麻醉。体位常采用平仰卧位。

2. 用力翻转包皮，显露紧箍的包皮外口。将其纵行切开，直至阴茎头完全外露，在阴茎头端缝牵引线。包皮翻转后，此切口几乎变成一菱形切口，显露增厚的肉膜及纤维索条。

3. 游离并切除阴茎背侧特别是远端发育不良的肉膜及纤维条索组织。游离并横断腹侧肉膜层，切除肉膜层中的纤维条索组织，直达阴茎根部，使阴茎完全松解并充分伸直。

4. 术中很容易找到纤维索带，其近端附着于Scarpa筋膜上，并不附着在耻骨或阴茎悬韧带上，因此没有必要切断悬韧带以松解阴茎。

5. 并非所有患者都有很厚的耻骨上脂肪垫；但对于有脂肪垫者，切除脂肪后可获得良好的外观效果。

6. 用不吸收线将下腹部皮肤固定于耻骨处，将阴茎皮肤固定于阴茎根部的白膜上。缝合皮肤前，先找出包皮内板皮下弹性良好的会阴浅筋膜，将其用 5-0 可吸收线固定于阴茎白膜上。然后将阴茎皮肤的环形切口创缘对齐，间断缝合，缝线穿过阴茎筋膜，以防退缩。

7. 术中注意勿损伤阴茎深筋膜及其下面的阴茎背深血管及神经。

（四）术后处理

1. 术毕阴茎加压包扎，固定于背伸位。

2. 酌用雌激素，以防阴茎勃起出血、水肿。

3. 留置尿管，注意尿道口护理，术后 7 天拔除导尿管。

4. 可合理应用抗生素预防感染。

五、阴茎折断修补术围术期管理

（一）适应证和禁忌证

1. 适应证　阴茎白膜和海绵体破裂出血。

2. 禁忌证　阴茎血肿已感染、坏死，则不能行修补术，只能切开引流待二期处理。

（二）术前准备

1. 镇痛镇静、抗休克治疗。

2. 剃去阴毛，用肥皂水和清水彻底洗涤外阴部。

（三）手术操作要点

1. 麻醉与体位　通常采用椎管内麻醉。仰卧位。

2. 于冠状沟近端 0.5 ~ 0.8 cm 处环形切开阴茎皮肤，袖套状游离阴茎皮肤至阴茎根部，暴露血肿和白膜、海绵体损伤部位。

3. 清除血肿，4-0 可吸收线缝合海绵体裂口，将白膜破口修剪整齐，4 号丝线间断缝合白膜。

4. 复位上翻的阴茎皮肤，间断缝合。

5. 留置导尿管，阴茎加压包扎。

（四）术后处理

1. 卧床休息。

2. 每日口服己烯雌酚 3 ~ 5 mg，以防阴茎勃起出血。

3. 合理应用抗生素，预防感染。

4. 术后 7 天拆线，并拔除导尿管。

六、阴茎部分切除术围术期管理

阴茎部分切除术是治疗早期阴茎癌的一种手术方法。它是在距肿瘤近端 2 cm 以上处横断阴茎海绵体，于此切口远端 1.0 ~ 1.5 cm 处横断尿道，缝合阴茎海绵体白膜和皮肤，并做尿道口整形。

（一）适应证和禁忌证

1. 适应证　早期阴茎癌（T_1 期或 Jackson Ⅰ期），肿瘤局限于阴茎头或冠状沟，而阴茎海绵体和尿道尚未被侵犯者。

2. 禁忌证　阴茎癌侵犯较广，残留正常阴茎长度不足 2 cm 者。

（二）术前准备

1. 应用抗菌药物，控制感染。

2. 术前 2 天用 1∶5 000 高锰酸钾液浸泡阴茎，每日 2～3 次，每次 15～20 分钟。

3. 可疑阴茎癌者术前应做活体组织检查。

4. 可疑有淋巴转移者，术前应行腹股沟淋巴结活体组织检查。

5. 向患者及家属说明手术的必要性，消除顾虑。

6. 术前 1 天剃去阴毛，并用肥皂水和清水清洗阴茎及阴囊。

（三）术中操作要点

1. 麻醉与体位　椎管内麻醉，或阴茎根部阻滞麻醉。体位取仰卧位。

2. 用肥皂水、清水将病灶彻底冲洗干净，消毒后将阴茎远端及肿瘤部分用消毒避孕套或消毒干纱布包裹，再用粗丝线或橡皮筋于包裹之近端结扎，以免肿瘤组织污染手术野。包裹好肿瘤后重新消毒手术野，用橡皮止血带或橡皮筋环扎阴茎根部，阻断阴茎血液循环，减少术中出血。

3. 阴茎皮肤环做鱼口状切口，切口距肿瘤近端边缘 2.0～2.5 cm。

4. 牢固结扎阴茎背血管，最好双重结扎，以防术后出血。

5. 切断阴茎海绵体时，注意尽量保留与尿道海绵体相邻的白膜。

6. 切断阴茎海绵体前，先把尿道海绵体从阴茎海绵体白膜分离出来，并注意不要损伤尿道。

7. 阴茎海绵体白膜应缝合牢靠，以防术后出血。

8. 尿道要保留足够长度，尿道外口要剪成两瓣翻转后与皮肤缝合，形成向外突出的尿道外口。否则术后易发生尿道外口回缩或狭窄。

9. 缝合皮肤时，要松解阴茎根部止血带，检查阴茎海绵体断端有否出血，如有出血再予缝合。

10. 留置导尿管最好用气囊硅胶尿管，以防止脱落和避免尿液污染伤口。

（四）术后处理

1. 应用女性激素及镇静剂，以预防阴茎勃起。

2. 合理应用抗菌药物，防治感染。

3. 保持导尿管引流通畅，以防尿液污染伤口。

4. 伤口缝线于术后 7 天拆除。导尿管于术后 7～10 天拔除。

（五）并发症及其防治

1. 出血　主要为阴茎背血管结扎线松脱，阴茎海绵体断端和尿道海绵体断端止血不妥等引起。若重建的尿道口缘出血，可用压迫止血，或皮肤尿道边缘 8 字缝合止血；皮下小血肿可压迫止血，或先行冷敷止血后再热敷；如血肿较大或逐渐增大，应拆除缝线，清除血肿，彻底止血。

2. 感染　可发生伤口感染或急性海绵体炎。主要为术前感染未能有效控制，术后出血及尿液污染伤口等引起。伤口感染应加强抗菌治疗，局部热敷或理疗，必要时拆开部分缝线，保持引流通畅。急性阴茎海绵体炎，应及时加强抗菌药物的应用，防止感染扩散。

3. 阴茎阴囊皮炎　尿道保留过短，或阴茎皮肤保留过多，使尿道外口陷入阴茎皮肤之内，术后排尿时尿液刺激阴茎阴囊皮肤可引起阴茎阴囊皮炎。如为阴茎过短，可将尿道外口移植于会阴部；如阴茎皮肤过多，必要时可手术切除多余的皮肤。

4. 尿道外口狭窄（meatal stenosis）　主要为尿道保留过短、尿道缺血坏死、未将尿道黏膜外翻与皮肤缝合和切口感染瘢痕挛缩等引起。如已发生尿道外口狭窄，可先行尿道扩张，必要时做尿道外口切开、瘢痕切除和重建尿道外口，或将尿道外口移植于会阴部。

七、阴茎全切除术围术期管理

阴茎全切除术（total resection of penis）是治疗比较晚期阴茎癌的一种手术方法。它将阴茎海绵体于阴茎脚处切断，将尿道游离后于会阴部重建尿道外口。

（一）适应证和禁忌证

1. 适应证

（1）较晚期（T_2 期以上）的阴茎癌，癌肿浸润已达阴茎一半以上，残留阴茎不足 2 cm 者。或虽癌肿表现局限，但阴茎海绵体内已有浸润，若勉强保留阴茎残段，既不能保存性功能，又有残留癌肿的可能，应行阴茎全切除术。

（2）晚期阴茎癌，癌肿已有远处转移，无法行根治术者，为消除恶臭、疼痛、出血及排尿困难，也可施行阴茎全切除术。

（3）阴茎近端切断伤或枪弹伤，致使整个阴茎完全离体或基本离体，无条件施行或无法施行阴茎再植术者。

（4）如癌肿已蔓延至阴囊，需将阴茎阴囊一并切除。

2. 禁忌证　髂腹股沟淋巴结转移已压迫该处血管而发生下肢水肿，或已有血行转移者。

（二）术前准备

1. 术前 2 天进少渣半流饮食，手术前晚及术晨各灌肠 1 次。

2. 其余准备同阴茎部分切除术。

（三）手术操作要点

1. 麻醉与体位　椎管内麻醉。截石位。

2. 癌肿如已侵犯阴茎根部及其邻近的阴囊，可将阴囊及其内容物一并切除。

3. 仔细牢靠地结扎阴茎背部血管及缝扎阴茎海绵体残端，以防术中术后出血。

4. 游离尿道时避免损伤尿道，尿道要保留足够长度，否则术后移植尿道口易回缩狭窄。

5. 为防止阴茎全切除术后阴囊内发生血肿或感染，可在阴囊底部两侧各做一小切口，分别置入橡皮引流条，较原切口引流为畅。

6. 为使患者术后能站立排尿，可在肿瘤彻底切除的前提下，尽可能保留较长的尿道，在会阴部做一倒 U 形切口，即形成舌状皮瓣，其基底部宽于舌缘，皮瓣长 3~4 cm，宽相当于环绕尿道一周半为宜。将尿道残端由此切口上缘拉出后卷裹于皮瓣中，形成一个包绕尿道的皮管。皮管两侧创缘相交于尿道背侧，用细丝线间断缝合，尿道外口与皮管开口处缝合，使之于会阴部形成小阴茎。

7. 如腹股沟淋巴结肿大，术前已行活体组织检查证实为淋巴结转移，可一期施行髂腹股沟淋巴清除术。为防止创面感染，最好先行髂腹股沟淋巴清除，然后再行阴茎全切除术。如病情不允许也可分期施行，先期行阴茎全切除术，再择期行淋巴结清除术。术前未行淋巴结活体组织检查者，在行阴茎切除术时，应取淋巴结活体组织检查。如证实为转移，再行髂腹股沟淋巴清除。

（四）术后处理

1. 少渣半流饮食 3 天。
2. 合理应用抗菌药物，防治感染。
3. 托起阴囊。
4. 引流物于术后 24~48 小时拔除。
5. 缝线于术后 7~10 天拆除。留置导尿管也于术后 7~10 天拔除。

（五）并发症及其防治

1. **出血** 多由于术中止血不彻底，血管结扎线滑脱，阴茎海绵体残端处理不妥等引起，严重者可形成阴囊血肿。轻度出血可压迫止血，局部先冷敷后热敷，加强抗感染等措施。如出血较多或阴囊血肿形成，应拆除缝线，清除血肿，彻底止血，并使引流通畅。

2. **感染** 多由于术前感染未能控制，术中伤口感染，术后出血而又引流不畅造成感染。严重者可出现阴囊皮肤坏死和阴囊脓肿。如感染发生，应加强抗菌药物的应用，局部理疗以及保持伤口引流通畅。如有脓肿形成，应切开引流。

3. **尿道外口狭窄** 多由于尿道外口坏死或过短，会阴伤口出血、感染等引起。如已发生狭窄，可定期行尿道扩张或尿道外口切开。

第八节 阴囊及内容物手术围术期管理

一、阴囊及其内容物的外科解剖

阴囊（scrotum）位于阴茎根部的下方，两侧大腿根部之间，呈袋状，由肉膜形成的阴囊膈将其分为左右两个囊腔，同侧睾丸、附睾及精索下段分别居于其内。阴囊具有较大的活动性及舒缩性，对其内容物起着保护作用。阴囊可分为 6 层，由外向内依次为皮肤、肉膜、精索外筋膜、提睾肌、精索内筋膜和鞘膜。

睾丸（testicle）位居阴囊内，左右各一，呈卵圆形，全部由鞘膜脏层覆盖，其下为厚而坚实的睾丸白膜，不易与睾丸实质剥离。睾丸的血供主要来自睾丸动脉。睾丸静脉在精索内形成蔓状丛，向上汇集成精索内静脉伴随精索内动脉上升。附睾形似半月，分头、体、尾三部分，附着于睾丸的外后侧面。输精管壁厚、质韧而硬，呈索状，发自附睾尾并直转向上，随精索经腹股沟管入盆腔，至膀胱底与精囊排泄管合成射精管，开口于前列腺部尿道。精索为悬挂睾丸和附睾的柔软索状物，主要由进出睾丸的血管、淋巴管、神经及输精管包以被膜而成。精索起自腹股沟内环，走行于腹股沟管内，出皮下环后进入阴囊，止于睾丸后缘。在腹股沟管内，有髂腹下神经在精索上面通过，髂腹股沟神经及生殖股神经生殖支在其下方。精索内静脉汇集睾丸和附睾的血流，左侧者回流至肾静脉，右侧者入下腔静脉。因左侧精索内静脉入肾静脉时呈直角，故临床上精索静脉曲张以左侧多见。

二、阴囊及其内容物手术围术期常规管理

（一）术前准备

1. 术前 1 天剃除阴毛。最好术前 1 天洗澡，以温热水将外阴洗涤干净。若无条件洗澡者，术前 2 天应每天用肥皂水洗涤外阴 1 次。

2. 阴囊皮肤有湿疹、糜烂、溃疡或有瘘道者，应先治愈后再施行手术。

3. 阴囊内容物有急性炎症者，不宜进行手术，应先使用抗菌药物治疗，感染控制后再考虑手术。慢性炎症如附睾结核、慢性附睾炎、精索炎等，术前应给予有效抗菌药物。

4. 对行计划生育手术者，应做好思想工作、消除顾虑。

5. 除局部麻醉手术外，术前应灌肠。

（二）术后处理

1. 阴囊术后应加压包扎，以防出血及血肿形成。

2. 术后需卧床休息数日，并带将阴囊托起，以免肿胀。

3. 合理应用抗菌药物，预防感染。

4. 术后排尿排便时注意不要浸湿污染敷料及手术切口，若已发生应立即更换敷料。

5. 阴囊术后放置的橡皮引流条一般于术后 24 ~ 48 小时拔除。要注意妥善固定，以防掉入阴囊内或自行脱落。

6. 一般术后 5 ~ 7 天拆除伤口缝线。

（三）主要并发症及其防治

1. 出血　术后出血可发生于切口边缘、阴囊壁内或鞘膜内。多因手术中止血不够彻底或结扎线滑落所致。轻者切口渗血不止，重者可形成较大的阴囊壁血肿或鞘膜积血。

（1）阴囊皮肤松弛，切口皮肤缘易内卷，出血的血管亦易回缩，故术中应注意妥善出血。

（2）鞘膜切开或切除后，其边缘的出血点应予以缝扎，方不致使结扎线滑脱。鞘膜内积血较多者，在出血停止后可用粗针穿刺抽出积血，并应用抗菌药物，防治感染。

（3）切口边缘渗血不严重者，可加压包扎止血或行切口缝合止血。

（4）阴囊壁内有小血肿或鞘膜内积血不多者，可行非手术治疗，先冷敷，待出血停止后再行热敷或理疗。

（5）伤口引流物不断流血或阴囊进行性增大，应拆除缝线清除血肿，结扎出血点。找不到出血点可用纱布填塞，再缝合切口。纱布条于 48 小时后拔除，并应用抗菌药物防治感染。

2. 感染　术后感染多因术前清洗不净、术中污染、术后阴囊出血等引起。若已发生，应加强抗感染治疗、局部热敷或其他物理疗法；若有脓肿形成，应切开引流。

3. 睾丸萎缩（atrophy of testis）　术中损伤精索血管，睾丸放入阴囊内时精索位置不正，或睾丸未与阴囊底部固定发生精索扭转等，均可造成睾丸缺血萎缩，应避免其发生。发生睾丸萎缩者，无特殊治疗方法，如无其他并发症，可不予处理。

4. 继发性睾丸鞘膜积液（secondary hydrocele of testis）　术后继发性睾丸鞘膜积液多因术中病变组织切除不够彻底，睾丸鞘膜未予翻转缝合或切除不够造成。轻者可不予处理，积液较多者应手术治疗。

三、睾丸扭转复位固定术围术期管理

睾丸扭转（torsion of testis）的治疗是早期复位，鉴于手法复位成功率低，因此应尽早手术探查。术中将扭转的精索睾丸复位。如睾丸色泽正常，将睾丸固定于阴囊壁上，以免再次扭转；若睾丸已坏死，应做睾丸切除术。

（一）适应证

确诊或疑诊为睾丸扭转者。

（二）术前准备

1. 症状严重者可对症处理。

2. 术前剃除阴毛（儿童可免除此项准备）。

3. 完善急症手术所需的常规术前检查。

（三）手术操作要点

1. 麻醉与体位　椎管内麻醉或硬脊膜外腔阻滞麻醉。小儿用全身麻醉。体位采用仰卧位。

2. 凡疑诊睾丸扭转者，应立即手术探查。2 小时内手术，几乎睾丸全部均可保留，24 小时后几乎全部睾丸缺血坏死，即使手术探查不是睾丸扭转，而是急性附睾炎，也可行附睾减压引流术。

3. 扭转复位后，应仔细观察睾丸血运。睾丸因血运障碍而呈苍白色、蓝色或黑色，鞘膜内往往有血性液体。若睾丸血运恢复良好，则转成浅红色，可以保留睾丸。如睾丸在复位后仍呈黑色，质地极软，说明已缺血坏死，应将睾丸切除。

4. 观察睾丸血运可用热等渗盐水纱布敷精索数分钟，促进睾丸血液循环恢复。如睾丸色泽恢复正常，用细丝线将精索睾丸白膜固定在邻近鞘膜内。

5. 阴囊内放置橡皮片引流，从阴囊底部引出。

（四）术后处理

1. 将阴囊稍稍托起，减轻水肿。

2. 阴囊引流物于术后 24～48 小时拔除。

3. 合理应用抗菌药物，防治感染。

4. 术后 5 天拆除缝线。

（五）并发症及其防治

1. 出血　多由术中操作粗糙和止血不彻底所致。阴囊内小出血，通过通畅引流或抽出血液、阴囊冷敷及加压等可治愈。如术后伤口引流物有血液流出或阴囊进行性增大，应拆除缝线，清除血肿，彻底止血并放置引流条。

2. 感染　多由阴囊皮肤有慢性感染、皮肤清洗不净、消毒不严、术中组织损伤较多、未置引流物或引流不畅，以及术后护理不当等引起。发生感染后，应加强抗感染治疗，保持引流通畅，局部热敷或其他物理疗法治疗。如有脓肿形成，需切开引流。

3. 睾丸萎缩（atrophy of testis）　由于术中对睾丸血供情况观察不仔细，或勉强保留睾丸造成。睾丸萎缩无不适者，可暂不考虑手术处理；若有感染疼痛则需再次手术行睾丸切除。

四、睾丸下降固定术围术期管理

睾丸下降固定术（orchidopexy）是治疗隐睾的一种常用手术，即寻得睾丸后，松解精索、扩大阴囊及固定睾丸于阴囊内。睾丸固定术对于低位隐睾（腹股沟管型和外环型）手术并无困难，而对于高位隐睾（腹膜后或腹腔内型）则并非易事。

（一）适应证

1. 儿童单侧隐睾。

2. 儿童双侧隐睾，经绒毛膜促性腺激素治疗仍未下降者。

3. 成人隐睾，一般仍可行睾丸固定术，若单侧隐睾且该侧睾丸已高度萎缩，应行睾丸切除，以防睾丸恶性变。

4. 异位睾丸、游走睾丸或合并有腹股沟疝的隐睾。

5. 外伤性睾丸脱位，经手法复位未成功者。

（二）术前准备

参阅阴囊内容物手术术前常规准备。

（三）手术操作要点

1. 麻醉与体位　椎管内麻醉，持续硬脊膜外腔阻滞麻醉，或局部浸润麻醉。小儿用全身麻醉。体位采取仰卧位。

2. 位于腹股沟部或外环附近的隐睾，不论单侧或双侧，均采用腹股沟斜切口，对于位于腹膜后的隐睾，单侧者采用下腹部斜切口或腹股沟切口的延长切口；双侧者采用下腹部弧形切口或下腹部正中切口。这种切口可广泛暴露腹膜后间隙，能在直视下游离精索血管，使手术能获得满意效果。合并腹股沟疝的患者，睾丸可能在腹腔内，可嘱患者咳嗽增加腹压，则睾丸可随疝囊进入腹股沟管内。位于腹膜后的隐睾，则需切开内环甚至向上延长切口切开腹膜，在髂窝乃至腰部仔细探查寻找。

3. 精索充分游离松解是将睾丸在无张力下牵至阴囊的前提和基础。但也注意不要过分勉强。

4. 无论在松解精索、关闭腹膜鞘状突或行疝修补时，均应避免精索血管及输精管损伤。

5. 合并有腹股沟斜疝，应作疝修补术。修复腹股沟管时，外环处不要缝合过紧，以能容纳一小指为度，以免影响睾丸血运。

6. 用示指经切口的腹壁深筋膜深面向阴囊分离，轻轻扩张阴囊腔，直达阴囊底部，建造放置睾丸的囊腔。固定睾丸可将睾丸系带或睾丸下极白膜缝于阴囊底部肉膜内面，并注意勿使精索扭转。

7. 牵引睾丸的牵引线拉紧并将其缝扎于同侧大腿内侧皮肤上。

（四）术后处理

1. 睾丸牵引线根据张力大小可牵引 2～3 周后拆除。

2. 合理应用抗菌药物，防治感染。

3. 卧床休息。

4. 术后 7 天拆去缝线。

（五）并发症及其防治

1. 睾丸回缩　多由于术中精索游离松解不完全，勉强将睾丸拉入阴囊，未行相应的牵引等处理所致。如回缩至阴囊上部可继续观察，不必手术。若回缩至外环口以上，则于 3 个月后再次行睾丸固定术。

2. 其余并发症及其防治同睾丸扭转复位固定术。

五、睾丸切除术围术期管理

（一）适应证

1. 睾丸肿瘤或阴囊内容其他恶性肿瘤。

2. 成人高位隐睾并睾丸萎缩，或不能下降固定于阴囊内者。

3. 严重睾丸损伤，经手术探查无法保留者。

4. 精索扭转致使睾丸已坏死者。

5. 晚期附睾睾丸结核，致使睾丸不能保留者。

6. 化脓性附睾睾丸炎，反复发作，致使睾丸组织坏死者。

7. 睾丸鞘膜陈旧性血肿，致使睾丸萎缩者。

8. 其他疾病需作去势治疗者，如前列腺癌，做双侧睾丸切除，少部分前列腺增生症，偶也可施行双侧睾丸切除。

（二）术前准备

1. 附睾睾丸结核，术前应抗结核治疗 2 周以上；若为化脓性附睾睾丸炎，术前也应行抗感染治疗。

2. 术前其他准备参见本节阴囊内容物手术术前常规准备。

（三）手术操作要点

1. 麻醉与体位　椎管内麻醉或连续硬脊膜外腔阻滞麻醉；小儿用全身麻醉或基础麻醉加局部麻醉。体位采用仰卧位。

2. 术前已确诊为睾丸肿瘤者，用腹股沟斜切口，上端起于腹股沟内环，下端沿精索向下延长，一般达阴囊上部。非睾丸肿瘤患者用阴囊外上部切口；双侧非肿瘤性睾丸切除者也可采用阴囊正中切口。如术前诊断未能明确睾丸病变性质者，则可采用阴囊高位切口。

3. 术前已明确为睾丸肿瘤者，应先游离精索并于内环处将其结扎切断，然后分离睾丸及鞘膜，以减少挤压所引起的血行播散。若睾丸肿瘤的诊断尚未确定，则在游离精索后先分离输精管，精索用软钳阻断血流，再游离出睾丸，用纱布垫保护好切口后仔细检查睾丸，必要时切开鞘膜进行检查。对可疑组织应立即送冷冻切片定性。待确诊为恶性病变后方可切除睾丸。明确睾丸肿瘤性质为胚胎癌、畸胎癌或畸胎瘤者，若患者情况允许可同期行睾丸切除和腹膜后淋巴清除术。

4．睾丸非肿瘤性病变，原则上要尽量保留睾丸组织，可行睾丸部分切除，切除病变组织，保留尚有功能的部分睾丸。

5．切断精索时，精索血管和输精管要分别结扎，以免线结滑脱出血。如为结核病变，输精管断端需用石炭酸、75％乙醇及等渗盐水处理。

6．结束手术前注意在阴囊底部另作一小切口，放入橡皮片引流。

（四）术后处理

1．托起阴囊，或加压包扎，以防阴囊内出血或血肿形成。

2．阴囊内引流物于术后 24～48 小时拔除。

3．睾丸恶性肿瘤于伤口拆线后，按病理性质及全身情况行腹膜后淋巴清除或放射治疗或化学药物治疗。

4．通常伤口缝线于术后 7 天拆除。

（五）并发症及其防治

主要为出血和感染，其发生原因和防治参见阴囊内容物手术主要并发症及其防治。

六、睾丸鞘膜翻转/切除术围术期管理

睾丸鞘膜翻转/切除术是治疗睾丸鞘膜积液的一种常用手术，是将多余的睾丸鞘膜切除，然后将剩余鞘膜翻转至睾丸附睾后面进行缝合。它亦可用于睾丸精索鞘膜积液和精索鞘膜积液。

（一）适应证和禁忌证

1．适应证

（1）较大的睾丸鞘膜积液。

（2）较大的睾丸精索鞘膜积液。

（3）精索鞘膜积液，若无法完整切除，也可以翻转至精索后方缝合。

（4）阴囊内容物手术，为防止继发积液，可同时行鞘膜翻转术。

2．禁忌证

（1）阴囊有湿疹及股癣等皮肤病。

（2）阴囊内容物化脓性疾病伴有鞘膜积液者，仅做引流不做切除术。

（二）术前准备

1．术前用肥皂水、清水洗涤阴囊、阴茎、腹股沟部及会阴部，注意将阴囊皱襞伸展后清洗。手术前 1 天剃去阴毛。

2其他术前准备同外科术前常规准备。

（三）手术操作要点

1．麻醉与体位　局部浸润麻醉，椎管内麻醉或持续硬脊膜外腔阻滞麻醉；小儿可选用基础麻醉加局部浸润麻醉，静脉麻醉或乙醚麻醉。取仰卧位。

2．一侧睾丸鞘膜积液，可作阴囊前上部纵行、横行或斜行切口；如为两侧者，则于阴茎下方之阴囊中缝做纵行切口。

3．切开阴囊至鞘膜壁层，即见浅蓝色的囊壁。在此平面分离鞘膜容易向四周游离。

4. 切开鞘膜囊前，先分清睾丸附睾，以免损伤。用剪刀在距睾丸附睾边缘 1.5～2.0 cm 处剪去多余的鞘膜，边缘彻底止血。将残余鞘膜壁翻转至睾丸附睾后面，用细丝线间断或连续缝合。将睾丸下方残余之鞘膜缝合固定于其后方的肉膜处，以防止精索扭转。剪去多余的鞘膜时要避免造成睾丸附睾及精索的损伤。

5. 切开鞘膜后，要沿鞘膜腔向上探查，如与腹腔相通，应向上延长切口，将鞘膜囊颈高位结扎。若合并腹股沟疝，可经腹股沟切口处理鞘膜积液，同时行疝修补术。

6. 术中应注意检查睾丸附睾有无病变。如怀疑肿瘤，应作冷冻切片。若为恶性，应作阴囊内容物切除。

7. 阴囊血管丰富，止血必须完善，并放置橡皮片引流，以防血肿形成。

8. 阴囊皮肤皱襞多，可用垂直褥式缝合，使皮缘对合良好。

（四）术后处理

1. 托起阴囊，并稍加压包扎。阴囊明显肿胀者，可行理疗。

2. 注意在排尿或排便时不要污染伤口及其敷料，一旦污染要即时更换。

3. 引流条于术后 24～48 小时拔除。术后 5～7 天拆除缝线。

（五）并发症及其防治

睾丸鞘膜翻转/切除术术后并发症常见有出血、感染和精索扭转。

1. 精索扭转（torsion of spermatic cord）　主要原因为术中未将睾丸下方的残余鞘膜与阴囊肉膜缝合固定，或还纳睾丸入阴囊时将精索扭转。精索扭转后，睾丸血运发生障碍，可致睾丸坏死。术后患者出现睾丸剧痛和触痛，并有恶心、呕吐。应立即拆除缝线手术复位并固定；若睾丸已坏死，则行睾丸切除。

2. 出血和感染的原因及防治参见参见阴囊内容物手术主要并发症及其防治。

七、精索内静脉高位结扎术围术期管理

精索内静脉高位结扎术（high ligation of internal spermatic cord vein）是治疗精索静脉曲张的常用手术方法。它适用于侧支循环良好，无侧支静脉反流的患者。手术有两种方式：腹腔镜手术和开放性手术，有两种径路：一是经腹股沟切口，于内环处结扎精索内静脉；二是经髂窝途径，于腹膜后高位结扎精索内静脉。二者各具优缺点：前者解剖层次较浅，易于显露，但精索内静脉分支较多，易被漏扎或误扎精索内动脉；后者解剖层次较深，但精索内静脉很少分支，易于准确结扎。二者的适应证、禁忌证、术前准备、麻醉、体位及术后处理等均相同。本节介绍开放性手术。

（一）适应证与禁忌证

1. 适应证　原发性精索静脉曲张，而侧支循环良好或无侧支静脉反流者。有以下情况为其适应证：

（1）有严重症状，经非手术治疗无效者。

（2）有睾丸生精功能障碍，伴有睾丸萎缩，引起不育者。

（3）同时伴有腹股沟疝或鞘膜积液者。

2. 禁忌证

（1）继发性精索静脉曲张。

（2）原发性精索静脉曲张，若侧支循环不良，有侧支静脉反流者视为禁忌。

（二）术前准备

1. 明确精索静脉曲张为原发性，而且侧支循环良好。

2. 术前1天剃除阴毛，并清洗外阴部。

3. 其余术前准备同一般外科手术术前准备。

（三）手术操作要点

1. 麻醉与体位　椎管内麻醉或硬脊膜外腔阻滞麻醉，或局部浸润麻醉。体位取仰卧位。

2. 经腹股沟精索内静脉结扎术取腹股沟斜切口。以内环为止点做长4~5 cm的皮肤切口，切口与腹股沟韧带平行。

3. 在未认清精索内静脉及其分支以前，不可将精索血管牵拉过甚，否则引起静脉空虚、动脉痉挛，以致无法辨认。若静脉结扎遗漏，可导致术后复发；若误扎动脉，可导致睾丸萎缩。

4. 游离精索内静脉的方法是先找到有搏动的精索内动脉和较硬的输精管，余下的血管为精索内静脉，可一并结扎。

5. 精索内静脉结扎，一定要尽量靠近内环口，因该处分支少，而且较为粗大，不易遗漏。

6. 术中要注意不要损伤精索内动脉及输精管。

7. 在内环处检查有无疝囊存在，如有应同时给予处理。

（四）术后处理

1. 将阴囊托起2周。

2. 术后前3天需卧床，然后再下床活动。

3. 术后7天拆除缝线。

（五）并发症及其防治

1. 术后复发　主要原因是术前对精索静脉曲张是原发还是继发、静脉侧支循环情况未能明确，以及术中未能将精索内静脉于内环口以上高位结扎，以致对多条曲张静脉未能完全结扎造成复发。如复发后症状不重，可用非手术治疗；如症状明显，可经腹膜后途径进行再次手术。

2. 睾丸萎缩　精索内动脉误扎或损伤可导致术后睾丸逐渐萎缩。如无不适，可不予处理，否则应行睾丸切除。

第十章　肾上腺手术围术期管理要点

双卫兵　原晓斌

第一节　肾上腺手术概论

一、概　述

肾上腺的外科疾病可分为三大类型：①髓质的增殖及嗜铬细胞瘤；②皮质醇增多症；③原发性醛固酮症。近年又提出皮、髓质混合性增生，临床前库欣病及临床前醛固酮症，使肾上腺疾病的治疗更趋合理及有效。

肾上腺病变的外科手术治疗被列为泌尿外科的范畴，这是因为：①肾上腺处于腹膜后间隙，与肾脏紧密相邻；②肾上腺所分泌的各类激素直接作用和影响着外生殖器官的胚胎发育及性功能活动；③肾上腺病变的症状与体征首先表现在泌尿系统，如多尿、酸碱平衡失调、高血压、电解质异常等；④肾上腺外科手术治疗，将会涉及激素补替治疗。

对肾上腺外科病变施行各种手术治疗，都将涉及其组织胚胎、复杂的生理功能及有关的外科解剖。熟悉掌握这些基础知识，将对手术适应证的选择、术前准备、术后治疗、并发症的防治等具有指导意义。

二、肾上腺的外科解剖

肾上腺（adrenal gland）左右各一，分别位于两肾的上内侧，处于腹膜后，脊柱两旁，相当于第 1 腰椎水平。右侧肾上腺呈锥形或三角形，位置较左侧肾上腺稍高，后面与有横隔紧密相靠，其上与肝右叶的后下缘相接，其内为下腔静脉的右侧面。左侧肾上腺通常呈椭圆形或半月形，较右侧肾上腺稍大，位置稍低，其内侧面与腹主动脉相靠，后面与横隔相接，前面和上部与小网膜腔的腹膜相靠，下端与胰体的后面和脾脏血管紧密相接。肾上腺为土黄色，周围为脂肪和结缔组织包绕，位于肾脏的 Gerota 筋膜内，手术时切开此筋膜后才可较为容易地游离肾上腺。

肾上腺的血液供应极为丰富，上方有隔下动脉的终末分支，内面有上、中、下肾上腺动脉的分支。肾上腺上动脉起源于隔下动脉，肾上腺中动脉直接起源于腹主动脉，肾上腺下动脉起源于肾动脉。这些分支共有数十根，在肾上腺周围形成一个动脉环。肾上腺的静脉血回流入中心静脉。右肾上腺静脉血通过右肾上腺静脉注入下腔静脉。左侧肾上腺静脉往往先与隔下静脉汇合，然后注入左肾静脉。

三、肾上腺组织学与生理功能

肾上腺由皮质和髓质组成，二者起源不同。皮质起源于中胚层，髓质起源于外胚层。

肾上腺皮质约占肾上腺重的90%，髓质被皮质完全包围。

（一）肾上腺皮质

肾上腺皮质（adrenal cortex）按其上皮样细胞排列的形态，由外向内可分为：球状带、束状带、网状带。

1. 球状带很薄，细胞排列成球状或团状，占皮质15%。球状带所产生的主要激素是醛固酮。其最主要的生理作用是促进肾远曲小管储钠、排钾，在维持体液容量和渗透压平衡上起着重要的作用。醛固酮分泌过多，可引起钠积聚的同时会出现钾丢失，造成血清钾降低，可以引起高血压、周期性肌无力或麻痹等。

2. 束状带最厚，细胞由外至内排列成整齐的长束状或柱状，占皮质的75%。束状带所产生的激素，具有调节糖和蛋白质代谢的生物作用，主要激素是皮质醇、皮质酮。如肾上腺皮质分泌过多的皮质醇一类的类固醇，可引起皮质醇增多症。长期、过量的皮质醇引起机体蛋白质严重消耗，造成骨质疏松，皮肤、肌肉损害，血管脆性增加，儿童生长发育障碍等。另外，皮质激素在糖异生、脂肪合成等方面作用，出现所谓满月脸、水牛背，向心性肥胖。

3. 网状带细胞排列成不规则网状，占皮质的10%。与髓质相接，二者之间无明显界限。网状带所产生的激素主要为性激素（男性激素）。若肾上腺皮质产生过多的男性激素，可引起肾上腺生殖综合征。主要表现是男孩性早熟、女性男性化或假两性畸形等。正常肾上腺皮质网状带分泌的雄激素量很小，没有生理意义。偶有分泌雌激素的肾上腺肿瘤，在男性患者会出现乳房发育、阳痿和不育。在女性患者会出现月经不调。

（二）肾上腺髓质

肾上腺髓质（adrenal medulla）由大多角形细胞组成，因它们可与铬酸盐起反应，被染成棕色，故这些细胞也称为嗜铬细胞。肾上腺髓质分泌两类激素，即肾上腺素和去甲肾上腺素。在生理状态下，去甲肾上腺素可在所有的交感神经节内合成，但肾上腺素只能在肾上腺髓质内合成。正常肾上腺髓质内的肾上腺素及去甲肾上腺素的含量比例不同，以肾上腺素为主，占80%以上，去甲肾上腺素只占15%。但当患嗜铬细胞瘤或髓质增殖时，则两者间的含量及比例均可发生显著变化。

肾上腺素及去甲肾上腺素的作用虽然均可使心排血量增加，血管壁收缩，致使血压升高，但其药理作用却存在程度差异。前者只使收缩压上升、心率加快，而后者则收缩压及舒张压同时升高、心率不增加、体内氧消耗量增加、肝糖原分解，并且去甲肾上腺素对其他的内分泌腺如垂体、甲状腺、性腺及肾脏的近球体均有激发其分泌的作用。这一系列的连锁反应，都将对外科手术期的处理有直接关系。

四、术前准备

需行手术治疗的肾上腺疾病，可概括为两大类：一类是无内分泌功能的肿物，如肿瘤、囊肿、转移癌等，其手术前准备与一般上腹部手术及肾脏手术相同。另一类是具有各种不同内分泌功能的肿瘤或增殖症，在术前必须针对各自内分泌激素的特性，根据其病理生理变化对身体所造成的危害，加以调整及纠正（具体方法在各病种内详细阐述）。

但有些嗜铬细胞瘤术前并无任何症状，只显示肾上腺区肿物，在施行麻醉或手术时，突发高血压或其他心血管系统症状，就要不得不采取应急措施，或被迫停止手术，重新行术前准备后延期手术。

一般而言，肾上腺手术术前准备包括以下方面：

1. 循环系统的调控　肾上腺疾患对心血管系统的危害及影响最大且最为常见。其中，有的血容量极度降低，有的则使血容量显著增加。高血压是肾上腺疾病常见的症状，但有的肾素活性增高，有的则肾素活性降低。高血压会导致心脏损害，病程越长损害越重。

在手术前应对高血压的具体情况作出较准确的诊断。手术前应用有效药物，或抑制激素的自主性分泌量，或对抗其周围效应。降低高血压，暂时终止对心脏的危害，调整血容量尽可能达到或接近正常水平，使循环系统能维持在较理想的生理状态。

2. 体液酸碱平衡及电解质失常的调整　体液酸碱平衡失调及电解质紊乱是肾上腺内分泌瘤的特有病理变化。表现为体内钾、钠、钙代谢异常。术前须采用药物及液体治疗相结合的方法，使之酸碱及水电解质失常能够纠正到接近平衡状态。尿、血的电解质测定，中心静脉压及血细胞比容测定是判定达到平衡要求的常用指标。

3. 控制糖代谢异常，保护肝功能　肾上腺疾病患者机体的新陈代谢加速，氮平衡异常以及内分泌激素的直接作用下，常使肝糖原储备匮乏，再加上围术期较长时间禁食等因素，可使肝功能受到较重损害。因此，术前的各种保护肝功措施不容忽视，包括降低基础代谢率，控制高血糖症，充分供给糖及蛋白质等。并要停止一切有害肝细胞的药物摄入，还要供给充足的维生素。

4. 保护肾功能　水负荷量增加、电解质酸碱平衡失常既是肾上腺病变造成的肾功能受损的原因，也是肾细胞遭破坏的结果。长期恶性高血压可使肾血管发生坏死性动脉炎等继发性病理改变，甚至引起肾动脉狭窄。这些可使肾灌注压降低，肾素量增加，形成病理演变中的恶性循环。

术前必须使肾脏处于最佳功能状态。因此，肾上腺疾病手术前准备一定要包括对肾功能的保护，以便打破上述恶性循环，防止术后肾衰竭的发生。减少各类激素的自主性分泌，阻滞或对抗其周围效应，纠正水、电解质平衡，增加肾灌注压，减少自由基的产生或清除部分已产生的自由基等，都是保护肾功能措施。

5. 控制和预防感染　很多肾上腺疾病患者组织愈合能力差，易引起手术部位的感染，形成肾周及膈下脓肿。因此，术前须常规给予抗生素防止感染。对体内已存在的感染灶，特别是肾内感染灶应尽量予以清除。

6. 身体其他内分泌器官同时并发的肿瘤如甲状腺瘤，也最好进行适当的处理。

7. 明确妇女的月经不调、不孕症等并存症状是否与肾上腺外科病之间存在联系，在术前作出较准确的估计和判断，必要时给予适当处理。

五、手术径路选择

肾上腺手术有多种径路可供选择，主要依据其病变性质及大小、术前定位诊断是否明确而定。术前定位诊断明确，病变范围不大者，可经腰部径路；肾上腺巨大肿瘤或行肾上腺恶性肿瘤根治性切除手术，可经胸腹联合切口。常用的手术径路有腹部径路和双侧背部径路。

1. 腹部切口可探查双侧肾上腺，并可一期施行双侧手术。该切口除能诊治肾上腺内病变外，还可对肾上腺外的嗜铬细胞瘤（神经节细胞瘤）施行手术治疗。此外，腹部、盆腔的异位促肾上腺皮质激素腺瘤（促皮素瘤）的探查、切除，肾上腺癌施行腹主动脉旁淋巴组织清扫等广泛性手术，也适宜选用此径路。

2. 背部双侧切口用于 1 次同时由背侧暴露双侧肾上腺病变，但显露范围较窄，适合于肾上腺小腺瘤的摘除，特别是术前未能定位的醛固酮症患者，或双侧肾上腺皮质增生症。也有用于其他器官癌症行肾上腺切除辅助治疗者，如晚期乳腺癌、前列腺癌。通常，较大的肾上腺肿瘤切除则很少应用此种径路。

六、术后处理

1. 术后 24～72 小时内应对循环、呼吸进行监护，以防止肾上腺危象或低血压、休克的发生，如出现上述迹象，应立即判明原因，及时救治。

2. 根据特定病变的不同手术治疗，定时按量投给所特需的药物，如皮质激素、血管加压素等，待生理功能恢复后停药。液体治疗应根据中心静脉压及每 24 小时尿量加以补充，定期测定血电解质，以维持平衡。

3. 给予抗生素防治感染，补充多种维生素。

4. 防治术后肺部并发症。鼓励深呼吸、咳嗽，防止呼吸道并发症的发生。对极易发生的术后肺膨胀不全及肺炎等并发症，须早期发现，给予蒸气吸入、吸氧、清痰、变动体位及抗生素等综合治疗，特别对呼吸肌乏力严重者。膈下脓肿或肾周围脓肿一旦发生，应早期充分引流。

5. 由于存在髓质的血管收缩激素缺乏或手术后血容量不足所致的两类不同病因性质的低血压，故应作出准确的鉴别诊断，进行针对性治疗，切忌盲目的应用升压药或过多的液体治疗。

6. 下肢早期多活动，防止下肢静脉血栓形成。

7. 高血压往往须经一个时期始可降至正常，其间降压治疗仍不能放松。

七、主要并发症及其防治

（一）肾上腺皮质功能减退症

1. 病因　肾上腺皮质功能减退症（adrenocortical insufficiency）是由于肾上腺皮质被毁，肾上腺皮质激素缺乏。原因有：①双侧肾上腺皮质增生行双侧肾上腺切除；②一侧全切、一侧大部切除，而在大部切除时破坏了剩余肾上腺组织的血运，造成剩余肾上腺的坏死；③一侧肾上腺皮质腺瘤或恶性肿瘤，在肿瘤切除后，由于肿瘤长期自主性的大量皮质醇的分泌，血液循环中皮质醇水平升高，脑垂体分泌的促肾上腺皮质激素被抑制，从而对侧肾上腺皮质及病侧肿瘤以外的肾上腺皮质萎缩。

术后如果类固醇激素补充不足，那么受到抑制的下丘脑-脑垂体-肾上腺轴不能对术中或术后的打击起反应，使其出现肾上腺功能不足。

2. 临床表现　发生肾上腺功能不足时，其症状可以是逐渐出现，也可以突然发作，也可以由于感染或其他因素而诱发。典型的表现为发热，多为高热，个别体温低于正常；厌食、恶心、呕吐、腹痛、腹泻；继之可以有脱水、少尿、血压降低，进而有明显的软弱或不安，倦怠、乏力和心血管衰竭，循环虚脱、休克等。手术后短期内血流动力学不稳定可能是肾上腺功能不足的唯一明显表现。

实验室检查一般提示血糖低、血钠低、血钾高，个别病例也可能血钾正常或降低；血尿素氮、肌酐容易升高；可存在酸中毒；血浆中皮质激素含量降低。

3. 防治措施　注意肾上腺手术患者术前、术中、术后皮质醇的正确补充，相当一部分急性肾上腺危象的患者是可以预防的。一般术前静脉补充 100 ~ 200 mg 氢化可的松，术后24 ~ 48 小时内每 4 ~ 6 小时静脉给氢化可的松 100 mg，然后逐渐减少剂量，由静脉改肌内注射，最后改为口服维持，通常需求要 5 ~ 7 天。在术后治疗过程中，如出现难以解释的血流动力学不稳定，应迅速追加大剂量皮质醇。对做肾上腺全切的患者，需用终生皮质激素治疗。

对肾上腺皮质功能不全症应及早发现，补充需要量的皮质激素，以防肾上腺危象发生。

（二）Nelson 综合征

1. 病因　Nelson 综合征（Nelson syndrome）这种垂体肿瘤只见于肾上腺皮质增生且做肾上腺切除的病例，皮质肿瘤或其他原因行肾上腺切除的病例尚未见发生垂体肿瘤的报道。

发生的原因为：①由于双侧肾上腺全切除术后，皮质激素缺乏，失去了对垂体分泌ACTH 的负性反馈作用，成为促进垂体肿瘤生长的因素；②肾上腺次全切除术后虽残留有部分腺组织，但亦有发生垂体肿瘤者，可能因残留腺组织术后逐渐萎缩、坏死后失去功能所致。

2. 临床表现　Nelson 综合征早期出现的症状是皮肤和黏膜色素沉着，以面部、手背、甲床、腋下、乳晕及手术瘢痕等处皮肤最明显；黏膜则以口内、牙龈、唇内面及舌尖等处较突出。色素沉着呈缓慢进行性加重。与肾上腺皮质功能低下所引起的色素沉着不同，Nelson 综合征患者不会因补给皮质激素而消退。继皮肤黏膜色素沉着之后，因垂体肿瘤体积增大，逐渐出现颅内压迫症状。患者除头痛外，常因视神经受压引起视力障碍、眼睑下垂等。

肌内注射去氨加压素前后测定血浆 ACTH 的改变，有助于本征的早期诊断。

颅内 X 线摄影，特别是 CT 断层摄影可见蝶鞍扩大，局部骨质疏松、骨质破坏和前床突部的双边现象。眼底检查可发现视野缩小，眼底视盘水肿，视神经萎缩。

3. 防治措施

（1）本征的预防在于不要行双侧肾上腺全切，只行一侧肾上腺全切，另侧肾上腺次全切除。但次全切除到底切多少为好，如何保证残留的腺组织有良好的血循环而不发生坏死均存在较大困难。有时保留的腺组织过多，会使库欣综合征复发。目前有人主张行带血管的肾上腺移植或肾上腺组织碎片埋藏，虽获得一定效果，但完全防止尚不能肯定。

（2）垂体肿瘤的治疗与一般肿瘤相同，应早期行手术切除或放射治疗。垂体肿瘤手术操作比较复杂，有一定危险性，并有引起垂体功能低下、尿崩症等并发症的可能，故适宜用于视神经受压症状明显的病例。垂体照射后亦有引起垂体功能低下的可能，但相对比较安全，效果也好，适用于多数病例。

（三）切口愈合不良与感染

库欣综合征患者体质消耗重，蛋白质消耗多，结缔组织异常，胶原形成被抑制，术后容易造成切口愈合不良和感染。如果不了解这一情况，术后常规 5~7 天切口拆线，则易发生切口裂开，甚至内脏脱出等。因此，对此类患者术后拆除切口缝线多在术后 10~12 天。

库欣综合征患者创口容易感染，术前应常规应用抗生素预防感染；术中术者操作应仔细，减少出大血，仔细止血；缝合切口前应冲洗伤口，必要时肾上腺切除创面可放引流管引流，术后再用足够的适当的抗生素，这样可预防感染，缩短住院日，减少患者痛苦。

对于该类患者要注意预防腹胀、嗳气、用力咳嗽等，并严密观察切口，如有感染、切口内积液、积血等，应及时妥善处理，裹紧腹带，防止伤口裂开。如一旦裂开，要重新张力缝合，避免腹胀和腹压增加的情况。

（四）胸膜损伤

由于肾上腺位置深在，在采用腰部 11 肋间或 12 肋斜切口时，往往容易损伤胸膜致成气胸。因此在分离肋膈角时，要注意辨认随呼吸活动的胸膜，避免剪开胸膜。术中发现胸膜破裂，应及时缝补。术后如患者感觉呼吸困难、患侧呼吸音消失或呼吸音明显降低，可行气胸针穿刺抽气；若气胸严重，也可于锁骨中线第 2 肋间穿刺或切开放置导管闭合引流。

第二节 皮质醇增多症围术期管理

皮质醇增多症（hypercortisolism）是由于肾上腺皮质分泌过量的糖皮质类固醇所致蛋白质、碳水化合物及脂肪等代谢紊乱。据病因主要分为促肾上腺皮质激素（ACTH）依赖性和 ACTH 非依赖性。ACTH 依赖性皮质醇增多症包括：①Cushing 病（垂体 ACTH 分泌过多，伴肾上腺皮质增生；垂体多有微腺瘤，少数为大腺瘤）；②异位 ACTH 综合征（垂体外的肿瘤组织分泌过量 ACTH，伴肾上腺皮质增生）。非 ACTH 依赖性皮质醇增多症包括：①肾上腺皮质腺瘤；②肾上腺皮质癌；③不依赖 ACTH 的双侧性肾上腺小结节性增生；④不依赖 ACTH 性双侧肾上腺大结节性增生。本节主要介绍肾上腺皮质腺瘤和肾上腺皮质增生的有关内容。

一、肾上腺皮质腺瘤的围术期管理

肾上腺皮质腺瘤多在成人中发病，女性好发，为孤立有完整包膜的实质性瘤，大小不等，重量多在 50g 以下。双侧多发性微型腺瘤只见于偶发患者，皮质布满大小不等的增殖型结节。肾上腺功能性腺瘤引起的 Cushing 综合征占 10%~30%，平均在 20% 左右，其中以腺瘤为主，女性多发，女：男为 4~5：1。表现为向心性肥胖、满月脸、短颈、水肿、脂肪松厚、皮肤紫纹、脱发、肌萎缩、骨质疏松、性功能减退，严重者还会出现高血压、高血糖、电解质紊乱（低钾、高钠）。

（一）适应证与禁忌证

1. 适应证　手术适应证有赖于肾上腺瘤的定性诊断及定位诊断。

（1）B 超、CT、MRI 及放射性核素（核素）扫描显示肾上腺有直径>2 cm 的孤立性肿瘤，具有较完整的肿瘤包膜，瘤外围尚可见有正常的肾上腺组织。

（2）单侧或双侧多发微腺瘤，整个腺体明显增大。

（3）尽管影像诊断及放射性核素扫描并未检诊出肾上腺肿物，但临床症状和体征比较典型，且各项内分泌生化检测均显示皮质醇及其衍生物显著增高，地塞米松抑制试验及美替拉酮（metyrapone）试验反应均未显示出被抑制的阳性结果。ACTH 刺激试验皮质激素值无明显升高，垂体及其他器官无异位促皮质素瘤者，可采取肾上腺探查术。

2. 禁忌证　心、肺等重要脏器功能严重不全或全身状态差，不能耐受手术者。

（二）术前准备

由于肾上腺腺瘤长期自主性分泌过量皮质醇，垂体分泌 ACTH 的功能处于被抑制状态，对侧肾上腺或肿瘤侧肾上腺残存腺体组织也呈代偿性萎缩，为增强手术的耐受性及防止手术切除腺瘤后所发生的急剧性体内皮质醇不足，必须给予较充分的术前准备。

1. 充分术前评估，除常规检查外，尚需骨骼系统 X 线和骨密度评价骨质疏松和可能的骨折。

2. 尽可能将血压控制在正常范围，血糖控制在 10 mmol/L 以下，纠正电解质和酸碱平衡紊乱，改善心脏功能。

3. 术前 1 ~ 2 天给予醋酸可的松 50 mg，每日 4 次。在术中即将切除肿瘤前，由静脉滴注氢化可的松 100 ~ 200 mg，以维持其基础所需量，并以此静脉注射量维持手术全过程。

4. 改善营养，给予高蛋白饮食，供给充分能量，或由静脉补充足够的蛋白质。

5. 由于体内钠潴留的程度不同，术前一般不需补充晶体液，紊乱严重者要给予纠正。心脏负荷过重者，可适当给予通透性利尿剂。

6. 术前应用广谱抗生素预防感染。补充多种维生素。

7. 注意少数患者存在精神心理障碍，应做好心理疏导。

（三）术中操作要点

1. 麻醉与体位　单侧孤立肿瘤，瘤体较小，定位明确，估计手术较易者，可采用高位硬脊膜外腔阻滞麻醉。一般以选用全身麻醉为宜。患者对麻醉药、肌松药、镇痛药的耐量均低下，病情越重，耐量越低。麻醉前给药、麻醉药（包括局麻药）须减量。宜充分估计并准备处理插管困难。体位根据采用的切口决定。搬动患者、安置体位时要注意防止发生病理性骨折。

2. 定位明确的单侧小肿瘤可经同侧背部切口或腰部切口。定位诊断不肯定，单侧或双侧结节状增殖性微型腺瘤病，可选用上腹部弓形横切口。该切口既可顺利切除单侧瘤，又可探查对侧肾上腺。其适用于一期完成双侧微型腺瘤，还可探查腹主动脉旁及盆腔有无异位促皮素瘤（ectopic ACTH tumor）的可能。经腹切口者，则在进入腹腔后分别探查左、右肾上腺。可沿结肠肝曲或结肠脾曲外侧缘切开后腹膜及肾周筋膜，将结肠翻起牵向下内，游离肾脏上极并将肾脏压向下方，显露出肾上腺。左侧者，亦可在横结肠及胰腺上缘或经结肠系膜直接切开后腹膜而达肾上腺。

3. 操作中防止胸、腹部过分受压影响呼吸。

4. 术中注意血压波动。肾上腺腺瘤切下时血压可能下降，必要时给以小剂量拟肾上腺素药配合以及静脉滴注氢化可的松，并予以升压。

5. 结扎供应腺瘤的血管，在腺瘤包膜与肾上腺之间进行剥离。肿瘤剥离后，视其与肾上腺连接的组织多少，予以钳夹、切除，有时剥离过程中肿瘤即可脱落。余下的肾上腺组织应注意止血。可放置也可不放置引流管。

（四）术后处理

1. 皮质激素替代治疗

（1）皮质激素的替代治疗目前尚无统一方案，不同医疗单位在用药习惯和经验方面可能存在差异，但应遵循下列基本原则：①术中、手术当日静脉给予氢化可的松；②术前酌情给予地塞米松或醋酸可的松肌内注射；③术后禁食期间可选择静脉或肌内注射给予氢化可的松、地塞米松或醋酸可的松，进食后改为泼尼松口服；④皮质激素剂量逐渐递减至停药。遇疾病和生理应激因素或出现肾上腺皮质功能减退症状时应及时增加剂量 1/2 ~ 1 倍，症状明显者静脉给予氢化可的松。

（2）给药方案：术后第 1 天开始地塞米松 2 mg 肌内注射，每日 4 次，逐日递减至 2 mg 肌内注射，每日两次，然后改为泼尼松口服，20 ~ 25 mg/d 开始，根据病情逐渐减量至 10 ~ 15 mg/d 出院，此后每 4 周减 2.5 mg，监测血浆皮质醇和 ACTH，证实肾上腺皮质分泌功能恢复正常，方可减完停药，一般需 6 ~ 8 个月。

术后皮质激素替代治疗所需剂量及时间常依腺瘤分泌激素量的多少及病程的长短而定。术后 3 ~ 5 天内，须维持术前所给予的剂量，即氢化可的松 50 mg，每日 4 次，以后即逐渐减量至 1/2 或 1/3 量，单侧腺瘤行一侧手术者，根据对侧功能恢复情况，最后完全停止激素补替治疗。一般需持续应用 2 ~ 4 周时间。为减轻钠在体内的潴留，地塞米松为较长期维持治疗的药物。

（3）停药指征：①临床症状逐渐改善；②血压维持正常且平稳；③嗜酸性粒细胞计数恢复正常；④尿内 17-KS，17-OH 值含量及血浆内皮质醇含量趋于正常。此四项指标为完全停止小剂量激素替代治疗的指征。

2. 双侧肾上腺腺瘤手术，如术后肾上腺皮质功能不恢复，须长期或终身应用激素替代治疗。

3. 术后患者可能出现肾上腺危象，表现为厌食、腹胀、恶心、呕吐、精神不振、疲乏嗜睡、肌肉僵痛、血压下降和体温上升。最初 1 ~ 2 小时内迅速静脉滴注氢化可的松 100 ~ 200 mg，5 ~ 6 小时内达 500 ~ 600 mg，第 2 ~ 3 天可予氢化可的松 300 mg，然后每日减少 100 mg；患者可能有血压下降和离子紊乱，应予以补液、应用血管活性药物并纠正离子紊乱。

4. 肾上腺手术区如有较活跃且不易完全制止的渗血，最好置一橡皮条引流，以免积液或脓肿形成。一旦发生膈下或肾周围脓肿，应及时引流。

5. 常规应用抗生素预防术后感染。

6. 膈下的上腹部手术，很易发生肺部并发症，如肺膨胀不全及支气管肺炎等，术后应鼓励深呼吸、咳嗽、蒸气吸入等。

7. 食欲未恢复前，应由静脉补充足够的高糖、高蛋白营养。晶体液的补给量则依中心静脉压及 24 小时尿量为指数，不可过量，以防心肺并发症的发生。

8. 防止术后腹胀，腹带宜裹紧，以防伤口裂开。切口缝线的拆除应晚于其他种类手术患者。如有感染迹象，应及时做适当处理。

二、肾上腺皮质增生的围术期管理

对肾上腺皮质增生而言，肾上腺切除术已是一种疗效好，安全性大，并发症少，死亡率极低的治疗手段，被认为是首选术式。

目前的观点认为：凡属垂体依赖性及异位促肾上腺皮质激素瘤（简称异位促皮素瘤）所致的继发性皮质增生，称为库欣病（Cushing disease），应首先对垂体瘤施行治疗，切除异位促皮素瘤，增生的肾上腺不做处理，等待自行恢复常态。凡非垂体依赖性及无异位促皮素瘤的皮质增生，称为库欣综合征（Cushing syndrome），施行肾上腺切除术。

对于肾上腺组织保留与否国内外的观点不完全相同。国外推荐双侧肾上腺全切术，术后终身皮质激素替代。但8.3%～47%的库欣病者术后会出现尼尔森（Nelson）综合征。国内有推荐一侧肾上腺全切、对侧次全切，目的在于控制高皮质醇血症的同时避免或减少皮质激素替代，但肾上腺组织保留多少尚有争议。

有关其他围术期管理的内容可参阅肾上腺全切术和肾上腺次全切除术的相关内容。

三、皮质醇症的术后随访

1. 随访内容　随访内容包括：①临床表现；②生化指标：血常规、血糖、电解质、血脂等；③激素水平：ACTH、午夜血浆或唾液皮质醇、24小时尿游离皮质醇（24h-UFC）、小剂量地塞米松抑制试验（LDDST）、促肾上腺皮质素释放激素激发试验（CRH激发试验）；④CT/MRI扫描等。

2. 随访方案

（1）术后10～14天复查血尿生化及激素指标（激素替代者需停药24小时），CRH-刺激试验可判断垂体肿瘤是否残留等。术后2周内血浆皮质醇低于50 nmol/L（1.8 μg/dl）可能是库欣病缓解的最佳指标。

（2）每3个月检查激素水平，并结合临床症状判断丘脑-垂体-肾上腺轴分泌功能恢复情况，决定糖皮质激素剂量及停用与否，激素替代一般需>6个月；此后每6～12个月复查1次。

（3）随访期限：库欣病10年以上；肾上腺腺瘤5年以上；异位ACTH综合征、促肾上腺皮质激素非依赖型大结节肾上腺增生症（ACTH-independent macronodular adrenal hyperplasia，AIMAH）、原发性色素性结节性肾上腺病（primary pigmented nodular adrenocortical disease，PPNAD）、皮质癌等终生随访。

第三节　原发性醛固酮增多症围术期管理

醛固酮（aldosterone）是由肾上腺皮质球状带分泌的调节电解质的激素。引起肾上腺分泌过量醛固酮的病因很多，由肾上腺皮质本身的病变引起者，称为原发性醛固酮增多症（primary aldosteronism）。原发性醛固酮增多症可由肿瘤或增殖所引起，其中肾上腺肿瘤占70%～80%，增殖约占20%。肿瘤绝大多数为单侧单个腺瘤，由皮质癌所引起者不超过全部原发性醛固酮增多症的1%。

原发性醛固酮增多症的临床表现有：①高血压；②肌无力（典型者为周期性麻痹）；③

肢端麻木、手足搐搦；④低血钾、碱中毒；⑤心律不齐、心功能低下；⑥肾功能障碍、多尿、夜尿、尿比重偏低，常并发尿路感染。

凡诊断肾上腺肿瘤的原发性醛固酮增多症，皆应早期手术治疗，而确诊为增殖型者，多以药物治疗为主，给予螺内酯 100～400 mg/d，多能达到控制症状的目的。本节主要介绍醛固酮瘤摘除术。

一、适应证与禁忌证

1. 适应证

（1）具有较典型的综合征表现：低血钾、低肾素活性、高醛固酮及高血压，钾消耗试验、体位试验均呈阳性结果，且对螺内酯治疗显示出良好效应者。

（2）影像检诊（B 型超声显像、核素扫描、CT 等）证实单侧肾上腺呈现孤立性肿瘤影者。

（3）具有典型综合征表现，虽未显示肾上腺肿瘤影，但肾上腺静脉造影却见肿瘤缺损区，两侧肾上腺静脉血的醛固酮含量值有显著差异，或只行左侧导管采血，其值与腔静脉血的值相近似，可判定右侧肿瘤（左侧为代偿性抑制），如左侧值特别高于腔静脉值，可判定为左侧瘤，可作为手术探查指征。该方法目前已很少使用。

（4）诊断为双侧结节型增殖，经长期药物治疗症状不能控制，或不堪药物治疗负担者。

2. 禁忌证　心、肺等重要脏器功能严重不全或全身状态差，不能耐受手术者。

二、术前准备

1. 注意心、肾、脑和血管系统的评估。

2. 肾功能正常者可应用螺内酯 60～100 mg，口服，根据症状可逐渐适量增加。肾功能不全者，螺内酯酌减，以防止高血钾。

3. 每日口服钾盐 6～9g，必要时可静脉滴注。每日钠盐可适当限制于 5g 以下，直至血钾高达上述水平，尿钾、血钠正常为止。通常需 1～2 周即可达到要求。在此期间，注意监控患者血压和血钾的变化。

4. 随着血内电解质及碱中毒的纠正，血压可降至正常，勿需降压药治疗。如降压不满意，并存心律不齐者，可加用适当的药物控制。

5. 单侧腺瘤或皮质癌术前不一定需要补充皮质激素。双侧多发微型腺瘤或结节型增殖，拟行双侧肾上腺次全切除或全切术者，则须给予皮质激素治疗，氢化可的松 100 mg，每日 2～3 次。

6. 术前 3 天开始给予广谱抗生素预防性治疗。

三、术中操作要点

1. 麻醉与体位　一般采用全身麻醉，亦可采用高位硬脊膜外腔阻滞麻醉。恩氟烷有促进醛固醇分泌的作用，但并非禁忌。体位取俯卧位或仰卧位。

2. 肿瘤较大或皮质癌，多需经腹部切口切除。肿瘤不大且定位诊断明确的单侧腺瘤，也可采用同侧上腹部直斜切口或腰部切口。肿瘤定位诊断不明确，或拟行双侧肾上腺手术者，可采用上腹部横切口或腹正中纵行直切口经腹腔手术，亦可使患者俯卧位，行背部双侧切口。

3. 剥离腺瘤时，对腺体的触动操作宜轻柔，以免造成水肿与渗血，致使瘤与正常腺体间的界线不清。肿瘤挖除或肾上腺部分切除后，予以适当的止血。如需全肾上腺切除，则暴露结扎肾上腺静脉后完整摘除之。

4. 经腹双侧肾上腺探查中，如为单侧结节性增殖或多发微型腺瘤，即可切除该侧肾上腺。如为双侧则根据适应证可施行次全切除或全切术。如病理活检肾上腺组织正常，则不可盲目切除肾上腺，详细探查肾上腺周围区或肾实质无肿瘤等病变后，关闭腹腔，术后行药物治疗。

5. 其他手术要点可参见"肾上腺皮质腺瘤切除术"相关内容。

四、术后处理

1. 术后第 1 天即停钾盐、螺内酯和降压药物，如血压波动可据实际情况调整药物。

2. 肿瘤摘除后，血、尿醛固酮值将迅速降至正常，碱中毒、电解质异常将于数日内恢复正常。术后最初几周推荐钠盐丰富的饮食，以免对侧肾上腺被长期抑制、醛固酮分泌不足导致高血钾。一般情况下术后发生低血钠、高血钾症的情况较少。但须在数日内连续测定血电解质含量，作为术后液体治疗的依据。静脉补液应有适量生理盐水，无需补充氯化钾（除非血钾<3 mmol/L）。

3. 注意术后血压的情况。术后血压将逐步降至正常。但醛固酮分泌的抑制状态将持续数月之久，然后逐步恢复正常。肾素–血管紧张素系统的抑制状态也将自行调节恢复正常。在此期间一般不会发生低血压，通常也不需要用药物治疗。

4. 对无肿瘤的各型增殖性原发性醛固酮增多症，如手术后电解质异常，高血压恢复不佳者，可继续服用螺内酯，每日 200～400 mg，多可控制症状。

5. 有些特殊情况可能需要糖皮质激素的补充，但非常罕见。

五、原发性醛固酮症的术后随访

1. 随访目的　①了解治疗效果、判断治疗方案是否合理；②可能存在多发醛固酮瘤；③了解药物治疗不良反应。

2. 随访内容　①临床症状；②血压的评估；③常规血生化检查：电解质、肝肾功能（尤其螺内酯等药物治疗者）；④内分泌学检查：血、尿醛固酮，血浆肾素活性水平；⑤腹部 CT 检查：了解对侧肾上腺和（或）患侧残留腺体的情况；药物治疗者需与治疗前的肾上腺对比评估。

3. 随访方案　①术后短期内即可复查肾素活性和醛固酮，了解早期生化变化；②第 1次随访在术后 4～6 周，主要评估血压、血电解质及有无手术并发症；③术后 3 个月待对侧肾上腺正常功能恢复后，可根据情况行氟氢可的松抑制试验等生化方法了解 PHA 是否治愈；④每 6 个月 1 次，连续 2 年以上，药物治疗者长期随访。

第四节　肾上腺性征综合征围术期管理

肾上腺性征综合征（adrenogenital syndrome）也称肾上腺性征异常症，可由先天性肾上腺功能缺陷或后天性肿瘤所引起，性征及外生殖器异常为突出的临床表现，部分可显示不典型的 Cushing 综合征。

对肾上腺性征综合征施行手术前，必须先将肿瘤与皮质功能缺陷作鉴别，如为后者，必须进一步将先天性肾上腺性征综合征的皮质增生肥大与 Cushing 综合征鉴别开来。因两者的治疗原则与手术方法完全不同。

一、适应证与禁忌证

1. 适应证

（1）凡确诊为肿瘤者，不论其病理性质为癌或腺瘤，皆应早期施行肾上腺肿瘤切除术。

（2）肾上腺肿瘤切除术后，全身症状与体征好转或消失，但阴蒂肥大仍不消退时，或并存阴唇融合者，则应行阴蒂切除术或阴唇分离术。

2. 禁忌证　男性性早熟的巨阴茎症，一般勿需手术处理，如肿瘤被手术治愈，则巨阴茎症即可逐步自行消失。如癌肿无法治愈，对巨阴茎症治疗也无益。

二、术前准备

1. 肿瘤（或增生）患者肾上腺皮质功能不全者，术前需激素治疗。

2. 单侧肿瘤，对侧肾上腺无萎缩者，术前无需激素准备。

3. 有些肾上腺生殖综合征，在决定其性别时，既要注意其生理、解剖上的性别，也要重视其社会性别，任何涉及肾上腺手术及改变性别的手术，都必须做好患者及亲属的思想工作，使之充分理解，不可有丝毫的心理负担。外阴整形的患者一般无需进行激素治疗。

4. 其他准备按肾上腺手术常规术前准备进行。

三、术中操作要点

手术治疗主要包括两性畸形的矫治和肾上腺肿瘤切除。

1. 两性畸形的外科治疗

（1）两性畸形的处理应遵循下列原则：生育潜能的保护、良好的性功能、最简单的医学干预、恰如其分的性别外观、稳定的性别特征、社会心理健康。优先选择基因性别作为社会性别，保护可能的生育功能，尤其是具有正常内生殖腺的女性先天性肾上腺增生（congenital adrenal hyperplasia，CAH）患者，除非她的外生殖器完全呈男性外观。

（2）手术矫治：外生殖器重建的目的在于恢复正常解剖和性别外观、保存正常的性功能、矫正或预防泌尿系畸形或并发症。一般重建女性外生殖器较多，仅当阴茎发育较好，估计成形术后有男性性功能者方可考虑男性重建手术。

1）女性外阴成形包括阴蒂手术和阴道成形。阴蒂手术推荐保留阴蒂背血管神经束的阴蒂成形术，术后阴蒂外形、大小符合女性外阴的美学特点，并保持应有的性敏感性。阴道手术包括后联合切开、阴道远端成形及尿道成形等，手术方式取决于阴道、尿道开口位置及阴唇融合的程度，术后定期模具扩张或婚后规律的性生活以避免阴道狭窄。

2）男性外阴成形包括阴茎伸直术、尿道成形术、阴囊重建、睾丸复位或隐睾切除等。

（3）手术时机选择：阴蒂手术推荐在 2 岁至入学前进行，过早易复发，过晚可能影响性心理发育；阴道成形术推荐在青春期后婚前进行，但阴道闭合者应在青春期前完成，以免影响经血排出。男性外阴成形推荐在学龄前完成。男性假两性畸形如社会性别为女性，青春期前切除阴茎及隐睾，必要时根据婚姻需要行阴道成形术。

2. 肾上腺肿瘤切除术的术中操作要点参见"肾上腺皮质瘤切除术"。双侧肾上腺切除仅限于激素替代治疗难以控制者。

3. 术中血压难以维持或发生"原因不明"的血压骤降时可给以氢化可的松辅助治疗。

四、术后处理

1. 由于健侧肾上腺无萎缩，手术后也不一定需要激素补替治疗，或只需短期内小剂量适应性补充即可。

2. 晚期癌瘤患者，手术不能切除或术后复发者，病情进展迅猛，药物虽可有暂时缓解症状之疗效，但多于短期内死亡（参见肾上腺皮质癌切除）。

五、肾上腺性征综合征的术后随访

1. 监测指标　指标包括身高、骨龄、体重、血压、血浆 17 羟孕酮（17-OHP）、睾酮（仅限于女性和青春期前的男性）、血浆肾素活性、电解质及睾丸超声等，并注意有无医源性库欣综合征表现。

2. 随访方案　婴儿期每 3 个月 1 次，此后每 4~12 个月 1 次。晨起第 1 次药前 17-OHP 控制在 3~30 nmol/L，雄烯二酮、睾酮等与年龄、性别相符等提示糖皮质激素剂量恰当。低血压、高血钾、高肾素提示盐皮质激素不足，反之过量。患病的儿童每年 1 次骨骼 X 线片评价骨龄。该类患者需终生随访。

第五节　嗜铬细胞瘤围术期管理

嗜铬细胞瘤（pheochromocytoma）起源于嗜铬细胞（chromaffin cell）。以往对本症简单概括称为 90：10 肿瘤，即生长于肾上腺内者占 90%，肾上腺外者占 10%；单侧瘤占 90%，双侧瘤占 10%；单发瘤占 90%，多发瘤占 10%；良性瘤占 90%，恶性瘤占 10%；有功能的占 90%，无功能的占 10%。

嗜铬细胞瘤的特点是阵发性不稳定性高血压，长期大量儿茶酚胺释放引起的持续性高血压，可导致全身组织器官受损，以心肌受累最为重要。大量的儿茶酚胺释放还导致代谢紊乱和胃肠功能紊乱，表现为基础代谢增高、血糖升高或糖耐量下降、脂肪分解加速、消瘦、便秘、肠坏死、肠出血，少数患者可出现低血钾。还会有血浓缩、血容量（绝对或相对）不足。

一、肾上腺嗜铬细胞瘤的围术期管理

（一）适应证和禁忌证

1. 适应证　诊断确定后，不论肿瘤的体积大小，病理性质为良性或恶性，有下列各种情况之一者，都为手术的适应证。

（1）临床症状典型，生化检测、药物试验结果符合诊断，影像学示肾上腺区有占位性病变或明显增大者。

（2）以往并无任何症状，但在分娩期、麻醉期、手术中、外伤等外界强烈刺激下，发生了严重高血压、心律不齐，甚至不能解释的休克等，重新检查发现肾上腺区有占位性病变。

（3）凡遇有甲状腺瘤，并发甲状旁腺功能亢进症、胰岛细胞瘤、垂体瘤、多发性黏膜纤维瘤等多发性内分泌腺瘤并发较典型的嗜铬细胞瘤症状，腔静脉分段采血检测肾静脉平面的儿茶酚胺值增高，药物试验符合诊断，虽未见肾上腺肿瘤影，亦可手术探查。

（4）一侧嗜铬细胞瘤，经手术摘除后又有典型症状出现，要考虑身体其他部位、对侧肾上腺或同侧又发生第二或更多肿瘤，特别是有家族史者，应再次手术。

（5）摘除的嗜铬细胞瘤病理组织检查结果为恶性，术后症状复发，其他远部器官无转移癌，则考虑局部复发，可再次手术。

2. 禁忌证　有下述情况，可暂缓手术或不宜手术。

（1）恶性嗜铬细胞瘤已有肝、肺、脑等远处部位的器官转移的多发癌，原发癌浸润广泛、固定，无法手术切除者。

（2）病程较长而严重，持续儿茶酚胺增高导致心肌损害、心律不齐或并发脑血管病变，药物治疗于短期内无改善者可暂缓手术，继续用阻滞剂和（或）抑制剂长期治疗。

（3）虽经 α 受体阻滞剂和（或）β 受体阻滞剂治疗，但血压、脉搏、中心静脉压等仍未能达到理想水平。症状时有发作，需继续延长治疗。

（4）在行剖腹探查或其他手术期间，突发嗜铬细胞瘤症状，术前未做准备，虽经静脉滴注 α 受体阻滞剂，血压可暂时控制，但不能持久，且脉率快，小儿在 160 次/分，成人在 120 次/分以上，心律不齐者，应停止手术，待定位明确，做术前准备后再行手术。

（二）术前准备

充分的术前准备是手术成功、降低手术死亡率的关键。术前准备的目标在于阻断过量儿茶酚胺的作用，维持正常血压、心率、心律，改善心脏和其他脏器的功能；纠正有效血容量不足；防止手术、麻醉诱发儿茶酚胺的大量释放所致的血压剧烈波动，减少急性心力衰竭、肺水肿等严重并发症的发生。

1. 控制高血压

（1）α 受体阻滞剂的使用：最常用的是长效非选择性 α 受体阻滞剂——酚苄明，初始剂量 5～10 mg，2 次/d，据血压调整剂量，每 2～3 日递增 10～20 mg；发作性症状控制、血压正常或略低、直立性低血压或鼻塞出现等提示药物剂量恰当，一般每日 30～60 mg 或 1 mg/kg，分 3～4 次口服，不超过 2 mg/（kg·d）。小儿初始剂量 0.2 mg/kg（<10 mg），每日 4 次，以 0.2 mg/kg 递增。也可选用 α1 受体阻滞剂如哌唑嗪（2～5 mg，2～3 次/d）、特拉唑嗪（2～5 mg/d）、多沙唑嗪（2～16 mg/d）等。压宁定（乌拉地尔）具有中枢和外周双重作用，每日 30～90 mg，分次口服。

（2）钙离子通道阻滞剂的使用：钙离子通道阻滞剂能够达到控制血压和心率失常的目的，它还能防止儿茶酚胺相关的冠状动脉痉挛，有利于改善心功能。疗效几乎与 α 受体阻滞剂相当，但不会引起直立性低血压。在以下三种情况可联合或替代 α 受体阻滞剂：①单用 α 受体阻滞剂血压控制不满意者，联合应用可提高疗效，并可减少前者剂量；②使用 α

受体阻滞剂时出现了严重不良反应患者不能耐受者，可替代之；③血压正常或仅间歇升高，替代 α 受体阻滞剂，以免后者引起低血压或直立性低血压。

（3）术前情绪紧张能导致血压急剧升高、心律不齐加速等表现，所以术前的心理疏导也非常重要。

（4）服药控制血压期间，饮食中增加含盐液体的摄入，以减少直立性低血压的发生，并有助扩容。

2. 控制心律失常

（1）心动过速（>100～120 次/分）或室上性心律失常等需加用 β 受体阻滞剂，使心率控制在<90 次/分。

（2）β 受体阻滞剂必须在 α 受体阻滞剂使用 2～3 日后，以免诱发高血压危象、心肌梗死、肺水肿等致命的并发症。临床上多推荐使用心脏高选择性的 β_1 受体阻滞剂如阿替洛尔、美托洛尔等。

3. 发生高血压危象时可用硝普钠、酚妥拉明或尼卡地平静脉泵入处理。

4. 改善血容量，纠正血浓缩。

在应用 α 受体阻滞剂的同时，可由静脉输入足量的胶体液或晶体液，以补充不足的血容量。必要时可输血浆或全血。术前准备足够的库血。

5. 术前 1 天插入下腔静脉导管，定期测定中心静脉压。开始输入液体，待达到正常水平后，减缓输液速度，继续维持静脉通道直至术后，手术日当天一般输液量需达到 2 000～3 000 ml。

6. 术前留置导尿管。常规应用抗生素预防感染。

7. 改善营养状况，补充多种维生素。

8. 准备好浓度不同的去甲肾上腺素注射液（8～64 μg/ml），以备术中摘除肿瘤后血压剧降时急用。

（三）术中操作要点

手术切除是治疗肾上腺嗜铬细胞瘤最有效的治疗方法。强调与麻醉科等多学科充分合作。

1. 保持两条静脉通道。升压及降压药置入注射器内随时待用。

2. 麻醉与体位 进入手术室前应使血压保持在正常水平，中心静脉压正常。术前充分镇静。采用连续硬膜外复合气管内全麻进行麻醉，亦可只行气管内全麻。实时监测动脉血压和中心静脉压，必要时漂浮导管。诱导前做好控制性降压的准备。体位应采用接近生理状态的仰卧位，使中心静脉压及静脉通道装置处于良好的工作状态。

3. 术中先游离肾上腺与肾上极之间隙，便于查找肾上腺中心静脉的走向，当发现肿瘤后，最好先钳夹肾上腺静脉，以防止大量的血管收缩物质涌入血循环。

4. 手术操作要轻柔，粗暴的动作或挤压易使瘤体内儿茶酚胺大量释放入血致血压骤升，可造成严重后果。瘤体脆弱，应避免钳夹和电灼，可用小圆针细丝线间断缝扎。

5. 肿瘤分离有困难者可行包膜内剜除。

6. 病情较轻者术中只要体液调节合适，可以不需要或只需少量升压药即可维持血压稳定。但在术中阻断和切除腺体主要血供之前，要停止降压并准备升压。当肿瘤或肾上腺被切除后，尽管术前已充分准备，血压仍会立即有大幅度的降低，此时可加快输液或输血速度，亦可根据中心静脉压，滴注适量的肾上腺素及去甲肾上腺素混合液。术中在积极扩容的同时需注意防治心力衰竭。

7. 尽可能保留肾上腺，特别是双侧、家族性或具有遗传背景者。

（四）术后处理

1. ICU 监护 24～48 小时，持续的心电图、动脉压、中心静脉压等监测，及时发现并处理可能的心血管和代谢相关并发症。

2. 血压急剧下降，可快速输液，多能使血压升至安全平面，一般不需输入血管收缩性升压药。如输液确无效者，可滴注低浓度的升压药，并根据观测中心静脉压决定输液量及升压药的剂量及用药时间。

3. 术后低血糖也较常见，应注意检测血糖，常规适量扩容和 5% 葡萄糖液补充，维持正平衡。

4. 术后也可出现高血压的情况，可分析原因对症处理。

5. 因髓质增殖施行了双侧肾上腺次全切除或全切术，术后可常规量补充皮质激素。嗜铬细胞瘤行单侧手术者，勿需补充皮质激素。

6. 并发糖尿及高血糖症状术后仍不消失者，术后应继续饮食控制或药物治疗。

7. 患者要待血压、脉搏完全稳定后，始可下床活动。

（五）主要并发症及其防治

1. 术中高血压发作（intraoperative hypertensive episodes）　大量儿茶酚胺释放所致，常发生于以下情况：①麻醉诱导期；②气管插管时；③腹腔或腹膜后探查，触及肿瘤时；④肿瘤分离时。

（1）全麻气管插管时，以硫喷妥钠作诱导，肌肉松弛剂可考虑用氟烷，该药的优点为：不引起或很少引起交感神经、肾上腺髓质活动增强，而且可降低周围血管对去甲肾上腺素的反应。进而造成某种程度的血管松弛，有利于血管床开放和血容量的补充，使手术过程中血压比较稳定，不致发生血压过高。

（2）术中术者操作要轻巧，探查应按一定顺序。术前 CT、B 超等检查已定位者，可直接进入肿瘤所在部位。对未能明确定位者，则先探查肿瘤好发区。发现肿瘤后，游离过程中要轻巧，由易游离处逐渐向困难处，最后阻断中心静脉。切忌握压肿瘤，否则易造成大量儿茶酚胺物质进入血液循环，出现血压骤升，发生意外。部分患者肿瘤已摘除，但仍出现高血压发作，应考虑有多发肿瘤的存在，应进一步探查，切除所有肿瘤。

（3）一旦术中血压升高显著，可静脉推注降压药物。如基础血压偏高，术前可静脉滴注酚妥拉明等药物控制血压。

2. 术中低血压、休克　该并发症比高血压发作后果更为严重。发生此种情况的原因有：①肿瘤分泌的儿茶酚胺突然中断；②由于血管过度收缩，原来血容量严重不足，术前扩容不佳；③左心室功能不全导致的心排血量降低；④血管壁对儿茶酚胺的收缩反应降低，特别多见于术前用了大量 α 受体阻滞剂。

在原血容量不足、心排血量降低的条件下，如果肿瘤分泌的儿茶酚胺突然中断，血管床突然扩张，可发生严重且难治的休克。因此在阻断肿瘤血流，切除肿瘤时应避免低血压和休克。

（1）手术中应及时、充分补充失血量，加快输血输液速度，为了保证术中液体进入通道，麻醉后可先行锁骨下静脉穿刺或大隐静脉切开插管，这样既可及时测中心静脉压，指导输液速度，又可保证液体和血液进入通道。

（2）手术前充分使用过 α 受体阻滞剂者，血压一般不致严重下降。如未用过 α 受体阻滞剂，手术时可使用氟烷，对于补血、血浆量充分者，切除肿瘤后血压的下降也比较缓慢。如未用过 α 受体阻滞剂，补血量又不充分者，可出现血压骤降。为此术中除事先补足血容量外，应在阻断肿瘤血运时即开始静脉滴注去甲肾上腺素，滴速根据血压调节。如需要较大量去甲肾上腺素才能维持血压，说明血容量不足应予补充。在发生严重低血压时，还可考虑用血管紧张素及氢化可的松静脉滴注。

（3）补充血容量　除补充失血量外，还要考虑额外补血或血浆。额外补充量视不同情况而定，如患者在手术前已应用适量使用 α 受体阻滞剂 2 周以上，血管床已扩张，血容量已得到一定程度的补充，患者原来缺的血容量不致过多；如患者术前未使用过 α 受体阻滞剂，术中用的麻醉药物为氟烷，手术时血管床扩张，则需额外补充较多的血容量，成人需额外补血量约 500～800 ml 或血浆 300～600 ml，如麻醉不用氟烷，额外补血量可减少。

（4）有的患者是由于肿瘤较大，与周围粘连重，特别是右侧肾上腺嗜铬细胞瘤，与下腔静脉紧密相靠，可造成腔静脉破裂大出血或周围大量渗血。一旦发生这一意外时，术者应沉着，仔细止血，对腔静脉破裂，如能缝合修补最好，如术中血源缺乏，补血困难，不必一定缝合止血，可采用大纱垫压迫止血。一般是用长纱条先压出血局部，外加纱垫压迫，5～6 天后拔出。

3．心律失常（arrhythmia）　嗜铬细胞肿瘤分泌大量肾上腺素，与心脏的肾上腺素能受体结合后发挥作用，可使心脏兴奋性增高。手术时，由于肾上腺素的释放，可引起频繁室性早搏，甚至室性心动过速、心室颤动、心脏停搏，也可引起房室传导阻滞。各型心律失常皆可发生，但室性心律失常最为多见。

（1）对心律失常者，术前应予注意，心率超过 100 次/分以上可口服普萘洛尔或普拉洛尔。

（2）术中如出现心动过速，要分析是由于失血、血容量不足还是儿茶酚胺释放所致。如出血量较多，中心静脉压降低，应予输血。如出血少，中心静脉压不降低，提示为儿茶酚胺释放，如心率在 120 次/分以上，可静脉推注 β 受体阻滞剂。

（3）手术期间如出现心律失常，麻醉师应及时发现，迅速控制，否则可由室性过早搏动发展至室性心动过速，甚至心室颤动，危及患者生命。

4．急性肺水肿（acute pulmonary edema）

原因：发作性高血压，加之术中输血、输液量过快过多，又未注意经常测中心静脉压，致使原来已有的心肌功能减退，可进一步发展为急性心力衰竭、肺水肿。

措施：术中暂停操作，立即控制心力衰竭和肺水肿，5～10 分钟内静脉推注毛花苷 C

（西地兰）0.2～0.4 mg，快速给予静脉推注呋塞米200～400 mg，增强心肌收缩力量，减慢心率情况下，促进大量尿液排出，从而控制肺水肿。

5. 术后低血压（postoperative hypotension）

（1）术后血压偏低，患者一般情况佳、尿量正常，不必用升压药物，继续观察。

（2）术后血压降低明显，尿少，心率快，一般情况差，应考虑血容量不足，应予以适当补充。

（3）手术过程中已充分补给血容量，术后出现低血压者，需考虑到手术部位止血不良，有局部出血可能，一旦证实需加快输血、输液速度，应用凝血药物。血压仍下降者，则考虑重新打开伤口，彻底止血。

（4）手术过程中已充分补给血容量，术后出现低血压者，还要考虑为心脏功能减退的可能，一旦证实则应用增强心功能药物。

6. 术后高血压（postoperative hypertension）

（1）高血压和术前相似，仍持续性高血压及阵发性发作，尿儿茶酚胺及代谢物排出量仍高者，提示还有另外的嗜铬细胞瘤未被切除，需用α受体阻滞剂控制症状，考虑再次手术探查。

（2）补液过多以致血压较高，在数天内即可逐渐降至正常。

（3）由于高血压病史长，程度重，已发生肾损害，血压不能降至正常或患者同时有原发性高血压。这种情况下，患者血压虽未降至正常，但较术前有所下降，可用一般降压药物即可逐渐好转。

（4）由于伴发肾萎缩或肾动脉狭窄所致高血压，或是切除肿瘤时损伤了肾动脉，造成肾血管性高血压。这可先给予降压药物控制血压。视患者情况，决定是否给予血管重建或肾切除。

二、肾上腺外嗜铬细胞瘤围术期管理

嗜铬细胞瘤既可发生于肾上腺内，也可以发生在神经节细胞丰富的身体其他各部位。最常见于肾及肾上腺周围，腹主动脉两旁及内脏各动脉的分支处，如腹腔动脉干附近、腹主动脉分叉处的屈克汉道腺体（Zuckerhandle gland）部及输尿管末端进入膀胱壁处，此外如胸腔、纵隔、颅内等部亦可偶见。以下对几种腹部好发部位嗜铬细胞瘤的围术期管理略作阐述。

（一）腹腔动脉干周围的嗜铬细胞瘤切除术

在腹腔动脉干及肠系膜上动脉区域有丰富的副神经节、嗜铬体，其是肾上腺外嗜铬细胞瘤的好发部位。肿瘤常长在膈肌下的胃和胰腺后方，常夹在主动脉及其分支与下腔静脉之间，并向左、右肾静脉的上、下方延伸，有的可侵入下腔静脉内。生长在这个危险区的嗜铬细胞瘤，施行手术切除的技术相当复杂。

1. 适应证 由于脏器及大血管的覆盖，瘤体<25 g者，影像检查颇难作出定位诊断，常需腔静脉分段采血测儿茶酚胺始可确诊，或经腹主动脉造影显示肿瘤影形。只要检出，皆应手术探查，力争切除。

下腔静脉受累并非手术禁忌证，良性瘤亦可发生扩散性生长，即使是恶性肿瘤，亦可根除后治愈，除非远部器官有多发性转移癌者始可放弃手术。

2. 术前准备

（1）同肾上腺嗜铬细胞瘤术前准备。

（2）充分准备血源，保持畅通的上肢静脉通道。

3. 术中操作要点

（1）麻醉与体位　气管内全麻，麻醉剂选用同前。平卧位。

（2）腹部正中直切口。瘤体巨大者，可采用前侧胸腹联合切口径路。

（3）肿瘤偏向右侧生长者，可沿十二指肠降部的外侧缘切开后腹膜，断离肝结肠韧带，翻起胃窦部及十二指肠，分别向左向下牵开。将结肠肝曲剥离并向下伸延直达主动脉分叉平面，牵拉至内侧，右肾推向外侧。使生长在主动脉腹腔动脉干与腔静脉前面的瘤体整个暴露出来置于直视下。

（4）肿瘤向右肾上方或后方浸润生长者，可将右肾上极剥离翻起，并暴露出肾门部的血管，尽量勿伤及肾静脉。如很难与肾静脉、下腔静脉分离时，在控制住两端血管后，肿瘤连同部分静脉壁一同切除，然后再行吻合或修复。

（5）较多的肿瘤向左方生长，手术可沿胃小弯切开小网膜及肝胃韧带，注意勿伤及胆总管。将胃窦部游离翻起，牵拉向左下，剥离左肾上极并拉向下外方，肝向上牵开，即可显露出肿瘤的前面。有时须将左肾上部翻起，向下外方牵开，才可显露出延伸至肾后及肾门部的瘤体，将肿瘤与左肾血管分离后，即可摘除。

（6）如与左肾静脉粘连紧密而不能分离者，可在其汇入下腔静脉处切断，结扎，只要能保留住中段的肾上腺静脉及生殖静脉，即可保留左肾，不致使肾功能受影响。也有将左肾静脉断离，摘除肿瘤后重新再吻合者，一般根据局部具体条件而定。

（7）如左肾动脉同时并发狭窄，纤维变性、闭锁，左肾已极度萎缩或已受肿瘤浸润者，可连左肾一并切除。

（8）其他术中操作要点可参见肾上腺嗜铬细胞瘤的相关内容。

4. 术后处理及主要并发症均与肾上腺嗜铬细胞瘤摘除术同。

（二）屈克汉道腺体嗜铬细胞瘤切除术

屈克汉道腺体（Zuckerhandle gland）在腹主动脉分叉及肠系膜下动脉区域，也是副神经节、嗜铬细胞的丰富分布区。当出生后此腺体即逐渐萎缩，但不完全消失。该处是肾上腺外嗜铬细胞瘤的好发部位之一。

腹主动脉造影是定位诊断的确切方法。由于肿瘤的血运极为丰富，造影可显示出整个肿瘤的部位、界线及轮廓。此处嗜铬细胞瘤报道较少，患者如心肌无损害，经过手术前的充分准备，症状控制，中心静脉压、血细胞比容接近正常值后，应及早施行手术切除。

1. 术前准备　同肾上腺嗜铬细胞瘤术前准备。

2. 术中操作要点

（1）麻醉与体位：全麻，亦可采用硬脊膜外腔阻滞麻醉。仰卧位。

（2）腹部正中切口进入腹腔后，直达肿瘤的前缘。沿肿瘤四周，逐步将大血管分离开。肿瘤侵入下腔静脉者，良、恶性瘤的可能性都有，应予彻底清除，切除部分的腔静脉壁加以修补。

（3）手术时要详尽探查腹主动脉两旁，因为常常是多个肿瘤呈串珠样生长，还须探查腹腔各脏器，勿遗留多发瘤及多发的内分泌器官瘤。

（4）术中注意勿伤及大血管，控制出血。

3. 术后处理　同肾上腺嗜铬细胞瘤术后处理。

（三）膀胱嗜铬细胞瘤切除术

膀胱嗜铬细胞瘤（pheochromocytoma of bladder）大都生长在输尿管与膀胱的连接部，尿道内口三角区。肿瘤生长在黏膜下的壁层，可向内外浸润生长。此处也是肾上腺外嗜铬细胞瘤的好发部位。肿瘤可向膀胱内生长，突破黏膜而出现血尿，亦可向膀胱外生长，压迫输尿管或膀胱出口引起梗阻。

1. 术前准备　同肾上腺嗜铬细胞瘤术前准备。

2. 术中操作要点

（1）麻醉与体位：硬脊膜外腔阻滞麻醉或全身麻醉。平卧位。

（2）术中一旦想到或证实为膀胱嗜铬细胞瘤时，应行膀胱部分切除术。肿瘤可深达膀胱全层或穿透，电切不能达到根治目的，故不主张行经尿道膀胱肿瘤电切。因而膀胱部分切除术是最佳的选择。

（3）距肿瘤缘 2～3 cm 切除肿瘤及全层膀胱壁，并可带受累的输尿管末端。肿瘤完整切除后，将输尿管末端按抗反流技术与膀胱再吻合，经吻合后植入支架管。

3. 术后处理

（1）术后观察及治疗同肾上腺嗜铬细胞瘤的相关内容。

（2）术后 48～72 小时拔除膀胱周围橡皮管引流，72 小时后拔除输尿管支架管，7 天后拔除导尿管。

（3）术后长期随访。

肾上腺外嗜铬细胞瘤也可分泌 ACTH 而并发 Cushing 综合征，虽属罕见，但如在围术期忽视对其特殊处理，则可使手术死亡率急剧增高。

三、嗜铬细胞瘤的术后随访

1. 随访原因

（1）了解有无肿瘤残留。

（2）对于病理难于鉴别良恶性的肿瘤，观察其临床是否出现转移，进而判断其良恶性。

（3）易复发、多发，特别是家族发病者。

2. 随访内容　包括临床症状（如高血压）、生化指标（如 24 小时尿儿茶酚胺）、CT 扫描等。

3. 随访方案

（1）术后 10～14 天复查血尿生化指标，判断肿瘤是否残留、有无转移等。

（2）散发病例单侧肾上腺切除者每年 1 次，至少连续 10 年。

（3）高危群体（SDHB 基因突变、肾上腺外嗜铬细胞瘤、肿瘤体积巨大）和遗传性嗜铬细胞瘤者每 6～12 个月复查 1 次临床和生化指标。终生随访。

第六节 肾上腺恶性肿瘤围术期管理

一、适应证与禁忌证

1. 适应证

（1）临床分期 Ⅰ ~ Ⅲ 期肿瘤。

（2）Ⅳ 期肿瘤：① 原发灶和转移灶能完全切除者；② 姑息减瘤，目的在于缓解皮质醇高分泌，并有利于其他治疗发挥作用。

（3）术后复发、转移的肾上腺恶性肿瘤，再次手术切除，可延长生存者。

2. 禁忌证

（1）老年体弱、心肺功能无法耐受手术者。

（2）肾上腺肿瘤体积过大，浸润广泛或已有远处广泛转移者。

二、术前准备

1. 做全面的影像学检查，了解是否有转移。

2. 全身情况较差者，应先加强支持治疗。

3. 恶性肾上腺肿瘤多具内分泌功能，应按 Cushing 综合征的原则补充皮质类固醇激素，非功能性者亦应酌情补充。

4. 肿瘤组织脆弱、血运丰富，可能引起大出血。术前应备血。

5. 其他术前准备可参见肾上腺手术概论-术前准备部分。

三、术中操作要点

1. 麻醉与体位 行全身麻醉，患者取仰卧位。

2. 先分离及结扎肾上腺静脉，再将肿瘤与周围脏器和大血管分离，并切断结扎，取出肿瘤。分离右侧肿瘤时，应防止损伤下腔静脉、十二指肠；分离左侧肿瘤则要保护胰腺体尾。

3. 应完整切除肿瘤包括其周围脂肪组织、可疑肿瘤受侵区域及淋巴结；邻近脏器受累者应同连原发灶整块切除，如肿瘤已侵犯肾脏，病侧肾脏应一并切除；侵犯脾脏则行脾切除，侵犯肝脏可行肝部分切除；肾静脉或下腔静脉瘤栓也应一并切除。

4. 仔细止血，放置引流管。

四、术后处理

参阅肾上腺手术概论术后处理的内容。

五、肾上腺恶性肿瘤术后随访

1. 对于临床分期 Ⅰ ~ Ⅲ 期患者，若完整切除肿瘤，术后 2 年内每 3 个月复查 1 次，2 年后每半年复查 1 次。

2. 对于未能完整切除肿瘤的 Ⅰ ~ Ⅲ 期患者以及 Ⅳ 期患者，前 2 年内应每 2 个月复查 1 次，2 年后根据肿瘤进展情况决定继续随访时限。

3. 随访的检查包括肾上腺超声/CT，尿液中激素水平的检测等。

第七节 肾上腺次全切除术与肾上腺
全切除术围术期管理

一、肾上腺次全切除术围术期管理

（一）适应证与禁忌证

1. 适应证

（1）临床症状、体征典型，病程长，内分泌激素检测及药物试验均表现为 Cushing 综合征者。

（2）各项影像检诊皆显示为双侧肾上腺体积增大、变形，垂体无肿瘤者。

（3）身体其他部位及有关的脏器无可疑的异位促皮素瘤者。

（4）垂体瘤经放射治疗，甚至手术治疗后症状不能好转，皮质醇分泌不能降至正常水平者。

2. 禁忌证

（1）心、脑、肝、肾伴有严重器质性疾患。

（2）恶性肿瘤晚期出现 Cushing 综合征者。

（二）术前准备

参见肾上腺手术概论和肾上腺皮质腺瘤的术前准备内容。

（三）术中操作要点

1. 麻醉与体位　行高位硬膜外腔阻滞麻醉或全身麻醉，患者取侧卧位或仰卧位。

2. 手术径路　腰部径路最常用，一般采用第 11 肋间切口或去第 12 肋切口。也可腹部做肋下横切口或腹直肌切口。

3. 手术可一期完成，也可两侧分期施行。一期完成双侧手术时，可采用上腹部横切口或双侧背部切口。若分期进行，可采用上腹部斜直切口。至于先做何侧，则根据肾上腺形态变化而定。凡增生体积较大、可疑有小腺瘤或结节性增殖侧，则先行该侧手术，病理诊断为增生后，延期再行另一侧手术。

4. 肾上腺次全切除的腺体量应包括一侧全切，另一侧切除 3/4 ~ 1/3 的腺体，即切除两侧腺体总量的 85% ~ 90%，最低不能少于 80%。何侧全切何侧部分切除，如无特殊指征，一期手术时，先施行左侧，切除中、上部 3/4 腺体，只保留近肾门部带有肾上腺静脉的下 1/4 部的腺体，这一部分肾上腺解剖位置低，血运易保留，症状复发时再次手术易于探查而切除之。

5. 肾上腺中、上部分切除后，观察保留部分的色泽，如呈鲜红色，则判定血循环良好，术后能保持良好功能。创面若有少量出血，可压迫止血，缝合结扎易使腺体组织遭到破坏。

6. 手术部位如无明显渗血，可不置引流管。

7. 术中注意勿伤及周围脏器及撕裂下腔静脉。

（四）术后处理

1. 按一般肾上腺手术后处理。

2. 术后数日内须给予足量的皮质激素补替治疗，以防止肾上腺危象的发生，先行静脉滴注，待病情稳定、食欲恢复后可改用口服剂，并根据病情需要及生化检测结果，逐渐递减剂量，最后可完全停止激素替代治疗。

（五）主要并发症及其防治

同肾上腺手术概论和肾上腺皮质腺瘤并发症。

二、肾上腺全切除术围术期管理

（一）适应证与禁忌证

1. 适应证　各项手术指征与肾上腺次全切除术基本相同。

（1）临床症状、体征较典型，病程长，内分泌激素检测、药物试验及影像检查皆显示为一侧或双侧肾上腺体积增大、变形病变者。

（2）身体其他部位及有关的脏器无可疑的异位促皮质激素瘤者。

（3）各种症状颇为严重的库欣病、垂体瘤患者，经放射治疗垂体甚至经垂体手术治疗后 4~8 个月症状无改善，皮质激素的分泌量不能降至正常水平者。

（4）顾虑行肾上腺次全切除术所保留的肾上腺后其症状、肾上腺再度增生者，对肾上腺可行全切除术。

2. 禁忌证　心、脑、肝、肾患有严重器质性疾病者。

（二）术前准备

1. 对长期治疗无效的患者，除按一般 Cushing 综合征术前准备外，高血压、糖尿病、神经症状都较重，术前应控制高血压及应用降低血糖药物，并改善神经状态。

2. 术前使用抗生素。纠正电解质平衡失调，尤其是低钾。

3. 术前 12 小时使用可的松 100 mg。

4. 备血 400~800 ml。

（三）手术操作要点

1. 施行肾上腺全切除术的麻醉、切口选择及手术步骤均与肾上腺次全切除术相同。

2. 打开肾周筋膜于肾上极寻找肾上腺。肾上腺的游离及切除多采用自下向上的方法。

3. 肾上腺游离时应注意：左肾上腺中央静脉略长，常汇入左肾静脉，易游离。右肾上腺中央静脉短，常汇入下腔静脉，游离时易撕裂下腔静脉。

4. 双侧肾上腺切除时，准备切除对侧肾上腺而改变体位时和切下对侧肾上腺时血压可能急速下降，宜事先准备（拟肾上腺能药、氢化可的松）升压。

（四）术后处理

1. 手术当日及术后注意补充糖皮质激素。由静脉连续滴注氢化可的松或氟氢可的松 100 mg，每日 3 次，连用 3 天，以后将全日量逐渐减至 150 mg，125 mg，100 mg，并以 75 mg 为维持量。如发生感染或其他并发症时，须酌情增加剂量。临床症状是衡量激素需要量的标准，手术后应症状消失，体征逐日减退。如剂量减至 75 mg 维持量仍无激素不足症状时，则以口服地塞米松维持之，其终生维持量与艾迪生（Addison）病的日需剂量相同。

2. 有皮质醇增多症的患者机体抵抗力差，组织愈合能力差，易出现伤口感染及脂肪液化，应加强预防性抗生素的应用。

3. 肾上腺全切后，虽经激素足够量的补替治疗，垂体分泌 ACTH 的功能仍难得到抑制。长期刺激的结果致使垂体功能亢进、垂体发生 ACTH 腺瘤，同时促黑激素增加，表现为全身皮肤色素沉着加重、视力出现缺陷、蝶鞍破坏，称为 Nelson 综合征。此种并发症的发生率青少年高于成人。对垂体施行放射疗法是否能防止此并发症尚难肯定。ACTH 抑制剂丙戊酸钠（又称纳洛酮）也只在试用阶段。手术治疗是经蝶窦行腺瘤切除术。肾上腺自体组织种植术及异体肾上腺移植术能否防止此种并发症的发生，尚缺乏长期随访及大样本临床观察。

附：国内对皮质增殖的手术方法仍以次全切除术为主，临床疗效尚称满意。但肾上腺皮质增生所致的 Cushing 综合征，采用肾上腺次全切除后，一部分患者所保留的肾上腺组织又再度增殖，使症状复发，不得不再次手术切除。因此，国外多主张采用肾上腺全切术。全切术对皮质功能亢进症而言，效果是肯定的，无被保留的腺体重新增殖及症状复发之虑，不过其缺陷也是显而易见的。终生激素替代治疗总不如自身的皮质激素佳，并导致生活质量降低。次全切除术避免了手术后终生的皮质激素补替治疗；而且垂体瘤的晚期出现率并不因施行全切术而减少；更为严重的是在长期 ACTH 高水平病态下，Nelson 综合征（Nelson syndrome）的发生率随术后时间的延长而增加，手术本身又为生活和治疗带来了新的烦恼和问题；选择正常的肾上腺皮质组织做自体种植，其种植体也难免不失活或发生异位增殖而需手术切除。上述种种问题都不能以肾上腺切除术解决者，甚至是手术所致的后遗症。因而肾上腺切除术只是目前所应用的较好的一种治标方法而已。

第十一章　妇产科手术围术期管理要点

赵　烨

第一节　妇产科手术围术期常规处理

一、术前准备

（一）术前一般准备

1. 详细询问病史，仔细全身体格检查，了解药物过敏史、既往史、手术史、输血史。

2. 术者必须亲自重新进行专科检查，考量诊断依据、核实手术指征及禁忌证、明确手术方式、制订术中可能出现问题的应对策略。恶性肿瘤、诊断不明确、存在治疗矛盾时，组织本专业及相关科室专家进行术前讨论。

3. 辅助检查项目　包括：血、尿、便常规，凝血检查，血型，肝炎抗体、梅毒抗体、人免疫缺陷病毒抗体，肝功能、肾功能、血糖、血脂、电解质，心电图，胸部正位片，常规宫颈脱落细胞学检查，阴道分泌物检查，腹部及盆腔 B 型超声。

4. 治疗合并症，将其控制在理想状态再施术。停用可能影响手术的药物，如阿司匹林、利血平、华法林、避孕药等。

5. 术前三日阴道黏膜消毒剂擦洗，并阴道上甲硝唑粉/栓 0.4 g。

6. 可能进行结肠直肠手术的患者或估计手术可能致肠道损伤者，术前 3 日无渣饮食，并做好肠道准备。

7. 向患者及家属用可以理解的语言告知疾病的性质、范围；可选择的治疗方法及预期结果；不手术的可能结局；手术预期的范围结局，潜在的风险。

8. 熟悉手术部位的解剖、手术步骤，手术中可能发生的问题及解决办法。

9. 临床路径管理。

（二）术前日准备

核准各项辅助检查结果；观察患者体温、脉搏、血压，当体温>37.5℃ 时，不宜手术；术区备皮；术日前 1 日晚半流食，术日晨禁饮食；术日前晚灌肠或清洁灌肠，术日晨灌肠；术前配血 800 ~ 1 200 ml。

二、术后处理

1. 连续心电监护 6 ~ 8 小时，观察血压、脉搏、呼吸、血氧饱和度。

2. 去枕平卧位，头偏向一侧；完全清醒后，可枕枕头。

3. 术后镇痛，间隔 6 ~ 8 小时重复 1 次；静脉或硬膜外置管持续给药镇痛。

4. 每日测体温 4 次，若体温持续超过 38.3℃，或手术后 72 小时又缓慢上升，应考虑感染可能。

5. 抗生素的使用 附件手术不用抗生素，经腹子宫手术预防使用抗生素 1~2 日，阴式手术术后使用 2~3 日。术中给予抗生素，手术时间长于药物半衰期或术中出血多于 1 500 ml，增加抗生素用量。

6. 术日补液 2 500 ml~3 000 ml，根据次日进食情况酌情减少液量，估计术后 7~10 天不能正常进食者，需给予肠内外营养支持。

7. 术后 24 小时，患者无恶心、呕吐，无腹胀，肠鸣音恢复，即可进流食，自行排气后可改半流、普食。涉及肠道手术延长禁食时间。

8. 根据不同术式进行尿管管理。腹腔镜术后尿管留置 6 小时；附件切除或子宫次全切除者，留置尿管 24 小时；全子宫切除者，术后留置尿管 48 小时；阴道前后壁修补者，留置尿管 72 小时；广泛子宫切除者，术后留置尿管 7 天；阴道成形术者，术后留置尿管 7~8 天。

9. 观察引流管是否通畅，引流液性状、量，24 小时引流液少于 10 ml 时，可以拔除。

10. 观察伤口是否渗血渗液，浸透敷料需及时更换。腹部横切口，术后 5 天拆线；腹部纵切口，术后 7 天拆线；瘢痕切口，延期 1 日拆线；减张缝线，术后 10~14 天拆线；会阴侧切伤口，术后 5 天拆线；会阴修补伤口，术后 7 天拆线。

11. 术后第 4 天化验血、尿常规。

第二节 盆腔良性疾病围术期管理

一、卵巢囊肿围术期管理

卵巢良性肿瘤俗称卵巢囊肿（ovarian cyst），按组织来源分为上皮性、生殖细胞性、性索间质性等，常见的病理类型有畸胎瘤、浆液性囊腺瘤、黏液性囊腺瘤、卵泡膜细胞瘤等。患者一般无症状，往往是在体检时发现附件区囊性肿物，需与生理性囊肿、炎性包块或巧克力囊肿等鉴别。卵巢良性肿瘤一经确诊，应考虑手术治疗。

（一）术前准备

1. 术前进一步明确诊断

（1）病史：一般无症状，多为体检时发现附件区肿物，持续存在，且生长缓慢。

（2）体检：双合诊触及附件区肿物，界限清楚、活动度好，囊性或囊实性，无触痛。

（3）辅助检查：超声检查附件区囊性肿物，为液性暗区，可有间隔光带，边缘清晰；若探及局部高回声，提示畸胎瘤可能；卵巢肿瘤标志物正常。

2. 患者知情同意 告知内容包括：①附件肿物性质的明确需要术后病理诊断来证实；②术后存在肿瘤的复发；③拟行卵巢囊肿剥除术者须视术中情况判断，必要时行患侧附件切除术；④必须告诉患者腹腔镜手术和经腹手术是为达到同一目的的两种不同术式，理解腹腔镜手术中必要时中转开腹的可能。

（二）手术决策要点

1. 手术适应证 卵巢良性肿瘤一经确诊，应手术治疗。发现卵巢肿物有以下指征应及早腹腔镜检查：①卵巢实性包块；②卵巢囊肿直径>8 cm；③青春期前和绝经后期；④生育期口服避孕药者；⑤囊肿持续存在超过 2 个月。

2. **手术范围的决策**　根据患者的年龄、肿瘤的性质、大小、生育要求及对侧卵巢的情况决定手术范围，年轻、单侧良性肿瘤应行患侧附件或卵巢囊肿剥除术；双侧肿瘤，行剥除术，以保留部分卵巢组织；绝经晚期患者可行全子宫及双附件切除术。

3. **手术路径的决策**　手术路径有经腹手术和腹腔镜手术。根据术者对腹腔镜技术的掌握程度酌情决定，首选腹腔镜手术。

（三）术中处理

1. 囊性畸胎瘤常规剖视对侧卵巢。

2. 巨大囊肿体积大，先穿刺抽出囊内液，待体积缩小再继续手术，减压过程中，腹压的下降可致循环系统的变化，需加强监测。

3. 卵巢囊肿剥除术时小心切开肿瘤表面皮质，将囊肿完整剥离，尽量避免囊内液溢入腹腔。

4. 术中剖视囊肿，仔细观察内壁，尤其是乳头，必要时冰冻组织学检查。

（四）术后处理

1. 重视病理结果的回报。

2. 术后 1 个月门诊复查。

二、子宫肌瘤围术期管理

子宫肌瘤（hysteromyoma）为女性生殖器最常见的良性肿瘤，由子宫平滑肌组织组成，其间少许纤维结缔组织。约 20% 成年女性患有子宫肌瘤，是女性最常见的良性肿瘤。子宫肌瘤患者手术治疗的决策取决于患者的年龄、是否接近绝经、患者的意愿以及临床医生的经验与技术。

（一）术前准备

1. 术前需要重视和评价患者的症状是否确系由肌瘤所致，仔细询问肌瘤持续时间，患者随访的经历。常见的病史特点有：体检发现子宫肌瘤，渐增大；患者合并有周期缩短、经期延长、经量增多的表现，严重时会导致贫血；伴有白带增多、尿频、尿急、便秘等症。

2. 对于围绝经期月经异常甚至贫血的患者，须根据肌瘤的大小、分类、部位判断肌瘤是否为贫血的原因，必要时应诊刮排除内膜病变。

3. 完善体格检查，进一步明确诊断。行妇科检查时可发现子宫不均匀增大，局部结节突起。子宫超出妊娠 3～4 个月子宫大小时，耻骨上可以触及包块。若较小是需盆腔检查才发现。

4. B 超示检查，了解子宫及其附件的情况。通常 B 超可见子宫回声不均匀，有低密度结节。

5. 术前应行宫颈脱落细胞学检查，排除宫颈肿瘤。

6. 月经紊乱的患者行分段诊刮排除内膜疾患。月经异常可能有肌瘤和内分泌异常多因素参与，必要时还需做相应的内分泌方面的检查。

7. 完善患者知情同意手续，告知患者有关手术的相关内容。

8. 选择子宫肌瘤剔除术须仔细评价肌瘤的位置大小。

（二）手术决策要点

1. **手术适应证** 确定手术指征需要谨慎的判断症状病史，无症状者多不需要手术治疗。子宫增大超过妊娠80天，月经过多致继发贫血，药物治疗无效；严重痛经、性交痛或慢性腹痛及下腹部压迫症状；有蒂肌瘤扭转引起的急性腹痛；不孕合并子宫肌瘤，并且子宫肌瘤作为唯一的异常发现；肌瘤致宫腔变形而造成反复的异常发现；膀胱直肠压迫症状；合并贫血患者，术前药物治疗纠正贫血再施术。

2. **手术范围的决策** 可行子宫肌瘤剔除术或全子宫切除术，年龄<35岁，有生育要求者行肌瘤剔除术；症状重、经药物治疗无效、不需保留生育要求或疑有恶变者可行子宫切除术；上述年轻患者、宫颈正常的前提下可行子宫次全切除。

3. **手术路径的决策** 可经腹或腹腔镜下手术，带蒂的黏膜下肌瘤突出宫颈外口可经阴道摘除；未突入阴道的黏膜下肌瘤经宫腔镜下切除。

（二）术中处理

1. **肌瘤剔除术** 肌瘤表面做深、纵切口达瘤体，辨清层次，剔除肌瘤。术中肌瘤层次不清，尤其是伴有痛经的患者需警惕腺肌瘤的存在；术中给予缩宫素，加强子宫收缩减少出血，10U缩宫素加入液体中持续静脉滴注，或米索前列醇200 mg或卡孕栓1枚阴道置入。

2. 术中微小瘤结节易被遗漏；肌瘤剥除术后常易复发，甚至约1/3需再次手术，故手术操作时要注意将发现的瘤结节一并切除。

3. **子宫切除术** 通常采用筋膜内子宫切除。

4. 肌瘤恶变为肉瘤有0.4%~0.8%的概率，多见于年龄较大女性，术中要慎重决策手术的范围和术式，不要一味扩大手术范围。

5. **阔韧带肌瘤的处理** 阔韧带肌瘤是指原发于阔韧带，与子宫间不相连，临床多见的是肌瘤向宫旁突出，伸入阔韧带。切除子宫时往往须先剥除肌瘤再继续手术。阔韧带内组织疏松、血管丰富，输尿管穿行其间，行剔除术时必须层次清楚，严格止血，严防血肿形成。必要时需切除患侧附件。

（三）术后处理

1. 术后常规处理。

2. 待病理检查的回报后，根据结果制订下一步的治疗方案或随访计划。

3. 子宫肌瘤剥除术后1个月复查，忌性生活1个月，避孕1~2年，子宫全切术后2个月复查，忌性生活3个月。

三、宫颈上皮内瘤病变围术期管理

宫颈上皮内瘤病变（cervical intraepithelial neoplasia，CIN）是宫颈癌癌前病变，具有癌变潜能，可能发展为宫颈癌。病变分为三级，逐级表现出自然消退概率下降而癌变概率增加。CIN Ⅰ 60%~85%自然消退，基于荟萃分析的结果显示20% CIN Ⅱ发展为原位癌，5%发展为浸润癌。

（一）术前准备

1. 因患者无特殊症状，故术前要仔细询问有否白带异常及同房出血及既往宫颈脱落细胞学筛查经历，核实阴道镜检查及锥切的病理结果，并注意了解边缘病理结果。

2. 进一步完善专科体检。妇科检查时宫颈的外观可光滑，或仅有局部红斑、白色上皮或宫颈柱状上皮异位表现，一般无明显病灶。

3. 完善相关辅助检查，行宫颈脱落细胞学时可提示异常；阴道镜检和（或）组织检查可明确是否为宫颈上皮内瘤病变。

4. 完善患者知情同意手续，告知疾病的相关情况，做好术前的沟通交流工作。

（1）CIN 仍属良性疾病范畴，有自愈的可能。

（2）手术后病理可能存在与术前不吻合情况。

（3）宫颈 LEEP 术或锥切术后存在下了意外情况：①术中创面的出血；②术后 7～10 日痂皮脱落时出血，偶有大出血需复诊；③术后阴道排液持续 10～14 天，每日两次会阴护理；④宫颈管狭窄；⑤病变的复发；⑥术后对生育的潜在影响，如发生早产、胎膜早破等。

（二）手术决策要点

1. 手术适应证　CIN Ⅱ 和 CIN Ⅲ 均需要治疗。

2. 手术范围的决策　锥切组织边缘为 CIN Ⅲ、患者无随访条件、和其他需手术治疗的盆腔疾病时行筋膜外全子宫切除术；阴道镜检或组织检查为 CIN Ⅱ 以上，行宫颈环形电切术（loop electrosurgical excisional procedure，LEEP）或锥切；当阴道镜检查不满意、细胞学与组织学结果不一致、临床考虑可疑微小浸润癌应行 LEEP 或锥切。

3. 手术路径的决策　子宫切除术可经腹、经阴道。患者合并子宫肌瘤或卵巢囊肿、既往盆腔粘连病史，经阴道手术困难增加，需酌情。

（三）术中处理

1. 拟施子宫切除术时须筋膜外子宫切除。

2. LEEP 或锥切　碘试验指示下施术，切除标本标记 12 点。

（四）术后处理

1. 会阴护理，观察阴道出血。

2. 重视病理的回报，锥切组织边缘阳性、宫颈管腺体受累均预示复发明显升高。需做进一步的治疗和随访计划。

3. 术后 2 月内忌盆浴、房事。如有生育要求者，建议术后 20 周后妊娠。

4. CIN 经 LEEP 术治疗后的病变持续和复发率为 4% 和 10%，所以需要术后 1 年内每 3 个月的随访。

四、子宫内膜异位症和子宫腺肌病围术期管理

子宫内膜异位症（endometriosis）是指具有生长功能的子宫内膜组织（腺体和间质），在子宫被覆面及宫体肌层以外的地方生长繁殖而形成的一种妇科疾病。盆腔器官和腹膜为常见病灶所在。子宫腺肌病（adenomyosis），又称内在性子宫内膜异位症，为子宫内膜侵入子宫肌壁层，属于子宫内膜异位症的一种特殊型。手术治疗以去除所有可见的子宫内膜异位病灶及相关粘连为主要目的。术式的选择依病变范围、粘连程度而定，有病灶清除、半根治术、根治术等。

（一）术前准备

1. 术前进一步明确诊断

（1）病史：疼痛多于月经相关，为继发性渐进性加重的痛经，性交痛、大便痛；不孕；伴有月经异常。

（2）体征：子宫后位，固定活动差，子宫后方触痛结节；附件区包块，活动差，与子宫关系密切。

（3）辅助检查：B超附件区不均质包块，壁厚，内有分隔和细光点；CA_{125}轻度升高，连续测量CA_{125}有助于预测治疗后内膜异位症复发的情况，腹腔镜检查是确诊子宫内膜异位症的标准方法。

2. 患者知情同意　子宫内膜异位症诊治中，建立良好的医患关系至关重要。术前需向患者及其家属做到良好沟通。

（1）子宫内膜异位症术后复发率较高。

（2）术后多需要药物治疗，患者需明确围术期药物治疗的必要性、风险、效果、注意事项。

（3）不孕症患者术后把握受孕时机，及早开始辅助生育。

（4）充分的手术治疗和药物治疗后，疼痛仍可能不缓解。

（5）患者充分知情同意，参考专科医生的建议，自主选择手术方式。

（二）手术决策要点

1. 手术适应证　腹腔镜检查适于任何子宫内膜异位症患者。

手术治疗适用于：①药物治疗后效果不理想；②卵巢巧克力囊肿（chocolate cyst，简称巧囊）>5 cm；③合并其他需手术的盆腔疾病。

2. 手术范围的决策　有生育要求者可切除病灶保留生育功能，如巧克力囊肿剥除术、病灶烧灼切除术、粘连松解术；无生育要求的育龄期重症患者，可保留卵巢功能，行一侧附件切除，根据子宫受累情况酌情切除子宫；对于围绝经期、重症、疼痛显著、复发患者行根治术。

3. 手术路径的决策　大多数患者可以采用腹腔镜手术，而无法进行腹腔镜手术的晚期患者和不保留生育功能的患者进行开腹手术。

4. 手术时机　不孕症的患者应及早腹腔镜检查和治疗，以争取受孕的时机。子宫内膜异位症的发生发展依赖于卵巢功能，育龄期的女性行非根治性手术后复发率相对较高。所以并不是所有患者都是越早手术越好，术前给予3~6个月药物治疗有助于病灶的缩小。

（三）术中处理

1. 巧克力囊肿剥除术：辨清病变组织与正常组织，既要切干净，又要保留卵巢功能。

2. 内异病灶粘连致密，以锐性分离为主。

3. 若病灶波及盆壁，术前留置输尿管导管作指示，减少损伤。

（四）术后处理

1. 双侧卵巢切除术后3个月后可进行激素替代治疗。

2. 保留卵巢患者术后补充抑制卵巢功能的药物。

第三节　盆腔恶性肿瘤围术期管理

一、宫颈癌围术期管理

宫颈癌（cervical cancer）是最常见的妇科恶性肿瘤，手术是早期宫颈癌（Ⅰa～Ⅱb期）的首选治疗手段。宫颈癌需根据临床分期、患者年龄、生育要求、全身情况、医疗技术水平及设备条件等综合考虑制订适当的个体化治疗方案。手术治疗的优点是年轻患者可保留卵巢和阴道功能。

（一）术前准备

1. 术前详细询问病史　早期宫颈癌常无症状，病情渐发展出现接触性出血、不规则出血、阴道排液，晚期出现恶病质。

2. 完善专科检查　①宫颈检查可见：宫颈表面息肉状、菜花样肿块，质脆易出血；宫颈肥大、质硬、颈管呈桶状；癌灶感染、坏死呈溃疡；②检查阴道受累情况；③三合诊检查宫旁受累情况；④检查腹股沟淋巴结。

3. 核实阴道镜检查、宫颈活组织检查、宫颈锥切结果。

4. 必要时可选择性进行 CT、PET 检查。

5. 完善患者知情同意手续，告知患者该手术的创伤大，术后存在一定并发症发生的可能；术后要根据临床病理分期酌情开展放疗等。

（二）手术决策要点

1. 手术适应证　宫颈癌（Ⅰa～Ⅱb期）首选手术治疗。

2. 手术范围的决策　①Ⅰa1 期行筋膜外子宫切除术，如果淋巴脉管有侵犯行改良子宫切除术+盆腔淋巴切除术；Ⅰa2 选用根治性子宫切除术+盆腔淋巴结切除术±腹主动脉旁淋巴取样；Ⅰb～Ⅱa 行根治性子宫切除术+双侧盆腔淋巴清扫术±腹主动脉旁淋巴取样，病灶>4 cm，作腹主动脉旁淋巴结切除或取样；②年轻患者卵巢正常可保留；③对要求保留生育功能的年轻患者，Ⅰa1 可行宫颈锥形切除术；Ⅰa2～Ⅰb1 期可行根治性宫颈切除术及盆腔淋巴结切除术±腹主动脉旁淋巴取样。

3. 手术路径的决策　经腹手术为主，有卫生部四期妇科内镜诊疗资格的医院可以开展腹腔镜下根治术和淋巴清扫术。

（三）术中处理

宫颈癌根治术切除范围达病灶外 3 cm；行盆腔淋巴清扫术后需 Y 形管两端置入双侧髂区，经阴道引流，术后 48～72 小时拔管。

（四）术后处理

1. 术后根据淋巴结及切缘决定辅助治疗　①盆腔淋巴结阴性但患者有高危因素（如肿瘤大、间质浸润深、淋巴脉管间隙受侵）者，应行盆腔放疗；无高危因素者观察；②淋巴结阳性、手术切缘阳性或宫旁组织阳性，则行盆腔放疗+顺铂化疗±阴道近距离放疗；③腹主淋巴结髂总淋巴结阳性，行 CT/PET 检查除外远处转移，需同时行腹主动脉淋巴结放疗。

2. 术后随访

（1）定期询问病史和常规体检。

（2）宫颈、阴道细胞学检查，术后前两年每 3~6 个月 1 次，之后 3~5 年每 6 个月 1 次，然后每年 1 次。

（3）胸部 X 线片每年复查 1 次。

（4）血生化、血常规检查每 6 个月 1 次。

（5）必要时 PET/CT 检查。

二、子宫内膜癌围术期管理

子宫内膜癌（endometrial cancer）是发生于子宫内膜的一组上皮性恶性肿瘤，以来源于子宫内膜腺体的腺癌最常见，为女性生殖道三大恶性肿瘤之一。占女性全身恶性肿瘤 7%，占女性生殖道恶性肿瘤 20%~30%，近年发病率在全世界范围内呈上升趋势。现行的个体化治疗方式，即手术切除癌变的子宫及其他可能存在的转移病灶为主要治疗手段，然后根据手术和病理学的发现决定是否添加术后治疗。

（一）术前准备

1. 子宫内膜癌的患者往往合并高血压、糖尿病、肥胖以及内源性或外源性无保护雌激素接触史。术前应重视身体状况的评价和并发症的治疗。

2. 进一步完善体检，腹部检查通常无异常发现；妇科检查应仔细观察和触诊阴道口、尿道下以及整个阴道和宫颈，三合诊检查评估子宫大小、活动度、双侧附件有无肿块、宫旁有无浸润以及直肠子宫陷凹有无结节。应特别注意常见转移灶，仔细检查外周淋巴结和乳腺。

3. 完善血、尿、便常规，血生化，心电图等常规术前检查。

4. 术前进行 X 线胸片检查除外肺转移。

5. 子宫内膜活检的诊断准确率达到 90%~98%，可行诊刮、内膜抽吸，内膜活检阴性而患者反复出血应行宫腔镜检查。

6. 超声检查了解子宫内膜厚度和肌层受侵的情况。

7. 症状体征提示有盆内相邻脏器受累时，酌情进行膀胱镜检查、直肠镜检查、静脉肾盂造影、钡灌肠检查等。

8. 大多数晚期患者 CA_{125} 升高，这部分患者可以通过检测 CA_{125} 可以用于术前病情的估计和术后的随访。

（二）手术决策要点

1. 手术适应证　各期不存在手术麻醉禁忌证的子宫内膜癌的患者，均应行手术治疗。

2. 手术范围的决策　①Ⅰ期行筋膜外全子宫切除及双侧附件切除术；②Ⅱ期行改良的根治性子宫切除及双侧附件切除+盆腔及腹主动脉旁淋巴结切除术；③Ⅲ期和Ⅳ期进行肿瘤细胞减灭术。

Ⅰ期行淋巴清扫指征为：①可触及盆腔增大淋巴结；②基层浸润≥1/2；③癌灶面积超过宫腔 50%；④病理类型为浆液性乳头状腺癌、透明细胞癌、子宫内膜样低分化腺癌、鳞状细胞癌、未分化癌等。

3. 手术路径的决策　经腹手术。

（三）术中处理

1. 开腹后留取盆、腹腔冲洗液，行细胞病理学检查。

2. 探查盆腹腔，观察大网膜、肝脏、腹膜、直肠子宫陷窝、子宫、附件、肠管、淋巴结的情况。

3. 切除子宫后剖视并送冰冻检查，判断病灶范围、有无肌层浸润、病理类型。

（四）术后处理

1. 深肌层浸润、淋巴结转移、盆腔及阴道残留病灶的患者，术后追加放疗。

2. 术后不能雌激素替代治疗。

3. 术后 2～3 年内每个月随访 1 次，3 年后每 6 个月 1 次，5 年后每年 1 次。

三、卵巢癌围术期管理

卵巢癌（ovarian cancer）是女性常见的恶性肿瘤，其发病率为 7.9/10 万，在女性生殖系统恶性肿瘤中占第 3 位，因卵巢位于盆腔深处，早期病变不易发现，确诊时 60%～70% 已属晚期，加之该疾病血行播散早，其 5 年生存率只有 20%～30%，死亡率居于妇科恶性肿瘤之首。治疗手段以手术为主，辅予化疗、放疗。

（一）术前准备

1. 详细询问病史　一般早期无症状，晚期呈恶病质，伴有腹胀、腹部包块及胃肠道症状；既往卵巢肿瘤史，短期内可出现迅速生长情况。

2. 完善体格检查，进一步明确诊断。平卧时腹部两侧呈蛙腹，叩诊腹部中间鼓音，两侧浊音，有腹腔积液者移动性浊音阳性；盆腔触及肿块多为双侧，固定，实性或囊实性，表面不平结节状；后穹隆触及质硬、固定无痛结节。

3. 超声检查时提示暗区内有杂乱光团、光点，肿块边界不清。

4. 腹穿检查　腹腔积液呈血性，细胞学可查到癌细胞。

5. CT、MRI、PET 可显示肿物与周围组织的关系，肝肺有无转移及淋巴结有无转移。

6. 肿瘤标志物检查　卵巢上皮性癌，血清 CA_{125}、癌胚抗原（CEA）升高；生殖细胞性肿瘤，甲胎蛋白（AFP）升高。

（二）手术决策要点

1. 手术适应证　各期卵巢癌的患者，不具有手术禁忌证者。

2. 手术范围的决策　①Ⅰ期行肿瘤分期术，全子宫和双侧附件切除（卵巢动静脉高位结扎）、大网膜、盆腔及腹主动脉旁淋巴结切除；②Ⅱ、Ⅲ、Ⅳ期以上行肿瘤减灭术，必要时切除受累肠管、膀胱、或脾脏，残留肿瘤越小越好；③渴望生育的年轻患者、分期术中证实为ⅠA期，细胞分化G1，对侧卵巢外观正常；有随诊条件，实施保留生育功能的手术，完成生育后视情况切除子宫和双附件；④卵巢上皮交界性肿瘤为低度恶性潜能肿瘤，行分期手术和全子宫双附件手术，患者渴望保留生育功能者可实施保留生育功能的手术。

3. 手术路径的决策　开腹手术。

（三）术中处理

卵巢癌不易早发现，手术的目的为去除病灶，明确分期。

1. 取正中切口　留腹腔积液或腹腔冲洗液做细胞学检查。

2．全面探查盆腹腔　包括腹膜、结肠旁沟、膈下腹膜面。

3．腹主动脉旁淋巴结切除自下腔静脉和腹主动脉两侧剥除淋巴组织至少至肠系膜下动脉水平，最好达肾血管水平。

4．留置引流。

5．减张缝合切口。

（四）术后处理

1．术后结合病理类型、手术分期、肿瘤减灭是否满意、患者一般情况选择化疗方案。通常术后正常进食后即开始化疗。Ⅰ期术后化疗 3～6 疗程；Ⅱ期以上且肿瘤减灭满意者术后化疗 6～8 疗程。

2．化疗患者延期拆线。

3．术后随访　每 2～4 个月随访 1 次，共 2 年；然后每 3～6 个月随访 1 次，共 3 年；5 年后每年随访 1 次。首次确诊是肿瘤标志物异常，则每次随访时复查。

第四节　产科围术期管理

继续妊娠或分娩将会严重影响母亲或胎儿时，需要行剖宫产术（cesarean section）。临产前实施的称为选择性剖宫产（elective caesarean section）。与之相应还有急诊剖宫产（emergency cesarean section），显然后者母亲及新生儿死亡率均提高。

一、术前准备

1．完善血/尿常规、肝功能、肾功能、电解质、肝炎抗体、梅毒抗体、HIV 抗体、凝血检查、血型，心电图、产科超声检查。

2．交叉配血、备血，术前备皮。

3．根据合并症不同给予相应处理。控制血糖、血压、改善贫血、纠正水电解质紊乱、控制心力衰竭等，必要时与内科、麻醉科等相关科室医师共同评价患者全身状况。

4．评价胎儿宫内情况　胎盘功能测定、胎儿成熟度评价、胎心监护。

5．未成熟儿术前 3 天给予地塞米松 10 mg，每日一次，肌内注射。

6．足月拟行选择性剖宫产，无引产禁忌证者，术前先引产，待子宫下段形成良好再施术。

7．做好母婴急救准备　包括内科、麻醉、儿科医师、急救药品、急救设备。

8．完善知情同意手续，告知患者及家属实施剖宫产的原因；母亲身体状况、胎儿功能情况；手术的风险；抢救措施的准备；胎盘的处理等内容。

9．术前常规听胎心，手术前必须确定胎儿尚存活。

二、手术决策要点

1．剖宫产指征　①难产指征：骨盆狭窄、头盆不称、胎头位置异常、横位、臀位、软产道异常、宫缩乏力；②非难产因素：胎儿宫内窘迫、前置胎盘、胎盘早剥、双胎、瘢痕子宫、脐带脱垂、过期妊娠、妊娠期高血压疾病、妊娠合并其他疾病（心脏病、糖尿病、肾病、重度子痫前期等）。

2. 手术时机　最佳时机为剖宫产指征存在、已经临产、子宫下段已经形成、产妇没有疲乏、胎儿无缺氧；存在试产禁忌的患者，经判定胎儿成熟且在宫内尚未受到威胁时。急诊剖宫产较择期剖宫产母婴威胁均增高，应尽可能避免和减少。

三、术中处理

1. 切口的选择　①腹部皮肤切口：有横切口和纵切口（下腹正中切口、旁正中切口）。横切口沿皮肤自然纹路愈合，美观且较常用。而病情紧急，要求迅速娩出胎儿时选择纵切口；②子宫切口：传统的子宫体部剖宫产由于并发症多，已很少使用。现绝大多数选择子宫下段横切口，其优点有再次妊娠时发生子宫破裂概率小于体部剖宫产，术中出血少，切口愈合好，罕有粘连等；若为横位、前置胎盘，则可行部分下段部分体部的纵切口。

2. 孕产妇容易出现仰卧位低血压综合征，尤其是麻醉状态下，血压也会有所下降。血压的波动会影响到腹中的胎儿。患者取左侧卧位 10°~15°，医生应准时进入手术间，麻醉后迅速开始手术。

3. 开腹后，扶正子宫，居中对称作切口，下段切口的高低根据胎头位置决定；娩出胎儿需手法熟练而果断；避免粗暴操作致切口裂伤，避免血管、输尿管及膀胱的损伤。

4. 术中出血的常见原因有子宫收缩不良、胎盘植入粘连、切口延裂等。一旦发生应清理宫腔，双手按摩，如果收缩后的子宫出血有效改善，行背带式缝合。

5. 新生儿复苏　断脐后清理呼吸道，处理脐带，行阿普加评分。高危新生儿应清理呼吸道后开始有效地心肺复苏、吸氧、保暖等措施。

四、术后处理

1. 新生儿护理　新生儿入母婴同室，难产儿转新生儿科观察。
2. 产后监测　观察阴道出血、体温、阴道恶露、子宫复旧、泌乳。
3. 会阴护理、乳房护理。

五、产后并发症的预防与处理

根据患者合并症、产程进展、术中发现等确定防治重点。

1. 产后出血（postpartum hemorrhage）　产程阻滞、宫缩乏力、多胎妊娠、前置胎盘、胎盘早剥、重度子痫前期等患者。必须严密观察子宫收缩情况、血压、脉搏。剖宫产直视下清理宫腔，术中规范操作，仔细检查胎盘。对于高危患者术中行背带式缝合，术后加强宫缩。

2. 产褥病率（puerperal morbidity）与产褥感染（puerperal infection）　指从胎盘娩出至产妇除乳腺外全身各器官恢复或接近正常未怀孕状态的一段时间为产褥期。一般为 6 个星期。产褥感染是产妇在产褥期内发生的生殖道感染，引的局部或全身性的炎症变化。产褥病率与产褥感染的含义不同，它是指分娩 24 小时以后的 10 日内，用口表每日测量体温 4 次，有两次≥38℃者。造成产褥病率的原因以产褥感染为主，但也包括生殖道以外的急性乳腺炎、上呼吸道感染、泌尿系统感染、血栓静脉炎等。故出现上述症状时需寻找潜在感染灶。

3. 产后子痫（eclampsia postpartum）　妊娠高血压疾病患者产后 24 小时至 10 日内，仍有发生子痫可能，产后应休息、镇静、降压治疗。监测血压、尿蛋白、尿量。

4. 晚期产后出血　产后 24 小时后发生子宫大量出血，多由于残留、感染、剖宫产切口裂开导致。

第五节　妇产科急症围术期管理

一、异位妊娠围术期管理

受精卵着床于宫腔以外其他部位，称为异位妊娠（eccyesis）。95% 异位妊娠为输卵管妊娠，以壶腹部妊娠最为常见，其次为峡部妊娠。其结局为妊娠 12 周内出现破裂、流产，导致腹腔内积血，严重者出现失血性休克，为妇科常见急腹症。

（一）术前准备

1. 询问病史　临床症状可以是停经后阴道淋漓出血；突发一侧下腹撕裂样疼痛；伴有贫血貌，严重者出现失血性休克。

2. 完善体格检查，明确诊断　急腹症就诊的患者腹部膨隆，下腹部一侧局限性或全腹压痛、反跳痛，移动性浊音阳性；妇科检查后穹窿触痛，宫颈举痛、摆痛，一侧附件区触痛包块。

3. 妊娠试验　尚未出现异位妊娠破裂、流产的患者往往表现为停经后妊娠试验阳性。

4. B 超检查　B 超持续监测均未探及宫内妊娠囊，可发现腹腔内积液，附件区不均质包块。

5. 后穹窿穿刺　异位妊娠破裂后穹窿穿刺可抽出不凝血。

6. 完善患者知情同意的告知　告知的内容要点有：①既往宫外孕病史患者，再次发生宫外孕的概率增高；②切除患侧输卵管的后果；③输卵管破裂流产后，孕囊进入腹腔有继发腹腔妊娠可能；④拟行输卵管开窗术者，术中要根据具体情况酌情判断；⑤围术期可能存在失血性休克导致的相应并发症。

7. 存在失血性休克者，要注意补充血容量，治疗失血性休克。

（二）手术决策要点

1. 手术时机选择　急腹症患者出现严重贫血、血腹征、休克，纠正休克时需急诊剖腹探查；尚未发生破裂、流产的患者，结合病史和动态监测妊娠定量试验和超声检查的结果，若持续未探及宫内孕囊临床考虑异位妊娠者，宜及早手术，但切忌为求早诊断，而凭一次结果草率开腹。

2. 手术范围的决策　尚未出现异位妊娠破裂时，可行输卵管开窗术，保留患侧输卵管；已经发生破裂，行患侧输卵管切除术；有节育要求者，同时行对侧输卵管结扎术。

3. 手术路径的决策　首选腹腔镜手术。

（三）术中处理

1. 术中继续注意血容量变化，并根据情况决定继续扩容纠正失血性休克。

2. 开腹后，探查患侧附件区，卵圆钳钳夹输卵管根部以阻断血供，再探查盆腔确定手术范围。

3. 准确记录腹腔内积血量，估计补液量。

4. 孕囊落入腹腔内后往往难以寻找，故术中操作时一定要注意，应尽量避免。一旦发生孕囊落入腹腔时，须术后检测 HCG，警惕继发腹腔妊娠的发生。

（四）术后处理

1. 继续补液，防治休克致脏器功能的损伤。

2. 术后随着妊娠物的切除，HCG 下降，子宫内膜脱落出现阴道出血，术后需加强外阴护理。

3. 加强营养，给予铁剂，改善贫血。

3. 术中所有清除物中未见绒毛，术后需检测血 HCG 的变化，警惕继发腹腔妊娠的发生。

4. 出院后 1 月后门诊复查。期间忌房事、忌盆浴 1 月，至少避孕半年。

二、卵巢囊肿蒂扭转围术期管理

卵巢囊肿蒂扭转（torsion of the pedicle of ovarian cyst）是卵巢肿瘤常见合并症，系肿瘤自蒂根部扭转所致，多见于中等大小的畸胎瘤，蒂根部由卵巢固有韧带、卵巢悬韧带及输卵管组成，扭转后患侧附件血供中断，可导致组织坏死，甚至波及子宫。须急诊手术。

（一）术前准备

1. 询问病史　了解既往有无卵巢肿瘤病史。患者多表现为突发的一侧下腹痛，呈阵发或持续性绞痛，可伴有恶心、呕吐等。

2. 完善体格检查　腹部平，触之软，一侧下腹局限性压痛，反跳痛，移动性浊音阴性，无贫血貌；双合诊附件区触及包块，局限性压痛。

3. 完善血常规、尿常规、心电图等术前常规检查。

4. B 超检查　检查可提示附件区肿物。

5. 完善患者知情同意手续。告知患者肿物的性质需术后病检回报决定。术后健侧卵巢代偿能满足患者的生理需要，消除其自卑和恐惧心理。

（二）手术决策要点

1. 手术时机　一旦确诊，应及早手术。

2. 手术范围的决策　行患侧附件切除术。

3. 手术路径的决策　经腹手术为宜。腹腔镜治疗尚存在争议。

（三）术中处理

1. 术中禁止将扭转肿物复位，弯钳于蒂根部坏死部位远端钳夹之。

2. 术中仔细检查对侧附件，了解对侧附件情况。

（四）术后处理

1. 术后一个月复查。

2. 定期妇科体检，警惕健侧卵巢肿瘤的发生。

三、盆腔脓肿围术期管理

盆腔脓肿（pelvic abscess）是最严重的盆腔炎性疾病，疾病的发展与预后同患者机体状态、致病菌的种类、治疗是否及时直接相关，必要时需要手术治疗。多数患者发病部位是输卵管卵巢脓肿。

（一）术前准备

1. 询问病史 询问病史时要明确诱因、盆腔症状体征与消化道症状体征出现的先后。了解患者下生殖道感染、近期宫腔操作史、不洁性生活等病史。典型的临床变现为持续高热、下腹痛、盆腔包块；伴有肛门坠胀、腹泻及腹膜刺激症状；部分盆腔感染继发于相邻器官的感染，如阑尾炎波及盆腔的感染。

2. 完善体格检查，进一步明确诊断 体检需注意了解患者下腹部压痛、反跳痛是否存在，有无移动性浊音；有无宫颈充血、宫颈外口脓性分泌物、宫颈举痛、摆痛阳性；子宫附件区是否存在显著触痛；盆腔正中或偏于一侧的包块的性质和活动度。

3. 完善常规术前检查 血常规检查可发现白细胞升高、中粒细胞比例升高。

4. B超检查 可提示附件区或道格拉斯窝内囊性为主的混合型包块，边界不清。

5. 宫颈管分泌物培养加药敏检查 起初可经验性应用抗生素，根据细胞培养药物敏感试验结果出来后调整抗生素。

6. 完善患者知情同意手续 向患者及家属告知：①有关手术范围的考虑；②术后仍需抗感染治疗；③腹腔内发生粘连，行松解可致手术难度增加、损伤概率增加、手术时间延长及不可预知的并发症的发生。

（二）手术决策要点

1. 手术适应证

（1）盆腔脓肿经药物治疗 48～72 小时，体温持续不降，患者中毒症状加重或包块增大者；

（2）经药物治疗病情好转，继续控制炎症 2～3 周，包块仍未消失者；

（3）盆腔脓肿患者突然腹痛加剧，寒战、高热、恶心、呕吐、腹胀，腹部拒按或有中等毒性休克症状，疑为脓肿破裂者。

2. 手术时机 盆腔脓肿患者手术的决策要果断及时，手术越早，粘连越容易分解，可降低手术难度，避免发生中毒性休克后增加手术的危险性；如果感染性休克已经存在，须及时完善相关检查，在抗休克、抗感染的同时及早手术。

3. 手术范围的决策 手术范围根据病变范围、患者年龄、全身基本情况决定，原则以切除病灶为主。年轻患者尽量保留卵巢功能；年龄大、双侧附件受累者可行全子宫双侧附件切除术。

4. 手术路径的决策 经腹手术为宜。腹腔镜治疗盆腔脓肿尚存在争议。

（三）术中处理

1. 取剖腹探查切口。

2. 留取脓肿内壁近组织处脓性分泌物行细菌培养并药物敏感试验。

3. 不建议冲洗腹腔。

4. 腹腔引流管分别置入道格拉斯陷窝和病灶处，需充分引流。

5. 必要时探查腹腔。

（四）术后处理

1. 术后 6 小时取半卧位，脓液积聚于子宫直肠窝利于吸收。

2. 继续抗感染、抗休克。

3. 纠正水电解质紊乱，维护多脏器功能。

4. 观察体温、腹部体征、切口。

第十二章　骨科手术围术期管理要点

吴　斗　双卫兵

第一节　骨科手术围术期常规管理

外科手术是骨科疾病治疗的重要手段，手术的成功与否，不仅取决于手术操作本身，而在相当大程度上与术前准备、术中及术后处理等围术期的各项环节密切相关。如果只重视手术技巧，而忽视围术期相关问题的正确处理，则有可能招致手术失败，甚至危及患者生命，这种教训已是屡见不鲜。因此，作为一个骨科医师，不但要正确选择手术适应证，熟练掌握手术操作，还要能正确处理围术期的有关问题。

一、术前准备

（一）术前常规准备

术前医生应明确诊断，通过心、肺、肝、肾功能，凝血机制，血糖、血压、红细胞沉降率等与手术及麻醉有关的检查，对患者接受手术的耐受能力、手术中、手术后可能发生的问题进行全面的评估，排除手术禁忌证。

具体应该做好以下几方面的工作：

1. 明确诊断，严格按照手术的适应证制订手术方案，并评估患者，尤其是老年患者的心肺功能，以评估手术的耐受力。

2. 对于一些有内科疾病的患者，请相关科室会诊，在术前给予相应的专科处理。特别是合并有糖尿病的患者更要注意积极控制血糖。

（1）老年人骨科患者的发病率日益增高。尽管糖尿病并非手术禁忌证，但严格控制血糖的水平是老年糖尿病骨科患者的核心治疗措施之一。控制不良甚至将影响患者的生命。

（2）对于必须要急诊手术的部分糖尿病患者，术前要迅速检测血糖、尿糖、尿酮体、血肌酐、电解质等，要将血糖降至可耐受手术状态（6.0～11.1 mmol/L）。手术遵循简单有效的原则，必要时可分期手术，先做简单的手术处理待病情稳定后再做延期或二期手术。

（3）对于择期手术患者的血糖控制方面，术前每日测 4 次血糖，要将血糖控制在接近正常水平。

3. 对于手术中可能出血较多的患者，应常规备血，并检查与输血有关的项目，如肝炎病毒、HIV、梅毒等。对于一些罕见血型（如 Rh 阴性等），需提前向中心血站申请，或在术前 48 小时准备自体血，如果条件允许可使用自体血回输等。

4. 履行手术知情同意的程序。随着国家新的医疗法规的颁布，手术前一定要向患者交代清楚与手术相关的事项，如手术中可能出现的危险、手术后可能发生的并发症等。

5. 患者应在医务人员的帮助指导下，从心理上认清接受手术治疗的必要性，以及拒绝手术可能出现的后果，尽量使患者从主观上积极地接受手术治疗，对手术要达到的目的及可能发生的并发症和意外事项，有一定的心理准备。

6. 营养不良者应在手术前补充营养，以利术后恢复，通常认为白蛋白、总淋巴细胞计数及血红蛋白是评定营养状况的重要指标，而最佳指标为上臂肌腹处的周径。

（二）骨科手术特殊的术前准备

1. 在完成各项手术前常规检查外，还应针对具体的手术进行一些与手术部位密切相关的检查，如脊柱侧弯矫正及经胸腔手术者，术前需检查肺功能。

2. 根据骨科手术的具体需要，作好相应的绘图、测量等准备工作。

（1）测量腰椎椎间的活动度或者 Cobb 角（Cobb angle），有助于手术方式的选择。

（2）股骨上端截骨术前，截骨线的设计、矫正的角度及矫正后的固定措施等都必须在手术前通过描图、剪纸计划好，以期术中能达到预期矫正的目的。

3. 手术部位的定位 采用何种方法定位才能做到准确无误，在术前要认真考虑。特别是胸椎及胸腰段更要注意。如无变形或畸形，术中定位常不明确，易发生错误。目前，许多医院已经具备术中 X 线透视的条件；对于不具备术中定位条件者，可通过术前照相、体表标记等方法进行。无论何种方法，一定做到准确无误。

4. 为更好地配合手术，患者应在术前进行一些与手术后康复有关的训练，如在术前练习床上饮食及排便，腰椎术后的抬腿、腰背肌训练等，关节置换患者的 CPM 训练器等。

5. 一些手术术中需要患者配合，术前患者应对此有足够的了解，并按医师要求进行训练。

（1）椎间盘造影术，阳性的判断是根据患者的反应，能否诱发出平时类似的疼痛，故术前应与患者进行仔细的交流，让患者了解手术的目的和流程。

（2）颈椎前路的手术前，患者应进行气管牵拉训练等。

（3）局麻、硬膜外麻醉行胸腰椎手术时，患者应俯卧训练。

6. 部分患者术前需要严格的药物治疗或者临时固定、牵引等。

（1）脊柱结核患者入院后应严格卧床，并使用规律的化疗将红细胞沉降率控制在 30 mm 以下，且患者低热、盗汗等毒血症状消失后，可行手术治疗。

（2）对于髋关节脱位患儿，则往往需要行患肢牵引，试图使髋关节复位，牵引导致的周围软组织松弛也利于术中关节的复位。

（三）麻醉方式选择

麻醉方式应依据手术具体要求与疾病的性质而定。

1. 局部麻醉 局部麻醉术后恢复较快，且出血量少，术后并发症也较少，一些脊柱脊髓手术，特别是颈、胸椎的椎板切除术、脊髓减压与探查手术常在局麻下进行，以减少手术损伤脊髓的危险。臂丛阻滞、单手指的指根阻滞等是较常用的局部麻醉。近年来，局麻下行关节镜手术已经被众多的人所接受。

2. 硬膜外麻醉 主要用于下腰椎、骨盆、下肢的一些手术。对脊柱、骨盆肿瘤切除等出血较多的患者，可准备术中控制性低血压麻醉。控制性低血压麻醉并不从手术开始即降低血压，而是在切除肿瘤出血最多的一段时间采用，以缩短低血压时间，保护肝、肾、脑功能。术前估计可能出血量，配血要充足。

3. 全麻　随着医疗器械、技术的发展以及麻醉技术的完善，全麻应用得越来越多，对于较大的、出血量多、患者一般情况较差手术，全麻的应用价值会更高。近年来，术中神经系统监测为脊柱、脊髓手术的安全性提供了一定的保障，在欧美等发达国家，脊柱、脊髓手术在术中监测的保护下，均采用全麻。在我国的多数医院，尤其是基层单位，尚不具备这些条件，所以在全麻下进行脊柱、脊髓手术时，要对手术刺激神经系统可能造成的危险给予足够的重视。

（四）导航系统的准备

导航系统的临床应用越来越受到重视，为手术操作的准确性、安全性提供了保障。对于准备应用术中导航的病例，术前必须按照导航系统的具体要求，进行必要的影像学准备，如拍摄标准的 X 线片、CT 扫描、MRI 扫描等，为术中三维图像模拟、重建提供资料。

手术操作者应对导航系统有足够的了解，达到熟练操作的目的，从而可以缩短手术时间，并提高导航系统的准确性。

（五）支具或石膏准备

术后有效、合理的制动、固定，影响到骨科手术的成败。

1. 对于一些术后需要佩带支具的患者，首先要让患者了解佩带支具的必要性和拒绝医嘱可能出现的危险后果，使患者能够做到积极主动地配合。

2. 术前应尽量完成取模、支具制作、试带等准备工作，否则术后进行这些工作，会给患者增加许多不必要的痛苦。当然，对于手术前后局部形态变化很大者（如脊柱侧弯、后突矫正术），只能术后按照矫形后的姿态进行支具制作。

3. 近年来，四肢、脊柱的内固定发展很快，在畸形矫正、重建局部稳定性、促进骨性愈合等多方面发挥了重要作用，术后有效、合理地使用支具对确保内固定正常功效的发挥、避免内固定移位、断裂等至关重要。

4. 对于部分脊柱感染的患者，石膏床仍是十分有效的固定方法，需要在术前将其制作完毕，术后可直接卧于石膏床内。

二、术中处理

（一）麻醉处理

1. 控制性低血压可减少术中出血量，此方法已被广泛接受，尤其对术中出血量大的手术，例如脊柱肿瘤切除，骨盆、髋部、肩胛带肿瘤切除及较大的脊柱手术中有一定的效果。

2. 术中使用骨水泥时，可导致血压的波动和变化，应给以足够的重视。

3. 注意如患者同时患有神经肌肉系统疾病时，某些麻醉药物可诱发高热及骨骼肌代谢紊乱。详细参见第一篇相关章节。患有杜卡肌营养不良关节弯曲症（Duchenne muscular dystrophy arthrogryposis）及成骨不全（osteogenesis imperfecta）者，在接受麻醉时危险较大，因其细胞膜的缺陷破坏了钙的转运，导致肌肉硬化及高代谢状态，其表现为嚼肌痉挛、体温升高、强直及酸中毒，临床上对此病强调早期诊断，早期治疗。

（二）输血

1. 输血反应（transfusion reaction）

（1）过敏是最常见的一种反应，一般发生在输血结束时，常见症状有寒战、瘙痒、皮肤红斑及荨麻疹等，这些表现往往可以自行消退。对有过敏史的患者可提前使用苯海拉明及氢化可的松加以预防。

（2）发热反应也较常见，一般发生在输血的前 100～300 ml，抗外来白细胞抗体可导致寒战及发热。其治疗与过敏相似。去除血制品中的白细胞成分可减少发热反应的出现。

（3）溶血反应发生较少，主要发生于血型错误，但其后果最为严重。一般发生在输血早期，症状有寒战、发热、心悸、胸闷及季肋区疼痛等。治疗方法为立即终止输血，静脉补液，同时行有关化验检查并在 ICU 病房监护。

2. 输血的危险 通过输血可以传播肝炎、巨细胞病毒（CMV）、人类 T 淋巴细胞病毒-Ⅰ型（HTLV-1）及艾滋病病毒（HIV）。输血者术前要接受相关病原体的检查，应绝对排除高危人群，采用严密而有效的筛选方法可以将此杜绝。

3. 同种输血的几种代替方法

（1）自体血液存放（autologous deposition）：要求患者的血红蛋白高于 110 g/L，红细胞比容>33%，需 1～2 周的准备时间，成人一次可抽血 400 ml，存血期间常规补充铁剂，对需血量较大的手术可存放 800～1 200 ml。

（2）术中自体血回输（intraoperative autotransfusion）：丢失的血量 400 ml 可制成 250 ml 回输血（即一个单位），一次只允许使用 4 小时。术中自体血回输技术，对于出血量较大的手术是一种安全、有效的补血手段，但必须明确，术中回输的只是血液中的红细胞，所以必须按比例补充丢失的血液中的其他成分。

（3）术后自体输血（postoperative autotransfusion）：将术后引流的血液回输。

（4）术前快速血液稀释法（acute preoperative normovolemic hemodilution）：术前输入晶体液并将稀释后的血液储存，以备术中及术后使用。

（三）神经功能监测

随着脊柱外科手术技术发展和脊柱内固定器械种类的增多，一些高难度且危险性较大的手术随之增加，术中神经损伤的危险性也随之增加。对危险性较大的脊柱脊髓手术，以往多采用局部麻醉或全身麻醉作唤醒试验，但唤醒试验不能在脊髓损伤早期进行预告；对老年人、小儿及不合作者做唤醒试验比较困难；反复唤醒常影响手术进程。另外，唤醒试验也有假阳性的反应，所以说在风险较大的胸段、颈段脊柱脊髓的手术中，应用诱发电位监护技术是十分必要的。自 1977 年 Nash 等首次报道体感诱发电位（SEP）用于脊柱外科监护以来，现在术中诱发电位监护技术的应用已经得到了迅速发展和推广。术中诱发电位监护技术当前应用最为广泛的领域是脊柱外科，它已经成为了脊柱畸形矫正手术和脊柱内固定植入手术中的标准保护方法。

1. 术中诱发电位监护的意义

（1）术中诱发电位监护的最大特点是早期发出重要的警告信号，从理论上讲，它总能先于所有临床检查所提供的信息。因此，应用该项技术在多数情况下可以明显增加脊柱矫形和内固定植入的手术安全性，免除手术中被迫进行的 Stagnara 唤醒试验。

（2）术中监护至少有两方面的重要性：①手术医生可以根据监护的结果及时调整手术

操作；②监护结果可以比较准确地反映手术中有无神经损伤，从而进一步指导或改进手术技术。

尽管应用该项技术需要一定的经济花销，如在美国每例约为 600 美元，但其将远远低于出现神经损伤后所需要的治疗和康复为用。

2．术中诱发电位监护方法

（1）由于诱发电位监护技术特异性、敏感性等问题，实施监护者的技术水准和经验则显得十分重要，研究结果表明有经验的监护人员可以使神经损伤的概率降低 50%，对持续性和严重的神经损伤的影响则更加明显。

（2）目前报告用于术中神经根监测的方法有：①皮节诱发电位（dermatomal evoked potentials，DEPs）：刺激神经根对应的皮节，记录皮层体感诱发电位，缺点为波幅低，信号噪声大，刺激记录费时，反馈慢，受麻醉影响大，术中应用困难。另外，DSEP 在检测慢性长期的神经受压时敏感性较差，只能单纯反映感觉功能，无法反映运动功能的损害；②术中连续肌电图：通过连续椎弓根刺激（persistently electrified pedicle stimulation instrumentation，PEPSI）诱发肌电图，可根据诱发肌电图的电压域值的大小判断椎弓根是否被穿破；但存在下列缺点：术中连续监测困难，椎弓根穿破后无法继续监测，不能反映神经根的功能，易受肌松剂的影响；③脊髓或皮层诱发运动诱发电位监护：在上/下肢靶肌进行多肌 CMAPs 记录。

理想的神经根功能监测方法在进一步寻找之中。还有研究者报告了用神经根诱发肌电图进行术中脊椎和神经根定位的方法。

（3）脊髓监护最早应用在脊柱侧弯和其他脊柱畸形的矫正术中。主要的脊髓监护技术分为两种：①体感诱发电位（somatosensory evoked potential，SEP）监护；②运动诱发电位监护（motor evoked potential，MEP）。体感诱发电位监护主要用于判断脊髓感觉传导通路的功能；而运动诱发电位监护的目的是判断运动传导通路的功能，但目前对于 MEP 监护的准确性和可靠性尚存在争议。近来，Owen 等提出了 SEP 和 MEP 联合监护的方案，称之为 NMEPs（Nuerogenic MEPs），这种方法比单纯 SEP 能够更早地提示脊髓神经功能损伤的可能性，说明术中同时获取 SEP 和 MEP 的数据是非常重要的。

3．其他

（1）胸腰椎术中脊髓功能监测多采用下肢 SEP；联合下肢 MEP 监测和神经根诱发肌电图监测，一般可获得满意的监测效果。有研究者尝试用下肢皮节诱发电位指导腰椎减压手术，结果发现术中皮节诱发电位的改变与术后神经功能状况不一致。

（2）对颈段和腰段神经根的保护也是术中监护的一个重要内容，神经根在减压和内固定植入的过程中可能受到损伤。

（3）椎弓根螺钉技术在腰骶手术中有广泛应用，在胸椎手术中的应用也在逐年增加。脊髓、马尾和神经根的损伤是其最严重的并发症。据统计 15% 的患者可能遭受不同程度的神经根损伤，而椎弓根螺钉位置不良的比率高达 21%。

（四）计算机辅助导航系统的应用

影像导航系统是一项以计算机系统原理为基础的外科技术，术中导航技术在骨科矫形和创伤修复方面的应用日益增多，现已经成为一个新兴的领域，即计算机辅助矫形外科（computer-assistant orthopedic surgery，CAOS），目前已经在椎弓根螺钉的植入、骨盆截骨、髋关节假体植入、深部肿瘤定位等方面应用于临床，其中以脊柱外科最为突出。导航系统的优势在于改善手术的质量，帮助手术者更加准确地到达病灶或将内固定放置在更理想的位置；另外，导航系统可以缩短或免除手术中医护人员在放射线下的暴露，进而使骨科医生可以更安全、更精确地开展许多传统定位手段无法完成的复杂手术。

目前，世界上已经研发出多种不同的导航系统，这些系统的基本构成包括摄像定位器和进行图像加工的计算机工作站。导航系统首先要以手术前的影像学资料为基础，再结合手术中获取的影像信息对局部结构进行二维或三维的解剖重建。术前成像通过多角度 X 线片、CT、MRI 等方法提供的高清晰影像资料，建立 CAOS 的运行基础。通过这些资料建立每个患者手术部位的计算机三维实体模型，该模型应尽可能真实地反映手术部位的局部形状和解剖特点。像定位器通过可以发出红外线或电磁信号的探头获取信息。

1. 颈椎前路手术（anterior cervical operation） 在进行颈椎前路钢板内固定、颈椎前路融合等手术时，术前透视患者颈椎正侧位像，术中导航时，可在多幅图像上观察到手术器械的实时路径和器械尖端的实际位置，医生可以较准确地控制钻头等工具的位置与深度。

2. 齿状突骨折手术 齿状突骨折是交通事故中挥鞭样损伤的常见骨折，手术难度及危险性大，传统的手术方法是用 2 台 C 形臂或 1 台 G 形臂，同时显示齿突的正侧位图像进行螺钉固定，不但操作繁琐，还容易污染手术野。导航系统用双光束可以同时显示前后位和侧位的 X 线影像，确定前后位位置、侧位角度，动态模拟观察进针位置，导向器引导拧入螺钉，大大提高了手术的准确性和安全性。

3. 颈胸腰椎椎弓根钉固定手术 经椎弓根内固定技术是目前脊柱外科最常用的方法，但也存在很大的风险。文献报道椎弓根固定失败率达 21%～31%。手术导航系统的应用，显著提高了该手术的成功率。

4. 椎体成形术（vertebroplasty） 该手术无须传统的皮肤切口，导航下穿刺针直接穿刺到病变的椎体内，通过特制的导管向被破坏的椎体内注入骨水泥，加固椎体，减轻或消除疼痛。这项新技术主要是针对骨质疏松引起的脊柱压缩性骨折，对于因肿瘤转移而引起椎体病变的患者，还可起到杀死肿瘤细胞的作用。使用导航系统进行该手术，可大大降低医生和患者的 X 线辐射量。

5. 经皮椎弓根内固定术 计算机辅助导航系统使用 C 形臂 X 线图像，引导经皮穿刺螺钉的置入，通过经皮穿刺小创口直接置入腰椎椎弓根钉和棒，钉棒置入的解剖位置与开放式手术入路的位置相近。在不影响脊柱内固定效果的前提下，大大减小了手术创伤。

6. 人工关节置换术（prosthetic replacement for joint） 计算机导航下人工膝关节表面置换术是近几年开展的新技术。其特点是不但能够最大限度地使下肢力线恢复正常，并能更好地恢复下肢的旋转力线，减少仅凭目测和经验而发生错误的可能，提高了人工膝关节置换术的精确性。近来，许多医生正在研究和尝试将计算机导航系统应用于人工髋、肘、踝、肩关节的置换手术中。

7. 股骨和胫骨骨折手术 带锁髓内针治疗长骨干骨折已经成为主流手术，但远端锁钉的闭合锁定（尤其股骨）仍为难点，手术时间较长，术中X线辐射量大。而应用计算机导航系统，可以准确闭合复位和检查髓内针的置入位置，使带锁髓内针的置入简单、方便，提高了闭合锁钉的准确性，有效地缩短了手术时间，避免长时间的X线辐射对患者和医务人员的损害。

该技术还可以应用于股骨颈骨折、转子间骨折、骨盆骨折等内固定手术及股骨和胫骨的截骨矫形术，还可与内镜辅助下的微创骨科手术结合，做到最小的创伤、最精确的定位，是骨科发展的一个方向。

（五）术中定位

术中定位技术一直在骨科手术中发挥着重要的作用，能否准确到达病灶、骨折复位是否满意、内植物位置是否正确等关键方面均依赖于术中定位技术。近年来开展的内镜、穿刺等微创手术，对术中定位的依赖性则更大。目前临床应用的定位手段主要依靠X线照片和可移动电视X线透视系统（C形臂或G形臂）。

除利用X线辅助设施外，不可忽视根据解剖标志进行定位。

1. 脊柱手术

（1）颈椎后暴露时可根据寰枢后结节，枢椎棘突最大而分叉，$C_{3\sim5}$棘突小而分叉，$C_{6\sim7}$棘突长，作为定位标志。若结合患者的颈椎X线片定位，一般并不困难。

（2）胸椎后路无定位标志，胸腰段虽可以沿肋骨做标志，但显露较大。

（3）下腰椎以骶骨做标志。

（4）脊柱后方或前方的畸形，暴露于手术野者，可结合X线片作为定位标志。

（5）颈椎前路及胸椎前路无定位标志，C_6横突前结节虽较大，但并非很准确，在无明显部位变异的情况下，均应置以标志，照X线片定位。胸椎前路可以肋骨数为标志。

（6）椎弓根螺丝钉置入的部位与方向，虽可测量定位，但最好以X线透视（电视）或照像定位。

2. 四肢手术　长骨干骨折复位固定手术，其长轴对线要求，可以肢体轴线测量来检查，肘关节骨折、髋臼骨折、膝关节骨折的复位虽局部复位是否良好可直视下观察，但肢体轴线常不易观察，最好手术中照X线片检查复位轴线是否正常。

（六）止血带应用

在止血带下进行四肢手术，视野清楚，并能减少组织损伤及出血。但应用不当时可以发生止血带损伤。正确的止血带操作技术要求，保证止血带具有一定的宽度，控制压力上肢300 mmHg、下肢500 mmHg。止血带加压后肢体可以重新建立平衡状态，加压90分钟时建立平衡只需5分钟，而加压至3小时则需15分钟。通常上肢止血带应用1小时、下肢应用1.5小时后应放松10分钟，以免组织缺血时间过长。

1. 适应证与禁忌证　一般情况下，肢体手术均可使用止血带，以减少出血，使手术里野清晰，便于操作，缩短麻醉时间，现广泛使用的是气囊止血带。但患肢有血栓性脉管炎、静脉栓塞严重、动脉硬化及血管疾病者，禁止使用。

2. 可能发生的并发症

（1）止血带麻痹（tourniquet paralyses）：发生的原因有：①压力过大造成神经干挤压

伤，特别是神经干贴近骨骼的部位，如上臂中 1/3 桡神经沟处，应禁缚止血带；②止血带时间过长，如超过 1.5 小时，神经干内由于缺血缺氧而损伤；③压迫使神经干内静脉血液淤滞及发生出血。

（2）一过性血压下降：多发生在放松止血带之后。常见于下肢手术，特别是双下肢手术，均应用止血带且又同时放松者。因肢体血循环停止后，组织缺氧而产生一些血管扩张性物质，止血带放松后，患肢的毛细血管床呈反应性扩张，血液大量流入患肢内，即可引起血压下降。如放松止血带之前患者已有血容量不足，则更易发生血压下降。预防的方法是在放松止血带之前，适当加速输血补液的速度，增加患者血容量，两个肢体同时使用止血带时，不可同时放松。

3. 注意事项

（1）止血带的部位：上肢应置于上臂上 1/3 处，下肢应置于大腿上 1/3。气囊之下的衬垫要平整，无皱褶，避免表皮压伤。小腿上 1/3 及前臂上 1/3 虽然肌肉丰富，但因系双骨，有骨间动静脉通过，止血效果可能不如单骨者完全。不过对手术时间不长、非骨间部位操作，为缩小肢体缺血的范围，仍可使用。如气囊止血带不能消毒，则可使用较宽的胶皮驱血带，慎用橡皮管止血带。

（2）气囊止血带充气之前，应抬高患肢并使用驱血带，由肢体末端开始进行驱血，尽量使肢体血液回流安全，使手术野更清晰，完全无血。禁忌用驱血带的情况是患肢恶性肿瘤及感染性病变，可仅抬高患肢数分钟后，将止血带充气，使患肢的血流完全阻断。

（3）患肢皮肤消毒时，勿使消毒液流入止血带下，以防该处皮肤化学烧伤，止血带充气后，应记录开始止血时间，以免止血时间过长。

三、术后处理

（一）重症监护病房（ICU）

下列情况之一者应在手术后进入 ICU 实施监护：

1. 手术后患者多项生命体征不稳定者。
2. 术中出血较多、血压不稳定者。
3. 全麻术后尚未完全清醒者。
4. 自主呼吸尚未完全恢复者。
5. 并有严重肺、心、肾等疾病或并发症者。

（二）术后镇痛

骨科手术后患者的镇痛治疗有重要临床意义。损伤感受器通过外周神经将刺激传导至脊髓后索，经丘脑脊髓束上行，机体的调节是通过脑干中枢及内生性疼痛控制因子来完成的。急性发作的疼痛提示组织有潜在损伤的存在，但慢性疼痛（3~6个月）并非如此。积极的围术期镇痛可以降低心血管系统并发症、肺不张、肺部感染，以及降低下肢静脉血栓形成和肺栓塞的发生，促进功能锻炼，加快康复。

1. 术后的镇痛可以着重于上述过程的任一阶段，局部应用前列腺素抑制剂及长效局麻都可抑制疼痛的传导。脊髓周围的疼痛抑制因子，作用于疼痛的调节过程，而全身性的疼痛抑制因子则同时作用于疼痛的感知及调节过程。因此，要达到镇痛目的，可通过以下三种方式：①减少周围致敏；②阻滞伤害感受传入；③降低中枢兴奋性。

2. 常用药物

（1）非甾体类抗炎药（non-steroid anti-inflammatory drug，NSAID）：非甾体类抗炎药在治疗创伤后和术后水肿中有着优秀的镇痛效果和抗炎效果，但是动物试验已经表明其会引起骨折延迟愈合。目前选择性 COX-2 抑制剂效果较好，对骨组织的血运及骨组织与假体的整合没有抑制，不良反应少，已成为临床医生的常用选择。

（2）局部麻醉药：局麻药主要通过阻断伤害性感受向中枢神经系统的传导，从而防止中枢致敏而发挥其镇痛作用。围术期镇痛的局麻药主要包括丁哌卡因和罗哌卡因，其中罗哌卡因在产生有效镇痛时的药物浓度对运动神经无阻滞作用，可使感觉和运动神经阻滞分离，且毒不良反应小，是用于镇痛的最佳局麻药。对关节镜手术的患者，局部麻醉给药能提供优秀的手术环境并延长术后镇痛，而且避免了许多全麻、脊麻和硬膜外麻醉的不良反应。

（3）阿片类药物：阿片类药物有镇痛效果好、作用时间长的优点，常用的主要有吗啡、芬太尼和舒芬太尼等，其中吗啡虽然是最古老的镇痛药，其价格低廉，剂量与时间效应成正相关关系，仍是临床医生的常用选择。口服阿片类药物对中到重度疼痛也有效果，曲马多与吗啡效果相似，严重的不良反应少，用于控制骨科术后中到重度疼痛是不错的选择。

3. 围术期镇痛常用方法　骨科术后疼痛往往较剧烈，尽早并有效的镇痛能促进患者术后功能恢复。围术期镇痛方法有口服、皮肤和黏膜黏剂、皮下注射、肌内注射、静脉和椎管内用药等。目前较常用的方法有局部神经阻滞、关节注射、硬膜外镇痛、患者自控镇痛（patient-controlled analgesia，PCA）等。

（1）局部神经阻滞：常用于髋关节、膝关节手术后，在电刺激器的作用下，准确找到神经鞘膜，注入药物以达到神经分布区域阻滞的作用。使用的药物一般为局麻药，也可联合使用阿片类药物。研究表明，持续神经阻滞的患者比硬膜外神经阻滞者镇痛效果好，但是功能恢复较慢。神经阻滞已逐渐成为膝关节手术镇痛的主要选择。

（2）关节注射：关节注射主要用于膝关节，优点在于有明确的镇痛效果且全身不良反应少。关节注射最常使用的药物是吗啡，它镇痛时间长，关节内注射后可维持 8~12 小时。对于行关节镜的患者，目前主张将阿片类药物直接注射到滑膜和半月板外侧 1/3 处，有固定局部组织阿片受体的作用。其他药物还有 NSAIDs 及局麻药等，NSAIDs 溶剂在局部组织容易产生耐受性，而局麻药作用时间较短，故常和吗啡等联合使用。

（3）硬膜外镇痛：在硬膜外给予适当剂量的阿片类药物，使之影响脊髓背侧胶质中的受体，有效的阻滞了疼痛的传导，又能保留本体感觉和运动功能。硬膜外镇痛阿片类镇痛药的起效时间与药物的脂溶性成正相关，维持时间取决于药物的亲水成分。吗啡脂溶性低，硬膜外给药后镇痛作用强，持续时间长，用药量小，是单次硬膜外注射的最佳药物。

（4）患者自控镇痛（patient-controlled analgesia，PCA）：患者自控镇痛是近年来围术期镇痛的主要进展，即患者感觉疼痛时按压启动键，通过微处理器控制的微量镇痛泵，向体内注入设定剂量的镇痛药物以消除疼痛。主要包括静脉 PCA（patient-controlled intravenous analgesia，PCIA）和硬膜外 PCA（patient-controlled epidural analgesia，PCEA）。静脉 PCA 方法简便，起效快，适用范围广，但是用药量大，对全身影响也大。硬膜外 PCA 用药量小，镇痛效果可靠，全身影响小，但是作用范围局限，且硬膜外穿刺困难或禁忌的患者不能使用。

（三）控制术后感染

1. 引起手术切口感染的因素　①局部因素：术后切口引流不当，血肿形成，局部感染；切口内遗留死腔；组织缺损或肿胀致切口在高张力下缝合后裂开等；②全身因素：如上呼吸道感染、疖肿、龋齿等作为感染灶，在手术创伤后、身体抵抗力下降的情况下，发生血源性感染。

2. 预防感染的措施　包括：①术前将原有的感染灶治愈；②改善机体营养状况；③局部清洁备皮时，避免皮肤损伤；④手术中要求无创性操作，尽量少用锐性操作，缩短暴露时间，不留死腔，彻底止血，保护组织血运，保证无张力缝合切口；⑤术后切口引流 48～72 小时，注意保持引流管通畅。

3. 抗生素的使用

（1）不提倡任何手术前均以常规使用抗生素来预防术后感染，特别是血运丰富的部位，如手部手术。

（2）时间不超过 2 小时的无菌手术，通常不需预防性使用抗生素。但人工关节置换、植骨手术、大关节开放手术，可考虑预防性应用抗生素，使用的方法是术前 1 天开始，术中 1 次，术后 3～5 天，体温正常即可停用。

（3）一旦手术部位出现感染迹象，如术后持续发热，伤口疼痛、肿胀，白细胞增加等，可考虑应用抗生素。作为治疗，应选用广谱、高效及敏感的抗生素，而且要有足够的剂量；在应用抗生素的同时，应给予全身支持疗法。当发现切口内有脓性液时，应根据不同手术的具体情况，采用切开引流或闭合冲洗的方法将脓性物排除。

四、手术后并发症及其防治

（一）呼吸系统并发症

肺功能测试及血气分析有助于估价患者呼吸系统功能的基本状况。骨科术后可能出现的呼吸系统并发症有：

1. 脂肪栓塞（fat embolism）　是由于循环血流中出现的脂滴阻塞于小血管所致，常发生于创伤（尤其是长骨骨折及骨盆骨折）后 24～72 小时。严重脂肪组织挫伤或脂肪肝挤压伤时，脂肪细胞破裂，游离出的脂滴经破裂的小静脉进入血流也可引起脂肪栓塞。脂肪栓塞的后果取决于脂滴的大小和量的多少，以及全身受累的程度。脂肪栓塞主要影响肺和神经系统。死亡率为 10%～15%。脂肪栓塞发生后可出现气急、心悸、精神状态变化和上肢淤斑等。

治疗措施：总原则是对骨折进行确实稳妥的固定，减少断端对组织的再损伤，以减少脂肪栓子的来源，积极抗休克治疗，补充有效血容量，以减少因休克诱发和加重脂肪栓塞的发生与发展。目前还没有直接溶解脂肪栓子的药物，当前主要的治疗方案为生命支持，对症治疗，预防感染，提高血液乳化脂肪的能力。具体措施有：

（1）尽早固定骨折作为预防措施才是关键所在。对骨折患者搬运或复位过程中，强调有效的制动和轻柔的操作。根据骨折的类型和患者的一般情况决定骨折的治疗，对严重患者可作临时外固定，对病情许可者可早期行内固定。

（2）纠正休克，维持有效循环血容量。

（3）应用呼吸机持续正压给氧，当加压给氧或机械通气不能改善低氧血症时，可使用类固醇类药物。

（4）早期使用抑肽酶，其主要作用是降低骨折创伤后一过性高脂血症，防止脂栓对毛细血管的毒性作用。抑制骨折血肿内激肽释放和组织蛋白分解，减慢脂滴进入血流速度。治疗剂量为每日抑肽酶 100 万单位。

（5）纠正低氧血症，预防脑缺氧。为保护脑功能，保证减少脑组织和全身耗氧量，降低颅内压，防止高温反应等作用，应给予头部降温或进行冬眠疗法。

（6）应用高渗葡萄糖，这对降低儿茶酚胺的分泌，减少体内脂肪动员，缓解游离脂肪酸毒性均有一定效果。可以使用单纯高渗葡萄糖、葡萄糖加氨基酸或葡萄糖加胰岛素。

（7）预防感染：可按常规用量，选用适当抗生素。

（8）其他药物：如肝素、右旋糖酐、酒精、祛脂已酚（Clofibrote）等。但作用尚未肯定。

2. 成人呼吸窘迫综合征（adult respiratory distress syndrome，ARDS）　是由于过度吸氧、窒息等直接因素以及创伤、休克、败血症等间接因素引起的急性呼吸衰竭，循环血量降低及左心室功能减低均可使 ARDS 加重。

防治措施可参阅第四篇第十三章的相关内容。

3. 肺炎（pneumonia）　精神状态差、仰卧位、胃肠功能低下的患者易发生吸入性肺炎（aspiration pneumonia）。抬高床头，使用抗酸药物有助于避免吸入性肺炎的发生。一旦发生后，需选用恰当的抗生素静脉滴注，并要注意有效的排痰。

（二）心肌梗死

心肌梗死（myocardial infarction）临床表现为急性胸痛并放射性疼痛，心电图上有典型变化。年老、吸烟、高胆固醇、高血压、主动脉狭窄、有冠心病史等均可增加手术后心肌梗死发病的危险。心肌梗死一旦发生后，应将患者放置监护环境中，对心肌酶类、心电图的变化进行持续监测。并积极治疗。

防治措施，可参阅第四篇第八节的相关内容。

（三）泌尿系统并发症

1. 泌尿系统感染（urinary tract infection）是最常见的院内感染（占 6%～8%）。此类并发症可增加全关节置换术后的感染（非直接感染），对已经明确诊断的泌尿系感染，在术前应彻底治疗。围术期导尿管的合理管理，可以降低术后泌尿系感染的发病率。

2. 尿潴留（urine retention）　男性患者合并有前列腺增生是可导致术后尿潴留，对有前列腺增生病史者，术前应进行相关泌尿系统检查，并对症治疗。此外，手术麻醉以及手术中损伤支配膀胱的神经时，也会导致尿潴留。

（四）胃肠道并发症及营养不良

1. 胃肠道并发症包括从肠梗阻到上消化道出血的一系列病症。

糖尿病合并神经系统疾病的患者易发生术后肠梗阻；而有溃疡病史、服用非甾醇类药物及吸烟的患者，术后发生消化道出血的可能性较大。治疗方法有：灌洗、应用抗酸药物及 H_2 受体阻断剂等，必要时可向关节内注射抗利尿激素。全关节置换术后可出现盲肠扩张，即 Ogilvie 综合征（Ogilvie syndrome），腹部平片显示盲肠的宽度超过 10 cm，则应急行减压术。目前，该手术可通过内窥镜来完成。

2. 对准备手术的患者，应确保其足够的营养，外科患者中有很多人存在着不同程度的营养不良。切口裂开感染、肺炎、脓毒症等都是营养不良的结果。一般来讲，清蛋白、转铁蛋白的水平等，均可以作为评定营养状况的指标，而最佳指标是上臂肌腹处的周长。禁食使胃肠道营养缺乏，可导致小肠黏膜萎缩及菌群易位；并且在创伤、手术等应急反应的条件下，营养方面的要求明显增加。对无法进食的患者，应进行胃肠道外营养；对多发性创伤的患者，应行空肠造口术，以补充早期的基础营养。

（五）压疮

压疮（pressure sore）易出现在高龄、需长期卧床的患者中。好发部位为腰骶部、足跟、臀部等。压疮可以成为感染源，严重者甚至可危及生命。

经常变换体位、使用特殊床垫、积极治疗全身疾病及纠正营养不良是预防压疮的基本手段。压疮一旦发生后，对严重程度达三度者应尽早行清创及肌皮瓣转移覆盖。

（六）术后认知功能障碍

老年患者术后常出现中枢神经系统的并发症，尤其是急诊大手术后，表现为精神紊乱、焦虑、人格改变及记忆力损害。这种手术后出现的精神活动、人格、社交活动以及认知能力的变化就被统称为术后认知功能障碍（postoperative cognitive dysfunction，POCD）。术后POCD 发生后，要早期诊断和治疗主要病因，注意营养、液体、电解质平衡和加强心理支持，多数患者可以自愈。仅少数患者需要药物治疗以缓解痛苦和防止自伤。

有关 POCD 的其他内容，可参阅第四篇第十一章。

（七）深静脉血栓形成

骨科大手术术后易发生深静脉血栓形成（DVT），少数可造成肺栓塞导致死亡。骨科大手术特指人工髋关节置换术、人工膝关节置换术、髋部周围骨折手术等。我国骨科大手术后 DVT 的发生率与西方国家相当，但目前国内对于 DVT 防治工作的重视程度远低于国外。

骨科手术后 DVT 的预防措施可参阅本书第四篇第十四章的相关内容。

第二节　骨折围术期管理

一、术前处理

（一）术前进一步明确诊断要点

1. 病史特点　外伤史、痛、活动受限。
2. 体检特点　肿胀、畸形、功能障碍、压痛、异常活动、骨擦音、骨传导音减弱。
3. 辅助检查　X 线片

（二）术前准备

1. 心理准备

（1）术前应与患者和亲属进行谈话。根据患者的年龄、性别、性格、职业、经历、文化修养以及所患疾病有针对性地进行解释、开导。谈话中应注意患者的自尊心理，以适当的方式告诉患者手术的目的、意义、方法、麻醉方式，手术对器官功能的影响，如何对待术中、术后可能出现的问题，一旦遇到这些问题该怎么办。

（2）应向患者及其亲属交代手术前后的注意事项，手术前如何消除紧张，手术后如何促进功能恢复等，使患者了解什么是正常情况，什么是异常情况，在心理上有充分的准备。

（3）对一些不便对患者交代的病情及手术的危险性，应该详细地向患者亲属或单位领导说明，取得亲属或单位领导的理解，使对术中、术后可能遇到的困难，可能发生的并发症等，事先有充分的认识。

（4）对焦虑比较明显的患者，术前应给予适当的镇静药，以保证术前有充分的睡眠。

2. 术前常规检查

（1）血液检查：①血细胞分析；②血生化检查；③凝血检查；④肝炎抗炎抗体+梅毒螺旋体检查；⑤HIV；⑥血型检查。

（2）尿液检查。

（3）便常规+潜血检查。

（4）心电图、X线胸片。

（5）患肢正、侧位片。

3. 手术间的准备　采用空气净化器每天定时消毒两小时。骨科手术属于Ⅰ类手术，所以术前1小时再作一次空气消毒。

4. 器械物品的准备　器械物品的准备包括：①常规治疗用物的准备；②高频电刀、电钻用环氧乙烷消毒或40%甲醛熏蒸12小时；③外固定支架包（模具、改刀、钻头、内六角等）、外固定支架配套螺钉、骨科基础包等均需高压灭菌两次；④普通器械高压灭菌包。

5. 麻醉的配合　根据骨折的部位选择麻醉方法：下肢手术通常选择硬膜外持续麻醉，上肢多选用臂丛阻滞或静脉复合麻醉。硬膜外麻醉时应主动配合麻醉医师，协助患者摆好侧卧弯腰位。使穿刺容易通过椎间隙，从侧卧位改为仰卧位时，要保护好硬膜外导管，以防脱出。

6. 其他术前准备　①多吃高蛋白饮食，提高机体抵抗力；②训练床上排尿便，避免术后卧床不习惯；③戒烟，避免术后咳嗽、咳痰，引起刀口疼痛；④搞好个人卫生，术前两日进行沐浴更衣，但要防止感冒；⑤药物准备，如合并其他基础疾病的用药、预防感染、促进骨折愈合的药物等。

二、手术适应证、禁忌证及手术时机选择

（一）手术复位和固定的适应证

1. 移位的关节内骨折。

2. 经适当的非手术治疗后失败的不稳定骨折。

3. 伴有重要肌肉–肌腱单元或韧带断裂并已证明非手术治疗效果不佳的大的撕脱骨折。

4. 非临终患者的移位性病理骨折。

5. 已知经非手术治疗功能会很差的骨折，如股骨颈骨折、Galeazzi 骨折脱位及

Monteggia 骨折脱位。

6. 具有阻碍生长倾向的移位的骨骺损伤（Salter-Harris Ⅲ、Ⅳ型）。

7. 伴有间室综合征需行筋膜切开术的骨折。

8. 非手术治疗或手术治疗失败后的骨折不愈合，尤其是复位不佳者。

9. 经手术复位和固定后会有中等程度功能获得改善的骨折，主要包括：

（1）不稳定的脊柱损伤、长骨骨折和不稳定的骨盆骨折，特别是发生在多发性创伤的患者时。

（2）试用非手术治疗后发生的延迟愈合。

（3）即将发生的病理性骨折。

（4）不稳定的开放性骨折。

（5）伴有复杂软组织损伤的骨折（Gustilo 3B 型开放性骨折等）。

（6）患者经长期制动会导致全身并发症增加的骨折（如老年患者的髋部和股骨骨折）。

（7）不稳定的感染性骨折或不稳定的感染性骨不愈合。

（8）伴有需要手术修补的血管或神经损伤的骨折，包括合并有脊髓、圆锥或近端神经根损伤的长骨骨折。

（二）手术复位及固定的禁忌证

当手术发生并发症和失败的概率超过了成功的可能性时，建议采用非手术治疗。手术治疗有较高的失败概率的情况如下：

1. 骨质疏松骨太脆弱而不能承受内固定或外固定者。

2. 已不能成功地进行重建的粉碎性骨折。

3. 由于瘢痕、烧伤、活动性感染或皮炎导致骨折或计划手术部位的软组织覆盖太差，此时如行手术内固定将破坏软组织覆盖或使感染恶化，这种情况仅适于外固定。

4. 存在活动性感染或骨髓炎者。该类患者并非绝对禁忌，目前最流行的治疗方法是外固定，同时结合生物学方法控制感染。偶尔采用髓内钉固定并结合生物学措施控制感染，也能成功地获得骨折的稳定。对这类感染性骨折，采用髓内钉进行固定可以作为最后的手段，但不建议作为常规使用。

5. 一般来说，如果患者的全身情况不能耐受麻醉，那么骨折的手术治疗也是禁忌证。

6. 无移位骨折或稳定的嵌入骨折其位置可以接受时不需做手术探查或复位。但在特殊情况下（如嵌插的或无移位的股骨颈骨折）行预防性固定会有好处。

7. 当没有足够的设备、人力、训练和经验时，采取手术的态度更要谨慎。

（三）手术时机的选择

1. 骨折后最好的手术治疗时机取决于多种因素，手术可分为三类：急症手术、限期手术和择期手术。

2. 需要急症处理的损伤包括开放性骨折、无法复位的大关节脱位、伴有手术区撕裂伤或全层皮肤脱落的骨折、神经障碍正在加重的脊柱损伤、危及肢体或局部软组织血运的骨折和脱位以及并发筋膜间室综合征的骨折。在这些情况下，延迟手术将导致感染、神经损伤、截肢，并可能危及生命。

3. 限期手术是指那些在损伤后 24~72 小时内应当进行的手术，如严重开放骨折的再清创、多发性创伤者、髋部骨折和不稳定骨折-脱位的长骨固定。

4. 创伤外科中的择期手术是指那些能延迟 3~4 天甚至 3~4 周的手术。能采用择期手术治疗的创伤包括：开始时用非手术方法作了复位和固定，但用手术治疗可以获得更好结果的孤立性骨骼损伤，如前臂双骨折、计划的手术入路处有软组织损伤或有骨折水泡的骨折、需要进一步做 X 线检查以便制订合适的术前计划的关节内骨折。

5. 如切开复位延迟 4~6 周以上，肌肉-肌腱单元的短缩、损伤区失去清楚明确的组织界面以及骨折断面的吸收等都使外科手术更加困难。在延迟手术时，如同治疗骨折不愈合一样，可行自体骨移植。

三、术中处理

要达到手部良好的功能锻炼，必须做到正确的固定和包扎，这就要在不影响骨折的稳定和肌腱、血管、神经及皮肤伤口修复的情况下尽可能缩小包扎固定的范围，也就是说，只要能包扎 1 个手指，就不要包扎固定 2 个手指，只需要固定 1~2 个关节的就不要固定 3~4 个关节，让其他的手指和关节能自由活动，不至于使那些不需要固定的关节因过多的包扎和固定而发生僵硬。同时注意患肢功能位，伤手包扎时应固定功能位，即保持腕关节背伸 30°，掌关节屈曲 45°，指关节稍屈曲和拇指对掌位。

其他术中处理的内容可参阅本章第一节的相关部分。

四、术后处理

1. 环境要求 室内温暖、安静、舒适，温度应维持在 25℃ 左右，湿度保持在 20%~60%，每日紫外线灯照射 2 次，每次 20 分钟，限制家属探望次数及时间，防止交叉感染。

2. 肢体放置 患者取舒适的卧位，患肢用垫枕抬高，略高于心脏水平，以促进静脉血的回流，减轻肿胀。上肢骨折术后，患者坐位或站立时应将患肢用前臂吊带悬吊于胸前或上举患肢；术后 24~48 小时可卧床休息；3 天后可下床活动，坐、走或下床时上肢用三角巾悬吊。目的是减少静脉回流，减轻肿胀，有利于静脉回流。

3. 石膏或夹板外固定者，要观察肢体肿胀情况，有无桡动脉搏动。术后的肿胀一般在伤后 3~4 天达到高峰，应密切观察患肢手指末端皮肤的色泽、温度、弹性、感觉等情况，如发现皮肤苍白或发绀、皮温低、显著肿胀或指腹萎陷等，或主诉有麻木、剧痛者，提示固定过紧，应立即去告诉医护人员，及时调节绷带的松紧度。还要密切观察伤口敷料有无松脱、移位、渗出及渗出物的颜色、性质等情况。

4. 伤后 1~2 天疼痛明显，以后会逐渐好转。缓解疼痛的方法：①抬高患肢，减轻肿胀，减轻疼痛；②放松，转移注意力，如听音乐、看书、与朋友说话等；③改变体位，放置舒适功能位，但要符合疾病的要求。

5. 切口引流管的管理

（1）拔管时间：多数在 48 小时之内。

（2）处理：保持管道畅通，不能扭曲，注意翻身时不能脱落；引出液不能逆流，引流管低于切口平面；更换引流液时要无菌操作，不能陪护人员去做。

6. 关节康复训练 术后关节功能需要主动和被动练习相结合。骨折患者手术有效固定后需要早期关节不负重的功能锻炼，一般术后 3~7 天即开始。由于疼痛和恐惧心理，大部分患者不是训练过度而是达不到训练效果。

（1）健侧肢体每日做关节全范围运动。

（2）下肢骨折患者要按照医嘱行患肢及健肢行全关节运动，每日至少 4 次，每次 10 下。

（3）每日执行患肢等长运动（如：收缩及放松大腿肌肉）至少 4 次，每次至少 10 下。

（4）足踝、脚趾关节活动至少 4 次，每次 10 下。

（5）由床缘坐起，1 天至少 3 次，每次至少 30 分钟。

7．下肢功能训练

（1）手术后第 3 天至出院后，遵医嘱床上坐 30 分钟后，协助患者利用辅助器于床旁站立。1 天 6 次，每次至少 15 分钟。

（2）在病患能站稳后，协助其使用辅助器正确行走。开始行走的第 1 日可下床行走 10 米，每日 1 次。第 1 次下床活动时，需有人从旁协助，避免因直立性低血压或用力不当而跌倒。开始行走第 2 日可下床行走 10 米，每日 2~3 次。从第 2 日起可在体力允许下，尽可能下床行走。

（3）利用辅助器（如：拐杖、助行器等）下床活动时，要告知患者患肢不负重（患肢完全不踩地）或以脚尖着地（部分负重），并注意安全。

8．心理护理

（1）经常巡视病房，与患者交谈，使其感受到医护人员的热情，以便了解患者的心理状态及与病情有关的思想情绪，及时发现病情的动态信息。如术后可能由于疼痛及不知道术后效果如何，患者常出现焦虑不安、情绪不稳定现象，此时应耐心地启发和疏导患者，使其配合治疗，激发其战胜疾病的信心和勇气，以达到预期效果。

9．一般骨折手术后，若伤口愈合佳，且无合并感染；血压、脉搏、体温正常；以助行器行走，无特殊不适情形，手术后 5~7 天即可出院。出院时需要向患者告知复查时间，通常为 1 个月复查 1 次。但部分患者术后初期复查间隔要短，可以是 3 周或者每 2 周复查 1 次。

10．骨折术后 2 个月以内下肢通常不主张负重行走，上肢不主张持重物练习，主要是术后早期骨质尚未形成稳定结构，早期负重或持重训练容易导致内固定物断裂。

11．保持伤口清洁与干燥。若有红肿、分泌物流出，或有发热情形，应立即处理。

12．成人关节的石膏固定通常不超过 6 周。如果石膏松动或断裂需要重新固定石膏。

五、手术并发症及其处理

（一）关节僵硬（anchylosis）

为了使骨折后的骨骼在正常的位置上生长，常常限制患处关节的活动，这样就容易使肌肉、肌腱和韧带之间发生粘连，进而使关节变得僵硬。因此，骨折患者在做石膏或夹板固定的同时要适当活动那些没有被限制的关节，以保证血脉通畅。对固定部位的肌肉也要进行适当的收缩和放松运动，以防止肌肉挛缩。

（二）坠积性肺炎（hypostatic pneumonia）

骨折患者由于长期卧床，肺部膨胀受限，使痰液排出不畅，容易发生坠积性肺炎。因此，骨折患者应保持室内空气新鲜，防止受凉感冒，经常翻身活动和深呼吸，有吸烟嗜好者在此期间应尽量戒烟，当痰液难以咳出时，可轻轻拍击患者的背部，以协助痰液的排出。

（三）生长障碍（growth disorders）

儿童的骨骼发育主要靠骨骺软骨不断骨化而增长，当儿童发生骨折后，可发生骨骼生长缓慢或畸形的现象。常见的畸形有肘部骨折后出现的肘外翻和肘内翻。发生这种畸形后，一般要进行手术矫正。

（四）创伤性关节炎（traumatic arthritis）

当骨折患者复位不佳或未经治疗时，其骨折部位就会造成畸形愈合，这不仅使外观难看，而且负重时由于受力方向的改变，容易因畸形部位的关节发生过度磨损、退化、增生等病理改变而形成创伤性关节炎。

为预防创伤性关节炎的发生，骨折患者应尽早进行正确的治疗。对已经发生严重畸形的骨折患者可采取手术进行矫正。

（五）缺血性坏死（ischemic necrosis）

大腿的股骨颈，腕部的舟骨以及足部的距骨等部位的血管相对较少，一旦发生骨折不但难以愈合，而且还容易使局部发生缺血性坏死。临床证实，老年人若发生股骨颈骨折，将有 1/3 ~ 1/2 的人会发生股骨头坏死。

对于严重的股骨头坏死的患者可选用截肢、关节融合或人工关节置换术等方法进行治疗。

（六）延迟愈合或骨不连

骨折迟迟不愈合，局部一直有疼痛和假关节活动，这种现象被称为延迟愈合（delayed union），严重的还可导致骨不连（bone nonunion）（骨折后 6 ~ 8 个月没有愈合征象）。延迟愈合或骨不连都是患者发生骨折后由于局部血液循环不畅而形成的。

为预防延迟愈合或骨不连的发生，患者在骨折的愈合期内要适当进行功能锻炼，一旦发生延迟愈合或骨不连时，可采取延长固定时间、重新手术加压固定或植骨等措施进行治疗。

第三节　颈椎手术围术期管理

颈椎病（cervical spondylosis）是颈椎椎间盘退行性改变及其继发病理改变累及其周围组织结构（神经根、脊髓、椎动脉、交感神经等），出现相应的临床表现。颈椎病治疗可分为非手术治疗和手术治疗两大类。大多数患者均可采用非手术治疗。但是，当非手术治疗无效时，必须考虑手术治疗。手术治疗主要是解除由于椎间盘突出、骨赘形成或韧带钙化所致的对脊髓或血管的严重压迫，以及重建颈椎的稳定性。脊髓型颈椎病一旦确诊，经非手术治疗无效且病情日益加重者应当积极手术治疗；神经根型颈椎病症状重、影响患者生活和工作、或者出现了肌肉运动障碍者；保守治疗无效或疗效不巩固、反复发作的其他各型颈椎病，应考虑行手术治疗。

一、术前处理

1. 术前进一步明确诊断

（1）病史：根据受累组织和结构的不同，颈椎病分为：颈型（又称软组织型）、神经根型、脊髓型、交感型、椎动脉型、其他型。如果两种以上类型同时存在，称为"混合型"。

（2）体检：神经系统检查有助于定位诊断。

（3）辅助检查

1）X线平片对于判断损伤的疾患严重程度、治疗方法选择、治疗评价等提供影像学基础。常规拍摄全颈椎正侧位片，颈椎伸屈动态侧位片，斜位摄片，必要时拍摄颈$_{1\sim2}$开口位片和断层片。正位片可见钩椎关节变尖或横向增生、椎间隙狭窄；侧位片见颈椎序列不佳、反曲、椎间隙狭窄、椎体前后缘骨赘形成、椎体上下缘（运动终板）骨质硬化、发育性颈椎管狭窄等；过屈、过伸侧位可有节段性不稳定；左、右斜位片可见椎间孔缩小、变形。有时还可见到在椎体后缘有高密度的条状阴影——颈椎后纵韧带骨化。

2）颈椎管测量方法：在颈椎侧位X线片上，C_3到C_6任何一个椎节，椎管的中矢状径与椎体的中矢状径的比值如果≤0.75，即诊断为发育性颈椎管狭窄。节段性不稳定在交感型颈椎病的诊断上有重要意义，测量方法是在颈椎过屈过伸侧位片上，于椎体后缘连线延长线与滑移椎体下缘相交一点至同一椎体后缘之距离之和≥2 mm；椎体间成角>11°。CT可以显示出椎管的形状及OPLL的范围和对椎管的侵占程度；脊髓造影配合CT检查可显示硬膜囊、脊髓和神经根受压的情况。

3）磁共振成像在颈椎疾病诊断中，不仅能显示颈椎骨折与椎间盘突出向后压迫硬脊膜囊的范围和程度，而且尚可反映脊髓损伤后的病理变化。颈部MRI检查则可以清晰地显示出椎管内、脊髓内部的改变及脊髓受压部位及形态改变，对于颈椎损伤、颈椎病及肿瘤的诊断具有重要价值。当颈椎间盘退变后，其信号强度亦随之降低，无论在矢状面或横断面，都能准确诊断椎间盘突出。

2. 术前准备

（1）心理准备　可参阅本章第二节中的有关心理准备的内容。

（2）术前常规检查　拍摄颈椎正位，侧位，左斜位和右斜位的X线片。其他术前的相关检查同本章第二节中的有关术前常规检查的内容。

（3）颈椎前路手术的术前准备

1）练习伸颈：颈椎前路手术时患者的体位处于仰卧位颈部稍稍过伸，因此患者术前需肩下垫软枕，平卧颈过伸，每次坚持2～3小时。

2）推移气管：患者应行气管推拉训练。其目的为：通过训练使患者能耐受手术中对气管牵拉的刺激；同时使患者的气管变柔软一些，增加其活动度，利于手术操作。方法：用左手的2～4指将气管向左侧牵拉，开始时每次持续15～20分钟，以后逐渐增加到30～60分钟，而且必须将气管牵过中线，如此训练3～5天，体胖短颈者则延长时间。

3）床上排尿便：脊柱手术后患者一般不能早期下床，而又不习惯在床上排尿便。术后常发生排尿困难，发生尿潴留后需采取导尿措施缓解症状，但也增加患者的痛苦和发生尿路感染的机会。大便困难则可引起术后腹胀、便秘。所以，在手术前两日内患者应练习卧位排尿便。

4）戒烟：手术前应至少禁烟两个星期，其目的是提高机体的抵抗力、降低手术后特别是全麻患者的呼吸道并发症。

5）停用阿司匹林等药物，以避免术中及术后过多的失血，从而导致不必要的手术后输血。

6）避免感染：对于进行脊柱外科的患者，身体任何部位的感染都是一个严重问题。人体任何感染灶中的细菌都可能直接蔓延或随血流运行到手术的伤口内，引起术后感染。成为体内细菌来源最常见的区域是牙齿、泌尿生殖道、下消化道以及呼吸道。在进行脊柱内固定手术前应避免感染，在术后任何时间出现感染都要积极治疗。此外，还要保持皮肤清洁、消灭感染灶、防止皮肤破损。

7）准备合适的颈托，以便术后佩带。

（4）颈椎后路手术的术前准备：对于进行颈椎后路手术的患者，术前也要训练床上排尿便、戒烟、停用阿司匹林等药物、避免术中术后的过多出血，还要避免感染，防止皮肤的破损等。

二、手术适应证，禁忌证及手术时机选择

（一）适应证

1. 颈椎病患者出现明显的脊髓、神经根、椎动脉损害，经非手术疗法无效者。

2. 原有颈椎病的患者，在外伤和（或）其他原因作用下症状突然加重者。

3. 出现颈椎某一节段明显不稳，颈痛明显，经非手术疗法无效者。

只要有上述情况，即应采取手术治疗。不过不同术式的具体情况不同，适应证也略有差异。现分述如下：

【颈椎前路术式的适应证】

1. 局限性颈椎管狭窄，颈椎管中矢径比椎体中矢状径之比值>0.75 者。

2. 退变之椎间盘后突及椎体后缘的骨嵴明显压迫脊髓和神经根，受累平面在 3 个以下。

3. 节段性颈椎间不稳定者。

4. 广范围的椎板切除术后致颈椎不稳者。

5. 孤立型（亦称其他型）后纵韧带骨化者。

6. 钩椎关节骨赘或间盘压迫椎动脉或神经根者。

7. 椎体前缘骨赘压迫食管有严重症状者。

【颈后路术式的适应证】

1. 广范围发育性颈椎椎管狭窄（合并退变性因素）。

2. 颈椎后纵韧带骨化（ossification of the posterior longitudinal ligament，OPL）所致继发性广范围椎管狭窄者。

3. 颈椎病 3 个以上的多发性病变（或退变性椎管狭窄）者。

4. 黄韧带肥厚所致脊髓背侧受压出现颈髓病者。

5. 椎管内肿瘤。

6. 颈前路术后，症状改善不佳时，经检查综合分析后，有时需后路术。

（二）手术禁忌证

1. 全身状态不佳，或主要脏器伴有明显器质性改变而不能承受手术与麻醉者。

2. 诊断不清，又不具有手术探查指征者。

3. 年龄>70 岁，已失去生活自理能力者。

4. 病情过长，脊髓已进入变性期阶段者。

【颈椎前路术式的禁忌证】

1. 压迫因素来自脊髓和神经根后方。

2. 压迫因素虽然来自前方，但是受累平面在 3 个以上。

3. 有明显的先天性颈椎管狭窄。

4. 连续型后纵韧带骨化者等因骨化范围广泛、且时有骨化块与硬膜紧密粘连致减压不彻底或可能伤及脊髓，所以常放弃前路手术。

【颈后路术式的禁忌证】

1. 颈椎间盘突出主要表现为脊髓腹侧受损者。

2. 颈椎关节病合并有单个或者多个节段性不稳定者。

（三）手术时机

颈椎病手术的主要目的不仅只是为了提高生活质量，更重要的是挽救脊髓功能。因为脊髓神经元细胞变性以后，再恢复的可能性几乎为零。对于脊髓受压比较严重的患者，在日常生活中受到轻微的头颈部外伤就可能引起肢体功能障碍，即便是急诊手术，效果也不会太理想，术后恢复程度非人力所能掌控。

神经根型颈椎病，因颈椎间盘突出压迫神经根致上肢剧烈放射性疼痛，经消肿、制动等保守治疗 1 周以上若无缓解者，应考虑尽早手术。

脊髓型颈椎病，因颈椎间盘突出或后纵韧带骨化等压迫脊髓，一旦出现持物不稳、系扣不灵活，肢体无力、步态不稳等情况，也应尽早手术。

三、术中处理

1. 若手术平面较高，术中需要做牵引。

2. 术中采用移动式的 C 形臂 X 线机摄颈椎侧位片进行定位。

3. 颈椎前方入路手术，如果仅做 1~2 个平面的减压和椎骨融合，可在颈部右侧做 4~5 cm 的横切口；若做 3 个以上平面的减压和椎体融合，需要取胸锁乳突肌前缘斜切口。在椎体间钻孔时，钻头切不可超过椎体的前后径，以免损伤脊髓。钻孔时，上下相邻椎体磨除的部分应基本相等，以免形成假关节。术中要把椎体外缘的骨嵴完全切除。

4. 受累平面在 3 个以上的颈椎病，一般不采用颈椎前方入路，因为过多的暴露可能会损伤舌下神经、喉上和喉返神经等。

5. 颈椎后方入路切口取后正中切口。颈椎后方入路用咬骨钳咬除椎板时，注意不要损伤脊髓。用高速钻磨除椎板时，应选择在椎板与关节突的交界处。若需要同时做椎间孔开放，宜在椎板切除前先磨开关节突，以确保安全，无神经根症状者，应保留关节突。

6. 其他术中处理的内容可参阅本章第一节的相关部分。

四、术后处理

1. 术后每 2 小时翻身 1 次，翻身时应保持头颈、脊柱成一直线不可扭转，轮换平卧及左右侧卧位。

2. 术后垫枕头高低要适宜，仰卧时不宜过高，侧卧时枕头可略高，使颈部与躯干保持一直线，而不偏向一侧。

3. 术后肢体麻木、疼痛症状加重或感觉丧失、出现尿便失禁时，及时向医护人员反映。

4. 术后 1~2 周行四肢肌力舒缩及各关节的活动，如握拳、松拳动作、踝跖锻炼、股四头肌锻炼等。

5. 离床活动时颈部需颈围固定，并要避免颈部剧烈转动。颈围固定需 2~4 周或遵医嘱，卧床休息时可取出颈围。

6. 加强颈部功能锻炼，如前屈、后伸、左右侧屈、左右旋转等运动，以增强颈部肌力。但要防止意外损伤的发生，如过度屈颈、过度旋转、颈部的超负荷积压和头颈部剧烈抖动。

7. 要注意颈部姿势，防止过度疲劳。

(1) 伏案工作每隔半小时略作休息，抬头让双眼远视，同时头颈部略向后仰 1~2 分钟，或将头靠在椅背上，这样既可以使双眼的疲劳消除，又可使颈椎前屈的姿势维持片刻，使椎间隙内高压状态得到缓解，还可以缓解颈部肌肉的紧张疲劳，有助于颈部血液循环的改善。

(2) 读书时使用有一定倾斜角度的书桌（与书面成 30°~70° 角）；不要趴在床上看书，既不利于眼部健康，又使颈部悬空、颈部长时间紧张，颈椎的负担比一般低头工作重得多。休闲时看电视时，电视应放在比平视线略低的水平（5°~10°），沙发略后仰（110°~120°）为最佳角度。

8. 调整枕头、床以及睡眠姿势。枕头的选择一般以舒适为度，无统一标准。枕头的材料应选用透气、硬度适中为宜。一般说来，单人枕头的长度超过双肩的宽度 15 cm 为宜。对习惯仰卧的人来说，枕头的高度应以平卧后与自己的拳头高为宜（握拳时虎口间的高度）；而习惯侧卧的人，其枕高应以平卧后与自己的一侧肩高度一致为宜。

五、手术并发症及其处理

1. 切口疼痛 伤口疼痛是术后最常见的症状，通常在术后当天最严重，在应用止疼药物后会逐渐地减轻，一般从第 2 天开始疼痛逐渐减轻，数天后疼痛会基本上消失，部分患者在下床活动时会有颈部的疼痛，可以口服一些镇痛药物以缓解症状，配合以功能锻炼和理疗，疼痛症状会逐步减轻。

2. 咽痛、异物感 由于全身麻醉时气管插管刺激咽部及呼吸道黏膜，或者颈椎前路手术中对气管的牵拉刺激，手术后短期内会出现咽部的不适感、痰多等情况，部分患者还会出现刺激性咳嗽、自觉憋气等症状，但多不严重。随着病情的恢复一般在 1~2 周内缓解。酌情可给予雾化吸入，以湿润患者的呼吸道，有利于黏稠痰液的软化及排出、呼吸道的清洁以及炎症的控制。还可根据情况给患者加用祛痰、润喉等药物，以缓解上述不适症状。

3. 声音嘶哑　颈椎前路手术，术中对喉返神经、咽部气管的牵拉、压迫，术后可能会出现声音嘶哑，常为暂时性，在手术后的1~3个月内可以恢复。

4. 颈肩部疼痛　有些患者在手术前没有颈肩部的疼痛，手术后出现这些症状，这是由于神经减压后反应性水肿的表现，在对症处理后1~3个月后缓逐渐缓解。

5. 髂骨部位疼痛、麻木　手术后髂骨取骨部位常常疼痛明显，对症处理，大多数1~2周缓解。

6. 其他　由于手术中麻醉药物的刺激，术后患者可能出现恶心、呕吐等症状，应当帮助患者将头偏向一侧防止呕吐物误吸。酌情可给患者应用一些镇吐药物，帮助减轻上述不适的症状。此外还有颈椎畸形，脊髓、神经根损伤，脊髓手术区域的出血、感染，椎动脉损伤，硬脊膜破损，置入骨块脱落等并发症。

第四节　腰椎疾病围术期管理

一、腰椎骨折围术期管理

（一）术前进一步明确诊断

1. 病史特点　腰椎骨折患者常有明显的外伤史，如车祸，高处坠落躯干部挤压伤等。老年人也可有轻微外伤，如突然倒地等。以腰椎局部肿胀、疼痛，骨折处两侧肌肉紧张，不能站立，翻身困难，运动障碍等为主要表现。包括椎体骨折、附件骨折、椎体骨折并脱位三型。

2. 体检特点　脊柱可有畸形，脊柱棘突骨折可见皮下淤血。伤处局部疼痛，棘突有明显浅压痛。脊背部肌痉挛，骨折部有压痛和叩击痛。腰部有明显压痛，伸、屈下肢感腰痛。因腰椎骨折引起腹膜后血肿者，可表现为腹胀、肠鸣音减弱、腹部有压痛和反跳痛。腰部活动明显受限。腰椎骨折常并发脊髓圆锥和马尾神经损伤。

3. 辅助检查特点

（1）X线腰椎正侧位片

1）椎体骨折：明显的压缩骨折在正为X线片上显示椎体上部塌陷，其上缘有折断和下凹现象，两侧或一侧边缘骨皮质也可有内凹折断现象。有时在骨折处可成锐角，位置常偏上，椎体的横径可稍增宽，但患椎上部的椎间隙和上一个椎体的下缘可正常。在侧位片上，患椎呈楔形改变，椎体前方变窄，高径减小，上缘向下方倾斜，骨皮质折断，内凹嵌入或呈台阶状。椎体上部的骨松质因压缩而变得致密或可见椎体内横行的致密带。骨小梁排列紊乱，但椎体下部的密度、结构、及皮质边缘仍可保持正常。

2）附件骨折：以横突骨折多见，骨折线常常为横断或斜形，椎板和关节突骨折则常伴发脊髓滑脱。在常规正侧位X线片上不易显示，而斜位片有助于明确诊断。

3）腰椎骨折并脱位：侧位片可见椎体后缘连线中断和椎体脱位，斜位片可进一步观察椎弓和关节突骨折和错位情况。

（2）腰椎CT

1）单纯去压缩型：定位像显示患椎椎体楔状变形，前部变扁。后部高度正常。轴位扫描像表现骨折线位于前柱和（或）中柱一部分，但不殃及椎体后壁。骨性椎管正常。

2）爆裂型：受累椎体楔状变形，前柱与中柱均崩溃，椎弓根间距增宽，椎体后壁骨折块可突入椎管内，引起椎管不同程度变窄，硬脊膜囊前方受压变形。

3）安全带型：骨折线横向通过椎体、椎弓根、棘突和部分关节突关节，棘突间距离增大，棘突成横向切片样裂开，致使棘突后部高度增加或椎间隙后部增宽。骨折线也可经过关节突关节，造成关节分离、脱位和椎间盘损伤破裂，而使椎间隙后部增宽。

4）骨折脱位型：脊柱受到纵向压力合并水平剪切力两种复合暴力作用，使椎体压缩骨折、附件骨折和椎间盘、韧带撕裂，多伴旋转和水平移位，关节突交锁或脱位，椎管变形，脊髓受压。

（3）腰椎 MRI

1）椎骨损伤：可分为三大类：①椎体骨挫伤：在 T_1 加权像呈略低信号，T_2 加权像呈高信号。但看不到骨折线，椎体形态无改变。如在 T_1、T_2 加权像均显示低信号，则提示有骨小梁骨折，其周围可伴有高信号改变；②椎骨爆裂骨折：椎体粉碎、变形、移位，正常结构与外形消失，骨皮质低信号带凹凸不平或不连续，可见部分嵌入椎体骨松质内；③椎体压缩骨折：矢状位扫描椎体呈楔形变。

2）椎体滑脱：脊柱生理曲度失常，椎体移位滑脱，硬膜外脂肪变形，而蛛网膜、马尾神经的结构形态可不受累。

3）椎间盘/韧带损伤：可观察到椎间盘的碎裂、移位及韧带结构连续性中断。

4）脊髓损伤：表现为脊髓挫裂伤、脊髓横断及受压移位等。

5）硬膜外血肿：后纵韧带下方长条状略长 T_1 和明显长 T_2 信号，相应椎管矢状径变小，硬膜囊受压变扁。

（二）术前准备

1．心理准备　可参阅本章第二节中的有关心理准备的内容。

2．药物准备

（1）抗生素：围术期预防性抗生素在手术视野或切口受到污染前或污染后的短时间内使用，要求在细菌侵入组织时，组织中的抗生素已达到有效浓度。

（2）皮质激素：早期手术减压直接解除脊髓的机械压迫，为脊髓功能恢复提供更大的可能，而 8 小时内应用大剂量甲泼尼龙（MP）能抑制脊髓的继发性损伤，是治疗脊髓损伤的关键时间。随着对脊髓继发性损伤机制的深入研究，为求更大限度减轻脊髓继发性损伤，促进神经功能恢复，术前减压应用大剂量 MP 冲击疗法更能明显提高脊髓功能的恢复。

3．术前常规检查　可参阅本章第二节中术前常规检查的内容。

（三）手术指征

1．对于腰椎骨折，经保守治疗不能达到骨折脱复位及脊柱稳定性的，或是无法消除对马尾神经或压迫神经根的需施行手术治疗。

2．腰椎段骨折没有神经压迫者，根据骨折部位不同而选择手术方式。

3．对神经功能正常的不稳定性脊椎损伤患者，虽无进行性神经症状加重，也应尽早行开放复位和内固定手术，否则，会因脊柱不稳定而出现神经再损伤。

4. 前路和后路减压术均能有效地改善胸腰椎骨折患者的神经症状，达到明显的减压效果。大部分前路减压术的患者能完全减压，但前路减压术的手术时间较长、术中失血量较多。

5. 对于脊髓损伤的手术时机问题，有很多争议，但大多数学者一致认同，脊柱骨折伴有脊髓损伤，进行性神经损伤是急诊减压手术的指征。

6. 创伤 4 天后手术可减少手术中失血，有利于患者的恢复。合理的手术时间应该为创伤后 4～14 天。

（四）术中处理

1. 腰椎融合术手术难度高、手术创伤大，手术操作中易导致硬脊膜撕裂、神经根损伤，所以操作时一定要细致、轻柔。

2. 腰椎骨折手术过程中若发现脑脊液漏，应作已作相应的修补处理。

3. 选用内固定物要合适，固定时还要注意骨质情况。

4. 其他内容可参阅本章第一节的相关内容。

（五）手术并发症及处理

1. 一般手术的共有并发症

（1）感染　感染是常见的手术并发症。包括以下方面：

1）手术切口感染：常导致切口延迟愈合或不愈合，必要时需进行清创处理。

2）深部感染：若累及内固定物，考虑在清创时取出内固定物以控制感染，髂骨取骨处也有发生感染的可能。

3）术后肺部感染和泌尿系统感染：较常见，与患者术后长时间卧床有关。行前路手术者，因术后疼痛和胸壁肌肉损伤而导致呼吸功能受限，从而增加术后肺部感染的可能，应特别加强术后护理。

（2）下肢深静脉血栓　下肢深静脉血栓是另一常见的术后并发症。与术后长时间卧床和下肢活动少有关，伴有神经损伤的胸腰椎骨折患者的下肢深静脉血栓风险更大。病情较轻时，早诊断早治疗可避免出现明显后遗症；病情较重并继发肺动脉栓塞时，可导致患者死亡。

2. 与手术体位和闭合复位相关的并发症　术前患者俯卧位，根据损伤的分析和不稳定性的评估进行必要的闭合复位，以纠正脊柱后凸、侧弯及在平面和旋转上的移位。由于术中控制有限，在平面和旋转上的移位必须在术前纠正，并需进行影像学复查，以便术中准确置入内固定物。单纯前路手术复位只能在一定程度上控制每个节段的高度以及脊柱后凸和侧弯的情况。

3. 与手术入路相关的并发症　后路手术相对简单且不易出现并发症，其最主要的并发症是由脊柱后方结构暴露范围过大而导致的软组织和关节囊的永久损伤。

前路手术的危险性大。胸廓切开术后由于术后疼痛和胸壁肌肉受限导致的呼吸功能受限是暂时性的，但会加重患者的原有基础疾病，如肺部疾病或肺挫伤。应在术前评估患者的肺功能，并进行术后护理密切观察病情变化，以便及时发现潜在并发症，如肺不张等。

其他前路手术的并发症还有：①损伤胸导管；②损伤奇静脉和半奇静脉；③损伤大血管；④损伤输尿管；⑤腹膜穿孔；⑥腹壁神经支配异常；⑦下腹部神经丛损伤等。

4．与椎管减压相关的并发症

（1）神经功能减退是最严重的并发症。术后出现神经功能减退应尽可能进行完整的检查。

（2）椎管减压不完全或不充分是另一典型的并发症。椎管减压的程度与神经功能恢复之间的关系尚不明确。当神经功能受损时，应进行充分而完全的椎管减压，并进行术后 CT 复查。对于术后仍存在椎管狭窄的患者，应根据其具体情况决定是否进行再次手术修正。

5．与器械操作和稳定性相关的并发症

（1）椎弓根螺钉内固定技术是纠正脊柱序列不齐和固定损伤节段的最好方法，但椎弓根螺钉向头侧移位会导致内固定的稳定性下降，并可能损伤相邻节段的椎间盘。正位或调整后的侧位 X 线片示螺钉尖部与椎体终板间至少距离 3 mm 时，螺钉不会穿破终板。螺钉向尾侧穿破椎弓根皮质时可能损伤神经根，而内侧由于脊髓被脑脊液环绕，相对较安全。硬膜外静脉出血可以导致继发性神经损伤。术前应行 CT 检查评估椎弓根情况，明确胸椎存在的解剖变异，以尽量减少并发症的发生。

（2）其他与器械操作相关的并发症

1）椎弓根螺钉孔脑脊液漏：通常情况不需要暴露瘘口，但更换螺钉是必要的，有时甚至需要更换相邻上、下 1 个椎体上的螺钉；但对于持续性脑脊液漏，应打开椎管，暴露并关闭瘘口。

2）复位不完全：对于多个节段的损伤，现有技术不足以达到理想复位，或是错误地估计术中复位结果而在术后发现复位不完全，再次手术修正是唯一的选择。

3）过高估计骨质量：内固定螺钉的稳定性很大程度上依赖于骨质量。过高估计骨质量可导致内固定物松动或矫正度丢失。对于老年患者或稳定性没有把握时，内固定的范围应更大，但没有明确限制。

4）螺钉断裂：最直接的相关因素是螺钉的直径和设计，其他因素还包括骨折的类型、前方支持物的质量、是否存在骨折不愈合以及拆除内固定物的时间。

6．与椎间融合相关的并发症　主要并发症包括神经功能减退、生物力学支持不足、矫正度丢失以及骨折不愈合。经椎弓根植骨技术中通道长度和位置的错误可引起部分植入物进入椎管造成神经损伤，前路植骨也可能使植入物向后突入椎管。

二、腰椎退行性变围术期管理

过度的活动和超负荷的承载，使腰椎加快出现老化，并在外力的作用下，继发病理性改变，以致椎间盘纤维环破裂，椎间盘内的髓核突出，引起腰腿痛和神经功能障碍。腰椎退行性变（degeneration of lumbar spine，DLS）包括腰椎间盘突出、腰椎管狭窄、腰椎滑脱。

（一）术前进一步明确诊断

【腰椎间盘突出症】

1．病史特点　主要为外伤所致；高发职业为驾驶员、煤矿工人和建筑工人等。妊娠，遗传是易感因素，腰骶先天异常等因素也和腰椎间盘突出有关。

2．体检特点

（1）步态：急性期或对神经根压迫明显者可出现跛行。

（2）腰椎曲度改变：一般腰椎生理曲线消失。

（3）压痛及叩击痛：压痛及叩击痛的部位基本上与病变的椎节相一致。

（4）腰椎活动范围：一般主要是腰脊柱前屈、旋转及侧弯受限。

（5）感觉障碍：视受累脊神经根的部位不同而出现该神经支配区感觉异常。

（6）反射改变：如 L_4 脊神经根受累时可出现膝跳反射障碍。

（7）特殊体征：如屈颈实验、直腿抬高试验、直腿抬高加强试验等异常。

3. 辅助检查特点

（1）腰椎 X 线片：①正位片，椎间隙宽度早期多无改变，如病变较久则显示椎间隙狭窄；②侧位片，腰椎生理曲线消失，椎体型中的前型和中央型可见三角形骨裂征等，病程较长者可见椎间隙变窄及椎体边缘骨刺形成，椎间盘钙化，椎间孔狭窄。

（2）CT：可以清楚显示椎间盘突出的部位、大小和硬膜囊及神经根的受压程度，同时可以显示黄韧带增厚、小关节肥大、椎管及侧隐窝狭窄等改变。

（3）MRI：可以直接显示椎间盘变性程度和椎间盘突出的部位、类型及硬膜囊和神经根的受压情况。

【腰椎管狭窄症】

1. 临床特点　腰椎管狭窄症（lumbar spinal stenosis）是引起腰痛或腰腿痛最常见的疾病之一。其主要临床特点是神经性间歇性跛行，以及臀部、大腿、小腿的无力和不适，腰部后伸受限及疼痛。下肢感觉异常多为双侧，可与腰椎间盘突出症时相似。另一临床特点是鞍区（会阴部）感觉异常和大小便功能异常。

2. 辅助检查特点

（1）X 线片：退行性腰椎管狭窄者可见椎间隙变窄，椎体前后缘骨刺形成，小关节突互相重叠、上关节突冠状部内移，关节面密度增加。

（2）CT：可以清楚显示椎管横断面的骨性的和纤维性结构。

（3）MRI：神经根周围脂肪的消失对确定神经根受压有诊断意义，同时，椎管狭窄导致硬膜囊内脑脊液与马尾神经界面消失，马尾神经受压、聚集。

（二）手术适应证

1. 腰椎间盘突出症

（1）诊断明确，经保守治疗无效，并影响工作和生活者。

（2）以马尾神经受累症状为主，病情严重，已影响基本生活者。

（3）症状虽不严重，但久治无效、影响步行或剧烈活动者。

2. 腰椎管狭窄症

（1）诊断明确，经常发作，以影响正常工作、生活、经非手术治疗久治无效者。

（2）根性症状较明显，保守治疗无效者。

（3）出现进行性的行走无力或马尾综合征者。

（三）术中处理

1. 探查、摘除突出髓核既可以经硬脑膜外也可经硬脑膜内。经硬脑膜外需要较多地牵拉硬脊膜囊，而且显露、切除脱出的中央部分较为困难，故更多的是采用硬脊膜内入路。

2. 分离马尾神经时，操作要十分轻柔。

3. 髓核摘除尽量彻底。

4. 硬脊膜缝合应该严密，以防术后脑脊液漏。

5. 其他术中处理可参阅本章第一节的相关内容

（四）手术并发症及其处理

可参阅本节腰椎骨折的相关内容。

三、腰椎骨肿瘤围术期管理

对于腰椎骨肿瘤也是不可忽视的一方面。按肿瘤所处的部位可分为：椎管内肿瘤、椎体肿瘤、附件肿瘤等。

（一）术前评估要点

1. 患者的一般情况能否耐受手术。

2. 预后情况。

3. 肿瘤的分期和局部椎体侵袭情况。

4. 是否具备手术适应证

5. 手术方式的选择　是行根治为目的的手术还是姑息性的手术治疗。

6. 手术时机　择期手术还是立即手术。

（二）手术适应证

1. 进行性的椎体不稳或塌陷，可能或已经引起脊髓受压、神经损害者。

2. 脊髓受压引起进行性的神经功能障碍，对非手术治疗无效。

3. 顽固性疼痛非手术治疗无效。

（三）术中处理

可参阅本节的腰椎骨折与退行性变的相关内容。

（四）术后并发症及其处理

可参阅本节腰椎骨折的相关内容。

第五节　关节置换手术围术期管理

一、人工股骨头置换术围术期管理

（一）术前准备

1. 全面体格检查，了解心、肺、腹、肝、肾功能，有合并症者进行适当治疗以适应手术要求。

2. 股骨颈骨折者必要时可于术前做皮牵引或胫骨结节牵引，先纠正骨折远端的向上移位和解除髋关节周围肌群挛缩，以便术中复位及减少术后并发症。

3. 术前常规使用预防性抗生素。

4. 选择大小相近的人工股骨头，并放在患髋同一平面摄 X 线片，据此选择、准备合适的人工股骨头，并准备较之大、小各一号的股骨头备用。

5. 特殊器械准备　髓腔锉、人工股骨头锤入器、股骨头取出器、股骨头把持器及骨水泥等。

（二）手术适应证与禁忌证

1. 适应证

（1）70岁以上的老年人，头下型股骨颈骨折或Garden Ⅲ、Ⅵ型骨折者。

（2）股骨颈、股骨头粉碎性骨折。

（3）股骨颈陈旧性骨折不愈合或股骨颈已被吸收而髋臼仍保持正常者。

（4）股骨颈骨折复位失败者。

（5）不能配合治疗的股骨颈骨折患者，如偏瘫、帕金森病或精神病患者。

（6）成人特发性或创伤性股骨头缺血性坏死，范围大但髋臼损伤不重，用其他手术又不能修复者。

（7）不应行刮除植入术的股骨良性肿瘤。

（8）股骨颈原发性的或转移性恶性肿瘤或致病理性骨折，为减轻患者痛苦，可以手术置换。

2. 禁忌证

（1）年老体弱，有严重心、肺疾病，不能耐受手术者。

（2）严重糖尿病患者。

（3）感染未得到完全控制的患者。

（4）髋臼已有3个月以上废用，臼软骨发生萎缩、退变者。

（5）髋臼破坏严重或髋臼明显退变者。

（三）术中注意事项

1. 假体的选择　人工股骨头大小的选择，原则上应与原股骨头等大。其直径可以稍小但不能超过2 mm。故术前、术中应仔细测量股骨头的直径，一般应用游标卡尺测量，也可以在术前于患髋同一平面放置假体头摄X线片测量。

2. 防止感染　①要求有良好的术前准备，包括皮肤准备和全身情况的改善以及术前预防性应用抗生素；②手术人员体表不得有感染灶；③手术室房间最好要有空气净化装置；④手术室内人员要限制，尽量少走动；⑤术中要严格无菌操作；⑥减少创伤，彻底止血；⑦创口闭合前要用生理盐水冲洗干净；⑧正确安放负压吸引，充分有效地引出积液。

3. 修正股骨颈时应注意将颈的上外侧部分全部切除，直达基底部，人工股骨头可以放在适度外翻位，内侧可充分填充骨水泥以支持重力。

4. 扩大髓腔时应将股骨上端充分暴露。

5. 正确使用骨水泥。

（四）术后处理

1. 术后搬动要小心，保持外展、内旋、伸直位。

2. 术后适当应用抗生素，预防感染。

3. 保持有效的负压吸引。

4. 下地前常规摄X线片。

5. 术后应立即活动未固定的关节，做肌肉收缩锻炼，下肢按摩，以防深静脉血栓。

6. 术后测血压，每 2 小时 1 次，密切观察伤口敷料情况，保持负压引流通畅，并记录引流液量、颜色、性状。操作中动作轻柔，避免不必要的搬动，术后 24 小时引流量少于 50 ml，可拔除引流管。

7. 人工肱骨头置换手术，由于分离三角肌、胸大肌、胸小肌等肌间隙，易损伤头静脉，以及外翻牵拉时易损伤支配三角肌的血管和神经。术后 48 小时应密切观察肢端血液循环和感觉情况，如肢体的色泽、温度、肿胀程度、指端有无麻木感等。

8. 严格定期随诊。

（五）手术并发症预防及其处理

1. 脂肪栓塞 注意患者神志、呼吸、尿液变化，测呼吸、血压脉搏每 2 小时 1 次。术后出现胸闷、气急的症状，给予加压面罩吸氧后症状可缓解。如出现神志模糊，胸闷、气急或尿液查到脂肪滴，可被确诊。典型的 X 线胸片有暴风雪样改变。

其他详细内容可参阅本书第四章第三章。

2. 假体脱位 术后因搬动，患肢位置不当，锻炼方法不妥等原因，可导致假体脱位。手术完毕，患肢外展 50°~60°，前屈 45°，并用外展架固定制动。也可用悬吊绷带胸位固定制动。一般固定 3 周左右。平卧时，上臂外展，肘部略抬高制动。

3. 切口感染 切口感染是人工关节置换手术后最严重的并发症。因而预防肱骨头置换术后感染极其重要。

预防措施有：术前做好皮肤准备，术前使用抗生素，术中严格无菌操作，避免血肿形成，术后加强基础护理，做好管道护理，及时更换切口敷料，同时预防压疮、肺部感染、尿路感染的发生。

二、人工膝关节置换术围术期管理

（一）术前准备

1. 病例选择 应严格掌握适应证与适应证。

2. 术前常规检查 特别要注意糖尿病、下肢深静脉情况及有无全身感染情况。

3. 膝关节检查

（1）一般检查 通过视、触、动、量等常规手段对膝关节做出初步评价。

（2）膝关节的测量检查 包括肢体对线、Q 角、关节活动度、髌上 10 cm 关节周径、髌骨位置与内外侧活动度等多参数的双膝对照测量。

（3）韧带稳定检查 Lachman 试验和抽屉试验是检查交叉韧带功能的最重要检查。

（4）膝关节的 X 线检查 应包括站立位的下肢全长的前后位片（也可通过拼接法获得全长片），以及膝关节的侧位及 30°/40°髌骨轴位片。

4. 实验室检查 除常规实验室检查外，红细胞沉降率和 C 反应蛋白检查对排除感染性关节炎和为术后随访提供参照具有重要意义。

（二）手术适应证与禁忌证

1. 适应证

（1）退变性膝关节骨性关节炎（osteoarthritis，OA）：对站立位 X 线片膝关节间隙已明显狭窄和（或）伴有膝关节内翻/外翻/屈曲挛缩畸形，其症状已明显影响关节活动和生活能力的病例，经保守治疗不能改善症状者。

（2）类风湿性关节炎（rheumatoid arthritis，RA）和强直性脊柱炎（ankylosing spondylitis，AS）的膝关节晚期病变：由于患者的平均年龄较 OA 患者轻，选择全膝关节置换可以避免关节的强制融合，明显地改善关节功能，提高患者生存质量。

（3）其他非感染性关节炎引起的膝关节病损伴有疼痛和功能障碍。如大骨节病、血友病性关节炎等。

（4）创伤性骨关节炎。

（5）大面积的膝关节骨软骨坏死或其他病变不能通过常规手术方法修复的病例。

（6）感染性关节炎后遗的关节破坏，在确认无活动性感染的情况下，可作为 TKA 的相对适应证。

（7）涉及膝关节面的肿瘤切除后无法获得良好的关节功能重建的病例。

2. 禁忌证

（1）膝关节周围或全身存在活动性感染病灶者。

（2）膝关节肌肉瘫痪或神经性关节病变包括肌性膝反张等。

（3）全身情况差或伴有未纠正的糖尿病，应考虑在正规的内科治疗使疾病得到控制后方可考虑手术。

（4）其他可预见的导致手术危险和术后功能不良的病理情况。

（5）对无痛且长期功能位融合的病例不应作为人工节置换的适应证。

（三）术中注意事项

1. 应用充气止血带已减少手术出血，注意止血带使用时间，勿使肢体缺血时间过长，造成副损伤。

2. 膝正中切口，取内侧髌旁入路打开关节囊。要彻底切除增生的骨赘，髌下脂肪垫、半月板及交叉韧带。

3. 股骨采用髓内定位方法，胫骨采用髓外定位方法。股骨远端截骨时，矫正 FTA 角为外翻 $5° \sim 7°$，误差不超过 $2°$；切除胫骨平台 $8 \sim 10$ mm，保持后倾 $5°$。

4. 术中选择适当的试模测试，原则是以膝能充分伸直，关节要稳定，切忌过紧。

5. 充分止血，并应用普通或抗生素骨水泥，以相应的假体植入。

（四）并发症及预防

1. 感染　预防人工关节置换术后感染必须抓好术前、术中及术后处理三个环节。术后管理是预防人工关节置换术后感染，保障手术成功的一个重要环节。具体措施有：

（1）提高机体抵抗力。

（2）留置负压引流管。负压吸引器要低于伤口 30 cm 负压吸引管一般保留 3 天，以最后 1 天少于 50 ml 为拔管指征。

（3）注意体温的变化。

（4）加强消毒隔离制度的落实。

（5）伤口持续渗液者应慎重对待。伤口周围皮肤必须经常消毒，保持清洁，如渗出物湿透外层纱布时，应及时更换纱布，以防空气中的细菌透过外层湿纱布直接进入伤口。

2. 下肢深静脉血栓和肺栓塞　下肢深静脉血栓形成（deep venous thrombosis，DVT）是人工膝关节置换术后较常见和较严重的并发症之一。

防治措施：①术前3天开始服阿司匹林、双嘧达莫等抗凝药物；②术后抬高患肢20°～30°，慎用凝血药物；③术后早期进行踝关节屈伸运动，尽早下床活动，穿长腿弹力袜；④DVT发生后要积极应用溶栓药物，必要是手术取栓。

3. 关节疼痛　关节疼痛是最为常见的并发症。早期多因手术创伤引起，一般术后24小时内伤口疼痛较剧烈。

镇痛方法有三种：①间断使用肌内注射镇痛药；②使用静脉镇痛泵进行镇痛；③麻醉时放置硬膜外导管进行术后镇痛。

部分患者与康复训练强渡过大，康复计划操之过急有关，大多数患者随着手术区域瘢痕的成熟及关节功能的逐渐恢复，疼痛消失。少数病例术后疼痛由反应性交感神经营养不良所致。注意排除局部压迫、感染、下肢深静脉血栓等病因造成的关节疼痛。少数患者出院后，不明原因情况下重新出现下肢疼痛症状，需引起重视并注意临床鉴别。

3. 关节僵硬

（1）术前要做好患者的心理准备工作，使其术后配合锻炼。

（2）术后要尽可能使用镇痛泵及持续被动训练（continuous passive motion，CPM），方能达到满意的效果。

（3）术后2周内屈膝超过90°。若疼痛剧烈或有皮下淤血者可适当减少度数，并遵循三级镇痛的原则镇痛，即口服、肌内注射镇痛药物，严重者应给予腰麻置管内给药。

4. 神经损伤　人工膝关节置换术后腓总神经发生0.3%～0.4%，多由下肢过度牵拉，术后局部石膏/血肿压迫造成，也见于人工膝关节置换术后下肢摆放不当等，造成腓骨小头受压所致。

术后外展位时间过长，CPM机上外旋腓骨小头处的腓总神经受压，这些位置直到出现腓总神经麻痹前常常并不引起重视。因此，如出现神经损伤迹象，应立即治疗，拆开所有敷料，膝关节屈曲20°～30°，以减少对神经的牵拉，并将足部固定，预防发生固定性马蹄足畸形。

5. 其他　其他不常见的并发症有：髌骨或股骨骨折、髌腱断裂、血管神经损伤、脂肪栓塞、心脑血管意外等。

第十三章　整形外科手术围术期管理要点

冯瑞铮　双卫兵

第一节　整形外科围术期常规处理

一、术前准备

（一）询问病史

应重视询问病史的重要性。

1. 了解患者器官畸形或组织缺损的形成原因和发展过程，以及带来的功能障碍等，配合体格检查一般可明确诊断。

2. 应了解患者的全身情况，如是否合并高血压、糖尿病等内科疾病，常用药物有无过敏反应、有无遗传病的家庭史等。

3. 询问病史的过程中，还可了解患者对治疗的目的及要求，以帮助医生制订最佳的治疗方案。

（二）专科检查

术前应对患者全身做作系统的检查，除记录呼吸、脉搏、血压、体温等生命体征外，专科检查尤为重要。

1. 大面积烧伤或严重皮肤软组织缺损的患者，对其皮肤损伤或缺失的面积、深度等应有一个确切的了解，以及供皮区的部位和面积、有无感染、皮肤的厚度、毛发的分布等均应详细检查。

2. 先天及后天畸形要描述畸形的严重程度、与周围及基底有无粘连、畸形部位组织的柔软程度、血液供应等，并尽可能画图来描绘畸形及缺损形象，以便于手术前后进行比较。

（三）辅助检查

主要是了解患者的营养状态及重要脏器的功能。

1. 一般只需作血常规，出凝血时间、血型、肝炎系列、肝功能和肾功能等。

2. 颅颌面部位的手术则常需进行 X 线摄影、CT、三维 CT、磁共振等检查。

3. 血管和淋巴管部位的疾病如动静脉瘘、淋巴水肿等常做血管或淋巴管造影、CTA、DSA 等检查。

（四）术前拍照

除完整的病历记录外，还应注意术前照片等影像资料的留存。在拍摄照片时，须注意背景整洁，以及拍照的角度、光线、位置和范围等，以清楚地显示畸形、缺损的形象特点。另外还应与健侧做对比，如肘部瘢痕挛缩时，可将健侧肘部放在同一张照片内以更好的显示患侧瘢痕挛缩的程度。

（五）术前营养支持及抗生素的应用

1. 很多患者由于大面积创伤、失血、长期卧床等原因导致长期低蛋白血症等营养不良的情况，这会影响术后伤口的愈合，增加感染的概率。因此术前必须给予高能量、高蛋白等营养支持，同时要纠正可能存在的水电解质紊乱，并补充适当的维生素。

2. 对于感染的创面，术前要做细菌培养及药敏实验，选择合适的抗生素。

（六）手术区域皮肤的准备

整形外科治疗的范围很广泛，从头到脚包括面颈部、躯干、会阴、四肢等多个部位，并且往往涉及两个以上的手术区域，在很多情况下手术的区域除备皮外还需将瘢痕组织中隐藏的污垢去除。

1. 一般情况下术前1天应嘱患者沐浴、更换清洁衣裤。切口周围的毛发剔除范围要>10 cm，四肢手术要修剪指（趾）甲。

2. 面部除皱的患者从术前3天开始，每日用1:5 000苯扎溴铵溶液洗发2次。

3. 肛门周围、会阴部位的手术需依据情况于手术前夜做清洁灌肠，或给予口服轻泻剂。

4. 供皮区的皮肤必须无感染和皮疹，大腿作为供皮区时必须准备整个大腿周围，以免在取皮时因消毒范围太小，影响取皮区的无菌条件。

二、术后常规处理

（一）镇痛和镇静

详细了解患者疼痛的原因，观察疼痛是否因包扎过紧、局部缺血、姿势不当等引起。如纯属术后伤口疼痛，可适当应用镇痛药物。对于手术后肢体固定于特别体位的患者，如双腿交叉皮瓣，因该特殊姿势初期难以适应，故术后常给予镇静剂及镇痛剂，以缓解患者不良情绪及肢体痛苦。

（二）饮食

全身麻醉术后的患者，6小时内禁止饮食。颌面及口腔部位手术的患者，因短期内常不能正常饮食，可进行鼻饲或静脉补液。应注意提供足够的能量及蛋白，加强营养。

（三）引流物的管理

整形外科原则之一是无死腔遗留，因此很多手术结束后要放置引流物，以橡皮片引流和负压引流管居多。橡皮片引流条应在术后24~48小时拔除，负压引流管一般在术后3~5天拔除。引流物留置过久易导致伤口感染、愈合不佳等情况。

（四）换药和拆线

各种手术的换药和拆线时间有所不同。

1. 植皮手术，大多术后5天才进行首次更换敷料。

2. 面部及美容手术在切口张力不大的情况下应尽早拆线。

3. 皮瓣移植、瘢痕改形等则较晚拆线。

4. 整形外科术后敷料包扎的松紧、体位及姿势的固定形状对移植组织的成活及术后功能的恢复均有很大影响，因此术毕包扎及术后首次更换敷料，均应由术者或熟知手术过程的助手担任。

（五）功能锻炼

术后康复训练是恢复器官特别是四肢功能的一项必不可少的工作，应由专业的康复技师来指导，可借助治疗机械、康复仪器等设备，并且要求患者坚持不懈的进行锻炼，这样才能获得功能上的最大恢复。如手指瘢痕挛缩松解植皮手术，如术后不进行刻苦锻炼，则所植皮片很易收缩，影响手术效果。

第二节　皮片移植术围术期管理

一、皮肤的解剖及功能

人体皮肤由表皮、真皮及附属器（毛囊、皮脂腺、汗腺等）组成，是人体最大的器官。表皮分为角质层、透明层、颗粒层、棘细胞层和基底层，真皮由乳头层和网状层组成。成人皮肤平均面积约 $1.5\ m^2$，占体重的 16%。正常人皮肤厚度随年龄、性别和部位的不同而有所不同，为 $0.3\sim3.8\ mm$，平均 $1\ mm$。其中眼睑皮肤最薄，约 $0.3\ mm$，足底皮肤最厚。

人体的皮肤与其他器官和组织一样，具有相应的功能，主要有以下几点：

1. 保护功能　皮肤中表皮各层细胞紧密连接，对于机械性、物理性和化学性等刺激有保护作用。真皮中含有大量的胶原纤维和弹力纤维，使皮肤既坚韧又柔软，具有一定的抗拉性和弹性。皮脂腺能分泌皮脂，汗腺分泌汗液，两者混合，在皮肤表面形成一层乳化膜，可以滋润角质层，防止皮肤干裂。

2. 感觉功能　皮肤中有极丰富的神经纤维网及各种神经末梢，可感受外界的各种刺激，产生各种不同的感觉，如冷热觉、痛触觉、压力觉等。除此之外，还可感受许多复合感觉，如光滑、粗糙、坚硬、柔软等。

3. 调节体温　皮肤对保持正常体温，维持机体的正常功能起着重要作用。当外界气温较高时，皮肤毛细血管网大量开放，体表血流量增多，皮肤散热增加，同时人体大量出汗，汗液蒸发过程中可带走身体的部分能量，起到降低体温的作用。当气温较低时，皮肤毛细血管网部分关闭，使体表血流量减少，以减少散热，维持体温。

4. 分泌和排泄功能　正常皮肤有一定的分泌和排泄功能，主要通过汗腺及皮脂腺来完成，汗腺分泌汗液，皮脂腺分泌皮脂。皮肤还可通过出汗排泄体内代谢产生的废物，如尿酸、尿素等。

5. 吸收功能　人体皮肤是有通透性的，它能够通过表皮和附属器有选择地吸收外界的营养物质，部分营养物质渗透过角质层细胞膜，进入角质细胞内；大分子及水溶性物质如维生素 B、维生素 C，可通过毛孔、汗孔被吸收；脂溶性物质如维生素 A、维生素 D、维生素 K，及孕酮、雌激素、皮质类固醇激素等可经毛囊、皮脂腺吸收；少量阳离子如汞、钠、钾等通过表面细胞间隙渗透进入真皮。

二、皮片移植的适应证及禁忌证

自体皮片按厚度可分为刃厚皮片、中厚皮片、全厚皮片及含真皮下血管网皮片。

1. 刃厚皮片移植适用于

（1）大面积烧伤时创面的临时覆盖。

（2）新鲜及感染不严重的肉芽创面。

（3）口腔、鼻腔、外耳道等衬里的修复。

2．中厚皮片移植适用于

（1）体表肿瘤及瘢痕切除松解后、皮肤撕脱伤遗留的新鲜创面的修复。

（2）鼻腔、眼眶、阴道等黏膜缺损造成的创面。

（3）三度烧伤切削痂术后的创面。

3．全厚及含真皮下血管网皮片移植适用于

（1）面部血管瘤等肿物切除后无法直接拉拢缝合的创面。

（2）面颈部缺损的修复及畸形的矫正，如眼睑外翻、鼻翼畸形、口周瘢痕挛缩、颏颈胸瘢痕粘连等。

（3）功能部位组织缺损的修复，如四肢关节等部位瘢痕切除后创面的修复。

（4）手掌及足底负重部位皮肤缺损的修复。

（5）眉毛、睫毛等缺失时，可用正常眉毛、睫毛的组织或头皮的全厚皮片移植来修复。

4．皮片移植的禁忌证

（1）无骨膜覆盖的骨面、无腱周膜覆盖的肌腱表面、无神经外膜覆盖的神经表面。

（2）放射治疗后的肉芽组织创面。

（3）感染严重的创面。

（4）异物如钢板、螺钉、硅橡胶等存留的创面。

三、皮片移植术操作注意事项

（一）供区部位的选择

1．供区部位的选择应符合就近及隐蔽原则。身体各部位皮肤的颜色、纹理、厚度等是不相同的，通常受区与供区越接近，皮肤颜色、质地等越匹配。

2．耳后和乳突区域的全厚皮肤常用于面部小范围缺损的修复。

3．上臂内侧及腹股沟区域的皮肤较隐蔽，且提供皮量也较多，可用来修复手、足部位的缺损。

4．腹部、大腿等部位可提供大量皮源，常作为大面积皮肤缺损修复时的供皮区。

5．头皮可反复切取，可用于大面积烧伤创面的覆盖。

（二）皮片制备要点

1．皮片厚度要根据以下情况来决定　①植皮的部位和目的；②植皮区创面的性质和大小；③供皮区的皮肤厚度；④患者的年龄、性别。

2．全厚皮片修剪制备时，应掌握其厚度。过厚，带皮下脂肪，则影响其成活；过薄，即变成中厚皮片，则丧失其性能。

3．关节部位进行植皮时创缘应呈锯齿状，避免术后直线瘢痕挛缩。如瘢痕创面较深而边缘高起，可将边缘修成斜坡状，以利于皮片贴附对合。此外，保持一定的皮面张力亦十分重要，过松或过紧均会影响皮片的成活。

（三）包扎和制动

1．打包包扎法是最可靠的方法，压力以 4.0～6.7 kPa 为宜，这样既不影响皮片同基底血运的建立，又可防止皮片下血肿的形成。

2. 在四肢关节部位，可以石膏托或夹板做邻近关节功能位固定，以防止皮片移动，影响成活。

四、术后并发症及防治

1. **皮片下血肿形成**　皮片下血肿形成主要由于创面止血不彻底及加压包扎不够良好造成。由于血肿的存在必然会造成皮片的坏死，需做到有效的预防。

防治措施为：①术中要求严格止血；②包扎前应再次确认皮片下无凝血块；③术后加压包扎并妥善固定；④发现血肿应立即清除。

2. **植皮区及供皮区感染**　感染可导致皮片坏死及供皮区愈合延迟。术中应重视无菌操作，清创彻底；术后合理应用抗生素。

3. **皮片收缩**　皮片收缩的程度取决于所植皮片的厚度和创面基底的情况。收缩严重时往往会影响手术效果，甚至需二次手术来解决。通常采取红外线、蜡疗、超声波、按摩等物理疗法以及功能锻炼等来预防皮片收缩。

4. **供皮区瘢痕增生**　主要与所取皮片厚度有关，也可由感染等因素造成。可用弹力套长期佩戴，瘢痕贴外用等措施预防。

第三节　皮瓣移植术围术期管理

一、皮瓣的定义和分类

（一）定义

皮瓣（skin flap）是包含皮肤和皮下脂肪组织，由蒂部提供血液循环，通过转移或移植来覆盖缺损创面、修复畸形或再造器官的一种组织瓣。

皮瓣转移（transfer of skin flap）或皮瓣移植（skin flap transplantation）是整形外科最常用的修复皮肤组织缺损的方法之一。皮瓣在形成过程中必须有一部分与本体相连，此相连的部分称为蒂部。皮瓣的血液供应在早期完全依赖蒂部，转移到受区，与受区创面重新建立血液循环后，才完成皮瓣转移或移植的整个过程。

（二）分类

皮瓣的分类方法很多。按照形态可分为皮瓣和皮管；按照转移方式可分为带蒂皮瓣和游离皮瓣；按血供方式可分为任意型皮瓣和轴型皮瓣。

二、皮瓣移植的适应证

1. 皮肤缺损伴有骨、关节、肌腱、神经干、大血管等组织外露，游离移植的皮片无法在其表面成活，应选用皮瓣修复。

2. 各部位的洞穿性缺损，需用血供丰富的皮瓣和游离植皮作为衬里来修复。

3. 放射性溃疡、长期压疮或其他基底血运很差的创面，需选用皮瓣移植修复。

4. 面部等暴露部位的缺损，对修复组织的色泽、质地要求较高，可选用皮瓣以达到较好的外形效果。

5. 鼻、耳、乳房、阴茎、阴道、手指等器官的再造，均需以皮瓣为基础，再配合其他组织（如软骨）的移植。

三、皮瓣移植术操作要点

1. 皮瓣的设计 根据缺损的部位、大小、形状、创面基底条件等来设计合适的皮瓣。可采用逆行设计，即将用纸或布根据创面的大小形状进行裁剪，制成模拟的皮瓣，试行转移，进行比试，防止皮瓣的设计脱离实际。

2. 皮瓣的选择 以皮肤色泽、质地等比较接近的邻近皮瓣作为首选。如无邻近皮瓣可用时才考虑远位皮瓣。尽可能选用部位隐蔽的皮瓣，尽量减少供瓣区的继发畸形。尽可能选用血管恒定的轴型皮瓣以提高皮瓣的成活率。最好一次转移成功，避免不必要的延迟和间接转移。

3. 皮瓣的切取 需严格掌握解剖层次，避免分离层次深浅不一，任意型皮瓣多在深筋膜浅层切取，轴型皮瓣多在深筋膜深层切取，以确保将血管包含在内。

4. 皮瓣的转移 皮瓣的转移是整个治疗过程成败的关键，在转移过程中要严格遵循操作程序，尽量做到微创操作，转移的皮瓣与创面要严密缝合，不留创面及死腔，转移后要给予适当压力的包扎及制动，防止皮瓣蒂部扭转、皮瓣撕脱等。

5. 皮瓣供区的处理 尽量选择可直接拉拢缝合的部位作为皮瓣供区，当供区无法直接缝合时，可采用游离植皮或邻近皮瓣转移等方法修复，应尽量减少供区的畸形。

6. 皮瓣移植术后血运的观察 主要从皮瓣的颜色、温度、肿胀程度、毛细血管充盈反应等四方面来观察皮瓣移植术后血运的情况，也可借助皮温测定仪、经皮氧分压测定仪等仪器来判断。

7. 皮瓣的断蒂和修整 当皮瓣与受区创面建立血运后，蒂部即可切断，若皮瓣转移后无血运障碍发生，一般2～3周可断蒂。若转移的皮瓣较臃肿或发生切口瘢痕环形挛缩，则在术后3个月后可进行皮瓣去脂术及瘢痕局部改形术。

四、皮瓣移植术的并发症及预防

1. 皮瓣血液循环障碍 皮瓣血液循环障碍可导致皮瓣部分或全部坏死，影响治疗过程及效果，是比较常见的严重并发症。皮瓣如果动脉供血不足或静脉淋巴回流不畅就会出现血运障碍。为防止皮瓣发生血运障碍，从皮瓣的术前设计、选择，到术中形成、转移、断蒂等每个环节都应严格要求，此外，术后的护理监测也至关重要。

2. 皮瓣下血肿 皮瓣下血肿也是造成皮瓣坏死的原因之一，血肿不但可造成皮瓣局部张力增加，影响动脉供应及静脉淋巴回流，而且血肿的毒性作用也可使皮瓣内血管发生痉挛。

预防措施主要是术前查明有无出血倾向，术中彻底止血，术后常规放置引流条或行负压引流。发现皮瓣下有血肿时，应立即拆除部分缝线，清理血肿，结扎出血点，彻底冲洗，最后放置引流物。

3. 皮瓣（皮管）撕脱 在皮瓣转移过程中，应妥善固定与适当制动，以预防头颈或肢体活动时造成皮瓣撕脱。发生皮瓣撕脱时，一般需首选判断撕脱的皮瓣血运情况，如血运良好则可清创后重新缝合固定，手术至断蒂时间需重新计算。

4. 皮瓣（皮管）感染　一般而言，皮瓣在转移过程中较少发生严重感染。但如果术前创面污染严重，术中清创不彻底而有坏死组织残留时，术后可发生感染。

预防皮瓣感染，除增强全身抵抗力、合理使用抗生素外，更应重视对局部的清创，可用大量过氧化氢及生理盐水冲洗，对失活组织应彻底清除。皮瓣转移后，在皮瓣下放置引流物。术后若发现有感染征象，要及时拆除缝线，将伤口敞开充分引流，定期换药。

第四节　器官再造术围术期管理

整形外科器官再造术的种类很多，具体术式又有很多自身独特之处，鉴于本书篇幅所限，仅以耳郭再造术为例，对该类术式的围术期管理进行简要介绍。

一、耳郭的应用解剖

人体耳郭位于头颅两侧，左右对称，其上界在眉弓下缘的水平连线，下界在鼻底的水平线上，与颅侧壁构成约30°角。耳郭分前外侧面与后内侧面，前外侧面皮肤很薄，与软骨膜紧密粘连，后内侧面皮肤稍厚，与软骨间有少量皮下组织相隔。耳郭最外方为皮肤和软骨形成的弧形隆起，称耳轮（helix），其上方突起的小结节称达尔文结节（Darwinian tubercle），耳轮向前终止于耳轮脚。耳轮内侧有一与其大致平行的凸起部分，称对耳轮（antihelix）。对耳轮上端分为两叉，分别称对耳轮上脚和下脚，两脚之间的凹陷称三角窝（fossae triangularis auriculae）。耳轮与对耳轮之间的长沟称耳舟（scapha）。对耳轮前方的凹陷称耳甲（concha auriculae），耳甲与颅侧壁构成约90°角，耳轮脚将耳甲分为上、下两部分，上部分称耳甲艇（cymba conchae），下部分称耳甲腔（cavum conchae）。外耳道口的前方有一屏障，称耳屏（antilobium）。在对耳轮的下端，与耳屏相对处有一隆起称对耳屏（antitragus）。耳屏与对耳屏间的凹陷称耳屏间切迹（incisurae intertragica）。耳郭的最下端称耳垂（ear lobule），仅由皮肤及皮下脂肪组织构成，无软骨组织。耳郭软骨借耳前韧带和耳后韧带固定于颅骨上。耳郭的肌肉可分为耳外肌和耳内肌，它们在维持耳郭的位置及预防其下垂方面起着一定作用。耳郭组织主要由来自颈外动脉的颞浅动脉、耳后动脉和枕动脉来供血。耳郭的主要感觉神经为来自颈丛的耳大神经，其于耳垂水平高度发出耳前支和耳后支，支配耳郭的大部分皮肤。来自三叉神经的耳颞神经支配耳郭前外侧面上部分的皮肤。枕小神经的分支支配耳郭后内侧面上半部分的皮肤。此外，面神经的耳支和迷走神经的耳支亦分布于耳甲和三角窝等处。

二、耳郭再造术的适应证

1. 先天性小耳畸形综合征，需进行耳郭部分或全部再造。
2. 烧伤、外伤等原因造成的后天性耳郭部分或全部缺失者。

三、耳郭再造术的手术方式

1. 分期法耳郭再造术　主要分四期：①耳垂转位；②切取肋软骨，以健侧耳为标准雕刻成耳支架并埋置于乳突区皮下；③掀起耳支架及表面皮肤，创面植皮；④耳甲腔和耳屏再造。

2. 一期法耳郭再造术　在乳突区设计耳后皮瓣和筋膜瓣，将用肋软骨雕刻成形的耳支架置于其中，在筋膜瓣表面游离植皮，同时行耳屏及耳垂再造。

3. 应用皮肤软组织扩张器耳郭再造术　具体步骤为：①在乳突区皮下埋置 50～100 ml 的扩张器，定期注水扩张直至皮肤足够覆盖耳支架；②取出扩张器，将用肋软骨雕刻成形的耳支架埋入扩张好的乳突区皮下。

四、耳郭再造术的注意事项

1. 手术时机的选择　手术时机的选择主要从心理和生理两方面进行考虑。小耳畸形会给儿童造成心理上的自卑感，并且 5～10 岁的儿童耳郭的长度基本接近成人且有足够的肋软骨量，因此，耳郭再造术的时机一般选择在学龄前 6 岁左右。

2. 患者的选择　对伴有严重颌面部畸形的患者，应先行颌面部的整形术；对于年老体迈或全身一般状况较差的患者宜佩戴假耳，而不宜行耳郭再造术。

3. 支架的选择　除自体肋软骨外，还可选用人工硅橡胶材料制成的耳支架，其优点是不吸收变形，省去切取肋软骨的手术，但术后易发生支架外露等并发症，目前认为自体肋软骨支架是最可靠和可取的方法。

4. 与耳郭再造有关的外耳道成形　对于双侧小耳畸形、外耳道闭锁的患者，应先行外耳道成形术以改善患儿听力；对于单侧小儿畸形的患者，应先行耳郭再造术，再行外耳道成形术，或与耳鼻喉科医师联合，同时完成耳郭再造术与中耳手术。

5. 影响耳郭再造手术效果的因素　耳郭再造术是一项系统工程，手术时机及手术方式的选择，患者耳后皮肤的大小、厚薄、弹性，耳软骨支架的逼真程度等均会对手术效果产生影响。

五、耳郭再造术的并发症及防治

1. 胸膜损伤、血气胸　切取肋软骨时操作不够谨慎易导致胸膜被撕破。一旦发生，应用圆针缝合胸膜，必要时行胸腔闭式引流。

2. 皮瓣下血肿　术中止血不彻底导致，可影响将来再造耳的外形，术后应放置负压引流，一经发现应立即清除。

3. 感染　再造耳发生软骨感染是最严重的并发症，一旦发生，几乎没有治愈的可能性，只有将耳软骨支架取出另埋于身体其他部位，故在术中应严格执行无菌操作。

4. 耳郭局部皮肤坏死、软骨支架外露　由于包裹支架前面的皮瓣由于张力过大、血运障碍而坏死，或者其后面的皮片由于皮下血肿、包扎过紧等导致坏死。一旦发生应该用带血运的组织进行覆盖。

5. 再造耳变形　肋软骨支架发生吸收、坏死可导致再造耳变形，切取肋软骨时可带部分软骨膜以减少术后的吸收。

6. 扩张器外露　埋置扩张器时剥离的腔隙过小、扩张过程中扩张器局部成角、注水过多导致皮瓣张力过大、血供障碍发生坏死等均可导致扩张器外露，如无感染，可等待局部皮肤愈合后继续扩张，若发生感染则必须取出扩张器。

第五节　假体植入术围术期管理

假体植入术（prosthesis implantation）也是整形外科中的一大类手术，具体术式以及植入材料有很多种，鉴于本书篇幅所限，现以乳房扩大整形术（隆乳术）为例，对该类术式的围术期管理进行简要介绍。

一、女性乳房的应用解剖

女性乳房为一对称性性征器官，成年女性的乳房呈半球形或水滴形，位于上胸部，由皮肤、乳腺、筋膜及脂肪组织等构成。其上界一般在第 2 肋水平，下界在第 6～7 肋水平，内侧缘达胸骨旁线，外侧缘可达腋中线，乳头位于第 4～5 肋间。两侧乳房之间的区域称为乳沟。乳房的上 2/3 部分附着于胸大肌筋膜及前锯肌筋膜表面，下 1/3 部分附着在腹直肌及腹外斜肌筋膜的表面。乳头直径一般为 0.8～1.2 cm，乳晕直径为 3.5～4.5 cm。乳晕皮肤一般呈棕褐色。乳房内部的纤维结缔组织从乳腺小叶表面延伸到乳房皮下浅筋膜的浅层，构成乳房的悬韧带，该韧带对乳腺起支撑作用。乳房的动脉主要是来自胸外侧动脉、胸廓内动脉的肋间穿支和肋间动脉的外侧支，而静脉则与淋巴管伴行。乳房的淋巴回流非常丰富，可汇入腋窝淋巴结、胸骨旁淋巴结、锁骨上淋巴结、锁骨下淋巴结等处，一侧乳房的淋巴液还可流向对侧。乳房的神经支配主要是第 2～6 肋间神经的外侧皮支和前支，以及锁骨上神经和胸前神经。保护肋间神经向乳头的分支不受损害，对于保持乳头的良好感觉非常重要。

二、乳房扩大整形术的适应证与禁忌证

（一）适应证

1. 成年后乳房发育不全或乳房在哺乳后发生乳腺萎缩者。
2. 体重骤减后体形消瘦、乳房萎缩者。
3. 两侧乳房发育不对称者。
4. 乳房良性肿瘤切除术后或行改良根治保留胸大肌的早期乳腺癌术后。
5. 乳房形态不良与身体整体形态不相称者。
6. 两侧乳房轻度下垂或伴有乳头凹陷等。
7. 单纯为美容目的要求做隆乳术者及变性手术者

（二）禁忌证

1. 乳房组织有炎症或肿瘤者。
2. 机体其他部位有明显感染者。
3. 患有免疫系统、造血系统疾病者或心、肺、肝、肾、脑等重要脏器有病变者。
4. 受术者心理不正常，或有不切合实际要求的手术者。
5. 精神病患者。
6. 瘢痕体质者。
7. 乳腺癌术后复发或有转移倾向者。

三、乳房扩大整形术的操作要点

（一）乳房假体材料的选择

目前应用最为普遍的是单腔硅凝胶假体和盐水充注式硅凝胶假体，包括光面硅凝胶假体、毛面双层假体、毛面硅凝胶假体、光面盐水充注假体及毛面盐水充注假体等。硅凝胶假体虽然存在纤维包膜形成等并发症，但现在还没有发现更好的替代品，因此，该材料仍是目前隆乳术的首选。

（二）术前形体设计

重塑的乳房应是形态优美、位置正常、体积适中。一般以半球形、圆锥形、水滴形为佳，位置位于第 2 ~ 6 肋间，体积宜在 300 ~ 350 ml，重塑乳房的大小除要依据乳房美学标准外，也要参照受术者的职业需要、性格及个人要求。

（三）切口选择

主要采用三种切口：腋部切口、乳晕切口和乳房下皱襞切口。

1. 腋部切口在所有切口中最为隐蔽，术后瘢痕不明显。但剥离距离较长，且腔隙最下方易剥离不足，术后可造成乳房假体上移，外形不佳。

2. 乳晕切口入路便捷、假体置入区剥离容易，但损伤乳腺导管的可能性较大。

3. 乳房下皱襞切口手术操作简便、进入胸大肌下容易，对乳腺组织创伤较小，但切口瘢痕相对明显，且该部位如发生血肿、感染时，容易导致假体外露。

（四）乳房假体放置囊腔的制备

制备一个大小适宜、形态及位置良好的假体放置囊腔，是术后乳房形态良好的关键步骤。假体可放置在乳腺下或胸大肌下，前者更符合解剖与生理，并富有动感美，但术后易发生包膜挛缩。后者容易剥离，对乳腺无影响，包膜挛缩率较低，但术后乳房的手感和动感较前者差。剥离时应注意尽量采用钝性剥离，以免造成囊腔内出血。

（五）假体植入

假体植入前，首选要检查是否有渗漏现象，其次手术医师用生理盐水冲洗手套，防止滑石粉等异物随假体植入囊腔，以降低术后包膜挛缩的发生率。

四、术后处理

1. 乳房四周垫敷料，弹力绷带加压包扎，使乳房固定并塑形。

2. 放置负压引流 3 天，每天引流量<20 ml 时，可考虑拔除引流管。

3. 术后 1 个月内上肢避免做上举等剧烈运动，定期按摩乳房，防止假体包膜挛缩。

五、乳房扩大整形术的并发症及防治

1. 血气胸　在分离假体放置腔隙时误入胸腔所致。预防主要是在分离胸肌时要在肋骨表面进行，不要在肋间分离胸肌。

2. 血肿形成　是较为常见的并发症，原因主要是盲视下剥离，不易彻底止血以及术后上肢活动过早等。

防治措施：术前术中应用止血药物，术中囊腔制备完成后，用温盐水纱布置入囊腔内压迫止血，术毕放置负压引流等，此外应避免在月经期间手术。

3. 感染　术中无菌操作不严格、假体灭菌不良导致，一旦发生，只有通过取出假体、清创引流才能解决。

4. 术后乳房形态不良　最为多见的是重塑乳房位置过高，这是因为假体囊腔制备不良，只有在术中采用隆乳剥离子有效地分离胸大肌下方附着点，制成足够大的囊腔，才可预防该并发症的发生。

乳房下垂（mastoptosis）是另一术后乳房形态不良的表现，多见于假体置于乳腺下的病例，也可发生在乳房皮肤松弛及假体过大的受术者身上。

5. 假体破裂、假体渗漏及假体外露　一旦发生，必须取出原假体，更换假体，或终止隆乳。

6. 乳房硬化变形　多为假体的纤维包膜挛缩所致。将假体置于胸大肌下、防止异物进入隆乳囊腔、术后坚持按摩等，是防止包膜挛缩、乳房变形的有效手段。

7. 乳头乳晕感觉异常及上臂疼痛　可能是术中损伤了支配乳房及上臂的感觉神经所致。故术者要熟悉解剖，精细操作。

第六节　唇裂及腭裂手术围术期管理

一、上唇及上腭的应用解剖

人体上唇外形丰满，位于鼻部的正下方，可产生丰富的表情，是构成面部美的重要因素之一。上唇中央部有人中，其中央凹陷部称人中凹，两侧边缘隆起称人中嵴。上唇皮肤和黏膜交界处为一弓形曲线，称唇弓（labial arch）。在红唇黏膜的正中有一结节状突起，称唇珠（vermilion tubercle）。在唇弓上唇珠两旁有两个对称的高点，称唇峰（labial peak）。两唇峰之间有一个凹点，即唇弓的中央点，称唇弓凹（labial arch concave）。此3点为唇裂修复手术中的重要解剖标志。在唇弓上数毫米处有一与其平行的凹沟，由于它的存在加上微突的唇珠使得上唇微翘而显得生动。构成口唇的主要肌肉是口轮匝肌，其肌纤维呈环形，主要功能为闭合口唇。上唇黏膜分为湿润部及干燥部，前者位于唇部口腔面，有光泽并具分泌腺液的功能，称唇黏膜；后者位于上唇外露面，无分泌腺液的功能，称唇红黏膜。上唇血供主要来自于颈外动脉的分支－上唇动脉，它行走于唇黏膜与唇红黏膜交界处的深部、黏膜和肌肉层间的结缔组织中。上唇静脉位于肌肉层外方。上唇的淋巴系统汇集成淋巴管随面静脉径路汇入颌下淋巴结。

上腭由骨、黏膜、肌肉、腱膜等组织构成，分为前方的硬腭和后方的软腭。硬腭的口腔面有一层由口腔黏膜、黏膜下组织及骨膜紧密结合而不易分离的软组织覆盖，称为黏膜骨膜瓣（mucoperiosteum flap）。硬腭的鼻侧面为鼻黏膜所覆盖。硬腭部分的骨组织由上颌骨的一部分、前颌骨及腭骨构成。腭大孔位于上颌骨与腭骨交界处的接合缝之间，大致在成人第2~3磨牙水平。腭大孔中有腭大动脉、静脉及神经穿出，该血管神经束是硬腭部黏膜骨膜瓣组织的主要营养血管和神经。腭小孔位于腭大孔后方，每侧1~2个，为腭小动、静脉及神经穿出处，供应支配软腭组织前1/2部分。鼻腭孔位于切牙窝中，蝶腭神经和蝶腭动脉从中穿出，向后分布于硬腭前方，与腭大动脉及神经吻合。蝶骨的垂直翼突紧贴在腭骨后方，分为内、外两板，外板为翼外肌和翼内肌的起点，内板则构成咽侧壁的一部分，其中内板的最下端称翼钩（pterygoid hamulus），翼颌韧带起于此处。上腭后方在腭骨后的部分称为软腭，主要由肌肉及腱膜组织构成，主要控制咽、喉、口腔及鼻腔的开闭，并与发音及吞咽功能有密切关系。构成软腭的肌肉有成对的腭帆张肌、腭帆提肌、悬雍垂肌、咽腭肌和舌腭肌，这些肌肉共同起自腭腱膜。除上述 5 对软腭肌外，对咽喉起闭锁作用的还有一块咽上缩肌。

二、唇裂及腭裂的病理解剖与分类

（一）病理解剖

先天性唇裂患者出生后即可见明显的唇鼻部畸形，并且畸形程度随裂隙的增宽而加重，裂隙给人以组织缺损的印象，但实际上是组织的移位。由于裂隙的存在，口轮匝肌失去正常的环形结构，裂隙处的肌纤维由水平位转向垂直。唇弓和沟状线也失去连续性而转向鼻底。唇裂患者的人中凹及患侧的人中嵴消失，患侧的唇峰点高于健侧。患侧的鼻唇沟三角变浅、甚至消失。鼻小柱常常偏向健侧，患侧鼻翼塌陷，鼻尖低平。鼻翼外脚向外下方移位。

单侧完全性腭裂的裂隙自切牙孔直到悬雍垂，患侧的硬、软腭和悬雍垂均较健侧短小。该侧下鼻甲因长期外露、慢性炎性充血而变得肥大，呈蓝紫色。双侧完全性腭裂的裂隙呈Y 形，常合并双侧牙槽嵴裂。由于前颌骨与两侧均不相连，故出现不同程度的前凸，同时两侧上颌骨的腭突游离，与鼻中隔不相连，鼻中隔的长度较正常短，且位置高。软、硬腭裂是指全部软腭和硬腭后部裂开。软腭裂范围仅限于软腭部，腭长度缩短。悬雍垂裂只限于悬雍垂。

（二）先天性唇、腭裂的分类

1. 唇裂的分类 唇裂分为以下四类：①单侧唇裂：包括单侧完全性唇裂和单侧不完全性唇裂；②双侧唇裂：包括双侧完全性唇裂、双侧不完全性唇裂和双侧混合性唇裂；③正中裂；④隐裂。

2. 腭裂的分类 腭裂分为以下六类：①单侧完全性腭裂：裂隙自悬雍垂开始直抵门齿孔；②双侧完全性腭裂：裂隙在侧切牙部斜向两外侧，鼻中隔孤立地游离在中央；③不完全性腭裂：裂隙累及软腭及部分硬腭；④软腭裂：裂隙仅发生在软腭部；⑤悬雍垂裂：裂隙仅累及悬雍垂；⑥黏膜下裂：即隐裂，患者腭部黏膜表面上无裂隙，但内部肌肉组织有畸形，有时腭骨也部分裂开。

三、先天性唇裂的围术期管理

（一）适应证和禁忌证

1. 适应证

（1）单侧唇裂最适合年龄 3~6 个月。

（2）双侧唇裂最适合年龄 6~12 个月。

2. 禁忌证 下列情况的患儿应推迟手术：

（1）患儿血红蛋白过低，或体重不足 5 kg 者。

（2）患儿发育欠佳或有胸腺肥大者。

（3）有其他脏器的先天性异常，如先天性心脏病、心血管系统等疾病。

（4）口、鼻唇区皮肤、黏膜有糜烂和皮疹者。

（二）术前准备

1．询问患儿的生长发育史，如胸腺是否已退化，排除先天性心脏病及其他器官畸形。

2．血常规、出凝血时间等，均应在正常范围内，白细胞计数要$<10\times10^9$/L，血红蛋白要>100g/L。

3．患儿体重要>5 kg。

4．术前30分钟皮下注射阿托品类药物以减少唾液分泌。

5．术晨用肥皂水浸洗面部、唇部及鼻孔，成人患者需剪鼻毛。

6．如手术安排在午后，则术前要适当补充液体。

7．术前为母乳喂养者应提前1周训练用汤匙喂养。

（三）术中操作要点

1．手术原则　定位要注意正常解剖标志；切开应准确，以使创缘整齐，在张力较大的完全唇裂，还应增加松弛切口；缝合时应用细针细线，准确对位。

2．唇裂手术　全身麻醉，并在气管内插管下进行，个别成年人，手术比较简单者，可在局部麻醉下进行。术中应该注意患儿全身生命体征的变化。

3．单侧唇裂整复术　有两种方法：三角瓣法和旋转推进法。

4．双侧唇裂修复术　尤其在完全性双侧唇裂修复术时所需手术时间较长，出血量也较多。双侧唇裂修复术，由于畸形的程度不同，术后鼻小柱，上唇等畸形往往较严重，有待以后再次手术。

（四）术后处理

1．注意术后全身麻醉未醒前，患儿平卧，将头偏向一侧。

2．上唇部伤口术后当天覆盖敷料，术后第2天可暴露，并佩戴唇弓。每日可用过氧化氢与酒精涂擦伤口两次。使用唇弓至少应在10天后去除。

3．术后可用大小合适的橡皮管包裹2~3层油纱布后塞入患侧鼻孔，以使鼻孔保持良好的形态。创口不须包扎，任其暴露。

4．术后常规应用抗生素以防止感染。

5．拆线时如婴儿躁动则易造成创伤，必要时可在基础麻醉下进行拆线。

6．术后用汤匙喂养，切忌吸吮。

（五）术后并发症的防治

1．伤口裂开　患儿术后因疼痛而大声哭闹以及碰伤等均可导致伤口裂开，因此要做好术后护理。并要注意避免摔伤。

2．伤口感染　唇部伤口与鼻腔、口腔相通，喂养时也容易沾染食物，易致伤口感染，因此术前要做好消毒工作，术后常规应用抗生素。

四、先天性腭裂的围术期管理

（一）适应证与禁忌证

1．适应证　先天性腭裂、腭部洞穿性缺损者。患儿要6个月以上。

2. 禁忌证

（1）年龄过小，体重过轻，胸腺过大者。

（2）伴严重的先天性心脏病或血液系统的疾病。

（3）近来有上呼吸道感染、腹泻或发热等。

（4）口腔内有黏膜糜烂、溃疡，或扁桃体、增值体有炎性分泌物者。

（5）全身状况不能耐受手术者。

（二）术前准备

1. 术前应仔细检查患儿的全身健康情况，生长发育、体重、营养状况，有无鼻咽或中耳的感染、近期是否发生呼吸道感染等。

2. 实验室检查包括血、尿、便常规、出凝血时间，肝肾功能，X 线胸片，心电图等项。

3. 患儿还应注意进行张口训练，以便术后能很好地配合口腔清洁及拆线。

4. 手术前制备腭护板，便于术后保护伤口。

（三）手术操作要点

1. 手术方法 包括：①单瓣术；②两瓣术；③提肌重建术；④软腭双向 Z 形瓣移位术；⑤岛状瓣手术。

2. 单瓣术 适用于软腭裂。距牙龈缘的 2~5 cm 处沿牙弓弧度做一弧形切口，至对侧翼下颌韧带稍内侧为止。此种切口不能切断腭前神经、腭降血管束，只宜游离。如前端的弧形切口在乳尖牙部位（成人在前磨牙部位）即弯向对侧，称为半后推切口。此种切口，由于腭瓣较小，故可将神经、血管束切断并结扎。

3. 两瓣术 适用于各种类型的腭裂，特别适用于完全性腭裂及程度较严重的不完全性腭裂。修复完全性腭裂时，切口从翼下颌韧带内侧绕过上颌结节后方，向内侧沿牙龈缘 1~2 mm 处向前直达裂隙边缘并与其剖开的创面相连。

4. 提肌重建术 手术时不仅应将软腭的肌肉从硬腭后缘、鼻后嵴等不正常的附着处游离，同时应将游离端的肌纤维与口、鼻腔黏膜分离，形成两束蒂在后下的肌纤维束。然后将两侧肌纤维束向中央旋转并对端、交织缝合在一起使呈拱形（呈正常的悬吊姿态）。通过手术将异位的腭帆提肌肌纤维方向重新复位到正常位置，从而进一步发挥腭帆提肌对腭咽闭合的作用。其他操作步骤与传统性腭成形术基本相同。

5. 软腭双向 Z 形瓣移位术 其操作方法为在口腔黏膜面的裂隙两侧各做一处呈 60° 的斜行切口，形成 Z 形组织瓣，蒂在前面（近硬腭）的组织瓣切口仅切开口腔黏膜层。

6. 岛状瓣手术 用于封闭腭裂手术时在硬软腭交界部位的鼻腔创面。为了防止术后创面形成瘢痕挛缩，致软腭继发性缩短，可在健侧黏骨膜瓣前方做一等大的并带有腭降血管的岛状组织瓣，翻转至该创面缝合。该方法应与腭裂整复术同时进行。

（四）术后处理

1. 腭裂为口腔内手术。回病室后要采取侧卧位，床旁准备吸引器和氧气。术后应严密观察伤口渗血情况、呼吸道是否通畅，以防止窒息。

2. 注意口腔清洁，饭后用盐水或用漱口液漱口。

3. 术后常规应用抗生素。

4. 术后 10~12 天拆除缝合线，两侧减张切口内填塞的纱布每次换药时可逐渐剪短，促使伤口内肉芽组织及黏膜生长。

5. 1 个月后可开始简单的语音训练。

（五）术后并发症的防治

1. **呼吸道梗阻**　由于气管插管造成的咽喉部水肿，口腔分泌物或出血进入气管导致，故术后可给予适量激素，必要时做气管切开。

2. **创口出血**　要查明出血部位和原因，可用肾上腺素纱布做局部填塞，压迫止血。

3. **创口裂开或穿孔**　术中缝合时有张力、术后伤口感染等均可导致，可行二次手术修复。

4. **感染**　发生严重感染的很少见，术后要注意口腔卫生，常规应用抗生素。

第七节　脂肪抽吸术围术期管理

脂肪抽吸术（liposuction）又称吸脂术或抽脂术，是指利用各种设备，通过皮肤的小切口，将多余的皮下脂肪抽出，从而达到减肥和改善体形的目的，是一种美容外科手术的新方法。

一、适应证和相对禁忌证

（一）适应证

单纯性肥胖造成的身体局部脂肪堆积者。

（二）相对禁忌证

1. 病理性肥胖者。

2. 合并心、脑、肾等重要脏器病变者及有凝血机制障碍者。

3. 年龄过大，皮肤松弛者。

4. 异常心理状态者，比如期望值过高，要求脱离实际者。

二、脂肪抽吸术操作要点

（一）麻醉的选择

常用的麻醉方式有局部麻醉、全身麻醉和神经阻滞麻醉。局部麻醉是目前首选的麻醉方法，局部麻醉液的配制比例为：①利多卡因的浓度是 0.05%~0.1%；②肾上腺素液的浓度是 1：200 万~1：100 万；③2%~3% 碳酸氢钠 10~20 ml。

（二）切口的选择及保护

切口的选择应遵循相对隐蔽和方便操作的原则。因金属抽吸管在操作过程中反复摩擦切口，故应在切口处涂抹红霉素软膏或用专门的切口保护器来保护切口，以确保切口一期愈合，减少瘢痕增生。

（三）术中注意事项

1. 采用活塞式往返运动进行同一平面扇形抽吸，避免抽吸管横向运动，过多损伤皮下纤维隔及血管神经。

2. 抽吸时要注意吸出物的颜色，出血过多时要及时改变抽吸部位及方向，或换一隧道进行抽吸。

3. 抽吸的总量要适度，一般而言，一次抽吸的安全量是 2 000 ml 以下。

4. 抽吸过程中为保持皮肤的手感和质地，要保留至少 0.5 cm 厚的皮下脂肪，同时尽量做到抽吸部位的光滑平整。

三、术后管理

除常规术后处理外，要穿戴紧身弹力服 3~6 个月。

四、手术并发症的防治

1. 肺梗死及肺脂肪栓塞综合征　是目前吸脂术的主要死亡原因，常在术后第 5 天出现，表现为急性呼吸窘迫综合征和昏迷，最有效的救治方法是取出血栓。

2. 血肿　多因术中操作不当、术后引流不畅导致，或由于患者术前凝血功能异常等因素引起。术后适当的压力包扎和充分引流可预防其发生。

3. 感染　术中严格无菌操作，术后预防性应用抗生素。

4. 皮肤坏死　术中抽吸过浅、损伤穿支血管及真皮下血管网使皮肤供血不足发生坏死。小面积坏死可自行愈合，大面积皮肤坏死，则需皮片或皮瓣移植修复。

5. 皮肤凹凸不平、外形不规则　小范围的凹陷可采用脂肪颗粒游离移植，较大面积的凹凸不平，对高出部分可采用二次抽吸。

6. 两侧不对称　两侧脂肪抽吸量不一致导致。故术前要准确地划定抽吸区域和范围，术中要给予相同的抽吸量。一旦发生不对称，可二次抽吸加以矫正。

7. 色素沉着　主要因过度抽吸脂肪损害真皮下血管网，引起皮肤缺血所致。故术中要掌握抽吸的层次和保留皮下脂肪层的厚度。

8. 感觉异常　多为暂时性感觉减退，数月后可恢复。

9. 淋巴瘘　因术中淋巴损伤所引起，多数通过加压包扎可愈合。

10. 顽固性水肿　常发生在小腿和踝部抽吸后，由于静脉回流不畅和淋巴回流受阻所引起。多数水肿在术后 3~4 个月可恢复。

第十四章　老年患者围术期的管理要点

张文颉　王春燕

　　随着人类社会的发展，公共健康、教育和社会服务的进步，人的平均寿命也得以延长。医疗技术的进步使得许多高龄患者能够得到更加全面和合理的外科手术治疗。为了提高高龄患者围术期的安全性，临床医生应熟悉衰老过程中的各种生理改变，清楚术前存在的麻醉手术危险因素，完善对机体的各重要器官系统的储备和应激能力的评估，并了解随增龄所致的药效学和药代学方面的改变等。

第一节　与衰老有关的生理及病生理改变

　　老年人的身体状况特点通常在两个方面，第一，由衰老引起的生理改变；第二，伴发的多种疾病引起的病理生理改变。

一、衰老的生理改变

　　在讨论老年人的生理学改变时，我们必须牢记两个重要的原则：第一，衰老是各个器官系统功能储备进行性丧失的过程。第二，出现变化的程度和时间因人而异，差异也很大。在绝大多数老年人中，衰老的生理代偿功能是完全的，只有当生理处于应激状态时，如锻炼、患病以及围术期，生理储备功能受限才能表现出来。纪年年龄和生理年龄之间常不一致，运动耐受实验能很好地反映生理年龄，是预测老年患者围术期预后的最重要的指征之一，认识到这一点很重要。

（一）心血管系统改变

　　1. 衰老的心脏形态和功能原发性改变　心肌细胞数量减少，左心室壁肥厚，传导纤维的密度和窦房结细胞数量都减少。在功能上，这些改变使心脏收缩力降低，心肌僵硬度增加，心室充盈压增加以及对 β 肾上腺素能递质的敏感性降低。

　　2. 血管的改变　血管僵硬度也随着年龄增加，特别是弹性蛋白和胶原蛋白断裂导致血管壁基质变化，使血管壁膜和内膜增厚。形态学上可见弹性大血管直径增大，僵硬度增加。在功能上，可观察到平均动脉压升高和脉压增加。

　　3. 心脏继发性改变　心脏继发性改变是由血管僵硬度增加所导致的。左心室后负荷的增加导致左心室壁增厚和心肌细胞的肥大。左心室壁增厚和后负荷增加可导致代偿性心肌收缩期延长，从而使舒张早期充盈时间缩短。

　　随着衰老，自主神经系统出现两个最重要的改变，即对 β 受体刺激的反应下降和交感神经系统活性增加。通常，β 受体介导的调节机制包括增加心率，促进静脉回流，增加收缩期动脉压，同时维持心脏前负荷的恒定。而老年人在运动或应激时 β 受体反应性降低，导致最大心率减慢和心脏射血分数峰值降低，这使得心脏主要通过前负荷的储备功能来满足外周血流量增加的要求，因而心脏更容易出现心力衰竭。静息时交感神经系统活性增加，可引起外周血管壁变硬，导致全身血管阻力增加。这些自主神经功能改变使得围术期血流动力学更容易波动，不能满足手术的代谢需求。

（二）呼吸功能减退

1. 胸肺顺应性下降　70~80 岁的老人肺活量减少 40%，最大通气量减少 60%。衰老引起的肺组织改变包括肺实质胶原纤维和弹力纤维重组后肺弹性回缩力的丧失，肺表面活性物质的生成发生改变，两者联合导致肺顺应性下降；约从 40 岁开始，呼吸肌尤其是肋间肌逐渐萎缩失去弹性，胸壁顺应性降低。两者相加使胸腔内的压力增高 2~4 cmH_2O，然而肺总量相对不变。这样使肺活量每年减少 20 ml，而功能性残气量（FRC）和闭合容量相应增加。

2. 动脉氧分压下降　由于闭合容量的增加，最终导致肺底部的小气道趋于关闭，使闭合容量超过 FRC。在这种情况下，吸入气体优先进入肺尖而不是肺底；且随着年龄的增加，肺血管阻力和肺动脉压也逐渐增加，这可能是肺毛细血管床横截面积减少引起的。最终造成通气/血流灌注比例不相匹配，产生老年性低氧血症。PaO_2 每增长 10 岁下降 4 mmHg。

3. 呼吸道抵抗力下降　呼吸道黏膜萎缩，杯状细胞增多，分泌物增多，黏稠度增高，纤毛运动不良，气道分泌物易于滞留。并且全麻气管插管时的机械摩擦和插管气囊对局部黏膜的压迫可使声带和受压黏膜发生水肿和炎性反应，呼吸道分泌物增多，全身麻醉下胸腔容量缩小，导致肺顺应性降低。加上全身麻醉药物的应用，使呼吸道平滑肌肌张力降低，患者的咳嗽反射和咳嗽力度受到抑制。

手术中体液的丢失，术后禁食造成痰液黏稠，排出困难。术后如果长期卧床，呼吸道对细菌及异物的侵入抵抗力和清除能力会降低。尤其上腹部手术或开胸手术等大手术后，切口疼痛限制了术后呼吸肌活动，引起了限制性肺通气障碍。

（三）肾功能降低

老化的过程也表现在肾脏功能变化，包括肾血流量减少，肾小球滤过率和肾浓缩能力降低。80 岁时，肾组织可能减少达 30%，肾血流每 10 年减少 10% 左右。随着年龄增加，肌酐清除率也逐渐降低，然而血肌酐却保持相对平稳，这是因为随着年龄的增长肌肉组织也在减少。因此，对老年人来说血肌酐不是预测肾功能的良好指标。适当调整经肾脏排泄药物的剂量对老年人非常重要。

肾脏对尿液的浓缩稀释及保钠排钾能力也随着年龄的增大而下降，因此对于体液的出入及酸碱电解质紊乱的耐受力均变差。

（四）肝功能下降

老年人肝血流量可减少 40%~50%；而且随年龄增长，肝脏微粒体酶系统可因肝脏疾病或药物治疗的影响而受损害，可使经肝代谢的药物生物转化减慢，作用持续时间延长；血浆蛋白合成逐渐减少，药物进入体内，与年轻人相比，游离型药物浓度较高。因此，容易发生药物逾量和作用时间延长。

糖原储备逐渐减少，耐受长时间饥饿的能力下降，低血糖的发生率增高。凝血因子合成逐渐减少。肝脏对低氧，输血及药物的敏感性增高，易致肝损害。

（五）基础代谢率与体温调节的改变

30 岁以后基础代谢率每年递减约 1%。因此，老年人对麻醉药的代谢与排泄均缓慢。代谢率降低容易产生术中体温过低，尤其是大手术。术中能量过度丧失使基础代谢进一步减慢，产能量减少。此外，老年人外周血管自动调节功能相对较弱，尤其在麻醉状态下，进一步抑制体温调节功能，使老年人容易受室温改变影响。

（六）神经系统的改变

衰老的大脑存在生化和解剖学上的改变，最终导致神经系统储备功能降低，表现为日常功能活动减少，会出现某些神经功能不全，例如：短程记忆能力降低，视、听、嗅等方面反应减弱，计算和快速理解能力逐渐下降，反应时间延长，迅速回忆信息的能力降低。手术时对麻醉药物的敏感性增加，围术期谵妄危险以及术后出现认知功能障碍的风险增加。

增龄对脑、外周神经和自主神经系统生理功能影响包括：

1. 大脑形态学改变　脑萎缩。

2. 大脑功能改变　皮质功能抑制，精神异常。

3. 脑神经化学改变　合成神经递质分子的酶显著下降。

4. 脑组织学改变　部分神经元特异性结构和神经纤维结构的凋亡及其构成种类的改变。

5. 神经功能改变　渐进性大脑传入功能障碍，视觉和听觉灵敏度下降等。

6. 周围神经系统　脊髓神经元减少，反应性神经胶质增生。

7. 自主神经系统　随着衰老，自主神经系统出现两个最重要的改变，即对 β 受体刺激的反应下降和交感神经系统活性增加。这些自主神经功能改变对血流动力学会产生较大影响，导致老年患者不能满足手术的代谢需求。

（七）药理学改变

衰老引起的生理改变可影响老年人对药效的反应。包括血浆蛋白结合率、机体组成、药物代谢等。

1. 血浆蛋白浓度改变　机体衰老时循环血浆中蛋白浓度减少使药物与蛋白的结合作用下降，导致有药理活性的药物浓度增高，进而产生异常的药效学影响。

2. 机体组成发生变化　与年龄有关的机体组织成分的改变，包括脂肪百分率增加和非脂部分减少。脂肪百分比率增大反映脂溶性药物的分布容积增加，麻醉剂停留在脂肪库中的储存量相对较多，也使这些药物从脂肪库中反流至循环血浆中的时间也延长。

3. 药物代谢　如前所述，肝、肾的清除功能也随着衰老发生了相应的功能减退。根据药物降解途径不同，肝肾储备能力下降可对药物的药代动力学造成一定的影响。

总之，老年人对麻醉药更敏感。较少的麻醉药即能获得满意的临床效果，并且药效作用时间通常延长，同时也更易出现血流动力学紊乱，而且出现紊乱后程度严重。

（八）营　养

老年人营养不良常见，与并发症发生率和死亡率增加有关。近年来，对于老年患者围术期的营养评估越来越重视，营养不良常常会导致手术耐受力下降和手术风险及并发症发生率增高。

微型营养评估法（mini nutritional assessment，MNA）评估内容包括：

1. 人体测量 包括体重指数（BMI）、上臂围（MAC）、小腿围（CC）和近3个月体重丢失。

2. 饮食评价 包括食欲、食物类型及液体摄入量、餐次、摄食行为模式、有无摄食障碍等。

3. 整体评价 包括生活类型、医疗和用药情况、活动能力、有无应激和急性疾病、神经、精神异常、自身健康和营养状况的评价等18个项目。每项有5个等级，得分分别为0，0.5，1，2，3分，总分30分。根据评估内容逐项计算MNA得分和总分，做出评估和营养诊断。

营养评估标准分为三级。①MNA≥24：营养状况正常；②17<MNA≤23.5：潜在营养不良；③MNA<17：营养不良。MNA是根据老年人生理特点设计，专门用于老年人营养状况的评价，以量表形式进行检测，有明确的判定标准，尤其是潜在营养不良的评估，能对老年人的营养状况作出早期判断，有利于进行早期的营养护理计划和干预。MNA不需要生化检测，可在床旁使用，简便、快捷，只需10分钟即可完成。

对于老年围术期患者营养补充研究表明，补充营养可以使住院时间缩短，术后轻型并发症减少，但死亡率没有下降。明显营养不良的患者要考虑口服蛋白补充，夜间鼻胃管喂饲，甚至全肠外营养。

二、伴发的多种疾病

衰老发生的生理改变导致老年人更容易罹患下列疾患：

1. 心血管系统 高血压，冠心病，充血性心力衰竭，瓣膜疾病尤其主动脉瓣狭窄，心脏传导阻滞，外周血管疾病等。

2. 呼吸系统 慢性阻塞性肺部疾患，肺纤维化等。

3. 中枢神经系统 神经性耳聋，白内障，一过性脑缺血，老年性痴呆等。

4. 内分泌系统 糖尿病，甲状腺功能减退。

5. 肾脏或肝脏疾病。

6. 风湿性关节炎，骨关节炎。

以上各种疾病，在相关章节已做详细叙述，在此不做复述。考虑到老年患者存在多种多样的身体状况的改变以及常伴发的疾患，我们应该给予彻底的术前检查，最佳的术中管理及认真细致的术后护理，才能保证患者的安全。

第二节 术前风险评估及术前准备

一、术前风险评估

老年人围术期的风险在ASA分级的基础上要充分考虑到因衰老而导致的脏器功能减退。总的说来，围术期死亡率和主要发病率在成年初期后随着年龄增加而增长。与衰老相关的疾病是老年外科手术人群的发病率和死亡率的主要决定因素，而非衰老本身。

对老年患者进行术前评估时必须把握两个原则：第一，应高度警惕衰老引起的常见疾病。老年人常见疾病可对围术期管理产生重要影响，需要特别的监护和诊断。第二，应将患者作为一个整体考虑，术前仔细评价其相关器官系统储备功能的情况。评价器官储备功能包括老年人日常生活能力和器械活动的能力。多中心的研究表明当患者可以耐受在不停歇时以常速步行 5 个街区或者登上 2 层楼，即相当于 4 级基础代谢水平（4METs）的运动量，其与手术的预后情况存在一定的相关性（表 2-14-1）。

表 2-14-1　不同的活动估计的能量需求量

代谢当量	活　　动
1 METs	生活能否自理
	能否独立地完成穿衣服，吃饭，上厕所这类的事情
	是否可以在家里散步
	是否可以以正常步速 2~3 mph（3.2~4.8 km/h）步行一个或两个街区
4 METs	是否可以登楼梯或爬山
	是否可以以 4mph（6.8 km/h）的速率步行
	是否可以短距离的跑步
	在家里是否可以做重体力活，如擦地板或搬动较重的家具
	是否可以参加适度的休闲运动如高尔夫、保龄球、跳舞、网球双打、投掷垒球或足球
10 METs	是否可以参加重体力运动如游泳、网球单打、垒球、足球或滑雪

修改自：The Duke Activity Status Index and the American Heart Association Exercise Standards.

引自：Eagle KA，Berger PB，Calkins H，et al．ACC/AHA guideline update for perioperative cardiovascular evaluation for noncardiac surgery-executive Summary：A report of the American College of Cardiology/American Heart Association Task Force on Practice Guidelines（Committee to Update the 1996 Guidelines on perioperative Cardiology Evaluation for Noncardiac Surgery）．J Am Coll Cardiol，2002，39：542

（一）术前原有疾病的风险

老年人容易并发心脑血管疾病，糖尿病，慢性肺部疾患，亚临床甲状腺功能减退，风湿性关节炎和骨关节炎等疾患，已经诊断明确的可以进行相关风险评估，未明确诊断的一定要从以下几个方面进行排查，以防隐匿性疾病的存在。

1. 心血管疾病　老年人的高血压一般为长期高血压，如果术前服药规律，血压控制良好，术中风险与无高血压患者接近。如果术前血压控制不佳，术中血压会波动很大，发生脑卒中及心力衰竭的风险较高。老年人常常合并冠状动脉硬化性心脏病，如果未明确诊断，常需要询问相关症状，如：是否感到胸痛，心前区绞痛，胸闷，胸部紧缩感，是否在未过度进食的情况下出现消化不良，是否有呼吸短促病史，或询问是否合并糖尿病，如果存在，应高度怀疑合并冠心病，需做进一步相关检查。如有双侧脚踝水肿，或睡觉时需要 1 个以上的枕头时需警惕可能存在心功能不全。

2. 脑血管疾病　既往有脑卒中或短暂性脑缺血发作（TIA）病史的患者是围术期脑卒中发生的高危人群，应该详细询问术前 6 个月脑卒中和 TIA 病史和治疗情况，记录所有缺血发作事件的特征和残留神经功能缺陷，以区别新旧病变，其程度可从一过性黑蒙到偏瘫。

有 TIA 病史的患者应进行多普勒血流检查。对于有症状的患者来说，如果颈动脉狭窄超过70%，提示应做颈动脉内膜剥脱术，其远期的脑卒中的发生率与药物治疗者相比降低了17%。询问背部或颈部姿势改变时是否发生头晕等脑部不适症状以判断是否存在椎基底动脉供血不足，如存在，术中应避免颈部姿势的突然改变。心脏收缩功能不全特别是合并房颤者，增加了术中脑卒中发生的危险。

我国 65 岁以上的老年人中 1.7% 罹患帕金森病，且近年来发病率有上升趋势，症状严重者可产生限制性通气障碍和阵发性膈肌痉挛。伴随自主神经功能障碍者表现为呼吸道分泌增多、直立性低血压等。治疗上首选左旋多巴，可能口服单胺氧化酶抑制剂，要注意药物的相互作用。司来吉兰与哌替啶合用可能导致严重高血压，使用甲氧氯普胺或氟哌利多可能导致锥体外系症状，镇吐药首选司琼类。

3. 慢性肺部疾患　老年人术后肺部并发症发生率颇高，术前已有肺部疾病者可高达70%，多见慢性阻塞性肺部疾患。如术前做好呼吸肌锻炼，手术在缓解期进行，则风险可以明显降低。急诊手术同时在肺部疾病的急性期，围术期发生支气管痉挛、肺不张甚至呼吸衰竭的可能性非常大。

4. 糖尿病　老年人患糖尿病常常有几十年的病史，多已出现了并发症。糖尿病并发症的存在极大地增加了围术期风险。

（1）无痛性的心肌缺血（SMI）：患者有时仅有恶心、呕吐，或表现为心律不齐，心源性休克，有些仅出现疲乏无力、头晕等症状，无明显心前区疼痛，故易于漏诊与误诊，病死率亦达 26%~58%，所以我们要高度警惕。动态心电图可以监测心肌缺血在日常生活中的发生频度、持续时间、严重程度、动态变化，及其与日常生活活动的关系，是目前公认的用于监测 SMI 的最简单而常用的方法。手术前必须对心脏及冠脉的功能进行更详尽的评估。

（2）长期糖尿病还常常合并胃轻瘫，全身麻醉时容易引起反流及误吸。

（3）肾功能受损，围术期要检查和评估肾功能，并进行肾保护。

5. 类风湿性关节炎和骨关节炎　合并此类疾病的患者，腰椎可能融合，黄韧带钙化多见，做椎管内阻滞时可能存在穿刺困难，颈椎融合做全麻时可能存在困难插管。

6. 认知功能缺损　术前评估认知功能也是非常重要的。术前认知功能缺损对术后意外及围术期发病率将产生直接的影响。认知功能缺损患者康复较差，且手术死亡率较高。术前评估时，简易心理状态测试表（simple mental state examination table）可以快速筛查认知功能的基本情况。

另外，通过与患者家属交谈，可获知其基本认知功能和日常生活情况。由于老年人可伴有轻度认知障碍，因此要注意鉴别原发性认知下降与疾病相关的继发性认知损伤。术前合并脑血管疾病是发生认知障碍的危险因素，表明脑动脉粥样硬化较重，脑自动调节功能差，术后易发生低灌注。

（二）手术本身可能导致的风险

手术大小，种类，长短，对老年患者影响是有差别的。急症大手术，心脏瓣膜手术，大血管手术，大量失血、失液的手术产生的危险最大；鼻内镜手术，白内障手术，乳房手术，前列腺活检等危险相对较小。

二、术前特殊准备

（一）心血管系统的准备

对既往有心绞痛或术前 ECG 检查提示有心肌供血不足者，给予极化液治疗 1 周以上，酌情使用扩冠药；合并高血压者应使血压控制在接近正常范围；频发室性早搏者，应使用利多卡因，美西律等抗心律失常药，并注重改善冠脉灌注，增加心肌氧供的治疗；对于老年人围术期的房颤，应针对病因采取改善冠脉循环，降低血压，及时补充钾、镁，控制甲亢等措施，使心率控制在 100 次/分以下；对房室传导阻滞和束支传导阻滞的患者，行阿托品实验，反应不好者考虑安装临时起搏器。

（二）呼吸系统的准备

老年患者合并呼吸道疾病者较为多，术前应禁烟至少两周，彻底控制急慢性肺感染，术前 3 ~ 5 天应用有效的抗生素，并做体位引流，控制痰量至最少程度，练习深呼吸和咳嗽，做胸部体疗以改善肺通气功能；对阻塞性肺功能不全或听诊有支气管痉挛性哮鸣音者，需雾化吸入麻黄碱、氨茶碱、肾上腺素或异丙肾上腺素等支气管扩张药治疗，可利用 FEV1 试验衡量用药效果；痰液黏稠者，应用蒸气吸入或口服氯化铵或碘化钾以稀释痰液。一般讲，伴肺功能减退的呼吸系疾病，除非存在肺外因素，通常经过上述综合治疗，肺功能都能得到明显改善。

（三）脑血管情况准备

预测有脑卒中危险的因素包括周围血管病、高血压、心房纤颤，70 岁以上老年患者以及手术类型（颈动脉内膜剥脱术后发生率最高）。对已有脑卒中史或一过性脑缺血（TIA）的患者，应施行脑 CT、颈动脉超声多普勒，必要时血管造影等检查以追究其原因，排除颅内出血或硬膜下血肿。对颈动脉造影证实狭窄超过 70% 者，需施行预防性的颈动脉内膜（CEA）剥脱术治疗。对存在非心源性栓塞可能的患者，或颈动脉狭窄不明显者，应选用阿司匹林抗凝预防性治疗。

第三节 术中管理要点

一、麻醉前用药

（一）麻醉性镇痛药

老年人对药物的反应性增高，对麻醉性镇痛药如哌替啶、吗啡的耐受性降低。因此，麻醉前用药剂量比青年人减少 1/3 ~ 1/2。麻醉性镇痛药容易产生呼吸、循环抑制，导致呼吸频率减少、潮气量不足和低血压，除非麻醉前患者存在剧烈疼痛，一般情况下应尽量避免使用。

（二）镇静剂

老年人对镇静、催眠药的反应性也明显增高，易致意识丧失出现呼吸抑制，故应减量慎重使用，也有主张麻醉前只需进行心理安慰，不必用镇静催眠药。

（三）抗胆碱药

老年人迷走神经张力明显增强，麻醉前给予阿托品有利于麻醉的实施和调整心率。但在患者心率增快、有明显心肌缺血时应避免使用阿托品，可以东莨菪碱代之。不过东莨菪碱常可引起兴奋、谵妄，对老年人一般属于禁忌，应酌情慎用。

二、麻醉方式的选择原则

老年人对药物的耐受性和需要量均降低，尤其对中枢性抑制药如全麻药、镇静催眠药及阿片类镇痛药均很敏感。其次，老年人一般反应迟钝，应激能力较差，对于手术创伤带来的强烈刺激不能承受，其自主神经系统的自控能力不强，不能有效地稳定血压，甚至会造成意外或诱发并存症突然向恶性发展。因此，麻醉应选用生理干扰较少，麻醉停止后能迅速恢复生理功能的药物和方法；并且在麻醉、手术实施过程能有效地维持和调控机体处于生理或接近生理状态（包括呼吸、循环和内环境的稳定）以满足手术操作的需要。事实上任何一种麻醉方法都没有绝对的安全性，对老年患者而言，也没有某种固定的麻醉方法是最好的。选择的关键在于对每种麻醉方法和所用药物的透彻了解，结合体格状况和病情加以比较，扬长避短，才有可能制订最佳的麻醉方案。实施麻醉时严密监测，细心观察，精心调控，即使十分复杂、危重的患者，往往也能取得较满意的结果。

三、常用的麻醉方法

（一）局部麻醉

局部浸润麻醉对老年患者最大的好处是意识保持清醒，对全身生理功能干扰极少，麻醉后机体功能恢复迅速。但老年人对局麻药的耐量降低，使用时应减少剂量，采用最低有效浓度，避免局麻药物中毒。常用于体表的短小手术和门诊小手术。

（二）神经（丛、干）阻滞

常用于颈部手术的颈神经丛阻滞，用于上肢手术的臂神经丛阻滞，其优点与局麻相似。要达到麻醉安全、有效，防止并发症发生，关键在于技术熟练、穿刺、注药准确，局麻药的剂量要比青年人减少。

（三）椎管内麻醉

椎管内麻醉对循环和呼吸容易产生抑制，而老年人的代偿调节能力差，特别是高平面和广范围的阻滞，容易出现明显的低血压，因此阻滞的平面最好控制在胸$_8$以下，以不超过胸$_6$为宜。麻醉平面越高，对呼吸、循环的影响越大。

1. 硬膜外阻滞（硬膜外麻醉） 老年人的硬膜外间隙随增龄而变窄，容积减少；椎间孔闭锁，局麻药向椎旁间隙扩散减少。因而老年人对局麻药的需要量普遍减少，其实际需要量与患者的体格、年龄、手术部位、阻滞范围密切相关。老年人脊椎钙化和纤维性退变，常使硬膜外穿刺、置管操作困难。遇棘上韧带钙化直入法难以成功时，改用旁入法往往顺利达到目的。老年人施行硬膜外麻醉应用哌替啶、芬太尼、氟哌利多、地西泮等辅助药物时，剂量宜小，一般用量为青壮年的 $1/3 \sim 1/2$。遇麻醉效果不佳时，切忌盲目增加辅助用药。慎用氯胺酮，以免招致心血管意外事件。常规给予患者鼻导管吸氧（必要时予以面罩加压吸氧）有助于维持较高的动脉血氧分压，防止缺氧的发生。

2. 蛛网膜下腔阻滞（脊麻） 脊麻的阻滞效果确切完善，低位脊麻（T_{12}以下）对循环、呼吸影响较轻，适用于下肢、肛门、会阴部手术。由于老年人对脊麻敏感性增高，麻醉作用起效快，阻滞平面扩散广，麻醉作用时间延长。因此，用药剂量应酌减至 $1/2 \sim 1/3$，如做鞍麻注入丁哌卡因 5 mg 行肛门、会阴部手术或作低位脊麻注入丁哌卡因 7.5 mg 行下肢手术，均可获得良好的麻醉效果。近年来引进的连续脊麻，可小剂量分次注药，提高了脊麻的安全性，扩大了手术范围，降低了腰麻后头痛等并发症，用于老年人胸$_8$以下手术是安全可靠的。

3. **脊麻-硬膜外联合麻醉** 具有起效快，作用完全，在作用时间和阻滞范围均较脊麻或硬膜外阻滞单独应用者优。可用于老年人腹、会阴联合手术，髋关节及下肢手术。

（四）全身麻醉

老年患者全身情况较差，心肺功能严重受损以及并存症复杂的，普遍采用全身麻醉。一般认为，上腹部手术时全身麻醉较椎管内麻醉更为安全。为减轻心脏负荷，改善冠脉血流或者为了减少全麻用药量，减轻全身麻醉药对机体的不良影响，采用全身麻醉与神经阻滞或硬膜外阻滞联合应用已取得了良好效果。只要掌握得当，麻醉药物剂量相宜，麻醉和手术过程一般均较平稳。

1. **麻醉诱导** 麻醉诱导应力求平稳，减轻气管插管时的心血管应激反应，同时防止麻醉用量过大引起严重的循环抑制和缺氧。用药一般先从小剂量开始，逐渐加大用量。插管时应用完善的咽喉、气管内表面麻醉防止心血管反应。

有高血压病史，特别是术前高血压未得到较好控制的老年患者，全麻诱导可致血压骤升，心率加速。除避免浅麻醉外，要及时给予降压药预防和治疗；β 受体阻滞药可改善心肌缺血也是常用的措施。

老年患者多存在血容量不足、自主神经调控能力降低，全麻后体位的改变容易引起剧烈的血压波动，需高度警惕。

2. **麻醉维持** 麻醉维持要求各生命体征处于生理或接近生理状态，应注意维护重要器官功能。麻醉深浅要适应手术操作，及时控制由于手术创伤引起的过剧刺激。呼吸管理在全麻维持中特别重要，既要保证足够的通气量和氧供，也要避免过度通气。

此外，维护水、电解质平衡与内环境的稳定在麻醉维持过程中也很重要。

3. **术毕苏醒期** 老年人由于对麻醉药物的敏感性增高、代谢降低，术毕苏醒延迟或呼吸恢复不满意者较多见，最好进入苏醒室继续观察和呼吸支持，尤其是并存高血压、冠心病等心血管疾病者和肺功能不全者，待其自然地完全苏醒比较安全。在患者完全清醒后拔除气管时要切实减轻或消除拔管时的心血管反应，以免出现心血管意外。对老年患者拮抗药包括肌松药和麻醉性镇痛药的使用必须慎重。

苏醒期还应防治患者在复苏过程呕吐、误吸，以及谵妄、躁动等精神症状。

四、术中监测应注意的几个方面

（一）氧供需的平衡

围术期的氧供需平衡直接影响患者的预后和存活。老年人受多种因素影响常发生低氧血症，不仅会延迟患者麻醉的苏醒，还易诱发心肌缺血、心律失常、神经功能障碍、术后感染等不良后果。

1. 氧疗　及早及全程使用氧疗，术中 PEEP 可以改善低氧血症。

2. 及时监测　目前脉搏血氧饱和度（SpO_2）监测已经十分普及，连续动脉内氧分压，经皮血氧饱和度（$PtCO_2$），肺动脉血氧饱和度（SvO_2）等新方法的出现更使监测的连续性大大提高。

3. 减少氧耗　合理使用术前药物镇静，术中加强保温，重视容量治疗，维持血流动力学稳定能有效避免氧耗的增加。

4. 充分镇痛　术后 PCA 能缓解患者的紧张情绪，减少疼痛对患者的生理干扰，有利于呼吸功能的恢复。

（二）心血管功能的保护

老年人心脑血管疾病居多，有报道 65 岁以上老年人动脉硬化的发生率约为 70%，80 岁以上外科患者并存心血管疾病的高达 96%。因此应特别加强手术期心血管功能的监测和保护。

1. 维持循环功能稳定，保持心肌氧供需平衡是术中管理的关键，尤其是血压和心率的管理。

2. 控制液体出入量，严密监测水电平衡，一旦发生心律失常、心力衰竭，要及时处理。

3. 由于老年人的心脏发生退行性改变，对洋地黄的耐受性减低，敏感性增加，易产生毒性反应，应用洋地黄要减量。

4. 术后应给予有效的镇痛治疗，纠正贫血，预防感染，避免心肌缺血的发生。

（三）容量治疗

老年人由于应激功能减退，患病后容易出现低血容量；且受补液速度，液体类型和剂量的影响较大。因此，容量治疗时准确判断，适度补充，合理使用血管活性药物，有创的连续动脉血压，中心静脉压监测能提供较好的指导作用。

（四）保温

低温引起的寒战会增加氧耗和伤口渗血，诱发心律失常及心肌梗死，削弱免疫功能，并可使苏醒延迟，患者对呼吸系统及伤口感染的抵抗力下降，导致住院时间延长。老年人皮肤薄，自身体温调节能力差，在摄氏 21~26℃ 的环境中裸露部分躯体进行麻醉操作，往往在手术开始前患者已经处于低温的临界状态。

1. 调整手术室温度　据报道，患者在镇静状态下，手术室温度在 24~26℃ 时无一发生低温。所以控制手术室温度是预防低温的第一步。

2. 术中维持体温的措施　麻醉中采取一些有效的措施来保持能量、维持体温恒定是必要的。譬如：吸入气体加热湿化，血液和液体输入人体前先经过加温装置加温，用温盐水冲洗体腔，手术期间用热盐水纱垫盖在暴露的浆膜面上。应该意识到麻醉手术期间维持体温恒定与维持血压、心率等生命体征的稳定一样，对提高麻醉质量和围术期生存质量有重要的意义。

第四节 术后管理要点

一、术后呼吸系统管理

呼吸功能不全和低氧血症是老年患者术后早期死亡的重要原因。老年患者手术后通气功能改变主要发生于手术后早期，随着手术后时间的延长，通气功能逐渐恢复。

1. 全麻术后拔气管导管时机 不宜过早拔管，应待患者自然完全清醒，呼之点头，伸舌，睁眼，VT>8 ml/kg，SpO$_2$ 95%，停吸氧 5~10 分钟无异常时准备拔管。拔管前要充分吸痰，如怀疑有一侧肺不张时要适当鼓肺，以防术后肺不张的发生。

2. 拔管后给予面罩吸氧。

3. 对于未达到拔管条件的患者需进行呼吸功能支持，应给予一段时间的机械通气支持，不要急于拔管。

4. 拔管后出现严重呼吸抑制者，常常是舌后坠引起的上呼吸道梗阻，托起下颌或放置口咽通气道可以改善上呼吸道梗阻；如果不能改善，除给予相应拮抗药物外，应注意尽早重行气管内插管（或置入喉罩）以辅助呼吸，切勿贻误抢救时机。

5. 术后呼吸管理

（1）回病房后常规吸氧，监测血氧饱和度，保持呼吸道通畅，术后 48~72 小时持续低流量吸氧 2~4 ml/min。

（2）对术前合并慢性支气管炎，肺气肿的患者适当延长给氧时间。

（3）动脉血气 老年患者术后还要间断监测动脉血气，以防高二氧化碳血症的出现。

（4）双肺动态听诊，发现湿啰音及时处理，预防肺水肿的发生。

6. 术后改善肺功能的措施

（1）体位：术后待意识清楚，血压平稳后，采取半卧位。利于肺部气体交换，减轻呼吸困难，利于痰液排出，防止坠积性肺炎、肺水肿的发生。

（2）鼓励咳嗽排痰：定时给患者翻身，拍击背部，协助咳嗽排痰，每 1 次/2 小时；对痰液黏稠不易咳出及术前合并慢性肺部疾患者，给予沐舒坦 60 mg 加生理盐水 30 ml，雾化吸入 4 次/天；鼓励患者深呼吸（腹部手术者做胸式呼吸，胸部手术者做腹式呼吸），改善肺部通气状况，防止肺部感染。

目前有学者认为，无创正压通气在围术期的使用可以降低老年患者全身麻醉术后低氧血症，高碳酸血症和肺不张的发生率。

二、术后循环管理要点

老年患者心肺储备功能差，多合并有心血管系统疾病，因此术后应维持循环的稳定。既要防止高血压又要避免低血压，避免血压的剧烈波动，防止发生心脑血管意外。

1. 严密观察生命体征 常规连续 ECG 监测，观察心率和心律的变化，电解质改变也可以通过波形的改变体现。

2. 术后高血压的管理 术后高血压是恢复期常见的并发症。血压升高超过术前血压的 20% 或升高到 160/95 mmHg 为高血压。过高的血压可诱发心脑血管意外，给患者造成再出血的危险。应查明原因尽早进行处理。其处理主要是针对紧张、疼痛、膀胱充盈、气管导管刺激、缺氧等，消除刺激因素。使用降压药时必须监测血流动力学变化，降压药宜小量分次使用，防止发生低血压。

3. 术后低血压的管理 血压下降超过术前20%或降至80 mmHg以下为低血压。血容量不足是恢复期低血压最常见的原因。但是对于老年患者，如果静脉输液速渡过快，可能发生水过多或肺水肿，适宜的输液速度是保证患者安全的重要措施之一。应根据血压、心率、中心静脉压、尿量指导补液，经常听诊双肺有无啰音，以便及早处理，防止出现肺水肿。使用升压药后，要观察血压变化，记录用药后反应。另外，要观察伤口有无渗血、引流液的量及性质，及时发现活动性出血。如果引流量超出200 ml/h，应考虑重新手术止血。

三、术后神经系统的管理

老年患者术后中枢神经系统并发症主要是出现认知功能退化。术后认知功能退化可分为两类：一是术后谵妄（postoperative delirium），另一是术后认知功能障碍（postoperative cognitive dysfunction，POCD）。

术后谵妄的特征是：认知功能减退，意识状态起伏不定，记忆和感知能力异常。常常在术后1~2天内发作，经对症处理很快就恢复正常了。

术后认知功能障碍是指麻醉手术后患者记忆力、抽象思维及定向力等方面的障碍，同时伴有社会活动能力的减退，即人格、社交能力和技能的改变。常常发生在术后数天或数周，所引起的社会经济问题比较严重，所以应积极处理。

由于老年人POCD的发病机制尚不清楚，因此目前只能从POCD相关危险因素着手，在围术期妥善处理和预防。

1. 术前尽可能调整好患者的全身状况，加强术前心理支持及术后随访，有利于及时诊断，积极干预，及早治疗。

2. 对部分病因明确且可控制的认知功能障碍，如中枢神经系统疾病或外伤等进行有效治疗，对疑有脑部病变或脑栓塞、脑出血者应行脑部CT检查。

3. 注意合并症和伴随疾病的治疗。

4. 积极对症治疗 开展非药物治疗（如心理治疗和认知行为治疗），加强康复训练，重视精神行为异常的干预，关注患者的生活质量。

5. 药物治疗 拟胆碱药，兴奋性氨基酸拮抗剂，钙离子通道阻滞剂可能有用。

有关POCD的其他内容可参阅第四篇第十一章的内容。

四、术后深静脉血栓的预防及治疗

老年患者多数体质弱，脏器功能差，应激能力低下，常常合并较多其他危险因素，而且术后卧床时间长，活动少，术后恢复慢，深静脉血栓形成较易发生（DVT）尤其在骨科手术后更为常见。有报道80岁患者较30岁患者DVT的发生率可以增加3倍，因此对老年患者尤其重视手术后DVT的发生。

术后减少DVT的安全措施包括：气靴，足泵，足部活动，早期下床活动，应用阿司匹林预防，维持足够血容量，降低血黏度。使用低分子右旋糖酐在减少血液黏滞性、改变血小板功能并减少纤维蛋白聚合方面具有一定应用价值。术后原则上不用止血药物。骨科患者术前已处于高凝状态，且常处于卧床状态，应预防性皮下注射低分子量肝素钙，手术后仍继续使用。DVT 高危患者，术前可放置腔静脉滤过器。

若患者有下肢沉重胀痛感，应警惕有 DVT 的可能。下肢血管超声可以明确诊断。如已形成，可以溶栓治疗或手术取出栓子。

有关深静脉血栓的其他内容可参阅第四篇第十四章的内容。

第十五章 小儿外科手术围术期管理要点

张旭辉 高炳杰

第一节 麻醉前检查及准备

一、概 述

婴幼儿的解剖、生理和生化特点与成人完全不同，新生儿又多因先天性畸形施行手术，因此熟悉并根据其特点进行处理，才能使麻醉经过安全顺利。

小儿麻醉包括婴儿手术麻醉和儿童手术麻醉。

（1）婴幼儿手术麻醉是指婴儿及3岁以下幼儿的手术麻醉。婴儿包括出生后1个月内的新生儿和1周岁以内的婴儿。足月产体重为3kg的新生儿，身长为成人的1/3，体表面积为成人的1/9。1～3岁幼儿是婴儿逐渐发育成长以适应外界环境的过渡阶段。

（2）儿童手术麻醉是指3～12岁患儿的手术麻醉。此年龄范围内又分3～6岁学龄前儿童组和6～12岁学龄期儿童组，后者的麻醉方法基本与成人相似，只是药物剂量相应减小。但学龄前儿童组，因其解剖与生理特点和成人有所不同，麻醉处理需要酌情考虑。

二、病情评估

麻醉前应详细了解病情，结合麻醉手术对机体的影响，对麻醉手术中可能出现的问题进行估计并作好防治准备。

（一）术前访视

1. 病史 除外科手术疾病有关病史外，还应着重从家长或患儿处询问并存病史、过敏史及住院后治疗经过，曾否用过与麻醉有关药物。对曾经施行过麻醉手术者，还应了解该次麻醉及手术后有无异常经过及所采取的治疗措施。

2. 体格检查 对"小儿"不能抽象理解，应有"定量"概念。入院后体重、身高测定均已列为常规。应注意年龄与发育状况是否与正常值相符。

肥胖儿童应计算其体重指数（body mass index，BMI）。

BMI=体重（kg）÷身高（cm）^{2}，正常值23～25以判断其肥胖程度。

除手术病变外，还应检查上呼吸道有无病变和畸形，检查心、肺功能，测量血压、脉搏，评估呼吸、循环系统功能有无异常及代偿情况。其他系统并存病亦应进行必要的检查和评估。

3. 实验室影像及其他辅助检查结果 应熟悉小儿各种检查结果的正常值，以判断有无异常。较大手术前应常规检查血红蛋白（hemoglobin，Hb）及红细胞比容（Hct），以作为术中输血的重要参考依据。

（二）手术对机体的影响

1. 麻醉　不同麻醉方法，不同麻醉药及辅助麻醉药对机体影响均有各自的特点。

2. 手术部位　头、颌面、颈部手术容易影响呼吸道。胸腔手术开胸后可以引起呼吸循环为主的一系列生理紊乱。俯卧位手术压迫胸部影响呼吸，呼吸道较难保持，气管导管固定不佳，容易脱出，易引起副损伤等。

3. 手术创伤对机体的影响

（1）应激反应。应激反应的强弱与创伤程度成正比，适宜的麻醉可减轻应激反应。

（2）血、血浆及细胞外液的丢失。

（3）手术操作或肿瘤等对心脏、大血管、气管的压迫。

（4）自主神经反射，如内脏牵拉反应等。

（5）刺激或切除病变内分泌器官引起的反应或危象，如嗜铬细胞瘤、甲亢等。

4. 病情的评估及某些特殊情况的对策　根据病儿的具体情况结合上述各方面的影响，对麻醉和手术中可能遇到的麻烦做出明确的估计并采取有针对性的防治措施。对某些特殊病情亦应准备好相应的对策。

（1）有早产史的婴儿：主要问题是术后容易发生呼吸停止。其发生概率与胎龄成反比。如并存贫血（Hct<30%）则更易发生。必须加强术后呼吸监测，区域阻滞麻醉可以减少，但不能完全避免呼吸停止的发生。

（2）上呼吸道感染：对上呼吸道感染小儿麻醉时，喉痉挛支气管痉挛及低氧血症发生概率增加。通常对急性上呼吸道感染，有发烧、咳嗽、脓性鼻涕的患儿，应推迟手术，体温不超38℃的微热，无其他症状而手术较小者可以进行麻醉，但应准备好上述几种并发症的防止措施，如肌松剂、吸氧等。

（3）哮喘：有哮喘并应用支气管扩张剂治疗病史者，术前应用支气管扩张药给予充分控制，术中选用有支气管扩张作用的麻醉剂辅以机械通气，绝大多数均可平安渡过。关键在于术后，必须加强监测，发作时给予支气管扩张剂的雾化吸入，必要时给予呼吸支持。

（4）贫血：对入院前未被发现的贫血，如为择期手术，应与以治疗，使尽量恢复正常以增加对术中出血的耐力。对如肾衰竭所致慢性贫血，患儿由于2，3DPG的增加，释氧增加对贫血耐受较好，但术中Hb不宜低于6g。个别情况下，某些失血很少的手术如疝高位结扎术，Hb低于5g也可以做，但切记此时即使乏氧也不会出现紫绀，要密切观察病情变化。

（5）胃饱满：择期手术应推迟，从进食后起6小时手术。如属急诊应下粗胃管，尽量吸出胃内容。如有可能优先选用椎管内麻醉或区域组织麻醉。选用全身麻醉时，最好选用清醒气管内插管，防止误吸，必需时仍可采用快速插管。过度通气压力适当减少，并由助手压迫环状软骨，避免过多气体进入胃内，使胃内压增加和防止胃内容反流至咽喉部，预防误吸的发生。

（三）禁食时间

除了紧急手术，小儿在任何麻醉前均应禁食。麻醉前禁食的目的是减少胃内容物的量和酸度。减少胃内容物可以降低麻醉时出现反流和误吸的风险，降低酸度可以减轻误吸发生后的危害。一旦发生反流和误吸，部分小儿可能出现严重的支气管痉挛或者吸入性肺炎，引起通气困难和缺氧，甚至因为窒息而出现生命危险。进食全流食患儿术前禁食水 4~6 小时；进食混合食物患儿术前禁食水 6~8 小时。万一手术延迟，应静脉补液。

（四）麻醉前用药与麻醉方案的制订

1. 麻醉前用药　麻醉前用药的目的是抗焦虑、镇静和促遗忘以及预防某些麻醉药的不良反应。让家长陪伴进行麻醉诱导，则可减少患儿的焦虑和不安。有利于小儿的心理保护。

对特别紧张的小儿可给予镇静药。关于麻醉前镇静药物的选择，可以用苯二氮䓬类药。这些药物毒性很小，抗焦虑及镇静作用明显，还有不同程度的催眠效果，具有抗惊厥、降低肌张力和促遗忘作用。该类药物对心血管系统影响不大，也适用于心脏病患儿。

抗胆碱能药物中，以阿托品（0.01~0.03 mg/kg，最小剂量 0.1 mg）最为常用。其目的主要是为了保持呼吸道干燥及减轻迷走神经反射。阿托品的给药途径，习惯上多采取肌内注射的方法。但术中遇有心动过缓则以静脉注射最为有效。

2. 制订麻醉方案　根据病情结合具体条件制订拟施手术的麻醉方案。

麻醉的方案主要包括四个方面。①麻醉选择：如麻醉前用药、麻醉方法、麻醉用药、种类、剂量、给药途径、机械通气参数等；②本例麻醉的要点，难点及解决对策；③主要监测项目：除血压、脉搏、呼吸等常规监测项目外，根据病情及条件有针对性地选择；④输血、输液的量及种类以及可能发生的意外及防治对策。

（五）麻醉用具的准备

小儿麻醉因年龄不同，麻醉用具的规格有很大的差异，规格必须选择适当，包括面罩、呼吸囊、口咽导气管，喉镜、气管内导管，接头以及吸痰管等，均应准备与患儿身高、年龄相适合的型号。麻醉及通气装置亦应根据身高、年龄、手术部位，结合本单位条件加以选择和准备。

第二节　小儿围术期监测

围术期患儿生理状态不稳定，有时某些剧烈的变化如果不能及时发现，可能是致命的，因此进行合适的动态监测是十分必要的。监测的作用就是观测各项生理参数的量值并反映其变化趋势，可用以指导临床医师进行评估和处理。

围术期生理功能监测应尽可能全面，但宜灵活掌握，视不同患儿的生理状态、病变情况和手术种类等而定。条件允许的话宜尽量全面一些，条件差可选择性地监测，但应满足最基本的生命功能监测。围术期监测应包括一般观察和仪器检测。需要特别强调的事，无论拥有多先进、多尖端的设备都不能替代对患儿任何认真仔细的观察，尤其要注意的是，使用的仪器需运转正常，显示正确，以确保所提供信息的可靠性，同时使用者应有能力对获得的资料进行分析并作出相应处理。

近年美国麻醉师协会（ASA）提出五大监测内容：①心电图（ECG）；②血压；③脉搏血氧饱和度（SpO_2）；④呼气末二氧化碳浓度（$P_{ET}CO_2$）；⑤体温。但最基本的观察都不可被替代。例如：脉搏、皮肤色泽、末梢循环的观察，以及动脉压、胸壁听诊、心电图监测是必不可少的。

一、心血管系统围术期监测

1. 一般观察　观察患儿的皮肤颜色，四肢温暖程度、干湿及周围脉搏和心音、心率。

2. 心电图　所有患儿均应监测，标准肢体导联Ⅱ是最常用的，可以迅速发现心脏频率和节律的变化，注意心电图仅反映心脏的电活动，不代表心功能。

3. 动脉压　间接反映心排血量。可分为间接测压和直接测压，现多用袖带听诊，自动血压计或者超声多普勒，要注意袖带宽度的选择，以保证测压的准确性。由于直接动脉内测压是有创技术，故仅用于特殊情况，如大血管手术、心脏手术，危重患者和频繁动脉血气分析。

4. 中心静脉压（CVP）　在某些情况下，需精确估计血容量或补充血容量，可经颈内静脉，锁骨下静脉或股静脉等处置管至上腔静脉或右心房测定压力，其正常值为 $6 \sim 12$ cm H_2O，但测量值的变化趋势比绝对值更重要。

5. 肺毛细血管楔压（PCWP）　在某些特殊情况下，如左心衰竭、肺水肿、心脏瓣膜疾病时，中心静脉压不能正确反映左心房功能，因而 PCWP 有必要使用。借助漂浮导管，可准确测定肺动脉压，采用混合静脉血，测定心排血量。

6. 尿量　反映肾灌注情况，也提示其他重要器官的灌注情况。收集尿液的准确方法是放置导尿管，大血管、心脏手术和大失血、失液及严重创伤、黄疸患儿等均应留置导尿管。一般正常尿量为 $0.5 \sim 1$ ml/$(kg \cdot h)$。

二、呼吸系统围术期监测

1. 一般观察　面色、呼吸频率、呼吸节律、胸廓运动、呼吸音以及贮气囊和呼吸机风箱运动情况。

2. 气道压力　可由机械压力表或电子传感器测得。它反映肺和胸壁的顺应性，其变化至关重要。峰压的增高提示支气管痉挛或气管导管阻塞。

3. 潮气量　呼吸囊的胀缩幅度可粗略估计潮气量，怀特呼吸表可提供较准确的潮气量值。

4. 吸入气体浓度监测　氧浓度监测仪置于吸入回路端，可显示患儿吸入氧的浓度，这在低流量新鲜气体麻醉中特别有价值。各种吸入麻醉药均可经质谱仪测定。

5. 呼气末二氧化碳浓度（$P_{ET}CO_2$）　将探头置于气管导管口，测定仪可迅速用数字或波形显示 CO_2 浓度受趋势，以说明通气状况。$P_{ET}CO_2$ 与动脉血二氧化碳分压（$PaCO_2$）存在良好的线性关系。

6. 组织氧合状况　动脉血氧分压（PaO_2）反映组织氧合情况，但需通过动脉采血，不便连续监测。脉搏血氧饱和度（SpO_2，SaO_2）与 PaO_2 的线性关系良好，能迅速、连续监测。脉氧仪不仅能提供 SpO_2，而且能显示脉搏次数和末梢动脉搏动容积波，十分有价值。

7. 食管听诊器　此法简便、价廉、安全无创且无需电源。可监测呼吸音和心音，易于探测心音变化及气流进入气管、支气管树的呼吸音变化。

三、神经系统围术期监测

主要监测中枢神经系统状态，尤其是意识水平的评估，在全麻状态下判断麻醉深度。

1. 交感活动　唾液分泌、泪液分泌、汗液分泌、瞳孔大小、血压的变化等，均可间接反映麻醉的深浅。

2. 反射活动　瞳孔对光反射、各种牵拉反射等的活跃程度与麻醉深浅亦有关。

3. 脑功能监测　脑电图显示太粗糙，不便操作。脑干听力诱发电位能较好地反映脑功能，但价格昂贵。

4. 肌张力　为满足手术需要或实施呼吸控制，常常使用肌松药，故应在患儿离开手术室之前了解肌张力情况断定无肌松药残余作用。

（1）一般临床观察：对清醒小儿嘱抬头持续 5 秒钟，能咳嗽、伸舌、握拳均表示肌张力良好。另外，呼吸幅度、潮气量亦可反映阻滞恢复的程度。

（2）神经刺激器监测：可判断麻醉阻滞程度和性质，通常应用 4 个成串刺激。在长时间麻醉、肝肾功能不良等情况下尤为有用。

四、围术期代谢情况监测

小儿代谢迅速，在手术中对其应进行正确评估，包括体温调节、体液及电解质平衡、血气及酸碱平衡等。

1. 体温调节　小儿，尤其是婴儿的体表面积与体重比值大，中枢发育不全，体温调节能力差，在全麻下，位于丘脑的体温调节中枢受到抑制，患儿体温调节能力更受影响。加之术中的热丧失因素，如组织大面积外露，干冷的呼吸气体等，均可导致小儿体温下降。

术中保温措施有：①手术间温度应以工作人员感觉舒适为宜；②电热毯覆盖暴露的体表；③静脉输注液体加温；④吸入气体加温并湿化。

中心温度测量可在如下位置进行：鼻咽温度接近脑温度；食管温度接近心脏温度；鼓膜温度最准确，最接近中心温度，但不易操作。尤其要注意麻醉下体温降低，可致寒战，导致氧耗增加。

2. 失血、失液的估计　失血可通过对纱布、棉垫、手术巾、吸引瓶收集物来计算。手术野散热、呼吸道散热及体表蒸发所致失液应估算，液体的进出平衡要精确估算。

3. 血气及酸碱平衡　动脉血气分析可准确反映组织供氧及 CO_2 排出情况，通常采 0.2 ml 血即可检测。由于其有损伤性，故仅用于大血管手术、重危患儿，一般患儿可用指端血氧饱和计测定。

4. 激素水平　麻醉和手术可导致机体应激反应，如血中儿茶酚胺、皮质醇、生长激素含量增加，胰岛素水平下降。应激反应的强弱与刺激的强弱、时间有关。

5. 凝血状态　对疑有凝血机制不良，接受大量输血，或正接受抗凝治疗者，术中应对凝血状态进行监测，如血小板计数、凝血酶原时间、激活凝血时间等。

第三节　麻醉中常见问题及处理

一、呼吸系统

1. 气管内导管位置或管径不合适　导管插入过浅或固定不牢，尤其在俯卧位时可致导管脱出，导管插入过深，前端卡在隆突处或插入一侧主支气管，管径不合适等均可造成呼吸紊乱和（或）通气不足。

2. 缺氧（hypoxia） 指 SpO_2<90% 或 FaO_2<60 mmHg，常见于吸入氧浓渡过低，呼吸抑制，单肺通气，肺不张，呼吸道梗阻或将 N_2O、CO_2 或其他气体误接在氧气管道上等，一旦发现应立即针对原因予以纠正。静脉麻醉不做气管内插管时，因呼吸抑制，缺氧甚为多见，年龄愈小，发生概率愈大，程度愈重。因多系较小手术而易被忽视，甚而造成严重后果。

3. 高碳酸血症（hypercapnia） 指 $P_{ET}CO_2$ 或 $PaCO_2$>45 mmHg，见于通气不足、呼吸面积减少、呼吸道梗阻以及机械通气时通气参数调节不合适等。机械通气纯氧吸入时，可无缺氧而只有 CO_2 蓄积。静脉麻醉不插管呼吸抑制时，常与缺氧同时存在。

4. 低碳酸血症（hypocapnia） 除术中特殊需要外（如脑手术降颅压）应维持 $P_{ET}CO_2$ 在 35～40 mmHg。低碳酸血症主要因机械通气时过多通气引起。$PaCO_2$ 过低，可致氧离曲线左移，低血钾及脑供血减少等，引起内环境紊乱，一旦发现，应及时在 $P_{ET}CO_2$ 监测下或根据 $PaCO_2$ 调节通气参数，使之恢复到正常范围。

5. 气胸（pneumothorax） 由于胸壁、颈部、上肢及肾手术损伤胸膜，中心静脉穿刺时刺破胸膜，或正压通气压力容量过高所致的气压伤等均可造成。小量气胸对心肺功能可无明显影响，大量气胸则可致明显的肺不张和低氧血症。机械通气时，症状常被掩盖，故对可疑的病例，术终应检查双肺呼吸音，如有一侧呼吸音明显减弱或消失，则应经第 2 肋间抽出气体，同时吹胀肺。如伤及肺尤其应用正压通气时，则可发生张力性气胸，导致胸腔内压迅速升高，大血管及纵隔移位，伴有低血压和心排血量减少，同时肺顺应性降低，吸气峰压升高，低氧血症等，应立即抽出气体，然后置胸腔引流管。

6. 呼吸道梗阻（respiratory tract obstruction） 可因梗阻程度及原因不同，临床表现不同。通常表现为鼾声，痰鸣音，呼吸费力，三凹现象。呼吸道完全梗阻时，只有呼吸动作而无气体交换称为窒息。舌后坠，喉痉挛为常见的呼吸道梗阻，可表现为鼾声，喉鸣，直至窒息。应提起下颌，面罩加压吸氧，一般皆可解除，必要时行气管内插管。有呼吸道感染者，容易发生分泌物过多和支气管痉挛。前者应随时吸除，后者可适当加深麻醉。颈部肿物对呼吸道有压迫，麻醉前靠患儿自身调节还可勉强维持通气，麻醉后由于失去支撑和调节能力，可突然发生呼吸道严重梗阻直至窒息。为预防此种情况的发生，凡麻醉前有呼吸道压迫症状者，原则上都应清醒插管。麻醉中一旦发生应立即气管内插管。其他如导管扭折，由于导管质量的改进已不多见。但于特殊体位如俯卧位开颅手术仍可发生。

二、循环系统

1. 出血休克 预计术中可能有大出血和创伤大，时间长的手术。术前必须开放通畅的输液路，以确保输液输血及时。如有条件，最好做颈内或锁骨下静脉插管，既可确保输液血路通畅，还可监测 CVP。一旦发生应以血液动力指标和 Hb，Hct 为依据用等渗电解质液，胶体代血浆或库血，迅速补充血容量，直至恢复平稳。

2. 心脏与大血管受压 多见于纵隔巨大肿瘤患儿，其主要表现为血压突然下降，心律失常，发生于麻醉后变换体位时，应立即恢复原体位，发生于术中游离肿物过程中，应请术者托起肿物解除压迫，恢复平稳后再行手术。倘压迫上腔静脉可出现颈静脉怒张，面部发绀，眼球突出等现象。

3. 心动过缓 出血、休克、缺氧、低体温、麻醉过深、内脏牵拉反射、静脉注射琥珀胆碱等均可造成心跳过缓，甚者可造成心脏骤停，一旦发现除停止麻醉，吸氧外，应针对原因予以处理。迷走神经反射有关者，可静脉注射阿托品 0.01 ~ 0.02 mg/kg。

4. 血压剧降 除上述 1 ~ 3 各项原因外，最常见的原因是麻醉过深，牵拉反应或由于腹腔压力骤减，血管扩张造成的血容量相对不足。倘已针对原因处理，血压仍未迅速恢复者，可静脉注射麻黄碱 0.5 mg/kg，应用 2 ~ 3 次，效果仍不明显者改用强效升压药。

三、体温异常

6 个月以下婴儿容易发生低体温，注意提高手术室温度的同时，还应采取适当的保温措施。新生儿尤易发生，严重地威胁患儿预后，必须给予高度重视。6 个月以上小儿术中体温容易升高，可能与小儿代谢快，产热多以及无菌巾覆盖影响散热有关。对术前高热或术中体温超过 38℃ 者，应及时采取物理降温或输入冷却的液体等降温措施以防发生高热惊厥。

恶性高热，国内发生报道较少，是一种高代谢综合征。常在具有遗传易感患儿接触激发的麻醉药，如氟烷、恩氟烷、异氟烷、地氟烷、七氟烷等和琥珀胆碱而激发。其主要表现为突然高热常超过 41℃，全身性骨骼肌强直，迅速发展为呼吸性和代谢性酸中毒，严重高血钾，心律失常，同时出现肌红蛋白尿等。症状发展非常迅速。如不作特异性紧急处理，可导致死亡。紧急处理包括终止现行麻醉，纯氧过度换气，静脉注射丹曲林（dantroline）3 mg/kg。注射后数分钟内如无好转，继续注射 1 mg/kg，总量以 10 mg/kg 为限，降温，纠正高血钾和酸中毒，维持尿量 2 ml/（kg·min）等。

四、呕吐反流误吸

小儿常在全麻转浅时，继频繁吞咽之后发生呕吐；小儿食管下括约肌短，屏障作用较差，即使术前已禁食，麻醉后仍可能发生胃内容反流，容易造成误吸。变换体位，麻醉未醒运送途中尤应注意。处理：及时清除口腔呕吐或反流物，误吸者立即插管吸引，吸净为止，必要时用生理盐水冲洗支气管。

五、过敏及类过敏反应

过敏反应是药物引起的抗原、抗体反应。它因抗原与肥大细胞和嗜碱性粒细胞表面的免疫球蛋白（IgE）结合而引发。导致释放药理活性物质包括组胺、白三烯、前列腺素、激肽、血小板激活因子等。类过敏反应是指肥大细胞和嗜碱性粒细胞对某种药物产生的释放组胺的反应，但不由 IgE 介导，也不需预先被抗原致敏。其临床表现与过敏反应相似。包括荨麻疹和皮肤潮红，支气管痉挛或呼吸道水肿，外周血管扩张和毛细血管通透性增强所致的低血容量和休克等。值得注意的是有些征象在麻醉期间或因无菌敷料覆盖或被麻醉作用所掩盖而影响及时发现。治疗包括停止用药，吸入纯氧，纠正低血容量，肾上腺素 0.01 ~ 0.03 mg/kg 静脉注射，以及甾体类药物，抗组胺类药物静脉注射等。

第四节 小儿术后护理

小儿术毕应被送到苏醒室或小儿 ICU 病房，通过有创或无创监测继续密切观察呼吸、循环及中枢神经系统等变化，确保患儿安全地渡过围术期，减少并发症的发生。

一、循环系统

小儿术后应继续严密观察心电图（ECG）、动脉血压变化。接受心血管或大手术的患儿还应监测中心静脉压（CVP）、动脉直接测压、肺动脉压（PAP）、左心室舒张末期压力（LVEDP）及肺毛细血管楔压（PCWP）等，并根据上述循环参数及时调整输血、输液速度和各类心血管系统药物的使用。

二、呼吸系统

未行气管插管的患儿，术后应去枕平卧，头偏向一侧，以保证呼吸道的通畅，防止呕吐物误吸。常对比监听双肺呼吸音变化，必要时予以面罩或鼻导管吸氧，并密切观察末梢循环，防止缺氧。行气管插管的患儿，若出现拔除气管导管指征者，首先充分给氧，然后清理呼吸道分泌物（吸引管外径<气管导管内径 1/3，每次吸引时间<15 秒），吸净后继续给氧，吸后拔出气管导管，并注意保持呼吸道通畅，严防急性会厌炎、声门下水肿及心搏骤停等严重并发症的发生。拔管后通过脉搏血氧饱和度仪继续观察血氧饱和度的变化。需继续机械通气者，则需注意潮气量、通气频率的选择，并注意吸入气体的温化及湿化，特别要注意湿化对新生儿水代谢的影响，同时定期检测动脉血气变化，及时调整通气方式及各项呼吸参数。

三、中枢神经系统

术后密切观察患儿的神志改变，且可做脑电图（EEG）或大脑皮层诱发电位监测。若出现苏醒延迟，则应分析其原因（麻醉药残余作用、代谢紊乱、低温、颅内血肿、缺氧等）。特别应当注意的是，体外转流手术中患儿易发生大脑损害，必要时通过计算机体层摄影术（CT）检查判断是否有颅内损害。此外，可用加速度仪通过 4 个成串刺激（TOF）监测肌松剂的残余肌松作用。行椎管内麻醉者，还需密切注意穿刺部位是否被感染、躯体感觉及运动功能是否正常，严防出现椎管内血肿或感染。

四、消化系统

胃肠道或大手术的患儿，术后均应保持胃肠负压吸引，并仔细观察引流液的性质变化，特别要警惕出现应激性溃疡。大量研究表明，H_2受体阻滞剂具有预防及治疗应激性溃疡的作用。定期检查肝功能变化，并通过血清学检查及早诊断是否感染病毒性肝炎。

五、泌尿系统

接受大手术或心血管手术的患儿，术后应保持导尿管通畅，准确记录 24 小时尿量，并监测尿生化值，同时监测血电解质、肾功能的变化，对早期诊断肾功能不全或肾衰竭具有重要意义。

六、血液系统

接受大手术或大量输血的患儿，术后需密切监测血液生化及凝血机制的变化，如血细胞比容，血红蛋白含量，白细胞、淋巴细胞计数，以及血小板计数、凝血酶原时间（PT）、部分凝血活酶时间（PPT）等，并密切观察手术部位是否有明显渗血或出血。

七、术后镇痛

术后剧烈疼痛可严重影响患儿的呼吸、循环等功能和伤口的愈合。有条件者一定要实施术后镇痛，一般可采用下列方法：①全身麻醉剂镇痛（如阿片类药）；②硬膜外镇痛（局麻药及阿片类药）；③蛛网膜下隙镇痛（局麻药）；④区域神经阻滞（如肋间神经阻滞）；⑤PCA 方法：将药物配好浓度、单位时间剂量、间歇时间等，详细交代给 ICU 的护士，按医嘱执行，这样可减少患儿的痛苦，使其早日康复。实施上述术后镇痛方法后，应密切观察患儿的呼吸、循环等改变，防止发生意外。

八、术后特殊护理

随着医学模式的改变，现代护理强调了整体责任护理，即患儿自入院至出院的全部治疗、生活、心理环境都由医院负责，也就是以护士为中心的现代护理。小儿外科要求在一般儿科护理之外，加上一些外科手术的特殊要求。例如加强输血、输液的管理，注意体温改变，特别是新生儿或早产儿术后应放置在具有保温、湿化装置的温箱内，防止严重并发症的发生。

典型的术后护理医嘱应该包括如下项目：

（1）病情：监护、重病或一般。

（2）体位：固定某种体位、固定某部位或自由。

（3）饮食：禁食、特殊喂养或一般饮食。

（4）用药：抗生素、维生素与镇痛剂。

（5）输液：液体平衡与静脉营养。

（6）特殊护理：减压、引流、牵引等。

以上各项护理按具体情况可有增减，并需根据每日每时的情况变化随时加以改变。下面就几个重要问题加以阐述。

1. 卧床体位 不少手术之后需要固定体位。小儿的固定体位常难以保持。术后一般是将患儿全身或四肢固定在小床上，再将床或小筐的头部（或尾部）垫高，以保证患儿的头高（或头低）体位。固定的方法随年龄而异。新生儿一般是用布单将全身卷起（襁褓），只露头部或必要时露出一肢。婴幼儿一般需四肢固定在床栏上。大孩子一般只固定双手，而且多限于神志不清的患儿。清醒合作之患儿不必固定或按需要只固定局部，如：分开固定双足暴露会阴、固定肘关节避免抓脱头部的输液管或鼻管、固定四肢避免翻身等。一般在停止固定体位医嘱前不允许患儿起床、下地、或抱起。任何固定体位的患儿均需睡硬板床（用褥子垫好）。床的高低也有不同要求。小婴儿、新生儿为了便于医护操作，一般睡高床。大孩子为便于下地应睡低床。需靠重力引流时则可将床升高，胸腔引流患儿，如床太矮，在患儿大哭时胸内负压突然增高，可使瓶中引流液逆流入胸腔。胆道引流、膀胱引流也必须保持一定高度。但床太高又不利于调整静脉滴注的速度。

2. 静脉滴注 不少患儿术后常带点滴回病房，甚至术后需多日维持静脉滴注。小儿静脉滴注的特点是流速不稳定，常受静脉压变化的影响。而静脉压常因患儿哭闹而有大幅度改变，患儿哭闹、挣扎、扭动时静脉压可以突然升高，安静睡眠之后静脉压可降至正常，因此有时会出现刚调节好的滴速，等到患儿安睡后则滴速倍增，甚至增到危险速度。患儿用力哭闹时静脉压升高，针头内可以有回血。回血多，时间长，则形成凝块堵塞针头，不得不拔出重新注射，使液体不能按时输入，因此静脉滴注要求必须有一定的压力，避免静脉回血后凝固。使用输液泵是比较理想的方法，靠自然重力控制则要求滴管高度距离床面至少 1 m 为宜（注意是输液瓶的高度而不是瓶下面滴管的高度）。如果婴儿床已经有 1 m 高，则输液瓶需挂到 2 m 高度，操作不便。因此输液瓶的设置与吊挂方法都需想到小儿特点而作相应调整。新生儿、小婴儿血量很少，对输液速度变化代偿能力很差，几个小时不注意，则可导致体液失衡或心力衰竭。前次输液计划未完成，应按实际情况另作计划，从头算起，决不允许追补欠量。

3. 引流管 术后留置各种引流管，最怕小儿偶然有意无意将管子拔出。有的引流管拔出后很难再插入，甚至引起严重危险。如胆管引流，患儿术后将管拔出，即使是部分拔出，亦可使胆汁漏入腹腔，引起胆汁性腹膜炎。所以只要术后有引流管，包括鼻胃管、导尿管，就应警惕发生拔管的情况，特别是在患儿半醒时。所以，小儿术后有插管时必须将双手固定在床栏上。注意必须固定双手，不是双腕。因为只要手能活动，头或身体即可移到手活动的范围将管拔出。防止大孩子下意识拔管，可以将肘伸直固定，使手不能弯回，不必固定在床栏，便于孩子翻身活动。任何引流管均需每 2 小时用针管疏通一下，以免堵塞。无菌技术下注水、注气均可，注入量要能达到管头后再多注 1~2 ml。每日观察引流液的量、性质，检查引流管需要的压力（负压）及管与接头的畅通性。小儿自身体重较小，引流管特别是全套接管加连接袋相对很重，也是自然拔管或脱管的原因，常常需将接管同时固定在床上及患儿身上。但必须注意，如果接管太长而需盘曲时，只能在床面上盘成水平盘曲弧，不能形成与地面垂直弧，以免影响管内压力。

4. 伤口 新生儿伤口一般要用黏膏封闭，黏膏不牢时可暂包扎 1~2 小时，以保证黏膏粘牢。以后注意观察黏膏缘，有渗出则说明伤口有问题，需揭开检查、更换，常可发现伤口再裂或出血。同时有引流管的，必须与皮肤妥善固定，不能固定在敷料上，必须缝在皮肤上并且用黏膏固定，手足也必须固定，以免手足活动时将引流管拔出。稍大孩子的伤口都可以采用包扎或暴露法。面部及会阴切口多用暴露法，但必须有人（护士或母亲）随时清理，保证伤口的清洁与干燥。为此，常需随时用吸管吸除分泌物或排出物，随时用烤灯或电吹风吹干，以保持干燥，但需注意避免过热或时间太长而致的烧伤。各种肠瘘或其他开放性瘘也需同样护理。对暴露伤口的小婴儿，则需固定双手。对大孩子则尽量教会其自己护理，因为别人护理总会引起疼痛或心理紧张。无引流的包扎切口，或有引流（皮片）伤口在拔除引流后，原则上不再打开，直至 1 周后拆线。但是，要保持敷料的清洁卫生很难，出汗或沾湿后均可能使敷料发臭。因此，最好每天更换绷带及外层敷料，内层不动以免疼痛出血，但如发现内层下有明显湿性分泌物则需打开更换。

5. 石膏牵引 骨科患儿常打石膏，年龄越小石膏问题越多，对护理要求越高。首先，小儿不合作，在石膏凝固不牢时常已被折断或扭曲。其次，小儿肢体短小、软组织多且骨很细，因此石膏离骨较远而固定不稳。第三，小儿皮肤娇嫩必须妥善垫衬，垫衬多了则更固定不牢，较小婴儿的肢体甚至可自石膏型中脱出。为小儿打石膏，技术要求很高。如果打完石膏看不出原来肢体外形曲线，多半是不及格的作品。打石膏后必须随时注意露出的肢体尖端的颜色、按压血管反应、尖端（趾）指的活动情况，以免发生石膏紧缩性循环不足。如有可疑之处，立即将管型石膏剖成两半（包括最内层垫衬），再用绷带包紧。此外，小儿石膏要防大便、尿液污湿，更要防寄生虫爬入，如蟑螂、蚂蚁、臭虫、虱子等。因此石膏开口处要填塞纱布，并每日更换，保持其清洁干燥。必要时每日喷合适之驱虫剂。有人主张，小儿打石膏定形后常规把打好的管型立即劈开取下，待完全干燥后再垫好置回原处，用石膏绷带绑紧。也有人改用可塑性高分子塑料，但均各有优缺点。因此也有不少人对小儿尽量不用石膏，而改用牵引架或骨穿钉牵引器固定。牵引有两种：①牵引架床上牵引：下肢多采用。可利用床栏施行牵引。小婴儿可用携带性小床板上装有牵引架，可以连床板带牵引架同时搬回家；②患儿肢体上的局部牵引架：多在骨干上穿钉或针，再将骨针固定在特别架上。Ilizarov架即为现时常用的局部骨牵引架，可以调节方向和力量，既可作为固定，又可行牵开或压紧进行整复治疗，并且还可连患儿带架抱起或患儿自己活动肢体。小儿施行牵引有以下注意点：①一般皮牵引用黏膏有时会导致皮肤过敏，可调换可用之黏接物。但无论如何，小儿皮肤薄弱不能耐受大重量，否则常会引起黏膏下水疱及皮肤坏死；②小儿骨牵引必须注意骨骺位置，避免损伤。同时也因软组织厚而骨干细，穿针时必须掌握准确方向；③牵引后要注意牵拉张力。特别是床架重力牵引，必须注意直接连接患儿的牵引绳上的张力，要随时测定、随时矫正（可串联一弹簧秤测定），因为床上被褥及床栏上滑车等很多小阻力对小儿牵引影响都相对较大；④穿骨针的伤口一般暴露，应保持清洁干燥，要教育小儿自己保护牵引架、骨针及伤口。

第五节 小儿围术期液体疗法

小儿围术期补充液体和电解质异常重要，事关手术的成败和小儿的安危。施行液体疗法时，稍有不慎即会带来严重后果。年龄愈小、病情愈重，液体疗法也愈重要。

一、生理学基础

（一）体液的组成与分布

从表 2-15-1 可见，年龄愈小，小儿体液占体重比例愈大。1 个月新生儿的体内水分约占体重的 75%，3 岁时约占 65%，而成人占 55%~60%。不同年龄小儿，其细胞内、外间隙所含水分也有变化。

表 2-15-1 小儿体内液体分布

年 龄	全部水分（%）	细胞外水分（%）	细胞内水分（%）
早产儿	80	55	25
新生儿	75	45	30
婴 儿	65	25	40
青少年	60	20	40

（二）体内酸碱状态

出生后 1 小时的新生儿会有轻度代谢性酸中毒，pH 7.3，PaO_2 67.5 mmHg，$PaCO_2$ 33.75 mmHg，倘若出生时有新生儿窒息，Apgar 评分在 6 分以下，表明体内供氧不足，其代谢性酸中毒将更为明显。婴儿期间，肾脏的重吸收碳酸盐阈较低，因此排出较多，血浆 HCO_3^- 浓度为 21 ~ 23 mmol/L，而小儿和成人为 25 ~ 27 mmol/L。

（三）体内调节系统

小儿体内有能力对水的运转进行调节。体重为 15kg 的 3 岁幼儿，每日水的运转可达 300 ml，相当于体重的 8% ~ 9%。若水摄入不足或调节功能失常，即可发生严重的水和电解质失衡。调节系统位于下丘脑、神经垂体和肾。下丘脑有特殊的渗透压感受器，血浆渗透压（主要是钠的摩尔浓度）轻度变化就会引起反应。当血浆内钠浓度较低时，神经垂体使抗利尿激素（ADH）分泌减少，肾排水增多，而使血浆内的钠浓度增加。相反，钠浓度增高时 ADH 释放增多，使水分保留。循环血容量也影响此调节系统。右心房有一种感受器，在血容量降低时，可使 ADH 释放增多，起水分保留的作用。右心房还有另一种感受器，在右心房压力增大、扩张时，释放心房钠尿因子（atrialnatriureticfactor，ANF）促使肾脏排水、排钠。患病婴儿的调节功能不完全，肾对 ADH 也不敏感，也不能通过口渴感作饮水调节。只有在周岁后才有较为正常的反应。血清钾的变化在小儿也不敏感，当摄入钾较多时才能看出一些变化。

（四）肾功能

新生儿尿量，最初 24 小时为 0.2 ~ 1.0 ml/（kg·h）。肾小球滤过率（GFR）低，也与产后第 1 天母乳量少因而摄入水量不足有关。1 周后才能逐步使摄入与排出液量达到平衡，此时尿量可望增加到 2 ~ 5 ml/（kg·h）。1 岁以后婴幼儿尿量为 1 ~ 3 ml/（kg·h）。新生儿肾的浓缩功能是受到限制的。出生时尿液渗透浓度最高为 400 mmol/L，1 天后浓缩功能可达到 600 ~ 700 mmol/L，而在 6 个月龄时才能提高到成人的浓缩功能数值，即 1 200 ~ 1 400 mmol/L。与浓缩功能比较，新生儿肾的稀释功能较好。出生后几天，当肾血流量增加时，就会产生稀释的尿液。摄入液体多时，尿渗透浓度可降至 40 mmol/L。一般认为，凡肾功能健全，尿液渗透浓度<260 mmol/L，可以认为摄入液体已足够。

（五）能量摄入和液体量的关系

液体量供给是按提供的能量计算的，即每 400 kJ 需水分 100 ml。2 个月龄健康婴儿，其能量供给每日应达到 500 kJ/kg，即需提供的水为 125 ml/kg，每日液量相当于体重的 17% ~ 25%。能量中的 30% 能量供生长发育，10% 供身体活动。学龄前儿童每日需能量 400 kJ/kg，25% 供身体活动，仅 2.5% 供生长发育。成人每日只需 150 kJ/kg，其中 20% 供身体活动，但不需提供生长发育。按能量与液量的比例关系计算，学龄前儿童每日提供的水量为 100 ml/kg，成人则为 40 ml/kg。

二、围术期的液体疗法

围术期的液体需要量应根据下列四个方面计算：①维持体内正常功能所需的液体；②补充手术前缺少的液体；③纠正手术中损失的液体；④补充手术中失血的液体。

（一）维持体内正常功能所需的液体

一般建议用所谓"4-2-1"方案补充法，即小儿体重 10 kg 时按 4 ml/（kg·h）计算，加上第 2 个 10 kg 按 2 ml/（kg·h），再加上超过 20 kg 者按 1 ml/（kg·h）计算。<7 天龄的新生儿，在出生后第 1 天按 2 ml/（kg·h），1~7 天按 3 ml/（kg·h）计算。早产儿的补液量应较正常者为多。目前补充钠、钾的原则一致的意见是：每日钠需要量为 4 mmol/kg，钾为 2 mmol/kg。根据计算，维持液量中含 Na^+ 40 mmol。若输液时间短，液体内可不加入 K^+；若时间长，应补充 K^+，约为 20 mmol。一般维持液体可用 5% 葡萄糖液，早产儿用 10% 葡萄糖液，以减少低血糖的危险。时间长的大手术，术中定时检测血糖含量，以确定应用的葡萄糖液浓度。

（二）补充手术前缺少的液体

手术前禁食、禁饮时间宜尽量缩短，以减少这方面的液体欠缺。目前对经口禁食（NPO）法则已有新的看法。水、果汁、茶等清亮液体，胃排空时间为 20 分钟，因此，选择性手术患儿在麻醉诱导前 2 小时内不应饮用此类液体。母乳及类似乳液的饮料，胃排空时间为 30~50 分钟，诱导前 4 小时勿再给乳类制品。较大儿童饭后排空时间为 2~3 小时，脂肪多的饮食较糖类排空时间为长，禁食时间以 6 小时为妥。因意外推迟手术时，可给患儿饮用清亮液体，或术前即给予静脉输液。

早产儿、心功能不全、有应激反应和疼痛者，胃排空时间大为缓慢；急腹症患儿胃排空甚至可停止。补充手术前因体液丢失或禁饮、禁食所缺少的液体，非常重要。补液不足或失当均会使手术中循环、呼吸系统难以稳定。急腹症患儿手术前均有体液丢失，可根据出现的征象判断丢失程度。此类患儿还可借此检查发现一些问题。肠梗阻病例可见血红蛋白、血细胞比容数值增高，表示循环血液浓缩。白细胞分类检查可以鉴别有无感染或败血症。此外，还可检查凝血因子以及 Na^+、K^+ 和血气分析等。对新生儿、婴儿单纯依靠测量血压判断其丢失血量，不够及时，也不准确。一些小儿于短时间内失血、失液达体重的 10%，血压并不下降，依靠皮肤、肌肉内血管的强烈收缩而予以代偿。此时可见皮肤苍白、四肢厥冷，周围体温下降。若出现心动过速，且血压下降，示低血容量已趋严重。只要临床判断有低血容量存在，应立即进行补液。首先按 10 ml/kg 剂量快速补入，可给血浆、清蛋白或血浆代用晶（如羟乙基淀粉、右旋糖酐）。只有在明显失血情况下才予以输血。

（三）纠正手术中损失的液体

许多医院都根据不同的手术种类，订出纠正损失的估计液量。手术操作细致与否、时间长短，内脏器官显露体外的程度，室内温度、湿度，患儿覆盖多少等，均对手术中损失的液体带来影响。临床工作中还需根据当时患儿的尿量、血压、脉搏和中心静脉压等参数进行调节。

（四）补充手术中失血的液体

凭肉眼观察很难估计手术中的失血量，应用化验方法测算血红蛋白（Hb）和血细胞比容（Hct）会有一定的帮助。一般失血可按失血量的 3 倍补充电解质溶液或等量补充胶体溶液。近年来考虑到输血会传播肝炎和艾滋病，在认同的 Hct 范围内不予输血，如果 Hb 和 Hct 数值过低，应考虑补充红细胞浓缩液。

三、麻醉中判断循环血量的方法

（一）一般状况及皮肤色泽、四肢温度的观察

这是很重要而且容易进行观察的项目。一般状况良好，皮肤色泽红润；四肢温暖，且

用手指轻压患儿前额部皮肤，其毛细血管床血流复原时间<1秒，均表示循环血量正常。相反，皮色苍白，四肢厥凉，毛细血管床血流复原时间>1秒，均表示循环血量不足。

（二）脉搏和心率的变化

麻醉药的作用、麻醉深浅的影响、自主神经系统的紊乱、通气不足，以及麻醉中循环血量的变化等，都会引起脉搏和心率的改变。因此，脉搏和心率增速对判断循环血量是非特异性的。吸入麻醉较深时，血量减少不一定出现心动过速。麻醉前应用阿托品，麻醉过浅时应用异氟烷做吸入麻醉药，即使循环血量未减低也可引起心动过速。小儿在低血容量的初期可出现心动过速，但在循环血量继续减少后，机体出现失代偿状态可表现为心动过缓。

麻醉中应用心前区听诊器或食管听诊器做直接心脏听诊，或应用多普勒超声装置，或连接到心音图中，以比较不同时期心音的强弱和心率变化，结合麻醉用药和深浅变化，对判断循环血量有一定的参考意义。应用动脉触诊即所谓三级按脉法（颈总动脉为一级，颞浅动脉为二级，颞浅动脉额前支为三级）可判断循环血量和动力的变化。循环血量正常、循环功能良好时，3处脉搏都能清楚摸到；额前支脉搏减弱或消失，表示循环动力开始恶化；当颞浅动脉脉搏消失，为休克的预兆；颈总动脉脉搏消失，则是心脏骤停的重要征象。

（三）麻醉前后血压的对比观察

患儿清醒时，由于机体内的反射性代偿机制在起作用，体内减少血量达体重的10%，血压不一定下降；一旦麻醉，代偿机制受到影响或丧失，就会出现低血压。麻醉程度愈深，低血压愈明显。

（四）麻醉中尿量的观察

麻醉中记录患儿每小时的尿量，对判断循环功能很重要。尿量多少反映肾脏血流的好坏。当患儿尿量为 $1 \ ml/(kg \cdot h)$ 时，说明循环血量足够。但手术创伤的应激反应也可以引起尿量减少，因此，一旦患儿出现尿少时应仔细分析，结合其他观察参数，从而作出恰当的判断。倘手术已经历数小时，出血较多，又未适当补足，出现尿少是病情危重的信号。

（五）囟门、颈静脉的充盈程度和中心静脉压的测定

触摸婴儿的囟门和观察颈静脉充盈程度，可以估计中心静脉压的高低。某些危重或较大手术的患儿，检测中心静脉压（CVP）对判断循环功能很有意义。由于小儿很少出现单纯的右心或左心衰竭，因此，检测CVP不仅能反映右心，亦能反映左心的充盈状况。在患儿取仰卧平位时能看到颈静脉，CVP 至少为 $2 \sim 3 \ cmH_2O$。

四、电解质和酸碱平衡以及血糖的高低

扩容液均含有与细胞外液体相等含量的钠离子，输入体内后主要进入细胞外间隙。不含电解质的糖溶液输入体内，既可进入细胞外，亦可进入细胞间隙。因此，扩容作用不大。

（一）血清钠离子的失衡

钠离子是维持细胞外液体中的主要阳离子。肾小球滤过功能障碍时、肾小管钠重吸收作用受到损害、抗利尿激素（ADH）的变化，均会引致低钠血症或高钠血症。

1. 低钠血症（hyponatremia） 血清钠低于 134 mmol/L 为低钠血症。按原因可分为三类：

（1）等渗性低钠血症（isotonichyponatremia）：全身钠含量及全身水分增多（水肿型），实际上是假低钠血症，由心力衰竭、急性肾衰竭和肝硬化引起。

（2）高渗性低钠血症（hypertonic hyponatremia）：全身钠含量及全身水分减少（低血容量型），见于：①胃肠道损失（呕吐、腹泻、瘘管）；②肾脏排出过多（利尿药、间质性肾病）；③副肾皮质功能衰竭；④第三间隙丧失（肠梗阻、烧伤、腹腔积液）。

（3）低渗性低钠血症（hypotonichyponatremia）：全身钠含量正常，但全身水分增加，如抗利尿激素分泌失常综合征（SIADH），表现为水中毒和低钠血症，血清 ADH 增高。

原因不同，治疗方法也有差异。全身水分减少者宜补充等渗盐溶液，输入量按体液丢失程度计算。治疗目的在于恢复减少的血容量。这类患儿还合并有代谢性酸中毒，因此还可给碳酸氢钠（8.4% 溶液 1 ml = 1 mmol，可先用 4% ~ 5% 溶液），按 1 ~ 2 mmol/kg 给予。若系由于肾病或副肾疾病引起的低钠血症，则可在输液外补充 NaCl 溶液或皮质激素。由于水中毒引起者应限制入水量，减少进入量的 25% ~ 50%，仍应用 0.9% NaCl 溶液，必要时可输入 3% NaCl（0.5 mmol/ml）溶液。因为细胞外液体约占体重的 30%，体重（kg）乘以 0.3 等于所需 Na^+ 的毫摩尔数。注射速度依出现症状的严重程度而定。昏迷、抽搐患儿可以 1 mmol/（kg·10min）速度给予，但必须经常作血钠测定，以决定以后注射的速度。肾脏功能正常者，水中毒时可以很容易地排出过多的水分，但在 SIADH 者，肾脏排水困难，治疗甚为棘手。如果出现细胞外水分过多，可以试用利尿药，但用药后也有顾虑，因为不仅水分被排出体外，同时钠也被排出了，因此应用利尿药宜慎重。如果出现水肿型全身水分增多，则可限制水分摄入，并加用利尿药。

2. 高钠血症（hypernatremia） 血清 $Na^+ > 146$ mmol/L 为高钠血症。按原因也可分为 3 类，一类全身钠含量和全身水分增多（摄入钠过多和醛固酮增多症）；二类是全身钠含量正常，但水分减少（出汗过多失去水分，肾性失水，中枢性尿崩症）；三类是全身钠含量和水分都减少（腹泻，渗透性利尿）。可见高钠血症时全身水分可增高、降低或正常；全身钠含量也同样可以增高、降低和正常。严重胃肠炎伴大量水分丧失，未予治疗，即可发生第三类情况。也有在急性胃肠炎时已应用了含钠液，可引起第一类状况。中枢性尿崩症（central diabetes insipidus）是小儿重危患者高钠血症的常见原因。高钠血症时细胞内水分转向细胞外间隙，因此细胞内呈现脱水。反应最明显的是脑细胞，其中枢神经系统表现出昏睡、兴奋性增强、痉挛等症状，甚至昏迷。脱水严重者可出现休克、心动过速或缓慢、低血压、四肢厥冷、毛细血管床血流复原时间延长和代谢性酸中毒。

患儿属第一类，可应用 5% 葡萄糖液和利尿药；第二、三类患儿只能应用低渗性液体，输液速度依脱水程度而定，勿图快速见效，以防诱发脑水肿。一般在最初 6 ~ 12 小时内使血浆渗透压降低至 330 mmol/L，在 12 ~ 48 小时降至正常（290 ~ 300 mmol/L）。糖尿病性昏迷可以谨慎地应用胰岛素，尿崩症则可应用精氨酸-抗利尿激素，其作用不但可使患儿昏迷程度减轻，而且可增加肾小管对水分的重吸收，使排尿减少。

（二）血清钾离子的失衡

钾主要储存于细胞内，血清中钾并不代表全身的钾含量。新生儿和婴幼儿由于细胞外水分多，其全身钾含量为 40 ~ 50 mmol/kg，1 岁时可高达 50 ~ 60 mmol/kg。一个 3 岁、体重

15kg、发育正常的孩子，全身钾含量约为 800 mmol（750~900 mmol）。酸中毒时，血清钾浓度增高，这是由于细胞内氢离子与钾盐的碱基结合而使钾离子游离出进入细胞外间隙；相反，在碱中毒时，血清钾离子浓度降低。

1. **低钾血症**（hypokalemia）　血清钾<3.5 mmol/L 为低钾血症，常由呕吐、腹泻、胃管抽吸过多和碱中毒所致。低钾血症的治疗应十分谨慎，输液补钾的速度勿超过 0.25 mmol/（kg·h），以防止血钾过高，而且补钾时要用 ECG 监测，密切注意有无出现 T 波高耸和心律失常。如患儿有休克，宜先输给晶体或胶体溶液，纠正低血容量。待尿量达到 1 ml/（kg·h），再以微泵按上述补钾速度经静脉输给 KCl 溶液。低钾血症常伴有碱中毒，和钾一起输入的 Cl^- 有助于减轻碱中毒。此外，氯缺乏还能影响肾脏的保钾能力，故输给氯化钾，除可补充 K^+ 外，还可增强肾的保钾作用，有利于低钾血症的治疗。

2. **高钾血症**（hyperkalemia）　血清钾>5.5 mmol/L 为高钾血症，常由于肾衰竭引起排钾障碍；偶尔由于组织损伤，特别是挤压综合征造成肌肉缺血坏死，或输入保存期较久的库血以及全身麻醉中应用氯琥珀胆碱引起。其紧急治疗措施包括 10% 氯化钙或葡萄糖酸钙 0.1~0.2 ml/kg 静脉注射数分钟后起效，碳酸氢钠 1~2 mmol/kg 静脉注射 15~30 分钟后起效，胰岛素 30 IU 加入 20% 葡萄糖 500 ml，按 5~10 ml/kg 于 1~2 小时内静脉滴注 13~30 分钟后起效，聚苯乙烯磺酸钠（resonium）离子交换树脂按 1~2 g/kg 剂量，每日分 4 次直肠灌注 60 分钟后起效。

（三）酸碱失衡

1. **代谢性酸中毒**（metabolic acidosis）　腹泻、心力衰竭、肾衰竭和低血容量（低血流灌注）等均可导致、代谢性酸中毒。严重腹泻可致肠道损失较多的碳酸氢钠；心力衰竭和低血容量患儿，器官血流降低，产生无氧代谢，乳酸积聚；肾衰竭时，体内酸性分解产物也无法排出。动脉血气分析常能明确诊断：pH<7.36，血浆 HCO_3^-<24 mmol/L。一般作对症处理，如有可能应针对疾病原因进行治疗。由于酸中毒时细胞外液的碳酸氢钠缺少，治疗时给予儿童碱性药物的量可按成人公式计算，即：所需碱性药物=剩余碱或不足碱（mmol/L）×0.5×体重（kg），先输入半量，然后进行血气分析，根据结果考虑其余半量是否继续给予。

2. **代谢性碱中毒**（metabolic alkalosis）　见于幽门狭窄的患儿，由于呕吐致大量胃液丧失。应用利尿药时，当尿液经过肾小管排出时，部分钠、钾离子也带了出来，与血液中的氢离子进行交换，致使氢离子从尿中排泄，而使血浆内 HCO_3^- 增多。大量输血时输入过多的枸橼酸钠也会引起代谢性碱中毒。动脉血气分析可见：pH>7.44，血浆 HCO_3^->24 mmol/L。治疗：输入 NaCl 和 KCl 溶液及足够的液体，使肾排出过多的 HCO_3^-。

（四）低血糖症（hypoglycemia）

新生儿常有低血糖症，尤以早产儿为多。产后 1 天新生儿的血糖含量正常为 2.2~3.4 mmol/L（40~60 mg/dl），在低于 1.0 mmol/L 时可以暂时不出现症状，因为脑细胞在一定时间内可以用酮体和乳酸盐进行代谢。但时间稍长，储备消耗殆尽，患儿就会发生抽搐和呼吸停止，从而使脑细胞受到损害。无症状的低血糖症患儿，可以口服母乳、牛乳和 5% 葡萄糖水；有症状的低血糖症患儿，应给予 10% 葡萄糖液 5 ml/kg，相当于 0.5 g/kg 作静脉滴注。其半量应在 1~2 分钟内注完，其余半量则在 20~30 分钟内滴入。为了防止低血糖症的发生，早产儿和重症患儿均应在麻醉中滴注葡萄糖液，麻醉、手术过程中再作血糖检测。1 个月龄以上小儿的血糖最低值应保持在 4 mmol/L（70 mg/dl）为好。麻醉、手术中补给葡萄糖过多也会引起高血糖症（hyperglycemia）。轻度的高血糖症（8~12 mmol/L）并不引起损害，但有糖尿病和严重颅脑损伤者，则会引起酮症酸中毒（ketoacidosis）和脑水肿，患儿出现深而快的呼吸，血浆 $HCO_3^- < 15$ mmol/L，必须及时应用胰岛素进行治疗，并注意其剂量的调节控制，不使患儿发生低血糖症。

第十六章 创伤患者围术期管理

薛朝霞

早在 30 年前，美国就已开始建立创伤救治体系，到现在为止已经基本形成一套完整的规范化的救治标准和结构，包括创伤事故发生现场的评估（院前指数 PHI、修订创伤记分 RTS、CRAMS 评分法）、伤员的紧急救治，事后的功能修复等。美国外科医师学会多年前就确定，对重伤患者采用创伤诊治流程——高级创伤生命支持（advanced trauma life support，ATLS）进行处理。这点类似于对心脏骤停的处理，即最好的诊疗方式就是停止思考，按步救治。我国尚缺乏规范的创伤救治体系以及救治流程。

ATLS 的要点在于对创伤患者的初始治疗，其本质是快速复苏与稳定伤情，并鉴别出威胁生命的创伤和应该采取的手术方案。

因此，创伤救治包括以下步骤：首先必须先挽救伤者生命；其次则是肢体的正确保存，器官功能的保护；再次就是进一步治疗促进康复，包括手术治疗与器官功能的恢复。

第一节 创 伤 急 救

包括四个阶段处理：初步创伤情况调查，复苏，进一步病情调查，精确治疗。事实上前两个阶段是同时进行的。

一、初步创伤情况调查和复苏

根据 ATLS 诊疗流程，用"ABCDE"五个字母代表初始抢救步骤，分别代表气道、呼吸、循环、活动障碍（神经系统功能评估）和全身显露。临床实践证明，按照 ATLS 流程进行创伤急救，成功率高，不易遗漏损伤。

1. A——气道 注意气道是否通畅，保护颈椎免受进一步损伤等。

创伤抢救首先要做的就是建立或者确保气道通畅。根据患者情况，决定是否人工建立气道，以及如何建立气道。例如意识清醒的创伤患者，如果存在胸部贯通伤，也必须打断其自主呼吸进行气管内插管机械通气。

颈椎保护非常重要，所有重度创伤患者均应戴颈护，在行气管内插管时尤其注意保护颈椎，避免颈椎不稳或骨折刺伤脊髓。

2. B——呼吸 评估患者的呼吸状况。

无法有效自主呼吸的患者，无创或有创建立气道后连接呼吸机行机械通气。评估换气的有效性，注意排除任何威胁呼吸和生命的胸部损伤：张力性气胸、开放性气胸、连枷胸、大量胸膜腔出血（胸腔出血量超过 1 500 ml）。放置胸腔引流管，血胸时除胸腔引流外及时液体复苏。

3. C——血液循环　包括尽量止住任何出血和建立足够的静脉通路，即低血容量的处理。

内出血往往需要进行外科手术才可彻底止血，故创伤患者出血控制之前不宜将血压提至正常，以免加重出血，其复苏目标见表2-16-1。创伤出血引起的低血容量性休克按照出血量和循环指标的变化分为四级。一旦收缩压下降，提示失血量已经超过30%的血容量；如果意识水平不断下降，提示失血量至少占血容量的40%。重度创伤患者的血红蛋白浓度应该>8～9 g/dl。

适宜大量的容量复苏后生命体征没有改善提示存在活动性出血，急需紧急输血和手术止血。一旦活动性出血得到控制，容量复苏的目标就成为提高机体氧供，改善微循环和纠正代谢性酸中毒。将血压维持在能满足肾脏最低灌注的水平。

4. D——活动障碍及快速进行神经系统功能评估　检查患者的活动情况，并快速进行神经系统功能评估。

检查瞳孔的大小、对光反射，进行Glasgow昏迷评分（GCS）。GCS评分在接诊患者时进行一次，并在整个创伤救治过程中要每隔一段时间进行1次。其目的是尽可能早地精确发现任何变化，患者意识水平的任何变化都有意义，如可能提示颅内出血或者其他部位出现严重损伤。

5. E——显露　将患者所有衣服脱下，进行全身仔细检查，防止遗漏任何部位损伤。在此过程中注意保温。"在患者身体的所有孔洞中都放置一根引流管，或者用手指去探查"这一信条应该在创伤救治中得到贯彻。

在进行以上顺序初步创伤情况调查中，不时需要拍摄X片或者进行B超检查。通常摄片的部位有胸部、骨盆与颈椎。

表2-16-1　创伤患者出血控制之前的复苏目标

参　数	目　标
血压	收缩压80 mmHg，平均压50～60 mmHg
心率	<120次/分
氧饱和度和	SpO_2>96%（外周灌注压允许氧饱和度仪正常工作）
尿量	>0.5 ml/(kg·h)
意识	准确听从指令
血乳酸	<1.6 mmol/L
碱剩余	>-5 mmol/L
血红蛋白	>9.0 g/dl

二、进一步病情调查与精确救治

在创伤患者生命体征平稳后，需要进一步从头到脚进行细致的病情调查，反复持续的创伤评估（全身伤情评估、简化损伤分级AIS等）。目的是尽早发现活动性出血以及闭合性损伤。

（一）头部损伤

进行头部体检，排除头皮血肿、颅底骨折或颅骨凹陷性骨折；通过多次的 GCS 评分结合头颅 CT，甄别有无颅内出血或脑挫裂伤存在。进一步的病情调查需要专科医师进行。

原发性脑损伤如脑挫裂伤、脑震荡发生在创伤即刻，患者当时存在头痛、头晕甚至昏迷，送入医院后需要尽快行头颅 CT，并防止脑水肿的发生；注意创伤急救中的继发性脑损伤，其发生往往与缺血、缺氧和二氧化碳蓄积相关，因此创伤复苏时要始终想到脑功能的保护。

复苏目标：维持平均动脉压在 90 mmHg 以上；$SaO_2 > 95\%$；$PaCO_2$ 在正常范围。必要时进行气管内插管机械通气。

（二）胸部损伤

创伤导致的胸部损伤有：心脏挫伤、主动脉破裂、肺脏挫伤、气管支气管树破裂、食管破裂及膈肌破裂。

1. **心肌挫伤**　胸部严重钝器伤合并胸骨骨折的患者，应考虑心肌挫伤的可能。严重的心肌挫伤要注意心包填塞（出血），患者往往表现为严重的低血压、心音遥远、颈静脉怒张。低血压同时中心静脉压升高，心电图表现为心律不齐、S-T 段上升，肌钙蛋白增高，结合创伤情况可以诊断心肌挫伤。

严重心肌挫伤的患者往往合并有其他部位的严重复合伤，需要正性肌力药物支持及进入 ICU 救治。

2. **主动脉破裂**　创伤性主动脉破裂的常见部位在左锁骨下动脉起始处稍远端，完全性主动脉破裂者往往当场死亡；而动脉内膜和中层的撕裂可见于主动脉的任何部位，甚至整个周径，完整的主动脉外膜和纵膈胸膜包裹着巨大的血肿，随时存在破裂的风险。

任何受到明显减速力创伤的患者，如高速公路车祸、高楼坠落，均有主动脉损伤的风险。

胸部正位片或者 CT 检查可以帮助诊断。

怀疑主动脉损伤者，为了减小破裂的风险，进行手术前使用 β 受体阻滞剂将收缩压控制在 100 mmHg 以下。

3. **肺挫裂伤**　是最常见的有致命威胁的胸部损伤。其早期即表现为低氧血症，胸片可见片状渗出。如果吸氧不能改善低氧血症，则需应用小潮气量持续正压通气，同时注意适当的容量控制。

4. **气管支气管损伤**　开放性损伤容易发现，闭合性的气道损伤患者表现为呼吸窘迫和皮下气肿，支气管损伤还会有纵隔气肿心脏受压的表现。

5. **食管破裂**　见于上腹部受到严重打击或挤压，导致下段食管破裂，胃内容物喷入纵隔。清醒患者主诉胸腹部剧烈疼痛，X 线胸片可见纵隔气体影，胸腔引流有胃内容物。纵隔炎症死亡率很高，应行急诊手术。

6. **膈肌破裂**　早期诊断比较困难。膈肌破裂多会发生胃或结肠疝入胸腔进而绞窄。遭受严重躯干钝性创伤的患者，主诉胸腹部疼痛，听诊一侧呼吸音减弱或消失，X 线胸片一侧膈肌抬高，可通过鼻胃管注入造影剂并重复拍片确诊。

（三）腹部损伤

认真细致的腹部触诊和直肠指诊可以大致判定有无腹部脏器损伤或骨盆骨折，必要时进行腹部穿刺或诊断性腹腔灌洗、腹部超声等检查。目的是迅速判定开腹手术的必要性。

腹部闭合性损伤包括实质脏器损伤，可导致出血性休克；空腔脏器损伤，未及时发现会引起感染性休克。患者均有急腹症表现。

（四）骨盆骨折

在创伤导致的低血容量性休克中，除了胸腹腔出血外就是骨盆骨折引起的隐匿性出血。当 X 线片发现耻骨联合增宽或者骨盆骨不连续超过 2 cm 时，紧急处理的方法就是用中单将骨盆包裹并与双腿捆绑在一起，为复苏争取时间。

存在骨盆骨折时要注意检查泌尿系损伤、阴道损伤和直肠损伤。

（五）脊椎损伤

怀疑脊椎骨折者，转运时用脊椎固定板，所有创伤患者转运途中均佩戴颈护，防止脊髓损伤。检查脊椎时，必须将患者躯体整体翻转，就像搬木头一样，同时有人控制头部使颈椎与身体其他部位保持中立位。

对清醒患者进行详细的神经系统检查，判断有无脊髓损伤及其程度，早期诊断治疗有助于神经功能的恢复。

颈髓及高位胸髓损伤会导致血管张力消失、低血压和心动过缓，需要合理的容量复苏和血管活性药物治疗。脊髓损伤早期应用大剂量甲强龙可以改善神经功能预后。

（六）四肢损伤

一般不会危及生命，主要检查是否存在血液供应和神经功能的缺失。随时观察，防治肌筋膜综合征。

（七）创伤患者的镇痛

按病情及救治进程，选择合适的镇痛治疗。应该一旦可能即应及早给予有效镇痛。镇痛方法包括局部阻滞、使用麻醉性镇痛药物等。

经过进一步伤情调查，认为需要急诊手术的患者，在维持生命体征基本平稳的同时进行手术救治。

第二节　创伤患者的麻醉管理

一、严重创伤患者的麻醉特点

严重创伤患者的麻醉特点主要表现在以下几个方面：

1. 对麻醉药物的耐受性差。
2. 难以配合麻醉。
3. 难以避免呕吐与误吸。
4. 麻醉药作用时间明显延长。
5. 常伴有不同程度脱水、酸中毒。

6. 常需支持循环功能。

二、麻醉前急救及治疗

1. **确保静脉通路通畅**　建立加温静脉通路，采用 14～16G 套管针开放静脉通路，穿刺困难者可选择静脉切开，儿童可选用骨髓内通路。

2. **确保急救治疗与供氧**　在转运到手术室的过程中进行持续复苏，尽力纠正外伤出血导致的低血容量，迅速补充血容量，必要时同时应用血管活性药物；保证气道通畅、正常通气与换气。

3. **纠正代谢性酸中毒**　对于较长时间低血容量的患者，行动脉血气分析或者测定二氧化碳结合力，纠正代谢性酸中毒，有利于复苏成功。

4. **解除患者疼痛**　小心静脉应用麻醉性镇痛药如吗啡或芬太尼可以有效缓解疼痛而不影响呼吸。

5. **监测与评估**　监测生命体征、神经功能评分，评估风险与预后，并告知家属，取得签字同意。

三、麻醉处理原则

（一）麻醉药与麻醉方法选择

根据病情及手术种类选择既能满足手术需要，对呼吸循环干扰又相对较小的麻醉药物和麻醉方法。部位麻醉、椎管内麻醉或全身麻醉均可选择。

全身麻醉时以气管内插管全麻为宜，可保证充分吸氧，控制呼吸，又能使麻醉医师有更多的时间处理循环及脏器保护等方面的问题。严重创伤如伴有多发骨折、头颈、躯干损伤患者，都应选用全麻下手术，但必须避免深麻醉，如以咪达唑仑或氯胺酮加肌松剂诱导，经口直视下插管，静吸复合维持麻醉。处于深昏迷的严重创伤患者需要行抢救性手术时，可以不用全麻药物诱导而直接经口直视下气管插管，术中根据情况酌情应用麻醉药物维持。有血气胸者先作胸前闭式引流后再插管。

局麻或神经阻滞麻醉，较适用于四肢外伤患者，因其麻醉范围局限、全身影响小、简便快捷。但对创伤范围大、失血量多、血容量明显不足的复合创伤危重患者，显然不适用。

椎管内麻醉，在众多脊神经根阻滞的同时，交感神经纤维也广泛阻滞，由此可引起外周血管扩张，进一步加重低血压或休克程度。因此椎管内麻醉应列为危重创伤患者的禁忌证，尤以蛛网膜下腔阻滞应列为绝对禁忌证。病情较轻的创伤患者或者经抗休克治疗呼吸循环稳定，意识清醒的患者可以选择椎管内麻醉，但是术中一定严密监测血容量变化，维持循环稳定；危重创伤经补充血容量已达到相对正常的患者，如果创伤部位仅局限于下肢或会阴区，可慎重选用低平面硬脊膜外阻滞麻醉，可能发挥其减少术中出血和防止术后深静脉栓塞的优点。

（二）麻醉过程监测

麻醉中常规监测体温、血压、脉搏、心电图、脉搏血氧饱和度，根据病情选择性进行呼气末二氧化碳监测和有创血流动力学监测如中心静脉压（CVP）、心输出量（CO）等。监测的目的是及时发现问题并指导处理，帮助麻醉医师维持和控制生命器官的功能。

（三）麻醉期间循环、呼吸管理

危重创伤虽然部位各异，其所产生的病理生理改变也不同，但共同点都是呼吸循环功能紊乱或低下，导致机体缺血缺氧。

1. 循环管理 严重创伤患者可以因为急性失血、继发的水电解质紊乱而存在低血容量休克；或者感染、肠道菌群移位而发生感染性休克；颅脑外伤脑疝致循环衰竭等。循环管理的重点是补充和维持有效循环血量，调整外周血管张力，维持心脏功能和脑功能正常。

创伤性休克早期的最突出问题是血容量不足，是导致全身性紊乱的基础。因此，早期复苏的基本目标是快速恢复有效循环血容量，保证组织供氧，以防止低血压所诱发的脑缺氧、心脏骤停和肾衰竭。

（1）创伤和失血程度的估计：不能以血压作为唯一的判断依据，需结合体征及必要的检查，进行全面分析和评估。如面色、肢端温度、脉搏、CVP等。可参照急救医学与危重病的创伤失血性休克治疗预案进行诊断与处理。

休克指数=脉率/收缩压（mmHg）

可帮助判定休克的有无及轻重。指数为0.5多表示无休克；>1.0~1.5有休克；>2.0为严重休克。另外，创伤部位、创伤类型（闭合还是开放）对失血量估计也有帮助。

（2）输液与输血：首先快速输注乳酸钠林格溶液（平衡盐液）1 000~2 000 ml，如果血压上升、心率降低则说明血容量明显不足，如血细胞比容>30%，可继续输液，输液量可按照失血1 ml补充平衡液3 ml来计算；否则适当输血。在出血未控制的情况下，血压维持于正常低限即可，除了输液输血外，可以适当应用缩血管药物。

2. 呼吸管理 颅脑及头面部复合伤者应首先控制气道，保证通气和血氧饱和度。影响呼吸的创伤还包括胸部创伤如胸腔贯通伤、血气胸、多发肋骨骨折等。对于呼吸功能不全，呼吸道烧伤，误吸或有误吸风险的患者，行气管内插管或气管切开建立可靠的呼吸通路，并且给予氧疗和机械控制呼吸，凡血氧饱和度<90%均给予机械通气。

复合伤的患者，按前述创伤评估法进行伤情评估，排除颅内出血和颅脑损伤。怀疑或者确诊合并颅脑损伤者，抢救性手术中麻醉医师一定注意颅内压的变化情况，避免应用吸入麻醉药，适当过度通气。

（四）术中并发症

1. 凝血障碍和DIC 虽经全面治疗而仍然处于持续低血压的患者较容易发生。与患者以下情况相关：大量失血未及时补充；血气胸、心包填塞致机体缺氧；各种原因的低氧血症、高碳酸血症、代谢性酸中毒；低钙血症；脂肪栓塞；低体温以及大量输血后等。

术中一旦出现凝血功能障碍，死亡率可高达77%，故应加强全面预防。

2. 心律失常和心功能不全 除上述引起DIC的因素影响外，主要与患者的体温下降有关，尤易见于老年患者。体温下降多见于长时间体表暴露、休克、大量输注温度较低的溶液和血液、机体产能量减小、体温调节中枢失灵以及血管调节中枢功能低下。

严重低体温除可引起寒战，除机体氧耗量增加外，容易导致心律失常和心肌收缩力减弱，进而发生循环衰竭，形成恶性循环。

第三节　术后并发症防治

创伤术后除了一般常见并发症外，严重创伤患者手术后常因低血容量休克、组织灌注严重不足，再次手术打击等原因，并发呼吸功能不全、肾衰竭、感染等并发症，严重者并发多器官功能障碍综合征（multiple organ dysfunction syndrome，MODS）。MODS 指机体遭受严重创伤或感染及大手术等打击后，同时或序贯出现两个或两个以上器官或系统的功能障碍或衰竭，不能维持机体内环境稳定的临床综合征。MODS 死亡率与病变程度及受累器官多少等有关，累及两个器官死亡率达 50%～60%，三个器官为 72%～80%，四个器官则达 85%～100%。MODS 过去又称多系统器官衰竭（multiple system organ failture，MSOF），1992 年美国胸科医师协会（ACCP）和危重病医学会（SCCM）共同提出将 MSOF 更名为 MODS，目的是为了让大家对疾病发展的全过程引起重视，并重视器官衰竭前的诊断和治疗，纠正即往过于注重器官衰竭的诊断的情况。

临床上将机体过度炎症反应的表现称为全身炎症反应综合征（systemic inflammatory response syndrome，SIRS）。SIRS 是创伤、烧伤、休克、感染等始发因素发展到 MODS 的共同途径。循环虚脱、代谢紊乱、DIC 是 SIRS 的临床特点。急性肺损伤（acute lung injury，ALI）和急性呼吸窘迫综合征（acute respiratory distress syndrome，ARDS）在 MODS 的发病中起着重要作用。SIRS、ALI 和 ARDS 等均不是孤立的相互分割的疾病，而是严重感染或创伤所引起的全身炎症瀑布样反应发展过程中的不同阶段。SIRS 是 ALI、ARDS 和 MODS 的共同发病基础，ALI 是 MODS 的重要组成部分，重度 ALI 是 ARDS，而 ARDS 晚期又多诱发或合并 MODS。

本节主要讨论这些严重并发症的预防和治疗。

一、急性肺损伤和急性呼吸窘迫综合征

ALI 和 ARDS 是众多致伤因素通过 SIRS 这一共同通路使肺产生的急性损伤反应，是原发性的急性呼吸衰竭综合征。

严重创伤术后患者如果出现进行性呼吸困难，提示已并发 ALI 或 ARDS。大多数创伤患者都伴有呼吸异常，表现为低氧血症和过度通气，如果再有大量输血、大面积组织破坏、感染、脂肪栓塞、氧中毒、吸入性肺炎和 DIC 等因素，则极易导致 ARDS 的形成。ARDS 的病死率甚高，可达 50% 以上，占所有外伤后期死亡总数的 1/3，故应重视认真预防，早期诊断和及时治疗。

（一）病理生理

ARDS 病理改变的特征为弥漫性肺泡损伤（diffuse alveolar damage，DAD）。肉眼观，初期肺比正常增重，切面呈水肿样，其表面充血，边缘圆钝，并可见散在的点状出血，2～3 日后肺即呈肝样暗红色。晚期病例合并感染时，则表现为支气管肺炎改变，可见大小脓肿和化脓性分泌物，血管中有血栓形成（详细内容可参阅本书第四篇第 13 章）。

（二）临床表现

1. 症状与体征　通常在创伤、休克或大手术后 1～3 天突发。表现为呼吸频率增快，

严重的进行性呼吸困难。缺氧症状并不因吸入氧气而获得改善。胸部听诊可闻及干性或湿性啰音。在疾病后期多伴有肺部感染。

2. 胸部 X 线检查　早期无阳性表现或仅显示肺纹理增加，随后为局限性过度充气影像，晚期双肺呈现细网状浸润阴影或毛玻璃样改变。

3. 血气分析　早期低氧血症是其特点，且不被吸氧所改善。氧合指数（PaO_2/FiO_2）是诊断 ARDS 与判断预后的重要指标，正常值为 400~500 mmHg。$PaO_2/FiO_2 \leqslant 300$ mmHg 为 ALI，当 $PaO_2/FiO_2 < 200$ mmHg 即属于 ARDS。$PaCO_2$ 早期可降低，表现为呼吸性碱中毒；若 $PaCO_2$ 增高提示濒危。

4. 肺力学监测　可用床边呼吸功能监测仪监测。主要改变包括：

（1）肺顺应性下降。

（2）呼吸道阻力增加。

（3）无效腔通气量比例增加。

5. 血流动力学监测　必要时可以进行有创性血流动力学监测——肺动脉导管监测，测定肺动脉压（PAP）、肺动脉楔压（PAWP）、心排出量（CO）、混合静脉血氧分压（PvO_2）等。可以了解患者的病理生理改变、心功能状态等，作为诊断和治疗的参考。ARDS 的特征之一是 PAP>18 mmHg。据此与心源性肺水肿相区别。

（三）临床分期

进行临床分期的目的是为了更早的进行预防和治疗。

1. ALI 评分　对 ALI 进行评分有助于区分 ALI 的严重程度，也有助于理解 ALI 与 ARDS 是同一病理过程中的不同发展阶段。

1988 年 Murray 对肺损伤评分（LIS）进行了修改，提出改良的肺损伤评分（modified lung injure score，MLIS）（见表 2-16-2）。MLIS 由四部分组成，分别为 X 线胸片、低氧血症、呼吸末正压（PEEP）及呼吸系统顺应性评分。

2. ARDS 临床分期　共分为 4 期。

第一期：

（1）有原发病如创伤、感染、休克等临床症状。

（2）呼吸频率增快，过度通气。

（3）呼吸困难表现不明显。

（4）PaO_2 正常或在正常低值，$PaCO_2$ 偏低。

（5）X 线胸片正常。

第二期：

（1）多在原发病发生 24~48 小时以后。

（2）呼吸增快，浅速。

（3）有轻度呼吸困难，发绀。

（4）肺部可听到湿性啰音或少许干性啰音。

（5）轻度低氧血症，低碳酸血症。

（6）P（A-a）DO_2 增加，Qs/Qt 为 15%~20%。

（7）胸部 X 线显示细网状浸润阴影。

表 2-16-2　改良急性肺损伤评分系统

项　目		评　分
胸部 X 线评分		
无肺实变		0
肺实变局限于	1 个象限	1
	2 个象限	2
	3 个象限	3
	4 个象限	4
低氧血症评分		
PaO_2/FiO_2	>300	0
	225 ~ 299	1
	175 ~ 224	2
	100 ~ 174	3
	<100	4
PEEP 评分		
PEEP	≤5 cmH_2O	0
	6 ~ 8 cmH_2O	1
	9 ~ 11 cmH_2O	2
	12 ~ 14 cmH_2O	3
	≥15 cmH_2O	4
肺顺应性评分		
肺顺应性	≥80 ml/ cmH_2O	0
	60 ~ 79 ml/ cmH_2O	1
	40 ~ 59 ml/cmH_2O	2
	20 ~ 39 ml/cmH_2O	3
	≤19 ml/cmH_2O	4

判断方法：肺损伤得分=累计值/指标数

正常：0

轻中度损伤：0.1 ~ 2.5

重度损伤：>2.5

第三期：

（1）病情发展迅速。

（2）呼吸困难加重，表现呼吸窘迫，发绀明显。

（3）肺部啰音增多。

（4）中度以上低氧血症，即使增加吸入氧浓度也难以纠正。呼吸性碱中毒。

（5）P（A-a）DO_2 明显增加，Qs/Qt 为 20%~25%。

（6）X 线胸片出现典型的、弥漫性雾状浸润阴影。

第四期：

（1）严重呼吸窘迫。

（2）重度低氧血症和高碳酸血症。

（3）Qs/Qt>25%。

（4）心力衰竭、休克、昏迷。

（5）X 线呈"白肺"（磨砂玻璃样）。

（四）诊断和治疗

1. 诊断

（1）ALI 诊断标准

1）急性起病。

2）$PaO_2/FiO_2 \leqslant 300$ mmHg。

3）X 线胸片示双肺浸润影。

4）PAWP $\leqslant 18$ mmHg 或无左房压力增高的临床证据。

（2）ARDS 诊断标准：在 ALI 诊断标准的基础上，$PaO_2/FiO_2 \leqslant 200$ mmHg 即可诊断。

ALI 和 ARDS 实际上是一个连续的病理生理过程，早期阶段即为 ALI，发展到一定程度即为 ARDS。发生 ARDS 的患者必然有 ALI，但并不是所有的 ALI 患者都会发展成为 ARDS。ALI 这一概念的提出有利于 ARDS 患者得到早期诊断和治疗。

2. 治疗   治疗原则：消除原发病因，支持呼吸，改善循环，防治并发症，维护肺和其他器官的功能。

（1）积极治疗原发病：去除诱发因素，治疗原发疾病，对防止 ALI 及 ARDS 的发生和发展十分重要。严重感染患者应及时应用有效抗生素；迅速纠正休克；及时处理多发性创伤；注意防止胃内容物误吸。

（2）控制感染：感染是导致 ALI、ARDS 的高危因素，也是 ARDS 患者常见的死亡原因。ARDS 患者对感染的抵抗力显著降低。感染部位多见于肺部、创伤伤口及侵入性操作部位。抗感染宜尽早开始，选用广谱强效抗生素，并给予足够的剂量和疗程。一般先采取经验性抗生素治疗，再根据病原培养及药敏试验的结果来调整抗生素，以进行针对性治疗。

还有针对炎症细胞及其介质和某些致病因子的免疫疗法的治疗研究，如前列腺素 E_1（prostaglandin，PGE1）能够调节中性粒细胞和巨噬细胞介导的炎症反应、抑制血小板聚集和扩张肺血管；其他还有抗内毒素单克隆抗体，白介素 1（IL-1）受体阻滞剂、肿瘤坏死因子 α（TNF-α）及其受体阻滞剂等。但仅在动物实验中有一定效果，目前临床应用尚未成熟。

（3）机械通气支持：机械通气支持是目前治疗 ALI 及 ARDS 最重要也是最具有肯定疗效的方法之一。其目的是维持气体交换，支持肺泡毛细血管膜功能的恢复，有效纠正低氧血症，以赢得时间进行病因治疗。

对机械通气的要求是：在 $FiO_2<0.6$、气道压峰值<45 cmH_2O 时，SaO_2 能达到 $\geqslant 90\%$。

一般首先应用间歇正压通气（IPPV），当 IPPV 在上述条件下不能有效提高 SaO_2 时（$SaO_2<90\%$），使用 PEEP；潮气量不宜过大，一般潮气量为 6~8 ml/kg；呼吸频率不宜过慢，一般每分钟 15 次左右。

当以上通气模式均不能达到治疗目标时，可以使用反比通气模式，即延长吸气时间使吸呼时间比≤1。反比通气可以降低气道峰压和平台压，增加气道平均压，改善通气/血流比值，还可诱发内源性 PEEP。但在意识清醒患者常需使用镇静剂或肌松药。

（4）循环功能的支持：首先保证最低的满足生理需求的有效血容量；维持充分的心排出量和组织灌注；维持 PAWP<12 mmHg；必要时联合应用多巴胺、多巴酚丁胺和血管扩张剂以维持心排出量，改善组织灌流；一旦出现血容量过负荷，可加用利尿药以保护心肺功能。

（5）其他治疗措施：应用 NO 间断吸入或者输注前列腺素 E 降低肺血管阻力；早期短程大剂量应用肾上腺皮质激素如氢化可的松每天 1 000 mg，或地塞米松每天 50 mg，连用 3 天后停药（仅限于脂肪栓塞、误吸、呼吸道烧伤和有毒气体含高浓度氧、脓毒性休克等主张应用激素治疗）；进行营养支持，ARDS 患者大多处于高代谢状态，营养支持应尽早开始。最好用肠道营养，能量的摄取既要满足代谢的需要，又应避免碳水化合物的摄取过多，蛋白质摄取量一般为 1.2~1.5 g/kg。

二、多器官功能障碍综合征

（一）多器官功能障碍综合征发病机制

多器官功能障碍综合征（multiple organ dysfunction syndrome，MODS）的发病机制尚不十分清楚，主要有以下学说从不同角度对这个问题作了多方面探讨。

1. 缺血再灌注损伤（ischemia-reperfusion injure，IRI）　各种原因使组织血液灌流量减少，细胞发生缺血性损伤。当组织恢复灌注后，多数情况下缺血组织和器官的功能结构得以修复，患者病情得到控制；然而部分患者缺血后再灌注，不仅组织器官功能未得到恢复，反而使缺血所致的功能代谢障碍和结构破坏进一步加重。这种现象称为缺血再灌注损伤。严重创伤后低血容量性休克导致的微循环缺血和再灌注损伤是引发 MODS 的重要因素。引起缺血再灌注损伤的原因包括无复流现象、钙超载、白细胞所产生的细胞因子与黏附分子的作用、氧自由基损伤等。最终结果使得组织细胞氧代谢障碍，细胞凋亡，器官功能不全。

组织氧代谢障碍包括组织氧输送（DO_2）减少和组织氧利用障碍两个方面。DO_2 和氧耗量（VO_2）之间的关系主要是由机体代谢状况来决定的。MODS 时由于医疗干预，绝大部分患者 DO_2 处于正常甚至是超高状态，但机体对氧的利用发生障碍，组织仍然缺氧，从而导致器官损害。另外，创伤和感染后机体内氧自由基（OR）形成与释放增多。OR 不但生物毒性强，而且几乎能与任何细胞成分发生反应并呈连锁性，使得损伤不断扩大和加重，导致细胞功能紊乱甚至死亡。

2. 全身炎症反应综合征（systemic inflammatory response syndrome，SIRS）　其表现如下：①体温>38℃或<36℃；②心率>90 次/分；③呼吸频率>20 次/分，过度通气，$PaCO_2<$ 30 mmHg；④白细胞>12 000/mm³，幼稚细胞>10%。

各种原因所导致的 SIRS 其病理生理改变和发病机制是一样的。机体遭受严重感染时，可能会出现两个极端：一是大量炎性介质进入循环系统，刺激更多的炎性介质瀑布样释放，而内源性抗炎介质又不足以抵消其作用，结果导致 SIRS；二是内源性抗炎介质释放多于促炎介质的释放，从而导致代偿性抗炎反应综合征（CARS），SIRS/CARS 失衡的后果是炎症反应的扩散和失控，使细胞因子由保护性作用转变为自身破坏性作用，造成器官损伤。1991 年美国 ACCP 和 SCCM 联席会议委员会提出了 SIRS 的概念，并认为促炎介质和抗炎介质失去平衡所产生的一系列连锁反应或瀑布效应的最终结果将衍变为 MODS。

3. 补体激活　在创伤、感染和休克过程中有补体系统被活化，其活化产物 C3a、C3b、C5a 等可进一步激活巨噬细胞、中性粒细胞和单核细胞，产生一系列炎性物质，从而导致剧烈的炎症反应和器官的损害。

补体活化产生的炎性介质从作用上可分为两类，一类包括氧自由基（OR）、溶酶体酶、阳离子蛋白等，其作用是分解胶原和基底膜等结缔组织，与脂类发生过氧化反应，破坏生物膜的通透性，与含有巯基的蛋白质和酶反应而使其变性等，因此其对器官具有较强的破坏作用。另一类物质被称为细胞因子，如 IL-1、IL-2、IL-6、α-干扰素和 TNF-α 等。绝大多数细胞活素并没有直接的细胞毒性，但可以对免疫细胞调控而深刻影响整个免疫过程，并能造成机体更严重的损害和功能紊乱。

4. 肠道菌群易位　严重感染与 MODS 关系十分密切，但死于脓毒血症的许多患者却找不到明确的感染灶或细菌培养为阴性。应用抗生素预防和控制感染并不能有效地降低 MODS 的发病率与死亡率，从而人们注意到机体最大的细菌及毒素储库——肠道，可能是许多感染的发生地，其与 MODS 的形成关系密切。

正常状态下，肠道具有一定的防御功能，称为肠道屏障。但在多种应激因素打击下，这种屏障功能可被破坏，肠道内细菌与内毒素得以侵入机体形成肠源性内毒素血症。这是细菌炎性介质产生的重要因素之一，进一步发展则加重全身炎症反应，并很易使炎症反应失控，内皮细胞被大量破坏，损伤组织器官，最终导致 MODS 的发生。

（二）MODS 诊断

1. MODS 区别于其他器官衰竭的临床特点　① MODS 患者发病前器官功能良好，发病中伴应激、SIRS；②衰竭的器官往往不是原发因素直接损伤的器官；③从最初打击到远隔器官功能障碍，常有几天的间隔；④MODS 的功能障碍与病理损害在程度上不一致，病理变化没有特异性；⑤MODS 病情发展迅速，一般抗休克、抗感染及支持治疗难以奏效，死亡率高；⑥除非到终末期，MODS 可以逆转，一旦治愈，不留后遗症，不会转入慢性阶段。

2. 临床特征性表现　①在直接损伤器官发生功能障碍后，间隔一段时间，远隔器官发生功能障碍；②循环系统处于高排低阻的高动力状态；③持续性高代谢状态和能源利用障碍；④氧利用障碍，内脏器官缺血缺氧，氧供需矛盾突出。

MODS 经历休克、复苏、高分解代谢和器官衰竭四个阶段。

3. MODS 的诊断标准　目前沿用比较多的是 1994 年 Sauaia 提出的创伤后 MODS 评分标准（表 2-16-3）和表 2-16-4 所示的 MODS 诊断标准。1995 年 10 月在庐山召开的全国危重病急救医学学术会议上修订并提出的重修 MODS 病情分期诊断及严重程度评分标准对 MODS 的病情分级及严重程度进行了更为详细的表述，可以作为 MODS 诊治的参考。

表 2-16-3　创伤后 MODS 评分标准

受累器官	功能障碍		
	1 级	2 级	3 级
肺脏（ARDS 评分）	>5	>9	>13
肾脏（Cr, μmol/L）	>160	>220	>440
肝脏（胆红素, μmol/L）	>34	>60	>136
心血管（CI, L/min·m²）	<3.0	<3.0	<3.0
脑［多巴胺, μg/(kg·min)］	<5	<5~15	>15

注：ARDS 评分标准。①低氧血症：0 分，PaO_2/FiO_2>250 mmHg；1 分，179~249 mmHg；2 分，119~174 mmHg；3 分，80~124 mmHg；4 分，<80 mmHg；②MV：0 分，<11 L/min；1 分，11~13 L/min；2 分，14~16 L/min；3 分，17~20 L/min；4 分，>20 L/min；③PEEP：0 分，<4.4 mmHg；1 分，4.4~6.6 mmHg；2 分，7.4~9.5；3 分，10.3~12.5 mmHg；4 分，>12.5 mmHg；④静态顺应性：0 分，>500 ml/kPa；1 分，400~500 ml/kPa；2 分 300~390 ml/kPa；3 分，200~290 ml/kPa；4 分，<200 ml/kPa。

器官或系统功能正常、功能障碍 1、2、3 级分别计 0、1、2、3 分，MODS 定义为入院后 48 小时器官等级同时期评分相加总和≥4 分。

表 2-16-4　MODS 诊断标准

器官或系统	诊断标准
循环系统	SBP<90 mmHg 并持续 1 小时以上，或循环需要药物支持才能维持稳定
呼吸系统	急性起病，PaO_2/FiO_2≤200 mmHg，X 线胸片见双肺浸润，PAWP≤18 mmHg，或无左房压升高的证据
肾脏	血清 Cr>177μmol/L，伴有少尿或多尿，或需要血液透析
胃肠道	上消化道出血，24 小时出血量>400 ml，或不能耐受食物，或消化道坏死或穿孔
肝脏	血清总胆红素>34.2 μmol/L，血清转氨酶在正常值上限的 2 倍以上，或有肝性脑病
代谢	不能为机体提供所需能量，糖耐量降低，需用胰岛素；或出现骨骼肌萎缩、无力
中枢神经系统	GSW<7 分
血液系统	血小板计数<50×10⁹/L 或减少 25%，或出现 DIC

（三）MODS 的临床监测

近年来，虽然对 MODS 的诊断和治疗上有了一些新的突破，但 MODS 的发生率并没有明显降低，其死亡率仍高达 50% 以上。因此强调把预防 MODS 的发生和早期诊断、早期治疗作为提高该类患者生存率的根本途径。达到以上目的的手段就是全面细致的监测。

1. 呼吸功能监测

（1）通气监测：创伤患者除了因胸廓的完整性遭到破坏或胸廓运动受限可以产生通气不足外，在创伤早期多见通气过度。通气量（VE）是由潮气量（VT）和呼吸频率（f）所决定的，即 $VE = VT×f$。由于解剖死腔（VD）的存在，故决定有效通气的不是 VE，而是肺泡通气量（VA），VA=VE-VD=（VT-VD）×f。危重病时多种原因可以导致VT减少，最主要的是肺顺应性（CL）降低。评价通气的指标是$PaCO_2$。通过临床症状的观察如体位、呼吸肌的协调运动、呼吸频率、胸廓运动幅度、发绀、出汗等，初步估计通气是否足够。

（2）呼吸力学监测：主要包括胸廓顺应性（CT）、肺顺应性（CL）和通气压力（Paw）监测。

肺顺应性（compliance of lung，CL）指单位压力改变时引起的肺容积的改变，即顺应性C=容积改变（ΔV）/压力改变（ΔP）/kPa。VT除以平台压力即可得到胸肺顺应性。CL是了解肺实质和呼吸功能变化的主要指标，正常值约为750 ml/kPa。

CL降低表示肺变僵硬而难以膨胀，结果使VA、FRC和肺容量均减少，甚至导致肺泡萎陷，这些变化是创伤后肺功能不全，特别是分流增加的重要病理学基础。

CL又分为静态肺顺应性（Cst）和动态顺应性（Cdyn）两种。Cst反映肺组织的弹性，Cdyn除反映肺组织的弹性外，还受气道阻力的影响，但在实际监测过程中一般性呼吸机不具备吸气屏气性能，患者又不能中断呼吸，所以Cst监测非常困难。为减少气道内气体流动对压力的影响，现多采用不中断呼吸情况下测量Cdyn，为了减少肺气道阻力在气体流动时对压力变化的影响，特别采用了在呼气末，声门关闭瞬间（在使用机械呼吸时相当于Pause阶段）的VT与Paw（相当于平台压）之比来计算顺应性，此即动态有效顺应性（Cdyn eff），虽然不及Cst但较Cdyn准确。

肺含水量增加和表面活性物质减少则是造成CL降低的最主要和最早的原因，并因FRC减少和VT下降进一步恶化。因此适当增加VT或PEEP，则有可能使CL获得改善。

（3）氧饱和度监测：氧合能力是评价肺功能最重要的指标。包括以下指标：

1）弥散功能：按照Fick定律，肺弥散量（diffusing capacity of the lung）可表达如下：

$$V=K(A/L)×(P1-P2)$$

式中V气体弥散量，K气体弥散系数，A气体弥散面积，L膜厚度，P1-P2膜两侧气体分压。

气体弥散速度还与它在液体中的溶解度密切相关，溶解度高则扩散快。根据测算，37℃时CO_2在血液中的溶解度比氧大24倍，而CO_2的弥散能力是氧的20倍，故肺泡膜即使增厚，早期也很少出现CO_2潴留。

2）V/Q：氧和效率不仅取决于肺泡膜的通透性和扩散面积，还取决于肺血流量，因为氧和CO_2都依赖于一定的血量来运送。单位时间内血流量越多则从肺泡摄取的氧和排入肺泡内的CO_2就越多。V/Q失衡是创伤后影响氧合的最重要的原因。正常氧合有赖于V/Q的合理匹配，人体正常V/Q为0.8。

3）气体运输：经血液运输的氧和CO_2以物理溶解和与Hb结合两种形式存在，这样就大大提高了气体运输效率。PaO_2是评价肺功能的最基本指标，在肺换气功能良好时，吸入氧浓度（FiO_2）每增加1%，PaO_2可提高5 mmHg。在呼吸室内空气条件下，如$PaO_2<60$ mmHg即称为低氧血症，提示存在肺氧合功能障碍。由于PaO_2与FiO_2有关，因此在读取PaO_2报告时，必须同时参考FiO_2。

2. 血流动力学监测

（1）血压和心率：血压和心率作为重要的生命体征是常规的监测项目。血压并不是反映当前循环变化真实敏感的指标，心率和脉压变化则较为敏感。

（2）尿量：是反映肾脏灌注的重要指标。在肾功能正常时，尿量可以反映内脏血流灌注水平，无尿或少尿提示有效循环血量的不足。由于影响尿量的因素非常多，应与心率和血压结合起来判断才有可能减少误诊。

（3）经皮氧分压（$PtcO_2$）和脉搏血氧饱和度（SpO_2）监测：皮肤对血流灌注变化十分敏感，因此近年来使用 $PtcO_2$ 监测已成为循环监测的重要手段之一。

（4）中心静脉压（CVP）：CVP 反映右心前负荷。其正常值为 $3.8 \sim 8.5$ mmHg。其与血压之间变化的意义见相关章节。

（5）Swan-Ganz 导管（肺动脉导管）监测：可以测量肺动脉楔压（PCWP）、心排出量（CO）、右房压（RAP）肺动脉压（PAP）等。依据这些参数并结合血压、心率便可以进一步计算左右心室作功情况、全身血管阻力、肺血管阻力和每搏血量（SV）等一些系列循环生理学参数。

（6）DO_2 和 VO_2：维持足够的心排出量（CO）是为了向各器官提供必须的 DO_2。而确保有效地 VO2 是循环治疗最根本的目的。

$$DO_2 = CaO_2 \times CO \times 10 = 13.8 \times SaO_2 \times Hb \times CO$$

DO_2 足够的标志是应使 VO_2 脱离对 DO_2 的依赖，外周 VO_2 除与代谢有关外，还与 DO_2 有密切关系。当 DO_2 在一定范围变动时 VO_2 可以没有变化，即使 DO_2 有所不足，也可通过氧摄取率（O_2ext）增加进行代偿，但 DO_2 下降超过某一临界水平时 VO_2 即会受到影响，并随 DO_2 的下降而同步下降，显示 VO_2 与 DO_2 处于一种依赖关系。这个导致 VO_2 转折的 DO_2 的临界值，便是所需的 DO_2 的最低值。影响 VO_2 的因素很多，如许多危重患者，其 DO_2 虽然已经很大但仍未使 VO_2 脱离依赖，这种情况被称作病理性依赖，主要原因是氧摄取率（O_2ext）的异常。

3. 连续心电图监测　严重创伤可能并发 MODS 的患者，必须进行连续心电图监测，及时发现和处理心律失常。

4. 肾功能监测　急性肾衰竭（ARF）病因很多，但在创（烧）伤、休克等危重病患者中，ARF 多为肾前性。肾缺血引起肾小管上皮细胞坏死脱落和肾小管闭塞；软组织挤压伤引起肌红蛋白增高；麻醉手术对肾灌注和肾小球滤过率的影响；抗利尿激素（ADH）和醛固酮的分泌使肾小管再吸收增加；抗生素的应用；伴存肾、膀胱、尿道复合外伤等均为 ARF 的诱因。

在肾前性 ARF，氮质血症占 50% 以上，临床表现也不尽相同，有时隐匿，有时发展迅速。临床上根据 ARF 发展过程，大致将其分为 3 期，即少尿期、多尿期和恢复期。

急性肾衰竭的表现为少尿或无尿，病死率可达 50% ~ 90%。初期肾衰竭一般尚属可逆性，对创伤性休克给予迅速有效处理，肾衰的发生率可明显下降。早期可出现多尿性肾衰竭，并非少见，但预后较无尿性肾衰稍好。出现少尿时应首先排除血容量不足，同时应避免不恰当地使用利尿药，否则可能进一步加重低血容量和肾衰竭。

5. 肝功能监测 定期测定肝功能如胆红素、转氨酶、白蛋白等情况。

6. 胃黏膜内 pH（pHi）监测 急性胃肠黏膜损伤（acute gastric mucosal lesion, AGML）是严重创伤早期最常见的并发症。新近研究发现，胃肠黏膜缺血是导致 AGML 的主要原因，因为胃肠道是对缺血、缺氧反应最敏感的器官。近年来有些作者通过观察危重病患者发现，在血压尚未显著下降，动脉血 pH 无明显变化的情况下，其胃、肠 pHi 已经有了显著降低。提示监测胃肠黏膜内 pHi 有助于判定内脏器官缺血状态。

7. 中枢神经系统监测

（1）一般监测：意识是中枢神经系统功能完善的重要标志，意识障碍是脑功能受损的一种突出表现，正确评定意识障碍程度，对指导、判断预后具有重要意义。意识障碍分为嗜睡、昏睡、浅昏迷和昏迷四级。还用格拉斯哥昏迷记分法（glasgow coma scale, GCS）来评定患者的意识状态，最高 15 分，最低 3 分，分数越低则说明脑损害的程度越重。

（2）电生理监测：①脑电图监测，既可及时判断脑电变化，又可动态观察病情发展之趋势，是一项重要的客观指标；②脑干听觉诱发电位监测，系通过计算机叠加 2000 次声刺激脑干的诱发电位，主要记录脑干各水平听觉通路的电活动，可反映各个水平的脑干功能状态。

（3）颅内压（ICP）监测：脑内设立测压装置，测压后经压力传感器传出，并通过外设显示与记录装置将 ICP 记录下来。ICP 的正常值为 6~11.7 mmHg。ICP 监测可随时了解 ICP 的动态变化，增高趋势和对脑功能的影响等，以便及时诊断和指导治疗。一般将 ICP 升高分为三级，轻度：ICP 为 15~20 mmHg；中度：ICP 为 20~40 mmHg；重度：ICP>40 mmHg。在监测过程中，一旦发现 ICP 增高，尤其是中、重度增高时，应迅速采取措施明确诊断并降低颅压。

8. 凝血功能监测 定时测定血小板计数、凝血酶时间、部分凝血酶时间、纤维蛋白原等，及时发现和纠正凝血功能的异常。

（四）MODS 的治疗

迄今为止对 MODS 的治疗主要是进行器官功能的支持，其意义是尽可能地减轻器官损伤的后果，为进一步治疗赢得时机。

1. 祛除病因 是治疗的关键。

对于创伤、休克患者要尽早、充分、有效的实施复苏，补足血容量，最大限度的保护器官功能。及时手术止血或改善通气，早期彻底清除坏死组织、感染病灶，强有力的抗感染，迅速纠正水电酸碱紊乱和低蛋白血症等也是防治 MODS 的最好措施。

2. 预防和控制感染

（1）对创伤和感染患者，应及时、彻底清除坏死组织，充分引流，给予有效的抗生素预防和控制感染。

（2）严格无菌操作，控制侵入性操作，减少感染危险。

（3）选择性肠道去污染，目的是通过抑制肠道中的革兰阴性需氧致病菌和真菌，预防肠源性感染。

（4）有效地控制 SIRS，实际上也就是防治了 MODS。目前临床上对严重感染的治疗，从预防 MODS 发生的角度考虑，已不再局限于单纯抗生素的应用，而是扩大到了一系列对炎性介质的调节和拮抗上，如内毒素单克隆抗体、PG 抑制剂、谷胱甘肽过氧化酶等。

3. 早期加强呼吸功能的管理　ARDS 在 MODS 中发生率非常高且出现最早。因此，早期加强监测，进行呼吸支持对于防止 MODS 意义十分重大。

4. 循环支持　MODS 常有心功能不全，血压下降、微循环淤血、动静脉旁路存在、血液分布异常，外周组织氧利用障碍。合理的使用胶体液与晶体液以维持有效地循环血量，保持血压的稳定；血压低者在补足血容量的基础上选用多巴胺、间羟胺等血管收缩剂以升高血压；心功能不全者应用适量的洋地黄制剂，以增加心肌收缩力并减慢心率。

5. 肾功能的支持　MODS 时常由于血容量不足、休克、肾血管痉挛及代谢产物积聚，导致急性肾衰竭。因此在 MODS 尚未发生时即应注意保护肾功能，积极有效地复苏和增加肾脏灌注是主要的治疗目标。

6. 胃肠道管理及支持　血液灌注不足、缺血缺氧和其他应激因素均会使胃肠道成为受损的靶器官，致使胃肠黏膜屏障功能衰竭，肠道细菌及内毒素移位，继而导致肠源性感染。

治疗主要在于：①应用血管活性药物，在改善全身血液循环的同时改善胃肠道血液灌注；②应用自由基清除剂减轻胃肠道缺血及再灌注损伤；③进行早期肠内营养，使用肠道营养激素如生长因子，补充谷氨酰胺，保护胃肠黏膜并促进胃肠黏膜细胞再生；④使用微生态制剂如双歧杆菌等恢复肠道微生态平衡；⑤使用抗生素时应注意对肠道厌氧菌的保护，避免破坏肠道厌氧菌构筑的抑制肠道需氧致病菌易位的生物学屏障；⑥防治应激性溃疡，使用制酸剂、质子泵抑制剂或 H_2 受体阻滞剂；不宜使胃内过度碱化，胃液 pH 控制在 4~5 之间为宜。

7. 营养代谢支持与调理

（1）增加能量供给，注意氮和非蛋白氮能量的比例，使热氮比值保持在 100：1 左右，提高支链氨基酸的比例。

（2）代谢支持既要考虑器官代谢的需求，又要避免因底物供给过多加重器官的负担。

（3）代谢调理是从降低代谢率和促进蛋白质合成的角度，应用某些药物干预代谢，常用的有环氧酶抑制剂和生长激素。

8. 加强功能不全器官的支持治疗

（1）提高氧供

1）通过氧疗或机械通气维持 $SaO_2>90\%$，增加动脉血氧合。

2）维持有效的心排出量 $[CI>2.5L/(min \cdot m^2)]$。

3）增加血红蛋白浓度（>100 g/L）和血细胞比容（>30%）。

（2）降低氧耗

1）及时使用物理方法和解热镇痛药等手段降温。

2）有效的镇静和镇痛。

3）及时控制惊厥。

4）呼吸困难患者，采用呼吸支持的方法，降低呼吸作功。

第十七章 器官移植术围术期管理要点

田彦璋 双卫兵

第一节 概 述

器官移植（organ transplantation）是将健康的器官移植到自体或另一个体的某一部位，使之迅速恢复功能的手术，其目的是代偿受体相应器官因致命性疾病而丧失的功能。目前，器官移植已被公认为治疗器官终末期疾病的重要方法。

器官移植的巨大成功得益于移植免疫学、分子生物学、现代外科技术、器官保存和围术期处理技术的迅猛发展。应该认识到，器官移植并非一个简单、普通的手术，外科技术只占整个移植工作的一个部分，围术期管理同样是移植成败的关键。

一、术前处理

（一）心理准备

器官移植手术对于任何一位患者来讲都是一次重大的手术，可对患者的情绪产生极大的影响；整个治疗过程漫长，治疗手段复杂，需要患者及家属的积极配合。因此，在移植手术前一定要由有经验的医生向患者及其家人详细介绍各方面情况，以便于患者及家属能与医生密切配合，减轻患者的心理负担，取得理想的手术效果。医生可从手术的目的、手术的方式、手术的风险及手术的经济学等方面加以说明，提高患者的认知水平，充分做好术前的心理准备。

（二）受体状态的评估

需行器官移植的患者多伴有全身各重要器官的功能障碍，如慢性肾功能不全者常伴有低蛋白血症、高血压、心血管疾病或继发性甲状旁腺功能亢进；肝病终末期多伴有肾功能损害，即肝-肾综合征（hepatorenal syndrome）；因大量腹腔积液引起心肺功能障碍导致低氧血症；严重凝血功能障碍等。因此，术前要准确估计肝、肾、心、肺功能损害程度及其由此而引起的水、电解质紊乱和酸碱失衡等全身病理生理改变情况，以便准确掌握手术时机，保证移植手术顺利进行，降低围术期的死亡率。

1. 术前常规检查

（1）血液检查：包括血常规、血型、血生化（包括肝功能、肾功能、电解质、血脂、空腹血糖等）、凝血功能、病毒系列（包括肝炎病毒、巨细胞病毒、HIV、单纯疱疹病毒、腺病毒、梅毒螺旋体等）、血培养（细菌和真菌）、动脉血气分析等。

（2）尿液检查：尿常规、尿培养（细菌和真菌）。

（3）粪便检查：便常规、潜血试验。

（4）胸部 X 线平片（正侧位片）。

（5）心电图。

（6）腹部 B 超（肝胆脾胰）。

2. 个体化检查

（1）若为恶性肿瘤患者，应加做下列检查：全套肿瘤标志物测定、胸腹部 CT、全身骨骼 ECT 扫描、相关细胞学检查。

（2）若原有心肺疾患，应加做下列检查：肺功能测定、超声心动图、运动试验、冠脉造影、心脏放射线核素检查。

（3）若肾功能不良，应加做下列检查：肾小球滤过率测定、尿蛋白定量、肌酐清除率测定、肾脏超声，必要时肾脏穿刺活检。

（4）若做活体器官移植，则供、受体均做移植器官彩色超声、血管造影及磁共振血管成像等检查，以了解移植器官的血流情况及各相关血管的解剖。

（三）免疫学检测

1. 人类白细胞抗原（human leukocyte antigen）的血清学测定（HLA 配型）　一般来讲，供体与受体 HLA 的差异程度决定了排异反应的轻重程度。供体与受体 HLA 配型尽可能地接近，是异体器官移植成功的关键。HLA 配型的方法有：

（1）血清学方法：常用 Terasaki 微量补体依赖淋巴细胞毒试验（microlymphocytotoxicity test），但其存在诸多的限制，影响了分型结果的准确性，并给亚型的进一步确定带来困难。

（2）细胞学方法：用混合淋巴细胞反应法测知淋巴细胞抗原，但由于分型标准细胞来源困难，且其方法繁琐，不适于常规检测使用。

（3）分子生物学技术：目前常用的方法有：限制性片段长度多态性分析（RFLP）、聚合酶链式反应单链构象多态性分析（PCR-SSCP）、序列特异性引物聚合酶链反应技术（PCR-SSP）、聚合酶链式反应寡核苷酸探针杂交方法（PCR-SSO）、DNA 序列测定。RFLP、PCR-SSCP 技术的敏感性和精确性较高，但复杂方法学和结果判断程序，限制了它们的广泛应用。PCR-SSP 和 PCR-SSO 技术具有高特异性与敏感性、简捷、快速、结果容易判断，可根据实际需要调整分辨度水平，因此在临床器官移植的组织配型中得到了广泛的应用。

此外，也有采用氨基酸残基三联体（Triplet）法进行配型，通过该方法可更精确地为高敏患者找到可接受供体。

2. ABO 血型　ABO 血型与 HLA 配型具有同样重要作用。不同血型间的同种移植，特别是肾移植，绝大多数会迅速发生超急性排斥反应。曾有人认为 ABO 血型相容与否对肝移植和心脏移植并不重要，临床亦有 ABO 血型不相容而获得成功的肝脏、心脏移植的报道，但大宗病例统计和长期随访表明肝移植供受体 ABO 血型不相容的 5 年生存率比相容者低15%。因此器官移植仍应选用与受体 ABO 血型相容的供体。

3. 交叉配合（cross match）与淋巴细胞毒性试验　交叉配合是指受体、供体间的血清与淋巴细胞的相互交叉配合。细胞毒性试验（cytotoxicity test）是指受体的血清与供体淋巴细胞之间的配合，也是交叉配合的一个组成部分。细胞毒性试验是临床上必须作的。如果受体以前曾经接受过输血或有过妊娠，很可能其血清内已有预先形成的抗体（已致敏血清），则细胞毒性试验可呈阳性，器官移植术后，就会发生超急性排斥反应。一般要求淋巴细胞毒性试验必须<10%或阴性。

4. 群体反应性抗体（panel reactive antibodies，PRA）的检测 群体反应性抗体的产生是患者 HLA 抗原致敏的结果，能准确反应受者体内抗 HLA 抗体水平，判断是否存在致敏状态，临床上常因妊娠、输血或接受器官移植而产生，是发生超急性排斥反应和移植物失活的重要原因。

最初的 PRA 检测方法是微量淋巴细胞毒试验（complement-dependent crossmatch，CDC），其准确率较低。近年来出现一些新的检测方法，其准确率不断提高。如酶联免疫吸附分析法（ELISA 法），用于检测 PRA 抗体特异性。随后，出现了基于流式细胞技术（Flow-PRA）的方法，与 ELISA 或 CDC 方法相比，Flow-PRA 的方法简单，准确率高，能检出 CDC 法阴性的低水平 HLA 抗体。进入 21 世纪，C4d 补体依赖流式 PRA 开始应用，能选择性检测与 C4d 结合的潜在有害的 IgG 类抗体，进一步提高识别 HLA 特异性细胞毒抗体的准确性。2004 年液相芯片技术被引入 PRA 研究领域，它集流式技术的快速性、杂交技术的精确性和 ELISA 技术的敏感性于一身，通过可偶联探针及荧光技术，实现对被检测物的定性和定量检测。Lu 分钟 ex 技术使 PRA 分析的敏感性得到进一步提高，能在移植术前测出低水平的抗-HLA 抗体，从而能更准确地预测移植物功能异常和免疫学事件的发生。

二、术中处理

（一）麻醉前准备与麻醉选择

麻醉前除按一般外科大手术常规准备外，要备好心电监护、血氧饱和度、肺动脉漂浮导管等各种检测仪。手术全过程一般采用全身麻醉进行，有时可行硬膜外置管并保留到术后，用以术后患者的镇痛与镇静。

（二）手术注意事项

器官移植手术包括供体手术和受体手术两部分。首先施行供体手术，待探查后确认供体器官可用，再开始受体手术。两手术组应密切配合，协调一致。手术必须由能熟练进行移植的、有经验的外科医生实施，操作务必小心、细致，要尽可能地缩短移植器官缺血和受体的手术时间。目前，大多数手术已基本规范化，而且随着技术进步和手术方式改进，手术成功率显著增加。

（三）术中监测

器官移植手术创伤大、时间长，一些手术可能要部分或完全阻断大的动、静脉血管，可引起剧烈的血流动力学波动、酸碱失衡以及电解质代谢紊乱。为了提高手术成功率，减少术中和术后并发症，应进行密切的术中监测，以便快速准确地处理术中出现的严重问题。

1. 循环系统 常规监测心电图（ECG）、有创动脉血压、血氧饱和度，应常规放置肺动脉导管，以便监测中心静脉压（CVP）、肺动脉压（PAP）、肺毛细血管楔压（PCWP）、混合静脉血气、心排血量、心脏指数等。

2. 呼吸系统 监测吸入氧浓度、呼吸功能、呼气末 CO_2 浓度等。

3. 血液系统 检验血红蛋白、血细胞比容、血小板计数、DIC 全套、INR、血浆渗透压等。有条件可用 Sonoclot 分析仪或凝血弹力描记图监测、评价凝血过程。

4．血生化　检测肝功能、肾功能、血糖、血乳酸、血电解质等。

5．其他如血气分析、中心体温、尿量等。

三、术后处理

1．各器官功能监测　移植手术本身可引起全身应激反应、神经内分泌失衡，血流动力学波动、电解质代谢紊乱、酸碱失衡等变化；器官植入后缺血再灌注可对植入器官带来损害；免疫抑制剂中常用的环孢素 A、FK506 等可对肝、肾等脏器产生毒性损害，这些均会引起全身器官、组织的病理生理改变，导致脏器功能损害。因此必须及时监测各器官功能，检查项目同术前。

2．免疫指标监测　排斥反应、感染均可引机体免疫功能升高、免疫细胞活化，因此单纯依靠免疫指标对排斥反应难以作出诊断。必须依据临床表现、实验室检查的综合判定和病理检查才能确诊。可供参考的免疫指标有：

（1）可溶性 HLA 免疫球蛋白 G（sHLA-IgG）：用以评价受者免疫状态，预测排斥反应发生的危险性。若 sHLA-IgG 增高表明受者处于高敏状态，发生排斥反应的可能性高，需调整免疫抑制剂的用量。

（2）可溶性白介素-2 受体（sIL-2R）：静止的 T 淋巴细胞表面的 IL-2R 由两个多肽链组成，即 IL-2Rβ 和 IL-2Rγ，活化的 T 淋巴细胞表面迅速表达 IL-2Rα（CD25），并与 β 和 γ 链一起形成 IL-2R$\alpha\beta\gamma$ 复合体，进入血液成为 sIL-2R。血正常值<1000kU/L，若>2000kU/L，则结合临床表现和实验室检查，可有助于急性排斥反应的诊断。

（3）其他：$\beta2$ 微球蛋白、可溶性黏附分子-1（CD54）、CD4 与 CD8 比值等，可判定机体免疫状态，但对急性排斥反应的诊断均为非特异性，仅作参考。

3．移植术后排斥反应的防治——免疫抑制治疗　临床同种异体器官移植后，需要用各种免疫抑制措施来防治排斥反应，主要是免疫抑制药物的应用。理想的用药方法是选择数种免疫抑制药物，联合不同的作用机制，又不至于完全抑制机体的自身防御功能。目前常用的免疫抑制药物有：

（1）硫唑嘌呤（azathioprine）：是一种抗代谢药物，在体内可以转化为有活性的核苷酸，通过反馈机制抑制核酸的合成。不良反应是骨髓抑制，引起白细胞减少，并对肝有一定的不良反应，可导致胆汁淤积和肝炎。

（2）霉酚酸酯（mycophenolate mofetil，MMF）：能特异性地抑制 T 细胞和 B 细胞增殖及抗体生成，制止细胞毒 T 细胞的繁殖。主要不良反应是白细胞减少，血小板减少，出血性膀胱炎，恶心、呕吐、脱发等。

（3）环磷酰胺（cyclophosphamide）：是一种烷化剂，对细胞特别是增殖旺盛细胞具有毒性。对 T 细胞和 B 细胞均有抑制作用。临床上常用其替代已引起肝功能损害的硫唑嘌呤。

（4）环孢素（cyclosporine）：是一种钙调蛋白磷酸酶抑制剂，其临床使用为器官移植开辟了新纪元，是公认的新一代强有力的免疫抑制剂。主要机制为阻止数种早期 T 细胞激活基因的转录，抑制巨噬细胞产生 IL-1。临床应用常需监测血药浓度，个体吸收差异较大。主要不良反应为肝肾毒性作用，多毛症、高血压、高尿酸血症、高血糖、胃肠道反应等。

（5）他克莫司（tacrolimus，FK506）：是一种新型强效免疫抑制剂，其免疫抑制特性与环孢素相似且效力更强。他具有抑制辅助性 T 细胞释放 IL-2 和细胞毒性 T 细胞增殖的作用，并有较强的抑制细胞和体液免疫应答对移植物抗原的反应。其主要用于肝移植和十分复杂困难的肾移植，特别用于抢救顽固性排斥反应的肝移植。主要不良反应有肝肾毒性、神经系统毒性、高血压、高血糖等。

（6）抗淋巴细胞球蛋白（antilymphocyte globulin，ALG）：临床用制剂的血清多来自马、羊、兔。可直接作用于外周血中的淋巴细胞并将其清除。其最大缺点往往会引起过敏反应如皮疹、高热、寒战、全身不适、血压下降甚至过敏性休克。

（7）莫罗莫那-CD3（OKT$_3$）：为鼠 IgG$_2$ 的免疫球蛋白。其靶分子是人类成熟 T 细胞所特有的 T3 抗原，能抑制其增殖与杀伤功能。主要不良反应为发热、寒战、腹泻、头痛、恶心、呕吐、肺水肿、脑膜炎、昏迷等。禁用于对本品过敏者。

近年来尚有多种免疫移植药物问世，如来氟米特（leflunomide）、雷帕霉素（rapamycin）等。

免疫移植药物的应用常根据植入器官和受体的个体差异而不同。临床用药方式是各类免疫移植药物的联合应用，常为二联或三联用药。如皮质激素与 FK506/环孢素 A 联合应用，或皮质激素、FK506/环孢素 A 和霉酚酸酯的联合应用等。

4. 免疫抑制剂药物浓度监测　目前器官移植后常用的免疫抑制剂如环孢素 A 和 FK506 都有较强的肝、肾毒不良反应。监测免疫抑制剂的血药浓度可调整其用量，尽可能避免或减轻其毒不良反应。此外，当临床出现移植器官功能障碍时，可参考药物的血药浓度以鉴别排斥反应、感染或药物不良反应所致的症状。免疫抑制剂血药浓度不高时应考虑症状来自排斥反应或感染，反之则为药物的毒不良反应。

环孢素 A 血浓度测定一般采用高压液相色谱法（HPLC），亦可用放免法或单克隆抗体法。当血药浓度>300 ng/ml 可发生不良反应。移植术后 1 个月内，血药浓度值宜维持在 200～250 ng/ml，术后 2～6 个月维持在 150～200 ng/ml，术后 6～12 个月维持在 100～150 ng/ml，以后根据具体情况低浓度维持。肝功能不良者，环孢素 A 易积蓄，必须严密监测。

FK506 的肝、肾毒性<环孢素 A，但仍需监测，常用高压液相色谱法进行测定。血中 FK506 浓度在 5～20 ng/ml 时一般不发生毒性反应。术后第 1 个月血浆浓度值宜维持在 10～12 ng/ml，术后 2～5 个月维持在 8～10 ng/ml，术后 6～12 个月维持在 6～8 ng/ml，以后根据具体情况低浓度维持。

5. 移植术后感染的防治　器官移植患者由于长期应用免疫抑制剂，机体免疫功能低下，易受细菌、真菌或病毒感染，感染多发生于肺脏、肝脏和胆道，严重者可出现全身感染，死亡率高。器官移植后的患者应定期常规采集痰、咽部分泌物、尿、各种引流管、引流液、胆汁、血液和粪便标本涂片染色及细菌和真菌培养，以便早期发现感染，及早治疗。

细菌感染中革兰阳性菌感染占 50%～60%，革兰阴性菌占 40%～50%，厌氧菌较少。真菌感染多发生于消化道、泌尿道和肺部，以曲真菌和念珠菌居多。有报道移植后发生卡氏肺孢子菌感染，其临床表现以干咳和呼吸困难为主，动脉血氧低，X 线胸片多不能发现异常。可检查血循环中的卡氏肺孢子菌抗原，经支气管镜拉网取标本行银染色查肺孢子菌。

病毒感染以巨细胞病毒（CMV）感染最为常见，约 60% 受者发生感染，其中 50% 有临床症状，死亡率亦高。其检测方法有：①巨细胞病毒抗体的检测；②全血、血浆或尿的CMV-DNA 测定；③CMV 培养。肝移植后肝炎感染或再发率高，常导致移植物功能丧失，早期诊断可应用 PCR 方法检测 HBV DNA 和 HCV RNA 含量，方法简易，敏感率高。由于器官移植术中大量输血，受体有可能感染人类获得性免疫缺陷病毒（HIV）等，必要时可按照世界卫生组织的诊断标准进行检测。

第二节　肝脏移植围术期处理

目前，肝移植（liver transplantation）已成为治疗终末期肝病的常规手术。肝衰竭后，常导致全身生理、代谢严重紊乱，加之肝脏结构复杂、手术并发症多，因此，肝脏是脏器移植中难度较高的器官，在围术期处理方面特别强调多学科的密切协作。

一、术前处理

（一）手术适应证

肝移植患者的选择，原则上要综合考虑原发病的自然病程、传统治疗的效果、肝移植能否延长患者的生存期和患者能否耐受手术等问题。肝移植的适应证较广，概括起来可分以下几类：

1. 终末期肝实质良性疾病　肝炎后肝硬化、酒精性肝硬化、自身免疫相关性肝硬化以及各种原因引起的急性暴发性肝衰竭等。

2. 先天性代谢障碍性疾病　α_1-抗胰蛋白酶缺乏症、Wilson 病、Crigler-Najjar 综合征、高酪氨酸血症、IV型糖原贮积症等。

3. 胆汁淤积性疾病　原发性胆汁性肝硬化、硬化性胆管炎、先天性胆道闭锁或狭窄等。

4. 肝脏恶性肿瘤。

（二）手术禁忌证

对于肝脏移植的禁忌证，世界上各大移植中心不完全相同，有些疾病仍存在争议。

目前认为肝脏移植的绝对禁忌证有：①存在难以控制的感染（包括细菌、真菌、病毒感染）；②艾滋病病毒（HIV）感染者；③难以戒除的酗酒或药物依赖者；④患有不可逆脑组织损害者；⑤肝外存在难以根治的恶性肿瘤；⑥有难以控制的心理障碍或精神病。

下列情况被视为肝脏移植的相对禁忌证：①受体年龄≥65 岁或<1 岁；②存在外科解剖困难情况；③肝脏进展期恶性肿瘤；④存在严重心、肺、肾等重要器官病变；⑤既往有精神病史。

（三）供体选择

选择一个好的供肝是提高肝移植手术成活率、减少并发症和取得良好疗效的关键环节。目前供肝大部分来自于脑死亡供体，也有部分取自活体供体。供体应具备下列条件：

1. 供体应为非肿瘤性脑死亡者，年龄<50 岁者为佳，且越年轻越好，因其肝脏的恢复和再生能力强。

2. 供体无肝炎、肝癌及其他慢性肝脏疾病史，肝功能检查正常。应无酗酒史，因为酗酒后易致肝脏脂肪沉着，甚至脂肪肝、肝硬化，移植后极易发生原发性移植肝无功能。

3. 供体与受体的 ABO 血型应相符。如不同型，至少应符合输血原则。

4. 选择肝脏移植供体时，一般不要求 HLA 配型相符。研究表明，HLA 配型同肝移植患者是否发生排斥反应及排斥反应发生的频率和强度均不成正比，与肝移植受体的存活率并无密切关系。

5. 肝脏移植时，对于交叉配合与淋巴细胞毒性试验的要求不如其他器官严格。如有可能，淋巴细胞毒性试验阴性者为佳。

6. 供体临终前血流动力学应稳定，动脉血氧分压 >80 mmHg 为佳，以保证肝脏有足够的血流灌注。

7. 供体应无系统性红斑狼疮（SLE）、血液病、糖尿病、结核病、全身性严重感染、艾滋病等病史。

（四）受体准备

肝移植是一项复杂的手术，且接受肝移植的患者一般状况均较差，因此术前必须做充分准备。

1. 受体一般状况评估　终末期肝病患者会出现凝血酶原时间延长、胆红素升高、低蛋白血症、肝性脑病、肝硬化腹腔积液和上消化道静脉曲张等肝功能失代偿的表现。因此，移植术前应对患者进行全面的评估，通过完善的评估对患者的肝病进行分期，选择适宜的手术时机，使患者在移植后能获得最佳的预后。

评估内容包括：详细了解临床病史、系统体格检查、全面的实验室检查、有针对性的影像学检查等，必要时可进行肝组织活检。

2. 受体术前准备

（1）术前适当补充营养，一般给予高蛋白、高能量、高维生素、易消化的低脂饮食，以改善贫血和低蛋白血症。

（2）纠正凝血机能障碍，于术前 3 日开始肌内注射维生素 K。

（3）术前 3 日进半流质饮食，术前 1 日进流质饮食；术前 3 日开始口服肠道抑菌药物；术前晚清洁灌肠，禁食、禁饮水。

（4）手术备血 10 000 ~ 15 000 ml（其中新鲜血占 2/3 以上，库存血 5 000 ml），血浆 1 000 ml，清蛋白若干支。

二、术中处理

（一）供体的手术

由于肝脏对缺血的耐受性很差，常温下缺血超过 8 分钟，肝细胞的酶活性即耗尽，肝细胞开始变性、坏死。因此应尽量缩短肝脏的缺血时间，保证供肝的质量和活力。

1. 供体应该是在确定脑死亡而心脏尚未停搏前或心搏刚停止的状况下完成供肝的切取工作。

2. 肝脏灌注时迅速经门静脉插管，立即用 2 ~ 4℃冷灌注液，以 80 cm 高度重力法向肝内灌洗，肝动脉需加压灌注，胆道也应灌洗。冷灌注的目的是洗净肝内有害物质，毛细血管内纤维蛋白血栓，维持肝内微循环通畅，并使肝脏迅速降温。

3. 供肝热缺血时间应<15 分钟，最好在 10 分钟之内。冷缺血时间<8 小时。经冷灌注后，温度保持在 4~6℃。

4. 在修剪供肝过程中，必须始终将供肝置于 2~4℃冷保存液中，并继续用冷灌洗液通过血管缓慢滴注灌洗。

（二）受体手术

手术包括病肝切除、供肝植入和血管、胆道的重建。近年来，在受体手术的各环节上有了突破性的技术改进，缩短了供肝缺血时间，提高了手术成活率。

成功的肝脏移植是从受体的肝切除开始的。在伴有严重的门脉高压及广泛的侧支循环形成或先前有多次腹部手术史的患者，这一手术通常是很困难的。解剖、分离出近侧及远侧的血管以及所有的韧带后再切下肝脏，特别要注意需保留所有受体血管的最长的长度。胆总管的游离程度取决于胆道重建的方案（胆总管端端吻合术或胆总管空肠吻合术）。切断腔静脉时需要注意避免损伤右肾上腺静脉。若计划行静脉转流，则需在左腋静脉、股静脉及门静脉处放置套管。

随着手术技术的提高和对肝脏移植认识的增加，静脉转流技术的使用逐渐减少，合并有以下情况者应选择性应用静脉转流：①肾功能不全者，肾小球滤过率<20 ml/min，Cr>2.5 mg/dl，不考虑行肝肾联合移植者；②术中下腔静脉或肝静脉钳夹试验出现严重血流动力学不稳定者；③伴有心脏疾患，心功能不全者。

肝脏的植入是从肝上下腔静脉的吻合开始，然后进行肝下下腔静脉的吻合。若受体腔静脉原位保留，供体下腔静脉也能和受体的下腔静脉进行侧侧吻合（背驮式肝移植）。接着吻合门静脉。所有的静脉吻合好之后，暂时阻断肝上下腔静脉，对肝脏进行再灌注，同时将肝下下腔静脉开口，冲出高钾以及富含肾上腺素的 UW 液。最后的步骤是行肝动脉的吻合。有些学者建议行动脉与静脉的同时再灌注，他们认为这样可以减少再灌注损伤及迟发性胆道狭窄的发生。

胆道重建的方法还存在争议，有放置或不放置 T 形管的胆总管端端吻合术以及胆总管空肠 Roux-en-Y 式吻合术。胆总管端端吻合对胆道的下一步操作及对胆汁进行评价比较方便，并且可以保留 Oddi 括约肌的功能。遗憾的是，胆总管端端吻合对缺血性损伤特别敏感，并且拔去 T 形管后出现的胆瘘也是一个棘手的问题。通过 Roux-en-Y 式胆总管空肠吻合之后，一定程度上可以避免这些问题，然而 14% 的患者仍然可发生胆漏或胆道狭窄。儿童肝脏移植经常使用 Roux-en-Y 式吻合。

三、术后处理

（一）一般处理

术后的重症监护治疗与其他大手术的处理相似。术后 24~48 小时内保留气管插管，呼吸机支持通气。检测肝功能、肾功能、电解质每日 1 次，血气分析每日 2 次，凝血功能、血糖每周 2 次，根据以上检查结果及时予以相应处理。注意维持水与电解质平衡，维持正常血糖水平。术后需适量输给新鲜血液、清蛋白、血浆、护肝药物及大量维生素 B 和维生素 C，并给适量利胆药物，改善和恢复肝功能。术后引流及抗生素的使用和其他重大腹部手术相似。如果重建胆道时放置 T 形管，术后 10~14 天行 T 形管胆道造影，了解胆道通畅情况。为了解术后排斥反应和调整免疫抑制剂的应用，需检查患者免疫功能和免疫抑制剂血药浓度，每周 2 次，4 周后改为每周 1 次，3 个月后每月检测 2 次。

肝移植后出现肝脏功能损害的原因为：原发性肝无功能、移植技术失败和排斥反应。前两者发生在术后早期（24～48 小时），急性排斥反应发生相对较晚。实验室检查均有胆红素增高，与肝脏相关的各种酶升高，高钾血症、代谢性酸中毒、急性低血糖和凝血功能障碍。因此重点检查：①肝酶谱，如转氨酶、转肽酶、碱性磷酸酶、乳酸脱氢酶；②胆红素；③各种凝血指标；④血清透明质酸（HA），HA 升高提示肝窦内皮损害，见于早期肝无功能，对急性排斥反应早期有诊断意义。

（二）术后并发症的防治

1. 术后感染　肝移植术后并发感染较为常见。由于患者存在潜在性疾病或体内代谢紊乱（糖尿病、营养不良）、术后免疫抑制药物的应用、手术后失活组织或异物的存在，以及外科手术造成的液体积聚等因素，使其抗感染能力下降，容易并发各种感染。除常见的大肠杆菌、金黄色葡萄球菌等化脓性感染外，真菌感染也常有发生。术后应对患者全面监测，并定期行 X 线、B 超、CT 或 MRI 检查，及时发现感染并分析原因。术后近期内应严格消毒和隔离，尽量将免疫抑制剂减到最小维持量，加强抗生素治疗，必要时行外科引流。

2. 血管并发症　肝脏移植术后的血管并发症是最严重的并发症之一，是造成移植肝脏失活和患者死亡的重要原因。预防并及时采取有效措施处理血管并发症是提高肝脏移植成功率的保证。肝移植术后血管并发症主要有：肝动脉并发症（肝动脉栓塞、肝动脉狭窄、肝动脉假性动脉瘤）、门静脉狭窄或血栓形成、下腔静脉狭窄或血栓形成。

（1）血管并发症发生的原因：①吻合技术不当，如血管外膜内翻、吻合口成角或扭曲、缝线牵拉过紧等；②血管内膜受损，如冷缺血时间过长、血管阻断钳应用不当等；③吻合血管口径过小，如供受体血管口径差异、血管存在变异等；④急性排斥反应导致肝血流阻力增加；⑤ABO 血型不符；⑥凝血机制紊乱等。

（2）血管并发症的诊断：一旦考虑到有发生血管并发症的可能，应选择必要的影像学检查予以证实。目前各大移植中心常规首选彩色多普勒超声检查，其具有无创伤、简便、费用低和便于反复应用等优点，敏感率高达 90% 以上。但彩色多普勒超声易受肥胖和气体的干扰，以及血管周围侧支循环的影响，因而具有一定的假阴性。此外，血管造影、螺旋 CT 血管成像、磁共振血管成像也是较好的诊断工具。

（3）血管并发症的预防和治疗：应不断提高血管吻合技术，避免外膜内翻，力争一次吻合成功，减少对血管的损伤；要强调供肝修剪的技巧，对发自肾动脉平面以上的任一较大血管及其分支，均应进行仔细解剖，避免损伤变异的供肝血管，同时注意保护血管内膜；尽量减少供肝冷缺血时间，少用冷冻血浆，正确应用血管阻断钳，避免损伤血管内膜。

血管并发症的治疗方法有：药物溶栓、手术取栓、手术血管重建或重新吻合、血管搭桥、血管内球囊扩张术、血管内支架植入术等。对于治疗失败、肝损严重、肝组织严重坏死、移植肝功能衰竭者，或血管异常不适合重建者，再次肝脏移植是唯一的治疗选择。

3. 胆道并发症　胆道重建是肝脏移植术中的一个薄弱环节。多年来，虽然肝脏移植技术取得重大进展，但是胆道并发症的发生率仍然有 5%～50%，其死亡率仍近 10%。肝脏移植术后的胆道并发症以胆道狭窄和胆漏最为常见，约占70%，其他并发症有壶腹部功能障碍以及胆泥、胆石所致的胆道梗阻等。

（1）胆道并发症的影响因素：①胆道重建技术，包括胆道重建方式、缝合材料以及吻合技术；②肝脏移植术式，近年来开展的活体肝脏移植、减体积性肝脏移植和劈离式肝脏移植的胆道并发症发生率高于经典原位全肝脏移植；③肝动脉供血不良，如肝动脉狭窄或栓塞等肝动脉并发症可引起胆漏、胆道狭窄等各种胆道并发症；④供肝的获取、保存以及缺血再灌注损伤；⑤巨细胞病毒感染等。

（2）胆道并发症的诊断：移植术后应密切观察胆汁引流情况，严密监测患者肝功能及各种生化指标，注意患者腹部体征。胆道造影术是诊断胆道并发症的金标准，能准确显示胆道管径大小、形态、分布、狭窄和胆漏的部位。B超早期诊断胆道并发症敏感性低，对梗阻时间长、肝内胆管扩张者诊断价值较大。此外磁共振胆道成像、CT扫描及胆道核素显像等均对胆道并发症具有较大的诊断价值。

（3）防治胆道并发症应注意的问题：①术中缩短供肝冷缺血时间，掌握好冷灌注的压力与流速，同时注意灌洗胆道，保证供肝质量和活力；②胆道重建方式目前多采用胆总管-胆总管吻合，强调黏膜对合要准确，T形管从受体侧置入；③术中注意保留胃十二指肠动脉对胆总管的血供，防止胆总管的缺血坏死；④术后早期开始冲洗胆道，防止胆道感染；⑤经保守治疗无效的胆瘘、胆道梗阻病例，应及早行外科手术处理；⑥发现合并有肝动脉并发症者，应积极准备再次肝脏移植。

（三）肝移植术后排斥反应的防治

肝脏是免疫特惠器官。在脏器移植中，肝脏是唯一能逐渐减少免疫抑制剂——钙调蛋白磷酸酶抑制剂（FK506或环孢素A）应用的器官。

肝移植基本的免疫抑制方案有三联疗法和二联疗法。三联疗法通常为钙调蛋白磷酸酶抑制剂（FK506或环孢素A）、抗代谢药（硫唑嘌呤或霉酚酸酯）和泼尼松联合应用。二联疗法为FK506或环孢素A加泼尼松。钙调蛋白磷酸酶抑制剂的剂量根据血药浓度决定，采用剂量个体化原则。硫唑嘌呤的剂量由患者的体重决定，若发生粒细胞减少症，则必须减量或者停药。霉酚酸酯也应该用标准剂量，除非发生不良反应如胃肠道反应或粒细胞减少症。在以上三联、二联方法基础上早期加用IL-2受体阻滞剂，可能是一种较好的免疫治疗方案，它的优点是可以减少钙调蛋白磷酸酶抑制剂的用量和糖皮质激素的应用，甚至可使糖皮质激素在术后早期停药。一些新的免疫抑制剂，如西罗莫司等在肝脏移植中应用也逐渐增多。

有资料表明，虽然肝脏移植急性排斥反应的发生率比较高，但免疫抑制剂的维持量却较小。许多移植中心采用二联的免疫抑制方案，几个月后，逐渐减少激素用量直至停用。目前主张小剂量的FK506或环孢素A加用霉酚酸酯维持治疗。这些方案的优点是患者能减少长期使用泼尼松的不良反应，如骨质疏松、无血管性坏死和感染。

术前患乙型肝炎、丙型肝炎的受体，应该较早停用激素，维持较低的免疫抑制浓度，可减少原发疾病的复发。而免疫性疾病则不宜撤除激素，如自身免疫性肝炎、原发性硬化性胆管炎、原发性胆汁性肝硬化，因为激素停药后可能会导致原发疾病的复发。

第三节　肾脏移植围术期处理

　　肾移植（renal transplantation）是临床各类器官移植中疗效最稳定和最显著的。自20世纪80年代以来，由于HLA配型的进展，现代外科和麻醉技术的进步，新免疫抑制剂环孢素A、单克隆抗体OKT3等的应用，有效地抑制了移植肾的排斥反应，肾移植的长期存活率有了显著提高。长期存活者工作、生活、心理、精神状态均属满意。

　　肾移植围术期的合理处理，对降低术后并发症，提高肾移植存活率起着重要作用。

一、术前处理

（一）手术适应证

　　一般来说，凡是慢性肾衰竭已发展到终末阶段，经一般治疗无明显效果时，都是肾移植的适应证。常见的疾病有：慢性肾小球肾炎、间质性肾炎、慢性肾盂肾炎、肾血管硬化症、多囊肾、糖尿病性肾小球硬化等，此外还有外伤所致双肾或孤立肾丧失者。

（二）手术禁忌证

　　1. 肾脏疾病是全身疾患所引起的局部表现时，不能考虑肾移植，因为这一疾病将蔓延到移植的肾脏，常见的疾病有：淀粉样变性、结节性动脉周围炎和弥漫性血管炎等；

　　2. 全身严重感染、结核病、恶性肿瘤患者，不能考虑肾移植，因在移植后应用免疫抑制剂和类固醇时，疾病将迅速恶化；

　　3. 心、肺、肝等重要器官明显损害和全身情况不能耐受移植术者也属禁忌。

（三）供体选择

　　由于供肾短缺，越来越多患者选择亲属间的活体肾移植手术。资料表明，亲属活体肾移植的短期与长期结果皆优于尸体肾移植。目前，亲属活体肾移植者中，HLA配型较好者的移植肾半数生存期超过20年，配型不满意者亦超过12年，而尸体肾移植者的半数生存期仅为9年。此外亲属活体肾移植手术后出现移植肾功能延迟恢复和急性排斥反应的概率小，所用免疫抑制剂剂量小。供体应具备下列条件：

　　1. 供体应为18岁以上，65岁以下；有完全自主的行为能力，在充分了解相关信息的基础上自愿捐肾。

　　2. 供体应身体健康，无肝炎、糖尿病、高血压、高血脂等疾病，无过度肥胖。此外，药物成瘾者、恶性肿瘤者、有传播性或感染性疾病者不应作为供体。

　　3. 供体肾功能应正常，如肌酐清除率下降、24小时尿蛋白量超过300 mg、镜下血尿（RBC>10～15/HP）者，则不考虑采用。

　　4. 供体应无尿路结石、多囊肾、肾脏先天性发育异常（肾脏多支动脉、肾错构瘤、肾动脉瘤、单侧小肾脏、双肾盂输尿管）等肾脏疾患。

　　5. 术前常规检查如血常规、凝血检查、胸部X线片和心电图等无明显手术禁忌。

　　6. 供受体ABO血型、HLA配型应相符，交叉配合与淋巴细胞细胞毒性试验应为阴性，混合淋巴细胞培养转化率<10%。此外，PRA检测阴性者，术后发生严重排斥反应的可能性极小。

（四）受体准备

肾移植手术对于任何一位肾衰竭的患者来讲都是一次重大的手术，这主要有麻醉的风险、手术本身的风险以及术后的并发症等几个方面的因素。因此，在肾移植手术前一定要充分准备，以取得理想的手术效果。

1. 受体一般状况的评估　肾移植术前患者病情较复杂，可能存在尿毒症、高血压、贫血、感染以及水、电解质代谢紊乱和酸碱平衡失调等情况，因此必须全面了解受体的一般状况：

（1）有无心力衰竭病史，能否平卧，有无心包、胸腔积液，心脏储备功能如何。

（2）有无高血压病史及严重程度，是否服用降压药物及当前血压情况。

（3）血尿素氮、肌酐水平，每日尿量，有无高血钾。

（4）贫血程度，血红蛋白、血细胞比容，凝血时间，有无出血倾向。

（5）有无尿毒症性肺炎，血气分析结果，意识是否清楚。

2. 术前准备

（1）透析治疗：终末期肾病患者在行肾移植前应充分透析，其目的在于：①通过透析可以调节机体的内环境，纠正水、电解质、酸碱平衡紊乱；②通过透析可为治疗身体其他方面疾病（如病毒性肝炎、肺结核、有出血与感染的多囊肾等）创造条件，赢得时间；③通过透析可以进行一些全身营养支持治疗，如纠正贫血、低蛋白血症等。透析的方法有血液透析、腹膜透析与肠道透析三种。前两种透析效率高，透析结果满意，其中血液透析为最常用。除非患者及环境特殊，一般较少采用肠道透析。

（2）纠正贫血、低蛋白血症：终末期肾病患者多伴有贫血和低蛋白血症，这些都必须给予纠正，否则会影响移植肾的存活。有研究认为术前为受体输全血可以提高移植肾的存活率，但输血也会增加感染病毒性肝炎、疟疾、艾滋病等传染病的机会。近年来促红细胞生成素应用于临床，可较好地纠正贫血，使移植前输血的患者大大减少。对于患有营养不良、低蛋白血症的患者，术前可给予人血清蛋白，纠正的低蛋白血症，术后可以继续使用，促进患者恢复。

（3）控制感染：包括细菌、真菌及病毒感染，应确认治愈后方可考虑行肾移植术。

（4）纠正心血管系统的异常：如降血压、改善冠脉血供、抗心力衰竭、纠正心律失常等。

（5）移植前手术：①肾切除术：除非有肾肿瘤、巨大的多囊肾、大量血尿、多发性或巨大肾结石伴顽固性感染、严重肾结核等，一般情况下移植前不主张行双肾切除术；②下尿路手术：前列腺肥大、尿道瓣膜需要手术处理，以解除尿路梗阻；③胃肠道手术：反复出血或严重的消化性溃疡，反复感染的肠憩室等宜做手术切除；④胆囊切除：胆囊结石伴反复感染或胆道梗阻者需作胆囊切除。

（6）术前检查：尿毒症患者，虽然进行了透析治疗，但全身各个系统均受到了严重的影响，随时都有可能发生变化，因此术前都需要做全面的体格检查和一些必要的辅助检查。①一般检查：血常规、尿常规、便常规加隐血、血生化（包括肝功能、肾功能、电解质、血脂、心肌酶谱等）、凝血检查、ABO 血型、病毒系列（包括肝炎病毒、HIV、巨细胞病毒等），以及咽拭子、痰、尿的细菌和真菌培养；②特殊检查：心电图、胸部 X 线片、肺功能、B 超（肝、胆、脾及双肾）、超声心动图等；③免疫学检查：如 HLA 配型、淋巴细胞毒性试验和群体反应性抗体检测等。

二、术中处理

（一）供肾手术

取出供体的肾脏和一般肾切除术没有很大区别，其主要不同点在于手术时需要非常小心，要求不损伤切下的肾脏，并尽可能多保留动脉和静脉的长度，不影响输尿管的血液供应。肾脏的供体有活体供肾和尸体供肾两类。

活体供肾者可在术前通过血管造影预见肾脏血管的解剖分布，因此可在肾切除的同时开始移植操作，这样可大大缩短移植肾脏的缺血时间。一般优先选用左肾，因为左肾静脉比较长，可将左肾翻过来移植于右髂窝，使静脉处于动脉之后，便于吻合。如供者为年轻妇女，则宜取其右肾，因妊娠时右侧尿路出现并发症机会较多。若其他条件相仿，应取单支肾动脉的肾脏。

尸体供肾通常取自脑死亡后的供体，两侧肾脏都摘出。因事先不能作腹主动脉造影，故无法预知任何解剖上的异常。因此，受体的移植手术必须在明确供肾可用时才能进行。

（二）受体手术

肾移植术大致可分成三个步骤，即受体髂窝血管的准备、移植肾血管的重建以及恢复尿路的连续性。

目前肾移植多为异位肾移植，很少进行原位移植。异位肾移植的移植位置多为双侧髂窝，一般是左侧供肾移植到右侧髂窝，右侧供肾移植到左侧髂窝，但也有的移植医生认为不必区分，全部移植在右侧髂窝。

由于尿毒症患者应用免疫抑制剂治疗后，愈合能力和防卫能力都很差，因此手术要特别注意以下几点：①一定要严密止血，以免发生血肿并发感染或压迫移植肾；②手术的各个环节一定要进行严格的无菌操作。

（三）肾移植术操作注意事项

1. 切取供肾的切口要足以清楚显示肾脏与肾蒂，剥离肾脏时注意将贯穿肾包膜的小血管一一止血，不要损伤肾蒂周围的小血管分支。分离输尿管要特别注意保护输尿管的血运供应。

2. 肾蒂的解剖应达到只剩下动脉、静脉和输尿管相连的程度为止。切断肾蒂应尽可能保留肾脏动、静脉的最大长度。尸体肾则应带部分下腔静脉和腹主动脉壁。

3. 遇有肾脏血管和输尿管解剖异常时，应先行矫治，然后再行移植手术。

4. 受体髂血管的解剖应细致操作，彻底止血；血管周围被致密的淋巴管网包绕，分离时要电灼或结扎淋巴管，以防术后形成淋巴漏或淋巴囊肿。分离血管的长度要充分，其小血管分支要一一结扎，在髂静脉切除的一小块血管壁要够大，有利于吻合后的回流。

5. 吻合血管的针距力求均匀，避免缝线牵拉过紧。

6. 通血前，可先用血管夹分别试夹肾动、静脉，检查吻合口有无漏血，如无明显漏血，则可先静脉后动脉，开夹通血。如有漏血，不要轻易阻断血运，应用纱布轻压，多半可止；如仍不能止血，要看准部位，加针缝合。

7. 将输尿管经过一段膀胱浆肌层形成的短隧道与膀胱吻合，肌层的包埋要可靠，以防止尿液回流，膀胱要放导尿管引流。如为供、受体输尿管端端吻合，操作亦须细致进行，否则将引起狭窄和尿漏，造成整个手术失败。

三、术后处理

（一）一般观察与处理

1. 肾移植术后患者的抵抗力较差，很容易发生感染。对于术后 1 个月以内的患者，应创造条件住入相对隔离的病室内，病室需消毒，医护人员进入病室时均需戴帽子、口罩并穿隔离衣，接触患者前后需洗手。

2. 术后 48 小时内应注意血压、脉搏和切口渗血。负压引流瓶内引流液逐渐减少后（一般 48～72 小时内）拔除引流管。

3. 注意导尿管通畅，记录每小时尿量。48～72 小时后拔导尿管。对伤口引流物和尿液分别作细菌培养。

4. 注意水电解质平衡，肾移植后 24 小时内尿量大增，可达 10 000 ml 以上，易发生平衡失调综合征和钾的大量丢失。应注意控制出入量，并在心电图监视下，补充钾盐。

5. 手术后应用抗生素防止感染，一般以选用对肾脏没有损害的广谱抗生素为宜。

6. 早期应用中药、针灸等促进胃肠功能的恢复。

7. 早期起床活动，鼓励患者咳痰，防止肺部并发症。

8. 注意口腔护理，防止真菌感染。

（二）术后并发症的防治

1. 血管并发症　肾移植术后血管并发症的发生率为 6%～30%，虽然较感染和泌尿系统并发症少，但病情严重，对移植肾及患者生命威胁较大，且治疗困难，病死率较高。常见的血管并发症有出血、肾动脉狭窄、肾动脉栓塞及肾静脉血栓形成等。

（1）血管并发症发生的原因：插管灌洗供肾引起血管内膜的损伤；血管吻合时技术不当，动脉分支间吻合时造成狭窄；供肾动脉太长，吻合后形成扭曲或成角；受者有动脉粥样硬化存在，且手术处理不当。

（2）血管并发症的诊断：肾移植术后血管并发症的临床表现因疾病的不同而各异，如考虑有血管并发症发生，应及时进行相应的影像学诊断。B 超可以较明确地诊断肾脏周围积血、积液，以及肾脏的血流情况；肾动脉造影是诊断肾动脉狭窄的可靠手段，诊断正确率达到 97.8%，同时对于肾动脉栓塞及肾静脉血栓形成具有较高的诊断价值；同位素肾图和肾扫描对诊断肾动脉血栓也有一定作用。

（3）血管并发症的预防和治疗：切取供肾时注意不要损伤肾动脉血管及其分支；灌注和修整供肾时应注意保护血管内膜和血管壁；肾动脉长度取舍要适宜，避免过长，以防扭曲；移植手术过程中应仔细操作，减少血管内膜损伤；避免吻合口张力过大；术后尽可能避免排斥反应的发生，一旦出现力求彻底治愈，以使肾动脉狭窄减轻。

一旦发生血管并发症应早期做出诊断并及时手术探查，尽量挽救移植肾，如肾功能严重受损并出现进行性肾功能恶化者，应及时切除移植肾。

2. 切口感染 国外早期报道的切口感染发生率高达43%，近年来下降至3%左右。引起切口感染的常见原因是患者全身营养差、免疫力低下；术后出现局部血肿、尿瘘及淋巴囊肿；移植肾在切取和运送过程中被污染而致深部伤口感染；不当的切口引流。

对于肾移植术后切口感染应积极预防和治疗。术前充分透析，改善患者全身的营养状况，纠正贫血；认真检查并积极治疗患者的感染病灶；供肾在切取及运送过程中，应避免污染；移植手术过程中应严格执行无菌操作技术，彻底止血，避免血肿；保证创面引流通畅。对已发生的切口感染，应尽早行清创引流，修复可能存在的尿外渗及清除血块等，并相应调整免疫抑制药物用量，大剂量应用抗生素，加强全身支持治疗。

3. 移植肾自发破裂 移植肾自发破裂是肾移植术后早期的严重并发症之一，以尸体供肾为多见，可发生在术后3周内，但以术后1周内多见。破裂部位通常在肾长轴的凸缘，但也可发生在其他部位。

一般认为移植肾自发破裂与排斥反应有关，亦可由于肾穿刺活检、供肾切取与灌洗时损伤、尿路梗阻、剧烈咳嗽、用力排便突然增加腹压以及不慎跌倒等诱因所致。

移植肾破裂应手术探查，若裂口深、多处破裂、出血不止、肾功能丧失、经活检证实为不可逆转损害时应予以切除。

4. 尿瘘和输尿管梗阻 尿瘘和输尿管梗阻是肾移植术后发生的较严重并发症，对移植肾危害较大，如能早期诊断、及时处理，预后较好。常见的原因是：输尿管的血供受到破坏；输尿管损伤；输尿管长度不适当；输尿管受压或与周围粘连成角；输尿管吻合技术欠佳等。此外，黏膜上皮细胞脱落或凝血块阻塞也是输尿管梗阻的另一重要原因。

对于术后出现的尿瘘，应立即行手术探查。如果是吻合处漏尿要做输尿管重新吻合；如供肾输尿管长度不够，可选用受者的输尿管，也可用自身的膀胱替代。输尿管梗阻诊断明确后，应根据其病因作相应处理：如为黏膜上皮细胞脱落或凝血快阻塞者可作膀胱镜检查逆行插管，冲洗输尿管；输尿管扭曲、粘连成角者，应予以解除或行输尿管-输尿管吻合术；对于输尿管受压引起的梗阻，应先解除压迫。

（三）肾移植术后排斥反应的防治

肾移植术后可能出现的排斥反应包括超急性排斥反应、加速性急性排斥反应和急性排斥反应三种，慢性排斥反应常发生于手术3个月之后，多见于术后1年以后。

超急性排斥反应（hyperacute rejection）发生于术中或术后24小时以内，目前尚无治疗方法，如果发生则意味着此次手术的失败。加速性急性排斥反应（accelerated acute rejection）与急性排斥反应（acute rejection）在经过及时而有效的治疗之后，80%以上可以逆转，部分患者由于排斥反应剧烈且对各种抗排斥治疗药物无反应而致移植肾丧失功能。慢性排斥反应发生后，约1/4以上的患者能通过调整免疫抑制药物的剂量使肾功能恢复或改善，部分患者移植肾功能缓慢丧失，最后恢复尿毒症状态。

目前，绝大多数移植中心仍以钙调磷酸酶抑制剂（环孢素A和FK506）+霉酚酸酯（MMF）+泼尼松为主的三联治疗；由于亲属供肾在免疫学上的优势，多数中心环孢素A或FK506的剂量较尸体肾移植的方案中的低；移植术后定期监测环孢素A/FK506的血药浓度，在理想的治疗窗以内调整其用量；国外有少数中心对活体肾移植者试行环孢素 A 撤除方案，但未得到普遍认可。

第四节　胰腺移植围术期处理

胰腺移植（pancreas transplantation）最早实施于 1966 年，但早期的胰腺移植疗效差。直到 1979 年随着环孢素 A 的应用，胰腺移植的疗效才和其他大器官移植一样，有了真正的转折。与肝移植、肾移植相比，胰腺移植的并发症相对较多，移植物长期存活率较低。

胰腺移植主要是为胰岛素依赖型糖尿病患者提供附加的胰腺，以替代已丧失胰岛素分泌功能的自身胰腺，使其术后能生理性调节胰岛素分泌。

（一）胰腺移植的适应证

胰腺移植的指征是难治性重度高血糖或糖尿病并发症进行性发展。糖尿病合并终末期肾病是胰腺移植的标准适应证，约占移植总数的 94%。

（二）供体选择

供体的选择年龄不限，但体重一般不得低于 30kg。有报道认为，由于新型免疫抑制剂 MMF 和 FK506 的应用，HLA 配型已不再是必需的。现在对供体的要求是无脂肪化、无纤维化、髂动脉供吻合部分无粥样硬化等。

（三）胰腺移植的手术方式

胰腺移植手术主要包括单独胰腺移植（pancreas transplantation alone，PTA）、肾移植后胰腺移植（pancreas after kidney transplantatio，PAK）和胰肾联合移植（simultaneous pancreas kidney transplantation，SPK）。大多数学者主张采用 SPK 法。SPK 的优点有：同时纠正了糖代谢紊乱和尿毒症；胰肾取自同一供体，抗原单一；只需一次手术和一次大剂量免疫抑制剂治疗；移植胰的早期排斥反应可通过移植肾来监测；胰肾免疫保护作用和移植成功率高，移植胰的 1 年存活率为 83%。SPK 阻止了移植肾糖尿病肾病的复发，移植肾存活率较单纯肾移植高，所以全世界迄今为止已实施的胰腺移植中约 90% 采用该术式。

外分泌和内分泌处理是胰腺移植的关键问题。目前临床上应用的胰腺外分泌引流术式主要为膀胱外引流（bladder drainage，BD）和空肠内引流（enteric drainage，ED）两种；胰腺移植内分泌处理方式依据静脉回流方式的不同分为经门静脉系统回流（portal venous drainage，PV）和经体循环回流（systemic venous drainage，SV）两种。

（四）胰腺移植术后并发症及其防治

近年来胰腺移植发展迅速，但其移植效果不如肾、肝、心脏移植，主要是因为其并发症较多。密切观察胰腺内外分泌功能是预防并发症的关键。引起胰腺移植手术早期失败的原因是血栓形成，其发生率为 10%~15%，预防性使用抗凝药物是预防血栓形成的关键。移植后胰腺炎和胰瘘是胰腺移植手术后重要的并发症，应用生长抑素是主要的治疗方法。

（五）胰腺移植的排斥反应和免疫抑制剂应用的现状

尽管免疫抑制剂有了突破性进展，但排斥反应仍是引起胰腺移植手术失败的常见原因。提示排斥反应的早期标志有：低尿淀粉酶、高血淀粉酶、高血脂肪酶、难以解释的高血糖、难以解释的发热或移植区压痛。

胰腺移植术后免疫抑制剂的使用方案和其他实质性脏器移植基本一致。目前，全球绝大多数移植中心均采用四联免疫疗法，即单克隆或多克隆抗淋巴细胞抗体、FK506、霉酚酸酯（MMF）和激素（快速减量）。

第五节 心脏移植围术期处理

心脏移植（heart transplantation，HT）是目前治疗终末期心脏病的唯一有效的治疗手段。

适合心脏移植的患者应具备下列条件：①年龄<65 岁，药物治疗不能控制的终末期心力衰竭，并能积极配合移植手术者；②肺动脉压<60 mmHg；③精神状态稳定；④患有心力衰竭，但其他重要脏器的功能基本正常或能逆转者，预期寿命<12 个月；⑤心力衰竭合并顽固性、难治性心律失常，内科治疗无效；⑥家属及本人同意手术并签字。

心脏移植术后进行严密的监护是提高手术成功率的关键，包括：加强呼吸道管理，防止肺部并发症；加强循环功能监测，维持循环功能稳定；严格消毒隔离，预防感染；加强排斥反应的监测和处理。

心脏移植术后并发症有：供心衰竭、出血与感染、排异反应、移植心脏的冠状动脉粥样硬化、三尖瓣关闭不全、慢性肾衰竭、假性动脉瘤形成等。其中最重要的合并症为感染和排异反应，属于心脏移植术的天敌，是患者术后死亡最常见的原因，感染与大量免疫抑制剂的使用有关。排异反应的发生率为30%以上，根据排异反应发生的时间分为三种：①超急性：术后恢复自体循环后马上发生类似输血反应的排异反应；②急性期：术后 5～7 天发生，并在 3 个月内均可发生；③慢性：术后晚期发生，影响移植术后的远期疗效及生存。为防止排异反应，患者需终生服用免疫抑制剂，最常服用的是环孢素 A 或 FK506。此外，还有皮质醇、霉酚酸酯等多种药物的联合应用。

第六节 肺移植围术期处理

肺移植（lung transplantation）是治疗晚期肺实质性疾病和晚期肺血管疾病的唯一有效方法。在人类大器官移植中，肺移植成功最晚，至今仍然是医学上一个有待攀登的高峰。

一、肺移植的适应证

（一）单肺移植适应证
主要是经内科治疗无效的晚期肺纤维化：①特发性肺纤维化；②家族性肺纤维化；③药物/中毒性肺纤维化。

（二）双肺移植适应证
右心功能尚好的梗阻性肺病。
1. 慢性感染性肺部疾病 ①囊性肺纤维化；②支气管扩张。
2. 晚期慢性阻塞性肺部疾病 ①肺气肿；②α_1-抗胰蛋白酶缺陷。

此类病不宜行单肺移植，因保留下来的自体肺在术后免疫抑制情况下将成为严重感染源，故适宜做双肺移植。

（三）心肺联合移植的适应证

晚期肺病合并以下疾病者，可做心肺联合移植。

1. 肺血管病　如原发性肺动脉高压、Eisenmenger 综合征、慢性肺栓塞。

2. 肺实质性病变（伴不可复性心功能不全）　囊性肺纤维化、晚期慢性阻塞性肺部疾病、黏液分泌黏稠症、淋巴管平滑肌瘤病。

二、肺移植的手术禁忌证

1. 年龄　单肺移植受体>65 岁，双肺移植受体>60 岁。

2. 全身有活动性感染病灶。

3. 明显的肺外全身病症而导致生存期有限。

4. 左心功能不佳。

5. 不可逆的脑、肝、肾功能减退。

6. 恶性肿瘤。

三、肺移植供体的选择标准

1. ABO 血型相同，HLA 配型相符。

2. 单肺供体<50 岁，双肺及心肺联合供体应<45 岁。

3. 既往无心、肺疾病，无心部外伤及手术史。

4. 肺功能正常。

5. 无明显肺部感染。

6. 纤维支气管镜检查、胸部 X 线检查正常。

7. 心肺和双肺移植供体肺容积应与受体相同或略小，单肺移植供体肺容积可以比受体大。

四、手术方式

临床上肺移植有三种主要方式：单肺移植（包括肺叶移植）、双肺移植以及心肺联合移植。

1. 单肺移植　多发病变严重侧或血液灌注差，肺气肿严重侧，如双侧病变程度相近，则多选择右侧为移植侧。肺动脉高压患者行单肺移植术，以右侧为宜。

2. 双肺移植　包括整体双肺移植和顺序式分侧双肺移植。

3. 心肺联合移植（combined heart and lung transplantation）　先切心，后切肺，保护双侧膈神经，迷走神经和喉返神经。

五、肺移植术后并发症防治

移植后早期并发症主要包括再灌注肺水肿、急性排斥反应、支气管吻合口并发症和感染（主要为细菌性或病毒性）；而中晚期并发症主要有阻塞性细支气管炎、感染（主要为细菌性或真菌性）、淋巴组织增生疾病、药物肾损害、神经肌肉并发症、骨质疏松、胃肠道并发症、非淋巴组织增生性恶性肿瘤及其他药物相关的并发症等。

支气管吻合口并发症是早期肺移植后死亡的主要原因。经研究证实大量激素的使用严重影响支气管愈合。对于支气管吻合口并发症，一方面要不断改进手术方法，另一方面可以早期减少激素的使用，而用环孢素 A、硫唑嘌呤等代替。

典型的急性排斥初发于移植后的前 3 个月，它主要是一种细胞反应过程，研究发现吸入环孢素 A 可以延长患者生存期。慢性排斥反应多表现为阻塞性细支气管炎，它是最常见的严重的远期并发症，目前治疗仍无理想办法，少数患者可能不得不接受再次移植。

术后感染是移植后死亡的另一主要原因，特别是巨细胞病毒及疱疹病毒感染是造成慢性肺排异和移植肺失功能主要原因，移植术后予以抗病毒血清及更昔洛韦等预防治疗有一定疗效。

第七节　小肠移植围术期处理

小肠移植（intestine transplantation）可使短肠综合征和终末期肠衰竭患者从根本上摆脱全肠外营养（TPN）的困扰，恢复正常的生活方式。

一、手术适应证

小肠移植的适应证主要是各种原因导致的短肠综合征或肠道功能丧失而致的肠道衰竭。如同时并发肝衰竭，可行肝小肠联合移植。少数患者需行多器官移植（同时植入肝、胃、胰腺、十二指肠、小肠，还包括部分结肠）。

二、术前准备

受体手术前应对其进行详尽检查，有针对性地进行术前治疗，术前 3 天开始接受免疫抑制治疗，进行肠道准备。

三、术后并发症的防治

随着外科手术技术的提高和新型免疫抑制药物的应用，小肠移植的成功率已有一定的提高，但排斥、感染和肠功能的恢复仍是影响小肠移植向前推进的主要因素。

1. 免疫抑制治疗　目前，小肠移植术后免疫抑制治疗方案主要为环孢素 A/FK506、甲泼尼龙和硫唑嘌呤的三联方案或再加淋巴细胞单抗的四联方案。发生急性排斥反应的病例可使用大剂量环孢素 A 或 FK506 辅以甲泼尼龙进行冲击治疗，严重排斥反应或排斥反应难于逆转者可使用 OKT3 等抗 T 细胞的单克隆抗体进行治疗。

2. 防治多源性感染　感染是小肠移植的另一严重问题，有研究证实小肠移植术后有 90.5% 最终发生感染，50% 以上为混合性感染，其病原微生物十分复杂。巨细胞病毒是术后的易感病毒，严重影响移植小肠的功能。真菌感染是小肠移植术后感染的又一病源微生物。为预防小肠移植术后感染的发生，在使用大剂量免疫抑制剂时应同时加用有效的广谱抗生素，静脉使用甲硝唑预防厌氧菌感染，使用阿昔洛韦或更昔洛韦防止病毒感染，必要时还应预防性使用抗真菌药物，如氟康唑。有些情况下可给予肠道抗生素防止肠源性感染的发生。

3. 营养及肠功能恢复　小肠移植术后供肠功能恢复是一个缓慢的过程，术后进行合理的营养支持不仅是患者维持基本代谢的需要，而且还有利于肠黏膜屏障的恢复，防止肠道细菌易位而引发全身感染。术后营养支持需经历一个由全胃肠外营养至胃肠内加胃肠外营养，最后过渡到全胃肠内营养的过程。此外，术后应注意胃肠黏膜的保护，可给予 H_2 受体阻断剂、静脉滴入 1,6-二磷酸果糖以改善肠组织缺血缺氧状态；术后早期可经空肠造瘘管滴注谷氨酰胺以促进移植小肠黏膜再生。

第十八章　腹腔镜手术围术期管理要点

刘　静　双卫兵

腹腔镜手术（laparoscopy）是一门新发展起来的微创方法，是未来手术方法发展的一个必然趋势。随着工业制造技术的突飞猛进，相关学科的融合为开展新技术、新方法奠定了坚实的基础，加上医生越来越娴熟的操作，使得许多过去的开放性手术现在已被腔内手术取而代之，大大增加了手术选择机会。

腹腔镜手术的腹壁穿刺口取代了传统的腹壁长切口，避免了腹壁肌肉、血管和相应神经的损伤，术后不会出现腹壁薄弱和切口疝，不会因为腹壁肌肉及皮肤瘢痕影响运动功能，不会因为神经切断而引起相应皮肤麻木。戳口小，分散而隐蔽，不影响美观。该手术对腹腔内脏器干扰小、出血少、止血彻底，术后进食较早，对身体打击小，可早期离床活动，功能恢复快，能达到与传统开腹手术方法一样，甚至更好的疗效。

腹腔镜手术与传统手术相比具有以下优点：

1. 术后恢复快，住院时间短。术后次日可吃半流质食物，并能下床活动，1周后可恢复正常生活、工作。

2. 生活质量高。传统手术瘢痕较长，腹腔镜手术切口隐蔽，不留明显瘢痕，局部美观，腹壁坚韧。

3. 腹腔镜摄像头具有放大作用，能清楚显示体内组织的细微结构，与传统开腹手术相比，视野更清晰，因此手术更加准确、精细，有效避免了手术部位以外脏器受到不必要的干扰，且术中出血少，手术更安全。

4. 手术创伤小，术后疼痛轻。一般患者术后不需用镇痛药，创口仅用创可贴即可，不需拆线。

5. 术后早期即可随意翻身、活动，肠功能恢复快，大大减少了肠粘连的发生。

第一节　术前评估

一、术前检查

术前检查的目的是为了明确诊断并预测手术风险及其难度。

（一）病史与体检

详细了解本次外科疾病的发作情况，既往有无腹部手术、炎症，有无肠梗阻表现。有无出血性疾病及心、肝、肺、肾等合并症。患者用药史，尤其是抗凝药、洋地黄等。体检中注意腹部伤口、腹外疝、脐部有无外疝、炎症及肝门静脉高压症的表现，有无腹腔积液及胃肠胀气等。

（二）化验检查及其他常规检查

1. 血尿便常规　了解血红蛋白、血细胞比容、白细胞及其分类、血小板计数、红细胞沉降率情况，出凝血时间、尿糖、酮体、便潜血等。

2. 心肺功能检查　行胸透及 ECG 检查，60 岁以上或有心肺疾病及肿瘤患者要常规拍胸片。如需进一步明确对手术的耐受能力，还应行动脉血气分析。肺功能及心功能检查。

3. 血清学检查　包括血糖及钾、钠、氯及 HBsAg、ALT、AST、T-Bil、B-Bil、A/G、AKP、BUN、Cr 等肝、肾功能检查。

4. 影像学检查

（1）腹部立卧位 X 线平片：了解有无膈下游离气体及胃肠胀气，有无膈疝尤其是急腹症、闭合性腹部外伤的患者可以了解是否有空腔脏器的破裂，明确肠梗阻的定位、定性。

（2）腹部 B 超：了解肝、胆、胰、脾疾病的情况，胆石的分布以及有无腹腔积液、肝硬化，肝门静脉高压症。对胆石症患者，了解胆囊大小、有无张力，壁的厚度、光滑程度，以及与周围脏器的关系，结石的大小及胆囊充盈情况，肝内外胆管有无扩张、结石。

（3）胆道造影检查：包括口服胆囊造影（OCG）、静脉胆道造影（IVG）。核素胆道显像及经内镜逆行胰胆管造影（ERCP）。OCG 可检查胆囊的浓缩及收缩功能，间接了解胆囊管的通畅性、胆囊被动扩张及回缩能力，OCG 显影的胆囊 LC 手术比较容易，成功率高，并发症少。IVG 检查胆囊管及胆管的通畅情况及胆道是否存在需要手术处理的梗阻，如缩窄性乳头炎、胆总管结石等。ERCP 可明确胆道的解剖及胆管结石存在的情况。一般情况下 LC 术前进行较为详尽的 B 超检查即可满足手术要求，对病史及检查怀疑有其他病变存在而 B 超检查结果对此不能作出明确的判断时，才需要选择相应的其他影像学检查。

（4）胃肠道影像学检查：包括胃肠道造影及胃肠道内镜检查，可了解胃肠道病变的解剖位置、范围，如果为肿瘤还可了解其活动度、表面形态，后者还可进行活体组织检查，彻底明确病变的性质。

（5）CT 或 MRI：可以了解占位性病变的性质及其比邻关系和解剖，以及对周围的脏器的浸润情况和是否发生转移。有助于肿瘤的分期，以指导手术的选择和手术设计，估计难易程度。

（6）选择性血管造影：主要是了解肿瘤的供应血管及肿瘤与周围血管的紧密关系，指导手术选择和估计手术难度。

总之，只有术前检查充分，才有可能得出正确的诊断及病情估计，选择好适应证，使腹腔镜手术的中转开腹率和手术并发症降至最低限度，提高手术成功率。

二、术前处理

1. 与患者及家属谈话、签字　向患者及家属介绍腹腔镜手术的特点和局限性，术中有中转开腹的可能，请患者及家属签字。

2. 肠道准备　为了减少肠腔胀气和预防穿刺过程中肠管穿破的危险，术前两天禁食豆类、牛奶等易产气食物，必要时术前服用缓泻剂、灌肠，对结/直肠手术病例则按开腹手术一样行严格的肠道准备。

3. 配血　根据具体手术予以配血，一般与原开腹手术相同，甚至要更多些，以备术中出血急用。

4. 皮肤准备 按开腹手术常规准备皮肤并需满足腹腔镜手术的要求，以便于中转开腹，要彻底消毒处理脐部；术前用汽油清洗干净。

5. 放置胃管和尿管 排空胃内容物及排空膀胱，既可增加术野的显露又能减少穿刺过程中胃、膀胱等被穿破的危险。手术时间长者，术中还可反复抽吸胃内因全麻插管前过度换气时挤入胃内的气体和胃液，增加上腹部术野显露。同样，因持续排空膀胱增加了下腹部的术野显露，且术中可监测尿量和估计出入量。

6. 术前用药

（1）抗生素的应用：术前有感染存在者要使用抗生素，防治感染。

（2）其他伴随疾病用药：治疗高血压、抗心律失常的药物等要用至手术当日。对精神紧张或焦虑的患者可应用镇定、催眠类药物，如地西泮 5～10 mg。全麻前 30 分钟应常规用颠茄类药物，如阿托品、东莨菪碱等。

第二节 腹腔镜手术并发症及其管理要点

一、人工气腹的并发症

（一）人工气腹损伤

1. 损伤原因

（1）插入气腹针时与腹壁的角度太小，致使气腹针未能插至游离腹腔而潜行于腹膜外，充气前也未能仔细检查及确认，引起皮下、腹膜外或肝圆韧带气肿，既影响视野妨碍操作，对伴有心肺功能障碍者还可能引起高碳酸血症及酸中毒。

（2）插入过深或动作过猛，遇胀气或粘连固定的肠管即可引起损伤，如术中未能及时发现还可引起肠瘘，重者可危及生命；还有将气腹针插至后腹膜引起后腹膜气肿，甚至插入血管中引起大出血或气体栓塞导致死亡的情况。

2. 预防 严格遵守人工造气腹的原则：

（1）气腹针的穿刺点应选择在腹壁薄弱处。

（2）既往有手术史者，穿刺点应远离原腹部手术的切口，并于术前经 B 超证实穿刺部位无粘连脏器，必要时用开放法造气腹。

（3）穿刺气腹针时应提起腹壁，使气腹针与穿刺点的腹壁垂直，腕部均匀用力，并控制刺入的深度。

（4）进气前必须仔细检查并明确气腹针在腹腔内，并无脏器的损伤。

（5）进气过程中需随时注意腹部情况，如血压脉搏的变化、进气压力、腹部对称情况，皮下有无气肿等。一旦发现异常要及时中止充气。

（二）皮下气肿与高碳酸血症、酸中毒

1. 原因

（1）腹压过高：一般手术用腹压不是造成皮下气肿的主要原因，这里主要是指麻醉清醒前腹肌张力的恢复而导致的腹压升高，此时的腹压常可达到 18 mmHg 以上，时间过长常

可引起皮下气肿。

（2）针穿刺失误：使建立气腹时气体直接注入腹膜外间隙。

（3）技术性的原因：使手术中气体经穿刺鞘周边或其他腹膜的缺损外溢至腹膜外，有以下几种原因。①皮肤切口太大使套管滑动而扩大了腹膜的缺损，影响了腹膜与套管间的紧密程度；②穿刺套管时应用了扩张器而使皮下及腹膜与套管间出现缝隙；③反复穿刺时套管偏离原来的穿刺部位，原穿刺处的腹膜缺口因没有套管占据，即可成为气体外溢的通道。

（4）手术时间过长：随着手术时间的延长皮下气肿的发生率增高，对超过 6 小时的手术，多数患者可出现皮下气肿。这可能是气体在皮下的聚积随时间延长而增多使得气肿更加明显地显露出来，同时随手术时间的延长、操作次数的增多，套管与腹膜间的裂隙逐渐增大，使得气体更容易外溢至皮下。

（5）皮下气肿多发生于老年人，且常可出现高碳酸血症及酸中毒，可能与 CO_2 气体在肺部的排出较慢而影响了皮下 CO_2 气体的弥散与吸收有关。

2．预防

（1）保持足够的肌松，防止腹压过高。

（2）长时间的手术尽量用全麻，以保持足够通气。

（3）提高手术技巧，缩短手术时间。

（4）加强监测，对伴有严重肺功能障碍导致的皮下气肿及高碳酸血症的患者，如手术困难费时，应选用无气腹腹腔镜手术，必要时应及时中转开腹。

3．处理　在心肺功能正常的情况下，轻中度的皮下气肿可伴发一过性高碳酸血症，一般在气肿消失后数小时即可恢复正常，且无酸中毒的表现。在严重皮下气肿时，患者可出现心动过速、高血压及呼吸终末二氧化碳分压升高。对原有心肺功能障碍者，可能会引发心肺功能衰竭及组织器官缺氧、酸中毒等损害，因此应使用呼吸机加压给氧直至皮下气肿吸收，心肺功能指标恢复至正常为止。对轻中度的皮下气肿，如无心肺功能异常，多不需处理，吸氧即可。

（三）气胸、纵隔气肿、心包积气

1．发生的原因　具体原因尚不清楚。可能的原因有：

（1）气体沿主动脉周围或食管裂孔进入纵隔，破入胸膜腔。

（2）先天的膈肌缺损，手术中损伤膈肌，既往有经膈肌手术史等原因造成膈肌的缺损，使腹腔内的气体直接进入胸膜腔。

（3）先天性肺部疾病，如肺大泡、严重支气管扩张等在手术中破裂。

（4）全麻插管时损伤气管。

（5）正压呼吸压力过度。

2．诊断　腹腔镜手术中如发现如下情况应考虑气胸的可能性：

（1）气道压增高或肺顺应性降低，通气困难。

（2）无明确原因的血氧饱和度下降。

（3）无法解释的血流动力学改变。

经过仔细的叩诊与听诊及检查气管的移位情况，结合 X 线胸片检查即可作出诊断。

3. 处理

（1）气胸发生在手术中或手术开始时，排出腹内的积气后行患侧的胸腔闭式引流。在患者一般情况好转后，可试图建立气腹，如果此时患者生命体征平稳，可继续完成手术。

（2）如气胸在手术即将结束时发现，只要患者的生命体征平稳即可继续完成手术。手术结束后排出腹内的气体，气胸的表现没有继续加重，提示胸腔内的积气可能是来自腹腔的 CO_2 气体，只要生命体征尚平稳则不需作胸腔闭式引流。

（3）只要生命体征受到影响或出现张力性气胸，均应立即停止气腹，作胸腔闭式引流，待生命体征平稳后再继续手术。

（四）气体栓塞（gas embolism）

1. 原因 腹腔镜术中引起气体栓塞的途径可能有：

（1）气腹针直接刺入血管内，充气前未能发现而直接注入气体，最常见的刺入血管是腹膜后的静脉。也见于肠系膜的血管，此时的栓塞均比较严重，多可致命。

（2）手术中静脉的切断、开放及实质器官的新鲜创面中的血窦开放，此时进入血管的气体量不大，危险性也相对小一些。气体栓塞的危险性除与气体进入血管的速度及总量有关外，还与气体的性质（主要是气体的溶解度）有关，惰性气体比溶解度较高的二氧化碳要危险得多，另外，栓塞的部位也影响着预后，冠状动脉的栓塞比肺动脉和脑动脉的栓塞更易致死。

2. 预防与处理

（1）手术中尽量使用容易吸收的 CO_2 造气腹。输入气体前必须仔细检查气腹针的位置。如出现血压低、心率快、周围性青紫、第二心音加重、轻度隆隆音、胸前胸骨旁超声多普勒检查可发现响声及吼哮音时，应考虑到有气体栓塞可能。术中监测呼吸终末 CO_2 分压、经食管的超声多普勒、经食管的超声心动描记术、食管听诊等检查均可明确诊断。

（2）一旦发现气体栓塞，必须立即处理。具体措施包括：①解除气腹，中止进入血管的气体来源；②吸入纯氧，降低组织器官的缺氧损害；③左侧卧位，尽量保证左心及体循环的血液供应；④通过颈内静脉插管抽出中央静脉、右心房和肺动脉内的气体；⑤具有神经症状、体征的患者可行高压氧治疗；⑥如有心脏停搏，按通常的复苏原则处理。

（五）心律失常

心律失常多发生于充气初期，与初充气速度太快，流量过大有关。

预防的方法是先低流量充气，待机体适应后再逐渐增加充气速度，尤其是在老年、心肺疾患及其他高危患者，心律失常发生后只要停止充气并解除气腹即可使心律失常得到改善。

二、放置套管的并发症

（一）损伤

1. 损伤原因 穿刺套管引起的损伤可累及肠管、大网膜，甚至腹膜后大血管引起术中大出血甚至危及生命。套管的穿刺过程中还可引起腹壁血管的损伤导致腹壁出血。放置第 1 枚套管时无腹腔镜的监视，只能盲穿，是引起损伤的主要原因。放置其他套管时引起损伤主要是由于未能置于腹腔镜的监视下或其他操作不当引起。也与以下因素有关：

（1）腹壁戳孔的皮肤切口太小，增加了穿刺阻力；麻醉太浅引起腹壁肌肉松弛不够使腹腔内脏贴近腹壁，也会增加了穿刺阻力，容易造成穿刺时为克服皮肤及腹壁的阻力而用力过猛。如穿刺手法不当，则更易造成损伤。

（2）穿刺时的气腹不当。尤其是气腹已穿入脏器或组织内，或容量不足、压力不够致使气腹的气垫作用减弱均可造成损伤。

（3）腹内脏器下垂、胀气或粘连固定是引起穿刺损伤的客观因素。术前估计不足或未能充分检查确认，是穿刺损伤较常见的原因。

（4）穿刺套管的故障。常见的情况有：①一次性套管反复使用致使穿刺锥的回位弹簧失灵，锐利的金属头在进入腹腔后仍长期暴露在外；②永久性套管穿刺锥的导气孔堵塞而术者又未能注意到，致使套管穿刺进入腹腔后无气体溢出的响声，误认为尚未穿透腹壁而继续穿刺。

2. 预防　套管的损伤主要是对特殊情况的估计不足及操作不慎所致。因此手术前对异常及困难的情况应有足够的重视并作充分的检查；穿刺过程中应注意穿刺的方向，手腕部要稳并均匀地用力；穿刺中需体会穿透腹壁的突破感及穿刺阻力的突然减小；每次穿刺前仔细检查穿刺套管，使用后及时刷洗干净，以保证一次性套管弹簧保护鞘的灵活性及永久性套管的排气孔的通畅，以便增加穿刺的安全性减少穿刺的盲目性。主套管穿刺成功并进入腹腔镜后，应调整体位使将要穿刺的部位气腹充足，并使其他套管的穿刺置于腹腔镜的监视之下。

（二）漏气

1. 原因

（1）多次重复且不在一个位置上穿刺，未被套管占据的腹壁裂隙是造成漏气及皮下气肿的主要原因。

（2）皮肤切口太大，导致套管松弛。

2. 预防和处理　在穿刺时注意穿刺方向，争取一次穿刺成功。根据皮肤的情况选择切口，一般对老年患者或皮肤松弛者，皮肤切口的长度应小于穿刺套管的直径。另外，在脐周缘穿刺时，切口大小应按皮肤弧形的长度计算，如按其直线即可造成皮肤切口过大。

三、手术损伤

（一）电损伤（electrical injury）

1. 损伤原因

（1）电凝器使用不当：主要原因是：①用力过度，在电热将组织切断后发生反弹，而控制开关又未能及时断开，直接引起器官组织的穿孔和损伤；②接触腹内的金属器物，产生强烈的电流发热引起损伤，常见原因是电灼切断已上了钛夹的组织时，电凝器与钛夹接触或无意中接触到其他的操作杆。

（2）高频电刀的绝缘失效：如果发生在电凝器的功能部分多能术中及时发现。如果因操作杆的视野外部分绝缘失效引起组织损伤则常比较隐蔽。

（3）高频电流的趋肤效应引起组织的延迟性损伤：主要是高频电流在体内传导发热引

起的损伤，由于其热度低不会像其他的电损伤那样引起组织与器官的穿孔、破裂及焦痂反应，而仅仅引起组织的不耐热酶的变性，常在手术后的第 2～3 天出现延迟性坏死、破裂。

（4）激光刀分离时，激光束引起的损伤。

2. 预防　使用电分离时应注意：

（1）电钩的用力方向应和脏器相背离，一般多朝向气腹的空腔或腹壁。

（2）间断通电，每次通电时间不宜过长。

（3）通电时不可用力，以免电切断组织的瞬间造成器械的较大移位，引起损伤。

（4）电灼时电钩必须在视野监控下进行。

（5）电分离仅用于疏松的粘连和胆囊床的分离。

（6）已上过钛夹的条索状组织，贴近胆管或大血管时的分离、切断禁用电器械。

（二）机械损伤 （mechanical damage）

1. 原因

（1）锐器未在腹腔镜的监视下进入腹腔，到达手术野。

（2）对组织牵引时用力不当，尤其是牵拉韧性差的组织时过分用力或突然用力。

（3）原牵引的组织滑脱，器械仍在用力牵拉导致其他器官组织的损伤。如将胆囊底向上推举时，胆囊滑脱而抓钳继续向前，则可能穿破膈顶，引起气胸，若向其他方向推举还可能扎伤肠管、肝及其他脏器。

（4）牵引的方向不对，主要是韧性差的组织的牵引。例如牵引胆囊时，术者的牵引钳与助手对抗，而助手过分用力向远离肝床的方向牵扯即可造成肝床撕脱。

（5）撕脱分离时，牵引对抗的抓取部位不对或用力过猛。如血管、胆管、输尿管等的撕裂。

2. 处理　锐器的进入必须在腹腔镜的监视之下，牵引暴露时不可因视野不良而过分用力，若为了弥补因气腹的容量减小引起视野缩小而过分用力牵扯则极易造成机械性损伤。故操作中应检查是否有其他原因妨碍操作，对韧性差的组织牵拉时应小心轻柔。

四、手术野出血

（一）出血的原因

出血可能源于两种情况：

1. 盲穿置入气腹针或套管针时，方向及用力不当引起的血管损伤。主要损伤腹膜后大血管，如腹主动脉、下腔静脉、肝门静脉及肠系膜根部的大血管，引起的出血量大、速度快，易导致失血性休克，死亡率高。

2. 手术中的直视下操作引起的损伤。出血可由手术野的粘连、解剖不清、血管变异而使术者对应进行结扎处理的血管未行结扎即予以切断，或因过分用力撕剥引起血管分支的断裂，其他如分离钳、电钩的操作不当引起的误伤，以及结扎线、钛夹松脱等造成。在腹腔镜胆囊切除术中出血可来源于胆囊动脉、肝门静脉及其分支、胆床和肝、胃肠损伤，这时的出血量虽然不大，出血速度也不快，但可模糊视野妨碍操作，如处理不当可增加损伤。

（二）出血的预防

术中出血，尤其是大血管损伤引起的出血，是腹腔镜手术严重的并发症之一，是导致中转开腹、术后再剖腹及并发其他手术损伤的重要原因，加强对术中出血的防治对提高腹腔镜技术，增加手术的成功率至关重要。

1. 损伤、出血与粗心及操作不当有关，因此在每一步切断分离前都应仔细确认。要从思想上重视腹腔镜手术操作的风险意识，杜绝盲目及粗暴操作。

2. 掌握腹腔镜操作的特点及原则，加强腹腔镜的技术培训。

3. 仔细操作，尤其是气腹针、套管针的穿入及电灼的使用；注意不同解剖部位的动脉变异，变异可缺如也可多支，故对所有疑似血管的管索状物均应夹闭；上夹的血管一定要剪断，不用电切；防止钛夹及结扎线随焦痂脱落引起出血。

4. 对一些动脉分离时，不必强调骨骼化，如与临近脏器关系密切时，也不必强行分开。

（三）出血的处理

1. 一旦出现出血，尤其是较大的出血，不可盲目上夹、电灼。一定要吸净出血，冲洗干净手术野，看清解剖关系，先抓住出血点再上钛夹。如出血迅速，可放入小纱布团压迫肝十二指肠韧带后，再仔细处理。

2. 出血发生后除了积极小心地处理出血外，如出血已经妨碍手术操作，及时中转开腹是防止出血进一步恶化的最佳选择。

五、腹壁穿刺孔的并发症

（一）出血

1. 腹壁穿刺孔出血多见于脐部及侧腹壁，主要是局部血管异常扩张及切开皮肤或套管穿刺时损伤皮下的浅表血管所致；少数还可因穿刺器械未能垂直腹壁进入腹腔。若在腹壁内潜行的路径过长，再加上气腹误入腹壁内或穿刺器械在穿出腹膜前晃动，则更易引起腹壁出血。

2. 穿刺前对穿刺部位的血管扩张情况应充分估计，对门脉高压者应尽量避开脐部穿刺。在选择侧腹壁穿刺点及做皮肤切口时，应关闭所有腹外的灯光，利用腹腔镜从腹内照明，除非腹壁过分肥厚，多能看见并避开腹壁尤其是皮下的血管。

3. 对超过 10 mm 的穿刺孔，如有出血应仔细缝合止血，对 5 mm 的细套管穿刺点，应充分压迫止血，对搏动性出血应自切口周围 8 字缝合 1 针，术后出血止住后再及时拆除缝线。

（二）感染

与开腹手术相比，腹腔镜穿刺孔的感染比较少见。感染的原因主要是污染，如化脓的阑尾、破碎的胆囊及肠管在取出时污染腹壁窦道；其次是取出标本时不愿扩大皮肤切口而仅仅扩张皮下组织引起脂肪液化坏死或扩张后的出血未能及时发现而继发感染。

因此，对急性炎症的标本取出，应放在标本袋中。如已经引起污染者，应用消毒液彻底冲洗、清创后再缝合。对非化脓性胆汁引起的污染，用湿纱布擦洗即可。在取出标本时对创口的扩张应合理使用，不能过分扩张、一旦发现腹壁出血应及时处理。

戳孔发生感染后应充分引流，并拆除原来的缝线，对有体温升高者应全身使用抗生素。

（三）疝

1. 腹壁戳孔发生腹外疝的原因　①戳孔的直径超过 10 mm；②戳孔位于脐部或中下腹

肌薄弱处；③缝合不良；④腹压增高。

2. 为预防戳孔疝的发生，对下腹及脐部肌肉薄弱处超过 10 mm 的套管穿刺孔必须仔细缝合深筋膜。如发现腹外疝，在 6~8 小时以内者应及时还纳，如确认为大网膜则即使已疝出较长时间也应及时还纳。如果戳孔疝在手术后 3 天内发生，还可拆除皮肤缝线再缝合腹壁深筋膜。

六、其他并发症

（一）下肢静脉淤血和血栓形成

1. 原因 由于腹腔镜手术中常采用头高脚低体位并且气腹存在一定的压力，可造成下肢静脉回流不畅，使下肢静脉明显淤血。随着淤血时间的延长，血栓形成的发生率逐渐增加。

2. 预防

（1）术中穿弹力长袜，并适当使用肝素和麦角胺，有助于预防下肢静脉血栓形成和肺栓塞。

（2）腹腔镜术中应避免从下肢输液，并尽量缩短手术时间以减少下肢淤血的时间。

（3）下肢肌肉的运动可促进下肢静脉血液的回流，试验表明间歇刺激腓肠肌可促进下肢的静脉回流。但不能从根本上缓解静脉血流的淤滞。

其他更有效的抗血流淤滞及反流措施有待进一步研究。

3. 处理 下肢静脉血栓形成确诊后，应立即治疗，并根据血栓的部位及形态决定治疗方法。

（二）颈肩痛

1. 原因 主要有：①CO_2 的聚集刺激膈神经；②上腹饱胀及手术部位的创面和积血对周围及膈神经的刺激；③也有人认为症状的出现与输入 CO_2 的温度太低有关。

2. 处理 手术完毕时拔除套管前尽量放出腹内残气，必要时可对右侧的膈顶行局部封闭，另外对 CO_2 输入前进行加温也可能有效。

（三）标本丢失

1. 主要是小标本的丢失，如活检的淋巴结、结石等。丢失的标本必须仔细寻找，软组织的标本残留在腹腔内可能出现坏死和感染，硬韧的标本或夹钉还可能游走并穿入腹内的空腔脏器及血管内，也可穿出腹腔外如胸腔甚至穿入气管。

2. 预防措施主要是防止小标本与大标本脱离，小标本一旦与大标本脱离应及时取出或放入标本袋中。

（四）电极板烫伤

1. 原因 电极板的烫伤可能与电极板安置不当（主要是与人体的接触面积过小），负极导线的导电能力异常，术中使用电刀时连续工作的时间太长等有关。

2. 处理 电极板的放置一定要妥当，其连接线一定要牢靠，手术中使用电刀时应注意连续工作的时间不可太长。

（五）腹内积液与积脓

1. 原因 ①术中的污染物未能及时冲洗吸引干净；②术后腹腔内化脓性炎症病灶的继

续存在，而未能放置引流；③消化道漏；④出血淤积甚至引起感染；⑤标本的散落，特别常见的是漏出的结石未取干净。

2. 诊断　①临床表现为疼痛、发热、腹膜炎；②辅助检查时 B 超存在阳性发现。

3. 处理　除了大出血，较大的瘘及无明显局限化的积脓外，多可保守治疗。具体可表现为：

（1）吸净残液，彻底止血。

（2）检查损伤，及时修补。

（3）放置引流。主要用于：①术中污染很重（急性炎症、积脓减压）；②创面渗血多且处理不满意；③未明确的可疑损伤；④胆囊管、输尿管以及动脉血管等未处理或处理欠满意；⑤操作不顺利疑有可能发生胆瘘、尿瘘、肠瘘的患者。

（六）腹壁肿瘤种植

1. 原因　①肿瘤细胞在电切割时通过烟雾汽化而飘落在腹壁戳孔上；②取出标本时污染腹壁。故实质脏器破碎后取出，空腔脏器切断后取出时均应置入标本袋中。否则即有引起腹壁种植的可能；③手术操作中污染套管的腹腔内段，拔出套管时，肿瘤细胞残留于腹壁内。污染可能来自含瘤体液如血液、肠液及胆汁等，也可能来自操作中飞溅的肿瘤颗粒。由于腹腔脏器的污染在手术结束前冲洗干净，而套管的腹腔段形成视野的盲区而未能处理，在套管的拔除过程中引起腹壁种植。

2. 预防措施　在施行肿瘤的腹腔镜切除时，对因电刀切割引起的烟雾应及时放出，标本取出前应先放入标本袋中，套管拔除前应用 5-氟尿嘧啶 500 mg 加入 500 ml 生理盐水中冲洗腹腔及套管。

第三节　伴随重要脏器疾病时腹腔镜手术围术期管理

对伴随与手术有一定影响的特殊疾病，除一般术前准备外，还需处理相关疾病。以增加对手术的耐受，加速术后恢复，降低手术并发症。

一、心脏疾病围术期管理

（一）术前准备

1. 正确地选择手术时机　对心脏病患者应选择无心肌梗死、无心绞痛发作、无明显的心力衰竭表现，并经心电图检查证实无心肌缺血表现，心功能良好者。

2. 慎重选择腹腔镜手术　气腹将加大心脏前负荷，使心脏负担加重以及膈抬高，限制呼吸，且可以引起自主神经反射，从而导致心脏骤停，尤其是在初充气阶段反应更加明显，故应慎重地选择腹腔镜手术。

3. 纠正异常　手术前必须尽可能地纠正各种紊乱，如水电解质紊乱、贫血、心律失常以及应用洋地黄改善心肌功能，对于有心肌缺血表现者应使用钙离子通道阻滞剂以改善冠脉血流和心肌功能。

（二）术中及术后处理

1. 保证血氧供应　确保呼吸道通畅及吸氧。

2. 保证正常心脏输出的同时避免心脏负荷过大　准确掌握出血量，在及时补充损失血液的同时应控制输血量。输液的量和速度，过多或不足均可增加心脏的负担。

3. 预防感染　主要是预防呼吸道和泌尿系感染。

4. 清醒后半卧位，可减轻心脏负荷和增加肺活量。

5. 注意水电解质平衡和出入量，并继续使用血管扩张药物。

6. 维持血压平稳，监测血压、ECG，必要时监测 CVP。

二、肝脏疾病围术期管理

（一）术前准备

1. 全面检查　进行各种肝功能检查，以了解肝功能损害程度、肝的储备能力及凝血功能。

2. 选择正确的手术指征及手术时机　下述情况禁止腹腔镜手术：①肝炎活动期；②食管或脐部静脉曲张明显，甚至发生破裂出血；③肝功能处于 Child B 级以下。对乙型肝炎病毒携带者，如无肝炎活动则不是手术禁忌。

3. 纠正紊乱，改善肝功能　给予高糖，高蛋白饮食，改善全身情况，增加糖原储备；使用清蛋白、维生素 K_1，保肝、利尿，纠正水电解质平衡，尽量消除腹腔积液及改善凝血功能。

（二）术后处理

1. 保肝治疗及给予维生素 K_1 等，如有贫血可少量多次输入新鲜血液和血浆以纠正贫血及改善凝血功能。

2. 其他　吸氧，保持呼吸道通畅；防治肺部感染；及时补充血容量；注意水电解质平衡；预防肝衰竭及肝性脑病的发生。

三、肾脏疾病围术期管理

（一）术前准备

1. 注意病史中有无损害肾功能的疾病与用药，询问是否有肾炎、肾盂肾炎、系统性红斑狼疮、肾结核、泌尿系结石、尿路梗阻、泌尿系肿瘤，痛风肾、高血压及糖尿病肾病，以及是否有长期服用解热镇痛药、氨基糖苷类抗生素等损伤肾功能的药物。

2. 术前检查　检查各项肾功能，以了解肾功能损害情况，如血红蛋白，出凝血时间，凝血酶原时间，尿密度（比重）及尿蛋白，血钾、钠、钙、磷，尿素氮，肌酐，血糖，清蛋白，血气分析及内生肌酐清除率，尿浓缩稀释试验等。综合分析，评估肾功能。

3. 纠正紊乱、改善危险因素　主要包括：

（1）利尿并维持水电解质及酸碱平衡紊乱：对每天尿量少于 500 ml 者，应利尿，对失水、低钠，高钾、高钙及低磷者应予以纠正。

（2）营养支持：注意饮食，应用高质量的低蛋白、高能量、高维生素的食物，以改善营养状况，对严重者应药物治疗，可输入清蛋白，新鲜血及血小板。

（3）治疗伴随疾病：伴有高血压者应降压治疗；积极预防控制感染并避免肾损害的药物。

（二）术后处理

1. 继续维持术前治疗　如维持水电解质平衡和出入量，防治输液过多或不足，防止低血压及低血红蛋白，防治感染。

2. 避免应用肾损害的药物及血管收缩剂，适当给予利尿剂和改善微循环药物，以保护肾功能。

四、肺功能障碍性疾病围术期管理

（一）术前准备

1. X 线胸片检查、动脉血气分析和肺功能检查，了解通气和换气功能。严重阻塞性肺通气功能不全者，不宜采用全麻和气腹。一般认为最大通气量为正常的 75% 以上者为较好，50% 以下者不宜行腹腔镜手术。

2. 戒烟的同时应用抗生素控制感染，利用雾化、口服祛痰药物或体位排痰促进咳痰。对黏痰排出困难者还可进行冲洗或吸痰。此类患者慎用或禁用阿托品类药物。

（二）术中及术后处理

1. 术中监测血氧浓度及血 CO_2 的浓度，必要时作血气分析，了解并随时处理可能发生的缺氧、酸中毒。

2. 注意肺部并发症，预防感染，雾化吸入，翻身、拍背，以助痰液咳出。

3. 吸氧，必要时呼吸机辅助呼吸以改善肺功能。

4. 避免应用抑制呼吸及反射的药物，如吗啡等，鼓励深呼吸、咳嗽。

五、高血压病围术期管理

高血压病的手术危险性在于麻醉和手术中，特别是全麻的诱导插管及麻醉苏醒过程中，常可使血压骤然升高，诱发心脑血管意外等并发症。其危险性与高血压病的程度及病程长短呈正相关。

（一）术前准备

对伴有冠状动脉硬化、心脏扩大肥厚、心功能代偿不全、肾功能不全或有脑血管硬化甚至出血等，存在心血管、肾及脑等功能障碍的 II 度高血压者，因手术危险性大，术前须慎重选择手术方式并需认真准备。对急性脏器功能障碍，应积极处理。心力衰竭患者必须控制心力衰竭至少半年以上。对无脏器功能损害者，血压应平稳地控制在 160/95 mmHg 以下即可。

术前采取的主要措施是休息，调节饮食，使用镇静及降压药物。降压药应在术前 1 周开始并使用至手术当日。

（二）术后处理

注意控制血压稳定，防止血压波动。保持呼吸道通畅，缺氧或二氧化碳蓄积均可使血压升高，低血压不但可加重组织器官缺血，而且可引起脑和冠状血管的血栓形成。

六、糖尿病围术期管理

糖尿病不是手术禁忌证，但使手术危险性显著增加。其主要危险在于因手术的影响增加了手术及糖尿病的并发症，容易发生感染、酮症酸中毒等。术前准备的原则是适当控制血糖，增加糖原储备，纠正水、电解质紊乱及酮症酸中毒，改善营养状况。

（一）术前准备

1. 详细询问病史 了解糖尿病的发病情况如病程长短、严重程度，治疗方法及血糖，尿糖控制情况及其并存的疾病，如高血压、动脉硬化、肾病等，检测尿糖、血糖、酮体，必要时应进行糖耐量检查，并对糖尿病作出明确的诊断。尤其是病史较长的糖尿病患者由于肾功能的损害，肾糖阈升高使得血糖的升高较尿糖改变明显，甚至尿糖无升高表现，因此应注意在检查血糖的同时检查尿糖，并重复检查以找到其相关性，以便术中、术后能通过尿糖正确推断血糖的升高程度，指导处理。

2. 改善营养、纠正紊乱 加强饮食，补充丰富的蛋白质及维生素，并通过使用胰岛素使降低血糖的同时促进糖原合成。应将空腹血糖控制在 $7.8 \sim 8.3$ mmol/L 和尿糖在（ - ）~（ + ）之间。同时纠正水电解质紊乱及酮症、酸中毒。

（二）术后处理

1. 每 $4 \sim 6$ 小时检测血糖、尿糖、尿酮体，并根据血糖及尿糖情况来调整输液中胰岛素的用量，防治低血糖和高血糖，胰岛素和糖比一般为 $1 : 2 \sim 4$。

2. 尽早恢复饮食，将胰岛素过渡为口服降糖药。

七、肾上腺皮质功能不全围术期管理

正常人的肾上腺皮质，每日分泌氢化可的松约 20 mg。为适应手术及应激的需要，其分泌量可达基础量的 10 倍，如肾上腺皮质功能减退不能适应需要，就会出现各种表现，例如软弱无力、嗜睡、高热、低血压、心动过速、恶心、呕吐或腹痛等，甚至出现危象发生休克和昏迷。

可能出现肾上腺皮质功能不全的原因：①正在应用皮质激素治疗或在 $6 \sim 12$ 个月内曾用皮质激素治疗超过 $1 \sim 2$ 周，肾上腺皮质可能受到不同程度的抑制而功能不足；②原有肾上腺功能不足或曾作肾上腺切除术的患者；③准备施行肾上腺切除的患者。

对①、②类患者，如行择期手术应作血皮质醇测定，如果处于应激状态测定值仍然低于正常，应进一步作 ACTH 刺激试验。

鉴于可能患肾上腺皮质功能不全的患者，在手术应激期间需要大量氢化可的松，糖皮质激素短期过量相对地无害，而在应激期中短期缺乏却可能致命。只有测定值正常而试验结果提示肾上腺皮质功能良好者，可不予补充氢化可的松，但是术中和术后仍然应该提高警惕，密切观察。

肾上腺皮质功能不全患者手术前后氢化可的松的用法。

1. 术前 大手术的术前 12 小时、6 小时、2 小时分别肌内或静脉输入 100 mg。估计手术时间不超过 30 分钟的中、小手术可仅在手术前 2 小时肌内或静脉输入 100 mg。

2. 手术中及手术当天 根据手术的时间、大小及应激情况每 $4 \sim 6$ 小时给予 100 mg。

3. 术后第 1 天每 $6 \sim 8$ 小时输入 100 mg。

4. 术后第 2 天每 6 小时输入 50 mg。

5. 术后第 3 天每 6 小时输入 25 mg。

无论急诊手术还是术前充分准备的患者，手术中如果出现血压波动、低血压者，可静脉注射氢化可的松 100 mg 或地塞米松 5 mg，以使血压上升，必要时加用升压药。

使用氢化可的松期间，在输入 5% 糖盐水时，加入钾 40~80 mmol/24h，以防止血糖、血钠、血钾过低。同时应用抑酸药物以预防应激性溃疡的发生。

八、老年患者围术期管理

老年人的特点是其身体重要器官及其功能开始退化。因此，无论应激和代偿、修复及愈合、消化及吸收等能力，以及机体的抵抗力均较差，特别是老年患者往往同时患有不同程度的心血管、肺、肝、肾及中枢神经系统和代谢性疾病等慢性疾病，较常见的如动脉硬化、高血压、冠心病、糖尿病、营养不良、贫血、肺气肿、慢性感染等。

老年患者的手术并发症与死亡率远较年轻患者为高。但若术前进行充分的准备，选择适当的麻醉及手术方式，术中及术后严密观察，及时预防和处理并发症，可降低手术死亡率。常见的手术并发症及死亡原因是肺部感染及肺功能障碍、心功能不全、心脑血管意外、肾功能不全、泌尿系统感染、水电解质平衡紊乱等。

（一）术前准备

手术前准备主要根据老龄化的特点及常见的手术并发症进行的。

1. 除详细询问病史及详细查体外，还应对患者的营养状况、各重要器官的功能进行详细的检查，然后对疾病的性质、全身健康状况、手术的耐受性、麻醉及手术方式的选择、手术的预定日期做出正确的评价，并进行充分的准备。

2. 除根据检查对患者各重要器官的了解进行准备外，应特别注意患者营养状态的改善。多数老年患者由于消化吸收功能差和疾病本身的影响，存在低蛋白血症、贫血及维生素缺乏症等。由此，术中术后易发生休克、心力衰竭及感染。

3. 术前的用药量要减少，衰弱患者不宜应用镇静剂。

（二）术后处理

除一般的处理外，还应注意：

1. 维持血压平稳及呼吸道通畅。

2. 老年人代谢率降低，对镇静、镇痛药物的耐受性差，用量应减少。

3. 经常翻身、深呼吸及活动下肢，以防肺部感染及下肢深静脉血栓形成。

4. 注意水电解质平衡，防止水盐过多，特别是手术后初期，机体有明显的水钠潴留倾向时。

5. 不需常规给予抗生素或激素。

第四节　腹腔镜手术术后处理

腹腔镜术后与开腹手术一样要严密观察生命体征的动态变化，尤其是血压、脉搏、体温、神志、呼吸等。分析其变化情况，注意严密观察和及时处理并发症。

一、病情观察与常规处理

根据不同的麻醉做相应的处理。

（1）多数腹腔镜手术为全麻，术后要监测患者的生命体征。密切观察呼吸节律深浅和频率。给予氧气吸入，注意保暖，避免过多暴露。头偏向一侧，如果发生呕吐，应及时清除呕吐物，避免呼吸道阻塞和吸入性肺炎的发生。严密观察病情变化，如患者的主诉、面色、腹部伤口、腹部体征等，以便及时发现和处理术后可能发生的并发症。

（2）因全麻行气管插管，术后经常感咽部不适，非胃肠道的腹腔镜手术在术后 6 小时可以饮白开水，并行雾化吸入等咽部护理。

二、饮食与活动

1. 腹腔镜手术多采用全身麻醉。术后当天要禁饮食，补充足够的水分和能量，保证水电解质平衡与稳定。可在床上适当活动。

2. 不涉及肠道的手术，术后饮食应根据患者的需要供给。通常术后 6～8 小时拔除胃管后即可进流食或半流食，然后逐步达到普通饮食。只要患者无不适，术后饮食可恢复正常。有时由于麻醉的作用，个别患者可有不同程度恶心、呕吐，这时禁食可适当延长。一般手术当日禁食，实行静脉输液，术后第 1 天进流质或软食，如手术当晚患者有饥饿感，也应给予流质饮食，术后肛门排气后可进普食。

3. 尽早恢复饮食可促进胃肠蠕动，对肠道排气十分重要。早恢复饮食并不是要患者在术后一下子吃很多食物。饮食恢复也需要一个循序渐进的过程。需要根据患者自己的情况逐渐增加饮食量，充分考虑自身的食欲、饭量和适应情况。注意不能吃太甜的食物，避免吃太多的蔬菜、水果，也不能喝牛奶，以防胀气。

4. 及早鼓励患者活动，这样有利于血液循环，对减少血栓形成、预防肺部感染、促进肠道活动恢复、促进伤口恢复和减少并发症有积极意义。术后当天即可在床上活动，主要有深呼吸，双肩外展运动、屈腿运动和抬腿运动。鼓励患者早期下床活动，一般手术如胆囊切除、阑尾切除等只要麻醉恢复平稳即可开始下床活动。活动的恢复是一个循序渐进的过程，可先在床上坐，然后下地在床边站立，如无头晕乏力，可开始行走。刚下地时要有家属或其他护理人员陪伴，以免摔伤，以后逐渐增加活动量。活动量要量力而行。

三、胃管和尿管的处理

对于非胃肠手术如阑尾切除、疝修补、单纯胆囊切除等，在未清醒前胃管接引流袋或负压吸引，患者清醒后无胃肠道症状一般于术后 6～8 小时拔除胃管。对于胃肠道手术，肝、胰、脾等大手术或者损伤了胃肠道，在镜下作了缝合修补，则应保留胃管并持续胃肠减压，对于急性胆囊炎手术过程中胆囊破裂，化脓胆汁污染腹腔，术中虽反复冲洗吸引，术后仍需保留胃管 24 小时左右。

导尿管一般在术后 24 小时内拔除。如手术中干扰膀胱较多或采用的是硬膜外麻醉，可根据情况留置 1～2 天。每天做尿道和（或）会阴 2 次，保持会阴及尿道口清洁，预防泌尿道及上行感染。

四、术后用药

1. 镇痛药物 一般腹腔镜手术后均不需使用镇痛药，个别疼痛较重者在排除意外情况的基础上可使用 1～2 次非麻醉类镇痛药。

2. 抗生素 根据患者情况在术后给静脉抗生素或口服抗生素防治感染。对污染性腹腔镜手术、有异物植入或有伴随疾病者应常规使用抗生素。对一般患者可根据情况分析对待，如手术较大，也可适当应用抗生素，否则术后抗生素并非必需。

五、腹腔引流管的处理

术后引流管的处理应根据放置的目的分别对待。通常术后 6 小时嘱患者取半卧位，以利引流液流出。术后每隔 1~2 小时观察引流物的质量，及时更换敷料和引流袋，保持引流口洁净，预防感染。若为预防创面渗血、渗液引起积血、积液甚至继发感染，如无新鲜血液流出则术后 24~48 小时可拔除，若为预防吻合口漏应保留观察 7~14 天。

当引流管引流出的是新鲜血、胆汁或胃肠液，应结合全身情况、生命体征及腹部情况，明确原因。如存在腹膜刺激的症状和体征，可参照开腹手术的原则积极处理，必要时可开腹探查或二次腹腔镜探查。

对腹腔引流者术后应充分保持其通畅性并根据术后引流出的脓液性质和量进行处理。如脓液减少、体温正常，可逐渐拔除引流管。

六、术后并发症与不适的处理

腹腔镜术后并发症虽然较少见，但仍不能忽视。最常见的有肩痛、腹痛、腹胀、气促及呼吸困难。

1. 肩部酸痛　腹腔镜术后一些患者会出现明显的肩膀痛，与腹腔镜特殊体位（头低位）双侧肩托压迫和腹腔镜气腹残留的 CO_2 气体在膈下积聚留刺激膈神经有关。这种疼痛多出现在术后第 1 天，持续数小时至 1~2 天不等。一般无需特殊处理症状多可自行消失。可鼓励患者多翻身、下床活动，疼痛较重时，给予镇痛药及头低脚高位。

预防措施有：在手术后可对腹壁轻轻加压，促使二氧化碳气体排出。患者取膝胸卧位，让二氧化碳气体上升向盆腔聚集，以减少对膈肌的刺激。

2. 术后出血　腹腔镜术后出血系血管结扎脱落、血栓脱落、热损伤而发生延迟性出血所致。表现为术后血压下降、心率加速、脸色苍白、出冷汗、腹部膨胀、肠鸣音消失。血液可从腹壁切口溢出。术后需密切观察腹部体征、腹围大小、切口渗血情况，发现异常后及时处理。

3. 腹壁切口出血　腹腔镜术后切不可因切口小而忽视对腹部伤口的观察。腹壁切口出血多为套管穿刺损伤腹壁血管所致。一般更换敷料，沙袋加压后可起到较好的止血效果。止血不佳者可缝合止血。

4. 皮下气肿　腹腔镜手术若术中的腹压过高，二氧化碳气体向软组织扩散可引起皮下气肿。气体量少者，一般无需特殊处理症状多可自行消失。皮下气肿范围较大者，可给予吸氧处理，注意观察呼吸频率及有无咳嗽、胸痛等症状，积极预防碳酸血症的发生。

5. 疼痛　腹腔镜手术在麻醉清醒后即有轻微的伤口疼痛，多数患者用地西泮镇静药即可缓解，只有少数需要镇痛药，且在术后 1~2 天随胃肠功能的恢复而缓解或消失。如出现疼痛加重，应全面检查除外腹壁伤口或腹腔感染、消化道瘘的可能。

6. 发热　腔镜手术后的创伤可引起轻微发热，一般不超过 38℃，且迅速下降，术后 3 天内多能恢复至正常水平。若发热持续，即应注意有无肺部、尿道及腹腔的感染及消化道瘘的情况。

7. 呕吐　腹腔镜手术后，一旦全麻清醒即可拔除胃管，少数患者因麻醉反应或胃内容的残留可发生呕吐，个别反复发作或呕吐物较多者可给镇吐药物。并在全麻未清醒前注意防止误吸。

8. 气促及呼吸困难　腹腔镜术后，患者在床上突然坐起，可使二氧化碳气体上升，引起气促及呼吸困难。因此腹腔镜手术后开始床上活动时，要避免过快坐起。

七、出院与随访

术后患者无明显恶心、呕吐，无腹痛，体温正常，已恢复饮食，能独立活动，无排尿、排便困难时即可出院。对无并发症的胆囊切除、阑尾切除、肾囊肿去顶术等，术后 2~3 天可出院。有下列情形之一者应仔细观察，慎重处理：①手术过程不顺顺利；②发热、食欲减退，腹胀、腹痛或恶心、呕吐；③有感染存在或继发黄疸；④其他异常情况或其他脏器疾病对病情有影响者。

随访应于术后 7 天~3 个月进行。术中未被发现的电极损伤常可延迟发病，其症状和体征在术后 2~10 天出现，嘱术后 2 周内若出现发热、腹痛等立即来院就诊。

第五节　常见腹腔镜手术的适应证和禁忌证

一、腹腔镜胆囊切除术的适应证与禁忌证

从广义上说，需要切除胆囊的疾病即是腹腔镜胆囊切除术（laparoscopic cholecystectomy，LC）的适应证。但是，需在镜下完成的 LC，对种种困难情况的处理较开腹时难度更大，且对恶性肿瘤的腹腔镜治疗有一定的困难及争议。故 LC 的施行必有一定的条件和限制（禁忌）。虽然这种条件限制不是一成不变的，因为随着腹腔镜手术经验的积累和手术设备的改进，许多早期的禁忌证已成适应证，所以有人把相对禁忌证称为腹腔镜手术的第二步乃至第三步适应证。但应充分认识到在 LC 开展的早期及遇到困难手术时出现的较高中转开腹率及并发症率。因此，在开腹早期及经验、设备不完善的情况下，还应严格掌握 LC 的手术适应证。

（一）适应证

在无一般开腹胆囊切除手术禁忌的条件下，LC 的适应证包括：

1. 慢性胆囊炎　指有慢性胆囊炎症状的胆囊疾患，主要包括非结石性慢性胆囊炎、结石性慢性胆囊炎（即有症状的胆囊结石）或其他良性病变所致的慢性胆囊炎或胆心综合征及急性胆囊炎、胆源性胰腺炎保守治愈后。

2. 有手术指征的胆囊良性隆起性病变，可有症状或无症状。包括胆囊良性肿瘤、胆固醇沉积症及胆囊腺肌瘤病。

3. 无症状的胆囊结石，伴有以下情况之一者也是 LC 的手术指征：①充满结石或结石直径>20 mm 者；②糖尿病患者。前者诱发胆囊癌的概率增高，后者一旦发生急性胆囊炎，易出现严重并发症。

（二）禁忌证

1. 相对禁忌证

（1）急性胆囊炎：对发作不超过 24 小时、发作时间虽稍长但经保守治疗后腹痛缓解且不伴有局部腹膜炎表现者，因为此时的胆囊多数表现为水肿充血而无明显的化脓性炎症表现，尚属 LC 的手术适应证。

（2）慢性胆囊炎：伴有胆囊萎缩、胆囊壁瘢痕性增厚>4 mm，Calot 三角严重粘连、胆囊管过短、Mirrizzi 综合征等。

（3）病理性肥胖：当肥胖导致腹部过膨大、腹壁过厚妨碍套管针的置入或脂肪在肝十二指肠韧带沉积妨碍胆道的暴露。

（4）肝硬化门脉高压或伴有轻度出血性倾向。

（5）上腹部手术史：上腹部的手术尤其是较大的手术或伴有较严重的炎症手术后，上腹部（胆囊周围）的粘连较重，虽然在取得一定的腹腔镜手术的经验后大部分此类患者也能完成 LC 手术，但其失败率及并发症率较高。

（6）继发或原发胆总管结石：主要是腹腔镜处理胆总管结石比较困难，除了对技术及设备的要求较高外，中转开腹及并发症率较高。

（7）妊娠：妊娠期尤其是妊娠后期，由于：①药物及手术对胎儿的影响，包括气腹的压力及 CO_2 的吸收致使胎儿缺氧和酸中毒及因此刺激而导致流产可能；②腹腔被妊娠子宫占据，手术空间变小暴露困难，容易损伤。

2. 绝对禁忌

（1）较重的急性炎症：指有坏疽、穿孔的急性胆囊炎，有腹膜炎表现的胆源性胰腺炎、急性重症胆管炎或其他原因引起的严重腹膜炎者。

（2）原发性肝内外胆管结石：因多需行部分肝切除及胆肠吻合术而不能行腹腔镜手术。

（3）中度以上出血倾向：如出血性疾病、重度肝硬化（门脉高压）。

（4）不能耐受气腹或全麻者：如重度腹腔积液、晚期妊娠、膈疝及心或其他重要脏器功能不全等。

（5）高度怀疑或已证实的恶性肿瘤：如胆囊癌、胆管癌、胆囊隆起性病变。

（6）梗阻性黄疸。

（7）膈疝。

二、肾上腺疾病腹腔镜手术的适应证与禁忌证

肾上腺疾病腹腔镜手术（laparoscopic operations of adrenal gland disease）是肾上腺疾病的金标准手术方式，完全符合解剖性手术及无出血手术要求，手术彻底，效果与开放手术相同，安全、微创，住院时间短，术后恢复快，提高术后生活质量，不离断肌肉，对患者术后劳动能力不产生影响。1992 年 Gagner 应用腹腔镜做了 3 例肾上腺切除以来，开创了腹腔镜在肾上腺外科应用的新纪元。随着经验的积累与仪器的改进，腹腔镜已用于治疗原发性醛固酮增多症、肾上腺嗜铬细胞瘤、库欣综合征、肾上腺瘤、肾上腺囊肿。下面介绍腹腔镜手术治疗肾上腺疾病的手术指征。

（一）适应证

1. 醛固酮瘤　因腺瘤体积小（<2 cm），患者较瘦，便于操作，特别适用于腹腔镜手术摘除。

2. 皮质醇增多症（库欣综合征） 腺瘤或肾上腺增生引起的库欣综合征一侧肾上腺全切，对侧肾上腺部分切除。

3. 肾上腺囊肿切除。

4. 无功能偶发瘤（直径<5 cm）、髓性脂肪瘤。

5. 肾上腺性征异常症 由肾上腺皮质腺瘤引起，可腹腔镜手术行患侧肾上腺切除。

6. 肾上腺嗜铬细胞瘤 过去认为嗜铬细胞瘤不宜行腹腔镜治疗，主要是手术时间长、术中血压波动剧烈、瘤体表面血管多易造成术中大出血、休克、心肌梗死等并发症，随着经验的积累，仪器设备的逐步改进，腹腔镜已用于<6 cm 的肾上腺嗜铬细胞瘤。

（二）禁忌证

1. 全身出血性疾患。

2. 腹部急性炎症患者。

3. 全身情况难以耐受手术者。

4. 肺功能差者（因人工气腹会使膈肌上移，影响肺功能）。

5. 过于肥胖者造成手术困难，初学者不宜选用。

6. 恶性、多发、异位及直径>6 cm 的嗜铬细胞瘤不宜行腹腔镜治疗。主要是操作技术要求高，手术时间长，患者无法耐受及瘤体与周围脏器解剖复杂等因素。

三、腹腔镜肾囊肿切除术的适应证与禁忌证

由于 B 超、CT 检查的应用，使许多无症状的肾脏囊肿被检出。一部分肾囊肿由于体积小或部位特殊而不作特殊处理；由于开放性手术损伤大，需行手术治疗的肾囊肿可采用腹腔镜肾囊肿切除术（cyst ablation by laparoscopy），该手术具有损伤小、恢复快、疗效佳的特点。目前在临床上已经广泛使用。

（一）适应证

1. 单纯性肾囊肿，肾实质受压，影响肾脏功能者。

2. 孤立性多房性肾囊肿。

3. 肾盂周围囊肿，肾周围假性囊肿合并感染，造成尿路梗阻者。

4. 多囊肾病之较大囊肿压迫肾实质，引起尿路梗阻者。

（二）禁忌证

无绝对禁忌证。但对良性囊肿患者有严重出血倾向者，以及全身状况难以耐受手术者，可为相对禁忌证。

四、妇科腹腔镜手术的适应证与禁忌证

腹腔镜微创技术几乎可以治疗所有的妇科疾病，如宫外孕、卵巢良性肿瘤、盆腔子宫内膜异位症、子宫脱垂、多囊卵巢、子宫肌瘤保留子宫的瘤体剔除术、子宫切除术、不孕的诊断与治疗等。微创手术让女性免受开腹之苦、病痛之累，且在美观方面也具有优势。现将妇科腹腔镜手术指征汇总如下：

（一）适应证

1. 腹腔镜诊断

（1）了解盆腹腔肿块的部位、来源、性质、大小，必要时活检。

（2）寻找不育原因，确定矫治方法，判断生殖预后和结果。

（3）子宫内膜异位症的诊断、分期及治疗效果的随访。

（4）明确急、慢性腹痛原因。

（5）了解生殖道畸形部位、卵巢形态、必要时活检。

（6）恶性生殖道肿瘤术后或化疗后疗效及其预后评价

2．腹腔镜手术

（1）盆腔肿块：卵巢囊肿开窗、引流、卵巢肿瘤剥出术、附件切除术、输卵管系膜囊肿切除术等。

（2）子宫肌瘤：子宫肌瘤、腺肌瘤剥除，子宫腺肌症切除、子宫切除等。

（3）异位妊娠早期诊断同时行保守性或根治性手术。

（4）不孕症在诊断病因的同时行盆腔粘连分解及输卵管整形术。

（5）子宫内膜异位症病灶的电凝或切除。

（6）进行盆腔感染性疾病病原体的检查，并同时行盆腔粘连分解、脓肿切开引流、输卵管卵巢囊肿切除术。

（7）计划生育方面：节育环外游取出、子宫穿孔创面修补、绝育术、输卵管吻合术。

（8）生殖助孕方面：成熟卵子吸取、配子体输卵管内移植术，多囊卵巢穿刺、打孔术。

（9）生殖道恶性肿瘤手术：早期子宫内膜癌、宫颈癌、卵巢癌手术，包括广泛全子宫切除术、盆腔及腹主动脉旁淋巴结切除术、大网膜及阑尾切除术。

（二）禁忌证

1．严重的心、肺、肝、肾功能不全。

2．盆、腹腔巨大肿块　肿块上界超过脐孔水平或妊娠子宫>16孕周，子宫肌瘤体积超过孕4个月时，盆、腹腔可供手术操作空间受限，肿块妨碍视野，建立气腹或穿刺均可能引起肿块破裂。

3．腹部疝或横膈疝　人工气腹的压力可将腹腔内容物压入疝孔，引起腹部疝的嵌顿。腹腔内容物经膈疝进入胸腔，可影响心肺功能。

4．弥漫性腹膜炎伴肠梗阻　由于肠段明显扩张，气腹针或套管针穿刺时易造成肠穿孔的危险。

5．严重的盆腔粘连　多次手术如肠道手术、多发性子宫肌瘤剥出术等造成重要脏器或组织周围致密、广泛粘连，如输尿管、肠曲的粘连，在分离粘连过程中造成重要脏器或组织的损伤。

第 三 篇

围术期镇静与镇痛

第一章　围术期焦虑和疼痛对机体的影响

薛朝霞

围术期焦虑和疼痛均属于一种应激反应，而且是围术期最常见的应激反应，它会对机体造成许多不良影响。

第一节　围术期焦虑和疼痛对免疫系统的影响

一、围术期焦虑对免疫系统的影响

围术期多数患者存在精神紧张，甚至部分患者有焦虑或恐惧情绪。焦虑情绪可以降低痛阈，患者焦虑情绪越严重，机体的痛阈就越低，对疼痛的敏感度增高。另外，心理高度恐惧的患者对疼痛的敏感度也增高。

研究已经证实，焦虑可抑制体液免疫和细胞免疫。具体表现为自然杀伤细胞（NK）活性降低，血清抗体数量减少如 IgG、IgM、IgE 减少，血浆细胞因子和 T 淋巴细胞（CD3）总量及其亚群（CD4、CD8 及 CD4/CD8）功能和数量的改变等。

二、围术期疼痛对免疫系统的影响

围术期疼痛应激可导致淋巴细胞减少、白细胞增多、网状内皮细胞处于抑制状态、单核细胞活性下降。患者细胞免疫和体液免疫功能均受到抑制。

另外手术创伤也可作为应激因素，使机体非特异性免疫功能降低。术后免疫功能的抑制是术后发生感染的关键因素之一。术后疼痛治疗是否有助于减轻患者术后免疫抑制程度，能否减少术后感染概率，目前尚无定论，有待深入研究。

患者术前的焦虑情绪、手术创伤、麻醉和术后疼痛等应激可造成胰岛素拮抗激素（如儿茶酚胺、皮质醇、胰高糖素、生长激素等）分泌增加，加重胰岛素分泌障碍和胰岛素抵抗。同时，炎症因子（如白介素-1、肿瘤坏死因子等）过度释放，血管升压素、泌乳素等水平升高，导致糖原分解增多，肝糖输出增加和糖异生作用增强，从而进一步加重糖代谢紊乱。糖既是人体重要的供能物质，又是人体重要的组成成分之一。糖代谢障碍，首先导致机体能量供给障碍，由此可以产生一系列代谢变化，最终造成多方位的代谢紊乱，降低机体抵抗力，增加术后感染概率，重者将危及生命。

第二节　围术期焦虑和疼痛对各脏器功能的影响

围术期焦虑和疼痛除对机体各系统有不良影响外，慢性疼痛引起患者焦虑或抑郁的心理疾患已是公认的事实。近年来，研究发现急性疼痛或创伤同样可增加患者的焦虑评分，而焦虑又可增加疼痛程度。因此，需要将围术期焦虑和疼痛综合考虑。

围术期焦虑和疼痛对机体的影响如下：

（一）中枢神经系统

焦虑和疼痛对中枢神经系统产生兴奋或抑制，表现为精神紧张、烦躁不安，或者沉默无语，全身肌肉僵硬或颤抖。

（二）心血管系统

焦虑及疼痛可使心电图 T 波及 ST 段的发生变化，尤以冠心病患者更应予以注意，脉搏增快常见于浅表痛，深部痛则脉搏徐缓，其变化程度与疼痛强度有关，剧痛可引起心搏骤停。血压的变化基本与脉搏变化一致，高血压患者因紧张、疼痛而使血压骤升，脉搏增快；心肌氧耗量增加可能导致心肌缺血或原有心肌缺血加重。反之，强烈的深部疼痛常使血压下降甚至发生休克。

（三）呼吸系统

轻度疼痛和焦虑时，通气量一般无变化；过度紧张或焦虑、强烈疼痛时呼吸将变得快而浅。对于胸腹部手术患者，疼痛引起的肌张力增加可造成患者总肺顺应性下降，通气功能下降，这些改变又可能促使患者术后发生肺不张，结果患者缺氧和二氧化碳蓄积。对于大手术或高危患者，术后疼痛可能会导致功能残气量的明显减少（仅为术前的 25% ~ 50%），早期缺氧和二氧化碳蓄积可刺激分钟通气量代偿性增加，但长时间的呼吸做功增加可能会造成呼吸衰竭。另外术后疼痛可延缓术后患者呼吸功能的恢复，某些患者由于低通气状态而发生肺实变和肺炎等呼吸系统并发症。

（四）内分泌系统

焦虑、急性疼痛引起机体释放以下内源性物质：①交感神经末梢和肾上腺髓质释放儿茶酚胺；②肾上腺皮质释放醛固酮和皮质醇；③下丘脑释放的抗利尿激素；④激活肾素-血管紧张素系统，促肾上腺皮质激素、生长激素和高血糖素也增加。此外，紧张、焦虑、疼痛等应激反应可使促合成代谢的激素，如雄性激素和胰岛素水平降低。肾上腺素、皮质醇和高血糖素水平的升高通过促使糖原分解和降低胰岛素的作用，最终导致高血糖，蛋白质和脂质分解代谢增强使术后患者发生负氮平衡。醛固酮、皮质醇和抗利尿激素使机体潴钠排钾，影响体液和电解质的平衡。此外，内源性儿茶酚胺使外周伤害性感觉神经末梢极为敏感，使患者处于疼痛的恶性循环状态之中。

（五）胃肠道及泌尿系统

焦虑和疼痛引起的交感神经兴奋可能反射性地抑制胃肠道功能，平滑肌张力降低，而括约肌张力增高，表现为术后胃肠绞痛、腹胀、恶心、呕吐等不良反应；膀胱平滑肌张力下降导致术后患者尿潴留，增加了泌尿系统感染发生率。

（六）凝血功能

围术期疼痛和焦虑会影响凝血功能，具体表现为血小板黏附功能增强、纤溶活性降低，使机体处于一种高凝状态。

（七）对心理情绪的不利影响

焦虑和疼痛使患者出现失眠、恐惧，甚至产生无助的感觉，再加之上述疼痛的种种不利影响，使得围术期患者机体各系统负担加重，耗氧量增加，氧供需平衡失调，无疑会延缓患者术后的康复过程。有些患者还可能发生较为严重的术后并发症，如原有器质性疾病加重、术后抑郁症等。

（八）对机体的其他影响

紧张焦虑和疼痛尚可使手术部位的肌张力增加，不利于术后患者早期下床活动，可能影响机体的恢复过程。

第二章　围术期镇静

薛朝霞

第一节　围术期心理干预

　　如前所述，麻醉和手术因素可诱发劣性应激反应，常使患者产生较强的焦虑、紧张、抑郁、烦躁甚至恐惧等心理情绪，这不仅会影响麻醉和手术的顺利进行，还会造成患者术前、术后不同程度的心理和行为异常，影响患者的康复。

　　心理干预（psychological intervention）也称为心理支持疗法（PPST），是指在心理理论的指导下，对个体和群体的心理健康问题和行为施加策略性影响，使之发生指向性预期目标的变化。而围术期心理干预是在手术前后应用矫正认知、信息疗法、松弛训练等心理学方法对患者进行心理干预，改变患者的负性心理反应，消除紧张、恐惧心理和焦虑情绪，促进患者机体内环境稳定，使之顺利康复的一种辅助性医疗手段。

一、术前心理辅导

　　随着心身医学的发展，人们逐渐认识到在治疗躯体疾病的同时，对其心理方面的不良因素给予治疗和指导，有利于躯体的康复。

　　术前责任护士和主管医师应积极热情与患者沟通，了解患者的思想顾虑，向患者介绍良好心情和树立战胜疾病信心可以极大地调动机体的生理抵抗力，有利于安全顺利渡过手术并促进康复；不良情绪对机体的危害，除了会增加各器官的负担，容易发生并发症，还增加了患者经济负担。

　　保持乐观、提高信心的方法在于客观地认识疾病、家人的理解和支持、良好的医患沟通，有条件时辅助以音乐疗法。

二、矫正认知及信息疗法

　　患者及家属对所患疾病的认识和对拟采取的治疗措施了解不全面，甚至不正确，会产生恐惧、焦虑、沮丧甚至绝望的情绪。相关医务人员一定要及时与其沟通，客观、通俗地讲解疾病对机体的影响、拟采取的治疗措施的积极作用、备选方案各自的利弊、患者的反应与不适、需要如何配合等，使患者与家属获得比较全面、客观的信息，结合自身情况和心理预期作出选择，并在此过程中正确认识疾病，调整心态，积极应对。

　　1. 术前交代病情，注意谈话技巧　术前谈话的目的是外科医师在手术前将患者的病情、即将实施的医疗措施、医疗风险和预后情况等内容客观地告知患者及家属或相关人员，并对其疑问予以解答，对将要进行的手术治疗达成一致意见。

　　术前谈话必须提前通知患者及其可主要负法律责任的亲属或单位负责人，约定明确的谈话时间和地点。主持术前谈话的外科医师必须是非常熟悉患者病情的主治医师，危重患者或重大、复杂手术者需科室或院方负责人参加。

如何更好地进行手术前谈话，已成为每一个外科医师必须研究的课题。有关术前谈话的技巧，不能仅仅简单地理解为如何说，只有真正地为患者着想，为病情着想，才能达到术前谈话的目的。换言之就是要求临床医师牢记吴阶平院士的名言："一切为了患者、为了一切患者、为了患者一切"；其次要全面掌握本学科的知识和最新进展，了解不同患者及家属的知识文化背景差异，因人而异。

术前谈话内容包括：①患者疾病诊断情况，手术治疗的必要性，或者保守治疗的预后；②手术方式选择依据，如存在多种方式时就患者的个体情况进行利弊分析，针对术中和术后可能出现的并发症及意外情况进行讨论，交代拟采取的预防术中和术后并发症及意外情况的有效措施；③手术治疗的预后和经费估计等方面；④手术治疗效果的滞后表现性和不可预测性。

谈话时外科医师一定要采用通俗易懂的语言，设身处地、真诚客观地讲述对该患者的主要诊断过程及诊断结果、拟采取的手术方案等。还无法明确诊断需手术探查及术后病理确诊的病例，则重点讲述疾病对人体的损害程度、探查方案以及为什么要探查。要充分向他们介绍自己所在医疗团队诊断、治疗该疾病的经验，可举例说明，充分介绍治疗小组的医师、护士的能力和信心。目的是让他们感受到手术前临床医师对患者的认真负责、诊断准确、信心充足、准备充分。医患交流感情达到共鸣，让患者感觉到他已接受到最佳时机、最科学合理的诊断和治疗手段，同时让患者明白目前医疗水平对有些手术风险的抵御能力是有限的，让患者对手术可能出现的并发症和意外情况有一定心理准备。从而消除患者对手术风险的恐惧心理，了解临床医师抵御手术风险的措施和能力，以及抵御手术风险能力的有限性。

谈话时强调外科手术团队的协同作用，并使患者及相关人员明白集体力量是防范手术风险的保证。

2. 麻醉医师术前谈话　术前责任麻醉医师需要访视患者。确定拟进行的外科治疗应选择的最适合的麻醉方法、麻醉药物以及监护措施。同时与患者及相关人员谈话沟通，目的是消除其紧张恐惧心理，调动患者的生理抵抗力，以期顺利渡过手术。

患者及家属对麻醉存在以下方面的担心：

（1）对麻醉存在一种恐惧，主要担心对身体的不可逆损害或者麻醉后无法苏醒。有这种想法的患者往往可能合并抑郁症。

（2）全身麻醉对智力的影响，尤其对小儿大脑发育的影响。

（3）麻醉时是否会发生过敏反应，且过敏反应是否影响生命安全或造成残疾。

（4）麻醉效果是否完善，是否在术中会出现疼痛等。

对于以上问题，责任麻醉医师均需要在手术前访视患者时详细解释，并根据患者病情客观讨论可能出现的麻醉并发症的发生率、严重程度等，消除一些不正确的认识；说明手术中会采取的监护措施和对不良反应的应对措施。使患者消除紧张和恐惧，保障手术得以顺利进行。

有的医院麻醉科开设术前评估门诊，根据每位患者的不同情况，参考现病史、既往病史、体格检查、实验室检查和辅助检查（如心电图、超声心动图、X线胸片等）结果，对患者耐受麻醉的情况进行评估（给出ASA评分），并向患者解释相关手术可能采取的麻醉方式，让患者充分了解麻醉，以减轻担心麻醉问题而出现的焦虑不安情绪；在麻醉评估表的最后，列出该患者的主要问题，提醒手术中负责麻醉的医师应该注意的事项。对于实验室检查和辅助检查不全的患者，针对其具体疾病要求进一步做相关检查。对于合并症控制不理想的患者，建议到相关科室会诊，以调整治疗方式和药物剂量（如高血压患者服药后血压控制仍不理想，则建议到心内科调整降压药物）。这样，患者可以在住院前对麻醉有初步了解，以减少对麻醉的恐惧感和不必要的担心；而同时也减轻了入院后的等待时间和相关医师的工作量，使其能将精力更多地放在手术处理和麻醉管理上。

三、行为治疗

主要有松弛训练和生物反馈疗法。

（一）松弛训练

松弛训练（relaxation training）是指通过一定的程式化训练，学会精神上及躯体上（骨骼肌）放松的一种行为治疗方法。其核心的理论认为，放松所导致的心理改变的维持对应激所引起的心理改变是一种对抗力量，即放松可阻断焦虑，副交感支配可阻断交感支配。目的就是降低交感神经系统的活动水平、减轻骨骼肌的紧张及减轻焦虑与紧张的主观状态。

住院患者的松弛训练一般在心身医学专业医务人员的指导下进行。如果术前患者特别紧张，或有焦虑症、抑郁症等，还应请求专科会诊。

1. 松弛训练的发展　现代放松训练的实际应用则应首推雅可布松（Jacobson，E）的先驱著作《渐进性肌肉放松》。他认为焦虑能因直接减轻肌肉的紧张而消除。他的放松训练程序基本上是使各肌肉群紧张与放松，使用者要学会区分肌肉紧张与放松的感受，被称为渐进性肌肉放松训练（progressive muscle relaxation training）。这种训练涉及60组不同的肌肉。1958年沃尔帕（J Wolpe）改进了雅可布松的方法，建立了系统性脱敏（system atic desensitization）治疗。本斯屯等（1973年）发表了渐进性放松训练治疗手册，进一步简化了渐进性肌肉放松技术，只集中在16组肌肉（表3-2-1）。研究显示，渐进性肌肉放松作为行为治疗的主要手段，对多种身心疾病有辅助治疗作用，能减轻焦虑症及其所引起的疼痛。当前，放松训练已成为一种单独的训练程式，而且发展了录音带指导的渐进性肌肉放松。因为这样可使得人们在家里自己进行。但也有人提出，由于它不能根据每个人的实际情况而进行恰当的指导，因而它与治疗者的生动的指导是不同的。

2. 渐进性肌肉放松训练的实施　渐进性肌肉放松的方法与我国的"放松功"基本相似。放松功主要摒弃杂念、自我暗示来有顺序地放松各组肌肉；而渐进性肌肉放松训练则要求患者想象最能令人松弛和愉快的情景，治疗医师在一旁用言语指导和暗示，练习者感受肌肉紧张（10秒）、放松（20秒）的感觉，最后使全身肌肉得到深度松弛。

表 3-2-1　渐进性肌肉放松的基本步骤

1.	握紧拳头–放松；伸展五指–放松
2.	收紧肱二头肌–放松；收紧肱三头肌–放松
3.	耸肩向后–放松；提肩向前–放松
4.	保持肩部平直转头向右–放松；保持肩部平直转头向左–放松
5.	屈颈使下颌触到胸部–放松
6.	尽力张大嘴巴–放松；闭口咬紧牙关–放松
7.	尽可能地伸长舌头–放松；尽可能地卷起舌头–放松
8.	舌头用力抵住上腭–放松；舌头用力抵住下腭–放松
9.	用力张大眼睛–放松；紧闭双眼–放松
10.	尽可能地深吸一口气–放松
11.	肩胛抵住椅子，拱背–放松
12.	收紧臀部肌肉–放松；臀部肌肉用力抵住椅垫–放松
13.	伸腿并抬高 15～20 cm–放松
14.	尽可能地收缩腹部–放松；绷紧并挺腹–放松
15.	伸直双腿，足趾上翘背屈–放松；足趾伸直趾屈–放松
16.	屈趾–放松；翘趾–放松

（二）生物反馈疗法

生物反馈疗法（biofeedback therapy，BFT）是利用现代生理科学仪器，通过人体内生理或病理信息的自身反馈，使患者经过特殊训练后，进行有意识的"意念"控制和心理训练，从而消除病理过程、恢复身心健康的新型心理治疗方法。由于此疗法训练目的明确、直观有效、指标精确，而求治者无任何痛苦和不良反应，深受广大患者欢迎。

运用于生物反馈治疗的设备有：肌电反馈仪、皮肤湿度反馈仪、脑电反馈仪及脉搏反馈仪等。仪器的操作者需经过专业训练，以保证结果的可靠性和科学性。

可以应用生物反馈疗法辅助进行放松治疗，达到消除焦虑紧张的目的。但此方法应依靠专科医师实施。

第二节　围术期镇静

围术期镇静包括术前镇静、术中镇静和术后镇静，本文只介绍术前镇静和术后镇静，术中镇静请参阅有关麻醉管理专著。

清醒镇静是使用一种或多种药物使中枢神经抑制，消除患者紧张焦虑状态，它可使患者安静、遗忘，但仍具有语言交流和合作能力。一般清醒镇静时警觉/镇静评分（observer assessment of alertness/sedation scale，OAA/S）为 3 分。

一、镇静评估系统

目前临床常用的镇静评分系统（sedation score system）有 Ramsay 评分、OAA/S 评分、

Riker 镇静躁动评分（SAS），以及肌肉活动评分（MAAS）等主观性镇静评分方法以及脑电双频指数（BIS）等客观性镇静评分方法。

1974 年 Ramsay 等提出的 Ramsay 评分，成为当今世界上使用最广泛的镇静深度评分系统。分为六级，分别反映 3 个层次的清醒状态和 3 个层次的睡眠状态（表 3-2-2）。级别愈高，镇静程度愈深，一般认为最适宜的镇静深度为 2～4 级。Ramsay 评分被认为是可靠的镇静评分标准，但缺乏特征性的指标来区分不同的镇静水平。

表 3-2-2　Ramsay 评分

分　数	状态描述
1 分	患者焦虑、躁动不安
2 分	患者配合，有定向力、安静
3 分	患者对指令有反应
4 分	嗜睡，对轻叩眉间或大声听觉刺激反应敏捷
5 分	嗜睡，对轻叩眉间或大声听觉刺激反应迟钝
6 分	嗜睡，无任何反应

1990 年 Chernik 等提出了 OAA/S 评分，5 分指对正常声音呼名反应迅速；4 分指对正常声音呼名反应迟钝；3 分指仅在大声或反复呼唤后睁眼；2 分指仅对轻度的推摇肩膀或头部有反应；1 分指仅对挤压三角肌有反应；0 分指对挤压三角肌无反应。

改良 OAA/S 评分是目前临床评价镇静效果最常用和直观的指标。其表述为：

1 级：完全清醒，对正常呼名的应答反应正常。

2 级：对正常呼名的应答反应迟钝。

3 级：对正常呼名无应答反应，对反复大声呼名有应答反应。

4 级：对反复大声呼名无应答反应，对轻拍身体才有应答反应。

5 级：对轻拍身体无应答反应，但对伤害性刺激有反应。

对伤害性刺激无反应属于麻醉状态。

1994 年 Sigl 等根据脑电参数能准确及时地反映大脑生理功能的变化和镇静效应的原理，将脑电双频指数（BIS）用于临床，并成为围术期反映镇静深度最可靠的指标。

近年来，大多数作者均采用改良 OAA/S 评分评价咪达唑仑的镇静效果，并与 BIS 一起用来探讨目标血药浓度、效应室浓度与镇静评分的相关性。国内一些学者以 OAA/S 评分作为咪达唑仑镇静深度的判断依据，探讨了 OAA/S 评分与 BIS 和血药浓度之间的相关性，结果发现：OAA/S 与 BIS 之间存在良好的相关性，但两者与血药浓度间的相关性较差，说明血药浓度并不能反映镇静的深度。同时还观察到 OAA/S 评分达 3 级时，BIS 为 72.6，与文献中意识消失的半数有效值 79.3 或 70.0 相近，说明 BIS 作为咪达唑仑的镇静监测是可靠的。

通常手术前与手术后镇静程度以 Ramsay 评分 2～3 分、改良 OAA/S 评分 2 级为宜，即所谓的清醒镇静；手术中部位麻醉辅助镇静时，镇静程度可以稍深一些，Ramsay 评分 3 ~ 4 分、改良 OAA/S 评分 3 ~ 4 级，BIS 为 70 左右。

二、围术期常用的镇静药物

1. 咪达唑仑（midazolam） 属于苯二氮䓬类。通过干扰有抑制作用的神经介质 γ-氨基丁酸（GABA）的再吸收，导致 GABA 蓄积而起作用。与苯二氮䓬受体亲和力强（大约为地西泮的两倍），有抗焦虑、催眠、抗惊厥、肌肉松弛、顺行性遗忘的作用。肌内注射后吸收迅速，15 ~ 60 分钟内达作用高峰，生物利用度 >90%。咪达唑仑于体内广泛分布，包括脑脊液和大脑组织。主要以葡糖苷酸结合物的形式从肾脏排出，清除半衰期大约 2.5 小时。

咪达唑仑自 1979 年用于临床镇静以来得到了人们极大的关注。20 多年来，临床总结肯定了咪达唑仑的作用，并对小剂量咪达唑仑用于临床镇静的效果进行了研究。小剂量就是一次性或持续性将咪达唑仑采用不同方式用于机体内达到最佳镇静效果而无不良反应或者不良反应降到最低程度的剂量。

术前用药：60 岁以下成人，建议术前 1 小时 0.07 ~ 0.08 mg/kg 肌内注射；术前 0.5 小时 0.03 ~ 0.06 mg/kg 肌内注射。60 岁以上或者合并慢性内科疾病者酌情减量。

有研究者观察到口服咪达唑仑 0.5 mg/kg 经肝脏首过效应后活性成分只剩下 50% ~ 60%，但仍可达到良好镇静效果；同时还观察到麻醉前 60 分钟口服咪达唑仑 0.16 mg/kg 效果最佳，88% 患者镇静评分 3 级。

术后镇静：咪达唑仑术后镇静的负荷剂量可用至（0.11±0.02）mg/kg，持续输注的剂量为（0.070±0.003）mg/(kg·h)。在患者无痛的情况下镇静评分可为 2 ~ 3 级。需配合给予镇痛药物。

2. 异丙酚（propofol） 化学名为 2, 6-双异丙基苯酚，是目前临床上普遍用于麻醉诱导、维持、ICU 危重患者镇静的一种新型快速、短效静脉麻醉药。它具有麻醉诱导起效快、苏醒迅速且功能恢复完善、术后恶心呕吐发生率低等优点。

异丙酚清醒镇静或镇静治疗主要用于加强监护患者接受机械通气时的镇静，或用于门诊介入性检查与治疗、人工流产手术等。

术后需要机械通气患者异丙酚镇静的剂量 1 ~ 2 mg/(kg·h)，注意药物的配合使用，避免单一药物（异丙酚）用量过大。有报道指出，在妇科门诊宫腔镜检查术清醒镇静的临床应用中，异丙酚联合瑞芬太尼安全有效，且以异丙酚 0.3 mg/kg 加瑞芬太尼 0.6 μg/kg 给药为宜。

清醒镇静的剂量推荐为 0.6 mg/kg，需要注意剂量因人而异。有时用药量不合适时患者可能处于兴奋状态，缓慢静脉注射、随时观察镇静评分不失为合理应对措施。

小儿不应长时间持续应用异丙酚，1990 年首次报道 1 例假膜性喉炎患儿在使用了异丙酚［10 mg/(kg·h)］、地西泮、吗啡和潘库溴铵连续镇静 4 天后出现了心力衰竭、低血压和肝大。此后，异丙酚输液综合征（propofol infusion syndrome，PIS），包括肝脾肿大、代谢性酸中毒、高脂血症、心脏骤停等引起了广泛关注。但也有研究认为小剂量异丙酚［2 mg/(kg·h)］用于严重烫伤后持续镇静（24 小时）是一种安全有效的治疗方案，不是诱发 PRIS 的危险因素。

3. 其他镇静催眠药 包括巴比妥类药、抗焦虑药以及其他镇静催眠药等。此外，抗组胺药、抗精神病药、镇痛药以及一些中草药亦有镇静催眠作用。这些药在小剂量时产生镇静作用，中等剂量时产生催眠作用（详见第一篇有关章节术前用药）。

近年来研究发现，抗惊厥药加巴喷丁具有镇静、抗焦虑作用。也可在术前选择应用，1 200 mg 术前 1 小时顿服或者 600 mg，术前晚、术日晨服用。

第三章　围术期多模式镇痛

薛朝霞

第一节　疼痛产生的机制

疼痛（pain）是与组织损伤或潜在组织损伤相关的不愉快的主观感觉和情感体验，包括痛觉（sense of pain）和痛反应（pain reaction）。痛觉指躯体某一部分厌恶和不愉快的感觉，经固定传导途径投射到大脑皮质所产生。痛反应是指痛觉产生的同时所伴有的躯体防御反应、自主神经反应及心理情感反应，与中枢神经系统的各级水平有关。如屈肌反射、心率快、血压升高、恐惧等。

根据疼痛持续时间长短和产生机制不同，临床把疼痛分为急性疼痛（acute pain）和慢性疼痛（chronic pain）。手术、创伤引起的疼痛属于急性疼痛，由机体损伤产生，随着伤口的愈合而消失，急性疼痛常伴随自主神经过度反应体征。近年来研究发现，10%~60%的手术后患者发生迁延性疼痛，且与手术大小关系不大，大到腹部胃肠手术，小到疝气修补术，均可能发生迁延性疼痛。此种情况可能与整个围术期镇痛不完善有关，需要引起相关医务人员的高度重视。

本书主要阐述急性疼痛的产生机制。

一、伤害性刺激转化为生物电信号向中枢传递

伤害性刺激损伤细胞产生致痛化学物质，这些致痛物质作用于伤害感受器——游离神经末梢，引起伤害性感受器去极化或敏感化，将信息沿 Aδ 和 C 类神经纤维传至脊髓，终止在脊髓背角投射神经元（脊髓后角浅层 I ~ II 板层和深层 IV ~ VI 板层），投射神经元发出纤维经脊髓丘脑束等感觉传导通路，进一步将信息上传至丘脑和大脑的感觉中枢，产生痛觉；痛觉传入冲动同时在脊髓内弥散上行，沿脊髓网状束、脊髓中脑束抵达脑干网状结构、丘脑内侧部和边缘系统，引起痛的情绪反应。故与痛觉有关的中枢包括脊髓、丘脑、大脑皮质。

（一）伤害性感受器

伤害性感受器（nociceptor）是产生痛觉信号的游离神经末梢。广泛分布于皮肤黏膜、肌肉韧带、角膜、关节、腹膜及内脏器官、毛细血管旁结缔组织及脊髓中。当皮肤或内脏器官在创伤、炎症病变或者肌肉在缺血状态下，均可导致局部组织破坏，释放出氯化钾、组胺、缓激肽、5-羟色胺、前列腺素 E、乙酰胆碱和 P 物质等致痛物质，刺激伤害感受器，使之产生痛觉传入信号，通过神经纤维传递，进入大脑产生痛觉。但是不同组织中的伤害性感受器虽然在结构上差异不大，感受的损伤种类却不同。据此将伤害感受器分为三类：

1. 机械伤害性感受器　主要分布于皮肤，传入纤维 A_β、A_δ 和 C 类。仅对感觉野上的重压（皮肤感受到 10～100 g 或更重压力）刺激时起反应。

2. 机械温度型伤害性感受器　主要分布于皮肤，传入纤维为 A_δ。具有对机械和温度刺激的双重感受作用，但是对温、热或冷刺激所引起的反应远较机械刺激更为敏感和强烈。皮肤温度达到 40～50℃时能感受，并发生随温度递增的强反应，45℃时感到灼痛。一般认为，这类感受器和传导"快痛"有关。

3. 多觉型伤害性感受器　广泛分布于皮肤、骨骼肌、关节、内脏器官，传入纤维 C 类。对强的机械、温度和化学损伤性刺激敏感，是感受疼痛的主要装置。多次的重复刺激可以发生致敏、疲劳或压抑现象。

（二）致痛物质

组织受到伤害性刺激后，局部产生的致痛化学物质包括 K^+、H^+、Ca^{2+}、乙酰胆碱（ACh）、ATP、5-HT、缓激肽（BK）、组胺（HA）、前列腺素（PG）、白三烯（LT）、P 物质（SP）等。

这些致痛化学物质有三个来源：①直接从受刺激的细胞中溢出，如 K^+、H^+、ACh、5-HT、ATP、腺苷等；②在受刺激的细胞内经酶促反应合成后释放，或通过血液及白细胞游走带入损伤区，如 BK、PGE2 及 LT 等。阿司匹林等非甾体抗炎药物就是通过抑制环氧化酶使前列腺素的合成减少而产生镇痛作用；③由伤害性感受器本身释放的致痛物质，如 SP 等。

（三）伤害性感受器生物电产生

伤害性刺激是如何引起感受器兴奋使初级传入末梢去极化（产生生物电变化）呢？目前最被推崇的假说是：伤害性感受器（nociceptor）具有化学敏感性，即伤害性刺激使损伤的细胞释放致痛的化学物质，作用于感受器细胞膜上的离子通道，引起了伤害性感受器膜去极化，产生局部电位，局部电位经过时间和空间整合，产生能远距离传播的动作电位。所以伤害性感受器又被称为外周换能装置。

二、中枢神经系统对痛觉的调制

中枢神经系统中，不仅有痛信息的传递系统，还有一套完善的调制痛觉的神经网络。

（一）脊髓

脊髓是痛信号进入中枢的第一级整合站。A_δ 和 C 纤维沿背根神经进入脊髓后角，多数终止在后角浅层投射神经元（T 细胞）。每个脊髓节段的 T 细胞除了接受外周感觉传入外，还接受脊髓中间抑制性神经元（SG）的冲动和高位脊髓节段及延髓以上中枢的下行抑制冲动。当 SG 细胞兴奋时，会抑制脊髓背角投射神经元的活性，使痛信号不能上传或传递量减少。可参考著名的闸门控制学说。T 细胞向更高中枢传递的信息多少及是否传递，取决于整合后的兴奋状态。

（二）高级中枢的调制

脑高级中枢——以脑干中线结构为中心，由许多脑区组成的痛觉调制神经网络系统（主要是中央导水管周围灰质、延髓头端腹内侧核及临近的网状结构等），发出神经束经脊髓背外侧束下行，到达脊髓背角投射神经元和三叉神经痛敏神经元，抑制痛信号向高级中枢的传递，从而减轻痛觉。当这些调制作用完全抑制了伤害性信息持续向高级中枢的传递时，即产生镇痛。

三、外周敏化与中枢敏化

组织损伤可以导致伤害感受系统出现两种反应，即外周敏化（peripheral sensitization）和中枢敏化（central sensitization）。外周敏化是初级传入纤维的变化引起的，组织损伤产生、释放和合成的炎性介质及细胞因子作用于外周神经末梢，除了直接激活外周伤害性感受器引起自发痛；还使高阈值伤害性感受器神经元的传导敏感性增加，导致痛阈降低；表现为对刺激反应阈值下降、对阈上刺激反应增强、自主活动增强、感受野（刺激可诱发传入神经纤维动作电位的区域）的扩大。实验表明伤害性感受器很容易对温度刺激产生敏化。

当 C 纤维持续传入伤害性刺激冲动，脊髓背角细胞活性增加，对末梢神经反应增强，导致自发性疼痛、痛觉过敏、痛区扩大或持续性疼痛，称为中枢敏化。

外周敏化导致初级痛觉过敏，表现为对来自损伤区域的刺激产生夸大的疼痛反应。中枢敏化导致次级痛觉过敏，表现为损伤区域外的刺激也能产生增加的疼痛反应。许多研究表明，机械刺激（不是温度刺激）产生的次级痛觉过敏（次级机械性痛觉过敏）发生在损伤后，它不是由未损伤区域的初级传入纤维的敏化引起的。

所以，预先镇痛以及手术中完善镇痛是防止疼痛敏化的法宝，同时能降低术后镇痛药量而增加镇痛效果。这也是近年来倡导的多模式镇痛的理论基础。

第二节　疼痛的测定与评估

一、疼痛客观评估指标

疼痛客观评估指标用于临床试验研究和动物实验。评估参数包括痛觉阈和痛反应阈、耐痛阈。痛觉阈（threshold of pain）是受试者用语言报告有痛觉时所受到的最小刺激量，受试者能耐受的最大伤害刺激量为耐痛阈（threshold of pain tolerance）。痛反应阈（threshold of pain responsiveness）指引起躯体反射（如屈肌反射、甩尾、嘶叫）和内脏反射（血压、脉搏、呼吸、瞳孔大小、皮肤电变化）所需的最小伤害性刺激量。常用测定方法有：

1. 动物急性疼痛实验　采用强机械、方波电刺激、伤害性热刺激等刺激方法，观察动物的行为或反射。

2. 动物慢性疼痛实验　采用甲醛爪内注射-行为法，可以研究病理性疼痛。

以上动物疼痛测定实验常用来研究疼痛的机制以及某一镇痛药物的镇痛机制和镇痛效力。

3. 正常人疼痛的测定　一般采用机械压力、热辐射、电刺激或化学性刺激（如缺血、肌内化学物注射）等，观察痛觉阈、耐痛阈和痛反应阈。常用于新药二、三期临床试验，评估其镇痛效力。

二、临床上患者的疼痛测定与评估

临床上患者的疼痛测定与评估包括疼痛强度、性质等主观评估和疼痛对机体影响的客观指标变化。临床对疼痛进行评估的目的是为了协助诊断和治疗，评价治疗效果，动态监测疼痛治疗。

（一）疼痛强度的评估

采用由患者或医护人员主观判定的各种量表进行。

1. 视觉模拟评分法（visal analogue scale，VAS） 目前临床最常用的疼痛强度评估法。应用疼痛模拟评分尺进行。长度为 10 cm 直尺一端标 0 代表无痛，另一端标 10 代表剧痛。让患者根据自己所感受到的疼痛程度，在直线上标出相应的位置或将游标移动到相应位置，观察者记录数值，即为评分值。评分值越高，表示疼痛的程度越重。目前临床上多采用 VAS 疼痛定量评分法进行疼痛评估。

2. 数字等级评定量表（numerial rating scale，NRS） 0～10 数字刻度标出不同疼痛强度。0 为无痛；10 为最剧烈疼痛；4 以下为轻度痛，不影响睡眠；4～7 为中度痛，对睡眠有影响；7 以上为重度痛，疼痛导致无法入睡或痛醒（图 3-3-1）。

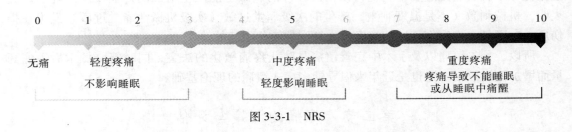

图 3-3-1　NRS

3. 语言等级评定量表（verbal rating scale，VRS） 0～5 级描述疼痛量。将描述疼痛强度的词汇通过口述表达为无痛、轻度痛、中度痛、重度痛和剧烈痛。此法虽很简单，患者也易理解，但不够精确。

4. 长海痛尺 将数字等级评定与语言等级评定 2 种方法相结合，0～1 为无痛，2～3 为轻度疼痛，3～5 为中度疼痛，5～7 为重度疼痛，7～9 为剧烈疼痛，9～10 为无法忍受的疼痛。患者容易理解，评定又相对准确。

5. 面部表情评估法 用于儿童以及无法表达的患者疼痛程度评估。从无痛到剧痛分为 6 个等级（图 3-3-2）。2001 年 Hicks 推荐使用修订版面部表情疼痛量表（faces pain scale revised，FPS-R），此表面部表情少了些孩子成分，使其在成年人中也能方便使用。许多研究调查发现，FPS-R 在老年人及文化程度偏低的成年人中首选率高，而且准确率和重复

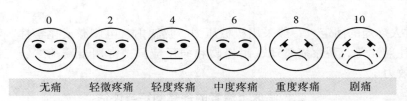

图 3-3-2　Wong-Baker 面部表情量表

性好。

（二）疼痛问卷表

包含了疼痛强度、性质以及对疼痛情感的影响。主要用于慢性疼痛患者的评估。

1. McGill 问卷表（McGill pain questionnaire，MPQ）　1971 年由 Melzack 和 Torgerson 首先建立，为一种说明疼痛性质、强度的评估方法。1975 年 Melzack 在原来工作的基础上进行了进一步的完善。共 36 个词描述疼痛的感觉、情感、强度。

2. 简化 McGill 疼痛问卷表（short-form McGill pain questionnaire，SF-MPQ）　由 11 个感觉类和 4 个情感类描述词以及现在疼痛强度（present pain intensity，PPI）和 VAS 组成。所有描述词均用 0 ~ 3 表示"无痛""轻度痛""中度痛"和"重度痛"分级，由此求出分级疼痛指数（pain rating index，PRI）和总的疼痛评定指数。对各种疼痛治疗产生的临床变化敏感，也用于评价癌痛等慢性疼痛（表 3-3-1）。

表 3-3-1　简明 McGill 疼痛问卷（SF-MPQ）

1. 疼痛分级指数（PRI）评定				
疼痛性质	疼痛程度			
A　感觉项	无	轻	中	重
跳痛	0	1	2	3
刺痛	0	1	2	3
刀割痛	0	1	2	3
锐痛	0	1	2	3
痉挛牵扯痛	0	1	2	3
绞痛	0	1	2	3
热灼痛	0	1	2	3
持续固定痛	0	1	2	3
胀痛	0	1	2	3
触痛	0	1	2	3
撕裂痛	0	1	2	3
B　情感项				
软弱无力	0	1	2	3
厌烦	0	1	2	3
害怕	0	1	2	3
受罪、惩罚感	0	1	2	3
感觉项总分＿＿＿＿＿＿　　　　　　　情感项总分＿＿＿＿＿＿				
2. 视觉模拟（VAS）评分法				
无痛-------------------------------剧痛				
（100 mm）				
3. 现时疼痛强度（PPI）评定　0——无痛；1——轻度不适；2——不适；3——难受；				
4——可怕的痛；5——极为痛苦				

3. 简明疼痛问卷表（brief pain inventory，BPQ） BPQ目前应用较多（表3-3-2）。此问卷表将感觉、情感和评价3个因素分别量化。此表包括了疼痛可能的原因、性质、对生活的影响，并采用NRS（0~10）评定疼痛程度。是一种快速准确的测量和评价疼痛的方法，主要用于癌痛等慢性疼痛的评价。

表3-3-2 简明疼痛问卷表（BPQ）

姓名	性别	年龄	职业
工作单位	家庭住址		电话

1. 请圈出您目前的婚姻状况：（1）未婚 （2）已婚 （3）离婚 （4）分居
2. 请圈出您的最后学历：（1）大学 （2）高中 （3）小学 （4）文盲
3. 您知道您患的是什么病吗？（1）知道，具体为_____，从确诊到目前已有__年__月 （2）不清楚
4. 请圈出下面最符合您目前工作状况的号码：（1）工作，未病休 （2）工作，但因病半休 （3）工作，现已病休7天 （4）从前工作，现因病失业 （5）从前工作，现因其他原因失业（如单位倒闭，裁员） （6）不工作（如已经退休，残疾，学生，做家务等）（7）其他情况，具体_____
5. 如您现在失业，请圈出您失业已多久？（1）少于6个月 （2）6~12个月 （3）1~2年 （4）超过2年
6. 您是否在近30天内曾接受过手术治疗？（1）是，具体为 （2）否
7. 在我们的生活中，大多数人都曾有过疼痛（如轻微头痛、扭伤、牙痛）。在过去7天内，您是否过不同寻常的疼痛？（1）是 （2）否
8. 过去7天内，您是否使用过镇痛药？（1）是 （2）否；如果您对第7、8个问题的回答为否，请翻到最后签上您的名字并交医师或护士；如果您对第7、8个问题的回答为是，请继续回答下列问题：
9. 我认为我的疼痛是由于（请圈出是的一项，多选不限）：（1）肿瘤治疗所引起的如药物，手术，放疗；（2）我正在检查、治疗的原发病所引起；（3）与原发病无关的病情引起如关节炎等；（4）其他原因，具体_____
10. 请圈出一个号码，表示您过去7天内疼痛程度（0代表不痛，数字越大代表疼痛程度越重，10是您能想象的最严重的疼痛）：0 1 2 3 4 5 6 7 8 9 10
11. 请圈出一个号码，表示您过去7天内疼痛最轻的程度（0代表不痛，数字越大代表疼痛程度越重，10是您能想象的最严重的疼痛）：0 1 2 3 4 5 6 7 8 9 10
12. 请圈出一个号码，表示您过去7天内通常疼痛程度（0代表不痛，数字越大代表疼痛程度越重，10是您能想象的最严重的疼痛）：0 1 2 3 4 5 6 7 8 9 10
13. 请圈出一个号码，表示您现在疼痛程度（0代表不痛，数字越大代表疼痛程度越重，10是您能想象的最严重的疼痛）：0 1 2 3 4 5 6 7 8 9 10
14. 请圈出一个号码，表示您过去7天内，经过药物或其他治疗您的疼痛程度得到多少缓解（0代表不痛，数字越大代表疼痛程度越重，10是您能想象的最严重的疼痛）：0 1 2 3 4 5 6 7 8 9 10
15. 请圈出一个号码，表示在过去7天内疼痛对您日常生活、情绪、行走能力、工作与劳动、与人交往、睡眠、生活乐趣的影响（0代表不痛，数字越大代表疼痛程度越重，10是您能想象的最严重的疼痛）：
    A. 日常活动：0 1 2 3 4 5 6 7 8 9 10
    B. 情绪：0 1 2 3 4 5 6 7 8 9 10
    C. 行走能力：0 1 2 3 4 5 6 7 8 9 10
    D. 正常工作（包括外出工作和家务劳动）：0 1 2 3 4 5 6 7 8 9 10
    E. 与他人的交往：0 1 2 3 4 5 6 7 8 9 10
    F. 睡眠：0 1 2 3 4 5 6 7 8 9 10
    G. 生活乐趣：0 1 2 3 4 5 6 7 8 9 10

16. 您服用镇痛药喜欢下面哪种用法（圈出您喜欢的用法，多选不限）？（1）按钟点　（2）在必要时　（3）不用药

17. 您现在 1 天用几次镇痛药（圈出 1 个）？（1）每天 1～2 次　（2）每天 2～3 次　（3）每天 3～4 次　（4）每天 4 次以上

18. 如果您服用镇痛药，请指出您在您的疼痛再出现多长时间内服药？（1）我不服镇痛药　（2）1 小时　（3）2 小时　（4）3 小时　（5）4 小时　（6）5～12 小时　（7）超过 12 小时　（8）镇痛药完全无效

19. 您认为您需要一种麻醉性镇痛药吗？（1）需要　（2）不需要　（3）不能肯定

20. 您认为医生所给镇痛药不够您的需要吗？（1）是（2）否　（3）不能肯定

21. 您认为您用镇痛药太多了吗？（1）是　（2）否　（3）不能肯定

22. 您用镇痛药时遇到了不良反应吗？（1）是，具体为　（2）否

23. 您认为您需要进一步了解镇痛药吗？（1）需要　（2）不需要

24. 您采用的其他镇痛方法有（可圈多项）：（1）热敷　（2）冷敷　（3）分散注意力　（4）催眠　（5）生物反馈　（6）松弛法　（7）气功　（8）中药　（9）其他，具体为_____

25. 您服用的镇痛药是医师开的吗？（1）是，具体为_____　（2）否

26. 请在下面画出您目前最痛的部位

患者签名　　　年　月　日

（三）疼痛评定的行为测定法

疼痛尤其慢性疼痛对人体生理和心理造成一定的影响，这些影响表现出以下行为的改变。UBA 疼痛行为量表（UBA pain behavior scale）是对疼痛引起的行为变化的定量评估方法。此法将 10 种疼痛行为按严重程度和出现的频率进行 0、0.5、1 三级评分，各项行为评分的总和即其疼痛行为得分。UBA 疼痛行为量表是一种使用简单、可靠、结果可信的疼痛间接评价方法。为了提高评价结果的准确性，检测人员须接受一定的训练，以统一其检测标准。

1. 反射性痛行为　如惊恐、呻吟、叹气等疼痛引起的自主反射活动。包括语言性发音申诉和非语言性发音申诉。

2. 自发反应　由于疼痛使得人体本能地表现出保护自身的反应，如跛行、固定的姿势（躺卧时间），不自主抚摸痛处、护卫伤处等。

3. 功能限制和功能障碍　由于疼痛导致体力活动减少或卧床。

4. 服药态度和频率　重度以上疼痛患者往往非常积极地服用镇痛药，或者超量服药，有希望引起别人注意的举动。

（四）疼痛对生理指标影响的评定

疼痛对生理指标如心率、血压、皮肤电活动、肌电图、诱发电位等会产生影响。如中度以内的疼痛使血压和心率增快，而严重的疼痛却可发生心动徐缓和血压下降。根据皮肤电活动研制的疼痛热像仪，可以监测疼痛的部位和程度。临床根据肌电图和诱发电位进行

疼痛发源的诊断。

（五）临床镇痛效果评估

临床镇痛效果评估是有效缓解疼痛的重要步骤，也是护理程序步骤之一。应该定期评价镇痛效果和不良反应并据此进行药物调整，术后镇痛早期（前2小时内）应每15~30分钟对镇痛效果、镇静程度、不良反应评估1次。

1. 疼痛程度、范围、性质的重估，在镇痛和疼痛治疗过程中反复进行。

2. 治疗效果常用 VAS 镇痛评分（0~10分），也可用效果评估量表百分表和四级法（完全、部分、轻度、无效）进行。百分量表评估治疗效果准确性更高一些。

3. 治疗引起的不良反应的评估，包括镇静程度评分（0~3分）、运动障碍和感觉障碍评分，有无、恶心、呕吐、瘙痒、尿潴留等。

4. 客观指征如呼吸、循环、神志、躯体变化方面的观察和评估（表3-3-3）。

表3-3-3 术后镇痛观察记录表

	时间（h）	1	3	6	9-12	18	24	36	48
生命体征监测	血压（mmHg）								
	心率（次/分）								
	呼吸频率（次/分）								
	氧饱和度（%）								
	体温（℃）								
VAS 镇痛评分 0~10	静息								
	运动								
镇静状态评分 1~5级									
按压次数	无效								
	有效								
镇痛泵参数	配方改变情况								
	首量或追加量								
	持续量								
	PCA 量，间隔								
副作用	恶心								
	呕吐								
	瘙痒								
	尿潴留								
	运动障碍								
	感觉障碍								

续　表

时间（h）	1	3	6	9-12	18	24	36	48
其他镇痛药给药记录								

注：镇静评分 OAA/S 法：恶心、呕吐、瘙痒用 VAS 法 0～10 分，1～3 轻度，4～6 中度，7～10 重度；运动障碍：0 可抬腿，1 能屈膝，2 可动脚趾；感觉障碍：分为消失、减退、高敏和异常

三、疼痛的动态评估

近年来，外科临床尤其骨科对术后早期的功能锻炼越来越重视，这就要求术后镇痛不但能满足静息状态的需要，还要尽力满足功能锻炼即运动的需要。因此术后疼痛和镇痛效果评价也就需要动态评估。

所谓疼痛的动态评估（dynamic evaluation of pain）（静息与运动），即是分别在静息和运动时反复应用疼痛强度评定量表，评价术后疼痛情况，指导术后镇痛的调整。要求静息及功能锻炼时 VAS 值≤3。一般来讲，要达到静息与运动时镇痛效果均满意，需要应用多模式镇痛。临床上多采用患者自控外周神经阻滞加间断全身性镇痛或者患者自控静脉镇痛加长效局麻药单次神经阻滞或局部浸润。

第三节　围术期镇痛常用的药物

围术期疼痛治疗常用的药物有麻醉性镇痛药、非甾体类抗炎药（NSAIDs）、镇静催眠抗焦虑药、抗抑郁药，抗惊厥药（膜稳定剂）、局部麻醉药等。

一、麻醉性镇痛药

能解除或减轻疼痛并改变对疼痛的情绪反应，是围术期镇痛的主要药物。与神经系统内的阿片受体结合而起作用，μ、κ 及 δ 是与镇痛有关的受体，σ 可引起一些兴奋症状。

麻醉性镇痛药的镇痛机制：作用于 μ 和（或）δ 受体，减少 C 纤维伤害性递质释放（如 SP、CGRP、谷氨酸等）；兴奋突触后阿片受体使背角神经元膜超极化，减少伤害性刺激上传；同时研究发现阿片类药还有外周镇痛机制，防止 PGE2 导致的伤害性感受器敏感化。

按麻醉性镇痛药及其拮抗药与阿片受体的关系，将其分为三类：阿片受体激动药、阿片受体激动-拮抗药和阿片受体拮抗药。

（一）阿片受体激动药（opioid agonists）

主要激动 μ 受体，用于中重度疼痛。常用药有吗啡、芬太尼、舒芬太尼、哌替啶等。

1. 吗啡（morphine）　是鸦片中的主要生物碱，经典的阿片受体激动剂，临床有口服

和注射用两类，口服制剂包括即释、缓释和控释剂。围术期镇痛主要使用注射用针剂。

药理作用：①对中枢神经系统有强烈的麻醉、镇痛作用及明显的镇静作用，能消除疼痛所引起的焦虑、紧张、恐惧等情绪反应，显著提高患者对疼痛的耐受力；②对呼吸系统，吗啡能抑制大脑呼吸中枢和咳嗽中枢的活动，使呼吸减慢并产生镇咳作用。急性中毒会导致呼吸中枢麻痹、呼吸停止甚至死亡；③对心血管系统，治疗量吗啡对血管和心率无明显作用，大剂量则可引起直立性低血压及心动过缓；④消化系统药理作用，主要是对胃肠道平滑肌、括约肌有兴奋作用，使其张力提高，蠕动减弱，因此有止泻和致便秘的效果。

不良反应：①恶心、呕吐；②呼吸抑制；③便秘；④组胺释放致支气管痉挛，禁用于哮喘、老慢支患者；⑤嗜睡、瘙痒、尿潴留。

临床应用：①成人术前 1 小时给药 5～10 mg 皮下注射或肌内注射；②麻醉辅助用药；③术后镇痛：大、中手术后引起剧烈疼痛者，可以间断肌内注射或配置患者自控镇痛（PCA）装置。

2. 芬太尼（fentanyl） 人工合成的麻醉性镇痛药，其镇痛作用较吗啡强 100 倍。药理作用与吗啡类似，镇痛作用产生快，但持续时间短。此外有微弱的拟胆碱样作用。不良反应也与吗啡类似，但呼吸抑制作用更强，一旦发生需要特异性拮抗剂纳洛酮拮抗；对心血管系统影响小。

临床应用：①成人于手术前 30～60 分钟给药 0.05～0.1 mg 肌内注射；②麻醉辅助给药和复合全身麻醉配伍之一；③术后镇痛：大、中手术后引起剧烈疼痛者，可以间断肌内注射或配置患者 PCA 装置。

3. 舒芬太尼（sufentanil） 是芬太尼 N-4 位取代的衍生物，为 μ 受体高选择性激动剂。舒芬太尼镇痛活性比芬太尼、吗啡强，而血流动力学比芬太尼、吗啡更稳定，因此安全范围大。

舒芬太尼的脂溶性高，亲脂性约为芬太尼的两倍，极易透过血脑屏障，并能迅速在脑内达到有效浓度，因此，虽然其半衰期期较芬太尼短，但由于与阿片受体的亲和力较芬太尼强，故不仅镇痛强度大（为芬太尼的 5～10 倍），而且作用持续时间也更长（为其两倍）。

舒芬太尼不良反应同吗啡与芬太尼。

临床应用：可作为麻醉辅助药物镇痛，麻醉诱导、麻醉维持用药及手术后镇痛。手术后镇痛主要用于 PCA。

注意事项：①分娩期间、实施剖宫产手术期间婴儿剪断脐带之前、静脉内禁用本品，因本品可引起新生儿呼吸抑制；②本品禁用于新生儿、妊娠期和哺乳期妇女，如果哺乳期妇女必须使用舒芬太尼，则应在用药后 24 小时方能再次哺乳。

4. 哌替啶（pethidine） 商品名杜冷丁，是人工合成的 μ 受体激动剂，其镇痛效价为吗啡的 1/10，镇静作用也稍弱，因成瘾性大，围术期应用逐渐减少。但是哌替啶对于术后寒战、躁动有极好的效果，如遇到此类情况，可以单次应用 50～100 mg 肌内注射，或者 1～2 mg/kg 肌内注射。

（二）阿片受体激动-拮抗药

又称部分激动药。主要激动 κ、σ 受体，不同程度拮抗 μ 受体。代表有烯丙吗啡、喷他佐辛、地佐辛。

1. 烯丙吗啡（N-ally-noroxymorphone） 别名纳洛芬（nalorphine）。由于对 σ 受体有强的激动效应，不作为镇痛药使用，对于麻醉性镇痛药成瘾者，烯丙吗啡可激发阿片成瘾者的戒断症状，可用于阿片依赖的诊断。

适应证：用于抢救吗啡、哌替啶等的急性中毒，并用于分娩前防止哌替啶所致的新生儿呼吸抑制。每次 5~10 mg。必要时隔 10~15 分钟再次给药，总量不超过 40 mg。新生儿每次注射 0.2 mg，必要时可加至 0.5 mg。

2. 喷他佐辛（pentazocine） 别名镇痛新。为苯丙吗啡烷类合成药，镇痛效价为吗啡的 1/4~1/3，肌内注射后 20 分钟起效，持续 3 小时；剂量较大时兴奋 σ 受体产生焦虑不安等症状。呼吸抑制作用为吗啡的 1/2。增加剂量时其镇痛作用增强，而呼吸抑制作用并不相应增加。

临床应用：用于无吗啡依赖患者的镇痛。①术前给药，术前 30~60 分钟肌内注射 15~30 mg；②外科手术及内科急慢性疾病（如癌症、溃疡等）的疼痛；③术后镇痛；④也可用于牙科、产科镇痛。但不适用于缓解心肌梗死时的疼痛。

不良反应：常见嗜睡、眩晕、恶心、呕吐和出汗，大剂量可引起呼吸抑制、血压上升、心率加快及心脏做功增加。

注意事项：①高血压、心脏病患者慎用；②头部外伤、颅内损伤有神智不清危险的患者及颅压升高者禁用；③喷他佐辛为非成瘾性镇痛药，对吗啡有耐受性的人，使用本品能减弱吗啡的镇痛作用，并可促使成瘾者产生戒断症状；④儿童、孕妇和哺乳期妇女不宜应用。

3. 地佐辛（dezocine） 较弱的 μ 受体拮抗剂和较强的 κ 受体激动剂，成瘾性小。镇痛作用较喷他佐辛弱。肌内注射、皮下注射 30 分钟即可发挥作用，起效迅速，$t_{1/2}$ 为 2.2~2.8 小时，用于术后痛、内脏痛和癌痛。首次量 10 mg，2~3 小时后追加半量，也可配置患者 PCA 装置，但是冠心病患者慎用。近来研究发现，地佐辛对短效阿片类药如瑞芬太尼所致的痛觉过敏和术后躁动有较好效果。

4. 布托啡诺（butorphanol） 商品名诺扬。肌内注射 10~15 分钟，静脉注射几分钟即可起作用，维持时间为 3~4 小时，与吗啡、哌替啶及喷他唑辛相当。半衰期 7 小时左右。本品可通过血脑屏障和胎盘屏障，可进入人的乳汁中。主要在肝脏代谢，肾功能障碍者肌酸酐清除小于 30 ml/min 时，其半衰期延长至约为 10.5 小时，70%~80% 的药物通过尿液清除，仅 15% 通过粪便清除。

临床应用：①中度至重度疼痛，如术后、外伤、癌症、肾或胆绞痛等的镇痛；②麻醉前用药。

用法用量：肌内注射 1~4 mg，必要时 4~6 小时重复用药；麻醉前用药于手术前 60~90 分钟肌内注射 2 mg。儿童用药量尚未确定。静脉注射每次 0.5~2 mg。鼻喷雾剂为每剂 1 mg（供 1 次用）。

不良反应：常见不良反应有镇静、恶心和出汗，较少见头痛、眩晕、漂浮感、嗜睡、精神紊乱等。偶见幻觉、异常梦境、人格解体感和心悸、皮疹。呼吸抑制较吗啡轻，最大呼吸抑制成人出现于剂量超过 4 mg 时，其抑制程度并不随剂量增高而加重。纳洛酮可拮抗其呼吸抑制作用。本品可增加肺动脉压、肺血管阻力、全身动脉压和心脏工作负荷，因而不能用于心肌梗死的镇痛。

注意事项：①对阿片类药物依赖患者，本品可诱发戒断症状；②心肌梗死患者不宜应用；③孕产妇禁用。

5. 丁丙诺啡（buprenorphine）　别名布诺啡，有针剂和舌下片。为阿片受体部分激动剂，镇痛作用强于哌替啶。对呼吸有抑制作用，药物依赖性与吗啡相似。注射后吸收好，起效慢，持续时间长 6 ~ 8 小时。可通过胎盘及血脑屏障，在肝脏代谢，由胆汁、粪便排泄。

临床应用：各种术后镇痛、癌痛、烧伤、肢体痛、心绞痛等；可作戒瘾的维持治疗。

用法用量：肌内注射或缓慢静脉注射，每次 0.15 ~ 0.3 mg；舌下含服每次 0.2 ~ 0.8 mg。

（三）阿片受体拮抗药

其本身对阿片受体无激动效应，但对 μ 受体有很强的亲和力，对 κ、δ 受体也有一定亲和力，可移除与这些受体结合的麻醉性镇痛药，从而产生拮抗效应。

代表药纳洛酮（naloxone）　起效迅速 2 ~ 3 分钟，持续 45 分钟。临床解救麻醉性镇痛药中毒时可先静脉注射 0.4 mg，15 分钟后再肌内注射 0.6 mg。

临床应用：①用于麻醉性镇痛药急性中毒解救，每次 0.4 ~ 0.8 mg，肌内注射或静脉注射；②用于治疗精神分裂症、乙醇中毒及心脏骤停患者的复苏，并具有抗休克作用。可显著增强心肌收缩力，升高血压，改善组织的血流灌注，适用于治疗败血症性休克及其他休克经治疗无效时使用；③也用于治疗垂体激素分泌亢进综合征，能抑制促肾上腺皮质的过度分泌；④新生儿窒息用量为 0.01 mg/kg，首先给 0.02 mg 试验剂量，如无反应 3 ~ 5 分钟内可重复使用。

二、非甾体类抗炎药

非甾体类抗炎药（non-steroid anti-inflammatory drug，NSAID）具有解热镇痛和抗炎作用。

（一）作用机制

1. 抑制环氧化酶（cyclooxygenase，COX），减少花生四烯酸代谢产物 PG 合成而实现中等程度镇痛。

2. 对脊髓有直接作用，可以阻断由脊髓谷氨酸盐和 P 物质受体诱发的对疼痛的过度敏感。

（二）适应证

主要作用在于缓解与组织损伤或炎症有关的伤害感受性疼痛，如头痛、牙痛、神经痛、肌肉痛和关节痛。对炎性疼痛效果更好。也可用于术后镇痛和癌性疼痛治疗。

（三）不良反应

1. 胃肠道反应，包括胃肠道出血和溃疡。

2. 抑制血小板聚集。

3. 中枢神经系统不适，如头痛、精神错乱、幻觉、抑郁、耳鸣、眩晕、震颤等。

4. 肝脏肾脏毒性。

5. 循环系统反应，如血压升高和体液潴留等。

6. 过敏反应，如皮疹、水肿、过敏性休克、哮喘等。

（四）NSAIDs 临床应用禁忌

1. 有胃肠溃疡病史或出血史、凝血障碍者。

2. 肾功能损害，严重肝功能损害或休克患者。

3. 对阿司匹林过敏的哮喘患者。

4. 未控制的高血压，中重度心脏病患者。

5. 年龄>65 岁者慎用。

（五）围术期常用药物

1. 酮咯酸（ketorolac）　属于乙酸类非选择性 NSAIDs 药，具有显著镇痛、抗炎作用，镇痛效应比其他类 NSAIDs 作用强。可单独用于中小手术的术后镇痛，每次 30 mg 或 60 mg 肌内注射。

2. 替诺昔康　剂型为口服剂或栓剂，已被证明治疗术后疼痛有效。用法：10 ~ 20 mg 每日 1 次。

3. 丙帕他莫（propacetamol）　严格讲不属于 NSAIDs。对乙酰氨基酚的前体，在体内经肝酶转化为对乙酰氨基酚而起到解热镇痛作用。对轻中度疼痛有效。2 ~ 3 克/次，快速静脉滴注，8 小时以上可重复应用。过量使用有肝毒性。

4. 氟比洛芬酯（flurbiprofen）　是一种静脉注射用脂微球非甾体类镇痛药。具有靶向性，靶向聚集于手术切口及炎症部位，从脂微球中释放出来，在羧基酶的作用下，迅速水解成氟比洛芬，通过氟比洛芬抑制 PG 的合成发挥镇痛作用。

据研究证实，氟比洛芬酯 50 ~ 100 mg 术前应用具有预先镇痛的效应，可以与麻醉性镇痛药合用进行术后镇痛。

5. 帕瑞昔布钠（parecoxib）　高选择性 COX-2 抑制剂。镇痛效果确切，同时降低了非选择性 COX 抑制剂引起的胃肠道和手术部位出血的发生率，因而近年来被逐渐应用于围术期镇痛治疗，用以减少阿片类药物的使用，减轻其不良反应。

帕瑞昔布本身不具备药理活性，而是水溶性前体药物，在体内经肝酶水解，迅速转化为具有药理活性的伐地昔布（valdecoxib）。伐地昔布主要在肝脏内消除，少于 5% 的伐地昔布通过尿液以原型形式排泄，约 70% 的药物以非活性代谢物形式经尿排泄。静脉注射或肌内注射帕瑞昔布钠后，伐地昔布的 $t_{1/2}$ 约为 8 小时。

研究证实，帕瑞昔布具有预先镇痛作用，切皮前 15 ~ 30 分钟应用可明显减少术后阿片类镇痛药的用量。

临床应用：主要用于围术期及其他一些急性疼痛的治疗，40 mg 静脉注射或肌内注射，必要时间隔 6 ~ 12 小时再次给予 20 mg 或 40 mg，每天总剂量不超过 80 mg。

三、中枢性镇痛药

1. 曲马多　主要作用于中枢神经系统与疼痛相关的特异受体。无致平滑肌痉挛和明显呼吸抑制作用，镇痛作用可维持 4~6 小时。

不良反应：恶心、呕吐、食欲减退，偶见出汗、头晕、无力、嗜睡等。

临床应用：①术前用药，50~100 mg 术前 15~30 分钟静脉注射；②术后镇痛，可单次间断静脉注射或肌内注射，50~100 毫克/次，也可以用于 PCA。

2. 布桂嗪 主要用于运动系统损伤疼痛，也可用于术前创伤性疼痛或术后轻中度疼痛。50~100 mg 皮下注射。对带状疱疹疼痛有较好效果。

3. α₂ 受体激动药

（1）可乐定（clonidine）：兴奋脊髓和脊髓以上 α₂ 肾上腺素能受体，产生强效镇痛作用。同时应用阿片类药能增强其镇痛作用，而减轻阿片类药的不愉快生理和心理学作用。术前 0.025 mg 口服，或与阿片类药、局麻药一起配置硬膜外镇痛泵。

（2）右美托咪啶（dexmedetomidin）：商品名艾贝宁。主要用于行全身麻醉的手术患者气管插管和机械通气时的镇静，ICU 中机械通气者镇静也可选用。近年发现右美托咪啶可增加镇痛药效果而用于术后躁动的防治。

四、局部麻醉药

局麻药的镇痛机制：以非选择方式抑制钠离子通道，中止神经冲动的发生和传导；通过阻滞轴突反射和交感神经传出，减轻神经源性炎症，降低疼痛强度。

临床一般用 0.1%~0.2% 罗哌卡因、0.1%~0.15% 丁哌卡因、0.1%~0.2% 左旋丁哌卡因或 0.8%~1.4% 氯普鲁卡因，配置于镇痛泵中用于硬膜外镇痛或持续神经阻滞镇痛。

五、N-甲基-D-天门冬氨酸受体拮抗剂

N-甲基-D-天门冬氨酸（NMDA）受体是中枢神经系统中主要的兴奋性氨基酸受体，是兴奋性氨基酸谷氨酸（Glu）的亲离子受体的一种。NMDA 受体从大脑皮质到脊髓都有广泛分布，其中以大脑皮质和海马密度最高，Glu 与突触后亲离子受体结合，导致阳离子通道打开，使膜去极化，膜兴奋性增高，产生兴奋性突触后电位。伤害性刺激诱发神经兴奋产生动作电位时，Glu 以胞吐方式从突触前膜释放到突触间隙，与突触后膜的 NMDA 受体结合产生兴奋性效应。

研究发现，NMDA 受体拮抗剂具有对抗伤害性刺激所致的神经毒作用，能降低吸入麻醉药的最低肺泡气浓度（MAC）值；与阿片类合用产生协同抗伤害性刺激作用。因此，可联合用于镇痛治疗。

NMDA 受体拮抗剂对已经到达脊髓背角的传入冲动没有作用，但能消除上发条（wind-up）样现象，因此对于外周敏化或中枢敏化应该有一定作用。

常用药物：氯胺酮、右美沙芬（dextromethophen）。可用于对阿片类不敏感的神经病理性疼痛和癌性疼痛的治疗。

六、辅助镇痛药物

主要是镇静药如苯二氮䓬类、酚噻嗪类和丁酰苯类，抗癫痫药如卡马西平、加巴喷啶以及离子通道阻滞剂如美西律等。

有适应证的术后患者合并使用以上药物，可以增加镇痛效果，减少不良反应的发生而

提高术后镇痛的满意度。

第四节　术后多模式镇痛

术后镇痛近年来虽然取得了很大发展，但是仍然存在镇痛不足、镇痛药物过量引起并发症、不良反应无法耐受等情况。

2006 年中国麻醉医师年会上厄勒布鲁大学 Narinder Rawal 教授发表了"成功术后镇痛的原则"的演讲，演讲中强调：虽然我们对急性疼痛病理生理学的理解和新型镇痛药物与给药技术的研制获得了长足进步，但是大量患者仍然遭受着术后疼痛的折磨，需要医务人员思考及应用多种方式、多种药物，追求完美的术后镇痛。并提出了成功术后镇痛的标准：①达到完美镇痛，即镇痛完善、舒适；②能配合术后康复活动；③镇痛药引起不良反应最小；④最经济。

要达到以上的术后镇痛标准，依靠单一药物或者一种方法很难做到，术后多模式镇痛日渐成熟。

一、术后多模式镇痛的概念

术后多模式镇痛（postoperative multimodal analgesia）指联合应用不同作用机制的镇痛药物或不同的镇痛方法，作用于疼痛病理生理机制的不同时相和靶位，以获得更好的镇痛效果，存在更少的不良反应的临床镇痛技术。例如，联合应用麻醉性镇痛药和非甾体类抗炎药，预先镇痛加上术后 PCA，或者患者自控静脉镇痛（patient-controlled intravenous analgesia，PCIA）配合神经阻滞镇痛等。

二、术后镇痛不全的原因

1. 无法耐受阿片类药物的不良反应，如恶心、呕吐、眩晕、嗜睡、瘙痒。

2. 应用单一镇痛药物，如单用阿片类药物，用量小疼痛缓解不明显，而用量太大则担心呼吸抑制。

3. 单一镇痛方法，如单用 PCIA，静息时疼痛缓解尚可，而翻身、咳嗽或者康复锻炼时镇痛效果差。

4. 手术中镇痛不全，导致外周及中枢敏化，术后应用多种镇痛药，镇痛药用量较大也不能达到完善镇痛。

5. 围术期焦虑，正如前述围术期焦虑者对疼痛敏感度增加。在妇科及泌尿外科患者中表现明显。焦虑者术前合并使用抗焦虑药或加巴喷丁可增加术后镇痛的效果。

6. 对术后镇痛的误解不接受，包括患者及家属甚至外科大夫，主要担心影响呼吸、影响器官功能、伤口愈合或者镇痛药成瘾。对此，需要医护人员更新观念，了解围术期疼痛对机体和术后康复的不利影响，积极宣传。

7. 未实施术后镇痛。如由于经济方面的原因，许多患者放弃了术后镇痛。对此类患者，责任医师应该结合个体情况，在降低镇痛期望值的基础上，选择相对经济的镇痛药和镇痛方式。

三、影响术后疼痛强度的因素

1．术前有害刺激和疼痛。

2．术中伤害程度及术中镇痛是否完善，与手术部位、手术种类、持续时间、损伤的范围和性质有关。比如上腹部手术比下腹部手术后疼痛程度重；胸部手术后疼痛较脊柱手术重；持续时间越长术后或者术中用电烧术后疼痛程度较重等；术中镇痛不全术后疼痛程度较重。

3．开始镇痛的时间，镇痛开始早与术中镇痛效果相延续时效果好，即不遗留镇痛空白期。

4．是否预先镇痛，许多研究已经证实，手术损伤前应用阿片类药、非甾体类抗炎镇痛药等，术后同样的镇痛措施其效果比未预先用药者好。

5．患者情绪可以影响术后镇痛效果，焦虑、抑郁者术后疼痛评分高。

四、多模式镇痛的实施

多模式镇痛（multimodal analgesia）主要是联合应用能减弱中枢神经系统疼痛信号的阿片类药和区域阻滞，以及作用于外周以抑制疼痛信号的触发为目的的 NSAIDs 而实现的。根据手术种类及术后镇痛的要求，多模式镇痛按以下方式实施。

（一）门诊外科手术中的应用

全身阿片类药和（或）NSAIDs 联合局麻药浸润或区域阻滞（关节内阻滞），此方法也适用于腹腔镜胆囊切除手术镇痛。

（二）在住院患者中的应用

1．全身性联合应用 NSAIDs 和阿片类药。研究证实全身性联合应用阿片类药和 NSAIDs 的术后镇痛效果优于单独用药，并能降低术后恶心呕吐（PONV）、镇静、呼吸抑制的发生率，甚至缩短缺血发作的持续时间，有利于术后恢复。

2．联合应用切口浸润或区域阻滞和全身性 NSAIDs 和/或阿片类药。其中局麻药阻滞或采用低浓度持续给药，浸润用局麻药可选用 0.5%~0.75% 罗哌卡因或者 0.25%~0.5% 丁哌卡因；全身性药物采用 PCIA。此种方法明显降低疼痛评分和全身性镇痛药的需求量，同时动态疼痛评分运动时也可取得满意效果，不良反应也极大降低。

3．神经干阻滞或硬膜外应用局麻药和阿片类药。镇痛效果好，呕吐和过度镇静的发生率低。估计术后疼痛程度中等以下、疼痛持续时间较短者可以单次硬膜外给药，重度疼痛者应用术后镇痛泵，即硬膜外患者自控镇痛（patient controlled epidural analgesia，PCEA）。

（三）围术期参考镇痛方案

前述的药物均可用于预先镇痛，在预先镇痛的基础上，术中注意镇痛充分，术后根据手术情况选用不同的镇痛方案。

1．表浅的小手术　估计术后疼痛程度较轻者，可以间断肌内注射或静脉注射 NSAIDs 或阿片类镇痛药，一旦可以进食时改为口服给药。

术后镇痛可选用的药物用法用量详见表 3-3-4。

表3-3-4 术后镇痛常用药物临床用法用量及禁忌

常用药物	用法	剂量	不良反应或副作用	禁忌
阿片类 哌替啶	单次静脉给药 单次肌注	0.5~1.0 mg/kg 1.0~2.0 mg/kg	恶心呕吐,呼吸抑制,瘙痒,肌强直,肌阵挛和惊厥,镇静和认知功能抑制,体温下降,免疫功能抑制,缩瞳,便秘,耐受和精神依赖	对阿片药物过敏者,新生儿,妊娠期及哺乳期妇女,呼吸抑制患者
芬太尼	单次静注 PCIA推荐方案 PCEA推荐方案	成人 0.03~0.05 mg 6~10μg/ml,负荷10~30μg,持续0~10μg/h 2~4μg/ml,与局麻药配合应用		
舒芬太尼	PCIA推荐方案 PCEA推荐方案	10~20μg/ml,负荷1~3μg,持续2~4μg/h 0.3~0.6μg/ml,与局麻药配合应用		
吗啡	单次应用 PCIA推荐方案 PCEA推荐方案	成人8~10毫克/次,im/ip;1~4毫克/次,iv 0.5~1 mg/ml,负荷1~4 mg,持续0.5~1 mg 0.2 mg/ml,与局麻药配合应用		分娩,哺乳妇女,慢阻肺,支气管哮喘,肺心病,颅压增高患者
非甾体类抗炎药 丙帕	静脉给药	2克/次加入生理盐水100 ml 静点,4~6小时可重复给药	偶见恶心,呕吐,腹痛,皮疹,粒细胞缺乏	孕妇,3岁以下儿童及新生儿,患肝病或病毒性肝炎时
氟比洛芬酯	单次静注 PCIA推荐方案	50 mg 静点 与阿片类合用,100 ml中加入100~200 mg	胃肠道出血,抽筋,冷汗,血压降低,急性肾功能不全	哺乳期妇女,严重消化道溃疡,出血性疾病患者,肝肾功能障碍者
帕瑞昔布钠	单次用药 (im/iv)	40 mg,6~8小时可重复给药	头痛,眩晕,便秘,长期使用心肌缺血	对磺胺过敏者,重度肝肾功能损害者,孕妇
酮洛芬	单次用药 (im/iv)	开始30毫克/次,6小时重复15~30 mg,每日最大量120 mg,连续用药不超过2日	恶心,呕吐,腹泻,头晕	哮喘,活动性溃疡患者
其他 曲马多	单次用药 (im/iv) PCIA推荐方案 PCEA推荐方案	2~3 mg/kg 与阿片类合用,100 ml中加200~400 mg 与局麻药合用	恶心,呕吐,眩晕,嗜睡,口干,出汗	对其过敏者,阿片类药精神类药急性中毒者
可乐定			剂量依赖血流动力学变化	
局麻药 布比卡因	椎管内用药,区域神经丛,外周神经干阻滞,局部浸润	神经阻滞及椎管内0.1%~0.15%;局部浸润15~20 ml 外,其他均5~8 ml;10~20 ml 0.25%~0.5%,10~20 ml	少数出现头痛,恶心,呕吐,尿潴留及心率减慢,过量及误入血管产生严重毒性反应	对其过敏者
罗哌卡因		神经阻滞及椎管内0.2%,约20 ml;局部浸润0.25%~0.75%,20~40 ml		
左旋布比卡因		神经阻滞及椎管内0.1%~0.2%;局部浸润0.25%~0.5%,20~30 ml		

阿片类药物口服剂量与胃肠外等效给药量的换算如下：

口服吗啡（mg）：综合征注射用吗啡（mg）=（2~3）∶1，即吗啡5 mg注射改为口服则需10~15 mg。

口服氢吗啡酮（mg）：综合征注射用氢吗啡酮（mg）=5∶1。

口服美沙酮（mg）：综合征注射用吗啡（mg）=1∶1。

有时应用某种阿片类药物镇痛效果不好或者不良反应无法耐受，可以考虑调换另1种阿片类药或者2种阿片类药合用。为此需要知道不同阿片药的等效剂量。

哌替啶100 mg≈曲马多100 mg≈吗啡10 mg≈布托诺菲2 mg≈阿芬太尼1 mg≈芬太尼0.1 mg≈舒芬太尼0.01 mg。

2. 中重度术后疼痛　较大的手术，估计术后会有中到重度疼痛者，可选用静脉或硬膜外PCA进行术后镇痛。

PCA是一种安全的术后镇痛手段，但不适合幼儿及有认知障碍的患者，此类患者可进行吗啡滴注后持续静脉输注合适的量。需要强调的是在进行术后持续镇痛时，要定期反复进行疼痛评估和不良反应评估（表3-3-4），便于随时调整药物剂量，保证完善镇痛和患者安全。

吗啡、氢吗啡酮、芬太尼、舒芬太尼均属于常用的术后PCA选用药物。成人PCIA常用浓度分别为1 mg/ml、0.5 mg/ml、10 μg/ml、1~1.5 μg/ml，初始量1 ml，背景量0.5~1 ml，PCA量0.5~1 ml，锁定间隔6~10分钟。一般成人白天可不设背景量，完全PCA。

当术后配合使用NSAIDs药物时，阿片类药物使用量减少（表3-3-5）。

表3-3-5　成年患者常用术后PCIA

参　数	药　物			
	吗啡（mg）	氢吗啡酮（mg）	芬太尼（μg）	舒芬太尼（μg）
浓度（/ml）	1（0.5）	0.5（0.3）	10（6）	2（1）
负荷剂量（每5分钟1次直至舒适）	2（1）	0.5（0.3）	20（12）	4（2）
最大负荷剂量	10~15	2~4	80~100	20~30
PCA剂量范围（ml）	0.5~2	0.5~2	1~2	1~2
锁定时间（min）	5~15	10~15	5~10	5~10
背景剂量（ml/h）	0~1	0~0.5	0~1	0~0.5
每小时限量（ml）	<12	<6	<12	10

注：圆括号中的数字代表镇痛液中含有氟吡咯酚酯100~400 mg或曲马多400~600 mg

15 岁以上儿童吗啡 PCIA 泵配方与成人相同，但输注量按体重计算（表3-3-6）。

表3-3-6 小儿术后吗啡镇痛配方

年龄（岁）	浓度（mg/ml）	背景量[mg/(kg·h)]	负荷量（mg/kg）	PCA 剂量（mg/kg）	PCA 间隔（min）	每小时限量（mg/kg）
<7	0.2	0.01~0.05	0.02	0.02	15	0.11
7~8	0.2	0~0.01	0.01	0.01	10	0.08
9~11	0.2	0~0.01	0.01	0.01~0.02	6	0.21
12~14	1	0~0.01	0.01	0.01~0.02	6	0.21
>15	1	0~0.02	0.01~0.02	0.01	6	0.14

除了静脉镇痛外，硬膜外镇痛及神经阻滞镇痛也可以提供良好的术后镇痛（表3-3-7）。

表3-3-7 神经阻滞及硬膜外术后镇痛用药配方

	局麻药	阿片药
PCEA 方案	罗哌卡因 0.1%~0.2% 布比卡因 0.1%~0.15% 左旋布比卡因 0.1%~0.2% 氯普鲁卡因 0.8%~1.4% 首次剂量 6~10 ml 维持剂量 4~6 ml/h 冲击剂量 4~6 ml 锁定时间 20~30 min 最大剂量 12 ml/h	舒芬太尼 0.3~0.6 μg/ml 芬太尼 2~4 μg/ml 吗啡 20~40 μg/ml 布托啡诺 0.04~0.06 mg/ml

3. 重视术后残余痛 术后中重度疼痛患者，经过术后 48 小时连续镇痛撤出自控镇痛装置后，可再间断肌内注射或口服 NSAIDs 药物 2~3 天，完全消除术后残余痛。研究认为，经过以上完善的术后镇痛，可明显降低手术后慢性疼痛的发生率。

（四）多模式镇痛的其他进展

1. 脊髓联合镇痛治疗（spinal joint analgesic therapy） 指椎管内应用多种药物作用于不同脊髓受体，从而抑制与持续性疼痛相关的脊髓水平的重组和中枢敏化的发生。

优点：增强镇痛效果；减少不良反应；降低阿片类药耐受的发生。

药物选择：阿片类与阿片类；阿片类与局麻药；阿片类与可乐定；阿片类与 NMDA 拮抗剂；局麻药与两种阿片类药物。

2. 预先镇痛（preemptive analgesia） 是指在伤害性刺激前、刺激中持续给予镇痛药物或神经阻滞等方法以阻断疼痛向中枢的传导，缓解术后疼痛，减少术后镇痛药物的用量。

其机制是防止中枢和周围敏化所产生的痛觉过敏。所以预先镇痛措施不能只在切皮前而应贯穿于术中和术后初期，并且要采用多模式镇痛以达到围术期的完全镇痛。这种概念又更新为预防性镇痛（preventive analgesia）。

预先镇痛以前又称为超前镇痛。超前镇痛的概念依据众多动物实验的结果而提出，动物实验表明，在伤害刺激之前进行镇痛干预可以消除或减弱随之发生的疼痛。但由于临床上试验条件的限制，此结果并未完全得到认同。由于大量的临床观察表明，在伤害性损伤（手术）前给予镇痛药物，术后镇痛更容易达到满意的效果。因此根据动物实验及临床推测，仍然将超前镇痛的概念和技术应用于临床。但是最新的研究和临床观察发现，仅仅在手术前给予镇痛药物并不能达到想要的效果，而应该重视整个手术期的完善镇痛，即术前、术中、术后均需要进行完善镇痛，为此将超前镇痛更改为预先镇痛。

用于预先镇痛的药物除了以上讨论的常用镇痛药外，研究发现抗癫痫药加巴喷丁和抗焦虑药也有作用。

（五）改进术后镇痛的着眼点

1. 关注被忽视的术后疼痛患者　如儿童、甲状腺手术及腔镜手术患者、某些介入治疗手术患者。真正做到个体化术后疼痛管理。

2. 手术中的完善镇痛　①全身麻醉时可能发生术中镇痛不足，伤害性刺激传入未能完全抑制的情况。提倡联合应用局麻药行局部浸润、区域阻滞、神经干/丛阻滞、椎管内阻滞；②全身麻醉时预先应用 NSAIDs 药物；③手术中合理足量应用阿片类镇痛药；④注意术中应用大剂量瑞芬太尼产生的痛觉过敏问题；⑤手术后镇痛治疗的衔接。

3. 注重不良反应的防治　合理进行药物组方，减少单一药物大剂量应用；重视患者全身情况；提倡将神经阻滞用于术后疼痛治疗。

4. 对镇痛效果及时动态评估　调整药物剂量或种类；对术后需要功能锻炼的患者制订可行方案，如全膝关节置换术等，可采用持续股神经阻滞联合全身静脉 PCA。

5. 联合应用新的镇痛措施　经皮电刺激镇痛，根据情况使用术前用药如 NSAIDs、阿片类、三环类抗抑郁药、抗癫痫药等。

6. 围术期全程完善镇痛，不遗留镇痛空白期，消除术后残余痛等。

（六）围术期镇痛不良反应处理原则

如前所述，围术期应用的镇痛药物均有可能引起一些不良反应，在镇痛治疗过程中一旦发现不良反应，应按表 3-3-8 所示及时处理，必要时请麻醉医师协助。

总之，术后多模式镇痛的目标是完美镇痛。它要求以更合适的个体药物方案，更好的注药模式进行镇痛，达到术后即刻镇痛、无镇痛空白期、持续镇痛、避免或迅速制止突发性疼痛、治疗术后残余痛、防止术后慢性疼痛的发生，同时关注不良反应和术后恢复，无难以忍受的不良反应，利于术后康复。

表 3-3-8　围术期镇痛不良反应处理原则

不良反应		处理原则
镇静	评分＝3 分	立即停用阿片药物，紧急呼叫麻醉医师
呼吸	呼吸率≤8 次/分或 SpO_2＜90%	立即停用阿片药物，强疼痛刺激，给氧，机械通气，静脉注射纳洛酮，每次 0.1～0.2 mg，直至呼吸率＞8 次/分，SpO_2＞90%
循环	血压或心率变化＞±30% 基础值	消除原因，对症处理
恶心、呕吐	VAS 评分≥4 分	地塞米松 2.5 mg，每日两次或甲泼尼龙 20 mg，每日两次或氟哌利多 1～1.5 mg/d 或 5-HT₃ 受体阻滞剂
瘙痒		抗组胺药或小剂量纳洛酮（＜0.05 mg）或布托啡诺 1 mg
运动障碍	评分≥1	停用硬膜外镇痛，评估所用镇痛药物和方法是否恰当，排除其他可能原因并严密观察病情
感觉异常	有	
尿潴留	有	对症处理

第 四 篇

围术期急危重并发症

第 四 篇

第一章 休 克

吕洁萍

第一节 失血性休克

失血性休克（hemorrhagic shock）是指各种原因引起的循环容量丢失而导致的有效循环血量减少、心排血量减少、组织灌注不足、细胞代谢紊乱和功能受损的病理生理过程。主要死因是组织低灌注、再灌注损伤、感染等导致的多脏器功能障碍综合征（MODS）。近30年来，失血性休克的治疗已取得较大进展，然而其临床病死率仍然较高。

一、病 因

1. 各种原因导致的大出血，如严重创伤、外科手术大出血、消化道溃疡大出血、食管静脉曲张破裂出血及产后大出血等。创伤失血是发生失血性休克最常见的原因。据统计，创伤导致的失血性休克死亡者占创伤总死亡例数的10%~40%。

2. 其他原因导致的循环容量显著减少，如剧烈呕吐、腹泻、脱水、利尿等。

二、临床表现

按休克的发病过程可分为休克代偿期（休克早期）和休克抑制期（休克期）。

1. 休克代偿期（compensatory stage of shock） 此时中枢神经系统兴奋性提高，交感-肾上腺系统兴奋，表现为精神紧张、兴奋或烦躁不安、皮肤苍白、四肢发冷、心率加快、脉压减少、呼吸加快、尿量减少等。在此期如处理及时得当，休克较易得到纠正，预后较好；若病情持续进展，则进入休克抑制期。

2. 休克抑制期（inhibitory stage of shock） 表现为患者神志淡漠、反应迟钝，甚至可出现意识模糊或昏迷、出冷汗、口唇肢端发绀、脉搏细速、血压进行性下降，严重时全身皮肤黏膜明显发绀、四肢厥冷、脉搏不清、血压测不出、尿少甚至无尿。如出现皮肤黏膜淤斑或消化道出血，提示病情已发展至DIC阶段；如出现进行性呼吸困难、脉速、烦躁、发绀，一般吸氧不能改善呼吸状态，应考虑并发急性呼吸窘迫综合征。

三、诊 断

失血性休克的早期诊断对预后至关重要。

（一）主要依据

诊断休克传统的依据为病史、症状、体征等，包括精神状态改变、皮肤湿冷、收缩压下降（<90 mmHg或较基础血压下降>40 mmHg）或脉压减小（<20 mmHg）、尿量<0.5 ml/（kg·h）、心率>100次/分、中心静脉压<5 mmHg或肺动脉楔压<8 mmHg等指标。但这些

指标在休克早期多难以表现出明显变化，且中心静脉压或肺动脉楔压的数据也不易迅速获得。因此，仅靠这些指标难以早期诊断休克。

（二）血乳酸测值、胃黏膜 pH 值（ipH）

近年来，人们充分认识到传统诊断标准的局限性。认为氧代谢与组织灌注指标对失血性休克早期诊断有更重要的参考价值。在休克早期已出现组织灌注不足，无氧代谢增加，可使血乳酸测值增加，碱缺失负值加大。有研究证实血乳酸、ipH 和碱缺失在失血性休克的诊断和预后判断中具有重要意义。

（三）其他指标

也有研究认为在休克复苏中每搏量（SV）、心排量（CO）、氧输送（DO_2）、氧消耗（VO_2）、胃黏膜 CO_2 张力（$PgCO_2$）、混合静脉血氧饱和度（SvO_2）等指标也具有一定程度的临床意义，但尚须进一步循证医学证据支持。

应注意的是，任何一种监测方法所得到的数值意义都是相对的，因为监测指标经常受到许多因素的影响。单一指标的数值有时并不能正确反映血流动力学状态，必须重视监测指标的综合评估。综合评估包括：①结合症状、体征综合判断；②关注数值的动态变化；③进行多项指标的综合评价。

（四）失血性休克的发生与否及其严重程度

取决于机体血容量丢失的量和速度。可根据失血量等指标将失血分成 4 级。大量失血可以定义为 24 小时内失血量超过患者估计血容量或 3 小时内失血量超过估计血容量的一半。

表 4-1-1　失血性休克的分级（以体重 70 kg 为例）

分级	失血量（ml）	失血量占血容量比例	心率（次/分）	血压	呼吸频率（次/分）	尿量（ml/h）	神经系统症状
I	<750	<15%	≤100	正常	14~20	>30	轻度焦虑
II	750~1500	15%~30%	>100	下降	>20~30	>20~30	中度焦虑
III	>1 500~2 000	>30%~40%	>120	下降	>30~40	5~20	萎靡
IV	>2000	>40%	>140	下降	>40	无尿	昏睡

四、治　疗

失血性休克的病理生理改变主要是有效循环血容量急剧减少，导致组织灌注减少、无氧代谢增加、乳酸性酸中毒、再灌注损伤及内毒素血症，最终导致 MODS。失血性休克的预后自始至终与组织灌注相关，因此，提高救治成功率的关键在于尽早去除休克病因的同时，尽快恢复有效的组织灌注，以改善组织细胞的氧供，尽早改善氧输送，重建氧的供需平衡和恢复正常的细胞功能。

（一）病因治疗

尽快纠正引起容量丢失的病因是治疗失血性休克的基本措施。对于创伤后存在进行性失血需要急诊手术的患者，尽可能缩短创伤至接受决定性手术的时间，这样有助于改善预后，提高存活率。对于存在失血性休克又无法确定出血部位的患者，进一步评估以尽快发现出血部位很重要。因为只有早发现、早诊断才能尽早进行处理。目前的临床研究提示，对于多发创伤和以躯干损伤为主的失血性休克患者，床旁超声检查可以早期明确出血部位进而早期发现手术指征。

（二）液体复苏

1. 液体的选择　液体复苏治疗时可以选择晶体溶液、胶体溶液及血液制品。由于5%葡萄糖溶液很快分布到细胞内间隙，因此不推荐用于液体复苏治疗。

（1）晶体溶液：常用的晶体液为生理盐水和乳酸林格液。在一般情况下，输注晶体液后会发生血管内外再分布，约有25%存留在血管内，而其余75%则分布于血管外间隙。因此，失血性休克时若单纯以大量晶体液进行复苏，可以引起血浆蛋白的稀释以及胶体渗透压的下降，同时出现组织水肿。另外，生理盐水的特点是等渗，但含氯高，大量输注可引起高氯性代谢性酸中毒；乳酸林格液的特点在于电解质组成接近生理，含有少量的乳酸。一般情况下，其所含乳酸可在肝脏迅速代谢，但大量输注时应考虑到其对血乳酸水平的影响。

（2）胶体溶液：目前有很多种胶体液可供选择，如白蛋白、羟乙基淀粉、明胶、右旋糖酐等。不同种类胶体的扩容强度和维持时间略有差异，对肾功能及凝血系统的影响也应注意。

（3）液体的选择：胶体溶液和晶体溶液的主要区别在于胶体溶液具有一定的胶体渗透压，胶体溶液和晶体溶液的体内分布也明显不同。研究表明，应用晶体溶液和胶体溶液滴定复苏达到同样水平的充盈压时，它们都可以同等程度地恢复组织灌注。对于创伤、烧伤和手术后患者，各种胶体溶液和晶体溶液复苏治疗并未显示对患者病死率的影响不同。尽管晶体溶液复苏所需的容量明显高于胶体溶液，但两者在肺水肿发生率、住院时间和28天病死率差异均无统计学意义。现有的几种胶体溶液在物理化学性质、血浆半衰期等方面均有所不同。截至目前，对于失血性休克患者液体复苏时不同人工胶体溶液的选择尚缺乏大规模的相关临床研究。

2. 复苏液体的输注　失血性休克时进行液体复苏刻不容缓，输液的速度应快到足以迅速补充丢失的液体，以改善组织灌注。因此，在紧急容量复苏时必须迅速建立有效的静脉通路。中心静脉导管以及肺动脉导管的放置和使用应在不影响容量复苏的前提下进行。

为达到快速纠正已存在的容量缺失的目的，同时又能尽量减少容量过度负荷的风险和可能的心血管不良反应，可进行容量负荷试验。特别是对于失血性休克血流动力学状态不稳定或心肺功能欠佳的患者更应积极进行容量负荷试验。

（三）输血治疗

血及血制品在失血性休克中应用广泛。失血性休克时，丢失的主要是血液。但是，在补充容量时，并不需要全部补充血细胞成分，还应考虑到凝血因子的补充。同时，应该认识到，输血也可能带来一些不良反应甚至严重并发症。资料显示，输血量的增加是预测患者不良预后的独立因素。

1. 浓缩红细胞　为保证组织的氧供，血红蛋白降至70 g/L时应考虑输血。对于有活动性出血的患者、老年人以及有心肌梗死风险者，血红蛋白保持在较高水平更为合理。无活动性出血的患者（成人）每输注 1 个单位（200 ml 全血）的红细胞其血红蛋白升高约 10 g/L，血细胞比容升高约 3%。

2. 血小板 血小板输注主要适用于血小板数量减少或功能异常伴有出血倾向的患者。血小板计数 $<50\times10^9$/L 或确定血小板功能低下者可考虑输注。对大量输血后并发凝血异常的患者联合输注血小板和冷沉淀可显著改善止血效果。

3. 新鲜冷冻血浆 输注新鲜冷冻血浆的目的是为了补充凝血因子的不足，新鲜冰冻血浆含有纤维蛋白原与其他凝血因子。有研究表明，多数失血性休克患者在抢救过程中纠正了酸中毒和低体温后，凝血功能仍难以得到纠正。因此，应在早期积极改善凝血功能。大量失血时输注红细胞的同时应注意使用新鲜冷冻血浆。

4. 冷沉淀 内含凝血因子Ⅴ、Ⅷ、Ⅻ、纤维蛋白原等，适用于特定凝血因子缺乏所引起的疾病、肝移植围术期以及肝硬化食管静脉曲张等出血。对大量输血后并发凝血异常的患者及时输注冷沉淀可提高血循环中凝血因子及纤维蛋白原等凝血物质含量、缩短凝血时间、纠正凝血异常。

5. 输血指征

（1）浓缩红细胞：用于需要提高血液携氧能力，血容量基本正常或低血容量已被纠正的患者。血红蛋白 >100 g/L 的患者围术期不需要输注红细胞。以下情况需要输注红细胞：①血红蛋白 <70 g/L；②术前有症状的难治性贫血患者、心功能Ⅲ～Ⅳ级，心脏病患者（充血性心力衰竭、心绞痛）及对铁剂、叶酸和维生素 B_{12} 治疗无效者；③术前心肺功能不全和代谢率增高的患者，应保持血红蛋白 >100 g/L 以保证足够的氧输送；血红蛋白为 70～100 g/L，根据患者心肺代偿功能、有无代谢率增高以及年龄等因素决定是否输注红细胞。

临床上可按下述公式大约测算浓缩红细胞补充量：

浓缩红细胞补充量＝（Hct 预计×55×体重－Hct 实际测定值×55×体重）/0.60。

（2）浓缩血小板：用于血小板数量减少或功能异常伴异常渗血的患者。

①血小板计数 $>100\times10^9$/L，不需要输注血小板；②术前血小板计数 $<50\times10^9$/L，应考虑输注血小板（产妇血小板可能低于 50×10^9/L 而不一定输注血小板）；③血小板计数为 $(50\sim100)\times10^9$/L，应根据是否有自发性出血或伤口渗血决定是否输注血小板；④如术中出现不可控性渗血，经实验室检查确定有血小板功能低下，输注血小板不受上述指征的限制；⑤血小板功能低下（如继发于术前阿司匹林治疗）对出血的影响比血小板计数更重要。手术类型和范围、出血速率、控制出血的能力、出血所致的后果以及影响血小板功能的相关因素（如体温、体外循环、肾衰、严重肝病等），都是决定是否输注血小板的指征；⑥每单位浓缩血小板可使成人增加 $(7\sim10)\times10^9$ 血小板数量。

（3）新鲜冷冻血浆（FFP）：用于围术期凝血因子缺乏的患者。使用 FFP 的指征：①PT 或 APTT＞正常 1.5 倍或 INR＞2.0，创面弥漫性渗血；②患者急性大出血输入大量库存全血或浓缩红细胞（出血量或输血量相当于患者自身血容量及以上）；③病史或临床过程表现有先天性或获得性凝血功能障碍；④紧急对抗华法林的抗凝血作用（FFP 5～8 ml/kg）；⑤每单位 FFP 可使成人增加 2%～3% 的凝血因子，或使用 10～15 ml/kg，可以达到正常凝血状态，同时需要根据临床症状和监测结果及时调整剂量。不应将 FFP 作为容量扩张剂。

研究表明北美洲、欧洲的白种人维持 30% 凝血因子浓度或不稳定凝血因子仅需维持 5%～20%，就可以达到正常凝血状况。

（4）冷沉淀：若条件许可，对出血患者应先测定纤维蛋白原浓度再输注冷沉淀。纤维蛋白原浓度>150 mg/dl，一般不输注冷沉淀。以下情况应考虑输冷沉淀：①存在严重伤口渗血且纤维蛋白原浓度<80～100 mg/dl；②存在严重伤口渗血且已大量输血，无法及时测定纤维蛋白原浓度；③儿童及成人轻型甲型血友病、血管性血友病、纤维蛋白原缺乏症及凝血因子Ⅷ缺乏症患者；④严重甲型血友病需加用Ⅷ因子浓缩剂。

纤维蛋白原浓度应维持在 100～150 mg/dl 之上，应根据伤口渗血及出血情况决定补充量。1 个单位冷沉淀约含 250 mg 纤维蛋白原，使用 20 个单位冷沉淀可恢复到必要的纤维蛋白原浓度。

（5）全血：用于急性大量血液丢失可能出现低血容量休克的患者，或患者存在持续活动性出血，估计失血量超过自身血容量的 30%。

（6）大量失血的药物治疗：围术期首先除外外科引起的出血后，应考虑使用去氨加压素或局部止血药（如纤维蛋白胶或凝血酶凝胶）。大失血时，若传统的治疗手段均失败，可考虑使用重组活化Ⅶ因子。

（四）血管活性药与正性肌力药

失血性休克患者一般不常规使用血管活性药。研究证实这些药物有进一步加重器官灌注不足和缺氧的风险。临床通常仅对足够的液体复苏后仍存在低血压或者输液还未开始的严重低血压患者，才考虑应用血管活性药与正性肌力药。

1. 多巴胺　是一种中枢和外周神经递质，去甲肾上腺素的生物前体。它作用于三种受体：血管多巴胺受体、心脏 β 受体和血管 α 受体。1～3 $\mu g/(kg \cdot min)$ 时主要作用于脑、肾和肠系膜血管，使血管扩张，增加尿量；2～10 $\mu g/(kg \cdot min)$ 时主要作用于 β 受体，通过增强心肌收缩能力而增加心输出量，同时也增加心肌氧耗；>10 $\mu g/(kg \cdot min)$ 时以血管 α 受体兴奋为主，收缩血管。

2. 多巴酚丁胺　多巴酚丁胺作为 β_1、β_2 受体激动剂可使心肌收缩力增强，同时产生血管扩张和减少后负荷。近期研究显示，在外科大手术后使用多巴酚丁胺，可以减少术后并发症和缩短住院日。如果失血性休克患者进行充分液体复苏后仍然存在低心排血量，应使用多巴酚丁胺增加心排血量。若同时存在低血压可考虑联合使用血管活性药。

3. 去甲肾上腺素、肾上腺素和去氧肾上腺素　仅用于难治性休克，其主要效应是增加外周阻力来提高血压，同时也不同程度地收缩冠状动脉，可能加重心肌缺血。

（五）纠正酸中毒

低血容量休克时的有效循环血量减少可导致组织灌注不足，产生代谢性酸中毒，其严重程度与创伤的严重性及休克持续时间相关。碱缺失的变化可以提示早期干预治疗的效果。研究乳酸水平与 MODS 及病死率的相关性发现，失血性休克血乳酸水平 24～48 小时恢复正常者，病死率为 25%；48 小时未恢复正常者病死率可达 86%，早期持续高乳酸水平与创伤后 MODS 发生明显相关。

快速发生的代谢性酸中毒可能引起严重的低血压、心律失常和死亡。临床上使用碳酸氢钠能短暂改善休克时的酸中毒，但不主张常规使用。研究表明，代谢性酸中毒的处理应着眼于病因处理、容量复苏等干预治疗，在组织灌注恢复过程中酸中毒状态可逐步纠正，过度的血液碱化使氧解离曲线左移，不利于组织供氧。因此，在失血性休克的治疗中，碳酸氢盐的治疗只用于紧急情况或 pH<7.20。

（六）胃肠黏膜屏障功能的保护

失血性休克时，胃肠道黏膜低灌注、缺血缺氧发生得最早、最严重。胃肠黏膜屏障功能迅速减弱，肠腔内细菌或内毒素向肠腔外转移机会增加。此过程即细菌易位或内毒素易位，该过程在复苏后仍可持续存在。近年来，人们认为肠道是应激的中心器官，肠黏膜的缺血再灌注损伤是休克与创伤病理生理发展的不利因素。保护肠黏膜屏障功能，减少细菌与毒素易位，是失血性休克治疗的重要内容。

（七）保持体温

严重失血性休克常伴有顽固性低体温、严重酸中毒、凝血障碍。失血性休克合并低体温是一种疾病严重的临床征象。低体温往往伴随更多的血液丢失和更高的病死率，是出血和病死率增加的独立危险因素。

（八）复苏终点与预后评估指标

以往人们经常把神志改善、心率减慢、血压升高和尿量增加作为复苏目标。然而，在机体应激反应和药物作用下，这些指标往往不能真实地反映休克时组织灌注的有效改善。据报道高达 50%~85% 的失血性休克患者达到上述指标后，仍然存在组织低灌注，而这种状态的持续存在最终可能导致病死率增高。因此，在临床复苏过程中，这些传统指标的正常化不能作为复苏的终点。复苏效果的评估还应根据氧输送与氧消耗、SvO_2 的变化、血乳酸的水平及持续时间、碱缺失的动态变化等指标的变化综合考虑。

（九）未控制出血的失血性休克复苏

未控制出血的失血性休克是失血性休克的一种特殊类型，常见于严重创伤。未控制出血的失血性休克患者死亡的主要原因是大量出血导致严重持续的低血容量甚至心搏骤停。大量研究证实，失血性休克未控制出血时早期积极复苏可引起稀释性凝血功能障碍。血压升高后，血管内已形成的凝血块脱落，造成再出血。血液过度稀释，血红蛋白降低，减少组织氧供，并发症和病死率增加。因此有人提出了控制性液体复苏（controlled fluid resuscitation），延迟复苏（delayed resuscitation），即在活动性出血控制前给予小容量液体复苏，在短期允许的低血压范围内维持重要脏器的灌注和氧供，在早期采用控制性复苏，使收缩压维持在 80~90 mmHg 即可，避免早期积极复苏带来的不良反应。动物实验表明，限制性液体复苏可降低病死率、减少再出血率及并发症。但对于合并颅脑损伤的多发伤患者、老年人及高血压患者应避免控制性复苏，以免产生严重后果。

附 大量紧急输血方案

大量紧急输血方案（massive transfusion protocol，MTP）指在 24 小时以内输血量达到患者总血量，或 4 小时以内，输血量超过患者血量 1/2 的情况；MTP 是一个预先制定好的血液制品的投递方案，旨在在混乱的抢救过程中，有一套系列的成分输血方式，尽早恢复患者血容量，和早期预防稀释性凝血功能障碍；MTP 在快速出血的患者，输入 5 个单位红细胞，而出血没有得到控制，估计需要更多血液制品时启动；MTP 救治大出血有效，并能减少血制品用量，MTP 还在不断完善中，其目的就是要进一步更有效地减少血制品浪费。合成第Ⅶ因子（rFⅦa）可少量（2.4 mg）多次应用，以尽早纠正第Ⅶ因子缺乏，同时也防止血栓性疾病。

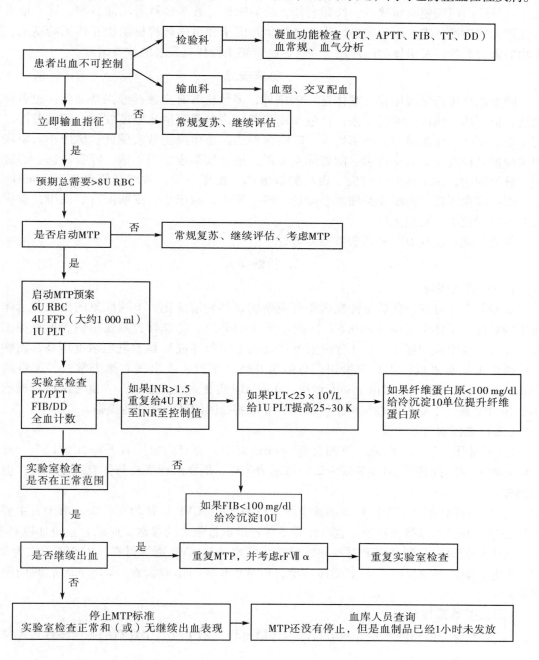

第二节   感染性休克

感染性休克（septic shock），也称脓毒性休克，是指由微生物及其毒素等产物所引起的脓毒病综合征伴休克。感染灶中的微生物及其毒素、胞壁产物等侵入血循环，激活宿主的各种细胞和体液系统，产生细胞因子和内源性介质，作用于机体各种器官、系统，影响其灌注，导致组织细胞缺血缺氧、代谢紊乱、功能障碍，甚至多器官功能衰竭。这一危重综合征即为感染性休克。因此感染性休克是微生物因子和机体防御机制相互作用的结果，微生物的毒力数量以及机体的内环境与应答是决定感染性休克发展的重要因素。

一、临床表现

除少数高排低阻型休克（暖休克）病例外，多数患者有交感神经兴奋症状：患者神志尚清，但烦躁、焦虑、神情紧张、脸色和皮肤苍白、口唇和甲床轻度发绀、肢端湿冷，可有恶心、呕吐、尿量减少、心率增快、呼吸深而快，血压尚正常或偏低、脉压小。眼底和甲皱微循环检查可见动脉痉挛。随着休克发展，患者烦躁或意识不清、呼吸浅速、心音低钝、脉搏细速，按压稍重即消失、表浅静脉萎陷、血压下降，收缩压降低至 80 mmHg 以下，原有高血压者，血压较基础水平降低 20%～30%，脉压小、皮肤湿冷、发绀，常明显发花，尿量更少、甚或无尿。

休克晚期可出现 DIC 和重要脏器衰竭等。

二、诊断要点

（一）临床表现

对易并发休克的一些感染性疾病患者应密切观察病情变化，下列征象的出现预示休克发生的可能：①体温过高（>40.5℃）或过低（<36℃）；②非神经系统感染而出现神志改变，如表情淡漠或烦躁不安；③呼吸困难伴低氧血症和（或）血浆乳酸浓度增高，而胸部X线摄片无异常表现；④心率增快，与体温升高不平行，或出现心律失常；⑤尿量减少（<0.5 ml/kg）至少 1 小时以上；⑥血压<90 mmHg 或直立性低血压；⑦血常规检查提示血小板和白细胞（主要为中性粒细胞）减少；⑧不明原因的肝、肾功能损害。

（二）血流动力学改变

1. 动脉压与脉压   收缩压下降至 80 mmHg 以下，原有高血压者下降 20% 以上，脉压<30 mmHg，并有组织低灌注表现者即可诊断为休克。低血压程度常与休克程度相关，但也有例外。

2. 中心静脉压（CVP）和肺动脉楔压（PAWP）   CVP 正常为 6～12 cmH$_2$O，主要反映回心血量和右心室搏血功能，也可作为了解容量血管张力的参数，应结合血压加以判断。在心功能降低时，监测 PAWP 对指导输液防止肺水肿较 CVP 更为可靠。PAWP 正常为 8～12 mmHg，能较好地反映左心室搏血功能，PAWP 升高提示肺淤血，>18 mmHg 时应限制输液。

（三）实验室检查

1. 血常规   白细胞计数大多增高，为（15～30）×10^9/L，中性粒细胞增多伴核左移现象。血细胞比容和血红蛋白增高为血液浓缩的标志。并发 DIC 时血小板进行性减少。有些患者白细胞计数也可降低。

2. 病原学检查 在抗菌药物治疗前常规进行血（或其他体液、渗出物）和脓液培养（包括厌氧菌培养）。分离得致病菌后进行药敏试验。鲎溶解物试验（LLT）有助于内毒素的检测。

3. 尿常规和肾功能检查 感染性休克时可能发生肾前性和肾性肾功能不全。发生肾性肾衰竭时，尿比重由初期的偏高转为低而固定（1.010 左右）；血尿素氮和肌酐值升高；尿/血肌酐之比<20；尿渗透压降低、尿/血渗透压之比<1.1；尿钠（mmol/L）排泄量>40；肾衰竭指数>1；Na 排泄分数（%）>1。以上检查可与肾前性肾功能不全鉴别。

4. 酸碱平衡的血液生化检查 监测血气分析可以判断酸碱平衡紊乱的类型和程度，指导治疗，血乳酸含量测定有预后意义。

5. 血清电解质测定 休克患者血钾高低不一，取决于肾功能状态。

6. 血清酶的测定 血清 ALT、CPK、LDH 同工酶的测量可反映肝、心等脏器的损害情况。

7. 血液流变学和有关 DIC 的检查 休克时血液流速减慢、毛细血管淤滞，血细胞、纤维蛋白、球蛋白等聚集，血液黏滞度增加，故初期血液呈高凝状态，其后纤溶亢进而转为低凝。有关 DIC 的检查包括消耗性凝血障碍和纤溶亢进两方面：前者有血小板计数、凝血酶原时间、纤维蛋白原、白陶土凝血活酶时间等；后者包括凝血酶时间、纤维蛋白降解产物（FDP）、血浆鱼精蛋白副凝（3P）和乙醇胶试验以及优球蛋白溶解试验等。

8. 其他 心电图、X 线检查等可按需进行。

三、处理措施

除积极控制感染外，应针对休克的病理生理给予补充血容量、纠正酸中毒、调整血管舒缩功能、消除血细胞聚集以防止微循环淤滞，以及维护重要脏器的功能等。治疗的目的在于恢复全身各脏器组织的血流灌注和正常代谢。在治疗过程中，必须严密观察，充分估计病情的变化，及时加以防治。

（一）病因治疗

在病原菌未明确前，可根据原发病灶、临床表现，推测最可能的致病菌，尽早（诊断严重感染 1 小时以内）选用强效的、抗菌谱广的抗生素进行治疗。在分离出致病菌后，应按药敏试验结果选用药物。剂量宜较大，首次给冲击量，静脉滴注或缓慢推注。为更好地控制感染，宜联合用药。为阻止细菌耐药，降低药物毒性，减少花费，应用抗生素 48~72 小时后，根据微生物培养结果和临床反应评估疗效，选择目标性的窄谱抗生素治疗。抗生素疗程一般 7~10 天。为减轻毒血症，在有效抗菌药物治疗下，可考虑短期应用肾上腺皮质激素。应及时处理原发感染灶和迁徙性病灶，重视全身支持治疗以提高机体的抗病能力。

（二）抗休克治疗

1. 补充血容量 有效循环血量的不足是感染性休克的突出矛盾，故扩容治疗是抗休克的基本手段。复苏液体包括天然的或人工合成的晶体或胶体溶液，尚无证据表明某种液体的复苏效果优于其他液体，各种液体的合理组合才能维持机体内环境的恒定。

一旦临床诊断严重感染，应尽快进行积极的液体复苏，6 小时内达到复苏目标：中心静脉压（CVP）8 ~ 12 cmH_2O；平均动脉压≥65 mmHg；尿量≥0.5 ml/（kg·h）；中心静脉或混合静脉血氧饱和度（$ScvO_2$ 或 SvO_2）≥0.70。

对于疑有低容量状态的严重感染患者，应行快速补液试验，即在 30 分钟内输入 500 ~ 1 000 ml 晶体溶液或 300 ~ 500 ml 胶体溶液，同时根据患者反应性（血压升高和尿量增加）和耐受性（血管内容量负荷过多）来决定是否再次给予快速补液试验。在输液过程中应密切观察有无气促和肺底啰音出现。必要时可在 CVP 或 PAWP 监护下输液，扩容治疗要求达到：①组织灌注良好：患者神情安宁、口唇红润、肢端温暖、发绀消失；②收缩压>90 mmHg、脉压>30 mmHg；③脉率<100 次/分；④尿量>30 ml/h；⑤血红蛋白恢复到基础水平，血液浓缩现象消失。

血液制品的应用：一旦组织低灌注纠正，同时无严重冠心病、急性出血或乳酸酸中毒等，若血红蛋白<70 g/L 时，应输注红细胞悬液，使血红蛋白浓度达到 70 ~ 90 g/L。严重感染引起的贫血不推荐使用促红细胞生成素，但适用于肾衰竭者。没有明显出血和有创操作时，没有必要常规输注冷冻新鲜血浆（FFP）以纠正凝血异常。不推荐应用抗凝血酶治疗严重感染和感染性休克。血小板计数<$5×10^9$/L，无论有无明显出血，均应输注血小板悬液；当血小板计数为（5 ~ 30）×10^9/L，并有明显出血倾向时，应考虑输血小板悬液。外科手术或有创操作通常要求血小板计数>$50×10^9$/L。

2. 纠正酸中毒　纠酸的根本措施在于改善组织低灌注状态，而应用碱剂主要起治标作用，且血容量不足时，缓冲碱的效能亦难以充分发挥。纠正酸中毒可增强心肌收缩力、恢复血管对血管活性药物的反应性，并防止 DIC 的发生。首选的碱剂为 5% 碳酸氢钠，其次为 11.2% 乳酸钠（肝功能损害者不宜用）。三羟甲基氨基甲烷（THAM）适用于需限钠患者，因其易透入细胞内，有利于细菌内酸中毒的纠正；其缺点为溢出静脉外可致局部组织坏死，静脉滴注速渡过快可抑制呼吸，甚至呼吸停止；此外，尚可引起高钾血症、低血糖、恶心、呕吐等。缓冲碱的剂量可参照 CO_2CP 测定结果，0.3 ml/kg 或 3.63% THAM 0.6 ml/kg，可提高 1 个 VOL%（0.449 mmol/L）的 CO_2CP。pH≥7.15 时不推荐应用碳酸氢盐治疗。

3. 血管活性药物的应用　旨在调整血管舒缩功能、疏通微循环淤滞，以利休克的逆转。

（1）扩血管药物：必须在充分扩容的基础上使用。适用于低排高阻型休克（冷休克）：①α 受体阻滞剂：可解除内源性去甲肾上腺素所引起的微血管痉挛和微循环淤滞。本组的代表药物为酚妥拉明，其作用快而短，易于控制。心功能不全者宜与正性肌力药物或升压药合用以防血压骤降；②β 受体兴奋剂：典型代表为异丙肾上腺素，具强力 $β_1$ 和 $β_2$ 受体兴奋作用，有加强心缩和加快心率、加速传导以及扩血管作用。在增强心肌收缩力的同时，显著增加心肌耗氧量和心室的应激性，易引起心律失常，有冠心病者忌用。心率以不超过 120 次（儿童 140 次/分）为宜。多巴胺也可使用，剂量为每分钟 2 ~ 10 μg/kg 时，使内脏血管扩张，尤其使肾脏血流量增加、尿量增多；③抗胆碱能药：有阿托品、山莨菪碱、东莨菪碱，有阻断 M 受体、改善微循环、兴奋呼吸中枢、解除支气管痉挛、抑制腺体分泌、保持通气良好、调节迷走神经，较大剂量时可解除迷走神经对心脏的抑制，使心率加速、抑制血小板和中性粒细胞凝聚等作用。

（2）缩血管药物：应用时机是如果充分的液体复苏仍不能恢复动脉血压和组织灌注，有指征时应用升压药。存在威胁生命的低血压时，即使低血容量状态尚未纠正，液体复苏的同时可以暂时使用升压药以维持生命器官灌注。

常用药物：去甲肾上腺素和多巴胺是纠正感染性休克低血压的首选升压药。从目前动物和临床研究的结果来看，去甲肾上腺素和多巴胺效果明显优于肾上腺素（易于导致心动过速、可能引起内脏器官循环的不良反应）和去氧肾上腺素（降低心排血量）。去氧肾上腺素是肾上腺素能药物中最少引起心动过速的。多巴胺通过增加每搏量和心率来提高平均动脉压和心排血量。去甲肾上腺素通过收缩血管来提高平均动脉压，与多巴胺相比不增加心率和每搏量。对于感染性休克顽固性低血压，去甲肾上腺素比多巴胺更加有效；而对于伴有心脏收缩功能障碍的患者多巴胺更为有效，但可能引发心动过速，增加心律失常的发生。小剂量多巴胺对严重感染患者无肾脏保护作用。对经过充分液体复苏，并应用大剂量常规升压药，血压仍不能纠正的难治性休克患者，可应用血管升压素，但不推荐将其代替去甲肾上腺素和多巴胺等一线药物。成人使用剂量为 0.01 ~ 0.04 U/min。

条件许可的情况下，应用升压药的患者均应留置动脉导管，监测有创血压。

需要特别注意的是，升压药应用的根本目的是改善器官组织灌注，特别是内脏器官灌注，逆转组织缺血。对休克时血管活性药物疗效的评价不应单纯以升高血压为标准，而应关注器官灌注是否改善。

（三）维护重要脏器的功能

1. 强心药物的应用　重症休克和休克后期病例常并发心功能不全，是细菌毒素、心肌缺氧、酸中毒、电解质紊乱、心肌抑制因子、肺血管痉挛、肺动脉高压和肺水肿加重心脏负担及输液不当等因素引起，老年人和幼儿尤易发生。充分液体复苏后仍然存在低心排量，应使用多巴酚丁胺增加心排血量。若同时存在低血压，应联合使用升压药。但不推荐提高心排指数达到目标性的高氧输送。

2. 维持呼吸功能、防治 ARDS　肺脏为休克的主要靶器官之一，顽固性休克常并发肺功能衰竭。此外脑缺氧、脑水肿等亦可导致呼吸衰竭。休克患者均应给氧，经鼻导管（4 ~ 6 L/min）或面罩输入。必须注意保持呼吸道通畅，清除呼吸道分泌物，防治肺部继发感染。当吸氧不能使 PO_2 达满意水平（>70 ~ 80 mmHg）时应及早给予呼吸治疗。

3. 肾功能的维护　休克患者出现少尿、无尿、氮质血症等时，应注意鉴别其为肾前性或急性肾功能不全所致。在有效心排血量和血压恢复之后，如患者仍持续少尿，可行液体负荷与利尿试验，若仍无尿，提示可能已发生急性肾功能不全，应给予相应处理。

4. 脑水肿的防治　脑缺氧时，易并发脑水肿，出现神志不清、一过性抽搐和颅压增高等症状，甚至发生脑疝，应及早给予血管解痉剂、抗胆碱类药物、渗透性脱水药（如甘露醇）、呋塞米、脑部降温与肾上腺皮质激素静脉输注以及高能合剂等。

5. DIC 的治疗　DIC 的诊断一经确立后，应根据 DIC 的分期采用相应的治疗措施。

6. 应激性溃疡的预防　所有严重感染患者都需预防应激性溃疡。H_2受体阻断剂比硫糖铝更有效。在提高胃液 pH 值方面，质子泵抑制剂可能优于 H_2 受体阻断剂。

7. 其他辅助性治疗

（1）糖皮质激素：用于治疗严重感染及感染性休克一直存在争论。近年的研究显示，大剂量、短疗程糖皮质激素冲击治疗并不能改善感染性休克的预后，而应激剂量（中小剂量）、较长疗程的糖皮质激素治疗感染性休克，有利于休克的逆转，改善器官功能损害，降低病死率。《2004 严重感染和感染性休克治疗指南》就糖皮质激素的应用提出推荐性的意见，提出感染性休克患者不推荐使用大剂量糖皮质激素，每日氢化可的松剂量不高于 300 mg。大剂量糖皮质激素治疗感染性休克是有害的。对于经足够液体复苏治疗仍需升压药来维持血压的感染性休克患者，推荐静脉使用糖皮质激素，氢化可的松 200～300 mg/d，分 3～4 次或持续给药，持续 7 天。无休克的全身性感染患者，不推荐应用糖皮质激素。但对于长期服用激素或有内分泌疾病者，可继续应用维持量或给予冲击量。

（2）体温：维持正常的体温，防止体温过高或过低对于改善感染性休克患者的预后有非常重要的意义。

附　2008 年拯救严重脓毒症与感染性休克治疗指南

重要的建议包括：患者确诊感染性休克后第 1 个 6 小时内的早期目标复苏（1C）；应用抗生素之前应该进行血培养（1C）；快速进行影像学检查以明确潜在的感染病灶（1C）；在诊断为感染性休克后的 1 小时之内应用广谱抗生素进行治疗（1B），在诊断为严重脓毒症而没有发生感染性休克后的 1 小时之内应用广谱抗生素进行治疗（1D）；在适当时机，在临床以及微生物学的指导下重新选择应用窄谱覆盖致病菌的抗生素（1C）；抗生素应用 7～10 天后进行临床疗效判断（1D）；感染源控制需要综合考虑所选择方法的利弊（1C）；选择使用晶体或者胶体溶液进行复苏（1B）；为了恢复循环的平均灌注压进行液体负荷治疗（1C）；在增加了灌注压的同时而不能改善组织灌注的情况下应当减少液体的输入（1D）；在维持平均动脉血压目标≥65 mmHg 使用血管升压素要优先于去甲肾上腺素与多巴胺（1C）；在已经予以液体复苏以及应用了血管收缩药物的前提下，如果心输出量仍然偏低，应用多巴酚丁胺（1C）；感染性休克如果经过积极的液体复苏以及应用了血管升压素治疗后，血压仍然难以达到理想水平，应用糖皮质激素（2C）；严重脓毒症患者经过临床评价后有较高的死亡风险，应用重组活化蛋白 C（2B，但是对于手术后患者为 2C）；如果没有组织低灌注、冠状动脉疾病以及急性出血的情况，血红蛋白维持在 70～90g/L（1B）；对 ALI 以及 ARDS 患者采取小潮气量（1B）以及限制吸气平台压（1C）的通气策略；对于急性肺损伤的患者，至少需要应用一个最小量的呼气末正压水平（1C）；除非有禁忌证存在，进行机械通气的患者床头端需要抬高（1B）；对于 ALI/ARDS 的患者应当避免常规应用肺动脉漂浮导管（1A）；对已经明确诊断的 ALI/ARDS 患者在没有发生休克的情况下，为了降低机械通气以及入住 ICU 的天数，应当采取限制液体的保守策略（1C）；建议应用镇静/镇痛治疗（1B）；镇静治疗可以选择使用间断的弹丸式以及持续的静脉输入两种方式（1B）；如果可能，应当完全避免应用神经肌肉阻滞药物（1B）；应当强化患者血糖管理（1B），患者病情一旦稳定以后应当将患者目标血糖控制在<8.33mmol/L（2C）；持续静脉-静脉血液滤过或者血液透析效果相等（2B）；预防深静脉血栓的形成（1A）；应激性溃疡可以应用 H_2 阻滞剂来预防上消化道出血（1A），也可以应用质子泵抑制剂（1B）。关于小儿脓毒症建议等级（略）。

第二章 过敏反应及类过敏样反应

田首元 薛朝霞

任何药物的使用都可能导致严重的过敏和类过敏样反应。围术期麻醉用药比较特殊，通常需要在较短的手术过程中使用多种药物。因此，围术期过敏反应及类过敏样反应相对较为复杂。近年来，该类反应的发生率在全球范围内呈上升趋势，已引起各发达国家的广泛重视。本文着重就麻醉手术中的这两种反应的反应机制、产生诱因、临床症状和处理预防措施进行介绍。

一、定　义

过敏反应（anaphylaxis）是一种与药物有关，但与药物的药理作用及药物剂量无关、难以预测的不良反应，特点是有免疫机制参与，IgE介导。机体初次接触药物，浆细胞产生IgE抗体，并与肥大细胞和嗜碱性粒细胞的表面受体结合（致敏）。当再次接触同一种药物或化学结构类似的药物时，就与结合于这些细胞的IgE抗体结合，导致肥大细胞和嗜碱性粒细胞释放组胺和花生四烯酸的代谢产物等血管活性介质，导致血管通透性增加、血管扩张、支气管收缩等。

类过敏样反应（anaphylactoid reaction）在围术期更为常见，属于非IgE介导。不需预先接触抗原物质，也无抗体参与，而是通过药物直接作用于肥大细胞和嗜碱性粒细胞或通过激活补体系统释放介质。类过敏反应与过敏反应两者临床表现相似，通常很难区分，但症状相对较轻。类过敏反应的主要介质是组胺，其临床表现与血液组胺浓度有关，而组胺的释放量又与药物剂量和注射速度有关，快速注射阿片类药、肌松药、硫喷妥钠、丙泊酚等较容易引发肥大细胞和嗜碱性粒细胞脱颗粒，并出现类过敏反应症状，小量或缓慢给药可减少组胺释放。最近Mertes提出，非免疫介导的类过敏反应中，仅有嗜碱性粒细胞被激活。但此观点还有待证实。

2004年欧洲过敏和临床免疫协会（European Academy of Allergy and Clinical Immunology，EAACI）将过敏反应定义为严重的、危及生命的全身或系统性的超敏反应。并建议将过敏反应（anaphylaxis）分为过敏性过敏反应（allergic anaphylaxis）和非过敏性过敏反应（non-allergic anaphylaxis）。过敏性过敏反应有免疫系统参与，由IgE、IgG或免疫复合物导致的反应。对于IgE抗体介导的过敏反应，存在系统性的肥大细胞及嗜碱性粒细胞释放介质，称为IgE介导的过敏性过敏反应（IgE-mediated allergic anaphylaxis）。非过敏性过敏反应（non-allergic anaphylaxis）是指非免疫机制引起的反应。EAACI建议不应再使用曾用来专指非IgE介导的过敏反应的类过敏样反应（anaphylactoid reaction）这一概念。但这一说法并未被普遍接受。

二、发病机制

（一）过敏反应的发病机制

1. 炎性介质释放 抗原物质进入人体后，刺激机体产生 IgE，IgE 借其 Fc 端与分布于皮肤、气管、血管壁上的肥大细胞、嗜碱性粒细胞的 Fc 端受体结合。当相同的变应原再次进入机体，可迅速与体内已经存在的抗原特异性的 IgE 结合，使肥大细胞、嗜碱性粒细胞释放大量炎症介质，包括组胺、五羟色胺、白三烯、缓激肽、血小板活化因子、乙酰胆碱、过敏毒素等。

2. 炎性介质的破坏作用 炎症介质引起毛细血管通透性增加，渗出增多，外周血管扩张，支气管痉挛，可导致严重呼吸道阻塞和循环衰竭而危及生命。

（1）严重呼吸道阻塞：发生在咽喉和气管的血管性水肿、气管黏膜分泌物大量增加、支气管平滑肌收缩致支气管痉挛可引起严重呼吸道梗阻。其中，组胺介导的水肿主要发生在大气道而白三烯介导的水肿主要发生于周围气道。

（2）循环衰竭：严重过敏反应对有效循环血量、心输出量及心肌均有明显影响。毛细血管通透性的增加、渗出增多，大量血管内液体向皮肤和内脏转移；微动脉扩张导致周围血管阻力下降，进一步加重了低血容量状态，均是引起有效循环血量降低的主要原因。冠状动脉灌注压下降致冠脉供血、供氧不足，白三烯和前列腺素也可诱发冠状动脉痉挛，上述均可引起心肌缺血和心律失常，甚至急性左心衰竭或右心衰竭，使心输出量进一步受损。严重时引起心脏骤停，值得注意的是严重过敏反应导致的心脏骤停往往表现为无脉性心电活动（PEA）。

（二）类过敏样反应的发病机制

1. 非 IgE 介导的反应 多种致炎途径，包括免疫学和非免疫学机制，可激活补体系统，从而介导释放血管活性介质而不依赖于 IgE，导致一个与过敏反应相同的临床综合征。

C_3、C_5 的补体片段（C_{3a} 和 C_{5a}）被称为过敏毒素，它们能使得肥大细胞和嗜碱性粒细胞释放组胺，收缩平滑肌，增加毛细血管通透性。此外，C_{5a} 与中性粒细胞上的特殊的高亲和力受体相互作用，导致中性粒细胞趋化、聚集和活化。聚集的中性粒细胞栓塞各种器官并产生微血管的阻塞，释放炎性介质，包括氧自由基，溶酶体酶和花生四烯酸代谢物（即前列腺素和白三烯）。

2. 非免疫的组胺释放 围术期多种药物都可能使肥大细胞或嗜碱性粒细胞脱颗粒，直接诱发组胺释放。组胺释放的量、临床严重程度均与给药剂量和速度有关。临床表现通常局限在皮肤。

三、引发围术期过敏反应的常见药物或物品

1. 神经肌肉阻滞剂（neuromuscular blocking agent，NMBA） NMBA 是麻醉期间过敏反应及类过敏样反应的首发诱因，占围术期过敏反应的 50%~70%。所有的 NMBA 均可能引起过敏反应或类过敏样反应。最常见的有氯琥珀胆碱、罗库溴铵、阿曲库铵。NMBA 存在交叉过敏，可以发生在某一类型肌松剂中（氨基甾类或苄异喹啉类），也可以发生在不同化学结构的肌松剂之间。

2. 乳胶 发生率仅次于 NMBA，约占围术期过敏反应的 20%。发生乳胶过敏的高危因

素包括：①家族乳胶过敏史患者；②长期接触乳胶的医务人员和患者；③患有泌尿生殖系先天畸形、先天性脊柱裂等疾病或有脊髓损伤病史的患者；④芒果、猕猴桃、香蕉、栗子等水果与乳胶有交叉免疫原性，对上述水果过敏的患者高度怀疑乳胶过敏。

3. 抗生素　约占15%。β-内酰胺类的青霉素和头孢霉素是主要的过敏原。万古霉素也是一种经常用于预防围术期感染的抗生素，其引起的过敏反应叫红人综合征（redskins syndrome），症状包括：瘙痒、皮肤充血、头部和躯干部红斑、伴有血压下降。其发生多与万古霉素的给药速度有关，而与剂量关系不大。

4. 胶体　近4%的围术期过敏反应是由胶体引起的。一项研究结果显示，胶体引起的过敏反应中95%是由明胶类引起的。而尿素联合明胶较改良液态明胶更易引起过敏反应。如患者既往有对含明胶的疫苗过敏病史，应避免输注明胶类胶体。对羟乙基淀粉过敏的少见。

5. 局部麻醉药　酯类局部麻醉药如普鲁卡因的代谢产物有高度抗原性，较易引起过敏反应。

6. 静脉麻醉药　巴比妥类药物、丙泊酚。

7. 麻醉性镇痛药　吗啡可引起组胺释放，芬太尼较少见。

8. 抑肽酶　过敏反应发生率为0.5%~6%，一般首次使用发生率较低，再次使用则明显升高。

9. 鱼精蛋白　从蛙鱼类精子中提取，其成分为异体蛋白，又可直接刺激细胞释放组胺，故发生过敏反应和类过敏样反应的概率较高。糖尿病患者长期服用含鱼精蛋白的胰岛素，过敏反应发生率增高，可出现支气管痉挛和肺动脉高压。

10. 骨黏合剂　为高分子聚合物，单体成分太多容易产生过敏。

11. 糖皮质激素　糖皮质激素常用于过敏反应的治疗，然而泼尼松、甲泼尼龙本身也有报道产生过敏反应。

四、临床表现

过敏反应和类过敏反应可发生于围术期的任何时候，最常见的是麻醉诱导之后，静脉注射致敏药物数秒或数分钟后出现，也可延迟到1小时。一般来说，发生反应的间隔时间越短，症状越严重。

二者症状亦相似，主要表现在皮肤、心血管系统、呼吸系统。过敏反应是抗原抗体反应，立即引起组胺、类胰蛋白酶、白介素、缓激肽和血小板活化因子等炎性介质的释放，症状较重；类过敏反应不涉及免疫球蛋白的介入，无肥大细胞激活，仅激活嗜碱性粒细胞，释放组胺，症状较轻，其约占围术期过敏反应的40%。需要强调的是，过敏反应和类过敏性反应的发生，既可表现为全身症状，也可只表现为某一系统为主的症状（表4-2-1）。

表4-2-1　过敏反应和类过敏样反应的临床表现

器官或系统	临床表现
皮肤	颜面潮红，瘙痒，荨麻疹，血管性水肿（口周）
眼部	发痒，流泪，结膜水肿
鼻和口	咽喉部发痒，打喷嚏，流鼻涕，鼻塞
呼吸系统	喉水肿，呼吸道黏膜水肿、分泌物增加，支气管痉挛，肺水肿致呼吸困难，机械通气时气道阻力增加
循环系统	心动过速，心律失常（室上性、室性），低血压，血管扩张性休克，肺血管收缩，心搏骤停。值得注意的是，严重过敏反应导致的心脏骤停往往表现为无脉性心电活动（PEA）
消化系统	恶心，呕吐，腹痛，腹泻
中枢神经系统	头晕，乏力，严重时迅速晕厥，意识丧失
肾脏	尿量减少（继发于急性肾小管坏死）

　　目前国际上通常将过敏反应按临床症状分为四级。Ⅰ级：仅仅出现皮肤症状；Ⅱ级：出现明显的但尚未危及生命的症状，包括皮肤反应，心血管反应（低血压、心动过速），呼吸功能障碍；Ⅲ级：出现危及生命的症状，包括休克，严重的气道痉挛；Ⅳ级：心脏骤停。当用此标准来比较临床症状的严重程度时，过敏反应的临床表现大大重于类过敏样反应。

　　大多数过敏反应的临床表现属于Ⅱ、Ⅲ级，多表现为心血管系统受损和支气管痉挛；而类过敏样反应多属于Ⅰ级，主要表现为皮肤症状。

　　值得注意的是，正在接受β受体阻滞剂、血管紧张素转换酶抑制剂或椎管内阻滞的患者，发生过敏反应都较为严重，且复苏极为困难。

五、治　疗

（一）初始治疗

1. 暂停使用可能的致敏药物或器械（NMBAs、乳胶、抗生素、胶体液等）。

2. 寻求帮助（summon help）。

3. 保证呼吸道通畅和吸入100% O_2，并进一步评估是否需要气管插管和机械通气。

4. 条件允许的情况下停止手术和麻醉。患者在严重过敏反应时可出现休克及心肺功能不全，麻醉药物会影响人体对心血管衰竭的代偿性交感-肾上腺素反应。条件允许情况下，可选用吸入麻醉药维持麻醉，尤其对于存在支气管痉挛的患者有益。

5. 肾上腺素　在过敏性休克期间，肾上腺素是患者复苏的首选药物，应该尽早给予。其中，α_1肾上腺素能的收缩血管效应通过收缩静脉容量血管和动脉阻力血管，来纠正低血压，提高冠状动脉灌注压；β_1受体的激动增强心肌收缩力；β_2受体的激动扩张支气管平滑肌，而且理论上通过提高肥大细胞和嗜碱性粒细胞中cAMP水平来抑制炎症介质的释放。

　　给予肾上腺素的途径和剂量根据患者的病情而定。快速和及时的干预对于治疗过敏反应是重要的。如果过敏反应很严重并有危及生命的表现时应该静脉使用肾上腺素。成人初始剂量50 μg（0.5 ml，1:10 000溶液）或1 μg/kg。如果存在严重的低血压或支气管痉挛，可反复使用。如果需要，可持续静脉输注肾上腺素（肾上腺素半衰期很短），0.025% ~ 0.25%溶液静脉滴注或微泵输入 0.01 ~ 0.1 μg/（kg·min）（1 ~ 10 μg/min）。未建立静脉通路者，可皮下或肌内注射肾上腺素 0.1 ~ 0.5 mg，如气管插管可将肾上腺素气管注入 0.2 ~ 0.3 毫克/次。发生循环衰竭者，则需要 0.5 ~ 1 mg 肾上腺素。

需要注意的是，在椎管内麻醉时，部分交感神经阻断；在全身麻醉时，患者对急性过敏性休克的代偿性交感－肾上腺素反应可能改变，需要进行积极治疗，甚至使用较大剂量的肾上腺素和其他儿茶酚胺类药物。

6. 快速静脉补液扩容 过敏性休克期间多种血管活性介质的突然释放会增加毛细血管通透性，血管内液体向组织间隙大量转移。血管内扩容和血管升压支持治疗对纠正急性低血压时很重要的。可输注 25 ~ 50 ml/kg 的生理盐水或乳酸林格液或者胶体液，补充血容量相对不足。

需要注意的是，目前并没有证据表明哪一种液体有更大优势。如果在出现过敏反应前输注的是胶体液，那么应该立即停止输注，更换为晶体液或者另一种胶体液，如用万汶替代琥珀明胶。

（二）二线治疗

1. 抗组胺药 组胺只是过敏反应中释放的多种介质中的一种，由于 H_1 受体介导组胺的许多不利影响，静脉给予组胺受体拮抗剂可能有助于治疗急性过敏反应。抗组胺药不抑制过敏反应或组胺释放，但可能降低组胺释放而引起的一些急性血流动力学影响。如苯海拉明 0.5 ~ 1 mg/kg（或 50 mg）、氯苯那敏 10 mg 静脉注射（成人）。但目前并无证据表明预防性使用苯海拉明可减轻过敏反应。

2. 糖皮质激素 虽然认为糖皮质激素不能迅速发挥效应，但糖皮质激素通过多种机制介导过敏反应后数小时的一系列抗炎作用，包括改变急性反应后炎性细胞的活化和游走。而且在过敏反应后 12 ~ 24 小时发生的延迟性反应、复苏治疗后发生难治性支气管痉挛或难治性休克时，糖皮质激素通常作为重要的辅助治疗用药。地塞米松抗炎作用强，作用持续时间长，水钠潴留不良反应小，但起效慢，达峰时间长（12 ~ 24 小时），治疗过敏反应时并非首选；宜选用不需代谢直接作用于其受体的氢化可的松，应立即静脉注射琥珀酸氢化可的松 1 ~ 5 mg/kg，可 6 小时后重复给予，24 小时不超过 300 mg。甲泼尼龙作用时间长（12 ~ 36 小时），可避免重复给药，剂量为 1 ~ 2 g（30 ~ 35 mg/kg）。甲泼尼龙静脉注射可能还有助于治疗补体介导的反应，如鱼精蛋白输入后灾难性的肺血管收缩。

3. 其他血管活性药 如果给予肾上腺素后血压仍未恢复，尤其是体循环血管阻力降低患者，应考虑给予其他血管活性药，如间羟胺、去氧肾上腺素、去甲肾上腺素或血管升压素。

去甲肾上腺素输注，与肾上腺素输注类似，应按照 0.01 ~ 0.1 μg/（kg·min）（1 ~ 10 μg/min）剂量开始输注，逐步调整至适当剂量，以纠正低血压。

如果选择血管加压素，可以按照 1 U 的冲击量进行，以达到预期的效果，随后可根据需要按照 1 ~ 4 U/h 输注。血管升压素对于血管扩张性休克、顽固性低血压可能有效，尤其是在肾上腺素治疗无效时。

此外，对于顽固性低血压患者，应该考虑增加超声心动图等监测，以更好地判断造成低血压的原因是心功能不全还是低血容量。

4. 治疗严重支气管痉挛，考虑给予沙丁胺醇、氨茶碱或硫酸镁。

5. 气道评估 由于会发生严重的喉水肿，所以在拔除气管插管前应该评估气道。持续性面部水肿提示存在呼吸道水肿。这些患者应保留气管插管，直至水肿消退。拔管前，将气管插管的套囊放气，观察有无明显的漏气有助于判断气道通畅的程度。如果有任何可疑的呼吸道水肿，在气管导管拔除前应该进行直接喉镜或纤维支气管镜检查。

6. 纠正水电解质酸碱平衡。

7. 考虑将患者转移至 ICU。

8. 免疫学检测

（1）肥大细胞类胰蛋白酶：取血液标本 3~5 ml。取血时机：①症状出现当时；②1~2小时；③24 小时或恢复期（检测类胰蛋白酶基础水平，有些患者基础水平就高）。

（2）过敏原检查：白细胞组胺释放试验，放射免疫原测定。

（3）特异性 IgE 抗体检测。

（三）发生严重过敏反应时儿童的药物使用剂量

1. 肾上腺素

（1）肌内注射：①>12 岁：500 μg（0.5 ml，稀释至 1∶1 000），如果小孩体重较轻，300 μg（0.3 ml，稀释至 1∶1 000）；②6~12 岁：300 μg（0.3 ml，稀释至 1∶1 000）；③<6 岁：150 μg（0.15 ml，稀释至 1∶1 000）。

（2）静脉注射：儿童对静脉内使用肾上腺素较敏感，需尽可能稀释肾上腺素，小心滴定，由 1 μg/kg 开始，一般儿童对该剂量已有反应。

2. 氢化可的松 ①12 岁：200 mg 肌内注射或缓慢静脉注射；②6~12 岁：100 mg 肌内注射或缓慢静脉注射；③6 月~6 岁：50 mg 肌内注射或缓慢静脉注射；④<6 月：25 mg 肌内注射或缓慢静脉注射。

3. 氯苯那敏 ①12 岁：10 mg 肌内注射或缓慢静脉注射；②6~12 岁：5 mg 肌内注射或缓慢静脉注射；③6 个月~6 岁：2.5 mg 肌内注射或缓慢静脉注射；④<6 个月：250 μg/kg 肌内注射或缓慢静脉注射。

六、预 防

对于过敏反应和类过敏样反应而言，必须强调预防为主，提高警惕性。

1. 术前访视时，应详细询问患者的病史，包括花粉、食物以及各种药物过敏史。

2. 对于高危患者，尽量避免可能诱发过敏和类过敏样反应的药物。

3. 使用容易致敏的药物，要做好处理严重过敏反应的应急准备。

4. 使用预防性药物包括 H_1 受体阻断剂（异丙嗪、苯海拉明）、H_2 受体阻断剂（西咪替丁，雷尼替丁）和皮质类固醇激素。但目前仍没有足够证据表明事先给予激素或抗组胺药物能降低过敏反应的严重性。

5. 神经肌肉阻滞剂（neuromuscular blocking agent，NMBA）之间存在交叉过敏，且常见。如果过敏反应与 NMBAs 有关，其他 NMBAs 也应尽可能避免。

6. 尽可能使用少的药物，单独缓慢注射药物。

7. 尽可能使用局麻药或区域麻醉。

8. 重视过敏专科门诊的会诊意见。

9. 随着认识的提高，医疗工作者、先天性脊柱裂和长期留置导尿的患者在进行手术时，应警惕乳胶过敏。术中可能接触乳胶环境（包括呼吸气囊、呼吸机回路、面罩、乳胶手套、止血带、针筒内芯、静脉补液通路等）都应避免。

10. 麻醉诱导时，当患者在极短时间内出现血压剧降，心率陡升，呼吸道阻力增加，而无其他原因可以解释时，应该考虑到发生了严重过敏反应。抢救措施也应及早进入抗过敏性休克的快车道。

第三章　喉痉挛和支气管痉挛

田首元

围术期多种因素均可诱发喉痉挛和支气管痉挛发作，直接威胁手术患者的生命安全，是非常严重的麻醉并发症。喉痉挛和支气管痉挛可以同时出现，但是又分属2个不同的问题。发作时，二者分别由控制声带紧张的横纹肌和支气管平滑肌参与。因此，喉痉挛和支气管痉挛在诱发因素、临床表现、治疗和预防方面既有相似之处，又各有特点。本文将就围术期喉痉挛和支气管痉挛发作进行详细介绍。

第一节　喉　痉　挛

喉痉挛（laryngospasm）是指由于声带黏膜受到不良刺激，喉部肌肉出现保护性反射性的痉挛收缩，使声带内收，声门部分或完全关闭而导致患者出现不同程度的呼吸困难甚至完全性的呼吸道梗阻。多见于小儿手术后。麻醉过浅时，咽喉部分泌物或血液刺激，气管插管、吸痰或放置口咽通气道等操作，均可引起喉痉挛。

一、病　因

1. 上呼吸道炎症者易诱发，尤其是小儿。

2. 气道内操作尤其在浅麻醉状态下和麻醉苏醒期。浅麻醉下放置口咽或鼻咽通气道、喉罩的置入、喉镜置入气管插管、气管内吸引；喉罩通气期间麻醉维持较浅；苏醒期气管拔管等直接刺激咽喉部均易诱发喉痉挛。

3. 气道内分泌物、血液或呕吐、反流的胃内容物等刺激声带诱发所致，尤其在麻醉较浅时。

4. 手术操作　小儿上呼吸道手术后，如扁桃腺切除术后发生率约为20%。在全麻深度较浅的情况下，某些非呼吸道手术操作如扩张肛门括约肌或尿道，剥离骨膜，牵拉腹膜、肠系膜、胆囊、直肠等内脏均可引起反射性喉痉挛。

5. 某些麻醉药　吸入难闻的挥发性麻醉药；静脉麻醉药如硫喷妥钠可使咽喉部的应激性增高，支配喉头的迷走神经兴奋性增强。氯胺酮可导致咽喉部分泌物过多，刺激声带导致喉痉挛等。

6. 缺氧，二氧化碳蓄积。

7. 浅麻醉状态下，带气管导管时搬动患者。

8. 低钙血症（神经肌肉兴奋性增高）。

二、临床表现

呼吸道梗阻不严重时可表现为吸气性呼吸困难伴喉鸣，血氧饱和度下降。完全梗阻时可表现为摆动样阻塞性呼吸，即吸气时腹壁随膈肌收缩而抬起，但由于气体进入被阻，胸部回缩或不能膨胀；呼气时腹壁因膈肌松弛而下降，胸部恢复至原来位置，胸腹呈运动矛盾。同时发绀甚至意识丧失。

临床上根据喉痉挛程度的不同可分为轻、中、重度三类。

1. 轻度喉痉挛　仅真声带发生痉挛性收缩，使声门变窄，吸气可发出高亢的喉鸣音，无明显通气障碍。

2. 中度喉痉挛　真假声带均发生痉挛性收缩，但声门并未完全关闭，吸气时因气流明显受阻而发出粗糙的喉鸣音，呼吸呈三凹征（锁骨上凹、胸骨上凹、肋间凹）。

3. 重度喉痉挛　咽喉部肌肉皆进入痉挛状态，声门紧闭，使呼吸道完全梗阻，虽有强烈的呼吸动作，因无气流通过反而无任何声音，患者很快呈发绀状态，甚至意识丧失，瞳孔散大，心脏骤停。

三、治　疗

1. 立即停止一切刺激和手术操作，轻提下颌，100%纯氧面罩持续正压通气。

2. 加深麻醉，静脉麻醉药或吸入麻醉药均可。

3. 清除咽喉部分泌物，保持呼吸道通畅。

4. 对重度喉痉挛，紧急情况下可采用16号以上粗针行环甲膜穿刺给氧或行高频通气。亦可应用短效肌肉松弛药来改善氧合或协助进行气管插管，一般主张给予小剂量的琥珀胆碱（0.2 ~ 0.4 mg/kg），不仅可使喉痉挛得到迅速缓解，而且对自主呼吸的干扰轻。

5. 有人主张应用多沙普仑增强呼吸中枢的兴奋性能消除喉痉挛反射，通常主张采用分次静脉注射，每次0.2 mg/kg，最大剂量为1 mg/kg，效果可靠。

6. 伴有心动过缓者，阿托品0.01 mg/kg，静脉注射。

四、预　防

因喉痉挛所致的呼吸道梗阻可严重影响肺部气体交换，故应强调预防。

1. 近期咽喉部、声带炎症者禁忌手术麻醉。

2. 术前给予足量的抗胆碱药如阿托品0.5 mg。

3. 及时清除呼吸道分泌物、血液等，防止反流误吸。

4. 避免浅全身麻醉下行口腔、咽喉和气道内操作。

5. 避免缺O_2和CO_2蓄积。

6. 预防拔管时喉痉挛的关键是掌握好拔管时机：最好在患者处于较深麻醉状态时或完全清醒后拔管。在成人和小儿呼吸道手术后，可静脉应用利多卡因、肾上腺皮质激素来预防喉痉挛。

第二节　支气管痉挛

在麻醉过程和手术后均可发生急性支气管痉挛，表现为气道反应性亢进，支气管平滑肌痉挛性收缩，气管黏膜水肿，分泌物增多，气道变窄，气道阻力骤然增加，呼气性呼吸困难，引起严重缺氧和CO_2蓄积。若不即时予以解除，患者因不能进行有效通气，不仅发生血流动力学的变化，甚至发生心律失常和心脏骤停。多见于有哮喘史的患者。

一、病　因

1. 气道高反应性　气道对各种刺激反应较正常人更为敏感的情况。见于吸烟、近期上呼吸道感染、慢性阻塞性肺疾患、支气管哮喘等患者。此与迷走神经和 M 胆碱能受体活性增强有关。炎症细胞致敏和气道上皮损伤等也都是不容忽视的诱发因素。

2. 机械刺激气管或气管内操作　气管黏膜上皮下富含迷走神经传入纤维，尤其隆突部位。浅麻醉下分泌物过多，行气管插管、吸痰、拔管或气管导管插入过深刺激气管隆嵴都可引起反射性支气管痉挛。

3. 过敏反应。

4. 某些麻醉药物

（1）促使组胺释放的麻醉药、镇痛药和肌松药如吗啡、右旋筒箭毒碱、阿曲库铵、米库氯铵（尤其在大剂量和快速注射时）等。

（2）具有兴奋迷走神经，增加气道分泌物或交感神经阻滞的药物如硫喷妥钠、γ-羟丁酸钠、β 受体阻滞剂；阿司匹林和非甾体类抗炎镇痛药（NSAIDs）。

（3）胆碱酯酶抑制剂新斯的明的毒蕈碱作用可能引起气道阻塞患者气道分泌增加，诱发支气管痉挛。

5. 与麻醉手术操作有关的神经反射　浅麻醉下剥离骨膜，扩肛手术，肺门、腹腔或盆腔等部位手术操作所导致的牵拉反射、疼痛反射，乃至咳嗽反射和肺牵张反射都可成为诱发支气管痉挛的因素。

6. 胃内容物反流误吸。

7. 缺氧、二氧化碳蓄积。

临床上有一种独特的综合征，即阿司匹林过敏、哮喘和鼻多发息肉（Samters 三联征）。哮喘患者中阿司匹林或其他过敏的发生率为 9% ~ 24%，而他们的哮喘症状也更趋严重。呼吸道内环氧化酶和前列腺素合成以及白三烯活性被抑制，是 NSAIDs 引起支气管痉挛的共同途径。另外结构上不同的 NSAIDs 药物的交叉反应很容易建立起来。Samters 三联征发生围术期严重支气管痉挛的风险很高。

二、临床表现

1. 呼吸困难　自主呼吸时可见患者呼气性呼吸困难，表现为气促，吸气快而短暂，呼气费力，呼气时间延长，辅助呼吸肌参与呼吸运动。

2. 气管插管　全麻下可见麻醉环路压力增大，气道阻力和峰压明显升高，挤压呼吸囊困难，难于进行通气，气管内分泌物增加。

3. 体征　听诊两肺广泛哮鸣音，以呼气时更为明显，严重者呼吸音消失；SpO_2 或 PaO_2 显著降低，$P_{ET}CO_2$ 或 $PaCO_2$ 可稍下降；严重者 $P_{ET}CO_2$ 或 $PaCO_2$ 显著升高，呼出气二氧化碳波形呼气相延长，呈倾斜状，出现紫绀。

4. 由于呼出气减少、残留气体增加，形成自发性 PEEP，胸内压力因此升高，导致静脉回流受阻，心排血量减少和低血压。

三、鉴别诊断

1. 气管导管位置不当 气管导管插入一侧支气管，可能出现气道压力显著增高，气管导管位于隆突时亦可能刺激该部位富含的敏感性刺激物受体，产生反射性支气管痉挛。这种刺激在临床上更常见持续性咳嗽和肌紧张。

2. 导管阻塞 肺通气压力过高亦可能由于气管导管机械性阻塞，如导管扭曲，分泌物黏稠或气囊充盈过度。这种阻塞一般在通气的吸气相与呼气相均可听见声音。吸痰管或弹性橡胶探条（gum elastic bougie）不能通过气管导管可能提示该诊断，纤维支气管镜可以证实。

3. 肺水肿 肺水肿早期间质液在细支气管周围呈袖带样蓄积。一般认为该现象是肺充血时气道阻力增高的原因，可以引起喘鸣，主要在近呼气末。该喘鸣是手术患者肺水肿的主要早期体征。必须采取有效治疗措施，包括纠正心力衰竭和（或）非心源性病因，而不是扩张支气管。

4. 张力性气胸 张力性气胸的临床体征亦可能类似于支气管痉挛，而且许多气胸患者有慢性阻塞性气道疾病。气胸的喘鸣可能是由于病变侧肺容积下降使细支气管受压所致。低血压和心动过速是气胸的早期体征，可能有助于鉴别。胸部 X 线片可以确诊，需进行胸腔闭式引流。

四、治 疗

1. 面罩加压纯氧吸入。

2. 去除病因

（1）明确诱因、消除刺激因素：若与药物有关应立即停用；尽量少吸痰并缩短吸痰时间。

（2）麻醉过浅者宜加深麻醉：提高吸入麻醉药浓度、静脉注射氯胺酮、丙泊酚等可以缓解大部支气管痉挛。

（3）检查气管导管位置：气管导管过深可刺激隆突诱发支气管痉挛，可将导管稍向外拔出。

3. 扩张气管平滑肌

（1）拟肾上腺素能药物

1）肾上腺素与异丙肾上腺素：肾上腺素 0.001 mg/kg，静脉注射，必要时重复用药；异丙肾上腺素往往通过气雾吸入给药。由于两药物对 β 受体的作用没有选择性，易导致快速性心律失常。

2）高选择性 β_2 受体激动剂：其中最具有代表性的包括沙丁胺醇、间羟叔丁肾上腺素（特布他林），尤其适用于心脏病患者。沙丁胺醇是目前应用最广的 β_2 激动剂，雾化吸入后 5 ~ 6 分钟起效，30 ~ 60 分钟达到最大作用，持续 3 ~ 4 小时。必须注意的是经气管导管给药后，绝大部分药物沉积在气管导管内壁，真正到达气道的剂量不足吸入量的 10%，所以应根据效果逐步提高吸入气的剂量，必要时用大剂量（吸入 10 ~ 20 次）。或者将 1 根 19 号导管，使其末梢到达气管导管的尖端，然后将吸入药放进导管，促使药物释放到达气道。

（2）氨茶碱 250 mg，缓慢静脉注射（最大量 5 mg/kg）。

（3）氢化可的松 100～200 mg 或地塞米松 5～10 mg，静脉注射。

（4）抗胆碱能药物：吸入、静脉注射或肌内注射抗胆碱能药物后，支气管扩张作用的起效（20～30 分钟）较慢，用于支气管痉挛发作的预防效果优于治疗效果，如麻醉前静脉用药。气雾吸入疗法特别适合于应用拟肾上腺素能药物后有心动过速患者，以及应用拟肾上腺素能药物、茶碱类药物和糖皮质激素后支气管扩张不完全的患者。支气管痉挛一般伴有支气管黏液分泌增加，抗胆碱能疗法不仅可扩张支气管，减轻黏液阻塞狭窄气道管腔的程度，而且可减少黏液分泌的容积，不影响黏液化学成分，所以不会使黏液更黏稠，引起痰痂形成。

阿托品注射后可产生全身不良反应，所以常常不用于治疗支气管痉挛。异丙托溴铵气雾剂吸入与阿托品同样有效，但是不良反应较少。该药起效较慢，作用时间较长。气雾剂吸入后 3 分钟达最大作用的 50%，30 分钟达 80%，90～120 分钟达 100%，可维持 4～6 小时。

（5）其他药物

1）利多卡因：插管前静脉注射利多卡因（1.5～2 mg/kg）可减轻呼吸道反应性，并可能有助于逆转某些支气管痉挛，但是用于预防的价值更大。另有研究显示，气管内注射利多卡因可引起支气管痉挛，应避免。

2）镁剂：2 g，缓慢注射。

3）炎症细胞稳定剂：色甘酸钠、酮替酚、曲尼司特等通过稳定炎症细胞膜，减少介质释放而起到防治支气管痉挛的作用。这类药物适用于变态性或类过敏样反应所致支气管痉挛的预防。

4）介质拮抗剂：H_1 受体阻断剂、PAF 拮抗剂、白三烯受体拮抗剂等多种特异性受体拮抗剂可有效地阻断其相关介质的作用，而起到抗某些支气管痉挛的作用。

4. 纠正缺氧与二氧化碳蓄积 支气管痉挛可显著影响肺内气体交换，引起通气/血流比例失调，导致低氧血症。许多支气管扩张药物的肺血管扩张作用可加重低氧血症。所以需加大 FiO_2，使 $PaO_2 \geqslant 60$ mmHg，$SaO_2 > 90\%$。严重支气管痉挛伴低氧血症和（或）高碳酸血症者可能需要呼吸支持，则宜选择适当通气模式和通气参数，并加强监测。

5. 通气管理 应设置较低的潮气量（6～8 ml/kg），较慢的呼吸频率（6～12 次/分），延长呼气时间（I：E 为 1：3～1：5），从而将气体蓄积、肺过度膨胀导致的血流动力学紊乱和气压伤的危害降到最低。呼吸机不要设置 PEEP，注意自发性呼气末正压（iPEEP）和气压伤的体征。

当氧合足够时，允许性高碳酸血症策略通常是可接受的；主要禁忌证是颅内病变。

6. 维持水、电解质与酸碱平衡。

7. 进一步检查和治疗 X 线胸片，动脉血气分析，考虑入 ICU。

五、预 防

（一）术前准备

1. 对既往有呼吸道慢性炎症或支气管哮喘史的患者应仔细了解其过去发病的情况，分析可能存在的诱发因素。

2. 术前禁烟 2 周以上。若近期有炎症急性发作，则应延缓择期手术 2~3 周。

3. 术前患者应行呼吸功能的检查，可请呼吸专科医师会诊，必要时应用激素、支气管扩张药、抗生素等作为手术前准备。

4. 麻醉前用药　这类患者需要全麻时应该考虑在诱导前给予足量阿托品。

（二）麻醉处理注意事项

1. 麻醉方法选择

（1）区域麻醉：允许的情况下尽量选用局麻或椎管内麻醉。

值得注意的是，高位硬膜外麻醉可使胸交感神经被阻滞，副交感神经相对兴奋，诱发哮喘发作；高位感觉阻滞也可能会引起哮喘患者焦虑，诱发支气管痉挛。

气道阻塞性疾病患者的气体充分交换有赖于主动呼气，而高位硬膜外阻滞可使呼气肌肌力丧失，结果可能加重这种患者的病情。手术体位以及辅助应用镇静药与镇痛药可能进一步加重这些患者的呼吸困难。

（2）全身麻醉：①尽量使用可行的声门上气道装置如喉罩，比气管导管更有利于避免支气管痉挛。但对于哮喘发作频繁或较难以控制的患者，头颈部、胸部及上腹部手术仍以气管插管全麻最为安全；②避免使用释放组胺的药物，所有药物注射速度尽可能缓慢并且稀释后使用；③气管插管：达到充分麻醉深度前不宜进行气管插管。如果必须快速诱导、气管插管，则诱导药物宜合理地选用氯胺酮（1~2 mg/kg）或丙泊酚（2~3 mg/kg）取代硫喷妥钠。插管前静脉注射利多卡因（1~2 mg/kg）和胆碱能拮抗剂如阿托品（0.5~1.0 mg）有助于防止支气管痉挛反射。全身麻醉前 1~2 小时应用 β 肾上腺素能气雾剂如沙丁胺醇可能亦有利；④术中维持适当的麻醉深度；⑤避免浅麻醉下进行气道内操作；⑥气管拔管：可考虑"深"麻醉下拔管，但存在不安全因素，特别是潜在的饱胃患者或困难气道患者。在麻醉中发生严重支气管痉挛的患者有时需要术后在肌肉松弛状态下使用呼吸机支持治疗直到支气管痉挛缓解。拔管前可静脉注射利多卡因、雾化吸入 $β_2$ 受体激动剂沙丁胺醇或抗胆碱能药物异丙托溴铵。

2. 麻醉用药　避免应用可诱发支气管痉挛的药物如硫喷妥钠、吗啡、阿曲库铵。其中，肌松药引起组胺释放是与药量、注药速度有关，减少用药量和减慢注药速度可减少组胺释放量。氯胺酮可明显降低支气管痉挛的气道阻力，这与拟交感效应，促进内源性儿茶酚胺释放有关。此外，还能抑制肥大细胞释放组胺，故对气道高反应患者，可选用氯胺酮行麻醉诱导。

3. 阻断气道的反射　选用局麻药进行完善的咽喉部和气管表面的麻醉，可防止因刺激气道而诱发支气管痉挛。

4. 防止胃内容物反流误吸。

5. 防止缺氧和二氧化碳蓄积。

总之，麻醉手术过程中，很多因素可诱发喉痉挛和支气管痉挛发作，严重者可危及患者生命。对于高危患者良好的术前准备非常重要，同时应加强麻醉药的选择和麻醉管理，以降低喉痉挛和支气管痉挛在麻醉期间的发生率。

第四章　急性肾衰竭

双卫兵

一、定　义

急性肾衰竭（acute renal failure，ARF）是各种原因引起的肾功能在短时间内急骤恶化，肾小球滤过率迅速下降，血尿素氮及血肌酐迅速增高，患者可出现少尿甚至无尿，并引起水、电解质及酸碱平衡失调及氮质血症的一种临床综合征。

所谓少尿系指成人 24 小时尿呈少于 400 ml 或每小时尿量少于 20 ml。无尿系指成人 24 小时尿量少于 100 ml。

二、病　因

急性肾衰竭根据不同的原因可分为肾前性、肾性和肾后性三种。但是急性肾衰竭可能会同时伴有不同种类的损害，而且经常会出现合并 1 种以上的损害。

（一）肾前性急性肾衰竭（prerenal acute renal failure）

肾前性急性肾衰竭也被称作肾前性氮质血症（prerenal azotemia）。发生率占急性肾衰竭的 55%~50%。产生肾前性急性肾衰竭的根本原因是由于各种因素引起的有效循环血量减少，造成肾脏灌注压下降，使肾小球不能保持足够的滤过率，而肾实质的组织完整性却没有损害。

引起肾前性急性肾衰竭最常见的原因是脱水、出血、各种休克和心力衰竭等。在肝衰竭、肾病综合征和心力衰竭等的应激状态下，细胞外液容量大量膨胀，可因为动脉充盈不足而引发肾前性氮质血症。

（二）肾性急性肾衰竭（intrarenal acute renal failure）

肾性急性肾衰竭是由肾实质病变所致，包括肾小球、肾小管间质及肾血管性病变，发生率占急性肾衰竭的 35%~40%。

根据导致肾性急性肾衰竭的疾病对肾实质损害的部位不同，分为三大类：

1. 肾小球病变　①原发性急性肾小球肾炎；②脉管炎；③Goodpasture 综合征；④继发性急性肾小球肾炎（例如细菌性心内膜炎）。

2. 肾小管间质病变　①急性间质性肾炎；②急性肾小管坏死；③肾盂肾炎；④移植肾排斥；⑤肾结石；⑥放射性肾炎；⑦溶瘤综合征；⑧高钙血症；⑨感染；⑩恶性肿瘤浸润（如肉瘤、淋巴瘤）。

3. 肾血管病变　①肾动脉闭塞；②肾静脉栓塞；③脉管炎；④恶性高血压；⑤硬皮病；⑥血栓性血小板减少性紫癜。

根据病因和病理变化不同，引起肾性急性肾衰竭的原因可分为肾中毒型和肾缺血型两类：

1. **肾中毒型** 常见原因有重金属、X 线造影剂、抗生素、磺胺类药、灭虫药、生物毒等。

2. **肾缺血型** 常见的原因为：①血循环量因创伤、大出血、大手术、烧伤、感染性休克、过敏性休克而减少；②肾血管、肾组织病变，如肾小球肾炎、急性间质性肾炎、流行性出血热、妊娠毒血症、肾动脉栓塞等；③血管收缩物质如烧伤、挤压伤的血红蛋白、肌红蛋白等可直接使血管收缩。

临床上还可将肾性急性肾衰竭的这些原因分为继发于全身性疾病、原发性肾小球肾病和原发性肾小管间质性肾病三类：

1. **继发于全身性疾病** 尽管多种全身性疾病都会有肾脏表现，但是只有很少的一部分会引起急性肾衰竭。引起急性肾衰竭比较多见疾病有：①结节性多动脉炎；②原发性冷球蛋白血症；③系统性红斑狼疮；④多发性骨髓瘤；⑤糖尿病。

2. **原发性肾小球肾病** 急性肾衰竭最常见的原发性肾小球疾病是由抗肾小球基底膜（anti-GMB）抗体所引起的，它可不伴或伴有肺出血（Goodpasture 综合征）。

3. **原发性肾小管间质性肾病** 在所有引起急性肾衰竭的肾小管间质性疾病中，最重要的是急性肾小管坏死。急性肾小管坏死可能由多种损害引起。主要原因有：①挤压伤；②肾缺血；③应用肾毒性抗生素；④造影剂；⑤药物中毒（可能引起急性肾小管坏死的药物包括顺铂、两性霉素、阿昔洛韦、乙烯乙二醇和对乙酰氨基酚等）；⑥急性间质性肾炎（AIN）等。

（三）肾后性急性肾衰竭（postrenal acute renal failure）

由于正常单个肾脏可满足清除代谢废物的功能，所以急性肾衰竭大都为双侧性梗阻所致。尿流的梗阻可发生在从肾脏到尿道途中的任何部位，包括肾盂、输尿管、膀胱、尿道的梗阻，并且最终导致肾小球滤过率的降低，其发生率在急性肾衰竭中约占5%。由前列腺（包括增生、肿瘤）所致的膀胱颈部梗阻是最常见原因。其他原因为神经源性膀胱、下尿路梗阻（如血块堵塞、结石及外部压迫等）。对所有急性肾衰竭的患者都应该想到有梗阻的可能，特别是尿液常规检查没有异常发现的患者。因为，一旦梗阻解除，大部分患者可完全恢复。

三、发病机制

急性肾衰竭的发病机制十分复杂，至今仍未完全阐明。传统的认识大多停留在细胞水平，即由于各种肾缺血（或中毒）因素而导致肾小管堵塞、肾小管液回漏、肾血管血流动力学的改变以及肾小球通透性改变，但均难于圆满解释急性中毒后肾功能骤退的原因。近年来，对急性肾衰竭的发病机制进行了深入的研究，目前认为急性肾衰竭的发病中多种因素起了重要作用。

急性肾小管坏死（acute tubular necrosis，ATN）是急性肾衰竭的一种主要形式，其发病机制是多环节的，肾血流动力学改变和急性肾小管损害等引起的肾小球滤过率下降，是导致 ARF 各种病理生理变化和临床表现的主要因素。现将各种学说要介绍如下：

（一）肾血流动力学改变

肾血流动力学改变在 ATN 早期起主导作用，且常是始动因素。在出血性休克或严重血容量不足时，由于神经和体液的调节，全身血液重新分配，肾动脉收缩，发生 ATN。有时虽经迅速补充血容量，肾血流量增加，但肾小球滤过率，GFR 仍不恢复，说明在 ATN 早期，就存在肾内血流动力学改变和肾血流分布异常。这些肾血流动力学异常的病理生理基础与下列各因素有关：

1. **肾神经** 肾交感神经纤维广泛分布于肾血管及肾小球旁体。肾上腺素能活性增强引起肾血管收缩，导致肾血流量与 GFR 降低。ATN 时血管对肾神经刺激的敏感性增加，并且肾神经刺激所出现的肾血管收缩是与肾血管平滑肌钙活性改变有关。但目前的研究结果并不支持肾神经在 ATN 的发生中起主导作用。

2. **肾组织内肾素–血管紧张素** 肾组织内有完整的肾素–血管紧张素系统。缺血性 ATN 时，肾组织内肾素–血管紧张素系统的激活，导致肾入球小动脉强烈收缩有关。但肾素–血管紧张素系统也并非 ATN 决定性因素。

3. **肾内前列腺素** 肾内前列腺素 PGI_2 在肾皮质内合成，有显著扩张血管作用，它可增加肾血流量和 GFR，并有利钠和对抗抗利尿激素对集合管对水的重吸收作用，起到利尿的作用。在 ATN 时，血中及肾组织内 PGI_2 明显减少；前列腺素拮抗剂–吲哚美辛可加速缺血性肾损害。此外在肾缺血时，肾皮质合成血栓素增加，亦促使肾血管收缩。但目前尚无证据表明前列腺素在 ATN 中起到主导作用。

4. **内皮细胞源性收缩及舒张因子** 血管内皮源性收缩因子病理性分泌增多以及血管内皮源性舒张因子如氧化氮（NO）释放障碍对 ATN 血流动力学改变起重要作用。内皮细胞收缩与舒张因子调节失衡可能对某些类型 ATN 的发生和发展起重要作用。

5. **肾髓质淤血** 缺血性 ATN 时肾髓质淤血也是重要发病因素。髓质淤血缺氧首先影响髓襻升支粗段的细胞血供，缺氧的小管细胞对主动重吸收氯化钠能力降低，还易使 T-H 糖蛋白在髓襻升支粗段中沉积，引起远端小管腔的阻塞及管腔液外溢。肾髓质淤血程度与 ATN 损害程度明显相关。

（二）肾缺血–再灌注细胞损伤机制

肾组织在急性缺血、缺氧后恢复血供，产生大量氧自由基。肾组织细胞膜富含脂类物质，可与自由基有高度亲和作用，产生多种脂质过氧化物，使细胞膜上多价不饱和脂肪酸与蛋白质比例失调，改变了细胞膜的液体流动性和通透性，从而引起功能障碍。具体可表现为：各种酶活性降低，毛细血管通透性明显增加，渗出增多导致细胞和间质水肿等。

肾缺血时皮质线粒体功能明显降低，三磷酸腺苷合成减少，导致细胞膜上依赖三磷酸腺苷能量的离子转运功能降低，细胞内钙离子聚积，后者又刺激线粒体对钙离子的摄取增加，引起线粒体内钙含量过高而导致细胞死亡。此外，自由基等损伤细胞膜后大量细胞外钙离子进入细胞内，使细胞内钙离子增多，亦会引起细胞死亡。

（三）急性肾小管损害学说

ATN 主要发病机制是由于肾小管原发性损害引起肾脏滤过率（GFR）降低或停止。严重挤压伤和急性毒物中毒，如氯化汞、砷等引起 ATN 病理变化中以肾小管细胞脱落、坏死等急性损害及肾间质水肿等为主要改变，而肾小球和肾血管改变相对较轻或缺如。研究表明，肾小管急性损害可引起小管–小球反馈机制。近几年不少学者发现肾小管上皮细胞黏附因子和多肽生长因子在 ATN 发生、发展和肾小管修复中起着重要的作用。

1. 肾小管阻塞学说 毒素等可直接损害肾小管上皮细胞，其病变特点为：病灶均匀分布，以近端小管为主。坏死的肾小管上皮细胞及脱落上皮细胞和微绒毛碎屑、细胞管型或血红蛋白、肌红蛋白等阻塞肾小管，导致阻塞部位近端小管腔内压升高，肾小球囊内压力升高，当肾小球囊内压力与胶体渗透压之和接近或等于肾小球毛细管内压时，肾小球滤过停止。

在肾缺血或肾毒性引起亚致死性肾小管损伤中，主要表现为近端小管刷状缘脱落、细胞肿胀和空泡变性等。由于肾小管细胞黏附力发生了改变，肾小管上皮细胞（TEC）从基膜上脱落，使肾小管基膜受损。肾小管上皮细胞黏附分子家族中以整合素对 ATN 的发生影响最大。整合素能够介导细胞与细胞和细胞与基质的黏附，并维持肾小管结构的完整性。在 TEC 损伤中细胞黏附性的变化表现在：

（1）细胞骨架改变在肾小管上皮损伤时，细胞骨架成分发生改变，导致 TEC 从基膜上脱落。其中肌动蛋白微丝成分对 TEC 与细胞、细胞与基质间的黏附具有重要作用，

（2）整合素的变化缺血再灌注损伤可引起明显的整合素重分布异常，引起细胞黏附性改变。整合素在损伤细胞表面的过度表达可能增高小管腔中细胞与细胞的黏附，促进阻塞小管腔的细胞团块形成。

（3）基质蛋白的变化缺血性损伤早期有基质成分的明显改变，影响了 TEC 的黏附性。

2. 反漏学说 肾小管上皮损伤后坏死、脱落，肾小管壁出现缺损和剥脱区，小管管腔可与肾间质直接相通，致使小管腔中原尿液反流扩散到肾间质，引起肾间质水肿，进一步压迫肾单位，加重肾缺血，使 GFR 更降低。但在严重肾小管坏死时才有肾小管原液的反漏现象，并且肾血流量与 GFR 下降可先于肾小管液回漏。可见，ATN 时，肾间质水肿程度严重是疾病发展一个重要因素，但不是 ATN 起病始动因素。

3. 管–球反馈机制 缺血、肾毒性等因素引起急性肾小管损伤，该段肾小管重吸收钠、氯等明显减少，管腔内钠、氯浓度增加，经远端小管时致密斑感应使入球小动脉分泌肾素增多，继之血管紧张素 I、II 增加，引起入球小动脉和肾血管收缩，肾血管阻力增加，GFR 明显下降。由于肾小管血供明显减少，肾内前列腺环素释放到皮质内减少，肾血流量与 GFR 更进一步降低。

4. 弥散性血管内凝血（DIC） 在无并发症的 ATN 中罕见 DIC 发生，因此 DIC 不能作为 ATN 的普遍发病机制。败血症、严重感染、流行性出血热、休克、产后出血、胰腺炎和烧伤等原因引起 ATN，常有弥漫性微血管损害。血小板和纤维蛋白沉积在损伤的肾血管内膜，引起血管阻塞或血流不畅，红细胞流经受损的血管时易发生变形、破碎、溶解，导致微血管内溶血。此外，还有血小板凝集性增加和血管痉挛收缩的情况存在。

四、临床表现

临床上急性肾衰竭的常见原因有肾前性氮质血症、急性肾小管坏死（acute tubular necrosis，ATN）也即急性内源性肾衰竭（acute intrinsic renal failure）和尿路梗阻（肾后性氮质血症）。目前，急性肾衰竭在临床上仍分为少尿期、多尿期和恢复期三个不同时期。

（一）少尿期

少尿期为急性肾衰竭整个病程的主要阶段，1~2 周，短者 5~6 天，最长可超过 1 个

月。个别重危患者接受血液透析治疗后，少尿期和急性肾功能损害可持续 3 个月或更长，故应耐心积极治疗，等待肾功能恢复。少尿期越长，病情越重。如果由少尿转为无尿，表明病情有恶化。

少尿期主要为水、电解质紊乱，酸碱平衡失调和代谢产物的积聚。临床表现为：尿量骤减或逐渐减少、厌食、恶心、呕吐、头痛、头晕、烦躁、乏力、嗜睡以及昏迷。由于体内水、钠的蓄积，可出现高血压、肺水肿和心力衰竭。当蛋白质的代谢产物不能经肾脏排泄，造成含氮物质在体内积聚，出现氮质血症。如同时伴有感染、损伤、发热，则蛋白质分解加快，血中尿素氮、肌酐升高较快，形成尿毒症，提示病情严重，预后较差。高钾血症是少尿期最危急的电解质失调，因为正常人 90% 的 K^+ 是由肾脏排泄，一旦发生急性肾衰竭，K^+ 排出受限，血钾可迅速升高。

（二）多尿期

在少尿或无尿后，如 24 小时内尿量增加并超过 400 ml 时，就可以认为是多尿期的开始。多尿期大约持续 2 周，尿量每天可达 3 000 ml 以上。在进入多尿期的开始阶段，尿毒症的症状并不改善，甚至会更严重，当血尿素氮开始下降时，病情才逐渐好转。

多尿期的临床表现主要是体质虚弱、乏力、心率快、气促、消瘦、贫血等。多尿期肾功能并未完全恢复，患者抵抗力弱，易发生感染、上消化道出血和心血管并发症等，因此仍有一定危险性。

（三）恢复期

多尿期后，进入恢复阶段，这一阶段患者体力和全身状况逐渐恢复，时间要 2~3 个月。根据病因、病情轻重程度和年龄等差异，患者恢复早期症状变化较大，有的可毫无症状，有的体质虚弱、乏力、消瘦。

少数病例肾功能持久不恢复，可能将造成肾脏永久性损害。

五、实验室检查

（一）尿液检查

急性肾衰竭时尿液检查会存在以下的变化：

1. **尿量改变**　少尿型患者每天尿量在 400 ml 以下，非少尿型患者尿量可正常或增多。

2. **尿常规检查**　外观多混浊，尿色深。有时呈酱油色。尿沉渣检查常出现不同程度血尿，以镜下血尿较为多见，但在重金属中毒时常有大量蛋白尿和肉眼血尿。尿蛋白多为（+）~（++），有时达（+++）~（++++），常以中、小分子蛋白质为主。少尿的情况下，较高的尿蛋白浓度往往没有特异性，因为其他类型的急性肾衰竭也可出现。此外，①肾前性氮质血症可出现一些透明管型，但很少发现细胞成分；②尿路梗阻伴有感染或结石会出现白细胞和（或）红细胞，在显微镜下观察到小管上皮细胞以及伴有粗糙的颗粒管型（肾衰管型）和小管上皮细胞管型；③急性间质性肾炎往往伴随脓尿和白细胞管型；④急性肾盂肾炎或急性肾小球肾炎可出现白细胞管型，急性肾小球肾炎尿液中还常存在高浓度的尿蛋白以及红细胞管型。

3. **尿比重与尿渗透浓度**　肾前性氮质血症往往会出现尿浓缩，尿比重相对较高。尿路梗阻肾小管重吸收功能损害尿液不能浓缩，则会导致尿比重降低，且较固定，多在 1.015

以下。急性肾小管坏死通常伴随等渗尿。尿渗透浓度低于 350 mmol/L，尿与血渗透浓度之比低于 1.1。

4. 尿钠含量 因肾小管对钠重吸收减少，尿钠含量增高，多在 40～60 mmol/L。

5. 尿/血尿素比与尿/血肌酐比 急性肾衰竭患者尿尿素与血尿素之比降低，常低于 10。因尿尿素排泄减少，而血尿素升高。尿肌酐与血肌酐之比降低，常低于 10。

6. 滤过钠排泄分数和肾衰竭指数（RFI）

（1）滤过钠排泄分数（filtration sodium excretion fraction，FENa）：代表肾脏清除钠的能力，以肾小球滤过率百分比表示。在肾前性急性肾衰竭时，因肾小管对钠的重吸收相对增高，使尿钠减少，血钠升高，从而使 FENa 明显降低。急性肾小管坏死时，肾小管吸收钠障碍，尿钠升高，因而 FENa 也升高。因此，FENa 可作为鉴别肾前性急性肾衰竭和急性肾小管坏死的敏感指标。

滤过钠排泄分数 =（尿钠×血肌酐）/（血钠×尿肌酐）×100%。

肾前性氮质血症<1；急性肾小管坏死>2。

（2）肾衰竭指数（renal failure index，RFI）：为尿钠浓度与尿肌酐、血肌酐比值之比。

肾衰竭指数（RFI）= 尿钠/（尿肌酐/血肌酐）=（尿钠×血肌酐）/尿肌酐。

肾性急性肾衰竭时，肾衰竭指数值一般在 1 以上。而肾前性则在 1 以下。

（3）肾衰竭指数在公式中把血浆钠认为是固定的，而实际上，急性肾衰竭时血浆钠均偏低，并有变动。而 FENa 中对血浆钠视为可变的，故更能说明问题。

（4）滤过钠排泄分数（FENa）或肾衰竭指数（RFI）：<1 能够较准确地预示肾前型氮质血症，特别是对于少尿型的患者。在肾前性氮质血症时，血碳酸氢盐显著升高并引起碳酸氢尿的患者可能有相对较高的钠排泄分数和肾衰竭指数，在这种情况下氯化物的排泄分数小于 1 提示肾前性氮质血症。造影剂或脓毒血症引起的急性肾小管坏死通常伴有较低的尿排泄分数（FENa）和肾衰竭指数（RFI），这提示在其发病机制中血管因素起了很重要的作用。色素型肾病即肌肉溶解或溶血引起的急性肾小管坏死也可能伴有较低的钠排泄分数和肾衰竭指数。早期急性尿路梗阻、急性肾小球肾炎或移植排斥反应的患者也可能有较低的钠排泄分数和肾衰竭指数。而其他原因的 ARF，尤其是 ATN，则 FENa 或 RFI 较高（>2）。这些检查在非少尿的情况下用处较小；不过即使尿量>500 ml/d，FENa 或 RFI>2 仍然提示 ATN。

（二）血液检查

血液检查对急性肾衰竭的诊断很重要，对鉴别诊断也可能有帮助。血尿素氮（BUN）和血清肌酐（Scr）进行性增加是诊断的依据。

1. 血常规检查 可了解有无贫血及其程度，以判定有无腔道出血及溶血性贫血征象和观察红细胞形态有无变形。嗜酸性粒细胞的增多提示急性间质性肾炎的可能性，但也可能存在于胆固醇栓塞综合征中。破碎红细胞、有核红细胞、网织红细胞增多和（或）血红蛋白血症等提示有溶血性贫血。其他类型的白细胞增高则提示感染、肾盂肾炎的可能。

2. 肾小球滤过功能 通过检查血肌酐（Scr）与血尿素氮（BUN）浓度及每天上升幅度，了解肾功能损害程度以及有无高分解代谢存在。血尿素氮的增加超过了和血清肌酐增加之间的比例，也就是 BUN 和 Scr 的比例>20，提示肾前性氮质血症、尿路梗阻或代谢率的增加，可见于脓毒血症、烧伤及大剂量使用皮质激素的患者。一般无并发症的 ATN，每天 Scr 浓度上升 40.2 ~ 88.4 μmol/L（0.5 ~ 1.0 mg/dl），少尿期 Scr 水平多数在 353.6 ~ 884 μmol/L（4 ~ 10 mg/dl）或更高；BUN 每天升高 3.6 ~ 10.7 mmol/L（10 ~ 30 mg/dl），BUN 水平多数在 21.4 ~ 35.7 mmol/L（60 ~ 100 mg/dl）；若病情重、少尿期延长，伴有高分解状态则每天 Scr 可上升 176.8 μmol/L（2 mg/dl）以上，BUN 每天可上升 7 mmol/L 以上。

3. 血气分析　主要了解有无酸中毒及其程度和性质，以及低氧血症。对重危病例，动态检查血气分析十分重要。ARF 时，血 pH、碱储备和碳酸氢根常低于正常，提示代谢性酸中毒。当动脉血氧分压低于 8.0 kPa（60 mmHg），特别在吸氧时不能纠正，应检查肺部，排除肺部炎症及有无急性呼吸窘迫综合征（ARDS）。

4. 血电解质检查　少尿期与多尿期均应密切关注血电解质浓度，包括血钾、钠、钙、镁、氯化物及磷浓度等。少尿期要特别警惕高钾血症，多尿期应注意高钾或低钾血症等。

5. 肝功能检查　肝功能指标包括谷丙转氨酶（ALT）、谷草转氨酶（AST）、胆碱酯酶（CHE）、转肽酶（GGT）、清蛋白（ALB）、球蛋白（GLO）、血清总胆红素（TBLL）、直接胆红素（DBLL）、凝血酶原活动度（PA）等。对于急性肾衰竭患者，除可以了解其凝血功能外，还可以了解有无肝细胞坏死和其他功能障碍。

6. 出血倾向检查　血小板功能检查了解血小板凝集性，对有出血倾向或重危患者应进行有关 DIC 实验室检查。通过检查主要了解：①动态血小板计数有无减少及其程度；②凝血酶原时间正常还是延长；③凝血活酶生成有无不良；④血纤维蛋白原减少或升高；⑤血纤维蛋白裂解产物（FDP）有无增加等。

（三）指甲肌酐测定

指甲肌酐可反映近 3 个月来的血肌酐水平，对鉴别急、慢性肾衰竭有重要参考价值，适用于肾脏体积正常，从病史资料又难以鉴别的肾衰竭患者。指甲肌酐升高提示为慢性肾衰竭。

六、影像学检查

影像学检查有助于急性肾衰竭的鉴别诊断。

（一）放射性核素肾脏扫描

放射性核素肾扫描是应用肾脏选择性浓聚和排泄放射性核素标记化合物，并通过扫描器体外检查使肾脏显影。根据所得图像，分析两肾的位置、形态、大小、放射性分布密度作比较，结合临床病情而作诊断。借助放射性核素肾扫描对肾小管分泌功能和肾小球滤过率进行研究发现，不同原因的急性肾衰竭对这些放射性物质的排泄均有所延迟。通过放射性核素肾扫描对了解肾灌注情况、确定肾动脉栓塞或解剖方面有着很大的帮助。

1. 肾移植的患者，对肾脏的扫描可以了解肾脏的灌注情况，并区分排异是急性肾小管坏死或环孢素的毒性作用，前者通常在早期就出现了肾灌注的降低，而后两者引起的肾血流减少则没有那么严重。

2. 肝-肾综合征伴有明显的肾血管收缩，往往要和肾血流的显著减少联系在一起。

3. 尿路梗阻会出现典型的肾脏内放射性物质活性持久增高，这反映了集合系统在运转方面出现了明显的延迟。

4. 镓（Ga）扫描可能检测到急性间质性肾炎的炎症存在或者异体移植排斥，但这些改变的特异性相对较低。

（二）肾脏超声检查

肾脏超声检查在急性肾衰竭的评估中显得越来越重要。因为肾脏集合系统的扩张对于尿路梗阻是一个敏感的指标。借助多普勒技术，超声还能够检测肾脏内不同血管的血流情况。因为这项检测手段是非侵入性的，所以把它作为尿路梗阻的筛选手段是非常合理的。

（三）CT 和 MRI 检查

CT 扫描，对发现盆腔或腹后壁肿块、肾结石、肾脏体积大小及肾积水是有意义的，而磁共振显像（MRI）能够提供和超声一样多的信息，但对解剖结构的分辨程度更高。研究表明，用 ^{31}P 核素的磁共振波谱分析在急性肾衰竭的鉴别诊断中有很好的应用价值。

（四）造影检查

静脉肾盂造影在急性肾衰竭的情况下应用不多。而且造影剂的毒性可能会加重肾脏损害，使患者的状况进一步复杂化。在尿路内进行梗阻部位定位时，逆行肾盂造影或者经皮肾穿刺肾盂造影意义较大。

（五）影像介导下肾穿刺活体组织检查

肾穿刺活体组织检查术（renal puncture biopsy technique）简称肾活检，是用以明确肾脏疾病性质和病理类型、确定治疗方针、判定预后的重要检查方法。对于明确急性肾衰竭患者的病因价值极大，可发现各种肾小球疾病、小管间质病变及小血管病变所致 ARF，有助于诊断及治疗。

七、治　疗

由于急性肾衰竭的死亡率很高，了解急性肾衰竭的不同发病原因并进行及时诊断和有效的治疗是十分必要的。

（一）治疗原则

急性肾衰竭（ARF）总的治疗原则是去除病因，维持水、电解质及酸碱平衡，减轻症状，改善肾功能，防止并发症发生。

1. 对肾前性 ARF 主要是补充液体、纠正细胞外液量及溶质成分异常，改善肾脏血流灌注，防止演变为急性肾小管坏死。对肾后性 ARF 应积极消除病因，解除梗阻。无论肾前性与肾后性均应在补液或消除梗阻的同时，维持水电解质与酸碱平衡。

2. 肾性 ARF 的治疗原则　①积极治疗原发病，及早发现导致 ARF 的危险因素，并迅速去除之，促进肾小管上皮细胞再生修复；②卧床休息、充分补充营养和热量；③维持水、电解质及酸碱平衡，恢复有效循环血容量，预防多脏器的损伤及并发症的出现；④选用敏感抗生素控制感染；⑤透析治疗，及早清除毒素对机体各系统的损害，促进损伤细胞的修复。

（二）治疗措施

对急性肾衰竭的治疗包括非透析治疗和透析治疗。由于 AFR 可分为少尿期、多尿期和恢复期，而且各期病理生理变化各异，其治疗措施也不相同，现叙述如下：

1. 少尿期的治疗　少尿期常因急性肺水肿、高钾血症、上消化道出血和并发感染等导致死亡。故治疗重点为调节水、电解质和酸碱平衡，控制氮质潴留，供给适当营养，防治并发症和治疗原发病。具体措施为：

（1）卧床休息：所有明确诊断的患者都应严格卧床休息。

（2）营养支持：急性肾衰患者特别是败血症、严重创伤等伴有高分解代谢状态者，每天热量摄入不足，易导致氮质血症快速进展。营养支持可维持机体的营养状况和正常代谢，减缓血氮质升高速度，增加机体抵抗力，并有助于损伤细胞的修复和再生，提高存活率。可提供足够热量，减少体内蛋白分解，从而降低少尿期死亡率，并可能减少透析次数。

急性肾衰竭患者每日所需能量应按 30～35 kcal/（kg·d）计算（1 cal=4.18 J），严重高分解代谢患者则给予 40 kcal/（kg·d）。能量供给主要是碳水化合物和脂肪。蛋白质的摄入量应限制为 0.8 g/（kg·d），对于有高分解代谢或营养不良以及接受透析的患者，蛋白质摄入量可放宽。应尽可能地减少钠、钾、氯的摄入量。

能进食者尽量利用胃肠道补充营养，给予清淡流质或半流质食物为主。酌情限制水分、钠盐和钾盐。早期应限制蛋白质（高生物效价蛋白质 0.5 g/kg），重症患者常有明显胃肠道症状，从胃肠道补充部分营养先让患者胃肠道适应，以不出现腹胀和腹泻为原则。然后循序渐进补充部分热量，以 2.2～4.4 kJ/d（500～1 000 kcal）为度。过快、过多补充食物多不能吸收，易导致腹泻。

不能口服的患者需静脉营养补充必需氨基酸及葡萄糖。由于 ARF 患者常伴有糖代谢紊乱，高分解状态易引起机体对胰岛素的拮抗、肝葡萄糖产生增加以及对葡萄糖转化为糖原的能力减退，不宜直接使用高浓度葡萄糖溶液静脉滴注，可酌情从 10%～15% 开始，均匀等量给予，并密切随访血糖浓度。脂肪乳剂总热量高，总液量少，渗透压低，并可提供必需脂肪酸，可减轻糖代谢紊乱。但急性肾衰竭患者能否负荷乳化脂肪及其用量极限，尚待进一步研究。使用脂肪乳补充能量时，以使用中、长链混合液为宜，因短链水溶性好、氧化较快。对无高分解代谢状态的患者，治疗数天后常见血钾、血磷降低，故应适当补充，以免发生症状性低血钾、低血磷症。关于氨基酸的补充，一般为 0.5～1.0 g/（kg·d），包括必需和非必需氨基酸，静脉滴速宜控制在每分钟 40 滴，以防发生不良反应。未施行透析病例因进液量受限，常难做到静脉营养支持，对迫切需要全静脉营养支持者必须施行连续性静脉–静脉血液滤过，才能保证每天 5 L 以上液体摄入。

全静脉营养的缺点为：①长时间肠外营养支持，胃肠黏膜会由于缺乏谷氨酰胺而引起萎缩，导致黏膜屏障损害，使肠道细菌易进入血循环；②静脉导管感染；③营养配制过程中污染；④高糖血症、低磷血症等代谢并发症。因此维护胃肠道功能十分重要，要适时使用含谷氨酰胺的肠内营养剂；不要将透析用静脉留置导管兼作 TPN 输液输血或中心静脉压监测等，因易导致导管感染和堵塞。

（3）维护水平衡：少尿期患者应严格计算 24 小时出入量。每日补液量应为显性失液量与不显性失液量之和减去内生水量。显性失液量系指前一天 24 小时内的尿、粪便、呕吐物、出汗、引流液及创面渗液等丢失液量的总和；不显性失液量系指每天从呼气失去水分（为 400～500 ml）和从皮肤蒸发失去水分（为 300～400 ml）。但不显性失液量估计常有困难，故亦可按每天 12 ml/kg 计算，并考虑体温、气温和湿度等。一般认为体温每升高 1℃，每小时失水量为 0.1 ml/kg；室温超过 30℃，每升高 1℃，不显性失液量增加 13%；呼吸困难或气管切开均增加呼吸道水分丢失。内生水系指 24 小时内体内组织代谢、食物氧化和补液中葡萄糖氧化所生成的水总和。食物氧化生成水的计算为 1 g 蛋白质产生 0.43 ml 水，1 g 脂肪产生 1.07 ml 水和 1 g 葡萄糖产生 0.55 ml 水。由于非显性失液量和内生水量估计常有困难，致使少尿期补液的准确性受到影响。为此，过去多采用"量出为入，宁少勿多"的补液原则，以防止体液过多。通常每日大致的进液量，可按前一日尿量加 500 ml 计算。发热患者只要体重不增加可增加进液量。但必须注意有无血容量不足因素，以免过分限制补液量，加重缺血性肾损害，使少尿期延长。

下列几点可作为观察补液量是否适中：①皮下无脱水或水肿现象；②每天体重不增加，若超过 0.5 kg 或以上，提示体液过多；③血清钠浓度正常，若偏低，且无失盐基础，提示体液潴留；④中心静脉压在 4.5 ~ 7.35 mmHg，若高于 1.17 kPa 提示体液过多；⑤胸部 X 线片血管影正常，若显示肺充血征象提示体液潴留；⑥心率快、血压升高，呼吸频速，若无感染征象，应怀疑体液过多。

（4）高钾血症的处理：高钾血症是临床危急情况，血钾超过 6.5 mmol/L，心电图表现为 QRS 波增宽等明显的变化时，应予以紧急处理。最有效的方法为血液透析或腹膜透析。若有严重高钾血症或高分解代谢状态，以血液透析为宜。

在准备透析治疗前紧急处理的方法包括：①10% 葡萄糖酸钙 10 ml 静脉注射，以拮抗钾离子对心肌的毒性作用；②11.2% 乳酸钠或 5% 碳酸氢钠 100 ~ 200 ml 静脉滴注，以纠正酸中毒并同时促进钾离子向细胞内流动；③50% 葡萄糖溶液 50 ~ 100 ml 加普通胰岛素 6 ~ 12 U 缓慢地静脉注射或 25% 葡萄糖液 500 ml 加胰岛素 16 ~ 20 U 静脉滴注，可促进糖原合成，使钾离子向细胞内移动；④钠型或钙型离子交换树脂 15 ~ 30 g 加入 25% 山梨醇溶液 100 ml 口服，3 ~ 4 次/天，对预防和治疗轻度高钾血症有效，但不能作为紧急降低血钾的治疗措施。

此外，防治高钾血症的措施还有限制高钾食物、纠正酸中毒、不输库存血，及时清除体内坏死组织等，尤其对挤压伤患者，如出现难以控制的高钾血症，应细心检查深部坏死肌肉部位，只有清除坏死组织，才能控制高钾血症。

（5）低钠血症的处理：一般为稀释性低钠血症，体内钠总量并未减少，因此仅在 <120 mmol/L 或虽在 120 ~ 130 mmol/L 但有低钠症状时补给。可单独应用 3% 氯化钠或 5% 碳酸氢钠，也可相互配合使用，先补半量后酌情再补剩余量。

（6）低钙血症与高磷血症：可用 10% 葡萄糖酸钙补钙，高磷血症应限含磷食物，并可服用氢氧化铝或磷酸钙。

（7）纠正代谢性酸中毒：对非高分解代谢的少尿期患者，补充足够热量，减少体内组织分解，一般代谢性酸中毒并不严重。但高分解代谢型代谢性酸中毒发生早，程度严重，可加重高钾血症，应及时治疗。当血浆 HCO_3^- 低于 15 mmol/L，可选用 5% 碳酸氢钠 100 ~ 250 ml 静脉滴注。根据心功能情况控制滴速，并动态随访监测血气分析。对严重代谢性酸中毒应尽早做血液透析较为安全。

（8）呋塞米和甘露醇的使用：应用袢利尿药可能会增加尿量，从而有助于清除体内过多的液体。少尿病例在判定无血容量不足的因素后，可以试用呋塞米。呋塞米可扩张血管、降低肾小血管阻力，增加肾血流量和肾小球滤过率，并调节肾内血流分布，减轻肾小管和间质水肿。早期使用可减少急性肾小管坏死、预防急肾衰竭的发生。每天剂量一般为 200 ~ 400 mg 静脉滴注，1 ~ 2 次后无效即停止继续给药。一项大剂量呋塞米的随机、双盲、安慰剂对照的多中心试验中证实该药对已发生的、需透析的急性肾衰竭患者的生存率提高和肾功能恢复无效。因此当使用后尿量并不增加时，应停止使用以防止发生不良反应。目前血液净化技术已普遍应用，对利尿无反应者有透析指征时应早期透析。

甘露醇作为渗透性利尿药可应用于挤压伤病例的强迫性利尿，但对已确诊为少尿（无尿）患者停止使用甘露醇，以免血容量过多，诱发心力衰竭、肺水肿。

（9）抗感染治疗：感染是急性肾衰竭常见并发症。开展早期预防性透析以来，少尿期患者死于急性肺水肿和高钾血症者显著减少，感染成为了少尿期主要死亡原因。常见血液、肺部、尿路、胆管等部位的感染，可根据细菌培养和药物敏感试验合理选用对肾脏无毒性或毒性低的抗生素治疗。

注意在急性肾衰竭时抗菌药物的剂量，可按肌酐清除率调整用药剂量。

（10）透析疗法：急性肾衰竭的透析治疗可选择腹膜透析（peritoneal dialysis，PD）、间歇性血液透析（intermittent hemodialysis，IHD）或连续性肾脏替代治疗（continuous renal replacement therapy，CRRT）。

其各自的特点为：①腹膜透析（PD）无需抗凝和很少发生心血管并发症，适合于血流动力学不稳定的患者，但其透析效率较低，且有发生腹膜炎的危险，在重症急性肾衰竭已少采用；②血液透析（IHD）的优点是代谢废物的清除率高、治疗时间短，但易有心血管功能不稳定和症状性低血压，且需要应用抗凝药，对于有出血倾向的患者增加了治疗的风险；③连续性肾脏替代治疗（CRRT）适用于多器官功能衰竭患者，具有血流动力学稳定，每日可清除水 10 ~ 14 L 或更多，保证了静脉内高营养。但要注意监护，注意肝素用量。

有关急性肾衰竭的肾脏替代治疗方法，至今尚无足够资料提示 IHD 更好还是 CRRT 更好，但在血流动力学不稳定的患者使用 CRRT 较为安全。

1）血液透析或腹膜透析：早期预防性血液透析或腹膜透析可减少急性肾衰竭发生感染、出血、高钾血症、体液潴留和昏迷等威胁生命的并发症。所谓预防性透析（preventive dialysis），系指在出现并发症之前施行透析，这样可迅速清除体内过多代谢产物，维持水、电解质和酸碱平衡，从而有利于维持细胞生理功能和机体内环境稳定，治疗和预防原发病的各种并发症。

紧急透析指征：①急性肺水肿，或充血性心力衰竭；②严重高钾血症，血钾在 6.5 mmol/L 以上，或心电图已出现明显异位心律，伴 QRS 波增宽。

一般透析指征：①少尿或无尿 2 天以上；②已出现尿毒症症状如呕吐、神志淡漠、烦躁或嗜睡；③高分解代谢状态；④出现体液潴留现象；⑤血 pH 在 7.25 以下，实际重碳酸氢盐在 15 mmol/L 以下或二氧化碳结合力在 13 mmol/L 以下；⑥血尿素氮 17.8 mol/L（50 mg/dl）以上，除外单纯肾外因素引起者；或血肌酐 442 μmol/L（5 mg/dl）以上；

⑦对非少尿患者出现体液过多、眼结膜水肿、心奔马律或中心静脉压高于正常；⑧血钾5.5 mmol/L以上；⑨心电图疑有高钾图形等任何一种情况者，亦应透析治疗。

血液透析抑或腹膜透析如何选择，主要根据医疗单位临床经验选用简单易行的方法。但下列情况以选用血液透析为宜：①存在高分解状态者；②近期腹部手术特别是有引流者；③呼吸困难者。ARF患者施行血液透析治疗过程中应尽量避免发生低血压，以免出现缺血再灌注情况，延长肾功能恢复日期。在一次透析中勿过分超滤，使用生物相容性较好的透析器和碳酸氢盐透析液，透析中吸氧，必要时选用序贯超滤弥散透析，将单纯超滤与弥散透析分开进行等措施，以减少透析中低血压发生率。

2）连续性肾脏替代治疗（continuous renal replacement therapy，CRRT）：连续性肾脏替代治疗包括连续性动-静脉血液滤过（continuous arterio-venous hemofiltration，CAVH）和连续性静脉-静脉血液滤过（continuous veno-venous hemofiltration，CVVH）等一系列方法。本部分内容主要介绍连续性静脉-静脉血液滤过（CVVH）。

连续性静脉-静脉血液滤过（CVVH）具有持续低流率替代肾小球滤过的特点，并可在床旁进行急救。它采用高效能小型滤过器，由股静脉或颈内静脉插入留置静脉导管，选用前臂静脉内直接穿刺术建立血管通路，血液从股或颈内静脉，通过一个血泵推动血液，引入滤过器，依赖血液在滤过器内存在静水压力差作为动力，每小时可超滤600~1 000 ml体液，然后血液经滤过器静脉端经前臂静脉回输到体内，如此24小时不断进行超滤，每天可清除水分10~20 L。这样可防止急性肾衰少尿期体液潴留导致肺水肿，并保证了静脉内高营养疗法。该方法的主要优点为对心血管系统影响甚微，故特别适用于既不能做血液透析亦不适宜腹膜透析的急行肾衰竭或多脏器衰竭患者。由于24小时连续滤过，液体交换量大，以及24小时连续使用肝素，有引起或加重出血的可能，故必须强调24小时监护，密切观察和精细调节水和电解质平衡。对有活动性出血的病例要控制血液滤过时肝素用量，或改用枸橼酸抗凝。参考剂量为滤器前端泵入4%枸橼酸钠170 ml/h，而滤器后端输入钙盐1 mEq/10 ml，每小时40 ml。对氮质血症明显者应在CVVH基础上加用透析，即CVVHD，以增加氮质清除。

2. 多尿期治疗 多尿期开始时肾小球滤过率尚未恢复，肾小管的浓缩功能仍较差，即使尿量超过2 500 ml/d，血尿素氮仍可继续上升；而且威胁生命的并发症依然存在。治疗重点仍为维持水、电解质和酸碱平衡，控制氮质血症，治疗原发病和防止各种并发症。部分急性肾小管坏死病例多尿期持续较长，每天尿量多在4 L以上，补充液体量应逐渐减少（通常比出量少500~1 000 ml），并尽可能经胃肠道补充，以缩短多尿期。对不能起床的患者，尤应防治肺部感染和尿路感染。

多尿期开始已施行透析治疗者，此时仍应继续透析，多尿期1周左右后可见血肌酐和尿素氮水平逐渐降至正常范围。临床一般情况明显改善者可试暂停透析观察，饮食中蛋白质摄入量可逐渐增加，并逐渐减少透析频率直至停止透析。

3. 恢复期治疗 一般无需特殊处理，定期随访肾功能，避免使用对肾脏有损害的药物。

4. 原发病的治疗 治疗急性肾衰竭首先要纠正可逆的病因。对各种引起本病的原因，如肾小球疾病及间质小管疾病、肾血管疾病所引起的急性肾衰竭，还应针对原发病进行治疗。对于各种严重外伤、心力衰竭、急性失血等都应进行相关治疗，包括输血，等渗盐水扩容，处理血容量不足、休克和感染。另外，可选用肾脏保护及修复促进药物，如大剂量维生素 E、促肝细胞生长因子、胰岛素样生长因子、表皮生长因子、甲状腺素以及冬虫夏草等中药。

挤压综合征及急性完全性上尿路梗阻是造成急性肾衰竭的常见原因，此外，脓毒血症造成急性肾衰竭也较为常见，现将其治疗要点介绍如下：

（1）挤压综合征所致 ARF：

1）现场急救：挤压后肌肉会发生损伤和坏死，以致钾离子和肌红蛋白等持续释放。在伤员被解救之前，压在伤者身上的重物阻碍了有害物质进入血液循环。一旦压迫重物被移走，有害物质会迅速释放入血。因此在移开重物前，应给予静脉输液及口服补液，这一点在伤员被长期挤压时尤其重要。如果无法补液，可考虑在受累肢体上短期使用止血带。此外，救治现场及时输液，可预防休克，保护肾脏。

2）补液：①为了评估补液的效果，有条件者应放置中心静脉导管，以便了解循环容量情况；②对严重创伤、意识丧失或有尿路梗阻者可留置导尿管，以计算尿量；③对有尿的伤员，开始时的静脉补液量维持在 1 L/h，最好采用 0.45% 氯化钠+5% 葡萄糖补液。随后补充碳酸氢钠，使尿液 pH 维持在 6.5 以上，预防肌红蛋白及尿酸在肾小管内沉积；④对尿量超过 20 ml/h 的伤员，可在液体中加入 20% 的甘露醇 50 ml［1~2 g/（kg·d）］，持续到尿液颜色正常（但对无尿伤员严禁使用甘露醇）；⑤对无尿或排尿困难的老年患者，应将液体总量控制在 3~6 L/d，以免引发急性左心衰竭。

3）纠正电解质紊乱：①高钾血症是引起伤员急性期死亡的主要原因。现场急救时，可让伤员口服阳离子交换树脂，停止使用任何含钾溶液。根据伤员血钾升高的程度，可采用葡萄糖酸钙、碳酸氢钠、葡萄糖-胰岛素和利尿剂治疗。即便已经决定进行透析，在准备期间也应立即开展药物降钾治疗；②低钙血症是另一常见的电解质紊乱。如果不合并心律失常、痉挛等表现，暂时不需要积极纠正。因为沉积于受损肌肉组织的钙在恢复期会再次释放入血，过多补钙可能增加高钙血症的风险。但输注碱性液体可能会加重低钙。

4）血液净化治疗：血液净化治疗可提高挤压综合征患者生存率。尽管连续性肾脏替代治疗（CRRT）在改善预后方面是否优于普通血透还没有被循证医学所证实，但是 CRRT 在持续清除毒素、调整电解质紊乱、稳定机体内环境、保障营养支持以及保护重要器官等方面确实有着独特的优势。同时 CRRT 不需要专用反渗水处理设施，可以灵活地开展治疗。

5）其他：手术减压防止肌肉进一步损伤是治疗挤压综合征的重要手段。行减压时，筋膜和肌膜切开一定要彻底。如果受压肢体确实无恢复的可能，必要时应进行截肢。

（2）急性完全性上尿路梗阻所致 ARF：

1）处理原则：尽快缓解梗阻，为后期解除病因做准备。处理的关键在于成功地引流尿液。

2）输尿管插管：经膀胱镜输尿管插管是急诊处理的首选措施。它具有以下优点：①操作简单，危险性小，短时间内即可改善梗阻症状；②可对病情严重，不能耐受手术者实施；

③避免了切开造瘘给后期解决病因所造成的不便；④可以在插管的同时或病情稳定后进行逆行造影，具有诊断和治疗的双重功能；⑤特别对于梗阻原因不明者，如短期内不能解除梗阻，可留置双 J 形管，双 J 形管内引流常可取代部分肾造瘘。

输尿管插管应注意以下几点：①由经验丰富的专科医师实施，动作要轻柔准确，避免不必要的输尿管损伤等并发症；②操作时间不宜过长，视野不清或插管过程不顺利时不必勉强操作；③输尿管导管留置时间一般 1 周左右，在应用抗生素预防感染的前提下，最多也不要超过 2 周，以免加重输尿管炎症或引起感染；④双 J 形管可留置 3 ~ 6 个月，双 J 形导管留置期间，若有血尿，尿培养阴性，可能是双 J 形导管对黏膜的摩擦损伤所致。若细菌培养阳性，伴有膀胱刺激症状，应考虑感染存在，给予有效的抗生素控制感染。

3）肾造瘘术：肾造瘘术是急诊插管失败后紧急引流尿液的有效措施。原则上选择在肾功相对良好侧实施手术。实践经验表明，绝大多数双侧输尿管梗阻不是同时发生，急性肾衰竭一般是在一侧已有慢性梗阻的基础上，另一侧发生急性梗阻而引起。因此判断梗阻的时间、性质（急性或慢性）以及两侧梗阻间隔时间的长短对于手术具有重要的意义。

肾功能恢复快慢及程度与梗阻时间长短密切相关。梗阻 36 小时内若能解除，肾小球滤过率和肾小管功能可望全部恢复；梗阻 2 周以上者 45% ~ 50% 可恢复；3 ~ 4 周者 15% ~ 30% 可恢复。因此肾造瘘应在急性梗阻侧进行，如两侧梗阻时间间隔较短，则可在积水相对明显侧进行。积水明显时可行经皮穿刺肾造瘘，无明显积水则行切开肾造瘘。

（3）脓毒血症所致的 ARF：降低脓毒血症急性肾衰竭死亡率的治疗措施包括：①针对存在的血管内皮细胞损伤，肾小球内微血栓的抗凝；②维持平均动脉血压≥65 mmHg；③维持血细胞比容≥30%；④严格控制血糖；⑤在脓毒血症难治性休克患者适度应用糖皮质激素并尽可能缩短机械通气时间。

八、预　后

急性肾衰竭是临床重危病，各种类型的 ARF 一旦形成，病死率较高。预后与原发病性质、年龄、患者自身原有慢性疾患、肾功能损害的严重程度、早期诊断和早期治疗以及透析与否、有无多脏器功能衰竭和并发症等因素有关。

肾前性肾衰竭如恰当治疗肾功能多可完全恢复。肾性肾衰竭以急性肾小球肾炎预后最好，年龄越小预后越差，尤其合并泌尿系畸形或先天心脏病者；学龄儿童中以急进性肾炎预后最差。非少尿性急性肾衰预后较少尿或无尿型好。

随着透析疗法的不断改进和早期预防性透析的广泛开展，直接死于肾衰竭本身的病例显著减少。目前，内科病因和产科病因者病死率明显下降，但严重创伤、大面积烧伤，大手术等外科病因和败血症所致急性肾小管坏死的病死率仍高达 70% 以上，其中很大一部分合并多脏器功能衰竭。ATN 发展为慢性肾功能不全者不足 3%，主要见于严重的原发病、原有慢性肾脏疾病、高龄、病情重笃或诊断治疗不及时者。

第五章　甲状腺危象

刘　静

一、定　义

甲状腺功能亢进危象（hyperthyroidism crisis）简称甲亢危象，是甲亢患者长期未经治疗、治疗不当或未控制病情，应激情况下，致甲状腺激素合成和分泌加速，释放入血过多，引起高热、失水、衰竭、休克、昏迷等危重状态。如未及时救治，易危及生命。

二、甲状腺危象的发病原因

甲状腺功能亢进症术后发生甲状腺危象的原因仍不完全清楚。术前准备不充分，甲亢症状未能很好控制和部分甲亢患者潜在肾上腺皮质功能减退均与术后甲状腺危象发生有关。患者精神过度紧张、镇痛不全导致肾上腺素类激素分泌增加；手术前后中断服碘、感染、发热等也是诱发甲状腺危象的因素。

（一）大量甲状腺素入血

原发性甲状腺功能亢进症术前准备不充分或不典型的甲亢因术前漏诊而未行术前准备，加之术中对甲状腺组织的切割、挤压，使大量甲状腺激素突然进入循环血液，机体出现超高代谢状态，是引起术后甲状腺危象的重要原因。但亦有部分术后发生甲状腺危象的病例，血清中甲状腺激素浓度并不增高，提示术后甲状腺危象并不是单纯因血中甲状腺素含量增高引起的。

（二）肾上腺皮质功能不全

甲状腺功能亢进，尤其是重度甲亢时，血中甲状腺激素增高使机体长期处于高代谢状态。同时甲亢可引起肾上腺皮质的合成、分泌和分解代谢相应增加，最终导致肾上腺皮质功能减退，机体应激能力降低。这种情况下手术创伤易诱发甲状腺危象。术中、术后应用肾上腺皮质激素能提高患者术后的应激能力，减轻发热反应，预防危象的发生。

（三）肾上腺素类激素增高

肾上腺素类激素增高在甲状腺危象发生中可能起一定作用。临床和实验研究发现，当给予过量的肾上腺素或去甲肾上腺素时，可出现类似甲状腺危象的临床表现。已知甲状腺素过多能加强儿茶酚胺的作用，患者因体内处于甲状腺激素持续增高的状态，对儿茶酚胺的敏感性增加，当行甲状腺次全切除术时，大量甲状腺激素入血，而患者因疼痛、紧张等原因也可使肾上腺素类激素分泌增加，两者共同作用可诱发甲状腺危象。

（四）其他诱发术后甲状腺危象的因素

患者术前准备不当，术中、术后精神紧张，镇痛不全、有发热和继发感染性疾病等情况，常常加重上述病理生理过程，是术后发生甲状腺危象的重要诱因。尽管目前对于手术后发生甲状腺危象的原因已有较多的研究，但尚不能解释所有术后甲状腺危象发生的现象。

术后甲状腺危象，可能是上述多种因素综合作用的结果，不同的患者发生甲状腺危象的主要原因可能亦不同。

三、临床表现

甲亢危象的发病率占整个甲亢患者的 1%～2%。男女均可发病，但以女性及中老年人多见。甲亢危象的发病多在数日以内，继之出现下列各系统症状和体征。

1. 代谢亢进症状　体温迅速升高，在 1～2 日可达极度高热，通常在 39℃ 以上，甚至 41℃，且高热持续不降，一般退热药物及降温措施均无效。高热同时还伴有多汗或大汗淋漓，皮肤湿热、潮红，继之汗闭，皮肤干燥、失水。

2. 神经及精神系统症状　患者多有精神紧张、恐惧感，或有变态心理，极度烦躁、焦虑，手抖和震颤加重。继之乏力、嗜睡、谵妄、昏迷。老年甲亢危象患者可出现神志淡漠、少语、嗜睡等症状，称淡漠型甲亢危象，容易漏诊和误诊而危及生命，应予以注意。

3. 心血管系统症状　心悸、气促加重，脉率增快，心动过速达每分钟 120～180 次。可出现心律失常，以早搏多见。中老年患者易出现心房纤颤，甚至心力衰竭，血容量降低，血压下降，周围循环衰竭。

4. 消化系统症状　食欲减退、恶心、呕吐、腹泻，少数危重患者因肝脏葡萄糖醛酸转移酶活性下降，胆红素转化障碍，发生黄疸、肝脏增大、肝功能异常，为极凶险的征兆。

四、诊　断

甲亢危象不难诊断，一般根据临床表现多可以作出正确诊断。诊断困难的者甲状腺功能检查可为诊断提供重要依据。

1. 甲状腺摄 ^{131}I 率　在服 ^{131}I 3 小时超过 30%，且高峰提前。

2. 血清甲状腺素测定　包括总甲状腺素（TT_4）、总三碘甲腺原氨酸（TT_3）、游离甲状腺素（FT_4）、游离三碘甲腺原氨酸（FT_3）均升高，尤以后二者升高显著。

五、治　疗

甲亢危象病死率较高，可达 70%，如及时救治可降至 10%。一经诊断应紧急采取以下救治措施：

（一）降低甲状腺激素水平

应快速降低甲状腺激素的合成、分泌与释放，并降低其作用。

1. 抑制甲状腺激素的合成　常用抗甲状腺药物抑制甲状腺激素的合成，有甲巯咪唑、卡比马唑、甲（丙）硫氧嘧啶类药物。首选丙硫氧嘧啶 400 mg，每 6 小时 1 次，必要时可从鼻胃管注入。该药尚可抑制周围组织中的 5-脱碘酶，降低 T_4 转换成 T_3。亦可采用甲巯咪唑 20 mg，每 6 小时 1 次口服。

2. 阻止甲状腺激素的释放　无机碘剂可抑制甲状腺内蛋白水解酶类，阻止甲状腺内激素释放入血。通常在用抗甲状腺药物 1 小时后再用碘剂。碘化钠 250 mg，每 6 小时 1 次，口服或静脉滴注，或口服复方碘溶液（卢戈液），首次 30～60 滴，用水稀释后口服或鼻胃管注入，以后 30 滴，每 6～8 小时 1 次。病情好转 3 日后可停用碘剂。

3. 降低血中甲状腺激素浓度　特殊严重的甲亢危象患者，血液中甲状腺激素浓度极高，用抗甲状腺药物和磷剂不能立即生效，可用下列方法迅速降低血中甲状腺激素水平：

（1）血浆除去法取患者血 300～600 ml，快速离心后，将分离的红细胞加入乳酸盐复方氯化钠溶液中，在 3 小时内静脉输注完，如此可重复应用，每 6～8 小时 1 次，甲亢危象可迅速缓解，血中甲状腺激素水平显著降低。

（2）换血疗法抽取患者血液 300～500 ml 后，输入同型等量血液，每天 2～3 次。

4. 降低周围组织对甲状腺激素和儿茶酚胺的作用

（1）β 受体阻滞剂能降低甲状腺激素对交感神经儿茶酚胺的作用。对无哮喘、哮喘性慢性支气管炎、心律失常、心力衰竭的甲亢危象患者，可予普萘洛尔 10～40 mg，每 4～6 小时 1 次，口服。特别危重患者可用普萘洛尔 1 mg 加入 10% 葡萄糖液 20 ml，缓慢静脉注射，20 分，并监测血压、心电图。常在用药后数小时心率下降，神志和体温可恢复正常。普萘洛尔可引起肺水肿，故有心力衰竭者禁用或慎用。

（2）利舍平或胍乙啶：能消耗组织贮存的儿茶酚胺，大剂量时还有阻断儿茶酚胺的作用。利舍平对中枢神经系统有抑制作用，用药 10～24 小时后烦躁、颤抖、心动过速等症状明显减轻，2～6 天后甲亢危象可控制，少数患者出现中枢神经系统抑制。首次量利舍平 2～5 mg，以后 1～2.5 mg，肌内注射，每次 6 小时。胍乙啶每天 1～2 mg/kg，分次服用。

（二）应用糖皮质激素

皮质激素可抗休克、降温。补充皮质激素的不足，能抑制血循环中促甲状腺激素受体（TSAb）兴奋甲状腺的作用。常用氢化可的松 50～100 mg 加入葡萄糖盐水中静脉滴注，每 6 小时 1 次。病情好转后可适当减量，通常需 2～3 日。必要时可短期服用小剂量泼尼松片。

（三）纠正水、电解质失衡

及早应用生理盐水、平衡盐溶液、葡萄糖溶液每天 3 000～5 000 ml，以纠正失水，补充血容量，使血压回升，循环改善。根据血清电解质浓度及心电图监测，如有低钾血症时应补充钾盐。如有严重代谢性酸中毒时，可用磷酸氢钠液静脉滴注。

（四）抗休克

在输液和应用糖皮质激素后血压如仍未回升，循环衰竭严重时，可用血管活性药物，如间羟胺 5～20 mg 加入 5% 葡萄糖 500 ml 滴注。监测血压和尿量的变化。

（五）抗感染

及早控制感染，有利于甲亢危象早期缓解。根据甲亢危象患者体内感染状况，合理应用抗生素。严重者应予以大剂量广谱抗生素静脉滴注。

（六）一般治疗

甲亢危象患者因长期处于高代谢状态，体内营养底物消耗太多，机体虚弱，故应重视加强营养支持，补充足够的能量。同时消除引起甲亢危象的诱因。

1. 吸氧　予以持续给氧，流量为 2 L/min。

2. 降温

（1）物理降温法：在头部及大动脉处放置冰帽、冰袋，乙醇擦浴，冰生理盐水保留灌肠。

（2）药物降温法：氯丙嗪 25～50 mg，肌内注射或静脉滴注，可降温，且可阻滞中枢神经冲动。如 2 小时内体温仍未降，可重复应用 1 次。特殊高热时用对乙酰氨基酚，300 ~ 600 mg 每 4 ~ 6 小时 1 次口服。

甲亢危象高热时不能用水杨酸类退热药，因该类药物可增加游离甲状腺素和氧耗，对甲亢危象的处理更为不利。

3. 镇静　中、青年甲亢患者神经兴奋性异常增强，焦虑、烦躁、谵妄等加重病情的发展，应予以镇静剂治疗。通常用：①地西泮 5 ~ 10 mg，每 4 ~ 6 小时 1 次，肌内注射或静脉滴注；②苯巴比妥钠 0.1 ~ 0.2 g，肌内注射；③水合氯醛 15 ~ 30 ml 保留灌肠，均可收到镇静之效。

4. 营养支持　甲亢危象患者急需营养支持。充分营养支持、补足热量和能量后，有利于甲亢危象早日缓解。

神志障碍、吐泻严重的患者应 TNP 支持。衰竭患者输全血、血浆、复方水解氨基酸、三磷腺苷、辅酶 A、胞磷胆碱等能量制剂。补充 B 族维生素，如维生素 B_1、B_6 每天 100 ~ 200 mg，肌内注射；补充维生素 C 2 ~ 5 g/d，静脉注射或静脉滴注。

患者甲亢危象好转后也可从鼻胃管注入富含高蛋白质和维生素的流质食物，如牛奶、鸡汤、肉汤等。神志恢复后应鼓励患者进食流质或半流质饮食。

（七）紧急甲状腺次全切除术

少数中年女性甲亢危象合并妊娠时，经过上述急诊处理甲亢危象缓解后，可在低温下行甲状腺次全切除术，对母子的安全疗效明显。

（八）并发甲亢性心脏病或心力衰竭处理

在充分应用抗甲状腺药物的基础上，降低甲状腺功能亢进，使甲状腺功能状态恢复正常后，并发的甲亢性心脏病亦可随之改善。当甲亢并发充血性心力衰竭时，可合理应用洋地黄类强心药、呋塞米等利尿剂。

六、出院指导

1. 加强颈部功能锻炼。
2. 遵医嘱服药，正确掌握服法，不随便更改。
3. 定期复查，了解甲状腺功能状态。

第六章　肾上腺危象

双卫兵

一、定　义

肾上腺危象（adrenal crisis）是指各种原因导致肾上腺皮质激素分泌不足或缺如而引起的代谢紊乱、周围循环衰竭等一系列临床症状。其起病急骤，病情凶险，可累及多个系统，临床主要表现有发热、极度乏力、恶心、呕吐、休克和昏迷等，如不及时抢救，常可导致死亡。

二、肾上腺危象的发病原因

（一）慢性肾上腺皮质功能减退症（Addison 病）

各种应激均可使正常的肾上腺分泌皮质醇增多，较平时增高 2～7 倍，严重应激状态下，血皮质醇可高于 1 mg/L，以适应机体的需要。发生肾上腺危象的基础在于存在有慢性肾上腺皮质功能减退症（Addison disease），肾上腺不能产生正常量的皮质醇。慢性肾上腺皮质功能减退患者未诊断；在感染、创伤、手术、呕吐、腹泻、妊娠、分娩等应激状况下，没有增加替代治疗剂量；或长期应用皮质激素而突然中断或减量过快均可诱发危象。

（二）感染

肾上腺结核为常见病因，多伴有肺、肠、骨或其他部位结核灶。当发生双侧肾上腺结核，大部分肾上腺组织被肉芽肿及干酪样组织所替代，继而出现纤维化、钙化，造成肾上腺皮质功能严重损害，易导致肾上腺危象的发生。肾上腺真菌感染的病理过程与结核性相近。艾滋病后期可伴有肾上腺皮质功能减退，多为隐匿性，一部分人可有明显临床症状。坏死性肾上腺炎常由巨细胞病毒感染引起。严重脑膜炎球菌感染可引起急性肾上腺皮质功能减退症。严重败血症，尤其在儿童可引起全身出血兼有肾上腺出血，肾上腺功能减退。

（三）自身免疫性紊乱

特发性自身免疫反应引起的肾上腺皮质萎缩为目前最多见的原因，主要侵及皮质束状带细胞，髓质一般不受毁坏。大多数患者血清中常可以测到抗肾上腺组织抗体。抗原主要在微粒体和线粒体内。本病多伴有其他器官特异性自身免疫病——自身免疫性多内分泌腺体综合征（autoimmune polyendocrine syndrome），包括如肾上腺皮质功能减退、甲状腺功能减退、甲状旁腺功能减退、性腺功能低下、糖尿病、垂体功能减退、胃壁细胞抗体阳性、恶性贫血、甲状腺功能亢进、结肠瘤、重症肌无力、孤立性红细胞再生障碍等。

（四）药物

长期大量肾上腺皮质激素治疗会抑制下丘脑-垂体-肾上腺轴功能，即使停药 1 年，其功能仍处于低下状态，尤其对应激的反应性差。若突然中断用药、撤药过快或遇到严重应激情况而未及时增加皮质激素时，可使处于抑制状态的肾上腺皮质不能分泌足够的肾上腺皮质激素而诱发危象。

垂体前叶功能减退患者使用甲状腺制剂剂量过大，使机体新陈代谢旺盛，对皮质激素需要量骤然增加，亦可诱发肾上腺危象。

（五）急性肾上腺出血

急性肾上腺出血可诱发肾上腺危象。常见急性肾上腺出血的原因是：①新生儿难产、复苏，成人腹部手术致肾上腺创伤引起肾上腺出血；②严重败血症，尤其是脑膜炎双球菌性致弥散性血管内凝血（DIC），使双侧肾上腺静脉血栓形成，引起急性肾上腺皮质出血；其他细菌所致败血症、流行性出血热等也可并发肾上腺出血；③各种出血性疾病，如白血病、血小板减少性紫癜导致的肾上腺出血；④心血管手术及器官移植手术中抗凝药物使用过多均可导致肾上腺出血。

（六）肾上腺手术后

双侧肾上腺全切，次全切或单侧肿瘤切除而对侧肾上腺萎缩，如术前、术中处理不周，或术后皮质激素替代治疗不够，可导致肾上腺危象发生。

（七）先天性肾上腺羟化酶缺陷

先天性肾上腺羟化酶缺陷目前已知缺乏的有9种酶，分别是21羟化酶、11β羟化酶、17α羟化酶、18羟化酶、18氧化酶、Δ5-3β羟类固醇脱氢酶、22碳链酶、17β羟类固醇脱氢酶和17，20裂解酶。多数酶均为皮质醇合成所必需，酶的缺陷会导致皮质激素合成受阻。其中Δ5-3β羟类固醇脱氢酶、22碳链酶与18羟化酶和18氧化酶等缺陷也可影响潴钠激素的合成。

（八）其他

恶性肿瘤肾上腺转移，约10%有双侧肾上腺转移，其中以肺癌和乳腺癌为多见。肾脏受伤后引起双侧肾上腺血栓形成以及肾上腺淀粉样变等也可导致肾上腺皮质功能衰竭。

三、临床表现

肾上腺危象的临床表现包括肾上腺皮质激素缺乏所致的症状，以及促发或造成急性肾上腺皮质功能减退的原发疾病的表现。肾上腺皮质激素缺乏大多为混合性的，即糖皮质激素和潴钠激素两者皆缺乏。

原发病不同其临床表现也随之不同。原发病的临床症状在此不进行详述。

肾上腺皮质激素缺乏的临床表现主要有：高热、脱水、胃肠紊乱、直立性低血压、循环虚脱、神志淡漠、精神不振、躁动不安，嗜睡甚至昏迷。

（一）发热

发热多见，高热可达40℃以上。可出现中、重度脱水，患者口唇及皮肤干燥、弹性差。亦有体温正常或低于正常者。

（二）胃肠道症状

胃肠道症状多见于病程久，病情严重者。糖皮质激素缺乏致胃液分泌减少，胃酸和胃蛋白酶含量降低，肠吸收不良以及水、电解质紊乱，表现为厌食、腹胀、恶心、呕吐、腹泻、腹痛、脱水、消瘦等。

由于体内胰岛素拮抗物质缺乏和胃肠功能紊乱，患者血糖经常偏低，通常症状不明显，仅有饥饿感、出汗、头痛、软弱、不安。严重者可出现震颤、视物模糊、复视、精神失常、甚至抽搐、昏迷。肾上腺危象是患者对胰岛素特别敏感，即使注射很小剂量也可以引起严重的低血糖反应。

（三）心血管症状

由于水、钠大量丢失，血容量减少，患者可表现为脉搏细弱、皮肤湿冷，四肢末梢发绀，心率增快、心律不齐、血压下降、直立性低血压，严重时可出现休克。

（四）神经、精神症状

肾上腺危象患者可有精神不振、表情淡漠、记忆力减退、头昏、嗜睡等表现。部分患者有失眠、烦躁，甚至谵妄和精神失常。多数患者神志改变与血压下降同时出现；少数患者神志改变在前，随后出现血压下降。

（五）泌尿系症状

由于血压下降，肾血流量减少，肾功能减退，可出现尿少、氮质血症，严重者可造成肾衰竭。

（六）色素沉着

原发性肾上腺皮质功能减退症患者发生危象时皮肤黏膜色素沉着加深。色素沉着的原因为糖皮质激素减少时，对黑色素细胞刺激素（MSH）和促肾上腺皮质激素（ACTH）分泌的反馈抑制减弱所致。色素沉着多呈弥漫性，以暴露处、经常摩擦部位和指（趾）甲根部、瘢痕、乳晕、外生殖器、肛门周围、牙龈、口腔黏膜、结膜最为明显。部分患者可有片状色素脱失区。继发性的肾上腺皮质功能减退症因 MSH 和 ACTH 水平明显降低，故均无色素沉着现象。

（七）其他

电解质紊乱、脱水、蛋白质和糖代谢紊乱可出现乏力症状，乏力程度与病情轻重程度相平行，轻者仅劳动耐量差，重者卧床不起。出血性疾病或脑膜炎球菌败血症引起肾上腺危象患者还存在出血倾向。肾上腺危象患者对麻醉剂、镇静剂甚为敏感，小剂量即可致昏睡或昏迷。此外，还存在性腺功能减退，男性可表现为勃起功能障碍，女性则会有月经紊乱等。

四、实验室检查

（一）血常规检查

常有正细胞正色素性贫血，少数患者合并有恶性贫血。白细胞分类中中性粒细胞减少、中淋巴细胞相对增多、嗜酸性粒细胞明显增高。若行嗜酸性粒细胞计数，如超过 $300/\mu l$，而无过敏情况及寄生虫感染，应考虑本病。

伴有严重感染的患者白细胞总数和中性粒细胞明显升高，血小板计数减低。部分患者可出现凝血时间延长，凝血酶原时间延长。

（二）血生化检查

血糖一般偏低，约 1/3 病例低于正常范围。葡萄糖耐量试验呈低平曲线或反应性低血糖。部分患者血清钠偏低，血清钾偏高。少数患者存在轻度或中度高钙血症，若出现低钙/高磷血症，提示合并甲状旁腺功能减退。脱水明显时会出现氮质血症。此外，测尿素氮、肌酐、钠、钾、氯、pH、二氧化碳结合力等还可以了解电解质是否紊乱的情况。

（三）激素检查

1. 尿 17-羟皮质类固醇（17-OHCS）和 17-酮皮质类固醇（17-KS）排出量低于正常。其降低程度与肾上腺皮质呈功能平行关系。

2. 测定血浆皮质醇多明显降低，而且昼夜节律消失。

3. ACTH 兴奋试验是为了检查肾上腺皮质的功能贮备。进而发现轻型慢性肾上腺皮质功能减退症患者及鉴别原发性慢性肾上腺皮质功能减退与继发性慢性肾上腺皮质功能减退。

4. 血浆 ACTH 基础值测定 原发性肾上腺皮质功能减退者血浆 ACTH 测定值明显增高，多超过 55 pmol/L（250 pg/ml），常介于 88 ~ 440 pmol/L（400 ~ 200 pg/ml）之间（正常值 1.1 ~ 11 pmol/L 即 5 ~ 50 pg/ml）。而继发性肾上腺皮质功能减退者血浆 ACTH 浓度极低。

（四）抗原/抗体检测

在自身免疫性肾上腺皮质破坏的患者血清中可能测到肾上腺皮质抗体，患者还经常伴有其他自身免疫性疾病及内分泌腺功能低下。

（五）影像血检查

伴有感染时，摄 X 线胸片可显示相应的肺部感染或心脏改变（可见心影缩小，呈垂直位）。X 线摄片、CT 或 MRI 检查可发现肾上腺结核患者肾上腺内的钙化灶，也可有其他组织和器官的结核病灶；出血、转移性肾上腺癌肿患者可看到肾上腺增大或占位表现。

（六）心电图检查

心电图呈现心率增快、心律失常、低电压、T 波低平或倒置，Q-T 间期延长表现。

五、治　疗

肾上腺危象病情危急，应积极抢救。治疗原则为补充肾上腺皮质激素，纠正水电解质紊乱和酸碱平衡，并给予抗休克、抗感染等对症支持治疗。此外，尚需治疗原发疾病。

（一）补充糖皮质激素

如患者出现意识障碍和休克，应立即将氢化可的松琥珀酸钠酯 100 mg 溶于少量液体中由静脉注入。该药为水溶性制剂，吸收快，能迅速进入体内，产生即刻和短暂改善循环衰竭的效果。在发病最初 2 ~ 4 小时内迅速将氢化可的松 100 mg 加入 250 ml10% 葡萄糖液中，静脉滴注。以后可每 4 ~ 8 小时滴入氢化可的松 100 mg，第 1 个 24 小时内总量约 400 mg，第 2 ~ 3 天减至 300 mg，病情好转，继续减至 200 ~ 100 mg/d，当患者呕吐停止、血压恢复、神志清晰、全身情况好转后，可改为口服补充糖皮质激素。如醋酸氢化可的松 20 ~ 40 mg，3 ~ 4 次/天，待病情稳定逐渐减量至每天 37.5 mg，早上 8 时前服 25 mg，下午 4 时服 12.5 mg，并作为生理替代治疗，长期使用。

（二）补充盐皮质激素

如用氢化可的松琥珀酸钠酯或氢化可的松后，收缩压不能回升至 100 mmHg，或者有低血钠症，则可同时肌内注射醋酸去氧皮质酮（DOCA）1 ~ 3 mg，1 ~ 2 次/天，也可在病情好转并能进食时改服 9α 氟氢可的松 0.05 ~ 0.2 mg/d。严重慢性肾上腺皮质功能减低或双肾上腺全切除后的患者需长期服维持量。应用盐皮质激素期间需仔细观察水、钠潴留情况，要注意有无水肿、高血压和高血钠等情况，及时调整剂量。

（三）纠正脱水和电解质紊乱

在严重肾上腺危象时，脱水很少超过总体液的10%，估计液体量的补充约正常体重的6%左右，如体重70 kg，应补充液体量约4 000 ml。补液量及补液性质需根据个体的脱水程度、缺钠程度、年龄和心脏情况而定。如有恶心、呕吐、腹泻、大汗，脱水、缺钠较明显者，补液量及补钠量宜充分；相反，由于感染、外伤等原因，急骤发病者，缺钠、脱水不至过多，宜少补盐水为妥。一般采用5%葡萄糖生理盐水，及可纠正低血糖又能补充水和钠。葡萄糖生理盐水的用量视血压、尿量、心率等调整。肾上腺皮质功能减退的患者，肾脏排泄水负荷的能力也减退，因此液体输入的总量和速度均需掌握，不能过量和过速，以防诱发肺水肿。如治疗前有高钾血症，当脱水和休克纠正，尿量增多，补充糖皮质激素和葡萄糖后，一般都能降至正常。有时血钾在治疗后可急骤下降，必要时可酌情补钾，以补充总体钾的不足。本病可有酸中毒，但一般不成为严重问题，不需补充碱性药物，当血二氧化碳结合力低于22vol%（血碳酸氢<10 mmol/L）时，可补充适量碳酸氢钠。

（四）对症治疗

1. 降温、给氧，有低血糖时可静脉注射高渗葡萄糖。

2. 补充皮质激素、补液后仍休克者应注意纠正酸中毒。必要时使用血管活性药物。有血容量不足者，可酌情输全血、血浆或清蛋白。因患者常合并感染，须用有效抗生素控制。

3. 病情危险期应设特护，加强护理。

4. 肾上腺皮质功能减退者对吗啡、巴比妥类药物特别敏感，在危象特效治疗开始前，应禁用这类药物。

（五）治疗原发病

在救治肾上腺危象的同时要及时治疗原发疾病。

有肾功能不全者应选用适当的抗生素并调整剂量。合并感染时应选用有效、适量的抗生素，切口感染需扩创引流。自身免疫疾病应用免疫抑制剂；有肾上腺结核者抗结核治疗等。

第七章 肺动脉栓塞

聂丽霞 薛朝霞

肺动脉栓塞 (pulmonary embolism, PE) 或称肺栓塞，有急性和慢性之分。急性肺动脉栓塞 (acute pulmonary embolism, APE) 或称急性肺栓塞是指内源或外源栓子堵塞肺动脉而引起急性肺循环障碍的病理生理综合征。常见有急性肺血栓栓塞症 (acute pulmonary thromboembolism, APTE)、脂肪栓塞综合征 (fat embolism syndrome, FES) 及羊水栓塞 (amniotic fluid embolism, AFE) 等类型。而慢性肺动脉栓塞则多数由于下肢深静脉血栓反复脱落致小栓子进入肺动脉及其分支，或血栓不完全溶解或机化、血管内膜受损重构等病理改变，引起通气/血流比例失调，肺动脉压慢性增高；早期患者出现行走后呼吸困难、乏力，病程进展表现为动脉血氧分压降低，严重时右心衰竭等临床症候群。

围术期肺动脉栓塞多为急性，是本章主要讨论的内容。

急性肺动脉栓塞的栓子有血栓栓子、脂肪栓子或血脂混合栓子、羊水栓子、空气栓子及癌栓等。其中，肺血栓栓塞症 (pulmonary thromboembolism, PTE) 为肺栓塞 (PE) 最常见的类型，占 PE 中的绝大多数。其血栓主要来源于深静脉（尤其是下肢、盆腔深静脉）的血栓形成，故肺血栓栓塞多为深静脉血栓形成的并发症。

如果肺栓塞导致肺出血或坏死则称为肺梗死。栓塞 2 个肺叶及以上者或虽少于 2 个肺叶伴血压下降 (SBP < 90 mmHg 或下降 > 40 mmHg/15min)，称为大块肺栓塞 (massive pulmonary embolism)。其余统称为非大块肺栓塞 (non-massive pulmonary embolism)，其中仅出现右心室功能减退者称为次大块肺栓塞。

过去，肺栓塞被认为是少见病。但近年来发现，肺栓塞已经成为继肿瘤和心血管疾病之后，位居第 3 位的致死性病变，越来越受到临床医生的关注。但是，目前对肺动脉栓塞的诊断率很低，误诊率、漏诊率较高。不经治疗的肺栓塞死亡率为 20% ~ 30%，经明确诊断并经治疗者死亡率降至 2% ~ 8%。

一、临床表现

由于阻塞肺动脉的栓子大小、阻塞的面积及发病缓急的不同，其症状和体征颇不一致，可无症状，也可因严重循环障碍而猝死。最常见症状为呼吸困难 (90%)、胸痛（胸膜性或心绞痛性）、咯血（小量）、心悸、惊恐、咳嗽、出汗及晕厥甚至休克等，所以其症状已不限于过去强调的临床三联征——呼吸困难、胸痛及咯血，如栓子为非血栓性则有原发病的表现，如肿瘤等。

（一）急性肺血栓栓塞症 (acute pulmonary thromboembolism, APTE)

APTE 的症状主要取决于栓子的大小、数量、栓塞的部位及患者是否存在心、肺等器官的基础疾病。若大的栓子栓塞左、右主肺动脉及其分支，引起血流动力学不稳定，急性右心衰竭。临床表现为发绀、晕厥、猝死。

1. **症状** 其中晕厥可为 PTE 的唯一或首发症状。小的栓子引起的 APE 可无任何症状。当肺栓塞引起肺梗死时，临床上可出现肺梗死三联征，表现为：①胸痛，为胸膜炎性胸痛或心绞痛样疼痛；②咯血；③呼吸困难。合并感染时伴有咳嗽、咳痰、高热等症状。由于低氧血症及右心功能不全，可出现缺氧的表现如烦躁不安、头晕、胸闷、心悸等。

上述症状缺乏临床特异性，给诊断带来一定的困难，应考虑与心绞痛、脑卒中及肺炎等疾病鉴别。

2. **体征** APTE 的体征主要是呼吸系统和循环系统体征，特别应重视呼吸次数（>20次/分），心率（>90次/分），血压下降及发绀。颈静脉充盈或异常搏动反映右心负荷增加，下肢静脉检查提示一侧大腿或小腿周径较对侧大 1 cm，或下肢静脉曲张，应高度怀疑 PTE。其他呼吸系统体征有肺部湿性啰音及哮鸣音、胸腔积液等。肺动脉瓣区可出现第二心音亢进或分裂，三尖瓣区可闻及收缩期杂音。APE 致急性右心负荷加重，可出现肝脏增大、肝颈静脉反流征和下肢水肿等右心衰竭的体征。

（二）脂肪栓塞综合征 （fat embolism syndrome，FES）

脂肪栓塞综合征是外伤、骨折及骨科手术后等严重伤的并发症。临床表现差异很大，主要为呼吸困难、意识障碍、皮下及内脏淤血和进行性低氧血症等一组征候群。至少在外伤后 4~6 小时以上才可能发生。

呼吸系统：常表现为呼吸急促，25 次/分以上，呼吸困难，咳嗽有血痰或脂痰，肺有干湿性啰音，可有发绀、呼吸不规则，甚至出现呼吸骤停。典型肺部 X 线可见全肺出现暴风雪样阴影，对可疑病例可以反复行 X 线摄片检查。

神经系统：继发于呼吸功能障碍的低氧血症，常有头痛、兴奋不安、失眠或嗜睡、谵妄、精神错乱、神志朦胧或昏迷以及躯干或肢体肌肉痉挛、尿失禁等。

皮肤点状出血：出现率为 20%~50%，于双肩前部、锁骨上部、前胸部、腹部等皮肤疏松部位出现，也可见于结膜或眼底。伤后 1~2 日可成批出现，迅速消失，也可反复发生。血小板计数减少。

发热和心动过速：一般体温超过 39℃，如果连续监测可发现一过性心率减慢后心动过速，心率>120 次/分。

视网膜变化：表现为白色绒毛状渗出、细小出血纹和痣点状水肿，如见有暗点，诊断即可明确。

血气分析：早期 $PaO_2\downarrow$，$PaCO_2\downarrow$；晚期则 $PaO_2\downarrow$ 且 $PaCO_2\uparrow$，BE 负值增加。

尿或痰中找到脂肪滴。

（三）羊水栓塞 （amniotic fluid embolism，AFE）

羊水栓塞是指在分娩过程中羊水进入母体血循环后引起的肺栓塞、休克、弥散性血管内凝血（DIC）、肾衰竭等一系列病理改变，是产科的一种少见而危急的严重并发症。发生率文献报道不一致，为 1：5 000~1：80 000，但病死率高达 50%~86%。

典型的临床表现可分为 3 个渐进阶段：

1. **心肺功能衰竭和休克** 在分娩过程中，尤其是刚刚破膜不久，产妇突然发生寒战、呛咳、气急、烦躁不安等症状，随后出现发绀、呼吸困难、心率加快、抽搐、昏迷、血压下降，出现循环衰竭和休克状态。肺部听诊可闻及湿啰音，若有肺水肿，患者可咯血性泡沫状痰。有的产妇突然惊叫一声或打一次哈欠后血压迅即下降甚至消失，并在几分钟内死亡。

2. DIC 引起的出血 表现为大量阴道流血、血液不凝固，切口及针眼大量渗血，全身皮肤黏膜出血，有时可有消化道或泌尿道大量出血，出现呕血、便血及血尿等。

3. 急性肾衰竭 由于全身循环衰竭，肾脏血流量减少，出现肾脏微血管栓塞，肾脏缺血引起肾组织损害，表现为尿少、无尿和尿毒症征象。一旦肾实质受损，可致肾衰竭。

二、紧急处理措施

临床医师在诊断及治疗 PE 时，需具备多学科知识、技能及配合，例如心内科、呼吸科、超声诊断科、核医学、放射科等，并需要这些学科之间密切协作。另外对于有 PE 诱因及高危的手术患者应加强预防。治疗的目的是度过危险期，缓解肺栓塞引起的心肺功能紊乱，预防新血栓形成而再发。

（一）一般处理

1. 密切监测生命体征，吸氧，镇静，胸痛者镇痛等对症治疗。

2. 体位 如果手术中发生空气或羊水栓塞，则将患者置于左侧头低位，手术部位低于心脏水平。

3. 绝对卧床至达到有效抗凝治疗（INR 2.0 左右），保持排便通畅，避免用力。

4. 应用抗生素控制下肢血栓性静脉炎和预防肺栓塞并发感染。

5. 动态监测心电图，血气分析。

（二）呼吸及循环支持治疗

1. 呼吸支持 采用鼻导管或面罩吸氧。当合并严重的呼吸衰竭、低氧血症时，可使用经鼻面罩无创性机械通气或经气管插管机械通气。

2. 脂肪栓塞或羊水栓塞者，当加压给氧或机械通气不能改善低氧血症时，静脉应用皮质激素，氢化可的松 1 g 加入 10% 葡萄糖或 0.9% 氯化钠中静脉滴注，或者地塞米松 20～40 mg 入小壶。

3. 羊水栓塞 及早应用罂粟碱扩张肺动脉，如果呼吸困难不能改善，静脉滴注氨茶碱。

4. 存在右心功能不全，心排血量下降者，如血压正常，可给予具有一定肺血管扩张作用和正性肌力作用的药物，如多巴胺；若出现血压下降，可增大剂量或使用其他血管加压药物，如肾上腺素等。血管活性药物在静脉注射负荷量后（多巴胺 3～5 mg，肾上腺素 1 mg），按公式维持治疗：体重（kg）×3（mg）= 所需药量（mg），此剂量加入 50 ml 5% 葡萄糖溶液或 0.9% 氯化钠溶液中，以 1 ml/h 静脉泵入，即 1μg/（kg·min）。

5. 对于采用液体负荷疗法需持审慎态度，因过大的液体负荷可能会加重右心室扩张并进而影响心排出量，一般所予负荷量限于 500 ml 之内。

6. 确诊以后尽可能避免其他有创检查手段，以免在抗凝或溶栓过程中局部大量出血。应用机械通气中需注意尽量减少正压通气对循环的不利影响。

（三）溶栓治疗

1. **溶栓治疗的指征** 如果没有绝对禁忌证，所有大块肺血栓栓塞的患者都应接受溶栓治疗。

2. **溶体治疗时间窗** 溶栓的时间窗为症状发作后 2 周内，2 周以上者也可能有效。

3. **国内常用的溶栓方案** 尿激酶 2 万 IU/kg，2 小时静脉滴注。

4. **溶栓治疗的禁忌证**

绝对禁忌：①活动性内出血；②近期自发性颅内出血。

相对禁忌证：①2 周内大手术、近期心肺复苏、不能以压迫止血部位的血管穿刺、器官活检或分娩；②重度高血压未控制（收缩压≥180 mmHg，舒张压≥110 mmHg）；③严重肝肾功能不全；④妊娠；⑤细菌性心内膜炎；⑥心包炎；⑦糖尿病出血性视网膜病变；⑧动脉瘤；⑨左房血栓；⑩潜在的出血性疾病等。

溶栓前应常规检查血常规，血型，出凝血时间，活化部分凝血激酶时间（APTT），肝、肾功能，动脉血气分析，超声心动图，胸部 X 线片，心电图作为基线资料，溶栓后复查上述检查以评价疗效。

（四）抗凝治疗

高度疑诊或确诊 APTE 应立即抗凝治疗。抗凝治疗可防止肺栓塞发展和再发，靠自身纤溶机制溶解已存在血栓。如果手术部位仍有出血，肝素治疗应延迟。临床常用抗凝治疗的药物如下：

1. **普通肝素** 予 2 000~5 000 IU 或按 80 IU/kg 静脉注射，继之以 18 IU/（kg·h）持续静脉滴注。在开始治疗后的最初 24 小时内每 4~6 小时测定 APTT，根据 APTT 调整剂量，尽快使 APTT 达到并维持于正常值的 1.5~2.5 倍。达稳定治疗水平后，改每天上午测定 APTT 一次。使用肝素抗凝务求达有效水平。若抗凝不充分将严重影响疗效并可导致血栓复发率的显著增高。因肝素可能会引起血小板减少症（HIT），在使用肝素的第 3~5 天必须复查血小板计数。若较长时间使用肝素，尚应在第 7~10 天和第 14 天复查。HIT 很少于肝素治疗的 2 周后出现。若出现血小板迅速或持续降低达 30% 以上，或血小板计数<100 000/mm^3，应停用肝素。一般停用肝素后 10 天内血小板开始逐渐恢复。

2. **低分子量肝素** 按公斤体重皮下注射，连用 5~7 天。不需监测 APTT。此药由肾脏清除，对于肾功能不全，特别是肌酐清除率低于 30 ml/min 的病例须慎用。若应用，需减量并监测血浆抗 Xa 因子活性。建议肝素或低分子肝素须至少应用 5 天，直到临床情况平稳。对大面积 PTE 或髂股静脉血栓，肝素用至 10 天或更长。

3. **华法林** 长期抗凝应首选华法林，其抗凝作用主要来自于血浆凝血酶原的降低和凝血因子 X 因子活性的降低，初始通常与低分子肝素重叠使用，首剂 3~5 mg/d，3~4 天后开始测定 INR 值，使 INR 稳定在 2.0~3.0 后停用肝素。

抗凝期限因人而异，部分病例的危险因素短期可以消除，例如服雌激素，短期制动，创伤和手术，抗凝 6 个月即可；对于栓子来源不明的首发病例，至少给予 6 个月抗凝；APTE 合并 DVT（VTE）的患者需长期抗凝；特发性或合并凝血因子异常的 DVT 导致的 APTE，需无限期抗凝；为复发性 PTE 或合并慢性栓塞性肺动脉高压的患者，需长期抗凝；

APTE 合并癌症患者抗凝至少 6 个月，常是无期限的。

（五）经导管介入治疗

用导管破碎血栓或抽吸取栓，也可同时在肺动脉局部实施溶栓。适用于溶栓及抗凝有禁忌证者。

（六）外科肺动脉取栓

适用于大块肺栓塞患者经溶栓治疗失败，或对溶栓治疗有禁忌者。在行肺动脉取栓术前，应进行肺动脉造影。以证实肺动脉堵塞的部位和范围，确保诊断正确。急性期手术风险高，死亡率接近 40%。

（七）下腔静脉滤器植入术

反复肺栓塞与下肢 DVT 有密切联系。经皮穿刺途径在下腔静脉置入滤器，有可能防止再栓塞。对有抗凝禁忌的肺栓塞高危患者或充分抗凝治疗后仍反复栓塞者，安置下腔静脉滤器可能有益。

最主要的适应证有：

1. 肺栓塞并抗凝治疗禁忌或抗凝治疗出现并发症者。

2. 充分抗凝治疗后肺栓塞复发者。

3. 高危患者的预防，包括：①广泛、进行性静脉血栓形成；②行导管介入治疗或肺动脉血栓剥脱术者；③严重肺动脉高压或肺心病者。

因滤器只能预防肺栓塞复发，并不能治疗 DVT，因此临床医生应严格掌握适应证，并且安装滤器后仍需抗凝，防止进一步血栓形成。

三、原因分析

1. 深静脉血栓形成（deep venous thrombosis，DVT）　是 APE 的基础，其与 PE 通称为静脉血栓栓塞症（VTE），分原发性和继发性两类。其危险因素总的来说与血流淤滞、血液高凝状态及血管壁损伤等有关。原发性由遗传变异引起，继发性危险因素是指后天获得的易发生 VTE 的多种病理生理异常。包括骨折、创伤、手术、恶性肿瘤和口服避孕药等。年龄是 APE 的独立危险因素，随着年龄的增长，VTE 的发病率逐渐增高。

2. 创伤骨折后固定不佳，局部损伤血管开放，骨髓腔脂肪滴持续入血。

3. 羊水进入母体循环的条件是胎膜已破，有较强的子宫收缩，血管开放。临床见于胎盘早剥或人工破膜、剖宫产手术、缩宫素使用不当等情况。

4. 栓子来源

（1）血栓栓子：最多来源于静脉系统和右心，尤其是下肢深静脉和盆腔的血栓形成和血栓性静脉炎（75%~90% 的血栓来源），此种栓子阻塞肺动脉或其分支是肺栓塞中最常见的一种类型即肺血栓栓塞症。

（2）癌性栓子：为来自肺、胰腺、消化道、泌尿生殖系统和乳腺的癌栓，癌症患者易发生肺栓塞可能与凝血机制异常有关，我国以肺癌为多。

（3）其他类型栓子：下肢长骨骨折引起的脂肪栓、医源性的空气栓、女性分娩时的羊水栓以及感染性疾病引起的感染栓等也可为栓子的其他来源途径。

四、高危人群

1856 年 Rudolf Virchow 提出血栓形成的三个因素，即血流淤滞、血液高凝状态及血管壁损伤。现代认为，淤血、缺氧、损伤所致静脉内皮细胞的破坏是静脉血栓形成的原因。

（一）遗传性因素

1. 抗凝血酶Ⅲ活性降低。
2. Ⅴ Leiden 因子突变（激活的蛋白 C 拮抗）。
3. 凝血酶原基因（G20210A）变异。
4. 蛋白 C 缺乏。
5. 蛋白 S 缺乏。
6. 异常纤维蛋白原血症。
7. 纤溶酶原异常。
8. 高半胱氨酸血症。

（二）获得性因素

1. 年龄与性别　肺栓塞以 50～60 岁年龄段最多见，90% 致死性肺栓塞发生在 50 岁以上。
2. 血栓性静脉炎、静脉曲张　绝大多数 PE 是以下肢静脉疾病开始，以肺疾病终结，栓子最多来自骨盆和四肢静脉。51%～71% 下肢深静脉血栓形成患者可能合并 PE。
3. 心肺疾病　慢性心肺疾病是肺血栓栓塞的主要危险因素，25%～50% PE 患者同时有心肺疾病，并发于心血管疾病者占 12%，特别是房颤伴心力衰竭患者尤易发生。
4. 创伤、手术　PE 并发于外科或外伤者约占 43%，其中创伤患者约 15% 并发 PE。尸检发现胫骨骨折 45%～60%、骨盆骨折 27%、脊柱骨折 14% 患者发现 PE。大面积烧伤和软组织创伤也可并发 PE。冠状动脉搭桥术后 PE 发生率为 4%。
5. 肿瘤　癌症能增加 PE 的危险，其并发 PE 的原因可能与凝血机制异常有关。近期研究表明，10% 的所谓特发性 PE 患者随后发生癌症。
6. 制动　即使是短期（1 周内）制动也易于导致 VTE。约 1/4 的术后 PE 发生于出院之后。
7. 妊娠　孕妇 VTE 的发生率比同龄未孕妇女高 5～7 倍，易发生于妊娠的头 3 个月和围产期，其中 75% 的 DVT 发生于分娩前，66% 的 PE 发生于分娩后，确切机制不清。
8. 避孕药　服避孕药的妇女 VTE 的发生率比不服药者高 4～7 倍。最新研究提示，第 3 代口服避孕药使用者中，VTE 的危险性进一步增加，年发病率达到 0.01%～0.02%。绝经后激素替代治疗（HRT）也使 DVT 的危险性增加 3 倍。
9. 其他　如肥胖，超过标准体重 20% 者栓塞病的发生率增加。脱水、红细胞增多症、糖尿病、肾病综合征等也易发生血栓病。有创检查和治疗（如静脉留置管、静脉内化疗）使 VTE 也变得更常见了。吸烟是 PE 的独立危险因素。

五、预　防

总的原则为防止血流淤滞，避免血管内皮损伤，改善或纠正血栓形成的危险因素，缓解下肢深静脉血栓形成，积极治疗基础疾病。

　　总之，对围术期出现不明原因的呼吸困难或同时伴有低血压休克需要高度怀疑肺栓塞，及时应用血管活性药物肾上腺素、多巴胺、多巴酚丁胺或联合应用，行气管内插管，防止猝死，如无禁忌证应积极溶栓或抗凝治疗。未经治疗者病死率高达 20%~30%，合理治疗能使病死率降至 2%~8%。因此，PE 防治形势十分严峻，加强 PE 意识，提高 PE 的诊断水平是降低病死率，改善预后的关键。

第八章　急性心肌梗死

汪祖巾

围术期急性心肌梗死（acute myocardiac infarction，AMI）多见于原有冠心病的手术患者，随着手术患者高龄化的趋势，这部分患者数量也逐年增加。既往无 AMI 的手术患者，围术期 AMI 的发生率为 0.13%~0.66%；既往有心肌缺血病史者，围术期 AMI 的发生率增高至 4.31~5.9%。围术期 AMI 死亡率高于平时一般心肌梗死，尤其是再次梗死的死亡率高达 36~70%。

第一节　临床表现和诊断

对于围术期冠状动脉性心脏病（CAD）患者，特别是有高血压或心肌梗死病史的患者，以及手术中曾发生血压急剧波动者，围术期突然出现不明原因的低血压、呼吸困难、发绀、心动过速、心律失常或充血性心力衰竭表现时，均应考虑到发生 AMI 的可能性。

一、缺血性胸痛史

AMI 疼痛通常在胸骨后或左胸部，可向左上臂、颌部、背部或肩部放散。有时疼痛部位不典型，可在上腹部、颈部、下颌等部位。疼痛常持续 20 分钟以上，通常呈剧烈的压榨性疼痛或紧迫、烧灼感，常伴有呼吸困难、出汗、恶心、呕吐或眩晕等。应注意非典型疼痛部位、无痛性心肌梗死和其他不典型表现。女性常表现为不典型胸痛，而老年人更多地表现为呼吸困难。

二、心电图

AMI 心电图的诊断依据：①有 Q 波 AMI 者，ECG 特征为：面向心肌梗死区的导联上出现宽而深的 Q 波，ST 段呈弓背向上抬高 T 波倒置；背向梗死区的导联则出现相反的改变，即 R 波增高、ST 段压低和 T 波直立并增高；②在无 Q 波 AMI 者，其心内膜下心肌梗死的特征为：无病理性 Q 波，有普遍性 ST 段压低≥0.1 mV，但 aVR 导联 ST 段抬高，或有对称性 T 波倒置。

常规 12 导联加 $V_7 \sim V_9$、$V_{3R} \sim V_{5R}$18 导联心电图是诊断围术期 AMI 最常用的方法。缺血性胸痛患者心电图 ST 段抬高对诊断 AMI 的特异度为91%，敏感度为46%。初始的 18 导联心电图可用以确定即刻处理方针。

1. 对 ST 段抬高或新发左束支传导阻滞的患者，应迅速评价溶栓禁忌证，开始抗缺血治疗，并尽快开始再灌注治疗。

2. 对非 ST 段抬高，但心电图高度怀疑缺血（ST 段下移、T 波倒置）或有左束支传导阻滞，临床病史高度提示心肌缺血的患者，应抗缺血治疗，并作心肌标志物及常规血液检查。

3. 对心电图正常或呈非特征性心电图改变的患者，应继续对病情进行评价和治疗，并进行床旁监测，包括心电监护、迅速测定血清心肌标记物浓度及超声心动图检查等。

在应用心电图诊断 AMI 时应注意到超急性期 T 波改变、后壁心肌梗死、右心室梗死及非典型心肌梗死的心电图表现，伴有左束支传导阻滞时，心电图诊断心肌梗死困难，需进一步检查确立诊断。

三、超声心动图

超声心动图可在缺血损伤数分钟内发现节段性室壁运动障碍，有助于 AMI 的早期诊断，对主动脉夹层、心包炎和肺动脉栓塞的鉴别诊断具有特殊价值。

四、血清心肌标志物

部分心肌梗死患者心电图不表现 ST 段抬高，而表现为其他非诊断性心电图改变，常见于老年人及有心肌梗死病史的患者，因此血清心肌标志物浓度的测定对诊断心肌梗死有重要价值（图4-8-1）。

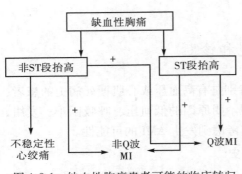

图 4-8-1 缺血性胸痛患者可能的临床转归
注："+"为血清心肌标志物阳性

AST、CK、CK-MB 为传统的诊断 AMI 的血清标志物，但应注意到一些疾病可能导致假阳性，如肝脏疾病（通常 ALT>AST）、心肌疾病、心肌炎、骨骼肌创伤、肺动脉栓塞、休克及糖尿病等疾病均可影响其特异性。肌红蛋白可迅速从梗死心肌释放而作为早期心肌标志物，但骨骼肌损伤可能影响其特异性，故早期检出肌红蛋白后，应再测定 CK-MB、肌钙蛋白 I（cTn I）或肌钙蛋白 T（cTnT）等更具心脏特异性的标志物予以证实。CK-MB 和总 CK 作为诊断依据时，其诊断标准值至少应是正常上限值的两倍。

AMI 诊断时常规采用的血清心肌标志物及其检测时间见表 4-8-1。

1. 心肌损伤早期标志物 指心肌损伤后 6 小时内在血中水平升高的标志物。早期标志物的应用有助于早期诊断，进而有助于早期治疗。但此类标志物的心肌特异性不高。目前比较常用的有：

（1）C 反应蛋白（CRP）：CRP 在心肌损伤发生的早期即出现异常增高且窗口期较短，在心肌损伤的早期诊断和预后估计有较好的临床价值。随着超敏 CRP（hs-CRP）检测方法的应用，其临床应用价值近年来不断受到关注。

（2）肌红蛋白（myoglobin，Mb）：Mb 在胸痛发作后 1 小时即可在血清中出现，但 Mb 在骨骼肌损伤时也可大量释放入血。虽然 Mb 的心肌特异性差，但在心肌梗死后能迅速从坏死组织释放出来，具有高度的敏感性。Mb 的血中半衰期短，有助于观察急性心肌梗死病程中有无再梗死发生以及梗死有无扩展；Mb 阴性有助于排除急性心肌梗死的诊断。

表 4-8-1 AMI 的血清心肌标志物及其检测时间

	cTnI	cTnT	CK	CK-MB	AST*	ALT
出现时间（h）	1～2	2～4	2～4	6	3～4	6～12
100%敏感时间（h）	4～8	8～12	8～12		8～12	
峰值时间（h）	4～8	10～24	10～24	24	10～24	24～48
持续时间（d）	0.5～1	5～10	5～14	3～4	2～4	3～5

注：*应同时测定丙氨酸转氨酶（ALT），AST > ALT 方有意义；CK：肌酸激酶；CK-MB：肌酸激酶同工酶；AST：天冬氨酸转氨酶

2. 确定心肌损伤的标志物 心肌损伤 6～9 小时后在血中增高并持续数天，对心肌损伤的敏感性和特异性都较高。

（1）肌酸激酶同工酶（creatine kinase isoenzyme，CK-MB）：曾经是诊断心肌损伤，特别是心肌梗死的"金标准"，目前临床上仍有广泛应用。但 CK-MB 血中存在的时间较短（3～4 天），并且在骨骼肌和大脑中也有表达，当骨骼肌或脑损伤，特别是慢性骨骼肌损伤及肌肉剧烈运动后，CK-MB 都会显著增高。

（2）心肌肌钙蛋白（cardiac troponin，cTn）：2000 年欧洲心脏病学会（ESC）和美国心脏病学院（ACC）联席会议的一份共同性文件（刊登在 Eur Heart J 2000；21：1502 和 Am Coll Cardiol 2000；36：959）提出，在临床缺血背景下，肌钙蛋白升高说明有一定量的心肌坏死，就能确立为心肌梗死。cTn 有高度的心肌特异性，对于心肌损伤有高度敏感性和较长的诊断窗口期。正常人血中很难检测到 cTn，一般在心肌损伤后 2～4 小时在外周血中逐渐增高，最高值出现在 10～24 小时，在心肌损伤后 5～10 天，外周血中仍可检测到增高的 cTn。

五、AMI 的诊断

AMI 的诊断标准必须至少具备下列三条标准中的两条：①缺血性胸痛的临床病史；②心电图的动态演变；③心肌坏死的血清心肌标志物浓度的动态改变。

第二节 急救治疗措施

当怀疑手术后患者可能发生 AMI，应尽早请心血管内科医师会诊。治疗原则包括：①充分的灌注；②应用阿司匹林和 β 受体阻滞剂，避免应用钙离子通道阻滞剂；③左心室功能差者选用 ACEI。一些用于治疗 AMI 的措施，如溶栓治疗、PTCA，在手术后都是禁忌的。但目前对于可导致 AMI 的术后早期严重心肌缺血的患者，应用 PTCA 或溶栓治疗，心脏专家则持积极的态度。

一、一般处理

AMI 患者应立即开始一般治疗，并与其诊断同时进行，重点是监测和防治 AMI 的不良事件或并发症。

1. 监测 持续心电、血压和血氧饱和度监测，及时发现和处理心律失常、血流动力学异常和低氧血症。

2. 卧床休息 可降低心肌耗氧量，减少心肌损害。对血流动力学稳定且无并发症的 AMI 患者一般卧床休息 1～3 天，对病情不稳定及高危患者卧床时间应适当延长。

3. 建立静脉通道 保持给药途径畅通。

4. 镇痛 AMI 时，剧烈胸痛使患者交感神经过度兴奋，产生心动过速、血压升高和心肌收缩功能增强，从而增加心肌耗氧量，并易诱发快速性室性心律失常。应迅速给予有效镇痛剂，可给吗啡 3 mg 静脉注射，必要时每 5 分钟重复 1 次，总量不宜超过 15 mg。一旦出现呼吸抑制，可每隔 3 分钟静脉注射纳洛酮 0.4 mg（最多 3 次）以拮抗之。

5. 吸氧 AMI 患者初起即使无并发症，也应给予鼻导管吸氧，以纠正因肺淤血和肺通气/血流比例失调所致的中度缺氧。在严重左心衰竭、肺水肿合并有机械并发症的患者，多伴有严重低氧血症，需面罩加压给氧或气管插管并机械通气。

6. 纠正水、电解质及酸碱平衡失调。

7. 饮食和通便 AMI 患者需禁食至胸痛消失，然后给予流质、半流质饮食，逐步过渡到普通饮食。所有 AMI 患者均应使用缓泻剂，以防止便秘时排便用力导致心脏破裂或引起心律失常、心力衰竭。

二、药物治疗

（一）硝酸酯类药物

常用的硝酸酯类药物包括硝酸甘油、硝酸异山梨酯和 5-单硝酸异山梨醇酯。综合临床试验资料显示，AMI 患者使用硝酸酯可轻度降低病死率。

AMI 早期通常给予硝酸甘油静脉滴注 24～48 小时。对 AMI 伴再发性心肌缺血、充血性心力衰竭或需处理的高血压患者更为适宜。静脉滴注硝酸甘油应从低剂量开始，可酌情逐渐增加剂量，直至症状控制、血压正常者动脉收缩压降低 10 mmHg 或高血压患者动脉收缩压降低 30 mmHg 为有效治疗剂量。静脉滴注硝酸甘油的最高剂量以不超过 100 μg/min 为宜，持续静脉滴注的时限为 24～48 小时。

静脉用药后可使用口服制剂如硝酸异山梨酯或 5-单硝山梨醇酯等继续治疗。

硝酸甘油的不良反应有头痛和反射性心动过速，严重时可产生低血压和心动过缓，加重心肌缺血，此时应立即停止给药、抬高下肢、快速输液和给予阿托品，严重低血压时可给多巴胺。硝酸甘油的禁忌证有低血压（收缩压<90 mmHg）、严重心动过缓（<50 次/分）或心动过速（>100 次/分）。下壁伴右心室梗死时，因更易出现低血压，也应慎用硝酸甘油。

（二）抗血小板治疗

冠状动脉内斑块破裂诱发局部血栓形成是导致 AMI 的主要原因。在急性血栓形成中血小板活化起着十分重要的作用，抗血小板治疗已成为 AMI 的常规治疗，溶栓前即应使用。阿司匹林和噻氯匹定或氯吡格雷是目前临床上常用的抗血小板药物。

1. 阿司匹林 通过抑制血小板内的环氧化酶使凝血栓烷 A_2（血栓素 A_2，TXA_2）合成减少，达到抑制血小板聚集的作用。AMI 急性期，阿司匹林使用剂量应在 150～300 mg/d，首次服用时应选择水溶性阿司匹林，或肠溶阿司匹林嚼服以达到迅速吸收的目的。3 天后改为小剂量 50 ~ 150 mg/d 维持。

2. **噻氯匹定** 作用机制不同于阿司匹林，主要抑制 ADP 诱导的血小板聚集。口服 24 ~ 48 小时起作用，3 ~ 5 天达高峰。该药起作用慢，不适合急需抗血小板治疗的临床情况，多用于对阿司匹林过敏或禁忌的患者或者与阿司匹林联合用于置入支架的 AMI 患者。该药的主要不良反应是中性粒细胞及血小板减少，应用时需注意经常检查血常规，一旦出现上述不良反应应立即停药。

3. **氯吡格雷** 是新型 ADP 受体拮抗剂，与噻氯匹定不同的是口服后起效快，不良反应明显低于噻氯匹定。初始剂量 300 mg，以后剂量 75 mg/d 维持。

4. **血小板膜糖蛋白（GP）Ⅱb/Ⅲa 受体拮抗剂** 目前临床使用的血小板 GP Ⅱb/Ⅲa 受体拮抗剂有以下三种：阿昔单抗（abciximab）、依替非巴肽（epiifibatide）、替罗非班（tiroflban）。

（三）抗凝治疗

凝血酶是使纤维蛋白原转变为纤维蛋白最终形成血栓的关键环节，因此抑制凝血酶至关重要。

1. **普通肝素** 肝素作为对抗凝血酶的药物在临床应用最普遍，对于 ST 段抬高的 AMI，肝素作为溶栓治疗的辅助用药；对于非 ST 段抬高的 AMI，静脉滴注肝素为常规治疗。

肝素作为 AMI 溶栓治疗的辅助治疗，随溶栓制剂不同用法亦有不同。重组组织型纤溶酶原激活剂（rt-PA）为选择性溶栓剂，半衰期短，对全身纤维蛋白原影响较小，血栓溶解后仍有再次血栓形成的可能，故需要与充分抗凝治疗相结合。溶栓前先静脉注射肝素 5 000 U 冲击量，继之以 1 000 U/h 维持静脉滴注 48 小时，每 4 ~ 6 小时测定 1 次 APTT 或 ACT，以调整肝素剂量，保持其凝血时间延长至对照的 1.5 ~ 2.0 倍。48 小时后改用皮下肝素 7 500 U，每日 2 次，治疗 2 ~ 3 天。

尿激酶和链激酶均为非选择性溶栓剂，对全身凝血系统影响很大，包括消耗因子 Ⅴ 和 Ⅷ，大量降解纤维蛋白原，因此溶栓期间不需要充分抗凝治疗，溶栓后 6 小时开始测定 APTT 或 ACT，待 APTT 恢复到对照时间 2 倍以内时（约 70 秒）开始给予皮下肝素治疗。

2. **低分子量肝素** 鉴于低分子量肝素有应用方便、不需监测凝血时间、出血并发症低等优点，建议可用低分子量肝素代替普通肝素。

（四）β受体阻滞剂

通过减慢心率，降低体循环血压和减弱心肌收缩力来减少心肌耗氧量，对改善缺血区的氧供需失衡，缩小心肌梗死面积，降低急性期病死率有肯定的疗效。在无该药禁忌证的情况下应及早常规应用。常用的 β 受体阻滞剂为美托洛尔、阿替洛尔。

β 受体阻滞剂治疗的禁忌证为：①心率<60 次/分；②动脉收缩压<100 mmHg；③中重度左心衰竭（≥KillipⅢ级）；④Ⅱ、Ⅲ度房室传导阻滞或 PR 间期>0.24 秒；⑤严重慢性阻塞性肺部疾病或哮喘；⑥末梢循环灌注不良。相对禁忌证为：①哮喘病史；②周围血管疾病；③胰岛素依赖性糖尿病。

（五）血管紧张素转换酶抑制剂（ACEI）

主要作用机制是通过影响心肌重塑、减轻心室过度扩张而减少充盈性心力衰竭的发生率和病死率。在无禁忌证的情况下，溶栓治疗后血压稳定即可开始使用 ACEI。对于 4 ~ 6 周后无并发症和无左心室功能障碍的 AMI 患者，可停服 ACEI 制剂；若 AMI 特别是前壁心肌梗死合并左心功能不全，ACEI 治疗期应延长。

ACEI 的禁忌证：①AMI 急性期动脉收缩压<90 mmHg；②临床出现严重肾衰竭（血肌酐>265 μmol/L）；③有双侧肾动脉狭窄病史者；④对 ACEI 过敏者；⑤妊娠、哺乳妇女等。

（六）钙拮抗剂

AMI 治疗中不作为一线用药。临床试验研究显示，无论是 AMI 早期或晚期、Q 波或非 Q 波心肌梗死、是否合用 β 受体阻滞剂，给予速效硝苯地平均不能降低再梗死率和病死率，对部分患者甚至有害。因此，在 AMI 常规治疗中钙拮抗剂被视为不宜使用的药物。

（七）洋地黄制剂

AMI 24 小时之内一般不使用洋地黄制剂。对于 AMI 合并左心衰竭的患者，24 小时后常规服用洋地黄制剂是否有益也一直存在争议。目前一般认为，AMI 恢复期在 ACEI 和利尿剂治疗下仍存在充血性心力衰竭的患者，可使用地高辛。对于 AMI 左心衰竭并发快速心房颤动的患者，使用洋地黄制剂较为适合。

三、并发症及处理

（一）左心功能不全

AMI 时，左心功能不全可由于病理生理改变的程度不同，临床表现差异很大。可出现程度不等的呼吸困难、脉弱及末梢灌注不良表现。

血流动力学监测可为左心功能的评价提供可靠指征。当肺动脉楔压（PAWP）>18 mmHg、心脏指数（CI）<2.5 L/（min·m^2）时表现为左心功能不全。PAWP>18 mmHg、CI<2.2 L/（min·m^2）、收缩压<80 mmHg 时为心源性休克。

合并左心功能不全者必须迅速完成体格检查、心电图、血气分析、X 线胸片及有关生化检查，必要时作床旁超声心动图及漂浮导管血流动力学测定。

1. 急性左心衰竭 临床上表现为程度不等的呼吸困难，严重者可端坐呼吸，咳粉红色泡沫痰。

急性左心衰竭的处理：①Killip Ⅲ级时静脉注射呋塞米 20 mg；②静脉滴注硝酸甘油，直到收缩压下降 10% ~ 15%，但不低于 90 mmHg；③尽早口服 ACEI；④肺水肿合并严重高血压是静脉滴注硝普钠的最佳适应证；⑤洋地黄制剂在 AMI 发病 24 小时内使用有增加室性心律失常的危险，故不主张使用。在合并快速心房颤动时，可用毛花苷 C 或地高辛减慢心室率。在左心室收缩功能不全，每搏量下降时，心率宜维持在 90 ~ 110 次/分，以维持适当的心排血量；⑥急性肺水肿伴严重低氧血症者可行人工机械通气治疗。

2. 心源性休克 临床上当肺淤血和低血压同时存在时可诊断心源性休克。AMI 时心源性休克 85% 由于左心衰竭所致，但应与心包填塞、升主动脉夹层伴主动脉瓣关闭不全或 AMI 严重机械性并发症导致的心源性休克鉴别。

AMI 合并低血压可能由于低血容量引起。患者呕吐、出汗，应用硝酸甘油扩血管治疗，均可引起前负荷减低而发生低血压，但无呼吸困难和器官低灌注表现，这时可谨慎扩容治疗。对广泛大面积心肌梗死或高龄患者应避免过度扩容诱发左心衰竭。下壁 AMI 合并右心室心肌梗死时常见低血压，扩容治疗是关键，若补液 1～2 L 后心排血量仍不增加，应静脉滴注正性肌力药多巴酚丁胺。

心源性休克的处理：①在严重低血压时，应静脉滴注多巴胺，一旦血压升至 90 mmHg 以上，则可同时静脉滴注多巴酚丁胺，以减少多巴胺用量。如血压不升，应使用大剂量多巴胺 [≥15 μg/（kg·min）]，仍无效时，也可静脉滴注去甲肾上腺素；②AMI 合并心源性休克时药物治疗不能改善预后，应使用主动脉内球囊反搏（IABP）。IABP 对支持患者接受冠状动脉造影、PTCA 或 CABG 均可起到重要作用。在升压药和 IABP 治疗的基础上，谨慎、少量应用血管扩张剂（如硝普钠）以减轻心脏前后负荷可能有用；③迅速使完全闭塞的梗死相关血管开通，恢复血流至关重要，对 AMI 合并心源性休克提倡机械再灌注治疗。

IABP 适应证：①心源性休克药物治疗难以恢复时，作为冠状动脉造影和急诊血循环重建术前的一项稳定措施；②AMI 并发机械性并发症，作为冠脉造影和修补手术及血循环重建术前的一项稳定性治疗手段；③顽固性室性心动过速反复发作伴血流动力学不稳定；④AMI 后顽固性心绞痛在冠脉造影和血循环重建术前的一种治疗措施。

（二）右心室梗死和功能不全

急性下壁心肌梗死中，近一半存在右心室梗死，下壁伴右心室梗死者病死率大大增加。右胸导联（尤为 V_{4R}）ST 段抬高≥0.1 mV 是右心室梗死最特异的改变。下壁梗死时出现低血压、肺部啰音、颈静脉充盈或 Kussmaul 征（吸气时颈静脉充盈）是右心室梗死的典型三联征。维持右心室前负荷为其主要处理原则。下壁心肌梗死合并低血压时应避免使用硝酸酯和利尿剂，需积极扩容治疗，若补液 1～2 L 血压仍不回升，应静脉滴注正性肌力药多巴胺。在合并高度房室传导阻滞、对阿托品无反应时，应予临时起搏以增加心排血量。右心室梗死时也可出现左心功能不全引起的心源性休克，处理同左心室梗死时的心源性休克。

（三）并发心律失常

首先应加强针对 AMI、心肌缺血的治疗。溶栓、血循环重建术（急诊 PTCA、CABG）、β 受体阻滞剂、IABP、纠正电解质紊乱等均可预防或减少心律失常发生。

1. AMI 并发室上性快速心律失常的治疗

（1）房性早搏与交感兴奋或心功能不全有关，本身不需特殊治疗。

（2）阵发性室上性心动过速：①维拉帕米、硫氮唑酮或美托洛尔静脉用药；②合并心力衰竭、低血压者可用直流电复律或心房起搏治疗；③洋地黄制剂有效，但起效时间较慢。

（3）心房颤动：①血流动力学不稳定的患者，如出现血压降低、脑供血不足/心绞痛或心力衰竭者需迅速作同步电复律；②血流动力学稳定的患者，以减慢心室率为首要治疗，无心功能不全、支气管痉挛或房室传导阻滞者，可静脉使用 β 受体阻滞剂，同时监测心率、血压及心电图，如收缩压<100 mmHg 或心率<60 次/分，终止治疗。心功能不全者应首选洋地黄制剂。如治疗无效或禁忌且无心功能不全者，可静脉使用维拉帕米或地尔硫䓬；③胺碘酮对中止心房颤动、减慢心室率及复律后维持窦性心律均有价值，可静脉用药并随后口服治疗。

2. AMI 并发室性快速心律失常的治疗

（1）心室颤动、持续性多形室性心动过速，立即非同步直流电复律，起始电能量

200 J，如不成功可给予 300 J 重复。

（2）持续性单形室性心动过速伴心绞痛、肺水肿、低血压（<90 mmHg），应予同步直流电复律，电能量同上。

（3）持续性单形室性心动过速不伴上述情况，可首先给予药物治疗。如利多卡因或胺碘酮。

（4）频发室性早搏、成对室性早搏、非持续性室速可严密观察或利多卡因治疗（使用不超过 24 小时）。

（5）偶发室性早搏、加速的心室自主心律可严密观察，不作特殊处理。

（6）AMI、心肌缺血也可引起短阵多形室性心动过速，酷似尖端扭转型室性心动过速，但 QT 间期正常。治疗方法同上，如利多卡因、胺碘酮等。

3. 缓慢性心律失常的治疗　窦性心动过缓见于 30%～40% 的 AMI 患者中，尤其是下壁心肌梗死或右冠状动脉再灌注（Bezold-Jarsh 反射）时。心脏传导阻滞可见于 6%～14% 患者。处理原则如下：

（1）无症状窦性心动过缓，可暂作观察，不予特殊处理。

（2）症状性窦性心动过缓、Ⅱ度 1 型房室传导阻滞、Ⅲ度房室传导阻滞伴窄 QRS 波逸搏心律，患者常有低血压、头晕、心功能障碍、心动缓慢<50 次/分等，可先用阿托品静脉注射治疗。

（3）出现下列情况，需行临时起搏治疗：①Ⅲ度房室传导阻滞伴宽 QRS 波逸搏、心室停搏；②症状性窦性心动过缓、Ⅱ度 1 型房室传导阻滞或Ⅲ度房室传导阻滞伴窄 QRS 波逸搏经阿托品治疗无效；③双束支传导阻滞，包括交替性左、右束支阻滞或右束支传导阻滞伴交替性左前、左后分支阻滞；④新发生的右束支传导阻滞伴左前或左后分支阻滞和新发生的左束支传导阻滞并发Ⅰ度房室传导阻滞；⑤Ⅱ度 2 型房室传导阻滞。

（4）根据有关证据，以下情况多数观点也倾向于临时起搏治疗：右束支传导阻滞伴左前或左后分支阻滞（新发生或不肯定者）；右束支传导阻滞伴Ⅰ度房室传导阻滞；新发生或不肯定的左束支传导阻滞；反复发生的窦性停搏（>3 秒）对阿托品治疗无反应者。

（四）机械性并发症

AMI 机械性并发症为心脏破裂，包括左心室游离壁破裂、室间隔穿孔、乳头肌和邻近的腱索断裂等。常发生在 AMI 发病第 1 周，多发生在第 1 次及 Q 波心肌梗死患者。溶栓治疗年代，心脏破裂并发症发生率降低，但发生时间前移。临床表现为突然或进行性血流动力学恶化并伴低心排血量、休克和肺水肿。

1. 游离壁破裂　左心室游离壁破裂引起急性心包填塞时可突然死亡，临床表现为电-机械分离或停搏。亚急性心脏破裂在短时间内破口被血块封住，可发展为亚急性心包填塞或假性室壁瘤。症状和心电图不特异，心脏超声可明确诊断。对亚急性心脏破裂者应争取冠状动脉造影后行手术修补及血循环重建术。

2. 室间隔穿孔　病情恶化的同时，在胸骨左缘第 3、4 肋间闻及全收缩期杂音，粗糙、响亮，50% 伴震颤。超声心动图一般可显示室间隔破口，彩色多普勒可见经室间隔破口左向右分流的射流束。室间隔穿孔伴血流动力学失代偿者提倡在血管扩张剂和利尿剂治疗及

IABP 支持下，早期或急诊手术治疗。如室间隔穿孔较小，无充血性心力衰竭，血流动力学稳定，可保守治疗，6 周后择期手术。

3. 急性二尖瓣关闭不全 乳头肌功能不全或断裂引起急性二尖瓣关闭不全时，在心尖部出现全收缩期反流性杂音。超声心动图和彩色多普勒是明确诊断并确定二尖瓣反流机制及程度的最佳方法。急性乳头肌断裂时突然发生左心衰竭和（或）低血压，主张血管扩张剂、利尿剂及 IABP 治疗，在血流动力学稳定的情况下急诊手术。因左心室扩大或乳头肌功能不全引起的二尖瓣反流，应积极药物治疗心力衰竭，改善心肌缺血并主张行血循环重建术以改善心脏功能和二尖瓣反流。

四、再灌注治疗

（一）溶栓治疗

1. 溶栓治疗的适应证

（1）2 个或 2 个以上相邻导联 ST 段抬高（胸导联≥0.2 mV、肢体导联≥0.1 mV），或提示 AMI 伴左束支传导阻滞（CLBBB）。起病时间<12 小时，年龄<75 岁。对前壁心肌梗死、低血压（收缩压<100 mmHg）或心率增快（>100 次/分）患者治疗意义更大。

（2）ST 段抬高，年龄>75 岁。对这类患者，无论是否溶栓治疗，AMI 死亡的危险性均很大。

（3）ST 段抬高，发病时间 12～24 小时，溶栓治疗收益不大，但在有进行性缺血性胸痛和广泛 ST 段抬高并经过选择的患者，仍可考虑溶栓治疗。

（4）高危心肌梗死，收缩压>180 mmHg 和（或）舒张压>110 mmHg，这类患者颅内出血的危险性较大，应认真权衡溶栓治疗的益处与出血性卒中的危险性。对这类患者首先应镇痛、降低血压，将血压降至 150/90 mmHg 时再行溶栓治疗，但是否能降低颅内出血的危险尚未得到证实。对这类患者若有条件应考虑直接 PTCA 或支架置入术。

（5）虽有 ST 段抬高，但起病时间>24 小时，缺血性胸痛已消失者或仅有 ST 段压低者不主张溶栓治疗。

2. 溶栓治疗的禁忌证及注意事项

（1）既往任何时间发生过出血性脑卒中，1 年内发生过缺血性脑卒中或脑血管事件。

（2）颅内肿瘤。

（3）近期（2～4 周）活动性内脏出血（月经除外）。

（4）可疑主动脉夹层。

（5）严重且未控制的高血压（>180/110 mmHg）或慢性严重高血压病史。

（6）目前正在使用治疗剂量的抗凝药（国际标准化比率 2～3），已知有出血倾向。

（7）近期（2～4 周）创伤史，包括头部外伤、创伤性心肺复苏或较长时间（>10 分钟）的心肺复苏。

（8）近期（<3 周）外科大手术。

（9）近期（<2 周）在不能压迫部位的大血管穿刺。

（10）曾使用链激酶（尤其 5 天至 2 年内使用者）或对其过敏的患者，不能重复使用链激酶。

（11）妊娠。

（12）活动性消化性溃疡。

3. 溶栓剂的选择 在如何选择溶栓剂问题上，应权衡死亡高危因素（如老年、女性、前壁心肌梗死、左束支传导阻滞、ST 段普遍抬高、糖尿病、心率>100 次/分、收缩压<100 mmHg 等）和颅内出血高危因素。对发病 4 小时内的 AMI 患者开通相关血管非常重要，可选择重组组织型纤溶酶原激活剂（rt-PA）加速给药法；对死亡低危和颅内出血高危者链激酶和 rt-PA 加速给药法可同等选择；对发病 4~12 小时，死亡低危和颅内出血高危者可选择链激酶。溶栓效果取决于溶栓时间，应尽早开始溶栓。

（二）介入治疗

1. 直接 PTCA

（1）直接 PTCA 的适应证：①在 ST 段抬高和新出现或怀疑新出现左束支传导阻滞的 AMI 患者，直接 PTCA 可作为溶栓治疗的替代治疗，但直接 PTCA 必须由有经验的术者和相关医务人员，在有适宜条件的导管室于发病 12 小时内或虽超过 12 小时但缺血症状仍持续时，对梗死相关动脉进行 PTCA；②急性 ST 段抬高/Q 波心肌梗死或新出现左束支传导阻滞的 AMI 并发心源性休克患者，年龄<75 岁，AMI 发病在 36 小时内，并且血循环重建术可在休克发生 18 小时内完成者，应首选直接 PTCA 治疗；③适宜再灌注治疗而有溶栓治疗禁忌证者，直接 PTCA 可作为一种再灌注治疗手段；④AMI 患者非 ST 段抬高，但梗死相关动脉严重狭窄、血流减慢（TIMI 血流≤2 级），如可在发病 12 小时内完成，可考虑进行 PTCA。

（2）注意事项：在 AMI 急性期不应对非梗死相关动脉行选择性 PTCA。发病 12 小时以上或已接受溶栓治疗且已无心肌缺血证据者，不应进行 PTCA。直接 PTCA 必须避免时间延误，必须由有经验的术者进行，否则不能达到理想效果，治疗的重点仍应放在早期溶栓。

2. 补救性 PTCA 对溶栓治疗未再通的患者使用 PTCA，恢复前向血流，即为补救性 PTCA。其目的在于尽早开通梗死相关动脉，挽救缺血但仍存活的心肌，从而改善生存率和心功能。

建议对溶栓治疗后仍有明显胸痛，ST 段抬高无显著回落，临床提示未再通者，应尽快进行急诊冠脉造影，若 TIMI 血流 0~2 级，应立即行补救性 PTCA，使梗死相关动脉再通。尤其对发病 12 小时内、广泛前壁心肌梗死、再次梗死及血流动力学不稳定的高危患者意义更大。

3. 溶栓治疗再通者 PTCA 的选择 对溶栓治疗成功的患者不主张立即行 PTCA。建议对溶栓治疗成功的患者，若无缺血复发，应在 7~10 天后进行择期冠脉造影，若病变适宜可行 PTCA。

第九章　急性心力衰竭

王　睿

急性心力衰竭（acute heart failure）临床上以急性左心衰竭最为常见，急性右心衰竭则较少见，本章主要介绍急性左心衰竭。急性左心衰竭指急性发作或加重的左心功能异常所致的心肌收缩力明显降低、心脏负荷加重，造成急性心排血量骤降、肺循环压力突然升高、周围循环阻力增加，引起肺循环充血而出现急性肺淤血、肺水肿并可伴组织器官灌注不足和心源性休克的临床综合征。急性心力衰竭可以突然起病或在原有慢性心力衰竭基础上急性加重，大多数表现为收缩性心力衰竭，也可以表现为舒张性心力衰竭；发病前患者多数合并有器质性心血管疾病。对于在慢性心力衰竭基础上发生的急性心力衰竭，经治疗后病情稳定，不应再称为急性心力衰竭。急性心力衰竭常危及生命，必须紧急施救和治疗。

一、急性心力衰竭的病因和病理生理学机制

（一）急性心力衰竭的常见病因

1. 慢性心力衰竭急性加重。

2. 急性心肌坏死和（或）损伤

（1）急性冠状动脉综合征如急性心肌梗死或不稳定性心绞痛、急性心肌梗死伴机械性并发症。

（2）急性重症心肌炎。

（3）围生期心肌病。

（4）药物所致的心肌损伤与坏死，如抗肿瘤药物和毒物等。

3. 急性血流动力学障碍

（1）急性瓣膜大量反流和（或）原有瓣膜反流加重，如感染性心内膜炎所致的二尖瓣和（或）主动脉瓣穿孔、二尖瓣腱索和（或）乳头肌断裂、瓣膜撕裂（如外伤性主动脉瓣撕裂）以及人工瓣膜的急性损害等。

（2）高血压危象。

（3）重度主动脉瓣或二尖瓣狭窄。

（4）主动脉夹层。

（5）心包压塞。

（6）短时间内容量过负荷，多见于小儿。

（7）急性舒张性左心衰竭，多见于老年控制不良的高血压患者。

（二）急性心力衰竭的病理生理机制

1. 急性心肌损伤和坏死　缺血性心脏病合并急性心力衰竭主要有下列三种情况：

（1）急性心肌梗死：主要见于大面积的心肌梗死；有时急性心肌梗死也可首先表现为

急性左心衰竭症状，尤其老年患者和糖尿病患者；

（2）急性心肌缺血：缺血面积大、缺血严重也可诱发急性心力衰竭，此种状况可见于梗死范围不大的老年患者，虽然梗死面积较小，但缺血面积大；

（3）原有慢性心功能不全：如陈旧性心肌梗死或无梗死史的慢性缺血性心脏病患者，在缺血发作或其他诱因下可出现急性心力衰竭。此外，一些以急性左心衰竭为主要表现的患者可能没有明显的胸痛症状，但当存在相应危险因素的情况下可能是缺血性心脏病所致。

心肌缺血及其所产生的心肌损伤使部分心肌处在心肌顿抑和心肌冬眠状态，并导致心功能不全。当冠状动脉血流及氧合恢复，冬眠心肌功能迅速改善，而顿抑心肌功能不全仍继续维持一段时间。严重和长时间的心肌缺血必将造成心肌不可逆的损害。

急性心肌梗死或急性重症心肌炎等可造成心肌坏死，使心脏的收缩单位减少。高血压急症或严重心律失常等均可使心脏负荷增加。这些改变可产生血流动力学紊乱，还可激活肾素-血管紧张素-醛固酮系统（RAAS）和交感神经系统，促进心力衰竭患者病情加剧和恶化。上述病理生理过程可因基础病变重笃而不断进展，或在多种诱因的激发下迅速发生而产生急性心力衰竭。

2．血流动力学障碍　急性心力衰竭主要的血流动力学紊乱有：

（1）心排血量（CO）下降，血压绝对或相对下降以及外周组织器官灌注不足，导致出现脏器功能障碍和末梢循环障碍，发生心源性休克。

（2）左心室舒张末压和肺毛细血管楔压（PCWP）升高，可发生低氧血症、代谢性酸中毒和急性肺水肿。

（3）右心室充盈压升高，使体循环静脉压升高、体循环和主要脏器淤血、水钠滞留和水肿等。

3．神经内分泌系统激活　交感神经系统和肾素-血管紧张素系统（RAAS）的过度兴奋是机体在急性心力衰竭时的一种保护性代偿机制，但长时间的过度兴奋就会产生不良影响，使多种内源性神经内分泌与细胞因子激活，加重心肌损伤、心功能下降和血流动力学紊乱，这又反过来刺激交感神经系统和RAAS的兴奋，形成恶性循环。

4．心肾综合征　心力衰竭和肾衰竭常并存，并互为因果，临床上将此种状态称之为心肾综合征。

5．慢性心力衰竭的急性失代偿　稳定的慢性心力衰竭可以在短时间内急剧恶化，心功能失代偿，表现为急性心力衰竭。其促发因素中较多见为药物治疗缺乏依从性、严重心肌缺血、重症感染、严重地影响血流动力学的各种心律失常、肺栓塞以及肾功能损伤等。围术期则多因为手术刺激、麻醉药物对心肌的抑制、血流动力学波动等引起。此类心力衰竭同时存在左、右心衰竭，治疗上以利尿为主。

二、急性心力衰竭的临床表现

（一）基础心血管疾病的病史和表现

大多数患者有各种心脏病的病史，存在引起急性心力衰竭的各种病因。老年人中的主要病因为冠心病、高血压和老年性退行性心瓣膜病，而在年轻人中多由风湿性心瓣膜病、扩张性心肌病、急性重症心肌炎等所致。

（二）诱发因素

常见的诱因有：

1. 慢性心力衰竭药物治疗缺乏依从性。

2. 心脏容量超负荷。

3. 严重感染，尤其肺炎和败血症。

4. 严重颅脑损害或剧烈的精神心理紧张与波动。

5. 大手术后。

6. 肾功能减退。

7. 急性心律失常如室性心动过速（室速）、心室颤动（室颤）、心房颤动（房颤）或心房扑动伴快速心室率、室上性心动过速以及严重的心动过缓等。

8. 支气管哮喘发作。

9. 肺栓塞。

10. 高心排血量综合征如甲状腺功能亢进危象、严重贫血等。

11. 应用负性肌力药物如维拉帕米、地尔硫䓬、β 受体阻滞剂等。

12. 应用非甾体类抗炎药。

13. 心肌缺血（通常无症状）。

14. 老年急性舒张功能减退。

15. 嗜铬细胞瘤。

16. 其他，如吸毒、酗酒。

这些诱因使心功能原来尚可代偿的患者骤发心力衰竭，或者使已有心力衰竭的患者病情加重。

（三）早期临床表现

既往心功能正常的患者出现原因不明的疲乏或运动耐力明显减低以及心率增加 15 ~ 20 次/分，可能是左心功能降低的早期征兆。继续发展可出现劳力性呼吸困难、夜间阵发性呼吸困难、睡觉需用枕头抬高头部等；检查可发现左心室增大、闻及舒张早期或中期奔马律、P_2亢进、两肺尤其肺底部有湿啰音，还可有干湿啰音和哮鸣音，提示已有左心功能障碍。

术中发现不能解释的心动过速（心率增加 20 次/分以上）及血压下降，高度怀疑心功能障碍。需仔细检查，包括听诊双肺，观察气道压，评估血容量状态等。

原有慢性心力衰竭者围术期在各种应激因素作用下，发生呼吸急促、心率增快者，高度注意慢性心功能不全基础上发生急性失代偿的可能。

（四）急性肺水肿

起病急骤，病情可迅速发展至危重状态。突发的严重呼吸困难、端坐呼吸、喘息不止、烦躁不安并有恐惧感，呼吸频率可达 30 ~ 50 次/分；频繁咳嗽并咳出大量粉红色泡沫样痰；听诊心率快，心尖部常可闻及奔马律；两肺满布湿啰音和哮鸣音。

（五）心源性休克（cardiogenic shock）

主要表现为：

1. 持续低血压，收缩压降至 90 mmHg 以下，或原有高血压的患者收缩压降低 60 mmHg，且持续 30 分钟以上。

2. 组织低灌注状态，可有：①皮肤湿冷、苍白和发绀，出现紫色条纹；②心动过速＞110 次／分；③尿量显著减少（＜20 ml/h），甚至无尿；④意识障碍，常有烦躁不安、激动焦虑、恐惧和濒死感；收缩压低于 70 mmHg，可出现抑制症状，如神志恍惚、表情淡漠、反应迟钝，逐渐发展至意识模糊甚至昏迷。

3. 低氧血症和代谢性酸中毒。

三、急性心力衰竭的实验室辅助检查

（一）心电图

心电图能提供许多重要信息。包括心率、心脏节律、传导，以及某些病因依据如心肌缺血性改变、ST 段抬高或非 ST 段抬高心肌梗死以及陈旧性心肌梗死的病理性 Q 波等。还可检测出心肌肥厚、心房或心室扩大、束支传导阻滞、心律失常的类型及其严重程度，如各种房性或室性心律失常（房颤、房扑伴快速性心室率、室速）、QT 间期延长等。

（二）胸部 X 线检查

可显示肺淤血的程度和肺水肿，如出现肺门血管影模糊、蝶形肺门，甚至弥漫性肺内大片阴影等。还可根据心影增大及其形态改变，评估基础的或伴发的心脏和（或）肺部疾病以及气胸等。

（三）超声心动图

可用以了解心脏的结构和功能、心瓣膜状况、是否存在心包病变、急性心肌梗死的机械并发症以及室壁运动失调；可测定左心室射血分数（LVEF），监测急性心力衰竭时的心脏收缩/舒张功能相关的数据。

超声多普勒检查可间接测量肺动脉压、左右心室充盈压等。此法为无创性，应用方便，有助于快速诊断和评价急性心力衰竭，还可用来监测患者病情的动态变化，对于急性心力衰竭是不可或缺的监测方法。一般采用经胸超声心动图，如患者疑为感染性心内膜炎，尤为人工瓣膜心内膜炎，在心力衰竭病情稳定后还可采用经食管超声心动图，能够更清晰显示赘生物和瓣膜周围的脓肿等。

（四）动脉血气分析

急性左心衰竭常伴低氧血症，肺淤血明显者可影响肺泡氧气交换。应监测动脉氧分压（PaO_2）、二氧化碳分压（$PaCO_2$）和氧饱和度，以评价氧含量和肺通气功能。还应监测酸碱平衡状况，本症患者常有酸中毒，与组织灌注不足、二氧化碳潴留有关，且可能与预后相关，及时处理纠正很重要。无创测定血样饱和度可用作长时间、持续和动态监测，由于使用简便，一定程度上可以代替动脉血气分析而得到广泛应用，但不能提供 $PaCO_2$ 和酸碱平衡的信息。

（五）常规实验室检查

包括血常规和血生化检查，如电解质（钠、钾、氯等）、肝功能、血糖、清蛋白及高敏 C 反应蛋白（hs-CRP）。研究表明，hs-CRP 对评价急性心力衰竭患者的严重程度和预后有一定的价值。

（六）心力衰竭标志物

B 型利钠肽（BNP）及其 N 末端 B 型利钠肽原（NT-proBNP）的浓度增高已成为公认诊断心力衰竭的客观指标，也是心力衰竭临床诊断上近几年的一个重要进展。其临床意义如下：

1. 心力衰竭的诊断和鉴别诊断　如 BNP<100 ng/L 或 NT-proBNP<400 ng/L，心力衰竭可能性很小，其阴性预测值为 90%；如 BNP>400 ng/L 或 NT-proBNP>1500 ng/L，心力衰竭可能性很大，其阳性预测值为 90%。急诊就医的明显气急患者，如 BNP/NT-proBNP 水平正常或偏低，几乎可以除外急性心力衰竭的可能性。

2. 心力衰竭的危险分层　有心力衰竭临床表现、BNP/NT-proBNP 水平又显著增高者属高危人群。

3. 评估心力衰竭的预后　临床过程中这一标志物持续升高，提示预后不良。

（七）心肌坏死标志物

旨在评价是否存在心肌损伤或坏死及其严重程度。

1. 心肌肌钙蛋白 T 或 I（cTnT 或 cTnI）　其检测心肌受损的特异度和敏感度均较高。急性心肌梗死时可升高 3~5 倍以上；慢性心力衰竭可出现低水平升高；重症有症状心力衰竭存在心肌细胞坏死、肌原纤维不断崩解，血清中肌钙蛋白水平可持续升高。

2. 肌酸磷酸激酶同工酶（CK-MB）　一般在发病后 3~8 小时升高，9~30 小时达高峰，48~72 小时恢复正常；其动态升高可列为急性心肌梗死的确诊指标之一，高峰出现时间与预后有关，出现早者预后较好。

3. 肌红蛋白　其分子质量小，心肌损伤后即释出，故在急性心肌梗死后 0.5~2 小时便明显升高，5~12 小时达高峰，18~30 小时恢复，作为早期诊断的指标优于 CK-MB，但特异性较差。伴急性或慢性肾功能损伤者肌红蛋白可持续升高，此时血肌酐水平也会明显增高。

四、急性心力衰竭严重程度分级

主要有 Killip 法（表 4-9-1）、Forrester 法（表 4-9-2）和临床程度分级（表 4-9-3）三种。

表 4-9-1　急性心肌梗死的 Killip 法分级

分　级	症状与体征
I 级	无心力衰竭
II 级	有心力衰竭，两肺中下部有湿啰音，占肺野下 1/2，可闻及奔马律，X 线胸片有肺淤血
III 级	严重心力衰竭，有肺水肿，细湿啰音遍布两肺（超过肺野下 1/2）
IV 级	心源性休克、低血压（收缩压 90 mmHg），发绀、出汗、少尿

表 4-9-2 急性左心衰竭的 Forrester 法分级

分 级	PCWP（mmHg）	CI $[ml/(s \cdot m^2)]$	组织灌注状态
I 级	≥18	>36.7	无肺淤血，无组织灌注不良
II 级	>18	>36.7	有肺淤血
III 级	<18	≤36.7	无肺淤血，有组织灌注不良
IV 级	>18	≤36.7	有肺淤血，有组织灌注不良

注：PCWP：肺毛细血管楔压。CI：心脏排血指数，其法定单位与旧制 L/（min·m²）的换算系数为 16.67

表 4-9-3 急性左心衰竭的临床程度分级

分 级	皮 肤	肺部啰音
I 级	干、暖	无
II 级	湿、暖	有
III 级	干、冷	无/有
IV 级	湿、冷	有

　　Killip 法主要用于急性心肌梗死患者，根据临床和血流动力学状态来分级。

　　Forrester 法可用于急性心肌梗死或其他原因所致的急性心力衰竭，其分级的依据为血流动力学指标如 PCWP、CI 以及外周组织低灌注状态，故适用于心脏监护室、重症监护室和有血流动力学监测条件的病房、手术室内。

　　临床程度分级根据 Forrester 法修改而来，其个别可以与 Forrester 法一一对应，由此可以推测患者的血流动力学状态；由于分级的标准主要根据末梢循环的望诊观察和肺部听诊，无须特殊的检测条件，适合用于一般的门诊和住院患者。这三种分级法均以 I 级病情最轻，逐渐加重，IV 级为最重。以 Forrester 法和临床程度分级为例，由 I~IV 级病死率分别为 2.2%、10.1%、22.4% 和 55.5%。

五、急性心力衰竭诊断及鉴别诊断

　　可疑的急性左心衰竭患者根据临床表现和辅助性检查作出诊断评估（图 4-9-1）。

　　急性左心衰竭应与可引起明显呼吸困难的疾病如支气管哮喘和哮喘持续状态、急性大块肺栓塞、肺炎、严重的慢性阻塞性肺病（COPD）尤其伴感染等相鉴别，还应与其他原因所致的非心源性肺水肿（如急性呼吸窘迫综合征）以及非心源性休克等疾病相鉴别。

六、急性心力衰竭的治疗

（一）治疗目标

1. 控制基础病因和矫治引起心力衰竭的诱因。

2. 缓解各种严重症状

（1）低氧血症和呼吸困难：采用不同方式吸氧，包括鼻导管吸氧、面罩吸氧以及无创

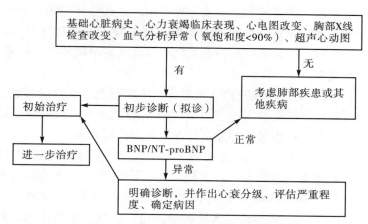

图 4-9-1 急性左心衰竭的诊断流程示意图

或气管插管的呼吸机辅助通气治疗。

（2）胸痛和焦虑：应用吗啡。

（3）呼吸道痉挛：应用支气管解痉药物。

（4）淤血症状：利尿剂有助于减轻肺淤血和肺水肿，亦可缓解呼吸困难。

3．稳定血流动力学状态　维持收缩压 90 mmHg。纠正和防止低血压，可应用各种正性肌力药物。血压过高者的降压治疗可选择血管扩张药物。

4．纠正水、电解质紊乱和维持酸碱平衡。

5．保护重要脏器如肺、肾、肝和大脑，防止功能损害。

6．降低死亡危险，改善近期和远期预后。

（二）急性心力衰竭的一般处理

1．体位　静息时明显呼吸困难者应半卧位或端坐位，双腿下垂以减少回心血量，降低心脏前负荷；术中发生急性心力衰竭者则可采取头高脚低位。

2．四肢交换加压　四肢轮流绑扎止血带或血压计袖带，通常同一时间只绑扎三肢，每个 15～20 分钟轮流放松一肢。血压计袖带的充气压力应较舒张压低 10 mmHg，使动脉血流仍可顺利通过，而静脉血回流受阻。此法可降低前负荷，减轻肺淤血和肺水肿。

3．吸氧　适用于低氧血症和呼吸困难明显（尤其指端血氧饱和度<90%）的患者。应尽早采用，使患者 SaO_2 达到 95%（伴 COPD 者 SaO_2>90%）。可采用不同的方式：

（1）鼻导管吸氧：低氧流量（1～2 L/min）开始，如仅为低氧血症，动脉血气分析未见 CO_2 潴留，可采用高流量给氧 6～8 L/min。乙醇吸氧可使肺泡内的泡沫表面张力减低而破裂，改善肺泡的通气。方法是在氧气通过的湿化瓶中加 50%～70% 乙醇或有机硅消泡剂，用于肺水肿患者。

（2）面罩吸氧：适用于伴呼吸性碱中毒患者。必要时还可采用无创性或气管插管呼吸机辅助通气治疗。

（3）全麻手术中则控制呼吸。

4. 做好救治的准备工作 至少开放两条静脉通道，并保持通畅。必要时可采用深静脉穿刺置管，以随时满足用药的需要和监测中心静脉压。血管活性药物一般应用微量泵泵入，以维持稳定的速度和正确的剂量。固定和维护好漂浮导管、深静脉置管、心电监护的电极和导联线、鼻导管或面罩、导尿管以及指端无创血氧仪测定电极等。保持室内适宜的温度、湿度，灯光柔和，环境幽静。

5. 饮食 进易消化食物，避免一次大量进食，不要饱餐。在总量控制下，可少量多餐（6～8 次/天）。应用袢利尿剂情况下不要过分限制钠盐摄入量，以避免低钠血症，导致低血压。利尿剂应用时间较长的患者要补充多种维生素和微量元素。

6. 出入量管理 肺淤血、体循环淤血及水肿明显者应严格限制饮水量和静脉输液速度，对无明显低血容量因素（大出血、严重脱水、大汗淋漓等）者的每天摄入液体量一般宜在1 500 ml 以内，不要超过 2 000 ml。保持每天水出入量负平衡约 500 ml/d，以减少水钠潴留和缓解症状。3～5 天后，如淤血、水肿明显消退，应减少水负平衡，逐渐过渡到出入水量平衡。在水负平衡下应注意防止发生低血容量、低血钾和低血钠等。

（三）急性心力衰竭的药物治疗

1. 镇静剂 主要应用吗啡。吗啡 2.5～5.0 mg 静脉缓慢注射，亦可皮下或肌内注射。伴 CO_2 潴留者则不宜应用，可产生呼吸抑制而加重 CO_2 潴留；也不宜应用大剂量，可促使内源性组胺释放，使外周血管扩张导致血压下降。应密切观察疗效和呼吸抑制的不良反应。伴明显和持续低血压、休克、意识障碍、COPD 等患者禁忌使用。老年患者慎用或减量。亦可应用哌替啶 50～100 mg 肌内注射。

2. 支气管解痉剂 一般应用氨茶碱 0.125～0.25g，以葡萄糖溶液稀释后静脉推注（10 分钟），4～6 小时后可重复 1 次；或以 0.25～0.5 mg/（kg·h）静脉滴注。亦可应用二羟丙茶碱 0.25～0.5g 静脉滴注，速度为 25～50 mg/h。此类药物不宜用于冠心病如急性心肌梗死或不稳定性心绞痛所致的急性心力衰竭患者，不可用于伴心动过速或心律失常的患者。

3. 利尿剂 适用于急性心力衰竭伴肺循环和（或）体循环明显淤血以及容量负荷过重的患者。作用于肾小管亨利襻的利尿剂如呋塞米、托塞米、布美他尼静脉应用可以在短时间里迅速降低容量负荷，应列为首选。噻嗪类利尿剂、保钾利尿剂（阿米洛利、螺内酯）等仅作为袢利尿剂的辅助或替代药物，或在需要时作为联合用药。临床上利尿剂应用十分普遍，但并无大样本随机对照试验进行评估。

应采用静脉利尿制剂，首选呋塞米，先静脉注射 20～40 mg，继以静脉滴注 5～40 mg/h，其总剂量在起初 6 小时不超过 80 mg，起初 24 小时不超过 200 mg。应用利尿剂效果不佳、加大剂量仍未见良好反应以及容量负荷过重的急性心力衰竭患者，应加用噻嗪类和（或）醛固酮受体拮抗剂：氢氯噻嗪 25～50 mg，每日 2 次，或螺内酯 20～40 mg/d。临床研究表明，利尿剂剂量联合应用，其疗效优于单一利尿剂的大剂量，且不良反应也更少。

注意事项：伴低血压（收缩压<90 mmHg）、严重低钾血症或酸中毒患者不宜应用，且对利尿剂反应甚差；大剂量和较长时间的应用可发生低血容量和低钾血症、低钠血症，且增加其他药物如血管紧张素转化酶抑制剂（ACEI）、血管紧张素 II 受体拮抗剂（ARB）或血管扩张剂引起低血压的可能性；应用过程中应检测尿量，并根据尿量和症状的改善状况

调整剂量。

4. 血管扩张药物　此类药可应用于急性心力衰竭早期阶段。可降低左、右心室充盈压和全身血管阻力，也使收缩压降低，从而减轻心脏负荷，缓解呼吸困难。如舒张压在 60 mmHg 以上，通常冠状动脉血流可维持正常。对于急性心力衰竭，包括合并急性冠状动脉综合征的患者，此类药在缓解肺淤血和肺水肿的同时不会影响心排血量，也不会增加心肌耗氧量。建议采用收缩压水平和是否存在肺淤血选用血管扩张剂。收缩压>100 mmHg 的急性心力衰竭伴肺淤血患者通常可以安全使用，同时并用呋塞米；收缩压在 85 ~ 100 mmHg 之间且存在肺淤血的患者应谨慎使用血管扩张剂，必要时与正性肌力药同时使用；而收缩压<85 mmHg 的患者则禁忌使用，评估血容量状况及心肌收缩力。

主要有硝酸酯类、硝普钠、重组人 BNP（rhBNP）、乌拉地尔、酚妥拉明，但钙拮抗剂不推荐用于急性心力衰竭的治疗。

（1）硝酸酯类药物：急性心力衰竭时此类药在减少每搏心输出量和不增加心肌氧耗情况下能减轻肺淤血，特别适用于急性冠状动脉综合征伴心力衰竭的患者。临床研究已证实，硝酸酯类静脉制剂与呋塞米合用治疗急性心力衰竭有效；还证实应用血流动力学可耐受的最大剂量并联合小剂量呋塞米的疗效优于单纯大剂量的利尿剂。静脉应用硝酸酯类药物应十分小心滴注剂量，经常测量血压，防止血压过度下降。硝酸甘油静脉滴注起始剂量 5 ~ 10 μg/min，每 5 ~ 10 分钟递增 5 ~ 10 μg/min，最大剂量 100 ~ 200 μg/min；亦可每 10 ~ 15 分钟喷雾 1 次（400 μg），或舌下含服每次 0.3 ~ 0.6 毫克/次。硝酸异山梨酯静脉滴注剂量 5 ~ 10 mg/h，亦可舌下含服 2.5 毫克/次。

（2）硝普钠：适用于严重心力衰竭、原有后负荷增加以及伴心源性休克患者。临时应用宜从小剂量 10 μg/min 开始，可酌情逐渐增加剂量至 50 ~ 250 μg/min，静脉滴注，疗程不要超过 72 小时。由于其强效降压作用，应用过程中要密切监测血压，根据血压调整合适的维持剂量。停药应逐渐减量，并加用口服血管扩张剂，以避免反跳现象。

（3）rhBNP：该药近几年刚应用于临床，属内源性激素物质，与人体内产生的 BNP 完全相同。国内制剂商品名为新活素，国外同类药名为萘西立肽（nesiritide）。其主要药理作用是扩张静脉和动脉（包括冠状动脉），从而减低前、后负荷，在无直接正性肌力作用情况下增加 CO，故将其归类为血管扩张剂。实际该药并非单纯的血管扩张剂，而是一种兼具多重作用的治疗药物；可以促进钠的排泄，有一定的利尿作用；还可抑制 RAAS 和较高神经系统，阻滞急性心力衰竭演变中的恶性循环。该药临床试验的结果尚不一致。晚近的两项研究（VMAC 和 PROACTION）表明，该药的应用可以带来临床和血流动力学的改善，推荐应用于急性失代偿心力衰竭。国内一项 Ⅱ 期临床研究提示，rhBNP 较硝酸甘油静脉制剂能够显著降低 PCWP，缓解患者的呼吸困难。应用方法：先给予负荷剂量 1.500 μg/kg，静脉缓慢推注，继以 0.0075 ~ 0.0150 μg/（kg·min）静脉滴注；也可不用负荷剂量而直接静脉滴注。疗程一般 3 天，不超过 7 天。

（4）乌拉地尔：该药具有外周和中枢双重扩血管作用，可有效降低血管阻力，降低后负荷，增加心输出量，但不影响心率，从而减少心肌耗氧量。适用于高血压性心脏病、缺血性心肌病（包括急性心肌梗死）和扩张性心肌病引起的急性左心衰竭；可用于 CO_2 降低、

PCWP>18 mmHg 的患者。通常静脉滴注 $100 \sim 400$ μg/min，可逐渐增加剂量，并根据血压和临床状况予以调整。伴严重高血压者可缓慢静脉注射 $12.5 \sim 25.0$ mg。

使用血管扩张剂时需注意，下列情况下禁用血管扩张药物：收缩压<90 mmHg，或持续低血压并伴症状尤其有肾功能不全的患者，以避免重要脏器灌注减少；严重阻塞性心瓣膜疾病患者，例如主动脉瓣狭窄，有可能出现显著的低血压；二尖瓣狭窄患者也不宜应用，有可能造成 CO_2 明显降低；梗阻性肥厚型心肌病。

5. 正性肌力药物 此类药物适用于低心排血量综合征，如伴症状性低血压或心输出量降低伴有循环淤血的患者，可缓解组织低灌注所致的症状，保证重要脏器的血流供应。血压较低和对血管扩张药物及利尿剂不耐受或反应不佳的患者尤其有效。

药物种类和用法如下：

（1）洋地黄类：此类药物能轻度增加 CO_2 和降低左心室充盈压；对急性左心衰竭患者的治疗有一定帮助。一般应用毛花苷 C $0.2 \sim 0.4$ mg 缓慢静脉注射，$2 \sim 4$ 小时后可以再用 0.2 mg，伴快速心室率的房颤患者可酌情适当增加剂量。

（2）多巴胺：$250 \sim 500$ μg/min 静脉滴注。此药应用个体差异较大，一般从小剂量开始，逐渐增加剂量，短期应用。

（3）多巴酚丁胺：该药短期应用可以缓解症状，但并无临床证据表明对降低病死率有益。用法：$100 \sim 250$ μg/min 静脉滴注。使用时注意监测血压，常见不良反应有心律失常，心动过速，偶尔可因加重心肌缺血而出现胸痛。正在应用 α 受体阻滞剂的患者不推荐应用多巴酚丁胺和多巴胺。

（4）磷酸二酯酶抑制剂：米力农，首剂 $25 \sim 75$ μg/kg 静脉注射（>10 分钟），继以 $0.25 \sim 0.50$ μg/（kg·min）静脉滴注，每日最大剂量不超过 1.13 mg/kg。氨力农，首剂 $0.5 \sim 1.0$ mg/kg 静脉注射（>10 分钟），继以 $5 \sim 10$ μg/（kg·min）静脉滴注。常见不良反应有低血压和心律失常。

（5）左西孟旦：这是一种钙增敏剂，通过结合于心肌细胞上的肌钙蛋白 C 促进心肌收缩，还通过介导 ATP 敏感的钾通道而发挥血管舒张作用和轻度抑制磷酸二酯酶的效应。其正性肌力作用独立于 α 肾上腺素能刺激，可用于正接受 α 受体阻滞剂治疗的患者。临床研究表明，急性心力衰竭患者应用本药静脉滴注可明显增加 CO 和每搏量，降低 PCWP、全身血管阻力和肺血管阻力；冠心病患者不会增加病死率。用法：首剂 $12 \sim 24$ μg/kg 静脉注射（>10 分钟），继以 0.1 μg/（kg·min）静脉滴注，可酌情减半或加倍。对于收缩压<100 mmHg 的患者，不需要负荷剂量，可直接用维持剂量，以防止发生低血压。

急性心力衰竭患者应用此类药需全面权衡：是否用药不能仅依赖 1、2 次血压测量的数值，必须综合评价临床状况，如是否伴组织低灌注的表现；血压降低伴低 CO_2 或低灌注时应尽早使用，而当器官灌注恢复和（或）循环淤血减轻时则应尽快停用；药物的剂量和静脉滴注速度应根据患者的临床反应作调整，强调个体化的治疗；此类药可即刻改善急性心力衰竭患者的血流动力学和临床状态，但也有可能促进和诱发一些不良的病理生理反应，甚至导致心肌损伤和靶器官损害，必须警惕；血压正常有无器官和组织灌注不足的急性心力衰竭患者不宜使用。

（四）非药物治疗

1. 主动脉内球囊反搏（IABP）　临床研究表明，这是一种有效改善心肌灌注同时又降低心肌耗氧量和增加 CO_2 的治疗手段。

IABP 的适应证包括：急性心肌梗死或严重心肌缺血并发心源性休克，且不能由药物治疗纠正；伴血流动力学障碍的严重冠心病（如急性心肌梗死伴机械并发症）；心肌缺血伴顽固性肺水肿。

IABP 的禁忌证：存在严重的外周血管疾病；主动脉瘤；主动脉瓣关闭不全；活动性出血或其他抗凝禁忌证；严重血小板缺乏。

急性心力衰竭患者的血流动力学稳定后可撤除 IABP，撤除的参考指征为：CI>2.5 L/（min·m²）；尿量>1 ml/（kg·h）；血管活性药物用量逐渐减少，而同时血压恢复较好；呼吸稳定，动脉血气分析各项指标正常；降低反搏频率时血流动力学参数仍然稳定。

2. 机械通气　急性心力衰竭患者行机械通气的指征：出现心跳呼吸骤停而进行心肺复苏时；合并Ⅰ型或Ⅱ型呼吸衰竭。

机械通气的方式有下列两种：

（1）无创呼吸机辅助通气：这是一种无须气管插管、经口/鼻面罩给患者供氧、由患者自主呼吸触发的机械通气治疗。分为持续气道正压通气（CPAP）和双相间歇气道正压通气（BiPAP）两种模式。

1）作用机制：通过气道正压通气可改善患者的通气状况，减轻肺水肿，纠正缺氧和 CO_2 潴留，从而缓解Ⅰ型或Ⅱ型呼吸衰竭。

2）适用对象：Ⅰ型或Ⅱ型呼吸衰竭患者经常规吸氧和药物治疗仍不能纠正时应及早应用。主要用于呼吸频率<25 次/分、能配合呼吸机通气的早期呼吸衰竭患者。在下列情况下应用受限：不能耐受和合作的患者、有严重认知障碍和焦虑的患者、呼吸急促（频率>25 次/分）、呼吸微弱和呼吸道分泌物多的患者。

（2）气管插管和人工机械通气：应用指征为心肺复苏时、严重呼吸衰竭经常规治疗不能改善者，尤其是出现明显呼吸性和代谢性酸中毒并影响到意识状态的患者。

3. 血液净化治疗　此法不仅可维持水、电解质和酸碱平衡，稳定内环境，还可清除尿毒症毒素（肌酐、尿素、尿酸等）、细胞因子、炎症介质以及心脏抑制因子等。治疗中的物质交换可通过血液滤过（超滤）、血液透析、连续血液净化和血液灌流等来完成。

本法对急性心力衰竭有益，但并非常规应用的手段。出现下列情况之一可以考虑采用：

（1）高容量负荷如肺水肿或严重的外周组织水肿，且对袢利尿剂和噻嗪类利尿剂抵抗。

（2）低钠血症（血钠<110 mmol/L）且有相应的临床症状如神志障碍、肌张力减退、腱反射减弱或消失、呕吐以及肺水肿等，在上述两种情况应用单纯血液滤过即可。

（3）肾功能进行性减退，血肌酐>500 μmol/L 或负荷急性血液透析指征的其他情况。

建立体外循环的血液净化均存在与体外循环相关的不良反应，如生物不相容、出血、凝血、血管通路相关并发症、感染、机器相关并发症等。应避免出现新的内环境紊乱，连续血液净化治疗时应注意热量及蛋白的丢失。

4. 心室机械辅助装置　急性心力衰竭经常规药物治疗无明显改善时，有条件的可应用此种技术。此类装置有：体外模式人工肺氧合器（ECMO）、心室辅助泵（如可植入式电动左心辅助泵、全人工心脏）。根据急性心力衰竭的不同类型，可选择应用心室辅助装置，在积极纠治基础心脏病的前提下，短期辅助心脏功能，可作为心脏移植或心肺移植的过渡。ECMO 可以部分或全部代替心肺功能。临床研究表明，短期循环呼吸支持（如应用 ECMO）可以明显改善预后。

5. 外科手术

（1）冠心病：

1）不稳定性心绞痛或心肌梗死并发心源性休克：经冠状动脉造影证实为严重左主干或多支血管病变，并在确认冠状动脉支架术和溶栓治疗无效的情况下，可进行冠状动脉旁路移植术，能够明显改善心力衰竭。经积极的抗急性心力衰竭药物治疗，并在机械通气、IABP 等辅助下，甚至在体外循环支持下及时急诊手术。

2）心肌梗死后机械合并症：①心室游离壁破裂：心肌梗死后游离壁破裂的发生率为 0.8%~6.2%，可导致心脏压塞和电机械分离，猝死在数分钟内即出现；亚急性破裂并发心源性休克则为手术提供了机会，确诊后经心包穿刺减压、补液和应用药物维持下，宜立即手术；②室间隔穿孔（perforation of ventricular septum）：心肌梗死后本病发生率为 1%~2%，多在 1~5 天内。最常见前壁心肌梗死，多见于老年、女性，院内病死率 81%（SHOCK 研究）。直接的诊断依据主要依靠超声心动图、心导管及左心室造影检查，可证实穿孔部位、分流量以及是否合并二尖瓣关闭不全。在药物和非药物积极积极治疗下行冠状动脉造影。确诊后若经药物可使病情稳定，尽量争取 4 周后手术治疗；若药物治疗（包括 IABP）不能使病情稳定，应早期手术修补，同期进行冠状动脉旁路移植术。对不合并休克的患者，血管扩张剂如硝酸甘油或硝普钠可使病情有所改善；对合并心源性休克的患者，IABP 对造影和手术准备可提供最有效的血流动力学支持。急诊手术对大的室间隔穿孔合并心源性休克的患者是使之存活的唯一方法，但手术病死率很高。对血流动力学稳定的患者（除非症状不显著的小缺损）也多主张早期手术治疗，因破裂缺损可能扩大。但最佳手术时机目前并未达成共识。在急性期，因坏死心肌松脆，手术有技术困难。近年来，经皮室间隔缺损封堵术用于部分经选择的患者，但尚有待进一步积累经验，以确定其应用价值；③重度二尖瓣关闭不全：本病在急性心肌梗死伴心源性休克患者中约占 10%，多出现在 2~7 天。完全性乳头肌断裂者多在 24 小时内死亡，而乳头肌功能不全者较为多见，且预后较好。超声心动图可确诊并测反流量和左心室功能。应在 IABP 支持下行冠状动脉造影。出现肺水肿者应立即做瓣膜修补术或瓣膜置换术，并同期行冠状动脉旁路移植术。

（2）心瓣膜疾病：除缺血性乳头肌功能不全外，因黏液性腱索断裂、心内膜炎、创伤等所致的急性二尖瓣关闭不全以及因感染性心内膜炎、主动脉夹层、胸部闭合伤等所致的急性主动脉瓣关闭不全均应尽早手术干预。此外，主动脉瓣或二尖瓣的严重狭窄以及联合心瓣膜病的心功能失代偿期也需要尽早手术。人工瓣膜血栓形成或瓣膜失功能所致的急性心力衰竭病死率极高，超声心动图（必要时应用经食管超声心动图）可明确诊断，均应手术，尤其左心系统的血栓应立即手术。

（3）急性主动脉夹层：本病（尤其 I 型）因高血压危象和主动脉瓣反流可出现急性心

力衰竭。超声心动图一旦明确主动脉瓣反流，应立即手术。

（4）其他疾病：主脉窦瘤破裂、心脏内肿瘤（如左心房黏液瘤）以及心脏内巨大血栓形成（在左心房或肺动脉）等均会造成瓣膜反流或流出道梗阻，可引起急性心力衰竭，需要立即手术。心脏外科手术中，心肌保护不良、心脏阻断时间延长或反复多次阻断、心脏畸形纠正不彻底、心脏移植供心缺血时间过长以及术后心包压塞等均可造成严重低心排综合征，需要给予积极的药物和非药物（包括 IABP 和 ECMO）治疗，甚至再次手术。各种心导管检查和介入治疗并发症亦可导致急性心力衰竭，其所致的急性心肌梗死、冠状动脉损伤、二尖瓣球囊扩张术后重度反流、封堵器脱落梗阻、心脏破损出血以及心包压塞均需要紧急手术。

（五）急性心力衰竭稳定后的后续处理

急性心力衰竭患者在纠正了异常的血流动力学状态和病情稳定后，即应转入进一步的后续治疗，主要根据预后评估、有无基础心血管疾病和有无心力衰竭这三方面的情况确定治疗策略，并做好随访和患者教育工作。

1. 根据预后评估的处理　近年的临床研究分析提示，根据 BNP/NT-proBNP 水平的变化较按临床症状评估来指导治疗更有价值。与基线相比，治疗后 BNP/NT-proBNP 下降达到或超过 30%，表明治疗奏效；如为下降或下降未达标甚至继续走高，则表明治疗效果不佳，应继续增强治疗的力度，方能改善患者的预后。所有的急性心力衰竭患者应动态测定这一指标。病情已经稳定的患者，如 BNP/NT-proBNP 仍然明显增高，应继续加强治疗，包括纠正诱发因素、矫治基本病因和积极应用抗心力衰竭药物等，并要继续随访和密切关注病情走向。不过，应指出的是临床评估不应单纯依靠 BNP/NT-proBNP，其易受年龄、性别、体重及肾功能的影响，故根据病情作出综合性评估最为重要。

2. 根据基础心血管疾病的处理

（1）无基础疾病的急性心力衰竭：此类患者在消除诱因后，并不需要继续心力衰竭的相关治疗，今后应避免诱发急性心力衰竭，如出现各种诱因要积极控制。

（2）伴基础疾病的急性心力衰竭：应针对原发疾病进行积极有效的治疗、康复和预防。

（3）原有慢性心力衰竭类型

1）收缩性心力衰竭：处理方案与慢性心力衰竭相同，可根据我国的《急性心力衰竭诊断和治疗指南》选择适当药物，原则上应积极采用可改善预后的四类药物：血管紧张素转化酶抑制剂（angiotensin converting enzyme inhibitor，ACEI）、血管紧张素 Ⅱ 受体抑制剂（angiotensin Ⅱ receptor antagonist）［又称血管紧张素受体阻滞剂（angiotensin receptor blocker，ARB）］、β 受体阻滞剂和醛固酮受体拮抗剂。伴液体潴留的患者需要终身应用利尿剂，以维持干重状态，有利于其他药物的应用和减少不良反应。ACEI 或 ARB 加 β 受体阻滞剂的联合应用可发挥协同作用，称为"黄金搭档"，应尽早采用。对于仍有症状的患者，第 4 种药物可选用地高辛，以缓解症状、控制心室率、缩短住院天数及增加运动耐量，适用于心功能 NYHA Ⅱ 级患者；也可选择醛固酮受体拮抗剂如螺内酯，较适合于心功能 NYHA Ⅲ 级或 Ⅳ 级患者。可以根据动态 BNP/NT-proBNP 测定水平，评估药物的疗效和调整治疗方案；对于有适应证的患者，可考虑同时应用非药物治疗方法如心脏再同步化治疗或埋藏式自动复律除颤器或两者合用。

2）舒张性心力衰竭：约半数慢性心力衰竭患者的左心室射血分数（left ventricular ejection fraction，LVEF）正常，这些患者多为女性、老年人，有高血压和（或）房颤史。目前尚无临床证据表明，常用的各种抗心力衰竭药物能够改善此类患者的预后。近80%的患者有高血压史或引起心力衰竭原因为高血压，故积极控制高血压极其重要，否则心力衰竭的进展较快，也会诱发急性心力衰竭。原则上，各种降压药均可应用，宜有限选择阻滞RAAS的药物（主要为ACEI或ARB）和阻断交感神经系统的药物（β受体阻滞剂）。此类患者都有不同程度的液体潴留，应长期应用利尿剂。此外，由于心肌缺血可以损害舒张功能，冠心病患者应积极血循环重建治疗，以防止心力衰竭的发展和恶化。

3.　对患者的随访和教育　近几年的临床研究表明，心力衰竭的综合性防治方案包括将专科医生、基层医生（城市社区和农村基层医疗机构）、患者及其家人的努力结合在一起，可以显著提高防治的效果和改善患者的预后。因此，建议做好下列工作。

（1）一般性随访：每1~2个月1次，内容包括：①了解患者基本状况；②药物应用的情况（顺从性和不良反应）；③体检：肺部啰音、水肿程度、心率和心律等。

（2）重点随访：每3~6个月1次，除一般性随访中的内容外，应做心电图、生化检查、BNP/NT-proBNP检测，必要时做胸部X线和超声心动图检查。

（3）教育患者

1）让患者了解心力衰竭的基本症状和体征，知道有可能反映心力衰竭加重的一些临床表现如疲乏加重、运动耐受性降低、静息心率增加至15~20次/分、活动后气急加重、水肿（尤其下肢）再现或加重、体重增加等。

2）掌握自我调整基本治疗药物的方法：①出现心力衰竭加重征兆，尤其水肿再现或加重、尿量减少或体重明显增加2~3 kg，利尿剂应增加剂量；②清晨起床前静息心率应在55~60次/分，如>65次/分可适当增加β受体阻滞剂的剂量；③血压较前明显降低，或低于120/70 mmHg，则各种药物（ACEI/ARB、β受体阻滞剂、利尿剂等）均不宜再加量。

3）知晓应避免的情况：①过度劳累和体力活动、情绪激动和精神紧张等应激状态；②感冒、呼吸道感染及其他各种感染；③不顺从医嘱，擅自停药、减量；④饮食不当，如食物偏咸等；⑤未经专科医生同意，擅自加用其他药物，如非甾体类抗炎药、激素、抗心律失常药物等。

4）知晓需去就诊的情况：心力衰竭症状加重、持续性血压降低或增高（>130/80 mmHg）、心率加快或过缓（<55次/分）、心脏节律显著改变：从规则转为不规则或从不规则转为规则、出现频繁早搏且有症状等。

第十章　心跳呼吸骤停与复苏

王　欣　薛朝霞

由于种种原因或诱因，患者的循环遭受严重障碍，心跳突然停止，循环呼吸即终止，以至全身血液供应中断，导致组织缺氧和缺血，代谢障碍，这种紧急情况称为心跳呼吸骤停（cardiopulmonary arrest/cardiac and respiratory sudden arrest）。大致分为 3 种类型：心室停顿；心室颤动；心电机械分离。现代医学认为急性原因所致的心跳呼吸骤停在一定条件下是可以逆转的。此时所采取的一切治疗措施称之为复苏（recovery）。复苏不只是心肺功能的重建，更要考虑到脑功能，因为只有脑功能恢复了才称得上是临床复苏成功。而脑细胞对缺氧十分敏感，一般在循环停止后 4～5 分钟即发生严重损害，以至不可逆，停搏 10 分钟脑组织基本死亡。

第一节　心搏骤停的原因和诊断

一、心搏骤停的原因

心跳呼吸骤停的原因可分为院内和院外两大因素。院外常见于一些突发事件、患有严重呼吸循环系统疾病、一些疾病的晚期患者等。院内主要见于围术期。麻醉手术期有多种原因可导致心搏骤停（cardiac arrest），常见的是药物使用不当或管理不当，是最为严重的意外情况，处理不及时，会导致死亡或功能严重障碍。现归纳为以下几方面因素。

（一）麻醉因素

1. 麻醉诱导时用药剂量不当或给药速度太快　麻醉诱导时用药剂量不当或给药速度太快可产生心血管抑制，一般先有低血压，若未及时发现，在原有心功能不全的患者，很容易因低血压，冠脉灌流量减少，心脏收缩无力而引起心室颤动或心搏骤停。

2. 呼吸道梗阻或通气不足　若呼吸道梗阻或通气不足未被及时发现和处理，会导致缺氧和二氧化碳蓄积。

3. 椎管内麻醉阻滞平面过广或全脊麻　椎管内麻醉阻滞平面过广或全脊麻将影响到血压和呼吸，可导致严重循环抑制，从而引起心搏骤停。

4. 局麻药过量或误入血管　局麻药过量或误入血管造成的局麻药中毒，也是麻醉引起心搏骤停的原因之一。

5. 有些麻醉用药在特定条件下可诱发心搏骤停　琥珀胆碱用于截瘫、严重烧伤等患者可引起一过性高钾血症而致心搏骤停；氟烷麻醉时应用肾上腺素，可诱发室性心律失常，甚至心室颤动。还有些药物由于本身的药理作用，如使用不当可造成心搏骤停，例如用于拮抗非去极化肌松药的新斯的明，用于处理心动过速的普萘洛尔等。

6. 低体温　麻醉中温度过低，尤其小儿极易发生心脏骤停。

7. 全麻患者体位的急剧变动　全麻时如由仰卧位突然翻身或侧卧位时，可引起急骤的血流动力学变化，进而造成心搏骤停。

（二）手术因素

1. 术中心脏的机械性刺激。

2. 不良反射　颈、胸区刺激传出迷走神经引起的迷走反射，扩肛、刺激咽喉、压迫眼球、刺激骨膜、牵拉内脏等刺激传入迷走神经引起的反射，均可能发生反射性心搏骤停。肺和食管的手术，若过度牵拉肺门、纵隔，或是压迫心脏时间太长，均可引起心搏骤停。胆心反射，尤其在麻醉浅时更容易发生。

3. 心内直视手术心肌保护不良或停跳时间过长，难以复跳等。

4. 术中大出血　术中大出血若未及时输血扩容，引起血压急剧下降，可导致心搏骤停。

5. 术后广泛渗血　严重广泛软组织或腹膜后创伤，术后如继续渗血或出血不止，终可造成低血容量休克，甚至心搏停止。

（三）患者合并内科疾病因素

1. 原有心脏病者，因各种原因导致低血容量或高体温时易发生心搏停止。

2. 大面积心肌梗死。

3. 水电解质紊乱　严重缺氧、高 CO_2 血症，同时并发严重酸中毒可导致心搏骤停；水、电解质紊乱，严重高钾血症、低钾血症也是心搏骤停的重要原因。

（四）其他意外因素

1. 溺水、触电等突发意外事件。

2. 各种药物过敏和药物中毒　药物过敏（如青霉素过敏）和药物中毒（如地高辛中毒）均可引起心跳呼吸骤停。

3. 脑外伤和其他严重系统性疾病　脑外伤引起的脑疝和脑水肿以及严重的系统性疾病引起的脑动脉瘤破裂、高血压脑出血等均可能会发生心跳呼吸骤停事件。

二、心搏骤停的诊断

所谓心搏骤停（cardiac arrest）是指急性原因所致的循环和呼吸突然丧失，而其他严重心脏病和慢性疾病终末期发生的心搏骤停不包括在内。心搏骤停复苏成功的关键是诊治要快速准确，若延误时间，即使心跳复苏，脑功能因长时间缺氧也会导致不可逆的损害。

原有 ECG 和直接动脉压监测者，在心搏骤停的瞬间就能做出判断，其余情况只有凭以下条件及时做出诊断：

1. 原来清醒的患者神志突然丧失，呼之不应。

2. 摸不到大动脉波动（颈动脉或股动脉），测不到血压，心音消失。

3. 自主呼吸停止。

4. 瞳孔散大，对光反射消失。

在全身麻醉下 1、3、4 项都受到了影响，只得以 2 为主。在临床上只要出现任何一项心跳停止的指征，都应沉着处理，切忌反复测量血压、听心音，或者更换血压计听诊器，这些势必会浪费抢救时间，延误复苏，正确的做法是立即触摸就近的大动脉，如果大动脉搏动消失，就可诊断并开始复苏。

第二节 急救复苏的基本措施

尽管在实施《2005 心肺复苏指南》后心肺复苏质量已提高，且存活率已上升，但胸外按压的质量仍然需要提高；各个急救系统中的院外心脏骤停存活率相差较大；对于大多数院外心搏骤停患者，均未由任何旁观者对其进行心肺复苏。手术室和 ICU 中复苏较多见，成功的机会也多，而在院外或普通病房复苏希望很小。《2010 美国心脏协会心肺复苏及心血管急救指南》更加重视基础生命支持，简化了心肺复苏的步骤，强调了高质量的胸外按压的重要性，期望使更多的目击者参与到对心搏骤停的抢救中来，为复苏争取更多时间。

心肺复苏程序变为 C-A-B，这样可以尽快开始胸外按压缩短通气延误时间，强调高质量的心肺复苏，不建议环状软骨加压。但是新生儿和溺水者等因窒息导致的心搏骤停仍应用 A-B-C 模式进行抢救。复苏处理可分为三个阶段：①初期复苏或基本生命支持；②二期复苏或进一步生命支持；③高级生命支持，即脑复苏。

一、基本生命支持

基本生命支持（basic life support）是心搏骤停后进行心肺脑的初期复苏，是指用简单的措施建立有效的循环和呼吸，是抢救生命的关键步骤。初期复苏是否及时关系到患者复苏的成败及后期生存质量。解决的主要问题是重要器官的血流灌注和氧供的维持，基本措施是 C-A-B 三步：建立循环，通畅气道，人工呼吸。

（一）建立循环

在急救复苏过程中，有效的心脏按压是循环恢复的前提。

1. 胸外心脏按压　胸外心脏按压是最迅速有效建立人工循环的方法。进行足够胸外按压不仅强调足够的按压速率，还强调尽可能减少这一关键心肺复苏步骤的中断，复苏期间给予的按压总数是心脏骤停后存活与否的重要决定因素。

（1）操作方法：硬板床或地上，去枕平卧。操作者位于患者身体一侧，以左手掌根部置于患者的胸骨中下 1/3 交界处（剑突上两横指），另一只手平行地压于该手的手背上，手指伸直并相互交叉，两臂伸直，上身前倾，用上身的力量，通过两臂有节奏地垂直地下压，使胸骨下陷至少 5 cm，随即放松，使胸廓自行弹回（保证每次按压后胸廓会回弹），两手勿离开按压部位，按压放松时间比为 1 : 1，按压频率至少 100 次/分。如此反复尽可能减少按压中断，促进血液的循环，加之机械性刺激促使心脏复跳。儿童可用单手按压，按压幅度为胸骨下陷 3 ~ 4 cm，频率为 100 ~ 120 次/分。配合人工呼吸，不论单人或双人抢救，均为 30 : 2，即胸外心脏按压 30 次，做口对口人工呼吸 2 次，这样反复操作，5 个循环以后对患者做一次评估，包括触摸动脉和观察是否有自主呼吸，但时间不应超过 5 秒。

（2）按压有效的指征：触到大动脉搏动，可测到血压，口唇有苍白变为红润，瞳孔由扩大趋于缩小，出现自主呼吸。否则应采取其他急救措施进行复苏。

（3）胸外心脏按压的禁忌证：多发性肋骨骨折，张力性气胸，血气胸，胸部挤压伤，心包填塞，心脏贯通伤，胸骨劈开或心脏瓣膜置换术后，胸廓畸形或脊柱畸形等。

2. 胸内心脏按压　胸内心脏按压在一段时期曾广泛应用胸内心脏按压抢救心搏骤停，但其脑复苏的成功率较低。后因胸外心脏按压的普及，胸内心脏按压退居为第二抢救措施。近年研究发现，胸内心脏按压更符合心脏本身的泵血特点，故被再度重视。

（1）适应证：心搏停止时间较长或胸外心脏按压持续 10 分钟以上仍无效者；胸外心脏按压禁忌证者，如胸部穿透伤、胸部挤压伤、张力性气胸、心包填塞、心脏外伤和胸廓脊柱畸形等；多次胸外除颤无效者；在开胸手术中发生的心跳停止。

（2）操作方法：在胸外心脏按压不停止的前提下，消毒皮肤，取左胸第 4~5 肋切口，起于胸骨左缘旁开两指，止于腋中线，一手伸入胸腔于心包外按压心脏，拇指和大鱼际肌在前，余 4 指在后，使心脏托于掌心，有节奏地按压；亦可两手伸入胸腔，一前一后按压心脏。随即纵行切开心包，直接按压心脏，便于感觉心肌张力和观察心脏颜色。按压频率为 60~80 次/分。

（3）注意事项：开胸前应行气管插管，保证通气；心脏复跳后应严格止血，放置胸腔闭式引流，待循环稳定后关胸。

（二）通畅气道

保持气道通畅是人工通气的先决条件。心搏骤停后，患者意识丧失，全身肌肉松弛，舌后坠和口腔异物致气道阻塞。通畅气道的关键是消除舌后坠和清理呼吸道分泌物和异物，解除气道梗阻。

1. 舌后坠的处理　抢救者位于患者头侧，一手置于患者颈后部，使患者头极度后仰，同时托下颌并向上提起，即可保证气道的通畅。还可以放置口咽或鼻咽通气管。

2. 气道梗阻的处理　在建立气道前必须先清除口腔内分泌物或胃内反流物，否则即使气道通畅了也是暂时的。在麻醉诱导前应常规准备好负压吸引器，因为麻醉诱导后易致胃内容物反流或支气管扩张大咯血等严重并发症，尤其是急诊手术的患者更要注意。院外急救时可以用纱布或徒手将患者口腔内的异物清除。有时采用 Heimlich 手法，即从患者后方托住患者或直接压上腹部，迫使膈肌向上压向肺部，使呼吸道异物排除。

3. 气管插管或放置喉罩　这样可以快速建立气道。

（三）人工呼吸

通畅气道后，应观察患者的呼吸，看有无气流流出，如果没有呼吸应及时行人工通气，以保证机体的供氧和二氧化碳排除。人工通气的方法有：

1. 口对口或口对鼻人工呼吸　该方法是现场急救最为有效的方法，不需要机械设备。临床经验证明，对所有呼吸停止的患者实施口对口人工呼吸可以为后期复苏争取更多成功的机会。

方法：操作者站或跪于患者身体的一侧，一手托下颌使患者头极度后仰，通畅气道。另一手拇指和示指捏住患者鼻孔，深吸气后，以口唇紧包患者的口部，将呼出气吹入，潮气量为 10 ml/kg 即可，如果此时患者胸廓抬高，说明吹气有效，停止吹气，放松口鼻，让胸廓回缩呼气，待患者呼气完毕后，即可按上述要求重复操作，频率一般为 10~12 次/min。如果经口难以通气，可经鼻吹气行口对鼻人工呼吸。不建议常规采用环状软骨加压，虽然环状软骨加压可以防止胃胀气和降低气囊通气时误吸的风险，但这也有可能妨碍通气，也可能延误或妨碍实施高级气道管理。

2. 简易人工呼吸器或机械通气　简易呼吸器是一种带有单向活瓣的通气装置，通过面罩或与气管导管连接可以进行人工呼吸，通气效果较好，能与氧气相接，提高吸入气体的氧浓度。气管插管可以控制气道，不易发生误吸和胃扩张。气管插管后用呼吸机进行呼吸支持，能够显著提高患者动脉氧分压，增加成功复苏的机会。遇到困难气道，气管插管失败时可以使用喉罩，也能保证通气，满足氧供。避免过度通气，因过度通气增加了胸内压，将减少心脏的静脉回流，减少心搏出量，降低生存率。

二、进一步生命支持

（一）气道处理

经过初期复苏后，患者自主呼吸仍未恢复，二期复苏即应行气管插管控制气道，保证通气。为保证复苏的效果，有条件时机械通气应尽早使用，8～10 次/分，同时不间断胸外按压，避免过度通气。

（二）心脏处理

早期电除颤。行胸外心脏按压时，及时给予心电监护，给予高质量心肺复苏的同时尽早使用电除颤，为心脏复苏成功增加机会。有效的胸外按压和人工通气可以改善心肌缺氧和增加心肌张力，是电除颤的重要前提。同时静脉注射肾上腺素，使细纤颤转变为粗纤颤，增加除颤的成功率。首选胸外电除颤。

1. 操作方法　关闭除颤器的同步开关，打开电源，充电至所需能量，一般首次除颤为200 J，第二次可加至 300 J，第 3 次可增加到 360 J，接通电极板，电极板上涂满导电胶。右手持阴电极紧压在右胸上部锁骨下胸壁，左手持阳电极紧压在左胸乳头下侧胸壁。依据心电图的诊断，清除患者周围物品，确保没有人和物与患者接触。在呼气末按下放电钮除颤，在原位按压电极 5 秒后，观察心电图。单次电击之后立即进行心肺复苏，而不是连续电击 3 次以尝试除颤。同时给予药物纠正影响除颤的因素。

同步电复律适用于室上性快速性心律失常和稳定型单形性室性心动过速，室上性快速性心律失常包括心房纤颤（双相波首剂量 120～200 J，单相波 200 J）和心房扑动或其他的室上性心律失常（双相或单相首剂量 50～100 J），稳定型单形性室性心动过速首剂量 100 J，如果第一次电击没反应，应逐步增加剂量，不适用于无脉性室性心动过速和多型性室性心动过速。对于不稳定患者不能确定出现单形或多形应立即运用高能量非同步电复律。

2. 注意事项　放电时要与皮肤紧贴，不能留有空隙，易烧伤患者；除颤不成功者，切忌反复多次除颤；除颤成功后药配合药物治疗，积极脑复苏。

（三）药物治疗

用药的目的在于增加心肌收缩力，纠正电解质紊乱和酸中毒，防止脑水肿，增加电除颤成功率。

1. 给药途径

（1）静脉通道：宜选择较大的静脉或做中心静脉穿刺置管，保证各种抢救药物进入循环和维持水、电解质、酸碱平衡。

（2）气管内注药：如果患者已经气管插管，也可通过气管导管向气管内注药，如肾上腺素、阿托品等，但去甲肾上腺素、碳酸氢钠碱性药物不能气管内给。

（3）心内注射：如情况紧急也可心内直接注射肾上腺素，但盲目的心内注射容易导致冠脉血管的损伤，故不作为首选给药途径。

2. 常用药物 归纳起来可分为以下几类：

（1）肾上腺素：是心脏复苏的首选药物。对 α_1 受体有较强的兴奋作用，增加心肌收缩力，使舒张压提高，增加冠状动脉的灌注量，改善心肌血供，促使心脏复跳。推荐剂量为每 3～5 分钟 1 mg。文献报道大剂量肾上腺素并未增加复苏的成功率，因此不推荐应用大剂量肾上腺素。40 U 血管加压素可替代首剂或第 2 次剂量的肾上腺素。

（2）抗心律失常药：除颤未成功时，应用抗心律失常药是必要的。利多卡因是目前治疗室性心律失常的首选药物。首先 1～1.5 mg/kg 静脉注射，然后以 1～4 mg/min 持续静脉滴注，但最大剂量 1 小时不应超过 200～300 mg。利多卡因可以降低心肌的应激性，提高室颤阈，抑制心肌的异位起搏点，可提高除颤的成功率。胺碘酮首剂量 300 mg 推注，第 2 次剂量 150 mg，用于治疗难以纠正的心室纤颤和室性心动过速。

（3）钙剂：过去认为钙离子能增强心肌收缩力，提高心肌自律性，加快心肌传导速度，对抢救心室停跳有效。研究表明，钙剂对心肺复苏并无有益作用，而且血浆钙离子浓度过高可加重脑的再灌注损伤。目前仅限用于高钾或低钙引起的心搏骤停，或钙离子通道阻滞药中毒导致的心搏骤停的抢救。一般 10% 氯化钙 2 ml 或葡萄糖酸钙 5～8 ml 稀释后静脉注射。

（4）碳酸氢钠：心跳呼吸停止后，细胞缺血缺氧，无氧呼吸产生大量乳酸和二氧化碳蓄积，低灌注量还会引起代谢性酸中毒，循环恢复后这些酸性物质带至体循环，形成酸中毒。酸中毒后，体内酶的活性降低，心肌收缩力减低，机体对药物的反应性差，降低复跳机会。一直以来，认为纠正酸中毒，可增加除颤的成功率。目前观点，保证有效的通气，可解决相当部分的酸中毒，可不必使用碳酸氢钠，而在患者代谢性酸中毒时可使用碳酸氢钠，避免医源性的碱血症和高钠血症。文献显示碳酸氢钠并没有增加除颤的成功率和最终复苏的概率。碳酸氢钠的初量为 0.5～1.0 mmol/kg，追加剂量不应超过首量的一半，最好依据血气分析调整用量。

第三节 脑 复 苏

高级生命支持（advanced life support）即脑复苏（cerebral resuscitation）。脑血流中断后，在 6～7 秒内可利用的氧即耗尽，脑缺氧会引起离子转移，使得脑内 K^+ 和 Ca^{2+} 浓度增高，NaCl 和 H_2O 的吸收增加，脑组织肿胀。无氧代谢造成脑细胞酸中毒，进一步加重脑细胞水肿。循环恢复后，脑组织虽然重新获得了灌注和氧供，但脑的功能和代谢并未恢复到正常，原有的脑损伤可能继续发展或加重，称为脑的缺血再灌注损伤。再灌注是脑复苏的前提，再灌注损伤也是心脏骤停的一大难题，如何减轻脑的再灌注损伤是急救复苏的重要任务。

一、脑复苏的措施

脑复苏的研究一直是医学领域的重要课题，实验研究取得了很大的进展。但目前对于脑缺血后的生化异常和脑再灌注损伤仍然缺乏有效的治疗方法。现阶段临床脑复苏主要还是集中在低温和脱水的综合治疗以及高压氧疗等。

（一）低温疗法（cryotherapy）

低温治疗是唯一可以促进神经系统功能恢复的手段，低温用于脑缺血中的脑保护作用是肯定的，但其对于脑复苏的意义仍无明确的答案。

1. 低温脑保护的机制　低温时脑代谢降低，可以降低脑的耗氧量；及早降温可以尽早恢复脑的能量代谢，减少乳酸的堆积，减轻脑的酸中毒；及早降温使的血脑屏障免遭进一步损害；低体温可抑制氧自由基的产生和花生四烯酸的代谢，减轻脑水肿的程度；可以降低缺血脑组织内源性损伤因子的释放。这样就为脑细胞功能的恢复争取了时间。

2. 低温疗法的具体实施要点

（1）及早降温：头部为重点的全身降温，可采用冰帽冰袋。一般心脏骤停 5 分钟以上就应开始降温，延迟降温将无效。温度维持在肛温 32℃ 左右，持续 12 ~ 24 小时，温度过低会影响全身免疫系统和心肺功能以及代谢等。

（2）足够降温：在多部位体温监测的前提下，争取在最初的 3 ~ 6 小时内，使温度能降至 30 ~ 32℃，然后维持 12 ~ 24 小时，自主循环恢复后 48 小时内的昏迷患者，体温常会有轻微的下降（>32℃），此类患者要避免主动复温。

（3）持续降温：降温持续时间根据患者皮质功能恢复情况而定，以听觉恢复作为判断。随即逐步撤除冰袋，体温可缓慢上升至 36℃ 左右，密切监测，防止体温反跳性升高。

3. 辅助降温药物的应用　降温势必导致寒战，反而使机体耗氧增加，因此降温前先应用药物使机体可以耐受低体温。

（1）降温时，先用药物，再用冰袋；复温时，先撤冰袋，再停药物。

（2）降温的辅助药物有异丙嗪、地西泮等，这些药物可消除寒战反应。也可采用冬眠疗法：哌替啶 50 mg，异丙嗪 25 mg，氯丙嗪 25 mg。

（二）脱水疗法（dehydration therapy）

降温联合脱水可减轻脑水肿，有效改善脑循环。通常在循环稳定后可静脉注射 20% 甘露醇 0.5 ~ 1.0 mg/kg，24 小时内快速静脉滴注 2 ~ 3 次。根据尿量可以加用利尿剂，也可以通过补充胶体而达到渗透性利尿。脱水应在最初的 48 ~ 72 小时内积极实施，一般持续 5 ~ 7 天。脱水利尿期间不需严格限制入量，以保证循环的稳定。

（三）高压氧疗（hyperbaric oxygen therapy）

高压氧能极大地提高血氧张力，显著提高脑组织与脑脊液中的氧分压，增加组织氧储备，增强氧的弥散率和弥散范围，纠正脑缺氧，减轻脑水肿，降低颅压；还具有促进缺血缺氧的神经组织和脑血管床修复的作用。高压氧疗理论上可以促进意识的恢复，提高脑复苏的成功率。但实际情况并不尽然。2010 年有研究者进行了全美 120 所医院参与的多中心研究，发现复苏后前 24 小时内即暴露于高浓度氧环境中的患者比空气中者院内死亡率明显增高（63% vs 45%）。推测可能与大量氧自由基产生及血乳酸浓度增高有关。

所以，目前主张推迟复苏后氧疗开始的时间，并且采取间歇氧疗和低浓度氧疗，缓慢提升 SaO_2 至94%~98%。

（四）脑保护药物的应用

1. 促进代谢药物　ATP直接为脑细胞提供能量，促进细胞膜 Na^+-K^+-ATP酶泵功能恢复，有助于消除脑肿胀，减轻脑水肿。

2. 钙离子通道阻滞剂　细胞质内钙离子浓度增高是造成脑细胞损害的重要因子。钙离子通道阻滞剂对缺血再灌注的脑损伤有脑保护作用。

3. 氧自由基清除剂　甘露醇、维生素E、维生素C有自由基清除作用，丹参注射液、参麦注射液、强力宁都可抑制自由基触发的脂质过氧化过程，增强脑细胞的抗氧化能力，减少血栓素的产生，减轻再灌注后脑细胞的超微结构损伤。

4. 肾上腺皮质激素　应用肾上腺皮质激素的目的是稳定细胞膜结构，改善血脑屏障功能，减轻脑水肿。通常选择地塞米松，也可选用短效的甲泼尼龙，一般应用3~4天，应注意肾上腺皮质激素的不良反应，如诱发上消化道出血。

（五）其他方法

应用脑保护药物；监测血糖；钙离子通道阻滞药对脑缺血再灌注有保护作用；氧自由基清除剂可增强脑细胞的抗氧化能力，减少血栓的形成，减轻脑的再灌注损伤；应用皮质激素可稳定细胞膜结构，保护血脑屏障，减轻脑水肿。

二、复苏终点

复苏是为了生命延续，是生命结束前最后的努力，随着医学的发展和进步，复苏的希望在不断增加，患者及家属对复苏后生活质量的要求也越来越高，医务人员的责任和压力都在上升。何时终止复苏是摆在医务人员面前的一大问题。

患者的个体差异较大，没有一个标准能预测复苏的无效性，以下几点可终止复苏：

1. 除非有不可逆的死亡征象或尽最大努力治疗后重要脏器功能继续恶化，否则都应实施复苏。

2. 如果已经开始复苏，经过初期复苏和进一步生命支持，医生高度肯定患者对脑复苏无反应时，应停止复苏；如果延长复苏时间患者有望存活，无论多长时间都是合理的。

3. 遇到目前治疗达不到目的，且弊大于利时，可以停止对其生命支持。

4. 第3天没有瞳孔对光反射，第3天无痛觉反应，对中度体觉刺激缺乏皮质反应的缺氧性昏迷，但肌张力正常的患者，且超过72小时者，可终止复苏。

复苏后预后如何，不管是对家属还是医生都是一个很大的压力，希望医学的发展将来能有某项临床评估、实验室检查或生化标志物在复苏后即刻就能可靠地预测预后。我们期待复苏指南的不断问世，从循证医学角度判断患者预后，结合患者的实际情况，有助于维护患者的尊严，节约有限的人力资源。

第四节　复苏新进展

1. 评价患者的无反应性时取消检查脉搏的步骤。如患者仅有临终呼吸应判断为心脏骤停，即应做心肺复苏（cardiopulmonary resuscitation，CPR）。

2.　简化心脏按压的频率和按压通气比例，8 岁以上儿童和成人按压频率均为不低于 100 次／分，按压比例：不管单人或双人均为 30 : 2。

3.　强调早期电除颤。因为不适当的 CPR 可能会拖延时间，导致除颤机会丧失，降低 CPR 成功率。在基本生命支持中强调只除颤 1 次，立即行 CPR，因为除颤浪费时间会导致有效胸外按压中断。目前使用的《心肺复苏及心血管急救指南》建议：当院外心搏骤停事件被目击或发生院内心搏骤停事件时，假如在现场可以立刻获得自动体外心脏电击去颤器（automated external defibrillator，AED）或者人工除颤器的话，急救人员应当立刻进行 CPR 和尽早使用除颤器；当院外心搏骤停事件发生时未被目击，尤其是快速反应时间超过 5 分钟者，推荐先给予 CPR 然后再给予电击除颤。

4.　对心血管急症迅速识别和转运。

5.　提高院外第一目击者 CPR 的使用频率。

6.　复苏器给氧和气管插管给氧效果相同。

7.　有条件时强调尽早气管内插管。

8.　复苏时的药物应用：肾上腺素 1 mg 静脉注射，每 3 分钟 1 次仍是首选。对于难治性室颤，血管加压素作为 CPR 一线药物与肾上腺素相比效果较好。

9.　心搏骤停复苏后血糖升高，可能与肾上腺素应激有关。所以在心跳呼吸骤停复苏后应注意血糖监测，以避免急性低血糖发生。

10.　一直以来，国内外专家都不太关注复苏后的治疗，当前国际上的专家已经意识到这一环节的缺失，强调复苏后管理的重要性。以前对于复苏后的患者我们一直采用消极的治疗手段，对症处理。目前欧洲正在进行的一项临床治疗研究中，对发生心搏骤停的患者，无论复苏是否成功，均首先送入心导管室进行经皮冠状动脉介入治疗（PCI）治疗。研究结果表明血管再通治疗显著改善了心搏骤停患者的预后。

第十一章 全麻苏醒延迟及术后意识障碍

张文颉 王春燕

第一节 苏醒延迟

全身麻醉（包括吸入性、静吸复合、全凭静脉麻醉）在停止给药后，患者一般在60～90分钟当可获得清醒，对指令动作、定向能力和术前的记忆得以恢复。若超过此时限神志仍不十分清晰，可认为全麻后苏醒延迟。

一、麻醉苏醒恢复延迟的原因

（一）麻醉药物的残余作用

1. 药物过量 用药过量，仍是全麻后苏醒延迟的最常见原因。若按体重计算的药物剂量未必过大。麻醉药物相对过量见于以下情况：

（1）伴有低蛋白血症：使血内游离的药物水平增高而出现抑制的深化。

（2）虚弱瘦小或老年患者：通常比正常体重健康人群所需用药量少。

（3）肝肾功能受损或衰竭：药物代谢延迟，应减少用药量，主要是维持量的减少。

（4）在某些特殊病理生理状况：对某些药物敏感性增加。如甲状腺功能减低患者和严重肾上腺功能不全患者，正常麻醉药物用量即可出现苏醒延迟；重症肌无力患者对非去极化肌松药的敏感性大大增加。慢性贫血患者药物容易相对过量；急性低蛋白（<20～50 g/L）可出现意识障碍。

2. 麻醉用药种类和给药时机不当

（1）吸入麻醉药：苏醒速度与肺泡通气程度直接相关，因此低通气是延迟苏醒的一个常见原因。苏醒快慢也相应地与所用吸入麻醉药的血气溶解度密切相关，因此溶解度低的药物如氧化亚氮、地氟烷消除相对迅速。当吸入麻醉药作用时间较长时，其肺排出量与该麻醉药的脂肪/血分配系数成反比，皮下脂肪有储存吸入麻醉药的作用，故肥胖患者全麻药超过3小时，由于脂肪的蓄积作用，停药后药物的排除时间会延长，从而影响苏醒。

（2）静脉麻醉药物：恢复快慢主要决定于药物从血浆和脑组织向肌肉和脂肪的再分布。异丙酚用于诱导和维持比其他药物恢复更为迅速，这是由于其能迅速被肝代谢，而且可能存在肝外代谢途径，其消除半衰期相对较快（10～70分钟），且无蓄积作用。而硫喷妥钠由于再分布，其首剂用量可在5～15分钟内迅速终止；其在肝内被氧化代谢速率约每小时15%，消除半衰期可长达3.4～22小时，且在24小时后，仍约有30%用药量存留于体内，反复用药可产生累积效应。长时间反复给予其他巴比妥类或苯二氮䓬类等镇静催眠药时，代谢性延迟作用也很明显。其他静脉麻醉药的作用终止也取决于药物的代谢和清除，肝肾疾患或营养不良低蛋白血症患者药物作用时间延长。

　　3. 其他药物加强麻醉药物作用　术前应用巴比妥类（如苯巴比妥）或苯二氮䓬类（如地西泮）、术前饮用乙醇类饮料可加强麻醉镇痛药中枢神经系统抑制作用，导致苏醒延迟。术前或术中应用西咪替丁和雷尼替丁可使肝微粒体对某些药物的氧化作用受损从而延长镇静药或其他 CNS 抑制药物作用时间。

　　4. 肌松恢复延迟　尽管患者意识已经完全恢复，由于残留肌松效应、患者瘫痪也可能被误认为没有反应。这与患者肌松药物过量、对非去极化肌松剂拮抗不完全，肌松监测仪可协助诊断。正常情况下患者应能抬头超过 5 秒钟；如果麻醉后患者不能完成此指令，表示患者乙酰胆碱受体占据超过 30%。如患者肌松部分恢复，可见到典型的抽搐运动，且可能表现出呼吸窘迫及躁动。

　　反复应用氯琥珀胆碱，总量达 6～8 mg/kg 可产生双相阻滞（dual block），使作用时间延长且恢复缓慢。重症肌无力患者对非去极化肌松剂非常敏感，应该减少用量为正常人用量 10%～50%，且应避免使用长效肌松剂，如潘库溴铵。营养不良低蛋白血症患者对肌松剂敏感性增加，且所有呼吸抑制剂作用时间也增加。肾衰竭患者非去极化肌松剂，如潘库溴铵和维库溴铵消除时间延长。大剂量氨基苷类抗生素如庆大霉素以及钙拮抗剂可延长肌松作用时间；酸中毒也有相似的效应。

　　（二）呼吸衰竭

　　患者在麻醉期间或麻醉结束后，如无有效的通气，可导致高二氧化碳血症，严重者可产生镇静作用甚至意识消失。危险因素包括潜在呼吸系统疾患（尤其是术前存在二氧化碳潴留）、应用高剂量阿片类药物、气道阻塞和肌松恢复不全。诊断往往凭临床揣测，证实可依据旁气流呼气末二氧化碳监测、血气分析。必须提出注意的是：在供氧充分情况下患者脉搏血氧饱和度可能正常而同时存在高二氧化碳血症。

　　（三）代谢失调

　　潜在的代谢失调可导致麻醉苏醒延迟，包括以下这些情况：

　　1. 低血糖　麻醉和手术应激反应一般可增高血糖浓度，术中危险性低血糖罕见。麻醉期间或麻醉苏醒期间低血糖多见于：

　　（1）婴幼儿。

　　（2）糖尿病患者接受胰岛素治疗或术前服用氯磺丙脲。

　　（3）胰腺肿瘤或后腹膜肿瘤分泌胰岛素，术中术后可发生致命性低血糖昏迷。

　　（4）严重肝脏功能不全亦可因为葡萄糖生成减少而促发低血糖，当患者乙醇过量、毒血症或患疟疾等情况下尤其容易诱发。

　　2. 严重高血糖　可见于糖尿病患者出现高渗综合征，如高渗性非酮症昏迷、酮症酸中毒。

　　围术期高渗综合征是全麻后苏醒延迟的原因之一。该综合征患者病死率高达 40%～60%，早期诊断与治疗十分重要。应当注意的是高渗综合征患者约半数无糖尿病史，但是大多数患者并发严重疾病，如败血症、肺炎、胰腺炎、尿毒症、心血管意外或大面积烧伤。高血糖的渗透性利尿作用可加重脱水，从而加剧高渗状态；给予高张性液体（如静脉高营养或甘露醇）腹透、血透和心脏手术后可发生高渗综合征；大量激素疗法和静脉输注大量葡萄糖，亦可能参与高渗综合征的发生机制。该综合征可能在数日缓慢发展。一般认为高渗透综合征伴发的昏迷是由于脑细胞内脱水，脱水引起的脑缩小可能发生颅内桥静脉损伤、硬膜下血肿形成。细胞外葡萄糖下降、细胞内溶质浓度相对增高使水分依该浓度梯度向细胞内弥散。因此，在治疗高渗综合征时如果血糖浓度下降过快，可能发生低容量性休克和急性脑水肿，必须加以注意。

3. 电解质紊乱　血钠高于 160 mmol/L 或低于 10 mmol/L，血镁低于 2 mmol/L 时可出现神智障碍。严重电解质紊乱可继发于潜在疾病、手术操作或不恰当的治疗，如经尿道前列腺切除（TUR-P）手术可能因水分吸收而发生稀释性低钠血症；手术应激触抗抗利尿激素的异常释放而引起水中毒或低钠血症，可伴有昏迷、轻度偏瘫和其他神经系统异常表现。持续性低钠血症可引起持续抽搐及脑损害。

大量失血补液过程中不注意电解质平衡，大量利尿不注意补钾引起的钾低等均可延长苏醒时间。高钙血症和高镁血症可引起 CNS 抑制，导致昏迷；甲状旁腺功能低下引起的低钙血症往往伴有精神变化、弥散性 EEG 异常和颅内高压从而导致苏醒延迟。

4. 酸中毒　大脑酸中毒的研究显示，$pH \leqslant 7.25$ 时可出现意识障碍，包括精神错乱、谵妄或昏迷。二氧化碳可迅速弥散入脑细胞外液中，因此，急性高碳酸血症时 CSF 酸中毒与 CNS 抑制更为严重，而碳酸氢根离子通过血脑屏障很慢。急性呼吸性酸中毒合并慢性代谢性碱中毒时，即使动脉血 pH 正常也可能伴有明显脑酸中毒和昏迷。

5. 体温异常　低温通过降低抑制性药物的生物转化、增加吸入麻醉药溶解度而使术后麻醉苏醒延迟。正常人体在中度低温时并不会导致意识丧失；只有严重低温时才会降低患者意识能力，例如：中心体温低于 33℃ 会产生明显的麻醉效应，并可加强麻醉药的中枢神经系统抑制作用。低温除可减少吸入麻醉药的 MAC，降低静脉麻醉药的 EC_{50}，还可以延缓肌松剂效应的消退。高温（>40℃）也可导致意识丧失。

6. 中枢抗胆碱综合征（central anticholinergic syndrome）　中枢抗胆碱综合征少见。可能由于应用抗胆碱药物，尤其是东莨菪碱所致，但抗组胺药、抗抑郁药、酚噻嗪和哌替啶也可诱发。应用挥发性麻醉药、氯胺酮和苯二氮䓬类药物后也有报道。考虑可能是由于脑内抑制性抗胆碱能力下降，表现为神智混乱、不安、躁动、幻觉、惊厥和昏迷，从而麻醉苏醒延迟。患者同时会表现有口干、心率增快、视物模糊等外周抗胆碱效应。静脉注射 0.04 mg/kg 毒扁豆碱（5 分钟内缓慢注射）可有一定效果，但 1 ~ 2 小时后症状会重新出现。

（四）神经并发症和合并症

1. 代谢性脑病（metabolic encephalopathy）　严重水、电解质紊乱、血糖过高或过低、酸碱平衡严重失调均可导致代谢性脑病。肝性脑病、肾衰竭、氮质血症时，患者对麻醉药物的敏感性增加或者容易形成麻醉药物在 CNS 蓄积可引起苏醒延迟。

2. 脑缺氧（cerebral anoxia）　任何原因的脑缺氧可使意识能力下降，也许最先表现为麻醉苏醒延迟，尤其在麻醉期间出现脑缺氧损害患者。$PaO_2 < 60$ mmHg、$SaO_2 < 75\%$ 即可出现意识障碍。气道、呼吸管理不善是最常见原因；糖尿病、高血压患者或老年患者不恰当

地实施控制性降压之后也可出现苏醒延迟。

3. 颅内事件　颅内事件如脑出血、栓塞比较少见，多见于神经外科手术、心脏手术和颈动脉窦手术。高血压患者不恰当地使用抗凝剂可致脑出血，老年低血压患者血压管理不当可引起脑血栓形成。脂肪栓塞见于创伤性骨科手术，也见于胸外心脏按压之后；心脏手术中粥样斑块、血栓以及空气造成脑栓塞是体外循环手术后苏醒延迟的重要原因。

二、评价及管理

1. 气道维护　保持呼吸道通畅、给氧，未清醒患者最好侧卧位，必要时给予鼻咽通气道、气管插管或气管切开。

2. 呼吸　监测 SpO_2、$P_{ET}CO_2$ 或者动脉血气，必要时通过有创或无创方法控制呼吸。

3. 循环　评价术后血压、心率、ECG、意识状况、外周循环、尿量。注意手术后患者持续性出血引起低血压、休克，必要时心肺复苏，确保脑灌注及能量利用正常。

4. 病史　复习病史、麻醉单，了解患者既往病史、术前管理用药、麻醉管理、麻醉药物使用种类及剂量，排除可能引起苏醒延迟的原因。

术前存在中风、偏瘫、颅脑病变以及严重内科系统疾病的患者，术后较易出现苏醒延迟。由于患者由手术室转到 PACU 或 ICU，由一组管理人员转向另外一组管理人员，必须重视交接班以及病史复习。

5. 肌肉阻滞状态　检查肌肉阻滞状态，必要时应用肌松监测仪检测肌松状态，如果患者神智足够清醒，能服从指令，可要求患者抬头离枕 5 秒。如果患者肌松依然没有恢复，处于瘫痪状态，必须使其保持在镇静或麻醉状态，并行控制或辅助通气直到神经肌肉阻滞完全恢复。可以应用新斯的明 2.5 mg 或阿托品 1 mg 拮抗肌松。如果由于氯化琥珀胆碱（司可林）引起的神经肌肉阻滞延长，必须延长通气时间（最长可达 12~36 小时），等待患者肌松缓慢恢复。

6. 药物存留　检查阿片类、苯二氮䓬类或其他药物存留效应。瞳孔缩小和呼吸频率慢是阿片类药物存留的表现之一，如有此征象，结合用药史，可试用纳洛酮，分次静脉注射 200~400 μg，必要时追加 100~200 μg。纳洛酮的作用时间大约是 20 分钟，可能比某些阿片类药物作用时间短，因此必要时再次给予纳洛酮，可采用肌内注射方法或持续静脉输注（800 μg/500 ml 生理盐水，超过 6 小时维持）的方法。注意如果应用纳洛酮剂量太大（心脑血管疾患患者、高血压患者或老年患者谨慎！），阿片类镇痛作用也完全被拮抗，患者可能会疼痛。

如果怀疑苏醒延迟是由于苯二氮䓬类药物（如地西泮、咪达唑仑）或其他药物过量引起，主要管理是气道维护和（或）通气支持，直到药物作用消失。可试用苯二氮䓬类药物的特异性接拮抗剂氟马泽尼（0.1 mg 递增应用，直到达成人最大剂量 1 mg），然而氟马泽尼非常昂贵，也可能引起心律失常、高血压甚至抽搐，通常不主张使用，除非健康年轻人明确苯二氮䓬类药物单一用药引起苏醒延迟。不主张应用非特异性兴奋剂，因为其危害（如抽搐或重新意识丧失）可能>其诊断价值。

7. 体温　测量患者体温，必要时采用保温或加温措施。尽管应用保温毯、被或其他设备，也不应该忽视手术室或 PACU 温度的调节；给予加温液体也有帮助。

8. 血糖 检查血糖，如果血糖低于 3 mmol/L，可静脉注射给予50% 葡萄糖50 ml。糖尿病患者高、低血糖均容易出现，术后可静脉输注5%或10%葡萄糖，4~6小时以上输完，500 ml 液体中根据血糖和血钾水平添加胰岛素和氯化钾（表4-11-1）。

4-11-1 不同血糖血钾水平胰岛素及氯化钾用量使用表

血糖（mmol）	胰岛素（units）	血钾（mmol/L）	氯化钾（mmol）
<4	None		
4~6	5	<3	20
6~10	10	3~5	10
10~20	15	>5	None
>20	20		

注：* 如血钾暂时未知，加 10 mmol 氯化钾

9. 电解质 测量并纠正电解质紊乱，低血钠必须缓慢纠正，如果纠正太快，可引起硬膜外出血、心力衰竭、中心性脑桥髓鞘破坏。最适合的速度尚不能确定，最大安全剂量为每天升高 5~10 mmol/L 或每小时 2 mmol/L，直到血浆钠水平达 120 mmol/L。

如果没有发现上述任何原因引起苏醒延迟，就必须怀疑颅内事件引起：有必要进行重点继而全面的神经系统检查，尤其注意某些定位体征，必要时请神经科专家会诊。然而为确诊放射学（CT、MRI）检查通常是必要的。

总之，麻醉后不同程度的苏醒恢复延迟并不少见，有些是单一因素引起，有些是多因素联合引起；有些与药物相关，有些与药物不相关。最初的管理永远是 ABC（气道 airway；呼吸 breathing；循环 circulation），然而上述所列原因必须逐个检查处理。

第二节 术后认知功能障碍

术后认知功能障碍（postoperative cognitive dysfunction，POCD）是指麻醉手术后出现记忆力、抽象思维及定向力障碍，同时伴有社会活动能力的减退。POCD 可导致康复延迟、并发症增多、延长住院天数和增加医疗费用，严重者影响出院后社会工作及生活自理能力并且增加死亡率。尽管由于外科和麻醉发展使手术风险和围术期死亡率减少，但 POCD 的发生率并未见明显改善。Catherine 等研究发现在老年患者非心脏大手术后 1 周 POCD 的发生率为56%，术后 3 个月的发生率为24.9%。

一、发病机制

POCD 的发生机制尚不清楚。国内外研究证实，POCD 的发病机制可能涉及中枢神经系统，内分泌和免疫系统，是多种因素协同作用的结果。目前认为，POCD 是在老年患者中枢神经系统退化的基础上由手术和麻醉诱发或加重神经功能减退。

（一）中枢胆碱能神经系统

胆碱能系统与学习记忆密切相关，乙酰胆碱是脑内广泛分布的调节型神经递质，它支

配全部大脑皮质和旧皮质，控制众多与各皮质区域有关的脑功能。中枢胆碱能神经元在记忆的获得和巩固中起到重要作用。许多研究表明，中枢胆碱能系统的损害会导致 POCD 的发生。一些术前有一定程度的认知功能障碍的患者应用抗胆碱药物后病情恶化。老年人中枢胆碱能系统的功能随着年龄的增长而逐渐降低，所以老年人 POCD 的发病率最高。

（二）炎症应答

大量临床研究表明，手术大小和创伤程度与围术期炎症反应程度相关，而手术大小与 POCD 发病率密切相关，手术创伤引起的外周炎症反应可直接或间接激活中枢神经系统（CNS）胶质细胞产生炎性因子，引起中枢神经系统炎症反应，可能是导致 POCD 的重要因素。Wan 等给大鼠麻醉下行脾切除术，在海马区域发现神经胶质激活作用和炎症的生化标志（IL-1B 和 TNF-A 的 mRNA），海马 IL-1B 水平显著升高，接受手术的大鼠学习记忆功能受损。

二、围术期引发 POCD 的相关因素

（一）年龄

目前认为高龄是最重要的危险因素。国际 POCD 研究小组（ISPOCD）通过一项多中心研究提出：老龄是 POCD 的一个显著、独立的危险因素。这可能与老年人特殊的病理生理改变有关。随着年龄增加，神经细胞数量减少，乙酰胆碱受体的数量及亲和力随着年龄的增加而降低，由于脑血管动脉粥样硬化，脑血流减少，神经元能量供应不足，对药物的耐受性变差。这些导致老年人在遭受外科打击后极易发生 POCD。

（二）手术

手术的大小或类型会影响 POCD 的发生率。目前认为，接受心脏手术和非心脏大手术，术后 POCD 的发生率高。心内直视手术为 25%~75%，上腹部手术为 7%~17%。研究提示：心脏手术体外循环时，大脑低灌注、微血栓、低温以及复温的速率都可能与 POCD 的发生有关。

（三）麻醉

麻醉是否增加 POCD 的发生率目前存在巨大争议。

1. 麻醉方式　没有证据表明全麻术后的发生率高于局麻。ISPOCD 对 428 例行非心脏手术的老年患者，随机分为全麻组和局麻组，结果表明 3 个月后的 POCD 的发生率两组无明显差异。

2. 麻醉药物　目前，麻醉药物对认知的影响存在很大争议。一些研究认为全麻药物损伤学习记忆能力，但另一些研究认为对学习记忆无影响，甚至在一些动物实验中发现麻醉药物促进了实验动物的学习记忆能力。

（1）麻醉前用药：研究发现应用东莨菪碱可影响学习记忆，其机制可能在于影响中枢胆碱能神经系统。

（2）全身麻醉药物：Deborah 等研究发现，吸入异氟烷 2 周后老鼠学习能力发生损害，提示术后认知功能障碍的发生与异氟烷有关。但一些研究提出相反看法。Catherine 等对 6 月龄大鼠实施异氟醚复合 N_2O 麻醉后发现，麻醉后 2 周没有空间记忆力的下降，并且异氟烷复合 N_2O 增强空间记忆。Rosczyk 等的研究发现单纯氯胺酮麻醉并不会使老年鼠或成年鼠

学习记忆相关的行为学表现下降。丙泊酚具有顺行性遗忘作用，但较大剂量的丙泊酚也可以产生逆行性遗忘作用。近期研究发现，老龄鼠使用丙泊酚静脉全麻后没有造成空间记忆的损害。

3. 麻醉中的病理生理　ISPOCD 研究显示：低血压和低氧血症既不是早期 POCD 的危险因素也不是持续 POCD 的危险因素。

（四）其他

术前精神健康状况、教育程度、二次手术、术后感染和呼吸系统并发症等，都可能是 POCD 的诱因。

三、诊　断

POCD 的评定主要通过神经心理学量表进行。目前尚没有统一的专门应用于评估 POCD 的量表。简易精神状态量表（MMSE）是临床上应用最广的一个认知筛查量表，总分 30 分，得分越高表示认知功能越好。此表操作简单，但易受教育程度的影响，并且作为认知减退的随访工具也不够敏感。因此在实际操作中可以多选择几种量表对脑功能进行全面的评估。

四、治　疗

POCD 是一种手术后较为严重的神经系统并发症，由于病因和发病机制仍不很清楚，因此目前为止并没有明确的治疗方法。中国防治认知功能障碍专家组达成的共识如下：

（一）POCD 基本防治原则

1. 识别和控制各种危险因素，特别是可控的血管性危险因素。术前尽可能调整好患者的全身状况，加强术前心理支持及术后随访，有利于及时诊断，积极干预，及早治疗。

2. 对部分病因明确且可控制的认知功能障碍，如中枢神经系统疾病或外伤等进行有效治疗。术前准备应包括简易的认知功能检查，以排除老年性痴呆等疾病；对疑有脑部病变或脑栓塞、脑出血者应行脑部 CT 检查。

3. 注意合并症和伴随疾病的治疗。

4. 按照循证医学要求，积极对症治疗，开展非药物治疗（如心理治疗和认知行为治疗），加强康复训练，重视精神行为异常的干预，关注患者的生活质量。

（二）药物治疗

目前改善认知功能方面的药物主要通过改变脑皮质内多巴胺和乙酰胆碱的含量进行治疗，兴奋性氨基酸拮抗剂与钙拮抗剂也能改善认知功能。

1. 具有循证医学证据的药物

（1）拟胆碱药及胆碱酯酶抑制剂：中枢神经系统胆碱能通路是记忆及认知信息处理、存储中心，增强胆碱能递质系统功能是治疗的重要方法，能明显延缓疾病进程、改善临床症状。目前治疗认知功能障碍的拟胆碱药及胆碱酯酶抑制剂有多奈哌齐、利凡斯的明、加兰他敏等。

（2）兴奋性氨基酸拮抗剂：谷氨酸是与正常记忆和学习过程有关的神经递质。美金刚可拮抗 N-甲基-D-天门冬氨酸（NMDA）受体，调节患者的异常谷氨酸水平，改善患者的认知、行为、日常活动和临床症状。另外，美金刚可直接激动多巴胺受体，亦促进多巴胺释放。

（3）钙拮抗剂：钙拮抗剂有保护神经元作用。尼卡地平、尼莫地平、氟桂利嗪、桂利嗪等均为脂溶性，易透过血脑屏障，在脑内达到较高浓度，扩张脑血管，增加脑血流，改善患者的认知功能，延缓认知功能障碍的发展、降低血管性不良事件的发生。

2. 临床常用的其他药物　麦角碱类、吡咯烷类、自由基清除剂、非甾体抗炎药、雌激素和控制血管性危险因素的药物在治疗 POCD 时也常常被使用，但是尚缺乏循证医学证据。

第十二章 恶 性 高 热

张文颉 王春燕

恶性高热（malignant hyperthermia，MH）是目前所知的唯一可由常规麻醉用药引起围术期死亡的遗传性疾病。它是一种亚临床肌肉病，即患者平时无异常表现，在全麻过程中接触挥发性吸入麻醉药（如氟烷、恩氟醚、异氟烷等）和去极化肌松药（琥珀酸胆碱）后出现骨骼肌强直性收缩，产生大量能量，导致体温持续快速增高，在没有特异性治疗药物的情况下，一般的临床降温措施难以控制体温的增高，最终可导致患者的死亡。

恶性高热以先天性疾病如特发性脊柱侧弯、斜视、上睑下垂、脐疝、腹股沟疝等多见，在其他外科疾病中也有散在报道；据国外报道，成人发病率为 1/50 000，小儿为 1/15 000；男性发病多于女性；据国内文献报道，我国恶性高热共有 34 例，死亡率 73.8%。高于国外报道的死亡率（5%~10%）。

一、恶性高热的发病机制

位于骨骼肌肌质网膜的钙离子通道蛋白——蓝尼定 1 型受体（ryanodine receptors type 1，RYR1）基因突变被认为是导致 MH 的主要原因。RYR 是一种同种四聚体钙离子通道，在钙离子信号的产生与促发肌细胞收缩中起着关键性的作用。RYR 可分三种类型：RYR1、RYR2、RYR3，其中与恶性高热有关的是 RYR1。RYR1 是由 106 个外显子编码的5 000多个氨基酸组成的通道蛋白，主要分布于骨骼肌肌细胞的肌浆网终末池，外周血中的 B 淋巴细胞和 T 淋巴细胞。RYR1 突变导致恶性高热的发病机制尚不十分清楚。正常骨骼肌通过兴奋–收缩耦联（excitation contraction coupling）机制而发挥作用。基因突变导致了骨骼肌肌浆网上 RYR1 异常，一方面，变异的 RYR1 可致肌质网内 Ca^{2+} 异常外流至胞质，而胞质内 Ca^{2+} 浓度慢性升高使肌细胞对可致肌膜去极化或可激动 RYR1 的 MH 诱导剂（如氟烷、去极化肌松药、咖啡因等）异常敏感，并可致引起骨骼肌收缩的钙离子诱导的钙释放（calcium induced calcium release，CICR）过程异常亢进；另一面，Ca^{2+} 释放的负反馈机制受到抑制，肌质网无法有效摄取钙。因此，当 MH 易感者接触诱发剂后，因肌浆内 Ca^{2+} 浓度持续升高而致骨骼肌持续强直收缩，并发生横纹肌溶解。

另外，研究还显示，细胞膜上的钠离子通道结构改变与脂肪酸都可能参与恶性高热的发生。脂肪酸通过作用于骨骼肌细胞膜上钠离子通道，使得膜两侧电生理改变，间接导致骨骼肌细胞膜钙离子通道改变，从而参与恶性高热的发生。

二、MH 的临床表现及诊断

（一）临床表现

1. 早期表现

（1）麻醉诱导时，应用琥珀胆碱后不仅不出现肌肉成束收缩和肌肉松弛，反而出现肌强直，肌强直先从颌面部开始，以致气管插管发生困难，继而扩展到全身骨骼肌、腹肌，以至关节不能活动。这种肌强直也可持续 1~3 分钟而自行缓解；若继续进行麻醉则恶性高热可在数分钟内出现，也可延至数小时才发生。

（2）手术麻醉过程中，患者体温骤升（>40℃），触其皮肤感到热烫，可能是首先发现的体征。

（3）呼吸深而快，由于呼出大量热气（CO_2）使碱石灰迅速变热，即使更换在数分钟内又发热如初。呼气末 CO_2 显著升高，可能是急性发作最早的体征。若行控制性呼吸，挤压气囊感到费力。

（4）皮肤呈斑状潮红并迅速转为发绀，手术野血色呈暗红。

（5）早期血压升高或波动明显，脉搏有力。

（6）心动过速与心律失常。麻醉过程出现任何不能解释的心率失常，都应严密观察以排除恶性高热的可能。

2．晚期表现

（1）因肌肉过度强直而呈角弓反张。

（2）持续进展性高热，体温可达 46℃，集中于骨骼肌和肝脏的产热更显过多。

（3）凝血的异常，手术野呈出血、渗血的倾向。

（4）左心衰竭，急性肺水肿，神志昏迷。

（5）少尿，或出现肌红蛋白尿，肾衰竭。

3．生化改变

（1）动脉血气分析：低氧血症，$PaCO_2$ 升高可达 100 mmHg，pH 下降（<7.00），并迅速转成混合型酸中毒。

（2）血电解质检查呈高血钾、高磷血症，血钙先升高后下降，甚至低于正常水平。

（3）肌酸激酶（CK）异常升高（>2 000 IU/L），在发病后 12~24 小时血内达到峰值，主要是 CK-BB 同工酶增高，而不是 CK-MM 的增加。同时，乳酸脱氢酶（LDH）和谷丙转氨酶也升高。

（4）血小板减少，可出现 DIC。有报道指出，高钙血症常是暴发性恶性高热患者致死的原因。

4．急性危象后的表现

（1）肌肉疼痛可持续数天至数周，并有肌肉肿胀。

（2）CNS 的损害，可遗留有四肢麻痹、失明、耳聋等。

（3）肾功能障碍。

（4）有的患者虽渡过急性危象期，但经数小时后又复发而死亡。

（二）诊　断

1．根据典型的临床表现即可诊断。

2．结合相关的实验室检查（主要是磷酸肌酸激酶和肌红蛋白）。

3．排除下列可能导致高代谢状态的原因　甲状腺功能亢进、嗜铬细胞瘤、感染、输血反应和某些非特异性诱发药物反应如神经地西泮综合征等。

结合以上三个方面，可临床诊断恶性高热。

4. 咖啡因氟烷离体骨骼肌收缩试验（caffeine halothane isolated skeletal muscle shrinkage test） 是目前筛查及诊断恶性高热的金标准。对有（或可疑有）恶性高热家族史的患者，应尽可能通过肌肉活检进行咖啡因氟烷收缩试验明确诊断，以便指导麻醉用药及麻醉方案的制订。

（1）接受检查的对象：①临床上高度怀疑恶性高热的患者；②恶性高热患者的一级亲属；③麻醉中出现咬肌痉挛者。

（2）尽管恶性高热是一种遗传性疾病，但其致病基因尚不完全明确，因此目前还不能通过基因检测的方法明确诊断；但是对确诊（通过骨骼肌收缩试验）的患者进行基因检测，寻找基因突变，如果在其亲属中发现相同的基因突变，则其亲属可以诊断为恶性高热易感者。

三、MH 的治疗

1. 立即停用一切麻醉药 应立即停用琥珀胆碱和终止吸入麻醉药，并用高流量氧气进行过度通气，尽快完成手术。

2. 应用拮抗骨骼肌挛缩的药物 目前对其诱发肌肉松弛的真正机制还不完全了解，但是丹曲林（dantrolene）仍是治疗 MH 肌挛缩最有效的药物。它的作用是减少自 SR 释出 Ca^{2+}，并拮抗受累肌肉 Mg^{2+} 抑制作用的降低。对丹曲林结合部位有着不同的意见：即结合于 T 小管膜或是肌纤膜，是与 Ry1 蛋白直接结合？还是与其辅助蛋白？

市售丹曲林为橙色粉状的安瓿，不适于长期保存。每支含 20 mg（内含氢氧化钠和甘露醇），可用注射用水 60 ml 溶解，pH 为 9～10，对 MH 的治疗剂量为 2.0 mg/kg，每 5 分钟从选用大静脉注射一次。必要时用药总量为 10 mg/kg，据临床报道患者很少用药>4 mg/kg。用药后的效应，主要是肌肉强直或挛缩的缓解，但不是麻痹；呼吸深而有力和出现咳嗽。即使用药剂量为 2.0 mg/kg，在其半衰期（≥10 小时）内血液中仍可保持有效的治疗浓度。MH 复发率接近 50%，常发生在 6.5 小时内。因此，有研究者认为丹曲林应当至少每 10～15 小时（半衰期）重复使用数次。

3. 碳酸氢盐 骨骼肌持续产生乳酸可能再次导致酸中毒，因为离子化乳酸可缓慢穿过肌肉细胞膜，进入细胞外液。故临床上常用碳酸氢盐 2～4 mmol/kg 进行治疗。

4. 积极降温 积极降温包括体表物理降温、静脉输注冷盐水、胃内冰盐水灌洗等措施。若是开腹或开胸手术，可用冷却的生理盐水反复进行胸腹腔冲洗；更有效的方法是行体外循环，利用变温器进行血液降温。体温降至 38～39℃ 时应停止使用降温措施，防止出现体温过低。

5. 维持水电解质、酸碱平衡，保护重要脏器功能 动态监测酸碱和电解质平衡情况，并及时予以纠正；监测尿量，注意碱化尿液，应用甘露醇或呋塞米保持尿量，维持尿量>2 ml/（kg·h），保护肾功能，预防肾休克或急性肾小管坏死。必要时宜尽早施行血液透析。

6. 高钾血症的处理 由于血浆 K^+ 水平是治疗的重要因素（即持续升高的 K^+ 水平可能影响除颤效果），应严格监测血浆 K^+ 水平。不必急于治疗高钾血症，因为降低血浆钾离子水平最有效的方法是应用有效剂量的丹曲林逆转 MH。纠正高钾血症的方法可采用

30% Glu50 ml+10 IU 胰岛素静脉滴注。一般不主张应用钙剂，只有出现心律失常或心功能较差，才有使用钙剂的指征。当有用药指征时，钙剂和强心苷的使用是安全的。对于持续性高钾血症，钙剂和强心苷是抢救药。钙拮抗剂和交感神经拮抗剂的使用属无效的辅助治疗。钙拮抗剂与丹曲林相互作用产生高钾血症，导致 MH 的再度激发或心肌抑制。

7. 使用肾上腺皮质激素 可大剂量使用地塞米松或氢化可的松。

8. 其他 分析电解质、CK 浓度、肝脏功能、血尿素、乳酸盐和葡萄糖水平；监测凝血状况（即 INR、凝血酶原时间、纤维蛋白原、纤维蛋白单体或其降解产物）、血浆血红蛋白/肌红蛋白、尿肌红蛋白/肌红蛋白；监测血气分析、体温、有无心律失常、肌张力情况和尿量等。

根据上述情况的具体变化进一步指导治疗。如根据液体出入平衡情况输液，适当应用升压药、利尿药等，以稳定血流动力学，保护肾功能；治疗心律失常可选用利多卡因，此外普鲁卡因和普鲁卡因胺（3~8 mg/kg）静脉滴注也对治疗和预防心律失常有一定治疗和预防作用。钙离子通道阻滞剂可能在治疗 MH 时加重高钾血症和产生心肌抑制，甚至诱发恶性高热，故不主张钙离子通道阻滞剂用于恶性高热。严重病例可能会有神经系统长期后遗症，如昏迷或麻痹等。可能由于代谢增加引起脑氧合和灌注不足，以及发热、酸中毒、补充低渗性液体和钾的释放所致。溶血、组织凝血活酶的释放、明显的组织损伤或休克会引起播散性血管内凝血（DIC）或消耗性凝血功能障碍。及时治疗 MH 以防止外周血流淤滞和降低体温是最佳的治疗措施。

总之，MH 救治成功与否的关键在于麻醉医生对好发患者应高度保持警惕，并进行严密监测，如 $P_{ET}CO_2$ 和体温监测，以便早期发现并及时采取正确有效的治疗措施，将病情控制在初期，这是取得 MH 良好转归的前提。并发症的治疗比较棘手，会导致严重长期的后遗症。在治疗中丹曲林作为首选药物，但其他治疗措施同样重要。

第十三章　急性呼吸窘迫综合征

郭志宏　双卫兵

　　1967 年美国 Ashba μgh 描述了 12 例具有急性严重呼吸窘迫等临床表现的患者，随后命名为成人呼吸窘迫综合征（adult respiratory distress syndrome）。1994 年美国和欧洲关于 ARDS 的协调会议（危重病医学和胸科联席会议欧美会议）认为该综合征不只出现在成人而改名为急性呼吸窘迫综合征（acute respiratory distress syndrome，ARDS）。有关的临床研究证实不同病因的 ARDS 患者之间，表现出动脉血气的改变和胸部放射学异常变异范围极大，因而会议采用早期 Rinaldo 等提出过的急性肺损伤（acute lung injury，ALI）来描述这组病症，并定义 ALI 为一个急性发作的炎症综合征。ALI 常由菌毒血症综合征、反流气管吸入、原发性肺炎和多发性大外伤等引起，ARDS 是这些病征最严重的阶段。

一、定　义

　　急性呼吸窘迫综合征（acute respiratory distress syndrome，ARDS）是因肺实质发生急性弥漫性损伤而导致的急性缺氧性呼吸衰竭，是一个多种病因导致的有极高病死率的危重急性呼吸衰竭，多以炎症渗出发病基础，晚期多发展为多器官功能障碍综合征（multiple organ dysfunction syndrome，MODS），甚至多器官衰竭（multiple organ failure，MOF）。临床表现以进行性呼吸困难和顽固性低氧血症为特征。

二、病　因

　　引起 ARDS 的原发疾病多种多样，常见原因有脓毒症、休克、严重创伤、大量输血、急性重症胰腺炎、胃内容物误吸、多发性骨折和大面积烧伤等。根据肺损伤的机制，现将 ALI 和 ARDS 的常见病因归纳为以下两个方面：

（一）直接引起肺部损害的因素

1. 误吸　吸入胃内容物，毒性气体如氯气、二氧化硫、光气、氨和烟雾等，淡水、海水或污水，长期吸入高浓度的氧（50% 以上）等。

2. 弥漫性肺部感染　如细菌、真菌、病毒及肺囊虫感染等。

3. 放射性肺损伤。

4. 肺部的手术。

5. 肺挫伤。

6. 肺栓塞　如脂肪、羊水栓塞等。

（二）间接引起肺部损害的因素

1. 脓毒症。

2. 休克。

3. 胸部以外的多发性创伤。

4. 大面积烧伤。

5. 心肺复苏导致高灌注状态。

6. 血液系统功能障碍，如弥散性血管内凝血、输入大量库存血、体外循环、血液透析。

7. 神经源性损害，见于脑干或下丘脑损伤等。

8. 药物，如使用海洛因、苯巴比妥等。

9. 妇科疾病，如妊娠期高血压疾病、子宫肌瘤、死胎等。

10. 其他，如急性重症胰腺炎、肝衰竭、尿毒症、糖尿病性酮症酸中毒等。

三、发病机制

ARDS 的发病机制尚未完全阐明。大量研究提示：ARDS 的发病时中性粒细胞起决定性作用，但中性粒细胞减少时仍可发生 ALI/ARDS。误吸、毒气吸入等致病因素可损伤肺泡-毛细血管膜，使其通透性增高；脓毒症、坏死性胰腺炎和休克等致病因素对肺脏可造成更重要的间接损伤。当机体遇到一定强度的刺激时，激活单核吞噬细胞系统，作为代偿机制，机体又启动抗炎症反应，同时释放多种促炎细胞因子和介质以及抗炎细胞因子。当原发病因加重或受到第二次外来打击，而破坏了两者之间平衡，导致感染发生、发展，引起体内过度或失控性炎症反应。这种炎症反应是全身性的，称为全身炎症反应综合征（systemic inflammatory response syndrome，SIRS）。ARDS 是 SIRS 在肺部的表现，ARDS 是全身炎症反应的一部分。在 SIRS 中，肺脏是首位受累的靶器官。此外，抗炎介质虽有助于防止或减轻 SIRS 引起的自身组织损伤，但若该反应过度，则成为代偿性抗炎反应综合征（compensatory anti-inflammatory response syndrome，CARS）。其后果包括两个方面：①使细胞因子由保护性作用转为损伤性作用，炎症过程失控，局部组织及远隔脏器均遭损伤，形成包括 ALI、ARDS 在内的 MODS；②使机体的免疫功能严重受抑，从而引发脓毒症，进一步诱发或加重 ALI、ARDS 或 MODS。

一般地说，ARDS 的发病机制是通过作为发病基础的病理生理改变而激活巨噬细胞和中性粒细胞等炎症细胞、释放细胞因子等化学介质。当引起 ALI 和 ARDS 的各种致病因子作用机体后，激活单核巨噬细胞系统，肺泡单核巨噬细胞等产生前炎症因子肿瘤坏死因子（TNF-α）和白介素（IL-1β），继而刺激肺内多种细胞产生多种化学趋化因子。这些细胞因子介导外周循环的炎症细胞迁徙到肺间质和肺泡。在炎症细胞中，中性多型核细胞的作用较重要，它通过黏附蛋白的作用，聚集黏附在肺毛细血管内皮细胞表面，直接损伤肺内皮细胞，释放多种炎症介质，如 VonvWille-brand 因子抗原和内皮素-1。活化的中性粒细胞和巨噬细胞吞噬病原体等物质后出现脱颗粒现象，释放大量蛋白溶解酶和氧自由基，它们协同各种炎症介质损伤组织，增加肺内皮细胞损伤效应，导致肺损伤和促进毛细血管通透性，发生肺水肿。肺血管内皮细胞可分泌前列环素、内皮素、一氧化氮等血管活性物质，炎症刺激时，肺血管内皮细胞立即生成大量一氧化氮。由 TNFα、IL-1β 等诱导的血管壁内一氧化氮过度生成成为循环性休克的重要环节，近期报道全身炎症反应综合征体内各脏器普遍发生细胞凋亡，而且往往很早期就出现。

四、病理生理

（一）肺的病理改变

从病理学来看，ARDS 属于被称为弥漫性肺泡损伤（diffuse alveolar damage，DAD）的肺损伤，尤其是全身性感染所致的 DAD，肺毛细血管内血栓形成、中性粒细胞聚集更为明显；肺泡隔因肺间质水肿而肿胀，有时可见纤维蛋白和红细胞沉着。DAD 是 ALI 和 ARDS 的特征性病理改变。ARDS 病理过程大致可分成三个阶段：渗出期、增生期和纤维化期。三个阶段常常重叠存在，很难截然分开。

1. 渗出期 为病变早期，表现为间质和肺泡水肿、出血、透明膜形成和微小肺不张。肺间质炎性细胞浸润，肺泡上皮细胞和血管内皮细胞变性、坏死。电镜下毛细血管内皮细胞水肿，细胞间连接增宽。

2. 增生期 在发病后 3~7 天。肺泡 Ⅱ 型细胞明显增生，几乎覆盖整个肺泡表面。肺水肿减轻，透明膜开始机化。

3. 纤维化期 在发病后 7~10 天，肺泡间质和透明膜成纤维细胞增生，逐渐转化为纤维组织，这一过程发展迅速，很快扩展到全肺，导致弥漫性肺间质纤维化。

（二）病理生理特征

按发病顺序大致可分为渗出期（exudative phase）和纤维增生期（fibroproliferative phase）。致病因素致肺泡毛细血管内皮受损，血管内容物渗出，肺泡内和肺泡间质水肿，纤维蛋白沉积，Ⅱ 型细胞增生，继之发生纤维化。

基本病理生理改变：

1. 非心源性高通透性肺水肿 肺水肿是 ARDS 发病过程中的重要环节，它可以引起肺泡表面活性物质成分改变和活性降低。肺泡表面活性物质改变导致肺泡表面张力增加。肺间质及血管周围组织的压力降低，促使液体向间质和肺泡内移动，加重肺水肿。血浆蛋白的渗出可降低肺泡表面活性物质的活性，增加肺泡表面张力，引起肺泡萎陷和肺不张。

2. 肺呼吸功能变化致进行性低氧血症

（1）肺内分流量增加：肺泡表面活性物质减少，发生弥漫性肺泡萎陷，肺内分流量增加。

（2）肺泡通气/血流（VA/Q）比例失调：由于肺血管缺氧性收缩，肺毛细血管内微血栓形成及肺间质水肿，使得肺动脉压力增高，肺泡血流量减少，致部分肺泡无效通气。

（3）气体弥散功能障碍，静脉血掺杂（Qs/Qt）增加：肺间质及肺泡水肿，肺组织纤维化，均使得气体弥散距离增加，肺泡血液间气体平衡时间延长，致静脉血不能得到充分氧和而导致。

（4）肺泡通气量减少：肺水肿、肺的顺应性降低及小气道阻塞，均使得肺通气量减少，早期由于未受累的肺泡过度通气代偿，呼吸频率增快，二氧化碳排除增加可存在低碳酸血症，当肺泡-毛细血管膜损伤更严重，肺通气进一步下降时，发生严重低氧血症伴随二氧化碳潴留。

3. 肺循环功能改变 肺血管阻力增高是 ARDS 肺循环功能改变的主要表现。缺氧、酸中毒、血管活性物质释放导致肺小血管痉挛，加之肺毛细血管微血栓栓塞，均使得肺血管阻力增高，右心室负荷增加，严重时发生右心功能不全。

ALI/ARDS 的基本病理生理改变是肺泡上皮和肺毛细血管内皮通透性增加所致的非心源性肺水肿。由于肺泡水肿、肺泡塌陷导致严重通气/血流比例失调，特别是肺内分流明显增加，从而产生严重的低氧血症。ARDS 患者分流量可达肺血流量的 30%。肺微血管痉挛或狭窄、广泛肺栓塞、血栓形成等引起部分肺单位周围的毛细血管血流量明显减少甚至中断，导致死腔样通气。ARDS 晚期死腔率可高达 60%。肺内分流量增加和通气/灌流比例失调都可引起低氧血症，但肺内分流量的增加是引起顽固性低氧血症的主要原因。肺间质和肺泡水肿、透明膜形成，均可增加肺泡-毛细血管膜的厚度，导致弥散功能障碍，进一步加重低氧血症。肺顺应性降低引起的限制性通气障碍和小气道栓塞引起的阻塞性通气障碍，造成部分肺泡通气量减少，未受累或病变轻的肺泡反而代偿性通气增强，排出过多的二氧化碳，故患者 $PaCO_2$ 降低。当肺泡-毛细血管膜损伤更广泛严重时，全肺总的肺泡通气量将减少，二氧化碳潴留而发生高碳酸血症，此时 PaO_2 将进一步下降。肺通气障碍、PaO_2 降低对颈动脉窦和主动脉体化学感受器的刺激可反射性的刺激呼吸中枢，产生过度通气；肺充血和肺水肿刺激肺毛细血管旁感受器，导致患者呼吸窘迫。肺循环的特征性改变是肺动脉高压。

五、临床表现

（一）症　状

ARDS 症状多在基础疾病发生后 12~24 小时内出现，例如脓毒症，创伤和可见胃容物吸入后发生 ARDS 者，约半数在原发病确诊后 24 小时，约 85% 在 72 小时内出现 ARDS，其余病例可延迟至 1 周左右。主要临床表现为：严重的呼吸困难、呼吸频率增快，多达 30~40 次/分，严重者可达 60 次/分，呼吸做功增加，烦躁不安，出现呼吸窘迫，嘴唇和指甲发绀，心率增速。吸氧治疗难以缓解。

（二）体　征

早期肺部体征不明显，或可闻肺泡呼吸音减低和干/湿啰音，后期出现肺突变体征，病情严重者可伴有多脏器功能障碍（衰竭）的表现。严重者可出现脓肿、纵隔气肿和气胸等胸部并发症。

（三）实验室检查

1. 动脉血气分析　呼吸空气时动脉氧分压（PaO_2）降低 ≤60 mmHg；动脉氧分压（PaO_2）/吸氧浓度（FiO_2）≤300 mmHg 或 ≤200 mmHg。早期动脉血二氧化碳分压（$PaCO_2$）正常或偏低，及呼吸性碱中毒症；后期则出现 $PaCO_2$ 增高及呼吸性酸中毒，或合并代谢性和（或）呼吸性酸中毒。肺泡-动脉氧分压差 [P（A-a）O_2] 于吸纯氧 15 分钟后仍>200 mmHg，肺分流量达 10%。

2. 肺动脉楔压　急性肺损伤和急性呼吸窘迫综合征患者肺动脉楔压（PAWP）均低于 18 mmHg 而继发于肺微循环静脉压增高的肺水肿患者，PAWP 往往 ≥20 mmHg，对排除心源性或容量性肺水肿有帮助。但肺动脉楔压检查有一定创伤性，临床上通常首先根据病史、体检、X 线和非侵袭性检查方法（如超声心电图）等做出初步判断，必要时再行漂浮导管检查肺动脉楔压。

（四）其他辅助检查

1. 胸部 X 线表现　胸部 X 线平片早期表现为轻度间质改变，继之出现斑片状，以致大片融合阴影，晚期两肺呈广泛实变，结合顽固低氧血症，对诊断有很大帮助。胸部 X 线检查还可以发现有关并发症，如肺部感染和气胸等。

2．胸部计算机断层扫描（CT）　对诊断 ARDS 亦有很大帮助，更清晰显示病变范围和部位，以及发现胸部 X 线平片未能发现的胸部并发症，如脓肿、纵隔气肿和气胸，尤其经常规支持治疗或机械通气治疗无效者重复胸部 CT 检查，可能对查找原因和调整治疗提供重要参考。

3．纤维支气管镜检查　纤维支气管镜检查可用于支气管肺泡灌洗（bronchoavleolar lavage，BAL），取灌洗液做中性粒细胞计数及其他炎症介质标志物检查，常见中性粒细胞增高，

对判断病情可能有帮助，但尚需临床观察，亦可借助纤维支气管镜取下呼吸道分泌物作病原菌检查，避免标本受上呼吸道寄殖菌污染。

六、诊　断

1994 年欧美专家会议对急性肺损伤/急性呼吸窘迫综合征发病经过各阶段的定义及标准作了明确的规定。

1．感染（infection）　指微生物在体内存在或侵入正常组织，并在体内定植和产生炎性病灶。这一定义旨在说明一种微生物源性的临床现象。

2．全身炎症反应综合征（SIRS）　指任何致病因素（包括感染性及非感染性）作用于机体所引起的全身性炎症反应。其诊断标准至少符合下列两项依据：

（1）体温>38℃或<36℃。

（2）心率>90 次/分。

（3）呼吸>20 次/分或 $PaCO_2$<32 mmHg。

（4）白细胞计数>12×10^9/L 或<4×10^9/L 或粒细胞>10%。

3．败血症（sepsis）　也称菌毒症，是指仅由感染引起的 SIRS。诊断标准：

（1）必须具有活动的细菌感染的确实证据。

（2）其余指标同 SIRS。

4．感染性休克（septic shock）　指严重的败血症当患者给予足量液体复苏后仍无法纠正持续低血压，常伴有低灌注状态或器官功能障碍。既往有的文献将这一过程称为脓毒症综合征（septic syndrome），由于其概念模糊、含义不清而建议不用。其诊断标准：

（1）感染/炎症依据至少具备两项

1）体温>39℃或<35℃。

2）WBC≥12×10^9/L。

3）阳性细菌培养。

4）有感染源。

（2）病理生理改变（至少具备 1 项）

1）代谢性酸中毒（AG>20）。

2）SVR<800 dyne·s·cm^{-5}。

3）收缩压<90 mmHg 超过 2 小时。

5. 多器官功能障碍综合征（multiple organ dysfunction syndrome，MODS）　多器官功能障碍综合征指机体遭受严重创伤、休克、感染及外科大手术等急性损害 24 小时后，同时或序贯出现两个或两个以上的系统或器官功能障碍或衰竭，即急性损伤患者多个器官功能改变不能维持环境稳定的临床综合征。

6. 急性肺损伤（acute lung injury，ALI）　急性肺损伤的诊断标准一般依据：

（1）急性起病；有发病的高危因素如脓毒血症、多发创伤、胃内容物误吸、肺挫伤、重症肺炎、淹溺和急性胰腺炎等；呼吸频数和（或）呼吸窘迫。

（2）氧合指数（PaO_2/FiO_2）<300 mmHg。

（3）X 线胸片呈双肺浸润影像。

（4）肺动脉楔压（Paw）<18 mmHg，或无左心房压升高的临床证据。

7. 急性呼吸窘迫综合征（acute respiratory distress syndrome，ARDS）　诊断标准：

（1）急性起病；有发病的高危因素如脓毒血症、多发创伤、胃内容物误吸、肺挫伤、重症肺炎、淹溺和急性胰腺炎等；呼吸频数和（或）呼吸窘迫。

（2）氧合指数（PaO_2/FiO_2）<200 mmHg。

（3）X 线胸片呈双肺浸润影像。

（4）肺动脉楔压（Paw）<18 mmHg，或无左心房压升高的临床证据。

（5）毛细血管楔压（PCWP）≤18 mmHg 或临床上能除外心源性肺水肿。凡符合以上 5 项可诊断为 ALI 或 ARDS。

ARDS 病程进展快、早期诊断十分重要，但迄今尚未发现有助于早期诊断的特异指标。

七、鉴别诊断

（一）心源性肺水肿

心源性肺水肿（左心衰竭）常见于冠状动脉硬化性心脏病、高血压性心脏病等心脏病史和相应的临床表现，可引起的左心衰竭以及二尖瓣狭窄所致的左心房衰竭。心导管肺毛细血管楔压 Paw>18 mmHg，对诊断更有意义。结合胸部 X 线和心电图检查，诊断一般可不难。

（二）非心源性肺水肿

见于输液过量、肝硬化和肾病综合征等引起的血浆胶体渗透压降低。还可见于胸腔抽液或抽气过多过快，或抽吸负压过大，使胸膜腔负压瞬间增大而形成复张后肺水肿。此类患者的特点是：病史明确、肺水肿的症状、体征及 X 线征象出现较快，治疗后消失也快；低氧血症一般不严重，吸氧后容易纠正。

（三）急性肺栓塞

多见于手术后或长期卧床者，有深静脉血栓史或肿瘤、羊水栓塞和心脏病史等。血栓多来自下肢深部静脉或盆腔静脉。临床上突然发病，呼吸急促、烦躁不安、咯血、胸痛和发绀。血气分析示 PaO_2 和 $PaCO_2$ 均降低，突然出现脉搏血氧饱和度和呼气末二氧化碳分压的急速下降。胸部 X 线或 CT 可发现典型的楔形或圆形阴影。典型的心电图表现为 I 导联 S 波加深，III 导联 Q 波变大、T 波倒置。放射性核素肺通气/灌注扫描等改变对诊断肺栓塞有较大意义，选择性肺动脉造影可诊断肺栓塞。

（四）特发性肺间质纤维化

本病多属慢性经过，少数成亚急性；临床表现为干咳，进行性呼吸困难，持续性低氧血症，杵状指多见；肺脏听诊可闻及连续高调的爆裂性细湿啰音（Velcro 啰音），X 线胸片可见双肺网状结节影由下向上发展；病理上以广泛的间质性肺炎和肺间质纤维化为特点；肺功能检查为限制性通气障碍和弥散功能降低。

八、预防和治疗

（一）积极治疗基础疾病

积极治疗基础疾病，可预防 ALI/ARDS 的发生与发展。全身感染的控制和纠正低血容量导致的组织灌注不足，对于预防和治疗 ARDS 是十分重要的。

全身性感染可引起全身性炎性反应综合征，是导致 ARDS 的主要原因之一。必须积极有效地控制感染，清除坏死病灶及合理使用抗生素。

在 ARDS 发生之前常常存在低血容量、组织灌注减少、氧供和氧耗不足。组织灌注不足可引起全身性组织缺血缺氧，是引起肺泡-毛细血管膜通透性增加的原因。

（二）氧　疗

治疗 ARDS 的重要措施是及时纠正低氧血症。为克服肺内分流和通气/血流比例失调，多数应吸入高浓度氧（$FiO_2 \geqslant 0.6$），需应用氧疗面罩。在保持 $PaO_2 \geqslant 60$ mmHg 的前提下，尽量降低吸入氧浓度。但当严重肺内分流时，即使提高 FiO_2 亦难以纠正缺氧时，应及时进行机械通气治疗。

（三）机械通气治疗

机械通气是目前重要的无可替代的治疗措施，其根本目的是纠正低氧血症。ARDS 机械通气指征无统一标准，多数学者认为应尽早进行机械通气。早期轻症患者可采用无创性机械通气，但多数患者需做气管插管或切开行机械通气。

ARDS 患者肺部病变亦呈不均匀分布，如肺水肿和肺实变为不均匀的斑片状分布，主要位于两肺下垂部位，仰卧位则多位于背部，且早期即出现纤维化，肺部的有效通气面积可能仅占全肺的 20%~30%。因此，以高潮气量进行机械通气治疗，必然会引起呼吸机所致肺损伤，称为与呼吸机相关的肺损伤（ventilator associated lung injury，VALI）。为防止这种与 ARDS 相似的医源性肺损伤，提出了肺保护性通气策略（lung protective ventilation strategy，LPVS）。作为一种支持手段，呼气末正压通气（positive end-expiratory pressure，PEEP）是最常用的模式。PEEP 能扩张萎陷的肺泡，纠正通气/血流比值失调，增加功能残气量和肺顺应性，有利于氧通过呼吸膜弥散，但 PEEP 本身不能防治 ARDS。通常 PEEP 从低水平（3~5 cmH$_2$O）开始逐渐增加，水平为 5~15 cmH$_2$O，但不应超过 20 cmH$_2$O。保持 PEEP 高于肺压力容量曲线的低拐点，以防肺泡萎陷，限制扩张压不高于高拐点，以免造成容积伤。小潮气量和容许性高 CO$_2$ 血症是肺保护性通气策略的重要组成部分。目前多采用低潮气量压力支持通气（pressure support ventilation，PSV）模式和机械通气治疗，采取小潮气量（4~7 ml/kg）通气，允许一定的二氧化碳潴留（$PaCO_2$ 60~80 mmHg）和呼吸性酸中毒（pH 7.25~7.30），可减轻因高潮气量和高气道压引起的容量型肺损伤，亦有利于肺损伤的愈合和改善循环障碍所致组织缺氧。动脉血二氧化碳分压（$PaCO_2$）值的增高应有一定限度（100～120 mmHg），且 $PaCO_2$ 增高的速度应 <10 mmHg/h，以便通过肾脏代偿。此法会造成二氧化碳的排出受限，导致不同程度的高碳酸血症。但是目前认为造成 ARDS 患者死亡的重要原因是严重低氧血症，在适当纠正低氧血症的前提下，即使存在一定程度的高碳酸血症，对机体不至造成严重损坏。且随 ARDS 病程逐步好转，在严重缺氧得到纠正的同时，潴留的二氧化碳亦会逐渐排出。美国国立卫生研究院（NIH）的心肺血液研究所（NHLBI）牵头对小潮气量（6 ml/kg）与传统潮气量（12 ml/kg）进行前瞻性、随机对照临床试验，结论提示：6 ml/kg 组的死亡率比 12 ml/kg 组的死亡率减低 25%。至此，以小潮气量、低气道压（<30 cmH_2O）、适度 PEEP 和适度 $PaCO_2$ 升高为特征的 LPVS，已被认定可以改善 ARDS 治疗结果。

（四）其他通气气体变换治疗

1. 俯卧体位（prone position） ARDS 患者取俯卧体位进行机械通气治疗，可进一步改善氧合状态。虽然医疗护理操作有一定困难，但采用日渐普遍。ARDS 患者俯卧体位时肺背后部肺浸润，通气/灌流失调及肺内分流等情况最为严重，取俯卧位时，该部位的经肺压超过气道开放压，有利于肺内均匀通气和血流分布，亦有利于体位引流，因此改善低氧血症。

2. 部分液体通气（partial liquid ventilation，PLV） 氟碳溶液（perfluorocarbon）具有良好的气体可溶性及相对低的表面张力，用作气体交换媒体进行液体通气治疗，部分液体通气，即将约相当于功能残气量的氟碳溶液（约 30 ml/kg）注入肺内，配合常规机械通气治疗，对于新生儿呼吸窘迫综合征的治疗取得一定成果。

3. 体外膜氧合器（extracorporeal membrane oxygenation，EMO） 1999 年 Suchyta 等用该法使患者的生存率从原来的 11% 提高到 45%。

（五）液体和血流动力学管理

液体管理是重要环节，目的应为恢复和提高组织器官的氧供和氧耗，即血液氧合充分［动脉血氧饱和度（SaO_2）>90%］和增加心输出量（CO）。在早期主张积极补充血容量，保证组织的灌流和氧供，促进受损组织的恢复。持续液体正平衡，增加肺毛细血管压使液体外漏，将加重病情并影响预后。故应维持较低的肺循环压力。晚期应限制摄水量并适当用利尿剂，以降低肺毛细血管内静水压，以较低有效血容量来维持循环功能，避免肺水肿加剧。循环血量不足会影响机械通气治疗和肝、肾功能，因此应进行血流动力学监测，包括通过 Swan-Gang 肺动脉导管监测肺动脉楔压（维持在 14～16 cmH_2O）和心排量。

（六）全身营养支持

ARDS 患者处于高代谢状态，热量和营养常严重缺乏，故必须加强营养补充，以免发生多脏器衰竭、呼吸肌疲劳、免疫功能减退而增加死亡率。胃肠道是全身最大的免疫器官，是导致 ARDS 继发肺部感染的致病菌来源，强调在病情允许的范围内应尽早开放胃肠营养途径，尽早给予肠内营养对于维护胃肠道的防御功能是有益的。谷氨酰胺（glutamine，Gln）作为营养元素被广泛应用于患者肠外营养支持治疗，具有促进胃肠道黏膜屏障的修复的功能。有实验证实在脓毒血症和严重创伤状态下，补充 Gln 可以增强免疫和肠黏膜屏障功能，减轻菌血症，抑制肠黏膜萎缩，提高生存率。此外，Gln 可以诱导热休克蛋白表达，通过热休克蛋白保护细胞和调节炎症反应的机制发挥肺保护作用。及时、足量补充外源性

Gln 有利于遏制 ALI/ARDS 的发生发展。

（七）糖皮质激素

糖皮质激素具有广泛的抗炎症和减轻毛细血管膜通透性作用。故应用于治疗 ARDS，但许多临床报道认为应用激素没能改善患者预后，甚至有增加感染等并发症的可能。因此临床应用仍有争议。应用的适应证为 ARDS 起病后 5 ~ 10 天即纤维化期或患者血液或肺泡灌洗液嗜酸粒细胞增高者，在应用糖皮质激素治疗 ARDS 的过程中要注意预防感染，不主张对所有 ARDS 的患者或发病后期使用糖皮质激素。Agarwal 等认为，在 ARDS 发病后 7 ~ 14 天，如果病情仍然很危重而无改善迹象，糖皮质激素应用是有益的。近期一项研究显示：在 ARDS 起病早期应用小剂量甲泼尼龙可通过下调全身系统炎症反应，达到保护肺组织及其他脏器功能、减少机械通气时间的作用。不推荐常规应用糖皮质激素预防和治疗。

第十四章 深静脉血栓形成

双卫兵 刘建疆

一、定义与分类

深静脉血栓形成（deep venous thrombosis，DVT）：深静脉血栓是指血液非正常地在深静脉内凝结，属于静脉回流障碍性疾病。深静脉是静脉血液回流的主要速度通路，一旦因血栓形成阻塞管腔，必然引起远端静脉回流障碍的症状。深静脉血栓及后遗症属于血管外科诊疗范围。是常见的一种病症，后果主要是肺栓塞和DVT后综合征，严重者可导致死亡和显著影响生活质量。

深静脉血栓在全身主干静脉均可发病，尤其多见于下肢。

（一）上肢深静脉血栓形成

上肢深静脉血栓局限于腋静脉者，主要表现为前臂和手部肿胀胀痛、手指活动受限；发生在腋-锁骨下静脉汇合部者，肿胀范围累及整个上肢，伴有上臂肩部锁骨上和患侧前胸壁等部位的浅静脉扩张，在下垂位时上肢肿胀和胀痛加重。

（二）上下腔静脉血栓形成

上腔静脉血栓形成大多数起因于纵隔器官或肺的恶性肿瘤。除了有上肢静脉回流障碍的临床表现外，还可以有面颈部肿胀、球结膜充血水肿、眼睑肿胀；颈部前胸壁肩部浅静脉扩张往往呈广泛性，并向对侧延伸；胸壁的扩张静脉，血流方向向下；常伴有头痛头胀及其他神经系统症状和原发疾病的症状。

下腔静脉血栓形成多系下肢深静脉血栓向上蔓延所致。其临床特征为双下肢深静脉回流障碍；躯干的浅静脉扩张，血流方向向头端；当血栓累及下腔静脉肝段时则有布-加综合征的临床表现。

（三）下肢深静脉血栓形成

下肢深静脉血栓形成最为常见，根据发病部位及病程可作如下分型：

1. 根据急性期血栓形成的解剖部位分型

（1）中央型：即髂-股静脉血栓形成。左侧发病多于右侧。主要临床特征为：起病急骤，全下肢明显肿胀，患侧髂窝股三角区有疼痛和压痛，浅静脉扩张，患肢皮温及体温均升高。

（2）周围型：包括股静脉血栓形成及小腿深静脉血栓形成。

局限于股静脉的血栓形成的主要临床特征为大腿肿痛。由于髂-股静脉通畅，故下肢肿胀往往并不严重。

局限在小腿部的深静脉血栓形成临床特点为：突然出现小腿剧痛，患足不能着地，行走时症状加重；小腿肿胀，且有深压痛，做踝关节过度背屈试验可导致小腿剧痛（Homans

征阳性）。

（3）混合型：即全下肢深静脉血栓形成。主要临床表现为：全下肢普遍性肿胀，剧痛，股三角区、腘窝、小腿肌层都可有压痛，常伴有体温升高和脉率加速（股白肿）。如病程继续进展，肢体极度肿胀，对下肢动脉造成压迫以及动脉痉挛可导致下肢动脉血供障碍，出现足背动脉和胫后动脉搏动消失，进而小腿和足背往往出现水泡，皮肤温度明显降低并呈青紫色（股青肿）。如不及时处理可发生静脉性坏疽。

2. 根据患者临床病程演变分型 下肢深静脉血栓形成后随着病程的延长从急性期逐渐进入慢性期。根据病程可以所有分成以下四型：

（1）闭塞型：发生在疾病早期，主要特征为：深静脉腔内阻塞，以很严重的下肢肿胀和胀痛为特点，伴有广泛的浅静脉扩张。一般无小腿营养障碍性改变。

（2）部分再通型：发生在病程中期，主要特征为：深静脉以闭塞为主，伴有早期再通，此时肢体肿胀减轻，但浅静脉扩张较前更明显，期间可有小腿远端色素沉着出现。

（3）再通型：发生在病程后期，主要特征为：深静脉大部分或完全再通，临床上有下肢肿胀减轻，但在活动后加重，存在有明显的浅静脉曲张，小腿出现广泛色素沉着和慢性复发溃疡。

（4）再发型：主要特征为：在已经再通的深静脉腔内再次急性深静脉血栓形成。

二、部分需要明确的概念

1. 肺血栓栓塞症（pulmonary thromboembolism，PTE/pulmonary embolism，PE） 指来自静脉系统或右心的血栓阻塞肺动脉或其分支所致肺循环和呼吸功能障碍疾病，即通常所称的肺栓塞。

2. 静脉血栓栓塞症（venous thromboembolism，VTE） 深静脉血栓形成（DVT）和肺血栓栓塞症（PTE）为静脉血栓栓塞症（VTE）在不同部位和不同阶段的两种重要临床表现形式，两者总称为 VTE。

3. 静脉血栓形成相关的名词（表 4-14-1）。

4. 外科（骨科）患者 VTE 的危险分级及发生率 第六届 ACCP 报道了外科（骨科）患者 VTE 的危险分级（表 4-14-2）。

5. 静脉血栓栓塞症（VTE）的危险因素

（1）VTE 的原发性危险因素：抗凝血酶缺乏症、因子 V Leiden 变异（活化蛋白 C 抵抗症）、先天性纤溶异常、凝血酶原基因 G20210A 突变、蛋白 C 缺乏症、蛋白 S 缺乏症、纤溶酶原缺乏症、因子XII缺乏症、高半胱氨酸血症、抗心磷脂抗体综合征、纤溶酶原激活剂抑制物增多症、血栓调节蛋白异常、异常纤溶酶原血症。

（2）VTE 的继发性危险因素：创伤或骨折、外科手术及止血带应用、脑卒中、瘫痪、既往 VTE 病史、严重感染、制动、恶性肿瘤、肿瘤静脉内化疗、高龄、中心静脉插管、慢性静脉功能不全、吸烟、妊娠或产褥期、克罗恩病、肾病综合征、血液黏滞性过高、血小板异常、肥胖、心力衰竭、长途航空或乘车旅行、口服避孕药、狼疮抗凝作用、植入人工假体、心肌梗死、慢性呼吸疾病。

表 4-14-1　静脉血栓形成相关的名词

英文缩写	英文全称	中文	意义
APC-R	activated protein C resistance	活化蛋白 C 抵抗	由于活化蛋白 C 无法正常、有效地水解、灭活 F V a，使得凝血酶原酶复合物、凝血酶生成增加、造成体内高凝状态
aPTT	activated partial thromboplastin time	活化部分凝血活酶时间	（1）手术前检查内源性途径凝血因子Ⅷ、Ⅸ、Ⅺ、Ⅻ，检查是否存在上述某因子缺乏或有特殊抑制物 （2）是肝素治疗（监测肝素的首选指标），凝血因子治疗以及检测狼疮抗凝物的主要手段
FUT	fibrinogen uptake test	纤维蛋白原摄入试验	
F V Leiden	factor V leiden mutation	因子 V leiden 变异	会引起抗凝体系的 APC 不能灭活变异的 F V 分子，西方人种 20%~40% 的静脉血栓症是由此引起的。F V Leiden 突变会使血栓症的风险增加到 80 倍
F Ⅱ G 20210 A	G20210A mutation in prothrombin gene	凝血酶原 G20210A 突变	凝血酶原基因 3' 端非编码区的 20210 核苷酸 G→A 的转变，可增高血浆凝血酶原的水平与发生静脉血栓的危险性
GCS	graduated compression stockings	分级加压弹性长袜	
HIT	heparin-induced thrombocytopenia	肝素诱发血小板减少症	
INR	international normalized ratio	国际标准化比值	INR = PR 的 ISI 次方（ISI：international sensitivity index，国际敏感指数）；INR 的参考值一般为 0.8 ~ 1.5
IPC	intermittent pneumatic compression	间歇充气加压装置	
IPG	impedance plethysmography	阻抗体积描记测定	
IVCF	inferior vena cava filter	下腔静脉滤器	
LDUH	low-dose unfractionated heparin	低剂量普通肝素	
LMWH	low-molecular- weight heparin	低分子量肝素	
PC deficiency	protein C deficiency	蛋白 C 缺乏症	蛋白 C 是依赖维生素 K 合成的蛋白，具有抗凝和促纤溶作用。蛋白 C 缺乏症患者有血栓形成增加的倾向
PTS	postthrombotic syndrome	血栓后综合征	
tPA	tissue plasminogen activator	组织型纤溶酶原激活剂	
UFH	unfractionated heparin	普通肝素	
VKA	vitamin K antagonist	维生素 K 拮抗剂	

表 4-14-2 外科（骨科）患者 VTE 的危险分级及发生率（%）

危险度	DVT		PTE	
	小腿	近端	临床性	致命性
低危				
<40 岁，较小的外科手术（30 分钟以内），无其他危险因素，长期卧床	2	0.4	0.2	<0.01
中危				
有危险因素的较小手术；40～60 岁，无危险因素的非大手术；<40 岁，无危险因素的大手术	10～20	2～4	1～2	0.1～0.4
高危				
>60 岁或有危险因素的非大手术；40～60 岁之间，有危险因素（既往 VTE 病史，肿瘤，高凝状态）的大手术	20～40	4～8	2～4	0.4～1.0
极高危				
>40 岁，既往有 VTE 病史的大手术；髋、膝关节置换术，髋部骨折手术，重度创伤，脊髓损伤	40～80	10～20	4～10	0.2～0.4

三、病因学

（一）流行病学

深静脉血栓（DVT）形成多发生于下肢深静脉，常遗留下肢深静脉阻塞或静脉瓣膜功能不全。DVT 的发生率各作者报道不一，这与患者的一般情况、骨科手术大小、手术时间长短、出血量多少以及诊断方法的不同等因素有关。在实施疝修补术的患者中，DVT 的发生率大约为 5%，腹部大手术为 15%～30%，髋骨骨折的患者中为 50%～75%，脊髓损伤的患者中为 50%～100%。即使是短期（1 周内）制动也易于导致 DVT。大约 1/4 术后发生 DVT 的患者引发的 PE 发生于出院之后。

20～39 岁年龄组女性深静脉血栓病的发病比同龄男性高 10 倍。孕妇 DVT 的发生率比同龄未孕妇女高 5～7 倍，易发生于妊娠的头 3 个月和围产期，其中 75% 的 DVT 发生于分娩前。服避孕药的妇女 DVT 的发生率比不服药者高 4～7 倍。绝经后激素替代治疗（HRT）也使 DVT 的危险性增加 3 倍。

其他如肥胖，超过标准体重 20% 者栓塞病的发生率增加。脱水、红细胞增多症、糖尿病、肾病综合征等也易发生血栓病。有创检查和治疗（如静脉留置管、静脉内化疗）使 DVT 也变得更常见了。

（二）发病机制

1. 血栓的病理特点　典型的血栓包括：头部为白血栓，颈部为混合血栓，尾部为红血栓。血栓形成后，可向主干静脉的近端和远端滋长蔓延，其后在纤溶酶的作用下，血栓可溶解消散，有时崩解断裂的血栓可成为栓子随血流进入肺动脉，引起肺栓塞。但血栓形成后，常激发静脉壁和静脉周围组织的炎症反应，使血栓与静脉壁粘连并逐渐纤维机化，最终形成边缘毛糙管径粗细不一的再通静脉。同时，静脉瓣膜被破坏，造成下肢静脉血液逆流。

2. 血栓的分类　按照血栓的组成，静脉血栓有三种类型：

（1）红血栓：最为常见，组成比较均匀，血小板和白细胞散在性分布在红细胞和纤维素的胶状块内。

（2）白血栓：基本由纤维素、白细胞和成层的血小板组成，只有极少量红细胞。

（3）混合血栓：由白血栓组成头部，板层状的红血栓和白血栓构成体部、红血栓或板层状的血栓构成尾部。

3. 深静脉血栓形成的三大因素　静脉壁损伤、血流缓慢和血液高凝状态是造成深静脉血栓形成的三大因素。上述三种因素中，任何一个单一因素往往都不足以致病，必须是各种因素的组合，尤其是血流缓慢和高凝状态，才可能引起血栓形成。血栓形成后，除少数能自行消融或局限于发生部位外，大部分会扩散至整个肢体的深静脉主干，若不能及时诊断和处理，多数会演变为血栓形成后遗症，长时间影响患者的生活质量；还有一些患者可能并发肺栓塞，造成极为严重的后果。

（1）静脉壁损伤：静脉壁损伤时，内膜下层及胶原裸露可激活血小板释放多种具有生物学活性的物质，启动内源性凝血系统，同时静脉壁电荷改变，导致血小板聚集黏附形成血栓。

（2）血流缓慢：造成血流缓慢的外因有：久病卧床、术中术后以及肢体固定等制动状态，及久坐不动等。此时，因静脉血流缓慢在瓣窦内形成涡流，不仅激活了内源性凝血系统，还使血小板从在血流中轴流动（轴流）移向接近内膜（边流），进而促进了血栓的形成。

（3）血液高凝状态：妊娠产后或术后、创伤、长期服用避孕药、肿瘤组织裂解产物刺激等情况下，可使血小板数增高、凝血因子含量增加，而抗凝血因子则活性降低，最终导致血管内异常凝结形成血栓。

4. 病理生理改变　由于血液高凝状态和血流滞缓而发生血栓，所以深静脉血栓与管壁一般仅有轻度粘连，容易脱落，可引起肺栓塞。有时激发炎症反应后，血栓与血管壁粘连也可较紧密。

深静脉血栓形成可引起静脉回流障碍，其程度取决于受累血管的大小和部位，以及血栓的范围和性质，其可因阻塞远端而导致静脉压升高，毛细血管淤血，内皮细胞缺氧，使毛细血管渗透性增加，并使阻塞得肢体远端出现肿胀。

深静脉压升高及静脉回流障碍，可以使交通支静脉扩张开放，因为阻塞了远端血流，血液经交通支而入浅静脉，可以变现为浅静脉扩张。

深静脉血栓可沿静脉血流方向向近心端蔓延，小腿血栓可继续伸延到下腔静脉，甚至对侧。当血栓完全阻塞静脉主干后，血栓还可逆行向远端伸延。血栓可脱落，随血流经右心，栓塞于肺动脉，而并发肺栓塞。

另一方面深静脉血栓还可以机化、再管化和再内膜化，这样可以使静脉管腔能够恢复一定程度的通畅，但是因为管腔受纤维组织收缩作用的影响，以及瓣膜本身的破坏，可致静脉瓣膜功能不全。

<h2 style="text-align:center">四、临床表现</h2>

（一）DVT 的临床分期

通常我们将 DVT 分为三期，分别是：

1. 急性期　指发病后 7 天以内。
2. 亚急性期　指发病第 8 天~30 天（1 个月）。
3. 慢性期　发病 30 天以后。

通常我们指的早期包括急性期和亚急性期，晚期主要指慢性期。

（二）DVT 的临床症状

在临床上，只有 10%~17% 的 DVT 患者有明显的症状，包括下肢肿胀，局部深处触痛和足背屈性疼痛。DVT 发展最严重的临床特征和体征即是肺栓塞，死亡率高达 9%~50%，绝大多数死亡病例是在几分钟到几小时内死亡的。有症状和体征的 DVT 多见于术后、外伤、晚期癌症、昏迷和长期卧床的患者。

下肢深静脉血栓形成是最常见的深静脉血栓。从足部跖静脉丛向上到髂股静脉系统之间，任何部位都可能发生。由于下肢深静脉血栓形成的部位、范围和程度不同，其症状也并不完全相同。根据临床实际情况，可分为小腿深静脉血栓形成、髂股静脉血栓形成、股青肿和下肢深静脉血栓形成综合征。

1. 小腿深静脉血栓形成的症状　小腿深静脉血栓形成（周围型），是指小腿肌肉静脉丛血栓形成和腘静脉血栓形成。

（1）小腿肌肉静脉丛血栓形成的症状：是原发于小腿肌肉静脉丛的血栓形成，常见于手术后、长期卧床和外伤所引起。因病变范围小，未累及下肢主干静脉，症状表现往往不明显，常被忽视，而延误早期诊断和早期治疗。通常患者仅有轻微小腿胀痛、肿胀；血栓发生在小腿肌肉静脉丛时，可出现血栓部位压痛（Homans 征和 Neuhof 征阳性）。有极少数患者可突然出现小腿明显胀痛和肿胀，不能如常走路。但大多数情况是，当血栓从小腿向大腿继续伸延扩展，发生髂股静脉血栓形成，才被患者发觉和引起重视。

小腿肌肉静脉丛血栓形成，发病时多无明显临床表现，直到累及髂股静脉，发生髂股静脉血栓形成时，才被发现。因此，发病期与症状期不符合，发病期比症状期为长。当发现髂股静脉血栓形成时病变已属于后期。

（2）腘静脉血栓形成的症状：是指腘静脉及其以下主干静脉的血栓形成，临床上并不少见。无任何发病诱因，患者突然出现小腿剧烈胀痛，难以忍受，并可影响行走；小腿广泛肿胀，紧硬饱满，呈弥漫光亮，压痛明显，拒按，手不可触及。全身反应不明显，可有低热。经过治疗，可以控制病情发展，局限在腘静脉血栓形成，但遗留小腿轻微胀痛，小腿下端和踝部轻微肿胀。

注：Homans 征阳性：患肢伸直，踝关节背屈时，由于腓肠肌和比目鱼肌被动牵拉而刺激小腿肌肉内病变的静脉，引起小腿肌肉深部疼痛。Neuhof 征（即腓肠肌压迫试验）阳性：刺激小腿肌肉内病变的静脉，引起小腿肌肉深部疼痛。

小腿深静脉血栓形成，可以发生血栓脱落，并发肺动脉栓塞，应引起重视。有的患者发生肺栓塞之后，才注意到有小腿深静脉血栓形成。

2. 股静脉血栓形成 绝大多数股静脉血栓继发于小腿深静脉血栓。但少数股静脉血栓也可单独存在。在内收肌管部位、腘窝部和小腿深部均有压痛。患侧小腿及踝部常出现轻度水肿，患肢静脉压较健侧升高 2～3 倍。Homans 征阳性或阴性。

3. 髂股静脉血栓形成 髂股静脉血栓形成，是指起源于髂-股静脉的血栓形成（中央型）。绝大多数髂股静脉血栓形成继发于小腿深静脉血栓，但有时原发于髂股静脉或髂静脉。产后妇女、骨盆骨折、盆腔手术和晚期癌肿患者易发生。本病发病急骤，突然发生髂凹部、大腿内侧（股三角区）明显胀痛，或下肢广泛性胀痛，随后迅速出现整个下肢广泛性明显肿胀、变粗，同时伴有下肢浅静脉怒张；由于皮肤毛细血管（细小静脉）扩张，皮肤上出现广泛蓝色微细的网络（网络淤血）。因髂股静脉血栓形成，在股三角区常可扪及股静脉呈硬索条状，并有明显压痛。整个下肢饱满，有压痛和紧韧感，尤其是小腿更为明显，Homans 征阳性。患者可有轻度全身反应，发热不超过 38.5℃。

临床上，在左侧下肢深静脉较右侧多 2～3 倍。这是由于左侧髂总静脉的行径较长，左髂股静脉位于腹股沟韧带与骨盆之间的狭窄地带，而且右髂总动脉常横过左髂总静脉之上，均容易使髂股静脉受压迫的缘故。

当血栓向远侧逆行扩展而累及全下肢时，即为全下肢深静脉血栓形成。无论是小腿深静脉血栓形成，血栓向上顺行伸延扩展，或是原发性髂股静脉血栓形成，血栓向下逆行伸延扩展，均可累及整个下肢深静脉系统，发生全下肢深静脉血栓形成（混合型）。

4. 股青肿的症状 股青肿（phlegmasiaceruleadolens）是全下肢深静脉血栓形成（混合型）的严重类型，临床上很罕见。这种情况是因为肢体淤血和缺血同时并存所造成的。具体体现为：整个下肢深静脉系统广泛血栓形成而完全阻塞，下肢静脉血液回流严重障碍，同时发生了肢体动脉痉挛，而出现的下肢血液循环障碍。

其发病急骤，患肢剧烈胀痛，整个下肢广泛性严重肿胀，呈青紫色，伴有淤斑、水泡、肢体发凉，股动脉搏动减弱，足背动脉和胫后动脉消失。由于大量的血浆、组织液贮留在患肢，可引起低血容量性休克。通常全身反应严重，发热多在 39℃ 以上，可以发生静脉性肢体坏疽，并发全身多脏器功能衰竭，病情危重，导致死亡。

5. 下肢深静脉血栓形成综合征的症状 下肢深静脉血栓形成综合征（postthrombosis syndrome，PTS）的患者远远多于急性下肢深静脉血栓形成。由于在发病早期，对急性下肢深静脉血栓形成未能得到明确诊断和有效治疗造成。

下肢深静脉血栓形成早期，由于血栓形成阻塞静脉，静脉血液回流障碍。到后期，静脉内血栓机化、再通，但静脉呈缩窄、扩张、迂曲状，静脉瓣膜被破坏，以及交通支静脉瓣膜遭到破坏，深静脉血液向浅静脉倒流，使下肢静脉淤血，静脉压增高，组织缺氧，最终出现下肢深静脉血栓形成综合征-静脉淤血综合征。主要有：①下肢静脉曲张：从静脉怒张到曲张，以及皮肤微细血管怒张，呈广泛性下肢静脉曲张；②下肢肿胀；③湿疹性皮炎；④皮肤色素沉着；⑤下肢继发感染。

下肢长期处于淤血状态，局部抵抗力降低，轻微的皮肤损伤，很容易继发蜂窝织炎、丹毒等疾病。最常见的是小腿慢性炎症，出现发红灼热疼痛硬块（慢性淤血炎症），不发热。下肢深静脉血栓形成综合征，常继发丹毒反复发作，高热 39～41 ℃，患部粗厚、硬韧，形成象皮肿。下肢深静脉血栓形成并发象皮肿（慢性淤血重症），治疗相当困难。

五、诊　断

50%～80% 的 DVT 可无临床表现，但由于可并发致命性 PTE 和远期下肢深静脉功能不全，其危害极大。及时发现和治疗都有赖于对疾病状态的早期发现和正确诊断。

（一）有症状和体征的 DVT 临床特点

1. DVT 多见于手术后、创伤、肿瘤晚期、长期卧床或昏迷的患者。

2. 通常起病较急，患肢出现肿胀、发硬、疼痛，活动后加重，偶有发热、心率加快。

3. 血栓部位可有压痛，并且沿血管可扪及索状物，血栓远端肢体或全肢体肿胀，足背、胫后动脉搏动减弱或消失，皮温低，皮肤呈青紫色，严重者可出现静脉性坏疽。当血栓延伸至下腔静脉时，双下肢、臀部、下腹和外生殖器均明显水肿。血栓发生在小腿肌肉静脉丛时，Homans 征和 Neuhofs 征阳性。

Homans 征（Homans syndrome），即直腿伸踝试验（straight leg ankle stretching test），检查时嘱患者下肢伸直，将踝关节背屈时，由于腓肠肌和比目鱼肌被动拉长而刺激小腿肌肉内病变的静脉，引起小腿肌肉深部疼痛，为阳性。

Neuhofs 征（Neuhofs syndrome），即压迫腓肠肌试验（compression gastrocnemius muscle test），其检查方法是让患者仰卧屈膝，足跟平置检查台，检查者用手指按触其腓肠肌深部组织。如有增厚、浸润感和压痛，即为阳性。

4. DVT 发病后期　由于血栓机化，常遗留有静脉功能不全，出现浅静脉曲张、色素沉着、溃疡、肿胀等深静脉血栓形成后综合征的表现。

5. 血栓脱落游走可致 PTE。

（二）辅助检查

可根据患者病情、医院设备、医生经验等做如下选择：

1. 阻抗体积描记测定　其原理是在大腿处放置一个袖带，探测充气前后下肢血流量的变化，袖带放气，下肢容量迅速恢复到基线水平被用作是静脉可变性指数。对有症状的近端 DVT 具有很高的敏感度和特异度，且操作简单，费用较低。但对于无症状 DVT 的敏感度较差，阳性率低。

2. 加压超声成像（compression ultrasonography）　为无创检查，可发现 95% 以上的近端下肢静脉血栓，可作为 DVT 筛查的首选手段。探头压迫时，若静脉不能被压陷或静脉腔内无血流信号则可作为 DVT 的特定征象和诊断依据，对于高度可疑而检查结果为阴性时，需在 5～7 天后复查。并且对腓静脉和无症状的下肢深静脉血栓，阳性率较低。

3. 彩色多普勒超声探查　其敏感度、准确性均较高，为无创检查，适用于对患者的筛选、监测。仔细的非介入性血管超声可以使敏感度保持在高达 93%～97%，特异度保持在 94%～99%。结合有无血栓的好发因素，在进行超声检查前可以将患者分为高、中、低度 DVT 可能性。对于高度可疑 DTV 者，若检查结果为阴性应每日复查，如果第 2 次扫描仍阴性应考虑进行静脉造影。如果连续两次超声检查均为阴性，对于低可能性患者可临床观察。

4. 放射性核素血管扫描检查（radionuclide venography，RDV） 利用核素在下肢深静脉血流或血块中浓度增加，通过扫描而显像，对 DVT 诊断是有价值的无创检查。

5. 螺旋 CT 静脉造影（computed tomo-venography，CTV） 是近年出现的新的 DVT 诊断方法，可同时检查腹部、盆腔和下肢深静脉情况。

6. 静脉造影（venography） 是确定 DVT 诊断的"金标准"，但属于有创检查，且费用高。

7. 血浆 D-二聚体测定 由于术后短期内患者 D-二聚体几乎都呈阳性，因此对于 DVT 的诊断或者鉴别诊断价值不大，但可用于术前 DVT 高危患者的筛查。血浆 D-二聚体采用酶联免疫吸附法（ELISA）检测，其敏感度可>99%。急性 DVT 时，D-二聚体>500 μg/L 有重要参考价值。但血浆 D-二聚体测定对静脉血栓栓塞的诊断并非特异，如肿瘤、炎症、感染、坏死等很多可产生纤维蛋白的情况，D-二聚体也可 > 500 μg/L，故预测价值较低，不能据此诊断 DVT。80 岁以上的高龄患者该检查的特异性较低，故这些人群也不宜用此诊断。

（三）DVT 的临床可能性评估

DVT 的临床可能性评估，可参考 Wells 临床评分（表4-14-3）。

表4-14-3　下肢 DVT 诊断的临床评分

临床特征	分　值
肿瘤	1
瘫痪、或近期下肢石膏固定	1
近期卧床>3 天，或大手术后 12 周内	1
沿深静脉走行的局部压痛	1
整个下肢的水肿	1
与健侧相比，小腿肿胀>3 cm（胫骨粗隆下 10 cm 处测量）	1
既往有 DVT 病史	1
凹陷性水肿（有症状腿部更严重）	1
有浅静脉的侧支循环（非静脉曲张性）	1
其他诊断（可能性>或等于 DVT）	−2

注：临床可能性：低度≤0；中度，1～2分；高度，≥3。若双侧下肢均有症状，以症状严重的一侧为准

六、DVT 的治疗

（一）早期 DVT 的治疗

抗凝治疗是静脉血栓栓塞症的标准治疗。抗凝治疗可抑制血栓蔓延、降低肺栓塞发生率和病死率，并可以预防复发。DVT 的早期抗凝治疗可皮下注射低分子肝素和普通肝素（简称肝素）。

1. 普通肝素的应用 肝素剂量个体差异较大，因此静脉给予肝素必须进行监测，以确保疗效和安全性。目前常用的监测是激活的部分凝血酶原时间（aPTT），肝素的治疗效果应

使 aPTT 尽快达到并维持在抗凝前的 1.5~2.5 倍。但 aPTT 并不总是可靠地反映血浆肝素水平或肝素抗血栓活性。有条件的医院可通过直接检测肝素水平进行调整剂量，对于要求每天需要大剂量肝素而又达不到 aPTT 治疗范围的肝素抵抗患者，肝素的剂量可根据抗因子 Xa的测定来调整。

治疗 DVT 肝素的起始剂量可以一次性给予 6250 U，随后根据 aPTT 结果调整肝素剂量。间断静脉注射肝素比持续静脉给药有更高的出血风险。

对于确诊为 DVT 的患者，中华医学会外科学分会血管外科学组编制的《深静脉血栓形成的诊断和治疗指南》（以下简称《指南》）推荐使用皮下注射低分子肝素或静脉、皮下注射肝素。对于临床高度怀疑 DVT 的患者，如无禁忌，在等待检查结果期间，可考虑抗凝治疗，根据确诊结果决定是否继续抗凝治疗。

根据病情需要，在治疗的第 1 天可以开始联合应用维生素 K 拮抗剂，在 INR 稳定并>2.0 后，停用肝素。对于急性 DVT 的患者皮下注射肝素，可替代静脉肝素的治疗。

2. 低分子肝素的应用 低分子肝素比肝素的药物动力学和生物效应具有更好的预测性。根据体重调整剂量的低分子肝素行皮下注射者，若每天注射仅 1~2 次，大多数患者不需要实验室监测。对于急性 DVT 患者，《指南》推荐 12 小时/次皮下注射低分子肝素。肾功能不全或孕妇慎用低分子肝素。对于严重肾衰竭的患者，建议使用静脉肝素，谨慎考虑低分子肝素。

低分子肝素的主要优势是使用简便，大多无需监测。近年的研究结果显示，低分子肝素和普通肝素在静脉血栓形成复发、肺栓塞、大出血危险等方面统计学差异无显著性。低分子肝素疗效和风险与肝素相当。不同的低分子肝素之间的安全性和有效性也无明显差异。但恶性肿瘤患者使用低分子肝素生存期好于肝素。

3. 溶栓治疗 治疗急性期的严重髂股静脉血栓在适当的抗凝治疗下，可考虑使用溶栓治疗。理论上使用溶栓药溶解静脉血栓，可迅速减轻血管阻塞。早期溶栓治疗是有效的，但是溶栓治疗还可能增加出血的风险，并且尚不确定早期溶栓药治疗 DVT 可减少 PTS 的发生。

4. 导管溶栓 国内有研究认为，置管溶栓术与常规的药物治疗相比，显效率高，治疗时间短，并发症少；导管溶栓与全身溶栓相比具有一定的优势。但目前的循证医学证据尚不充分，对导管溶栓仍需严格掌握适应证。有报道提示，导管溶栓与局部和全身出血有关系，并且需要在与常规抗凝比较，对效益/风险进行仔细的评估后，方可适用于患者。《指南》建议导管溶栓的使用应限定于某些选择性患者，如较严重的髂股静脉血栓患者。

5. 手术取栓 手术静脉取栓主要用于早期的肢体近端 DVT。手术取栓最常见的并发症是血栓复发。国外只有少数的小样本的随机临床对照试验结果证实手术可减少肺栓塞和早期血栓形成的复发以及瓣膜功能远期疗效好。国内临床对照试验显示手术有利于减少血栓形成后综合征的发生率。《指南》推荐对于严重患者，如某些严重的髂股静脉血栓形成，股青肿患者可考虑应用；对于某些选择性患者，如较严重的髂股静脉血栓形成，可考虑便用取栓术。

6. 下腔静脉滤器 对于大多数 DVT 患者，并不常规推荐应用腔静脉滤器。

放置下腔静脉滤器的适应证是：①抗凝治疗有禁忌或有并发症的近段 DVT 患者；②充分抗凝治疗的情况下反复发作的血栓栓塞；③肝素诱发性血小板减少综合征；④反复肺栓塞发作合并肺动脉高压；⑤行肺动脉手术取栓和内膜剥脱术时预防和减少肺栓塞的发生。

国外资料显示，在充分抗凝治疗后，使用下腔静脉滤器可使致死性肺栓塞发生率控制在 1% 以下。适用于肺栓塞的高危患者。

推荐置入滤器后，应该立即行抗凝治疗，在抗凝治疗基础上置入下腔静脉滤器虽然可减少肺栓塞的发生，但不能提高初患 VTE 患者的早期和晚期生存率。随着时间的延长，放置滤器患者有更高的深静脉血栓复发的趋势。

7. 体位治疗　早期深静脉血栓患者建议卧床休息为主，抬高患肢。患者在进行抗凝治疗的同时需进行一段时间严格的卧床休息，以防止血栓脱落而造成肺栓塞。

但对慢性 DVT 患者，运动和腿部加压的患者比卧床休息的患者的疼痛和肿胀的消除速率显著要快。因此并不严格要求患者卧床休息。

（二）DVT 的长期治疗

DVT 患者长期抗凝治疗的目的是防止出现有症状的血栓发展和（或）复发性静脉血栓事件。

1. 通常应用长期抗凝治疗的患者的最佳疗程根据观察可以分为五个等级：

（1）继发于一过性危险因素的首次发作的 DVT。

（2）伴有癌症并首次发作的 DVT。

（3）首次发作的自发生 DVT（为无已知的危险因素下发生的 DVT）。

（4）首次发作的 DVT，具有与血栓栓塞复发危险性增高有关的凝血酶原基因和预后标志（包括抗凝血因子Ⅲ、蛋白 C 或蛋白 S 缺乏、凝血酶原基因突变、如因子 V Leiden 或凝血酶原 20210 基因突变）、带有抗磷脂抗体、高半胱氨酸血症，或者因子Ⅷ的水平高于正常 90%，或经反复超声检查证实持续性残留血栓的患者。

（5）反复多次发作的 DVT（两次或更多次的 VTE 发作）。

2. DVT 长期治疗时维生素 K 拮抗剂的应用　华法林是目前国内外最常用的长效抗凝药，亦是目前唯一在临床上使用的维生素 K 拮抗剂（VKA），是 DVT 长期抗凝治疗的主要药物。但因患者使用该药后疗效的个体差异大，需根据凝血指标指导用药，且其起效慢，从开始使用至达到良好而稳定的凝血状态约需 2 周。检测维生素 K 拮抗剂抗凝效果的标准是凝血酶原时间和 INR。

3. 抗凝强度　国外对于维生素 K 拮抗剂的抗凝治疗强度已得到证实。低标准强度（INR 1.5~1.9）治疗的效果差，而且并未减少并发出血的发生率。因此高强度的华法林治疗（INR 3.1~4.0）并不能提供更好的抗血栓治疗效果。高强度治疗还被显示与临床高危险（20%）的严重出血有关。因此，《指南》推荐维生素 K 拮抗剂在整个治疗过程中应使 INR 维持在 2.0~3.0，需定期监测。

4. 长期治疗的疗程　研究显示，继发于一过性危险因素的首次发作的 DVT 患者，进行 3 个月的治疗足以减少 VTE 的复发。具有血栓形成倾向的患者 VTE 复发的危险性较高，研究证明延长华法林的疗程是有益的。在原发生 DVT 患者中进行的延长抗凝治疗疗程的风险—效益比的试验发现：延长疗程能够非常有效地降低复发性 VTE 的发生率，但治疗期间出血的危险增加，因此原发性 DVT 的患者是否进行延长疗程的抗凝治疗应充分考虑其利弊后再作决定。

对于继发于一过性危险的 DVT 初次发作患者，《指南》推荐使用维生素 K 拮抗剂至少 3 个月。对于特发性 DVT 的初次发作患者，《指南》推荐使用维生素 K 拮抗剂至少 6 ~ 12 个月或更长时间的抗凝。对于有两次以上发作的 DVT 患者，《指南》建议长期抗凝治疗。对长期抗凝治疗患者，应定期进行风险效益评估以决定是否继续治疗。

5. 静脉血栓形成后综合征（PTS）的治疗 静脉血栓形成后综合征（post-thrombosis syndrome，PTS）发生率为 20% ~ 50%。是指曾患过静脉血栓形成的患者出现的一系列症状体征群，PTS 通常与慢性静脉功能不全有关。通常症状均非急性，是否需要治疗由患者的自觉程度决定。

临床研究证实间歇性气压治疗和弹力袜有助于减轻症状。通常对于因 PTS 导致下肢轻度水肿的患者，建议使用弹力袜。对于因 PTS 导致下肢严重水肿的患者，建议使用间歇性加压治疗。

七、DVT 的预防

合理预防 DVT 有极佳的风险效益比和经济效益。研究显示，常规预防措施可减少 DVT 的发生，改善不良预后，降低总治疗费用。目前 DVT 的预防方法主要分机械性预防和药物性预防。

（一）基本预防措施

1. 在四肢或盆腔邻近静脉周围的操作应轻巧、精细，避免静脉内膜损伤。
2. 术后抬高患肢时，不要在腘窝或小腿下单独垫枕，以免影响小腿深静脉回流。
3. 鼓励患者尽早开始经常的足、趾的主动活动，并多作深呼吸及咳嗽动作。
4. 尽可能早期离床活动，下肢可穿逐级加压弹力袜。

（二）机械预防措施

机械性预防方法主要包括压力梯度长袜（graduated compression stockings，GCS）、间歇充气加压装置（intermitten pneumatic compression，IPC）和静脉足泵（venous foot pump，VFP）等；它们均利用机械性原理促使下肢静脉血流加速，降低术后下肢 DVT 发生率。但在临床试验中，抗栓药物的疗效优于非药物预防措施，因此这些方法只用于有高危出血因素的患者，或与抗栓药物联合应用以提高疗效。

目前机械方法在 DVT 患者中仍提倡广泛应用，虽不能肯定这些装置可预防患者发生 DVT，但并不增加 DVT 患者出血风险，且几乎无不良反应。故具有高出血风险的患者首选机械方法预防 DVT。一旦高出血风险降低，应开始药物预防或联合机械预防方法。

每种装置对 DVT 的预防作用目前尚不确定，需临床研究进一步评估其作用。医护人员使用机械方法预防 DVT 必须做到正确操作，应保障患者最佳的依从性，同时必须保证这些装置不会妨碍患者的自主活动。

（三）药物预防措施

1. DVT 的药物预防目前有下列三种方法

（1）术前 12 小时或术后 12～24 小时（硬膜外腔导管拔除后 2～4 小时）　开始皮下给予常规剂量低分子肝素；或术后 4～6 小时开始给予常规剂量的一半，次日增加至常规剂量。

（2）戊聚糖钠 2.5 mg，术后 6～8 小时开始应用。

（3）术前或术后当晚开始应用维生素 K 拮抗剂，用药剂量需要作监测，维持国际标准化比值（international normalized ratio，INR）在 2.0～2.5，勿超过 3.0。

上述任一种抗凝方法的用药时间一般不少于 7～10 天。上述药物的联合应用会增加出血并发症的可能性，故不推荐联合用药。

（四）开始预防的时间和时限

对于大部分接受低分子量肝素预防的患者，首剂既可在术前也可在术后给予。建议权衡药物的抗凝疗效与出血风险决定开始用药的时机。

骨科大手术患者，抗栓治疗往往于出院时停药，而临床研究显示，人工全髋关节置换术后凝血途径持续激活可达 4 周，术后 VTE 的危险性可持续 3 个月。与人工全膝关节置换术相比，人工全髋关节置换术术后的抗栓预防时限更长。因此，在骨科大手术中应该适当延长抗栓预防时限，这一措施可将有症状的 DVT 降低 60% 以上。维生素 K 拮抗剂（INR2.0～3.0）也能有效预防 VTE，但出血危险较高。全髋关节置换、髋部骨折手术后 DVT 高危患者的预防时间应延长至 28～35 天。

（五）其他注意事项

1. 采取各种预防及治疗措施前，医务人员均应参阅药物及医疗器械制造商提供的使用指南或产品说明。

2. 对 DVT 高危患者应采用基本预防、机械预防和药物预防联合应用的综合措施。有高出血危险的患者应慎用药物预防措施，以机械预防措施为主，辅以基本预防措施。

3. 不建议单独采用阿司匹林预防 DVT。

4. 决定低分子量肝素、维生素 K 拮抗剂、戊聚糖钠等药物剂量时，应考虑患者的肝、肾功能和血小板计数的情况。

5. 应用抗凝药物后，如出现严重出血倾向，应根据具体情况做相应的检查，或请血液科等相关科室会诊，及时处理。

6. 椎管周围血肿虽然少见，但其后果严重。因此，在行椎管内操作（如手术、穿刺等）后的短时间内，应注意小心使用或避免使用抗凝药物。应在用药前做穿刺或置管；在药物作用最小时（下次给药前 2 小时）拔管或拔针；拔管或拔针后 2 小时或更长时间再给低分子量肝素。

7. 使用低分子量肝素的禁忌证是血小板减少症和严重的凝血障碍。

参 考 文 献

1. 吴在德，吴肇汉. 外科学. 第六版. 北京：人民卫生出版社，2003

2. 刘俊杰，赵俊. 现代麻醉学. 第二版. 北京：人民卫生出版社，1997

3. Keith G Allman, Iain H Wilson. 牛津临床麻醉手册. 王东信，张利萍，杨拔贤译. 北京：人民卫生出版社，2006

4. 王杉，黎晓新. 医疗知情同意书汇编. 北京：北京大学医学出版社，2010

5. 王栋，李长岭，马建辉等. 成人肾上腺皮质癌的诊断和治疗（附16例报告）. 临床泌尿外科杂志，2003，（02）：80-82

6. 刘定益，杨践，张翀宇等. 肾上腺恶性肿瘤（附50例报告）. 中华泌尿外科杂志，2003，（9）：17-19

7. 刘定益，张翀宇，邵远等. 影响肾上腺皮质醛固酮瘤术后血压恢复的相关因素分析. 中华外科杂志，2004，（10）：14-16

8. 严维刚，李汉忠，毛全宗等. 靶腺切除治疗异位ACTH综合征. 中华泌尿外科杂志，2004，（04）：4-6

9. 陆召麟. 肾上腺外科疾病和皮质醇症. 见：吴阶平主编. 吴阶平泌尿外科学. 济南：山东科学技术出版社，2004，1645-1654

10. 刘光，高岚湘，夏同礼等. 肾上腺皮质肿瘤/肾上腺增生. 见：夏同礼主编. 现代泌尿病理学. 北京：人民卫生出版社，2002，678-699

11. 乐杰. 妇产科学. 第七版. 北京：人民卫生出版社，2008

12. 李莉. 实用妇产科工作手册. 太原：山西科学技术出版社，2009

13. 李莉. 妇产科疾病补液治疗手册. 北京：军事医学科学出版社，2007

14. 连丽娟. 林巧稚妇科肿瘤学. 第四版. 北京：人民卫生出版社，2006

15. 林中秋，罗祥美.《2010 NCCN宫颈癌临床实践指南》解读. 国际妇产科学杂志，2010，37（1）：72-73

16. EmilNovak. Berek&Novak妇科学. 第十四版. 郎景和，向阳译. 北京：人民卫生出版社，2008

17. 马彦彦. 新式剖宫产术. 第二版. 北京：北京科学技术出版社，2000

18. 吴小华. NCCN2009年中国版卵巢癌、宫颈癌临床实践指南更新简介. 中国妇产科临床杂志，2009，10（5）：400

19. 王炜. 整形外科学. 杭州：浙江科技出版社，1999

20. 张涤生. 整复外科学. 上海：上海科学技术出版社，2002

21. 刘俊杰，赵俊. 麻醉学. 第二版. 北京：人民卫生出版社，1997

22. 中华医学会重症医学分会. 急性肺损伤/急性呼吸窘迫综合征诊断与治疗指南（2006）. 中华内科杂志，2007，46（5）：430-435

23. 王今达，王宝恩. 多脏器功能失常综合征（MODS）病情分期诊断及严重程度评分标准. 中国危重病急救医学，1995，7（6）：346-347

24. 徐建国. 成人手术后疼痛处理进展. 实用疼痛学杂志，2009，5（6）：448-449

25. 侯永梅，胡佩诚. 渐进性肌肉放松在临床治疗应用中的研究与进展. 中国组织工程研究与临床康复，2008，12（7）：1331-1336

26. 张雅坤，周玲君，郭振华等. 认知行为疗法在疼痛治疗中的运用现况及展望. 中国疼痛医学杂志，2003，9（3）：163-166

27. 唐俊，奚菁颖，张曦等. 咪唑安定镇静与其血药浓度相关性研究. 临床麻醉学杂志，2003，19（10）：594-596

28. 陈绍洋，熊利泽，王强等. 咪唑安定口服作为术前用药的临床效果观察. 临床麻醉学杂志，2001，17（11）：625-626

29. 王欣，薛朝霞. 加巴喷丁的药理学及其在疼痛临床的应用进展. 实用疼痛学杂志，2010，6（2）：129-130

30. 董良，郭曲练. 加巴喷丁和可乐定对子宫全切术患者术后焦虑、疼痛的影响. 医学临床研究，2009，26（12）：2213-2215

31. 柳志红. 肺动脉栓塞. 北京：科学出版社，2004

32. 中华医学会呼吸病学分会. 肺血栓栓塞症的诊断与治疗指南（草案）. 中华结核和呼吸杂志，2001，24（5）：260-261

33. 叶任高，陆再英. 内科学. 第六版. 北京：人民卫生出版社，2006

34. 李银平，华琦. 急性肺栓塞患者76例诊治分析. 中国全科医学，2011，14（1）：96-98

35. 钟南山，王辰. 呼吸内科学. 北京：人民卫生出版社，2008，252-253

36. 孙敏莉，张柏根. 急性肺动脉栓塞的诊治进展. 中国实用外科杂志，2010，30（12）：1075-1077

37. 中华医学会心血管病学分会，中华心血管病杂志编辑委员会. 急性心力衰竭诊断和治疗指南. 中华心血管病杂志，2010，38（3）：198-208

38. 修培宏，王绪祥. 临床麻醉工作手册. 北京：中国医药科技出版社，2006

39. 吴新民. 麻醉学——前沿与争论. 北京：人民卫生出版社，2009

40. 田明清. "痛反应"及其测量. 中国疼痛医学杂志，2005，3：189

41. 孙大金，杭燕南. 实用临床麻醉学. 北京：中国医药科技出版社，2001

42. 徐贯杰. 如何看待预先镇痛和预防性镇痛. 实用疼痛学杂志，2009，5（1）：5-8

43. 中华医学会重症医学分会. 低血容量休克复苏指南（2007），中国实用外科杂志，2007，27（8）：581-587

44. 刘大为，邱海波. 重症医学. 北京：人民卫生出版社，2010

45. 中华医学会麻醉学分会. 围术期输血的专家共识，临床麻醉学杂志，2009，25（3）：189-191

46. 吴彩军，刘朝霞，刘禹赓等. 2008年拯救严重脓毒症与感染性休克治疗指南，继续医学教育，2008，（1）：177-185

47. 吴阶平. 吴阶平泌尿外科学. 济南：山东科学技术出版社，2004

48. Wein AJ，Kavoussi LR，Novick AC. 坎贝尔-沃尔什泌尿外科学. 第九版. 郭应禄，周立群译. 北京：北京大学医学出版社，2009

49. 陆再英，钟南山. 内科学（全国高等学校教材）. 第7版. 北京：人民卫生出版社，2008

50. 陈孝平. 外科学（上、下册）. 北京：人民卫生出版社，2005

51. 杨义生，罗邦尧. 肾上腺危象. 国外医学内分泌学分册，2005，25（3）：214-215

52. 中华医学会外科学分会血管外科学组. 深静脉血栓形成的诊断和治疗指南，中华普通外科杂志，2008，23（3）：235-238

53. 中华医学会重症医学分会. ICU患者深静脉血栓形成预防指南2009. 中华内科杂志，2009，48（9）：788-791

54. 王忠诚. 王忠诚神经外科学. 武汉：湖北科学技术出版社，2005

55. Robert G. Grossman, Christopher M. Loftus, 王任直. 神经外科学. 北京：人民卫生出版社，2002

56. 赵继宗. 神经外科学. 北京：人民卫生出版社，2007

57. 邱蔚六，张震康，张志愿. 口腔颌面外科学. 第六版. 北京：人民卫生出版社，2008

58. 皮昕. 口腔解剖生理学. 第三版. 北京：人民卫生出版社，1994

59. 周树夏. 手术学全集—口腔颌面外科学. 北京：人民军医出版社，1994

60. 邱蔚六，张道真. 口腔颌面外科手术图解. 南京：江苏科学技术出版社，1996

61. 俞光岩. 涎腺疾病. 北京：北京医科大学中国协和医科大学联合出版社，1994

62. 王翰章. 王翰章口腔颌面外科手术学. 北京：科学技术文献出版社，2009

63. 伍国号，耿军，闵华庆等. 颅面联合进路切除前颅底肿瘤. 耳鼻咽喉头颈外科，1999，6（5）：284

64. 李长元，万经海，李汉杰等. 经眶额颧弓入路切除前颅肿瘤. 中华外科杂志，1999，37（12）：757

65. 张涤生. 颅面外科学. 上海：上海科学技术出版社，1997

66. 孙弘，孙坚. 颧骨外科学. 上海：第二军医大学出版社，2000

67. 王文崔，王贤俶. 临床颌面外科学. 北京：北京医科大学中国协和大学联合出版社，1994

68. 黄选兆，汪吉宝，孔维佳. 实用耳鼻咽喉头颈外科学. 北京：人民卫生出版社，2008

69. 孔维佳，周梁，王斌全. 耳鼻咽喉头颈外科学. 北京：人民卫生出版社，2005

70. 中华医学会耳鼻咽喉科学分会，中华耳鼻咽喉科杂志编委会. 阻塞性睡眠呼吸暂停低通气综合征诊断依据和疗效评定标准暨悬雍垂腭咽成形术适应证（杭州）. 中华耳鼻咽喉科学杂志，2002，37：403-404

71. 汪曾炜，刘维永，张宝仁. 心脏外科学. 北京：人民军医出版社，2003

72. 顾恺时. 顾恺时胸心外科手术学. 上海：科学技术出版社，2003

73. 朱晓东. 心脏外科基础图解. 第二版. 北京：中国协和医科大学出版社，2010

74. 孟旭. 现代成人心脏外科二尖瓣修复理念. 北京：北京出版社，2005

75. 吴清玉. 冠状动脉外科学. 北京：人民卫生出版社，2004

76. 胡盛寿，黄方炯. 冠心病外科治疗. 北京：科学出版社，2003

77. 汪曾炜，刘维永，张宝仁. 心血管外科手术学. 第二版. 北京：人民军医出版社，2005

78. 廖利民，王晓雄，那彦群等. 关于进一步规范膀胱重建和尿流改道术式命名的建议. 中华外科杂志，2005，43：962

79. 郑功，蔡松良，张胜等. 原位回肠代膀胱术的疗效观察（附25例报告）. 临床泌尿外科杂志，2001，16（4）：166

80. 方延丽，李爱丽，陈红岩. 腹腔镜膀胱全切术36例护理. 齐鲁护理杂志，2005，11（7）：812

81. 殷长军，眭元庚，吴宏飞等. 肾癌根治术326例报告. 中华泌尿外科杂志，2002，23：392-394

82. 牛志宏，许纯孝，王家耀等. 肾癌根治术是否应常规切除同侧肾上腺？中华泌尿外科杂志，1998，19：161-163

83. 于频. 系统解剖学. 第四版. 北京：人民卫生出版社，2000

84. 那彦群，叶章群，孙光. 中国泌尿外科疾病诊断治疗指南. 2011版. 北京：人民卫生出版社，2011

85. 刘广华，李汉忠，李永强等. 男性肾上腺生殖综合征的治疗体会（附17例报告）. 中华男科学杂志，2006，（07）：633-635

86. 刘广华，李汉忠，纪志刚等. 女性肾上腺性征异常症61例临床分析. 中华泌尿外科杂志，2007，28（3）：153-155

87. 彭杰，强万明，杨长海. 肾上腺皮质癌的诊断和治疗（附19例报告）. 天津医科大学学报，2002，（04）：478-480

88. 朱斌，叶铁虎. 心脏病人接受非心脏手术的心血管风险评估. 国外医学（麻醉学与复苏分册），2002，23：343

89. 中华医学会心血管病学分会，中华心血管病杂志编辑委员会. 2007 中国慢性心力衰竭诊断治疗指南. 中华心血管病杂志，2007，35（12）：1

90. 中华医学会心血管病学分会，中华心血管病杂志编辑委员会. 急性心力衰竭诊断和治疗指南. 中华心血管病杂志，2010，38（3）：195

91. 刘大为，邱海波. 重症医学. 北京：人民卫生出版社，2010

92. Ronald D. Miller. 米勒麻醉学. 第六版. 曾因明，邓小明译. 北京：北京大学医学出版社，2006

93. 刘怀琼，葛衡江，邓小明. 实用老年麻醉学. 北京：人民军医出版社，2001

94. 蒋健瑜，张利萍，王军. 临床麻醉学理论与实践. 北京：清华大学出版社，2006

95. 苏凡，刘新，张红光. 麻醉手术前评估与决策. 济南：山东科学技术出版社，2005

96. 孙靖国. 老年肺癌患者围术期呼吸并发症的相关因素分析. 中国误诊学杂志，2009，9（8）：1787-1788

97. 方文涛，陈勇，张翔宇等. 老年重症开胸手术围术期呼吸循环变化与呼吸并发症的相关性. 中华胸心血管外科杂志，2006，（4）：245-248

98. 谢柏樟. 麻醉科主治医生 500 问. 北京：中国协和医科大学出版社，1999

99. 刘玉村. 牛津临床麻醉手册，北京：人民卫生出版社，2006

100. 陈启龙，赛力克·马高维亚，叶德存. 血液系统疾病行脾切除术的适应证及并发症. 新疆医科大学学报，2001，24（1）：26-27

101. 邱平，卢鸿，卢振. 凝血功能检测的应用价值分析. 华中医学杂志，2007，31（4）：332-334

102. 张之南. 血液病诊断及疗效标准. 第 3 版. 天津：天津科学技术出版社，2008，152-1911

103. 王春艳，唐显玲. 围术期血栓性事件的流行病学研究. 临床麻醉学杂志，2004，20（11）：697-698

104. 李晓. 止血及抗凝药物在围术期的应用. 中国实用外科杂志，2010，30（2）：93-96

105. 许文荣，谷俊侠. 临床血液学检验. 南京：东南大学出版社，2001

106. 任乐民，张云升，孟雅娟. 溶栓药物的研究进展. 实用中西医结合临床，2006，6（3）：91-92

107. 叶铁虎，吴新民. 疑难合并症与麻醉. 北京：人民卫生出版社，2008

108. 王伟鹏，李立环. 临床麻醉学. 北京：人民卫生出版社，2004

109. 苏帆. 麻醉手术前评估与决策. 济南：山东科学技术出版社，2005

110. 郑利民. 少见病的麻醉，北京：人民卫生出版社，2004，368-369

111. Peter F. Dunn. 麻省总医院临床麻醉手册. 第七版. 于永浩译. 天津：天津科技翻译出版公司，2009

112. 孙大金，杭燕南. 实用临床麻醉学. 北京：中国医药科技出版社，2001

113. 邓小明，曾因明. 2011 麻醉学新进展. 北京：人民卫生出版社，2011

114. 刘学胜，曾因明，张健. 手术后恶心呕吐的研究进展. 国外医学-麻醉学与复苏分册，2005，26（5）：286-288

115. 周颖，胡西会. 术后恶心呕吐的防治研究进展. 医学综述，2009，15（17）：2603-2605

116. Lagasse RS. Anesthesia safety：model or myth? A review of the published literature and analysis of current original data. Anesthesiology，2002，97：1609-1617

117. Rasmussen LS, Steenlaft A, Rasmussen H, et al. Benzodiazepincs and postoperative cognitive dyafunction in the elderly. Br J Anaesth，1999，83：585

118. Goldman L, Caldera DL, Nussbaum SR, et al. Multifactorial index ofcardiac risk in noncardiac surgical

procedure. N Engl J Med, 1977, 297：845

119. Eagle KA, Berger PB, Calkins H, et al. ACC/AHA guideline update for perioperative cardiovascular evaluation for noncardiac surgery-executive summary：A report of the American College of Cardiology/American Heart Association Task Force on Practice Guidelines (Committee to update the 1996 guidelines on perioperative cardiovascular evaluation for noncardiac surgery). J Am Coll Cardiol, 2002, 39：542

120. Gibbons RJ, Balady GJ, Bricker JT, et al. ACC/AHA 2002 guideline update for exercise testing：Summary article. A report of the American College of Cardiology/American Heart Association Task Force on Practice Guidelines (Committee to update the 1997 Exercise Testing Guidelines). J Am Coll Cardiol, 2002, 40：1531

121. Posner KL, Vannorman GA, Chan V, et al. Adverse cardiac outcomes after noncardiac surgery in patients with prior percutaneous transluminal coronary angioplasty. Anesth Analg, 1999, 89：553

122. Ferguson GG, Sackett DL, Thorpe KE, et al. ASA and Carotid Endarterectomy (ACE) Trial Collaborators. Low-dose and high-dose acetylsalicylic acid for patients undergoing carotid endarterectomy：A randomized controlled trial. Lancet, 1999, 353：2179

123. O'Neil Callahan K, Katsimaglis G, Tepper MR, et al. Statins decrease perioperative cardiac complications in patients undergoing noncardiac vascular surgery：The Statins for risk Reduction in Surgery (StaRRS) study. J Am Coll Cardiol, 2005, 45 (3)：336

124. Chobanian AV, Bakris GL, Black HR, et al. The seventh report of the Joint National Committee on prevention, detection, evaluation, and treatment of high blood pressure. JAMA, 2003, 289：2560

125. Hunt SA, Abraham WT, Chin MH, et al. ACC/AHA 2005 guideline update for the diagnosis and management of chronic heart failure in the adult：A report of the American College of Cardiology/American Heart Association Task Force on Practice Guideline (Writing Committee to Update the 2001 Guidelines for the Evaluation and Management of Heart Failure). Circulation, 2005, 112：154

126. Hernandez AF, Whellan DJ, Stroud S, et al. Outcomes in heart failure patients after major noncardiac surgery. J Am Coll Cardiol, 2004, 44：1446

127. Zannad F, Mebazaa A, Juilliere Y, et al. Clinical profile, contemporary management and one-year mortality in patients with severe acute heart failure syndromes：The EFICA study. Eur J Heart Fail, 2006, 8：697

128. Fuster V, Ryden LE, Asinger RW, et al. ACC/AHA/ESC guidelines for the management of patients with atrial fibrillation：Executive summary. A report of the American College of Cardiology/American Heart Association Task Force on Practice Guidelines and the European Society of Cardiology Committee for Practice Guidelines and Policy Conferences (Committee to Develop Guidelines for Management of Patients With Atrial Fibrillation)：Developed in Collaboration with the North American Society of Pacing and Electrophysiology. J Am Coll Cardiol, 2001, 38：1231

129. Go AS, Fang MC, Singer DE, et al. Antithrombotic therapy for stroke prevention in atrial fibrillation. Prog Cardiovasc Dis, 2005, 48：108

130. Kearney D, Lee T, Reilly J, et al. Assessment of operative risk in patients undergoing lung resection：importance of predicted pulmonary function. Chest, 1994, 105 (3)：753-766

131. Stephan F, Boucheseiche S, Hollande J, et al. Pulmonary complications following lung resection：a comprehensive analysis of incidenee and possible risk factors [J]. Chest, 2000, 118 (5)：1263-1270

132. Ferguson MK. Preoperative assessment of pulmonary risk. Chest, 1999, 115 (5)：588-638

133. Wang J, Olak J, Uhmann RE, et al. Assessment of pulmonary complications after lung resection. Ann Thorac Surg, 1999, 67 : 1444-1447

134. Korst RJ, Ginsberg RJ, Ailawadi M, et al. Lobectomy improves ventilatory function in selected patients with severe COPD. Ann Thorac Surg, 1998, 66 : 898-902

135. Bria WF. Kanarek DJ. Kazemi H. et al. Prediction of postoperative pulmonary function following thoracic operations: value of ventilation perfusion scanning. J Thorac Cardiovasc Surg, 1983, 86 : 186-192

136. Ferguson MK, Little L, Rizzo L, et al. Diffusing capacity predicts morbidity and mortality after pulmonary resection. J Thorac Cardiovase Surg, 1988, 96 : 894-900

137. Alessandro B, Majed AR, Marco M, et al. Stair climbing test prediets cardiopulmonary complications after lung resection. Chest, 2002, 121 : 1106-1110

138. Wang JS, Abboud RT, Evans KG, et al. Role of CO diffusing capacity during exercise in the preoperative evaluation for lung resection. Am J Respir Crit Care Med, 2000, 162 : 1435-1443

139. Nelson ME, Fiatalone MA. Morganti CM, et al. Effects of high-in-tensity strength training on multiple risk factors for osteoporotic fractures: a randumized controlled trial. JAMA, 1994, 272 : 1909-1914

140. Wolff I, van Croonenboeg JJ, Kemper HCG, et al. The effect of exercise training programs on bone mass: a meta-analysis of published controlled trails in pre-and postmenopausal women. Osteoporos Int, 1999, 9 : 1-12

141. Volman RL. ABC of sports medicine: osteoporosis and exercise. BMJ, 1994, 309 : 400-403

142. Pekka K. Preventing osteoporosis, falls, and fractures among elderly people: promotion of lifelong physical activity is essential. BMJ, 1999, 318 : 205-206

143. Heinonen A, Kannus P, Sievanen H, et al. Randomised controlled trial of effect of high-impact exercise on selected risk factors for osteoporotic fractures. Lancet, 1996, 348 : 1343-1347

144. Kelley GA, Kelley KS, Tran ZV, et al. Resistance training and bone mineral density in women: a meta-analysis of controlled trails. Am J Phys Med Rehabil, 2001, 80 : 65-77

145. Wallace BA, Cumming RG. Systematic review of randomized trails of the effect of exercise on bone mass in pre-and postmenopausal women. CalcifTissue Int, 2000, 67 : 10-18

146. Prior JC, Barr Sl, Chow R, et al. Physical activity as therapy for osteoporosis. Can Med Assoc J, 1996, 155 (7) : 940-944

147. Kelley G. Aerobic exercise and lumbar spine bone mineral density in postmenopausal women: a meta-analysis. J Am Geriatr Soc, 1998, 46 (2) : 143-152

148. Kenny AM, Prestwood KM. Osteoporosis: pathogenesis, diagnosis and treatment in older adults. Geriatr Rheumatol, 2000, 26 (3) : 577-578

149. Kelley GA. Exercise and regional bone mineral density in postmenopausal women: a meta-analytic review of randomized trial. Am J Phys Med Rehabil, 1998, 77 (1) : 76-87

150. van den Ende CHM, Hazes JMW, le Cessie S, et al. Comparison of high and low intensity training in well controlled rheumatoid aahritis: results of a randomized clinical trial. Ann Rheum Dis, 1996, 55 (11) : 798-805

151. Carter ND, Khan KM, Mckay HA, et al. Community-based exercise program reduces risk factor for falls in 65-to 75-year-old women with osteoporosis: randomized controlled trial. Can Med Assoc J, 2002, 167 (9) : 997-1004

152. Madsen OR, Sorensen OH, Egsmose C. Bone quality and bone mass as assessed by quantitative ultrasound

and dual energy x ray absorptiometry in women with rheumatoid arthritis: relationship with quadriceps stre ngth. Ann Rheum Dis, 2002, 61 (4): 325-329

153. Westby MD, Wade JP, Rangno KK, et al. A randomized controlled trial to evaluate the effectiveness of an exercise program in women with rheumatoid arthritis taking low dose prednisone. J Rheumatol, 2000, 27: 1674-1680

154. Oleksik A, Lips P, Dawson A, et al. Health-related quality of life in postmenopausal women with low BMD with or without prevalent vertebral fractures. J Bone Miner Res, 2000, 15 (7): 1384-1392

155. hoi E, Minagawa H, Sato T, et al. Isokinetic strength after tears of the supraspinatus tendon. J Bone Joint Surg Br, 1997, 79 (1): 77-82

156. van den Ende CHM, Breedveld FC, le Cessie S, et al. Effect of intensive exercise on patients with active rheumatoid arthritis: a randomized clinical trial. Ann Rheum Dis, 2000, 59 (8): 615-621

157. Jack Hirsh, Gordon Guyatt, Gregory W. et al. American College of Chest Physicians Evidence-Based Clinical Practice Guidelines (8th Edition). Chest, 2008, 133 (6): 71-109

158. Lois L. Bready, Dawn Dillman, Susan H. Noorily. Decision Making in Anesthesiology (Fourth Edition). Elsevier Inc, 2007, 156-179

159. Momoi M. Myotonia atrophica: anti-acetylcholine receptor antibody and neuromuscular junction membrane disorder. Nippon Rinsho, 1985, 4: 823-827

160. Wallace AW, Au SM, Cason BA, et al. Perioperative β-blockade: Atenolol is associated with reduced mortality when compared to metoprolol. Anesthesiology, 2011, 114 (4): 824-836

161. Jeffrey HS, Jacob S, Abraham R, et al. Postoperative cognitive dysfunction in patients with preoperative impairment. Anesthesiology, 2007, 106: 431-435

162. Misch CE. Conlemporary Implant Denlistry. St. Louis: CV Mosby, 1993

163. Fredrickson FJ. Stevens PJ. Gress M, Implant Prosthodonties. St. Louis: Mosby-year book. Inc, 1994

164. Mccarthy J. G. Plastic surgery. Philadelphia: W. B. Saunder comp, 1990

165. Obara W, Isurugi K, Kudo D, et al. Eight year experience with Studer ileal neobladder. Jpn J Clin Oncol, 2006, 36: 418-424

166. Van Poppel H, Bamelis B, Oyen R, et al. Partial nephrectomy for renal cell carcinoma can achieve long-term tumor control. J Urol, 1998, 160: 674-678

167. Novick AC. Nephron-sparing surgery for renal cell carcinoma. Br J Urol, 1998, 82: 321-324

168. Uzzo RG, Novick AC. Nephron sparing surgery for renal tumors: indications, techniques and outcomes. J Urol, 2001, 166: 6-18

169. Wadih GE, Nance KV, Silverman JF. Fine-needle aspiration cytology of the adrenal gland. Fifty biopsies in 48 patients. Arch Pathol Lab Med, 1992, 116 (8): 841-846

170. Gaboardi F, Carbone M, Bozzola A, et al. Adrenal incidentalomas: what is the role of fine needle biopsy. Int Urol Nephrol, 1991, 23 (3): 197-207

171. Gillams A, Roberts CM, Shaw P, et al. The value of CT scanning and percutaneous fine needle aspiration of adrenal masses in biopsy-proven lung cancer. Clin Radiol, 1992, 46 (1): 18-22

172. NIH state-of-the-science statement on management of the clinically inapparent adrenal mass ("incidentaloma"). NIH Consens State Sci Statements, 2002, 19 (2): 1-25

173. Merke DP, Cutler GB Jr. New ideas for medical treatment of congenital adrenal hyperplasia. Endocrinol Metab Clin North Am, 2001, 30 (1): 121-135

174. Remond S, Bardet S, Charbonnel B. ［Complete and lasting remission of a metastatic malignant adrenocortical carcinoma under treatment with OP'DDD alone］. Presse Med, 1992, 21 (18) : 865

175. Berruti A, Terzolo M, Sperone P, et al. Etoposide, doxorubicin and cisplatin plus mitotane in the treatment of advanced adrenocortical carcinoma: a large prospective phase Ⅱ trial. Endocr Relat Cancer, 2005, 12 (3) : 657-666

176. Streeten DH, Anderson GH Jr, Wagner S. Effect of age on response of secondary hypertension to specific treatment. Am J Hypertens, 1990, 3 (5 Pt 1) : 360-365

177. Young WF Jr. Minireview: primary aldosteronism-changing concepts in diagnosis and treatment. Endocrinology, 2003, 144 (6) : 2208-2213

178. Locatelli M, Vance ML, Laws ER. Clinical review: the strategy of immediate reoperation for transsphenoidal surgery for Cushing's disease. J Clin Endocrinol Metab, 2005, 90 (9) : 5478-5482

179. Fung MM, Viveros OH, O'Connor DT. Diseases of the adrenal medulla. Acta Physiol (Oxf), 2008, 192 (2) : 325-335

180. Weinberg K, Birdsall C, Vail D, et al. Pain and anxiety with bure dressing changes: patient self-report. The Journal of Burn care &Rehabilitation, 2000, 21 (2) : 157-161

181. Sigl JC, Chamoun NG. An introduction to bispectral analysis for the electroencephalogram, J Clin Monit, 1994, 10 (5) : 392-404

182. Chernik DA, Gillings D, Laine H, et al. Validity and reliability of the observers Assessment of Alertness/sedation Scale: study with intravenous midazolam. J Clin psychophamacol, 1990, 10 (4) : 244-251

183. HolazoAA, winkler MG, patell H. Effects of age, gender and oral contraceptives on intramuscular midazolam pharma cokineties. J clin pharmacol, 1988, 28 (11) : 1040-1045

184. Hicks CL, Von Bocyer CL, Spafford PA, et al. The Faces Pain Scale-Revised: toward a common metric in pediatric pain measurement. Pain, 2001, 93 (2) : 173-183

185. Melzack R. The short-form McGill pain questionnaire. Pain, Aug, 30 (2) : 191-197

186. Mertes PM, Laxenaire MC. Allergy and anaphylaxis in anaesthesia. Minerva Anestesiol, 2004, 70 (5) : 285-291

187. Mertes PM, Laxenaire MC, Lienhart A, et al. Reducing the risk of anaphylaxis during anaesthesia: guidelines for clinical practice. J Investig Allergol Clin Immunol, 2005, 15 (2) : 91-101

188. Malinovsky JM, Decagny S, Wessel F, et al. Systematic follow-up increases incidence of anaphylaxis during adverse reactions in anesthetized patients. Acta Anaesthesiol Scand, 2008, 52 (2) : 175-181

189. Mertes PM, Lambert M, Gueant-Rodriguez RM, et al. Perioperative anaphylaxis. Immunol Allergy Clin North Am, 2009, 29 (3) : 429-451

190. Moneret-Vautrin DA, Mertes PM. Anaphylaxis to general anesthetics. Chem Immunol Allergy, 2010, 95 : 180-189

191. Mertes PM, Tajima K, Regnier-Kimmoun MA, et al. Perioperative anaphylaxis. Med Clin North Am, 2010, 94 (4) : 761-789

192. Harper NJ, Dixon T, Dugue P, et al. Suspected anaphylactic reactions associated with anaesthesia. Anaesthesia, 2009, 64 (2) : 199-211

193. Kroigaard M, Garvey LH, Gillberg L, et al. Scandinavian Clinical Practice Guidelines on the diagnosis, management and follow-up of anaphylaxis during anaesthesia. Acta Anaesthesiol Scand, 2007, 51 (6) : 655-670

194. Dewachter P, Raeth-Fries I, Jouan-Hureaux V, et al. A comparison of epinephrine only, arginine vasopressin only, and epinephrine followed by arginine vasopressin on the survival rate in a rat model of anaphylactic shock. Anesthesiology, 2007, 106 (5) : 977-983

195. Dewachter P, Mouton-Faivre C, Emala CW. Anaphylaxis and anesthesia: controversies and new insights. Anesthesiology, 2009, 111 (5) : 1141-1150

196. Hepner DL, Castells MC. Anaphylaxis during the perioperative period. Anesth Analg, 2003, 97 (5) : 1381-1395

197. Levy JH, Adkinson NF Jr. Anaphylaxis during cardiac surgery: implications for clinicians. Anesth Analg, 2008, 106 (2) : 392-403

198. Aitkenhead AR, Smith G. Textbook of anaesthesia. 3rd edition. Singapore: Harcout Asia, 1999, 388-389

199. Dunn PF. Clinical Anesthesia Procedures of the Massachusetts General Hospital. 7th edition, 2009, 260-261

200. Newell-Price J, Bertagna X, Grossman AB, et al. Cushing's syndrome. Lancet, 2006, 367 : 1605, 1617

201. Pickard J, Jochen AL, Sadur CN, et al. Cushing's syndrome in pregnancy. Obstet Gynecol Surv, 1990, 45 (2) : 87-93

202. Kilgannon JH, Jones AE, Shapiro NI, et al. Association between arterial hyperoxia following resuscitation from cardiac arrest and in-hospital mortality. JAMA, 2010, 303 (21) : 2165-2171

203. Zapata Sirvent RL, Hansbrough JF. Ohara MM, et al. Bacterialtranslocation in burned mice after administration of various diets in cluding fiber and glutamine-enriched enteral formulas. Crit Care Med, 1994, 22 (4) : 690-696

204. Gianotti L, Alexander JW, Gennari R, et al. Oral glutamine de creases bacterial transiocation and improves survival in experimental gutorigin sepsis. JPEN, 1995, 19 (1) : 69-74

205. Agarwal R, Nath A, Aggarwal AN, et al. Do glucocorticoids decrease mortality in acute respiratory distress syndrome? A meta-analysis. Respirology, 2007, 12 (4) : 585-590

206. Meduri GU, Golden E. Freire AX. et al. Methylprednisolone infusion in early severe ARDS: results of a randomized contolled trial. Chest, 2007, 131 (4) : 954-963

索 引